全国高级卫生专业技术资格考试指导

胸心外科学

主　编　胡盛寿　王　俊

副主编　庄　建　董念国　姜冠潮　区颂雷

人民卫生出版社
·北京·

图书在版编目（CIP）数据

胸心外科学 / 胡盛寿，王俊主编 . —北京：人民
卫生出版社，2024.8
全国高级卫生专业技术资格考试指导
ISBN 978-7-117-34324-4

Ⅰ.①胸… Ⅱ.①胡… ②王… Ⅲ.①胸腔外科学 –
资格考试 – 自学参考资料②心脏外科学 – 资格考试 – 自学
参考资料 Ⅳ.①R655②R654

中国版本图书馆 CIP 数据核字（2022）第 250819 号

| 人卫智网 | www.ipmph.com | 医学教育、学术、考试、健康，购书智慧智能综合服务平台 |
| 人卫官网 | www.pmph.com | 人卫官方资讯发布平台 |

全国高级卫生专业技术资格考试指导
胸心外科学
Quanguo Gaoji Weisheng Zhuanye Jishu Zige Kaoshi Zhidao
Xiongxin Waikexue

主　　编：胡盛寿　王　俊
出版发行：人民卫生出版社（中继线 010-59780011）
地　　址：北京市朝阳区潘家园南里 19 号
邮　　编：100021
E - mail：pmph @ pmph.com
购书热线：010-59787592　010-59787584　010-65264830
印　　刷：三河市宏达印刷有限公司
经　　销：新华书店
开　　本：889×1194　1/16　　印张：36　　插页：2
字　　数：1115 千字
版　　次：2024 年 8 月第 1 版
印　　次：2024 年 9 月第 1 次印刷
标准书号：ISBN 978-7-117-34324-4
定　　价：259.00 元

打击盗版举报电话：010-59787491　E-mail：WQ @ pmph.com
质量问题联系电话：010-59787234　E-mail：zhiliang @ pmph.com
数字融合服务电话：4001118166　E-mail：zengzhi @ pmph.com

编　者

卜　梁	厦门大学附属翔安医院	杨学宁	广东省人民医院
于存涛	中国医学科学院阜外医院	杨德松	湖南省肿瘤医院
马少华	北京大学第三医院	肖颖彬	陆军军医大学附属第二医院
王　俊	北京大学人民医院	吴　楠	北京大学肿瘤医院
王　群	复旦大学附属中山医院	何建行	广州医科大学附属第一医院
王　巍	中国医学科学院阜外医院	张　浩	上海交通大学医学院附属上海儿童医学中心
王水云	中国医学科学院阜外医院	张海波	上海交通大学医学院附属上海儿童医学中心
王春生	复旦大学附属中山医院	陈　鑫	南京市第一医院
王海峰	上海市肺科医院	陈应泰	北京航天总医院
王辉山	北部战区总医院	陈寄梅	广东省人民医院
区颂雷	首都医科大学附属北京安贞医院	邵国光	吉林大学白求恩第一医院
付向宁	华中科技大学同济医学院附属同济医院	林　钢	北京大学第一医院
庄　建	广东省人民医院	易定华	空军军医大学西京医院
刘　苏	河北医科大学附属第二医院	周清华	四川大学华西医院
刘　盛	中国医学科学院阜外医院	郑　哲	中国医学科学院阜外医院
刘志刚	天津泰达医院	赵　松	郑州大学第一附属医院
刘俊峰	河北医科大学第四医院	赵　珩	上海市胸科医院
刘彦国	北京大学人民医院	胡盛寿	中国医学科学院阜外医院
刘德若	中日友好医院	姜冠潮	北京大学人民医院
闫　军	中国医学科学院阜外医院	姜格宁	上海市肺科医院
安　琪	四川大学华西医院	徐志飞	海军军医大学附属长征医院
孙大强	天津市胸科医院	翁国星	福建省立医院
孙寒松	中国医学科学院阜外医院	唐　华	海军军医大学附属长征医院
李　运	北京大学人民医院	黄宇清	北京市海淀医院
李　晓	北京大学人民医院	崔玉尚	北京协和医院
李　辉	首都医科大学附属北京朝阳医院	董念国	华中科技大学同济医学院附属协和医院
李守军	中国医学科学院阜外医院	喻凤雷	中南大学湘雅二医院

曾　骐　首都医科大学附属北京儿童医院

编写秘书

周礼馨　北京大学人民医院　　　　　　　高漫辰　中国医学科学院阜外医院
周星彤　中国医学科学院阜外医院

序　一

"国以才立,政以才治,业以才兴。"人才是最活跃的先进生产力,是支撑发展的第一资源和核心要素。党的十九大报告把人才工作作为保证党和国家事业发展的重要举措,强调"人才是实现民族振兴、赢得国际竞争主动的战略资源"。卫生健康人才是国家人才队伍的重要组成部分,是推进健康中国建设的重要保障。

我国每年有数十万卫生专业技术人员需要晋升副高级和正高级职称,这部分专业技术人员是我国卫生健康事业发展的中坚力量,肩负承上启下的重任。为进一步深化卫生专业技术职称改革工作,不断完善职称聘任制,根据国家有关文件规定,我国卫生行业工作人员的高级专业技术资格采取考试和评审结合的办法取得。高级卫生专业技术资格考试有助于促进不同地区的同专业、同职称的医务人员职称与实践能力的同质化和均衡化,有助于推动提高专业技术人员的能力和水平。

为满足卫生行业专业技术人员应试需要,同时也为加强科学、客观、公正的社会化卫生人才评价体系建设,国家卫生健康委人才交流服务中心《中国卫生人才》杂志社与人民卫生出版社共同组织国内权威专家,编写了"全国高级卫生专业技术资格考试指导用书"。本套书的内容包括了卫生行业高年资专业技术人员应掌握的知识,反映了各学科国内外现状及发展趋势,不仅能帮助巩固和提高主治医师及以上职称专业技术人员综合分析疑难案例、开展先进技术应用与临床实践的能力,还可作为职称考试的参考依据之一。

相信本套书的出版不仅能帮助广大考生做好考前复习工作,还将凭借其不断更新的权威知识成为高年资专业技术人员的案头工具书,指导并提高其临床综合服务能力,推进我国卫生健康事业蓬勃发展。

国家卫生健康委人才交流服务中心

序 二

健康是每个国民的立身之本,也是一个国家的立国之基。人民健康是民族昌盛和国家富强的重要标志。习近平总书记在 2016 年全国卫生与健康大会上指出,健康是促进人的全面发展的必然要求,要把人民健康放在优先发展的战略地位,努力全方位全周期保障人民健康。健康中国建设离不开一支高素质、专业化的医药卫生人才队伍。2016 年 10 月中共中央、国务院印发《"健康中国 2030"规划纲要》,要求加强健康人力资源建设,推进健康中国建设,提高人民健康水平。

高层次卫生专业技术人才专业理论基础扎实、临床经验丰富,对医学发展和人类健康发挥了重要作用。根据《关于深化卫生事业单位人事制度改革的实施意见》《关于加强卫生专业技术职务评聘工作的通知》要求,高级专业技术资格采取考试与评审相结合的办法取得。国家卫生健康委人才交流服务中心组织开展高级卫生专业技术资格考试,全国每年考生有 25 万 ~30 万人。《医药卫生中长期人才发展规划(2011—2020 年)》中明确提出要改进卫生人才评价方式,对专业技术人员进行科学合理评价,使其更加符合高级卫生专业技术人才的工作特性和能力要求。

为探索建立适应行业特点的高级卫生人才评价模式,进一步推动高级卫生专业技术资格考试工作,帮助广大考生做好考前复习,国家卫生健康委人才交流服务中心《中国卫生人才》杂志社与人民卫生出版社共同组织行业权威专家编写出版了全国高级卫生专业技术资格考试指导及习题集丛书。丛书编委均为国内各学科的学术带头人、知名专家,以保证内容的权威性。考试指导的编写基于教材而又高于教材,保证本专业教材体系的连贯性、统一性和发展性;基于考试大纲而又高于考试大纲,内容既紧密结合临床工作实际,又体现专业的最新进展,保证内容的科学性和实用性;基于临床而又高于临床,凝聚了专家的临床思维和临床经验,有利于提升高级专业技术资格医师的临床诊疗水平和技能。

衷心希望本套丛书能够帮助我国广大医务工作者不断提升诊疗服务水平,增强人文素养,修炼过硬本领,进而推动我国高层次医学人才队伍建设,满足新时代、新形势下我国人民群众日益增长的健康服务需求,保障人民群众生命安全和健康权益,推进我国医药卫生事业改革与发展,为健康中国建设发挥更积极、更深远的作用。

中国工程院副院长　　　　　　　　　　　人民卫生出版社有限公司

中国医学科学院北京协和医学院院校长　　董事长、党委书记

国家呼吸医学中心主任

出 版 说 明

根据《关于深化卫生事业单位人事制度改革的实施意见》(人发〔2000〕31号)、《关于加强卫生专业技术职务评聘工作的通知》(人发〔2000〕114号),高级卫生专业技术资格采取考试和评审结合的办法取得,国家卫生健康委人才交流服务中心组织开展高级卫生专业技术资格考试。目前高级卫生专业技术资格考试开考专业共计114个,全国每年参加考试人数近30万,并有逐年增长的趋势。

为进一步指导高级卫生人才评价工作,满足对医学创新理念、高精技术总结的需求,国家卫生健康委人才交流服务中心《中国卫生人才》杂志社与人民卫生出版社共同组织全国的权威专家,编写出版了本套"全国高级卫生专业技术资格考试指导用书"。本套指导用书在介绍基本理论知识和常用诊疗技术的基础上更注重常见病防治新方法、疑难病例综合分析、国内外学科前沿进展,不仅能指导拟晋升高级职称的应试者进行考前复习,还可以帮助医务工作者提高临床综合服务能力。

全国高级卫生专业技术资格考试指导用书由各专业知名专家编写,确保了内容的权威性、先进性、实用性和系统性。内容密切结合临床,既满足考生备考的需求,又能指导广大医务工作者提高临床思维能力和处理疑难病症的能力,以高质量的医疗服务助力健康中国建设。

考生在使用本套指导用书时如有任何问题和建议,欢迎将反馈意见发送至邮箱 zcks@pmph.com。

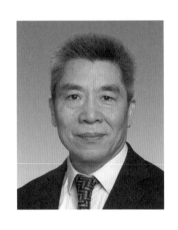

胡盛寿

中国工程院院士,教授、主任医师、博士研究生导师。现任中国医学科学院阜外医院院长,心血管疾病国家重点实验室主任,国家心血管病中心主任,国家心血管疾病临床医学研究中心主任。"国家杰出青年科学基金"获得者,教育部"创新团队"学科带头人,法国医学科学院外籍院士,英国牛津大学客座教授,中国生物医学工程学会理事长,第六届、第七届中华医学会胸心血管外科学分会主任委员(2006—2012年)、亚洲胸心血管外科医师学会轮值主席(2010年)。

建立冠状动脉搭桥微创系列技术"三部曲":1996年在国内最早开展以"避免体外循环,减少心肌缺血再灌注损伤"为目的的正中切口、非体外循环、心脏搏动下的冠状动脉搭桥术;1997年在国内率先建立了以"避免完全劈开胸骨、缩小手术切口"为目的的胸腔镜辅助下小切口冠状动脉搭桥术;1999年与心脏介入科医生合作完成国际首例胸腔镜辅助下小切口冠状动脉搭桥与冠状动脉介入支架植入相结合的术式,开创了我国"复合技术(hybrid)"治疗冠心病的新领域。引领并推动了我国冠状动脉搭桥微创技术的发展和普及,使冠状动脉搭桥手术达到世界一流水平。**创建我国首个心血管再生医学实验室**:在国际上创立了"固有免疫反应介导心肌再生"的理论,发表了一系列高水平研究论文;开展从细胞再生到心脏移植、人工心脏的系列研究;在国际上首次建立致心律失常型右室心肌病及临床预后、病理表型与基因型相连的精准分型;主持研制了具有自主知识产权的FWⅠ—FWⅢ轴流泵,并将全植入磁悬浮人工心脏成功应用于临床。**创立主动脉-肺动脉"双根部调转手术(DRT)"**:解决了复杂先天性心脏病外科治疗领域的一个难点问题,连续3年在美国胸外科协会年会(第87—89届)就该术式进行报告,并应邀将该术式发表在 *Oper Tech Thorac Cardiovasc Surg*,成为首个列入美国心脏外科医师继续教育课程的中国人创立的心脏手术。

主 编 简 介

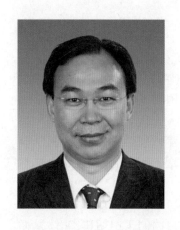

王俊

中国工程院院士,教授、主任医师、博士研究生导师。现任北京大学人民医院院长、胸外科主任,国家卫生健康委胸外科内镜诊疗技术专家组组长,中国医师协会胸外科医师分会及内镜医师分会副会长,中国医师协会毕业后医学教育胸心外科专业委员会主任委员,中国抗癌协会肺癌专业委员会主任委员等。

从事临床、教学、科研工作 30 余年。在中国最早成功开展电视胸腔镜手术,探索出绝大多数胸腔镜手术的中国术式,并在手术例数和难度上居国际领先地位,引领中国胸外科完成了从传统开胸手术到现代微创手术的转型升级。创建中国肺癌微创综合诊疗技术体系,研创出被 *Lancet Oncology* 杂志封面文章命名的"王氏技术",解决了中国肺癌手术的独特难题,推动了我国肺癌微创手术的普及。针对早期肺癌的系列创新研究成果写入多项国际指南。先后获国家科学技术进步奖二等奖、中国工程院光华工程科技奖、中央保健工作先进个人奖、国际胸心外科学界最高青年奖 Graham Fellowship 等。主持制订了胸腔镜手术国家规范,发表论文 380 余篇,出版中英文专著 14 部。

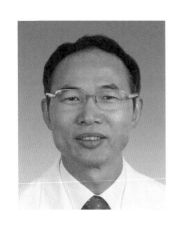

庄建

教授、主任医师、博士研究生导师。现任广东省心血管病中心主任,广东省人民医院心外科首席专家,WHO心血管病研究与培训合作中心主任。中华医学会胸心外科学分会第九届主任委员,广东省医学会心血管外科学分会前任主任委员,广东省医师协会心血管外科医师分会主任委员。

长期从事先天性心脏病系统防治和外科治疗研究,完成国家"十一五"科技支撑计划项目"提高新生儿及小婴儿复杂先天性心脏病外科疗效的临床研究"和国家"十二五"科技支撑计划项目"复杂先心病防治网络建设和优化治疗策略研究"。发表学术论文200余篇,多项研究成果获奖。

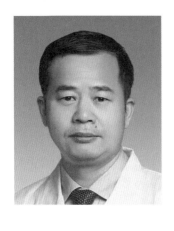

董念国

教授、主任医师、博士研究生导师。现任华中科技大学同济医学院附属协和医院心脏大血管外科主任、器官移植中心主任,中华医学会胸心血管外科学分会副主任委员,中国医师协会心血管外科医师分会副会长,亚洲胸心血管外科医师学会常务理事,美国胸外科协会会员。

从事临床、教学、科研工作30余年。以危重症心力衰竭外科治疗为重点,取得系列技术创新与临床转化成果。主持国家重大/重点项目12项,以第一完成人获国家科学技术进步奖二等奖1项、湖北省科学技术进步奖特等奖1项、省部级科技进步奖一等奖5项。获全国卫生计生系统先进工作者、国家卫生和计划生育委员会突出贡献中青年专家、国家卫生健康委最美医生等荣誉称号。发表SCI收录论文220余篇,获国家发明专利授权28项,主编、主译专著8部。

副主编简介

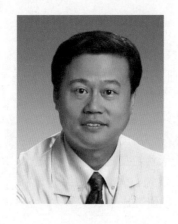

姜冠潮

北京大学人民医院胸外科教授、主任医师、博士研究生导师。中华医学会医学教育分会委员，教育部临床医学实践教学指导委员会委员。

长期从事院校教育和毕业后教育工作，对肺癌、纵隔肿瘤的胸腔镜外科手术治疗具有较为丰富的经验。承担多项省部级课题，获国家教学成果奖一等奖、国家科技成果奖二等奖等，获北京市优秀教师等荣誉称号。近5年发表论文30余篇，主编国家卫生健康委住院医师规范化培训"十三五"规划教材《模拟医学》等。

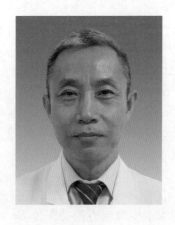

区颂雷

主任医师、硕士研究生导师。现任首都医科大学附属北京安贞医院胸外科主任，中国医师协会胸外科医师分会委员，北京中西医结合学会胸科专业委员会主任委员，北京医学会胸外科学分会委员、器官移植学分会委员、呼吸内镜和介入学分会委员，《心肺血管病杂志》《中华胸心血管外科杂志》编委。

从事临床、教学、科研工作30余年。发表多篇学术论文，参编多部学术专著及教材。曾获北京市卫生健康委科技成果奖一等奖、北京市科学技术进步奖一等奖。

前　言

我国每年需要晋升副高级和正高级职称的卫生专业技术人员近 30 万。国家晋升高级卫生专业技术资格考试政策的出台，有助于促进不同地区同专业、同职称的医务人员理论水平与实践能力的均衡化，但无论是专业技术资格考试还是临床实践，都给胸心外科临床医师提出了更高的要求。为此，国家卫生健康委人才交流服务中心与人民卫生出版社组织相关专家编写了《全国高级卫生专业技术资格考试指导　胸心外科学》及配套习题集。

胸心外科具有专业程度高、普及程度低、专业医师培养周期长的特点，如何深入浅出地为广大有晋升需求的胸心外科医师提供必须掌握的基本知识，同时又能将本学科发展前沿与国际、国内指南的更新结合起来，并以考试指导和习题集的形式呈现出来，其实是不容易做好的事情。

在考试指导与习题集的编写过程中，全体编委结合我国胸心外科的临床实际展开讨论，针对不同病种，从解剖、病理生理、临床表现、辅助检查、诊断及鉴别诊断、治疗及预后等方面进行了系统介绍，力求巩固和提高中级职称以上的胸心外科医师临床诊疗、综合分析疑难病例以及开展先进技术的能力，并为参加高级职称考试者提供复习参考。同时以典型病例的诊治过程为主线，引导胸心外科医生提出问题、分析问题、解决问题，获得临床思维能力的锻炼和提升。

各位编者均为临床一线的著名专家，承担着繁重的临床、科研、教学工作，他们怀着培养优秀临床医师的历史责任感和使命感，高效率、高质量地完成了本书编写工作，在此，我们向所有编者表示衷心的感谢。

限于编写时间和笔者水平，考试指导及习题集中难免存在缺陷或偏颇，恳请各位同行专家、使用本书的临床医生和其他读者批评指正。

2024 年 6 月

目　录

上篇　胸外科学

第一章　胸部损伤 ···1
　第一节　肋骨骨折 ···1
　第二节　创伤性气胸 ···3
　第三节　创伤性血胸 ···6
　第四节　肺爆震伤 ···10
　第五节　肺挫裂伤 ···13
　第六节　创伤性窒息 ···15
　第七节　气管、支气管损伤 ···18
　第八节　气道异物 ···20

第二章　胸壁、胸膜疾病 ···23
　第一节　鸡胸 ···23
　第二节　漏斗胸 ···26
　第三节　胸壁结核 ···30
　第四节　胸壁肿瘤 ···32
　第五节　自发性气胸 ···33
　第六节　自发性血胸 ···38
　第七节　肺大疱 ···40
　第八节　乳糜胸 ···43
　第九节　急性脓胸和慢性脓胸 ···45
　第十节　胸腔积液 ···51
　第十一节　胸膜间皮瘤 ···56
　第十二节　胸膜转移瘤 ···62

第三章　肺部疾病 ···64
　第一节　肺癌 ···64
　第二节　肺转移瘤 ···104
　第三节　肺部良性肿瘤 ···110
　第四节　支气管腺瘤 ···116
　第五节　支气管扩张症 ···118
　第六节　肺脓肿 ···122

第七节　肺结核 ……………………………………………………………… 126
第八节　肺隔离症 …………………………………………………………… 129
第九节　肺栓塞 ……………………………………………………………… 132
第十节　肺动静脉瘘 ………………………………………………………… 137
第十一节　支气管胸膜瘘 …………………………………………………… 140
第十二节　肺气肿 …………………………………………………………… 144
第十三节　肺移植 …………………………………………………………… 146
第四章　食管疾病 …………………………………………………………………… 153
第一节　食管癌 ……………………………………………………………… 153
第二节　食管平滑肌瘤 ……………………………………………………… 171
第三节　食管憩室 …………………………………………………………… 174
第四节　食管化学灼伤 ……………………………………………………… 179
第五节　食管裂孔疝 ………………………………………………………… 183
第六节　巴雷特食管 ………………………………………………………… 188
第七节　贲门失弛缓症 ……………………………………………………… 193
第八节　弥漫性食管痉挛 …………………………………………………… 200
第九节　食管穿孔与食管破裂 ……………………………………………… 202
第十节　食管异物 …………………………………………………………… 207
第五章　纵隔疾病 …………………………………………………………………… 211
第一节　纵隔炎 ……………………………………………………………… 211
第二节　纵隔气肿 …………………………………………………………… 216
第三节　纵隔囊肿 …………………………………………………………… 218
第四节　胸腺瘤及重症肌无力 ……………………………………………… 220
第五节　胸腺癌 ……………………………………………………………… 229
第六节　纵隔神经源性肿瘤 ………………………………………………… 238
第七节　纵隔干细胞肿瘤 …………………………………………………… 240
第八节　纵隔间质性肿瘤 …………………………………………………… 242
第九节　淋巴瘤 ……………………………………………………………… 244
第十节　结节病 ……………………………………………………………… 248
第十一节　纵隔巨大淋巴结增生症 ………………………………………… 252
第六章　膈肌疾病 …………………………………………………………………… 258
第一节　膈肌肿瘤 …………………………………………………………… 258
第二节　膈肌麻痹 …………………………………………………………… 259
第三节　膈疝 ………………………………………………………………… 260
第七章　交感神经疾病 ……………………………………………………………… 265
第一节　手汗症 ……………………………………………………………… 265
第二节　长 QT 间期综合征 ………………………………………………… 266

下篇　心血管外科学

第八章　先天性心脏病 ……………………………………………………………… 269
第一节　房间隔缺损 ………………………………………………………… 269
第二节　室间隔缺损 ………………………………………………………… 273
第三节　房室隔缺损 ………………………………………………………… 281
第四节　三尖瓣下移畸形 …………………………………………………… 287

第五节　三尖瓣闭锁·····291
第六节　右心室流出道及肺动脉狭窄·····296
第七节　法洛四联症·····301
第八节　肺动脉闭锁·····307
第九节　动脉导管未闭·····312
第十节　主动脉肺动脉间隔缺损·····315
第十一节　主动脉缩窄·····318
第十二节　头臂血管畸形·····323
第十三节　完全性肺静脉异位连接·····326
第十四节　三房心·····328
第十五节　先天性二尖瓣畸形·····331
第十六节　左心室流出道梗阻·····335
第十七节　主动脉窦瘤·····348
第十八节　左心发育不良综合征·····353
第十九节　右心室双出口·····357
第二十节　左心室双出口·····363
第二十一节　完全型大动脉转位·····364
第二十二节　矫正型大动脉转位·····369
第二十三节　单心室·····371
第二十四节　永存动脉干·····375
第二十五节　冠状动脉瘘·····378
第二十六节　冠状动脉异常起源·····381
第二十七节　体静脉起源异常·····388

第九章　瓣膜疾病·····405
第一节　风湿性瓣膜病·····405
第二节　创伤性心脏瓣膜病·····412
第三节　缺血性瓣膜病和退行性瓣膜病·····413
第四节　感染性瓣膜病·····420

第十章　冠状动脉粥样硬化性疾病·····428
第一节　冠状动脉狭窄·····428
第二节　心肌梗死及其并发症·····439

第十一章　主动脉疾病·····456
第一节　主动脉假性动脉瘤·····456
第二节　主动脉真性动脉瘤·····457
第三节　主动脉夹层·····460
第四节　主动脉炎性疾病·····471

第十二章　体静脉疾病·····476
第一节　上腔静脉梗阻·····476
第二节　下腔静脉梗阻·····487

第十三章　心血管外科其他疾病·····496
第一节　心脏肿瘤·····496
第二节　心包疾病·····504
第三节　心房颤动·····512
第四节　肥厚型心肌病·····517

第五节　肺动脉血栓栓塞 …………………………………………………………524

第六节　心血管外伤及心脏压塞 ……………………………………………………536

附录一　高级卫生专业技术资格考试大纲(胸外科专业　副高级) …………………541

附录二　高级卫生专业技术资格考试大纲(胸外科专业　正高级) …………………543

附录三　高级卫生专业技术资格考试大纲(心血管外科专业　副高级) ……………545

附录四　高级卫生专业技术资格考试大纲(心血管外科专业　正高级) ……………547

中英文名词对照索引 …………………………………………………………………549

第一章　胸部损伤

第一节　肋骨骨折

肋骨骨折(rib fracture)无论战时或平时都比较常见。在战时有 40%~60% 的胸部伤患者伴有肋骨骨折。肋骨骨折的发生率在胸部创伤中占第一位,在胸部闭合性创伤中约占 85%。在平时肋骨骨折常发生于中年人和老年人,很少见于儿童,这与骨质疏松、脆性随年龄增长而增加有关;有恶性肿瘤转移灶的肋骨,也容易发生病理性骨折。另外,随着车祸的增多,导致肋骨骨折的发病率较高。

【病因】

直接或间接暴力是肋骨骨折的主要致病原因,如钝物打击、摔倒、坠落和撞击,车祸挤压胸部,以及子弹、弹片打击均可引起肋骨骨折。直接暴力作用于胸壁时,肋骨的骨折端向内移动,易刺破胸壁及脏层胸膜,使空气进入胸膜腔或皮下,产生气胸,如刺破血管则可产生血胸或血气胸;间接暴力如挤压或坠落伤,使胸廓前后方向受挤压,压力则传递到胸骨中部使其发生骨折,骨折端常向外移位。肋骨骨折以第 4~7 肋骨最容易发生,因其前后固定,长而薄,又暴露最广。第 1~3 肋骨粗短,且有上肢带骨锁骨和肩胛骨保护,不易发生骨折;一旦骨折说明致伤暴力巨大,常合并锁骨、肩胛骨骨折和颈部、腋部血管神经损伤,应警惕心、肺、气管等重要脏器损伤。第 8~10 肋骨前端肋软骨形成肋弓与胸骨相连,第 11~12 肋骨前端游离,弹性都较大,故不常发生骨折;若发生骨折,应警惕腹内脏器和膈肌同时受损伤。

【分类】

根据肋骨骨折的数目、程度及病理生理的改变,临床上分为单纯肋骨骨折和多根多处肋骨骨折(包括连枷胸)。

1. **单纯肋骨骨折**　一般指单根单处或多根单处肋骨骨折。它对呼吸功能的影响与骨折累及范围、胸内合并损伤的严重程度有关,如第 1~2 肋骨骨折,常合并锁骨骨折,应注意有无颈部血管神经损伤,下胸部肋骨骨折,应注意有无腹内脏器损伤。单根或多根肋骨的单处骨折一般不致对呼吸产生严重影响,如果无内脏并发症,处理上较简单。

2. **多根多处肋骨骨折**　1 根肋骨同时有 2 处或 2 处以上的骨折,称为多处骨折。如 3 根以上相邻的肋骨有多处骨折,或者多根肋骨骨折的同时又有肋骨与肋软骨交界分离时;或多根肋骨骨折合并胸骨骨折时,将使局部胸壁失去支撑而软化,出现反常呼吸运动,即吸气时软化区胸壁内陷,呼气时外突,又称为连枷胸(flail chest)。一般表现有两种类型。

(1) 前壁型:表现为胸骨旁肋软骨部的多发骨折,可同时伴有胸骨骨折。

(2) 侧壁型:浮动胸壁区发生在胸壁的前外侧或后外侧部位,是临床上最常见的类型。

【病理生理】

单纯肋骨骨折主要为肋骨骨折断端刺激肋间神经产生局部疼痛,在深呼吸、咳嗽或转动体位时加剧。胸痛使呼吸变浅、咳嗽无力,呼吸道分泌物增多、潴留,易导致肺不张和肺部感染。

多根多处肋骨骨折造成的连枷胸则可引起反常呼吸运动,表现为吸气时胸廓扩张肋骨抬举,胸腔内负压增加,软化的浮动胸壁向内凹陷;呼气时肋骨下降,胸廓缩小,胸内负压减小,用力呼气时甚至可形成正压,软化的胸壁回复原位或向外凸出,与正常呼吸运动呈相反的运动。反常呼吸运动的严重程度是由吸气和呼气的深度决定的,在伤后早期 24 小时内往往由于胸壁疼痛肌肉痉挛、肺顺应性相对正常而不明显,而当胸壁肌肉松弛、呼吸运动加大时而越来越明显。反常呼吸运动使有效肺通气减少,气体交换率减低,同时使两侧胸膜腔内压力失去平衡,纵隔随呼吸运动来回摆动,使下腔静脉不同程度扭曲而影响静脉血向心回流,使呼吸、循环功能紊乱加重。连枷胸造成的这些病理生理变化和连枷胸面积的大小及连枷胸形成后呼吸道分泌物潴留,小气道阻塞造成的呼吸道阻力升高有密切关系,呼吸做功越大,反常呼吸越严重。

连枷胸常合并肺挫伤是另一个重要的病理生理改变。据报道,几乎所有连枷胸患者均有肺挫伤,表现为浮动胸壁下的肺组织伴有不同程度的血浆和细胞成分进入肺间质,肺泡毛细血管损伤,间质及肺组织内有血液浸润和间质水肿。近年来研究表明,肺挫伤后磷脂酶 A2 被激活、升高,它可直接分解破坏肺毛细血管内皮基底膜、I 型肺泡上皮细胞及肺表面活性物质,增加血管通透性,造成肺水肿。重者肺实变,使肺顺应性降低,呼吸道阻力增加,弥散功能减退。肺内动、静脉分流明显增加,引起全身低氧血症和二氧化碳潴留。

胸部创伤后,呼吸道分泌物增加,肺泡内出血。肋骨骨折引起的胸痛使患者不敢深呼吸和咳嗽,呼吸浅快,在大面积的胸壁软化时,反常呼吸运动更使呼吸受限,咳嗽无力,肺活量和功能残气量(FRC)减少,肺顺应性和潮气量降低,如不及时治疗就易发生急性呼吸窘迫综合征(ARDS)或不同程度的肺不张、肺部感染。

【临床表现】

肋骨骨折的主要表现为胸壁疼痛,尤其在深呼吸、咳嗽时加重,骨折刺破胸膜和肺组织可发生气胸、血胸、皮下气肿,患者有时咯血,体检时受伤部位有明显的局部压痛,称直接压痛;挤压前、后胸时,骨折处出现剧痛,称间接压痛。浮动胸壁区可见胸廓反常呼吸运动,患者呼吸困难,如累及胸廓范围较大,则可严重影响呼吸、循环功能。

【诊断】

根据受伤史及上述临床表现,肋骨骨折不难诊断,但重要的是合并伤的诊断。胸部 X 线片和 X 线肋骨数字双能减影检查对肋骨骨折可做出明确诊断,同时发现合并的血气胸,尤其是深曝光片对骨折的显示有利,CT 扫描对肺挫伤的存在和挫伤的严重程度及范围大小有特殊诊断价值,常发现肺内血肿和肺撕裂伤,可作为肋骨骨折诊断的金标准。如果仍怀疑骨折,但是 X 线片未能确定,或者不能明确肋骨骨折的具体骨折形式,需要有三维构象,可行肋骨 3D-CT 检查,明确诊断和骨折后改变,可发现 X 线上与肩胛骨重叠的隐匿性骨折,同时可明确胸腔内合并损伤的情况。

动脉血气分析对了解病情的严重程度、对患者呼吸循环功能的监测及决定治疗方针均有重要的参考价值。

【治疗】

对有呼吸功能不全,反常呼吸运动严重的连枷胸患者,现场急救应采用暂时加压法减轻反常运动的度,如用手加压、患者向伤侧侧卧或用敷料、沙袋加压包扎,再紧急后送;对呼吸道有分泌物阻塞的患者应采用手指按压刺激气管等方法使其排出。

肋骨骨折的治疗主要是镇痛、保持呼吸道通畅、固定浮动胸壁,纠正呼吸和循环功能障碍,预防和治疗肺部并发症。

1. 单纯肋骨骨折多为单根单处或多根单处骨折,无反常呼吸,亦不合并其他胸内脏器损伤。治疗目的主要是缓解疼痛,防止肺部并发症,如肺不张、肺感染等。胸带外固定后嘱患者深呼吸,将多头胸带自下向上呈叠瓦样包扎。此法简便易行,镇痛效果确切,有利于患者咳痰,防止肺部并发症。充分镇痛有利于连枷胸患者咳嗽、排痰,保持呼吸道通畅,预防肺功能不全。镇痛方法包括药物镇痛、肋间神经封闭、骨折痛点封闭及骨折固定等。其中以用 1% 普鲁卡因或 0.5% 布比卡因做骨折痛点或肋间神经封闭效果最佳,也可采用持续硬膜外麻醉治疗严重多根多处肋骨骨折,但必须有监测呼吸状态的条件及做气管内插管或器官切开人工呼吸的准备。现在还可以使用静脉或硬膜外途径的患者自控镇痛装置,既安全,镇痛效果也好。

保持呼吸道通畅极为重要,口服或静脉滴注化痰药物,稀化痰液使之易于咳出,防止肺不张和肺感染。必要时行鼻导管插管、气管内吸痰或气管切开术。对严重胸部挤压伤者,气管切开可减少呼气时的阻力,改善反常呼吸,减少呼吸道无效腔,利于呼吸道管理。

2. 固定浮动胸壁纠正反常呼吸

(1) 胸带固定法:采用半环状胶布固定是以往常用的方法,但镇痛效果不理想,常易发生皮肤水疱,且限制呼吸运动,基本废弃使用。现主张仅用于暂时性急救后送。闭合性多根单处肋骨骨折或多根多处肋骨骨折胸壁反常呼吸运动范围局限者,可采用多带条胸部或弹性绷带,在呼气末由下至上包扎固定胸廓。对小面积的连枷胸患者亦可采用尼龙搭钩弹性胸带包扎,使用方便,患者感觉舒适。

(2) 巾钳牵引固定法:用巾钳夹住浮动胸壁中心部的肋骨,加重力牵引,牵引重量为2~3kg,牵引2周左右。其缺点为患者必须卧床,不能活动。

(3) 胸壁牵引固定板架外固定法:用不锈钢丝穿越受伤肋骨,并将钢丝固定在一块与胸壁相称的多孔有机玻璃板或塑料板或特制的牵引支架上。呼气时,固定板挡住浮动胸壁;吸气时,被固定在固定板上,不会下陷,从而纠正反常呼吸。但对面积较大的连枷胸患者这种外固定治疗均不能达到完全纠正的目的。目前有采用电视胸腔镜下行浮动胸壁牵引外固定术的报道,此法固定确实,外形及功能恢复较好。

(4) Judet固定架肋骨固定术:该手术操作简单,效果甚佳,特别是对斜形肋骨骨折的固定牢固,是一种比较理想的固定方法。Judet固定架是由不锈钢或者钛合金材料制成的,手术时用专用钳固定。最好在受伤后3天内施行,固定作用牢靠,一般不需要再次手术取出。

(5) 手术固定法:近来此种固定法受到较多学者推荐,即采用开放手术固定肋骨。除剖胸探查的患者在剖胸手术的同时固定骨折之肋骨外,对大面积的连枷胸患者也是一种有效的治疗手段,可使患者早期下床活动,减轻痛苦,提高潮气量,恢复胸廓容量,并降低肺部感染的发生率,缩短住院时间。手术方法:如用金属条插入胸骨后,固定多发性胸骨旁软骨骨折所致的前壁型连枷胸伤员,效果满意。对局限性的胸外侧部肋骨骨折可以选用钢板螺丝钉及抱合器固定,现不太主张用克氏针或钢丝固定法。一般不建议肋骨骨折超过2周后再做手术固定,因骨折处纤维瘢痕形成,增加手术难度,且术后肺部感染、肺不张等并发症发生率也会明显升高。

(6) 控制性机械通气(呼吸机内固定)法:在气管内插管或气管切开后,插入带气囊导管,连接人工呼吸器行控制性辅助通气,从胸内纠正反常呼吸,称内固定法。适用于双侧反常呼吸伴严重肺挫伤、呼吸明显窘迫、低氧血症。连枷胸患者出现明显的呼吸困难,呼吸频率>35/min 或<8/min,SpO_2<90% 或 PaO_2<60mmHg,$PaCO_2$>55mmHg,应气管内插管机械通气支持呼吸。合并血气胸者应先做闭式引流,注意张力性气胸、气管损伤等并发症发生,一旦血气分析基本恢复正常,逐渐使用人工呼吸器。

内固定法治疗连枷胸在20世纪60年代中期曾得到广泛应用,但由于人工机械通气带来的并发症,如院内严重感染等发生率高,死亡率增加,费用多,目前主张严格掌握其适应证。低氧血症、呼吸窘迫,伴有休克及颅脑外伤,呼吸道阻塞,是机械通气的适应证。而单纯为纠正反常呼吸运动则不是机械通气的适应证。

(7) 开放性肋骨骨折的胸壁伤口需要彻底清创,固定肋骨断端。如胸膜已破,需要放置胸腔闭式引流管。手术后应用抗生素预防感染。

(马少华)

第二节　创伤性气胸

胸膜腔内积气称为气胸(pneumothorax)。气胸的形成多由于肺组织、气管、支气管、食管破裂,空气逸入胸膜腔,或因胸壁伤口穿破胸膜腔,胸膜腔与外界相通,外界空气进入所致。根据引起气胸的原因,可分为创伤性、医源性、继发性以及自发性气胸;根据胸膜腔压力情况,可分为闭合性、开放性和张力性气胸;由于胸膜腔内情况不同,游离胸膜腔内积气一般位于不同体位时的胸膜腔上部,当胸膜腔因炎症、手术等原因发生粘连,胸膜腔积气则会局限于某些区域,出现局限性气胸。本节主要讲述创伤性气胸。

创伤引起的气胸常与血胸同时存在,称为血气胸。单纯的气胸或单纯的血胸并不多见,因为胸壁及胸膜腔内任何脏器的损伤均有可能发生气胸和/或血胸。创伤性气胸多见于战时,平时多见于车祸外伤,多发于男性青壮年,可能与男性冒险活动的机会多于女性有关。

一、闭合性气胸

【病因】

闭合性气胸(closed pneumothorax)多见于胸部闭合伤。空气经肺裂伤的破口或胸壁小的窗口进入胸膜腔,由于破口迅速闭合,气体不再增多,胸膜腔的压力仍然低于大气压。

【病理生理】

小量气胸多无呼吸困难,大量气胸可引起肺萎陷,除因呼吸面积减少外,急发期由于萎陷肺组织的无效灌流,引起右到左的分流,也是造成患者缺氧的重要原因;但由于萎陷肺内血管阻力增加,血流也明显减少,如健侧肺功能基本正常,所造成的缺氧仍可代偿。

【临床表现及诊断】

患者的临床表现主要取决于肺受压萎陷的程度及患者伤前肺功能的情况。小量气胸指肺萎陷在30%以下,患者可无明显的呼吸和循环功能障碍。左侧少量气胸,有时可在左心缘处听到特殊的破裂音,破裂音与心搏频率一致,左侧卧位呼气时听得更明显,甚至患者自己也能觉察到,称 Hamman 征。中量气胸指肺萎陷在30%~50%,超过50%则为大量气胸。中量或大量气胸最长出现的症状是胸痛及气急,检查时气管微向健侧偏移,伤侧胸部叩诊呈鼓音,呼吸音明显减弱或消失。少数患者可出现皮下气肿。X线胸部检查是诊断闭合性气胸的重要手段。中量或大量气胸诊断多无困难,但小量气胸容易漏诊,若伤情允许,行胸部 X 线检查,更能显示气胸的程度,若病情较为复杂,建议行胸部 CT 检查。注意气胸的量,亦有学者认为少量气胸为肺萎陷<20%,大量气胸为肺萎陷超过60%,具体处置要根据患者具体情况决定。

【治疗】

小量闭合性气胸一般无须特殊治疗,胸膜腔内气体可逐渐吸收,萎陷肺随之复张。对中量及大量闭合性气胸应特别注意,随时警惕张力性气胸的发生。对这种患者采取胸膜腔穿刺治疗或放置闭式引流。胸腔闭式引流的适应证:①中、大量气胸,开放性气胸,张力性气胸;②胸腔穿刺术治疗下肺无法复张者;③需使用机械通气或人工通气的气胸或血气胸者;④拔除胸腔引流管后气胸或血胸复发者;⑤剖胸手术。单纯的气胸,引流管可放置在锁骨中线第2肋间或腋前线第4肋间,应根据患者的具体情况而定。

肺复张后可能发生患侧的急性肺水肿。其发生机制可能由于肺长时间受压萎陷、缺氧等使得萎陷肺泡壁的渗透性改变,肺泡表面活性物质减少,引流时迅速形成的胸腔负压可使患侧肺毛细血管压力增高,血流增加,从而促使发生肺水肿,这种情况多见于自发性气胸,而创伤性气胸罕见,但仍应注意,如遇到这种情况,可按急性肺水肿处理,必要时可行呼气末正压通气(PEEP)治疗。

二、开放性气胸

【病因】

开放性气胸(open pneumothorax)是由于枪弹、爆炸物或锐器造成胸壁缺损,使胸膜腔与外界大气相通,空气可随呼吸自由进入胸膜腔,引起一系列严重的病理生理变化,使患者的呼吸与循环功能迅速发生严重的紊乱。

【病理生理】

1. 胸膜腔负压消失、肺受压萎陷,使呼吸面积减少,于吸气时空气从胸壁伤口进入胸腔,更加重肺受压萎缩。由于两侧胸膜腔压力不平衡,使纵隔推向健侧,健侧肺也受到一定压缩,严重影响通气功能。呼、吸气时,两侧胸膜腔压力不均衡并出现周期变化,使纵隔在吸气时移向健侧,呼气时移向伤侧,称为纵隔扑动(mediastinal flutter)。纵隔扑动和移动会影响腔静脉回心血流,引起循环障碍。

2. 吸气时纵隔移向健侧,呼气时伤侧胸膜腔内气体从伤口溢出,纵隔随之向伤侧移动,这种纵隔随呼吸来回移动,称为纵隔扑动。纵隔摆动刺激纵隔和肺门神经丛,可加重或引起休克。

3. 残气的对流(亦称气摆动),加重了缺氧。吸气时将伤侧肺内的残气亦吸入健侧肺内,呼气时健侧肺从气管排出部分残气的同时,也有不少残气被送入伤侧肺内,造成残气在两肺间来回流动。这部分残气二氧化碳含量高,影响气体交换,加重了缺氧。

4. 由于胸膜腔失去正常负压,以及因纵隔摆动引起心脏大血管时而移位,影响静脉血回流,可导致循环功能紊乱。

5. 通过胸壁创口,使体内热量及体液散失,还可通过创口带入大量细菌,加之受伤时可能有异物残留,都有增加感染的机会,容易并发感染。

【临床表现及诊断】

患者表现有烦躁不安、严重呼吸困难、脉搏细弱而频数、血压下降等。检查时可见胸壁创口通向胸腔,可听到空气随呼吸进出创口引起的"嘶-嘶"声音,伤侧胸壁可见伴有进出胸腔发出吸吮样声音的伤口,称为胸部吸吮伤口。伤侧呼吸音消失或减低,并可听到纵隔摆动声。

【治疗】

开放性气胸一经发现,必须实施如下紧急处理。

1. 立即封闭创口,使开放性气胸变成闭合性气胸。在患者转运途中,应密切注意包扎是否严密,敷料有无松动及脱滑,并时刻警惕张力性气胸的发生。

2. 氧气吸入。

3. 纠正休克。立即给予补液及输血,在呼吸、循环功能紊乱尚未得到纠正或稳定之前,揭开敷料检查创口是危险的。

4. 清创缝合。如无其他需要紧急手术的适应证,清创手术应待患者全身情况得到改善后在气管内插管、麻醉下施行。如疑有胸腔内脏器严重损伤或进行性出血,则须开胸探查。清创术后应放置闭式引流,鼓励患者咳嗽排痰及早期活动,促使肺及早复张。

5. 应用抗生素防治感染。

三、张力性气胸

【病因】

闭合性或穿透性损伤均可引起张力性气胸(tension pneumothorax)。由于肺损伤、支气管或食管破裂,创口呈单向活瓣,与胸膜腔相交通,胸膜腔压力逐渐增高,压迫肺和纵隔,迅速引起呼吸和循环功能紊乱,若未及时诊断和处理,可很快导致患者死亡。

【病理生理】

张力性气胸系因损伤肺组织形成一单向活瓣,当吸气时空气推开活瓣进入胸腔。呼气时活瓣闭合,因而随呼吸使空气源源不断进入胸腔,胸腔内压力不断增高,高度压缩肺组织,并将纵隔推向健侧,使健侧肺亦受挤压,呼吸通气面积减少,但血流仍灌注不张的肺泡所产生的分流,可引起严重呼吸功能障碍、低氧血症。另外,纵隔移位使心脏大血管扭曲及胸内高压,使回心静脉血流受阻,心排血量减少,将迅速导致呼吸与循环功能衰竭。

高于大气压的胸内压,驱使气体经支气管、气管周围疏松结缔组织或壁层胸膜裂伤处,进入纵隔或胸壁软组织,形成纵隔气肿(mediastinal emphysema)或面、颈、胸部的皮下气肿(subcutaneous emphysema)。

【临床表现及诊断】

患者躁动不安、大汗淋漓、高度呼吸困难、发绀,所有胸、颈呼吸肌均参与剧烈动作,脉快而细弱,血压下降,并常伴有纵隔及皮下气肿。若胸壁有创口,吸气时可听到吸扰声(sucking wound)。检查时可见伤侧胸壁饱满,肋间隙变平,胸廓活动幅度明显减低,气管显著向健侧偏移。叩击伤侧胸部呈鼓音,呼吸音消失。胸腔穿刺测压,腔内压力正压,有高压气体排出。应当注意,对张力性气胸千万不可因要求 X 线检查耽误抢救时间而致不良后果。

【治疗】

张力性气胸的病情发展迅速,如救治不及时,可迅速因呼吸、循环衰竭而死亡。如及时正确处理,可使患者迅速转危为安。

1. 紧急情况下可在第 2 肋间或第 3 肋间用粗针穿入排气减压,然后将穿刺针用消毒乳胶管连接于水封瓶。如系胸部创口引起的张力性气胸,创口应立即封闭包扎及固定,再行穿刺排气等处理。

2. 闭式引流患者经急救处理,一般情况有所改善。若张力性气胸仍不能控制,应于局部麻醉下在锁骨中线第 2 肋间隙或第 3 肋间隙行胸腔闭式引流,漏气停止及肺充分膨胀后 24~48 小时即可拔管。

若胸腔闭式引流有重度漏气,呼吸困难改善不显著,肺未能复张;持续引流 1 周仍有漏气或肺膨胀不全;合并胸腔内活动性出血;疑有严重的肺裂伤或支气管断裂时,应行胸腔镜或开胸探查。

(马少华)

第三节　创伤性血胸

胸膜腔积血称为血胸(hemothorax),与气胸同时存在称为血气胸(hemopneumothorax)。胸膜腔内任何组织的损伤均可导致血胸。

【病因】

1. **心脏或大血管出血**　包括主动脉及其分支,上、下腔静脉和肺动脉、静脉出血。量多而猛,大多数患者死于现场,仅少数得以送医救治。

2. **胸壁血管出血**　多来自肋间动脉、静脉和胸廓内动脉、静脉,因其来源于体循环,压力较高,出血常为持续性,不易自然停止,往往需开胸手术止血。

3. **肺组织破裂出血**　因肺动脉压明显低于体循环压,而且受压萎陷的肺血管通过的循环血量比正常时明显减少,因而肺实质破裂的出血可在短期内自然停止。需行开胸者不多。

【病理生理及临床表现】

血胸按胸膜腔积血的多少、出血速度和个人体质的不同,而引起不同的病理生理变化及临床表现。

1. **小量血胸**　指胸膜腔积血量在 500mL 以下。X 线胸片可见肋膈角变钝,液面不超过膈顶,临床多无内出血的症状和体征。

2. **中量血胸**　指胸膜腔积血为 500~1000mL。X 线胸片见积液达肺门平面,由于失血引起的血容量减少,心排血量减低,患者可有内出血的症状,面色苍白,呼吸困难,脉细而弱,血压下降,检查发现伤侧呼吸运动减弱,下胸部叩诊呈浊音,呼吸音明显减弱。

3. **大量血胸**　指胸膜腔积血量在 1000mL 以上。X 线胸片可见胸膜腔积液超过肺门平面,除因大量失血引起血容量迅速减少,产生失血性休克外,尚因大量积血压迫肺,使肺萎陷而引起呼吸、循环功能障碍,患者有较严重的呼吸与循环功能紊乱表现。检查可见伤侧呼吸运动减弱,肋间隙变平,气管往健侧移位,呼吸音明显减弱或消失。

血液积聚于胸膜腔,易于细菌生长繁殖,特别是穿透伤或有异物存留者,如不及时排除积血,则可导致脓胸发生。此外,一般血液流入胸膜腔内,由于膈肌、心脏、肺组织的运动而起着去纤维蛋白作用,经3~5 小时,胸膜腔内积血的纤维蛋白可被脱出而失去凝固性,但如果出血较快而且较多,去纤维蛋白作用不完全,则血液可发生凝固,称为凝固性血胸(coagulating hemothorax)。持续大量出血所致胸膜腔积血称为进行性血胸(progressive hemothorax);少数伤员因肋骨断端活动刺破肋间血管或血管破裂处血凝块脱落,发生延迟出现的胸膜腔内积血,称为迟发性血胸(delayed hemothorax)。

【诊断】

开放性或闭合性胸部创伤患者,如果出现呼吸循环功能障碍和内出血表现,应考虑血胸的可能。在开放性胸伤,尚可见到有血液随呼吸自创口涌出。X 线胸部检查可见伤侧有积液阴影,纵隔向对侧移位。血气胸时可见液平面,肺萎陷更为清楚。超声波检查可显示胸膜腔积液或液平段征象,对判断积血的多少、穿刺部位的选择均有帮助。若胸腔经穿刺抽出积血即可确诊血胸,但对凝固性血胸则不易抽出,或抽出的量很少。

1. 继续出血征象　对于早期出血的患者,除明确血胸的诊断外,还必须判明胸膜腔内出血是否停止或仍在继续,有下列情况应考虑到出血仍在继续。其中前 3 条提示存在进行性血胸。

(1) 脉搏加速、血压下降,经输血、补液等抗休克措施不见好转,或情况暂时好转,不久又恶化。

(2) 血红蛋白和红细胞进行性持续下降,或虽经补充血容量血压仍不稳定。

(3) 放置胸腔闭式引流,每小时引流量超过 200mL,持续 3 小时以上。

(4) 胸膜腔穿刺抽出的血液很快凝固,提示仍有继续活动性出血。若抽出血液不凝固,至少可认为在 8 小时内已无活动性出血。

(5) 胸膜腔穿刺抽出积血后,很快又见积血增多。

(6) 流出血液色鲜红、温度较高,其血红蛋白测定及红细胞计数与周围血相似;或 24 小时引流量超过 1000mL。

2. 血胸感染征象　胸膜腔内积血可引起中等体温增高及白细胞增多,需与血胸是否感染鉴别。血胸若发生感染表现如下。

(1) 畏寒、高热、白细胞明显增多,并伴有其他全身中毒症状。

(2) 将胸膜腔抽出液 1mL,放于试管内,加蒸馏水 5mL(自来水亦可),混合后放置 3 分钟,如果溶液为淡红色而透明,表示抽出液无感染,如果呈浑浊或出现絮状物,则多已感染。

(3) 将抽出之血涂片检查红细胞、白细胞之比例,正常情况红细胞、白细胞之比例为 500∶1,有感染时白细胞数量增多,红细胞、白细胞之比达 100∶1,即可定为已有感染。

(4) 将抽出的积血进行涂片及细菌培养,并做抗菌药物敏感试验,为选择抗生素做参考。

3. 迟发性血胸　无论是闭合性或开放性胸部创伤,都应警惕迟发性血胸的发生,这类患者于伤后并无血胸表现,但数月后证实有血胸,甚至大量血胸存在。其原因可能是肋骨骨折断端活动时刺破肋间血管,或已封闭的血管破口处凝血块脱落引起,亦可能与肺挫裂伤、胸壁小血管损伤等因素有关。因此,在胸部创伤后 3 周内应重复多次行胸部 X 线检查。

【治疗】

血胸的治疗主要是防治休克;对活动性出血进行止血;及早清除胸膜腔内积血,防治感染,以及处理血胸引起的并发症及合并症。

1. 出血已停止的血胸　主要采取胸膜腔穿刺,抽出胸膜腔内的积血,使肺及时复张。穿刺后可在胸内注入抗生素以防治感染。对中等量以上的血胸,现多主张采用闭式引流。其优点是使血及气尽快排出,肺及时复张,并有监测漏气及继续出血的作用。而且积血所致的胸膜腔感染也明显减少。

2. 活动性出血　已明确的活动性出血,应在输血、输液及抗休克治疗下,及时进行开胸探查,清除胸膜腔内积血和进行止血。

3. 凝固性血胸　应待患者情况稳定后,争取早期手术,一般在 2 周左右,此时手术比较简单,做较小的开胸切口,清除凝血块及附着于肺表面之纤维蛋白膜;若为纤维胸亦应争取早期剥除纤维板。术后放置闭式引流,必要时还可用负压吸引,嘱患者吹气球,促使肺及早膨胀。

4. 感染性血胸(infective hemothorax)　若血胸已继发感染,会发展为脓血胸(pyohemothorax)甚至脓胸(empyema),应及时放置闭式引流排除积脓。如果发现脓胸粘连形成多房性,或凝固性血胸、纤维胸发生感染,应早期行开胸手术,清除脓性纤维素块及肺皮层剥离。采用经肋床切口或粗管闭式引流或用冲洗引流管冲洗引流,使肺及早膨胀。

附：

姓名：_____　性别：_____　年龄：_____岁　就诊日期：_____

简明损伤评分（AIS）—85（I）　患者总分：_____

附表 1-1　患者损伤严重度评分（ISS）表

损伤部位	AIS分级（分值）					
	轻度（1分）	中度（2分）	重度（3分）	严重（4分）	危重（5分）	目前无法救治（6分）
头颈部	① 头部外伤后，头痛头晕。 ② 颈椎损伤，无骨折	① 意外事故致记忆丧失。 ② 嗜睡、木僵、迟钝，能被语言刺激唤醒。 ③ 昏迷<1小时。 ④ 单纯颅顶骨折。 ⑤ 甲状腺挫伤。 ⑥ 臂丛神经损伤。 ⑦ 颈椎棘突或横突骨折或移位。 ⑧ 颈椎轻度压缩骨折（≤20%）	① 昏迷 1~6 小时。 ② 昏迷<1 小时伴神经障碍。 ③ 颅底骨折。 ④ 粉碎、开放或凹陷性颅骨折，脑挫裂伤、蛛网膜下腔出血。 ⑤ 颈动脉内膜撕裂，血栓形成。 ⑥ 颅内血肿≤100mL。 ⑦ 喉、咽挫伤。 ⑧ 颈髓挫伤。 ⑨ >1 个椎体的压缩骨折或前缘压缩>20%	① 昏迷 1~6 小时，伴神经障碍。 ② 昏迷 6~24 小时。 ③ 仅对疼痛刺激有恰当反应。 ④ 颅骨骨折性颅顶骨折，凹陷性回陷>2cm。 ⑤ 脑膜破裂或组织缺失。 ⑥ 颅内血肿≤100mL。 ⑦ 颈髓不完全损伤。 ⑧ 喉压轧伤。 ⑨ 颈动脉内膜撕裂，血栓形成，伴神经障碍	① 昏迷伴有不适当的动作。 ② 昏迷>24 小时。 ③ 脑干损伤。 ④ 颅内血肿>100mL。 ⑤ 颈$_4$或以下颈髓完全损伤	① 碾压骨折。 ② 脑干碾裂、撕裂。 ③ 断头。 ④ 颈$_3$以上颈髓下轧、裂伤或完全断裂，有或无骨折
面部	① 角膜擦伤。 ② 舌浅表裂伤。 ③ 鼻骨或颌骨骨折。 ④ 牙齿折断、撕裂或脱位	① 颧骨、眶骨、下颌体或下颌关节突骨折。 ② LeFort I 型骨折。 ③ 巩膜、角膜裂伤。	① 视神经挫伤。 ② LeFort II 型骨折。	LeFort III 型骨折		
胸部	① 肋骨骨折▲。 ② 胸椎扭伤。 ③ 胸壁挫伤。 ④ 胸骨挫伤	① 2~3 根肋骨骨折▲。 ② 胸骨骨折。 ③ 胸椎脱位、棘突或横突骨折。 ④ 胸椎轻度压缩骨折（≤20%）	① 单叶肺挫伤、裂伤。 ② 单侧血胸或气胸。 ③ 膈肌破裂。 ④ 肋骨骨折≥4 根。 ⑤ 锁骨下动脉或无名动脉内膜裂伤，血栓形成。 ⑥ 轻度吸入性损伤。 ⑦ 胸椎脱位、椎板、椎弓根关节突骨折。 ⑧ 椎体压缩骨折>1 个椎体或高度>20%	① 多叶肺挫伤、裂伤。 ② 纵隔血肿或气肿。 ③ 双侧血气胸。 ④ 连枷胸。 ⑤ 心肌挫伤。 ⑥ 张力性气胸。 ⑦ 血胸≥1000mL。 ⑧ 气管撕裂。 ⑨ 主动脉内膜撕裂。 ⑩ 锁骨下动脉或无名动脉重度裂伤。 ⑪ 脊髓不完全损伤伴综合征	① 重度主动脉裂伤。 ② 心脏裂伤。 ③ 支气管、气管破裂。 ④ 连枷胸，吸入性烧伤需机械通气。 ⑤ 喉、气管分离。 ⑥ 多叶肺撕裂伤伴张力性气胸、纵隔积血，积气或血胸>1000mL。 ⑦ 脊髓裂伤或完全损伤	① 主动脉完全离断。 ② 胸部广泛碾压

备注：AIS=6 为最大损伤，损伤严重度评分自动确定为 75 分；△粉碎、移位或开放性骨折时加 1 分；▲有血、气胸或纵隔血肿时加 1 分。

姓名:＿＿＿＿　性别:＿＿＿＿　年龄:＿＿＿＿

简明损伤评分(AIS)—85(Ⅱ)

附表 1-2　创伤严重程度(ISS)评分表患者损伤严重度评分(ISS)表

损伤部位	AIS 分级(分值)					
	轻度(1分)	中度(2分)	重度(3分)	严重(4分)	危重(5分)	目前无法救治(6分)
腹部	①擦伤,挫伤,浅表裂伤:阴囊,阴道,阴唇,会阴。②腰扭伤。③血尿	①挫伤,浅表裂伤:胃,肠系膜,小肠,膀胱,输尿管,尿道。②轻度挫伤,裂伤:胃,肝,脾,胰。③挫伤:十二指肠,结肠。④腰椎脱位,横突或棘突骨折。⑤腰椎轻度压缩(≤20%)。⑥神经根损伤	①浅表裂伤:十二指肠,结肠,直肠。②穿孔:小肠,肠系膜,膀胱,胃,胆,胰,尿道。③大血管中度挫伤,轻度裂伤或成血腹>1000mL 的肾,肝,脾,胰。④轻度髂动、静脉裂伤后腹膜血肿。⑤腰椎脱位或成椎板,椎弓根,关节突骨折。⑥椎体压缩骨折>1个椎骨或>20%前缘高度	①穿孔:胃,十二指肠,结肠,直肠。②穿孔伴组织缺失:胃,膀胱,小肠,输尿管,尿道。③肝裂伤(浅表性)。④严重髂动脉或静脉裂伤。⑤不全截瘫。⑥胎盘剥离	①重度裂伤伴组织缺失或严重污染:十二指肠,结肠,直肠。②复杂破裂:肝,脾,肾,胰。③完全性腰髓损伤	①躯干横断
四肢	①挫伤:肘,肩,腕,踝。②骨折,脱位:指,趾。③扭伤:肩锁,肘,指,腕,髋,踝,趾	①骨折:肱,桡,尺,腓,胫,腕,肩,锁骨,肩胛,跗骨,跟,距骨,耻骨,髋骨单支或骨盆单纯骨折。②脱位:肘,手,肩,肩锁关节。③严重肌肉,肌腱裂伤。④内膜撕裂,轻度撕裂伤:腋,肱,腘,胫,股动脉,腋,肱,腘静脉	①骨盆粉碎性骨折。②股骨骨折。③脱位:腕,踝,膝,髋。④膝下和上肢断裂。⑤膝韧带断裂。⑥坐骨神经撕裂。⑦内膜撕裂,轻度撕裂伤:股动脉。⑧重度裂伤伴或不伴血栓形成:腋,腘,胫动脉,腘,股静脉	①骨盆碾压性骨折。②膝下外伤性离断、碾压性。③重度撕裂伤:股动脉或股动脉	骨盆开放粉碎性骨折	
体表	①擦/挫伤:面/手≤25cm,身体≤50cm。②浅表裂伤:面/手≤5cm,身体≤10cm。③一度烧伤≤100%。④二度至三度烧伤/脱套伤<10%体表面积	①擦/挫伤:面/手>25cm,身体>50cm。②裂伤:面/手>5cm,身体>10cm。③二度三度烧伤/脱套伤达10%~19%体表面积	二度或三度烧伤伤达 20%~29%体表面积	二度或三度烧伤达 30%~39%体表面积	二度或三度烧伤/脱套伤40%~89%体表面积	二度或三度烧伤/脱套伤≥90%体表面积

注:
① 计算 ISS 的一般原则:本法把人体分为 6 个区域,ISS 是身体 3 个最严重损伤区域的最高 AIS 值的平方和,即 $ISS=AIS1^2+AIS2^2+AIS3^2$。ISS 分值范围 1~75 分,当患者存在 1 处或多处多处 AIS=6 分损伤时,直接确定为 ISS 最高值 75 分。
② ISS≤16 分为轻伤;ISS>16 分伤死率明显升高;ISS>20 分严重伤。ISS>25 分为严重伤;ISS>20 分病死率明显增高,ISS>50 分,存活者少。
③ ISS>20 分病死率明显增高,ISS>50 分存活率很低。

(马少华)

参 考 文 献

[1] 张晓飞,黄健,任守阳.单操作孔胸腔镜辅助下行肋骨环抱器内固定术治疗多发性肋骨骨折.四川医学,2013,34(9):1291-1292.

第四节　肺爆震伤

【病因及临床特点】

由于高压锅炉、化学药品或瓦斯爆炸,或在战时由于烈性炸药或炮弹爆炸,瞬间释放出巨大的能量,使爆心处的压力和温度急剧增高,迅速向四周传播,从而形成一种超声速的高压冲击波,冲击波本身直接作用于人体肺所造成的损伤,称为肺爆震伤(blast injury of lung,BLI)。同时,冲击波的动压(高速气流冲击力)将人体抛掷和撞击以及作用于其他物体后,还可对人体造成间接损伤,冲击波的高温还可引起体表或呼吸道烧伤。冲击波可对人体所有组织器官造成损伤,尤其是含气器官容易受到损伤。

爆炸瞬间产生的高压气浪冲击胸部,使胸壁撞击肺组织引起损伤,紧接而来的高压后负压波使肺脏反方向碰撞胸壁而产生肺挫伤,进而会引起肺内毛细血管出血、小支气管和肺泡破裂,肺组织广泛渗出致肺组织水肿,严重时可出现血气胸,甚至危及生命。肺爆震伤发生发展过程中组织器官损伤的程度取决于压力峰值的大小、正压作用时间长短以及压力上升速度的快慢。其临床特点包括:①多处损伤,常为多发伤或复合伤,伤情复杂;②外轻内重,体表可完好无损,但有明显的症状和严重内脏损伤;③发展迅速,多在伤后6小时内,也可在伤后1~2天内,发展到高峰,一旦机体代偿功能失调,伤情可急转直下,难以救治。

【发病机制】

爆炸是一种物理反应,是能量快速释放的过程。其中的能量可能来自化学、机械或者核反应等,在这一过程中导致肺组织损伤的主要原因是胸腔内和气道内压力的骤升和骤降。具体来说,肺爆震伤的发病机制主要包括以下几个方面。

1. **胸内和气道内压力改变**　在胸部突然遭受撞击、挤压等外力作用后,因胸廓缩小,胸内压增高,可压迫撞击肺脏引起肺实质损伤;而当压力消除,变形的胸廓再次弹回所造成的胸内负压又可引起剪力性肺撕裂伤,致肺组织内毛细血管破裂,肺泡和间质出血、水肿,被撕裂的肺泡则呈现出小囊腔样改变。

2. **颅脑损伤的影响**　部分病例所并发的颅脑损伤使中枢神经遭到刺激而引起肺过度通气,肺泡表面活性物质变化;也可因大脑血管收缩缺氧而反射性地引起肺血管痉挛,以致形成肺动脉高压,出现神经源性肺水肿。

3. **小支气管通气受阻**　胸部创伤后所引起的支气管痉挛以及气道分泌物与积血的增加,均可使支气管受阻而对肺通气功能产生不利影响,加重创伤性湿肺的症状。

4. **肺循环障碍**　强大的外力使肺组织与胸壁相撞,致肺毛细血管广泛受损;加之缺氧,可直接或间接影响肺循环致部分血流淤阻和毛细血管通透性增加,使体液渗入间质及肺泡,既减少功能残气量,又阻止肺泡血氧交换,加重缺氧,进而形成恶性循环。

【病理改变】

肺爆震伤的主要病理改变是肺泡破裂和肺泡内出血,其次是肺水肿和气肿,有时伴肺破裂。肺出血可由斑点状至弥漫性不等,重者可见相当于肋间隙下的相互平行条状的肺实质出血。肺实质内血管破裂可形成血肿,甚至可出现血凝块堵塞气管而迅速致死。肺水肿轻者为间质性或肺泡腔内含有少量积液,重者可见大量的水肿液溢至支气管甚至气管内,常混有血液,呈血性泡沫液,肺出血和水肿可致肺不张。肺气肿可为间质性或肺泡性,重者在胸膜下出现含有血和气的肺大疱,发生肺破裂时可引起血胸或血气胸。

【临床表现】

肺爆震伤的临床表现因伤情轻重不同而有所差异。轻者仅有短暂的胸痛、胸闷或憋气感;部分患者可在伤后1~3天内出现咳嗽、咯血或血丝痰,少数有呼吸困难,听诊可闻及散在性湿啰音或捻发音;严重者可出现明显的呼吸困难、发绀、血性泡沫痰、咯血等,常伴休克,查体除肺内啰音外,可有肺实变和血气胸体征。此外,常伴有其他脏器损伤的表现,如神经系统症状——昏迷、惊厥逐渐加重及意识障碍等;听力系统损伤,如鼓膜破裂等;视觉系统损伤,如玻璃体破裂等。

【辅助检查】

1. **X线检查** 可用于评价肺部创伤程度,动态监控疾病进展。肺内特征表现为双侧肺门斑片状渗出影,形似蝴蝶或蝙蝠,常在伤后数小时内出现并进展;还可见肺纹理增粗,透光度减低或大片状高密度影,亦可见肺不张等表现。另外,胸部X线检查还可发现血胸、气胸、肋骨骨折、皮下及纵隔气肿等情况(图1-1)。

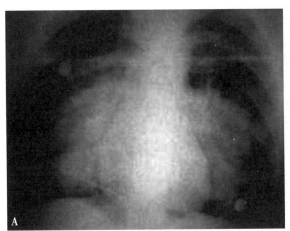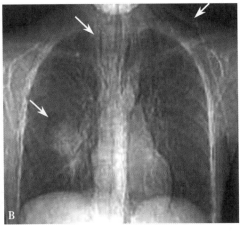

图 1-1　肺爆震伤的胸部 X 线表现
注:A. 两侧肺门斑片样渗出影,形似蝴蝶或蝙蝠;B. 伴随蝴蝶样肺出现的纵隔气肿及皮下气肿。

2. **胸部CT检查** 可以更加清楚、直观地看到肺内及纵隔的受伤情况,可表现为肺内密度增高的云絮状或致密阴影,双侧肺门辐射状增高密度渗出影等特征,伴或不伴纵隔气肿等表现(图1-2)。

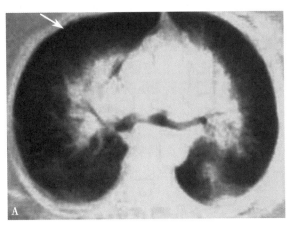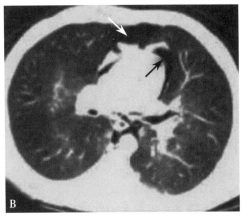

图 1-2　肺爆震伤的胸部 CT 表现
注:A. 两侧肺门斑片样渗出影,形似蝴蝶或蝙蝠;B. 纵隔气肿。

3. **血气分析检查** 一般呈持续低氧血症(动脉血氧饱和度<90%,$PaO_2/FiO_2<60mmHg$),可以协助判定缺氧的程度及肺损伤的程度,从而指导下一步治疗,包括呼吸机的应用。

4. **其他检查** 包括超声检查、眼底检查、鼓膜检查、脑磁共振检查等协助评估相关组织器官有无损伤、破裂及气体栓塞的可能。

【诊断及鉴别诊断】

根据高压冲击波接触史、临床表现和X线检查,肺爆震伤容易确诊。患者伤后常出现呼吸困难、咳嗽、喘憋、发绀、咯血等症状,结合低氧血症等血气分析结果,以及胸部 X 线蝴蝶或蝙蝠样渗出性特征,可诊断肺爆震伤。因此,一般不需要进行鉴别诊断。但应注意其外轻内重、始轻末重、迅速发展和常有合并伤的特点。肺爆震伤的临床症状最容易被其他外部损伤所掩盖(如烧伤、骨折等更易诊断的损伤),故对本病的诊断最重要的是要充分了解病史及其他临床资料,且对这一类患者要充分考虑到肺爆震伤的存在,及时地预防处理。

【治疗措施】

肺爆震伤的救治应注意患者往往合并有多器官的损伤,结合该类疾病病情外轻内重的特点给予积极处理。

1. **保持呼吸道通畅** 肺爆震伤的患者受到高压冲击波的震荡后,肺组织内毛细血管破裂,肺泡和间质出血、水肿,引起支气管痉挛以及气道分泌物与积血的增加,可导致支气管阻塞,应及时给予吸痰等措施清除呼吸道阻塞,并及时给予氧气吸入。疑有痰痂阻塞气道时,可行纤维支气管镜检查,去除痰痂并做支气管灌洗;对呼吸道内的明确出血点给予电凝止血。同时,给予超声雾化吸入性药物湿化气道,促进痰液排出,去除异物刺激,减少各种炎性介质的作用。对于严重气道阻塞的患者,必要时行气管切开或气管插管及人工呼吸器辅助呼吸,保证呼吸道通畅及足够的氧气供应。

2. **维持循环稳定** 肺爆震伤患者的液体管理需结合患者自身情况,可留置深静脉导管监测中心静脉压从而指导液体的摄入。患者出现低血容量休克等循环不稳的表现时,推荐使用胶体补充容量不足,尽量避免使用晶体溶液,避免过量液体进入损伤肺组织的肺泡内及间质,影响血气交换及氧合。合并其他损伤的情况下,对于液体的输入应更加谨慎。对于存在出血风险的患者,可给予止血药物,并应用足量的抗生素预防感染。

3. **氧气支持** 对于肺爆震伤患者,应积极给予氧气支持;对于无明显气道阻塞患者,可行面罩给氧、高流量氧气治疗;对于气道阻塞的患者,可根据情况行气道内插管,并给予持续正压通气。怀疑合并空气栓塞的患者,需要给予高流量氧气辅助,明确诊断后可转入高压氧舱进行后续治疗。

4. **胸腔闭式引流** 肺爆震伤患者若临床怀疑可能发生气胸、血胸或肺裂伤时,应立即给予胸腔闭式引流,减轻胸腔内压力及影响肺功能的压迫因素。对于需行气管内插管并给予持续正压通气的患者以及可能合并有支气管胸膜瘘的患者,也应预防性地放置胸腔闭式引流,避免持续正压通气应用后引起的气胸及肺压缩。

5. **气管插管及机械通气应用** 肺爆震伤患者的缺氧程度可能在伤后数小时内进行性加重,在清除气道阻塞后,应立即给予气管插管及机械通气,避免呼吸衰竭的进展。但应警惕机械通气的持续正压可能加重受损肺组织的肺泡破裂,诱发气胸及空气栓塞的可能性。呼吸机的使用应遵循"早上机、早撤机、个性化"的原则。当患者自主呼吸恢复好,咳嗽有力,监测血气分析正常且稳定,即可考虑脱机,应争取早日脱机,避免呼吸机依赖。

6. **合并胸腔损伤的处理** 肺爆震伤患者若合并肋骨骨折、血胸、气胸及其他开放性损伤等,需进行局部制动、肋骨固定、胸腔闭式引流等手段治疗相关胸腔损伤,维持胸腔密闭的环境和稳定的结构、功能,必要时行手术治疗。

7. **合并多器官复合损伤的处理** 肺爆震伤往往合并严重复合伤,若患者合并神经系统、听力系统、视觉系统及其他开放性损伤,在保证呼吸、循环稳定的前提下,积极进行相关救治。此外,机体会产生强烈的应激反应,发生消化道应激性溃疡、肠源性感染等情况,造成全身脏器严重的病理性损害,其病情复杂多变,治疗难度大,应进行针对性处理。须根据伤情轻重分类,给予个性化治疗,必要时甚至可以考虑在各种常规生命支持治疗无效的情况下,使用体外膜氧合器(ECMO),为患者增加存活的希望。

【预后】

肺爆震伤患者的预后相对较好,及时诊断和有效的治疗可以获得良好的效果,多数不会引起长期后遗症。但是重度肺爆震伤患者常合并严重并发症,如呼吸衰竭等,则提示预后不佳。对于合并有大面积烧伤、重症肺炎及其引起的急性呼吸窘迫症和多器官功能不全应认真处理,避免引起功能衰竭而导致死亡。

(赵 松)

参 考 文 献

［1］Scott TE,Kirkman E,Haque M,et al. Primary blast lung injury-a review. Br J Anaesth,2017,118(3):311-316.

［2］Jason E Smith,J Garner .Pathophysiology of Primary Blast Injury. J R Army Med Corps,2019,165(1):57-62.

［3］Zsolt Sziklavari,Tamas F Molnar. Blast Injures to the Thorax. J Thorac Dis,2019,11(Suppl 2):S167-S171.

［4］Xing-Feng Zheng,Feng Zhu,He Fang,et al.Management of Combined Massive Burn and Blast Injury:A 20-year Experience Burns,2020,46(1):75-82.

［5］Timothy E Scott,Andrew M Johnston,Damian D Keene,et al.Primary Blast Lung Injury:The UK Military Experience. Mil Med,2020,185(5-6):e568-e572.

第五节　肺 挫 裂 伤

【病因和流行病学】

肺挫裂伤为常见的肺实质损伤,也是胸部创伤引起死亡的重要原因,多为迅猛钝性伤所致,如车祸、钝器伤、高空坠落、爆炸气浪伤等。肺挫裂伤既可以是局部性的,也可以是弥漫性的;既可以单侧挫伤,也可以发生在双侧。流行病学调查显示,交通事故伤中,肺挫裂伤的发生率为50%~60%,在钝性胸外伤中肺挫裂伤的发生率为30%~75%,病死率为14%~40%。肺挫裂伤通常合并多发伤,是引起急性呼吸窘迫综合征(ARDS)的高危因素;肺挫裂伤伴连枷胸的患者,其死亡率是单独肺挫裂伤患者的2倍以上。

【发病机制和病理改变】

肺挫伤大多为钝性伤所致。暴力局限时,往往仅产生小面积的肺实质挫伤,强大暴力可引起肺叶甚至整个肺的损伤。除暴力直接作用外,一般认为肺挫伤是由于强大暴力作用于胸壁,使胸腔缩小,增高的胸内压压迫肺脏,外力消除后,变形的胸廓弹回,在增大胸内负压的一瞬间又可导致原损伤区的附加损伤。由于肺循环压力低,肺泡内及肺泡周围缺乏支持组织,使肺遭到创伤时肺泡或肺间质毛细血管出现水肿、充血,使肺实质含气减少而血管外含水量增加,通气和换气功能障碍,引发呼吸功能衰竭。肺挫伤时病理检查发现,红细胞及渗出液广泛地充满肺泡内,肺泡间隙出血,肺泡和毛细血管膜被撕裂,血液和渗出液进入肺间质,病理变化在伤后12~24小时呈进行性发展。伤后24小时,肺内结构几乎被大量的炎性细胞和单核细胞成分所代替,而多形核细胞也与大量单核细胞混合出现,以及含有蛋白的渗出液。

肺裂伤常见于车祸或高处坠落伤。当胸部突然受到暴力冲击或撞击性损伤时,外力经胸壁传导至肺,使肺内及支气管腔内压力骤升,过度充气的肺组织受到不可控的强烈挤压及剪切力导致肺破裂。这种裂伤多不整齐,呈锯齿状,常有多处裂口。如果脏层胸膜未破裂,血液可聚集在裂口内形成血肿,或血液逸入气管而引起咯血;如果脏层胸膜破裂,则表现为血气胸。

【临床表现】

由于肺挫裂伤的严重程度和范围大小不同,临床表现有很大的差异。局限而不严重的肺挫伤,仅有短暂的胸痛、胸闷、气促、咳嗽,听诊可有散在湿啰音,其症状往往被合并的胸壁损伤所掩盖,而多在X线检查时发现。严重病例有呼吸困难、发绀、心动过速及血压下降,咯血亦为常见的症状,肺部可有广泛湿啰音,呼吸音减弱甚至消失。轻度的肺裂伤由于肺循环压力低,所引起的血、气胸多不严重,甚至X线检查,亦见不到肺裂伤的残影。严重的肺裂伤常有严重的血气胸,患者可有皮下气肿、呼吸困难、紫绀、咯血及休克等表现。

【辅助检查】

1. 影像学检查

(1) X线检查:是诊断肺挫裂伤的重要手段,具有廉价、方便、快捷的优点,但特异性差、分辨率低,常出现假阴性,误诊率和漏诊率较高。约70%病例的X线改变在伤后1小时内出现,30%病例可延迟到伤后4~6小时,程度可由斑点状浸润、弥漫性浸润以致弥漫性单肺或双肺大片浸润或实变。经治疗后,一般在伤后2~3天开始吸收,完全吸收需2~3周以上。

(2) 胸部CT检查:胸部CT分辨率高,可以从轴位、矢状位和冠状位多个角度进行观察,表现为肺纹理增多、增粗,轮廓模糊不清,部分呈大片融合渗出性改变。CT 检查可明确显示出病灶程度、性质、范围、部位等,与 X 线检查比较,所提供的诊治依据更多,肺内或胸膜下区边界模糊的半透明磨玻璃状密度影为其特征性表现,多在创伤后 1~24 小时出现。肺裂伤可发生于深部肺实质或胸膜边缘区,CT 表现主要为肺实质内或胸膜下区及脊柱旁出现大小不一的圆形或类椭圆形透亮的含气肺囊腔,或者合并有轻重程度不一的胸腔积液、气胸、血气胸、纵隔气肿或皮下气肿(图 1-3)。

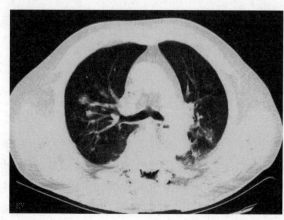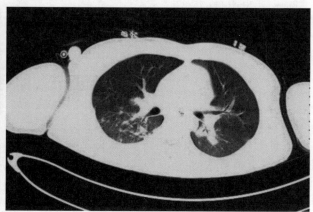

图 1-3　肺挫裂伤的胸部 CT 表现

2. **实验室检查**　动脉血气分析可以帮助判定患者缺氧的程度,并协助判定损伤的程度,从而指导下一步治疗。大多数患者合并低氧血症,可出现在创伤早期,此时 X 线胸片可能尚无明显表现。肺挫裂伤的严重程度和范围大小不同,可出现轻重不等的异常结果,可表现为持续性低氧血症,伴或不伴高碳酸血症。

3. **其他**　支气管镜检查及气道三维重建可以协助确认有无气管及叶、段支气管等大气道的断裂,有时尚可借以判断气道内出血的部位以及裂伤的程度。但是,对于损伤较轻的肺挫伤缺乏明确的诊断意义。

【诊断和鉴别诊断】

患者均有明确外伤史,如交通事故、坠跌、挤压及高速钝器伤等,结合胸痛、胸闷、呼吸困难、咯血等临床表现以及 X 线、CT、动脉血气分析结果,肺挫裂伤一般可明确诊断。

影像学上肺挫裂伤的肺气囊腔需与肺大泡或肺囊肿相鉴别,肿块型肺血肿需与球形肺炎相鉴别,大片实变伴气液平囊腔需与肺脓肿相鉴别。前者临床有明确的严重胸部创伤史,周围常有特征性的磨玻璃影,且多伴有肋骨骨折,短期内复查随时间推移病变可吸收、缩小至消失改变,而上述其他病变短期内复查常无改变,可供鉴别。

【治疗】

轻型的肺挫伤无须特殊治疗,只需吸氧、镇痛、鼓励咳痰、预防并发症,多数可较快吸收而好转。而当发生严重肺挫裂伤时,应及时有效地进行处理。

(1) 及时处理合并伤,如多根多处骨折、内脏破裂、气胸及血胸等。

(2) 保持呼吸道通畅:呼吸道分泌物会加重缺氧,导致感染,对气管内存在的血液、渗出液及分泌物必须及时清除。鼓励咳嗽排痰,可采用鼻导管吸痰,有支气管痉挛时,可用解痉药物。若情况严重,必要时应做气管切开。

(3) 机械通气治疗:局限性的肺挫裂伤可发展为弥漫性肺挫裂伤并进展为 ARDS。机械通气能防止或减少肺出血、渗出及水肿,促进不张肺的膨胀,纠正低氧血症,减少 ARDS 的危险,因而在呼吸困难没有得到改善,低氧血症持续存在时是很有必要的。客观的临床依据为呼吸>40 次/min、$PO_2<60mmHg$、$PCO_2>50mmHg$、$PaO_2/FiO_2<300$ 时,有必要行气管插管并给予机械通气支持,持续正压通气(CPAP)是最常见的选择模式。当患者自主呼吸恢复好,咳嗽有力,监测血气分析正常且稳定,即可考虑脱机,避免呼吸机依赖。当挫裂伤严重到各种常规支持治疗无效时,可给予体外膜氧合器(ECMO)应用,为肺挫裂伤所致

炎症、水肿的消退以及肺功能的恢复争取时间。

（4）抗感染：预防性使用抗生素会导致细菌耐药菌株的产生。所以，除非临床已经出现明确的肺部感染情况，轻度肺挫伤患者通常不鼓励预防性使用抗生素。但是当肺挫裂伤合并肺部感染，可加重呼吸功能不全，故中、重度患者应预防性给予抗生素治疗。

（5）糖皮质激素：对严重肺挫伤应给予糖皮质激素，其保护作用的机制被认为是激素可稳定溶酶体，降低毛细血管通透性和抗炎特性；可明显降低血管阻力，减轻肺水肿，并降低右心负荷；能抑制血小板聚集，防止毛细血管床微栓形成，减少白细胞聚集和肺纤维化。糖皮质激素宜早期、足量、短疗程应用。

（6）液体治疗：限制过量晶体液输入，适量输注胶体。对于需要扩容治疗低血容量休克的患者，给予静脉补液的同时，需要监测中心静脉压，限制过多晶体液输入；如果复苏时已输入大量液体，可给予适当利尿药。

（7）镇痛：胸痛可使患者咳嗽无力、分泌物增加，引起肺部感染、肺不张、肺实变。适量给予镇痛药物，或行肋间神经封闭，可以促进患者排痰和功能锻炼，有利于患者恢复。

（8）手术治疗：由于肺挫裂伤病变广泛，大多数不需手术治疗。但是当出现以下情况，则应手术治疗。①有活动性出血者；②严重漏气，经胸腔闭式引流后症状改善不明显者；③危及生命的大咯血；④保守治疗未能控制者。

【预后】

肺挫裂伤患者通常预后较好，多数不会造成永久性损伤，特别是大多数轻微肺挫伤5~7天可以明显缓解，胸部X线片上7~10天可以看到肺损伤明显好转。但是对中、重度肺挫裂伤者来说，要密切注意预防肺炎、休克、急性呼吸窘迫综合征（ARDS）、多器官功能不全综合征（MODS）的发生。合并肺炎的患者，随着抗生素的应用和各种支持治疗，大多数将会在2~4周好转。若一旦病程迁延，则需要长时间治疗才能好转，甚至会引起慢性肺功能不全。部分患者由于病情较重和各种并发症的影响，可能形成肺间质纤维化，将影响患者终身。

（赵　松）

参 考 文 献

［1］Rebekka Finkbeiner, Sebastian Krinner, Andreas Langenbach, et al. Age distribution and concomitant injuries in pulmonary contusion: An analysis based on routine data. Thorac Cardiovasc Surg, 2018, 66(8): 678-685.

［2］Rendeki S, Molnár TF. Pulmonary contusion. J Thorac Dis, 2019, 11(Suppl 2): S141-S151. DOI: 10.21037/jtd.2018.11.53.

［3］Mehtap Pehlivanlar Küçük, Ahmet Oğuzhan Küçük, İskender Aksoy, et al. Prognostic evaluation of cases with thoracic trauma admitted to the intensive care unit: 10-year clinical outcomes. Ulus Travma Acil Cerrahi Derg, 2019, 25(1): 46-54.

第六节　创伤性窒息

创伤性窒息（traumatic asphyxia）即Perthes综合征，又叫创伤性发绀综合征或挤压发绀综合征。主要是由于瞬间或严重的钝性暴力作用于胸部或上腹部所致的上半身广泛皮肤、黏膜、末梢毛细血管扩张、淤血及出血性损害，部分患者出现视网膜病变和视神经出血。根据有无合并伤，可分为单纯性窒息和创伤性窒息。

创伤性窒息是胸部以及上腹部受到严重挤压后引发的一种少见的临床综合征，其发生率约占胸部损伤的2%~8%。通常合并胸部损伤如肺挫伤、血胸和气胸，以及中枢神经系统、眼部、肝、脾的损伤。其具有发生突然、病情凶猛以及病理生理改变复杂等诸多特点，如得不到及时的诊断和有效的救治，将对生命造成严重威胁，情况严重时甚至会导致患者死亡。

【发病机制】

创伤性窒息发生机制目前多认为是当胸部和上腹部遭受挤压的瞬间，伤者声门突然紧闭，引起胸内压骤然升高，压迫心脏及大静脉。由于上腔静脉系统缺乏静脉瓣，突然的高压使右心血液逆流引起静脉过度充盈和血液淤滞，并导致上腔静脉所属范围内的毛细血管破裂和点状出血。特别是脑皮质、视网膜、眼结膜、口腔黏膜以及面、颈、上胸部皮肤出现弥散性点状瘀血斑,严重时引起脑缺氧、脑水肿、颅内压增高以及创伤后肾衰竭。其严重程度与所受压力的大小、挤压时间的长短密切相关。

【临床表现】

创伤性窒息为一过性损伤,最常见的表现是面、颈、肩及上胸部广泛的皮下出血瘀点和针尖大小的紫蓝色瘀斑,颈部憋胀,口唇发绀,血氧饱和度明显下降,多伴有肋骨骨折、血气胸或脏器挫伤等合并伤。另可见口鼻出血、球结膜水肿、不同程度的眼底出血、视力下降、视物模糊、视盘改变、视神经萎缩、复视和眼球突出,可造成暂时性或永久性视觉障碍;也可出现由咽鼓管水肿引起的短暂性听力丧失和耳鸣(图1-4~图1-6,彩图见书末)。部分患者由于脑内点状出血和脑水肿,可出现头晕、呕吐、烦躁、谵妄、四肢抽搐、意识混乱或丧失甚至深度昏迷等神经系统症状。轻度神经系统症状通常于24~48小时内缓解,但若颅内静脉破裂,可危及患者生命。患者下肢由于静脉瓣系统的保护,多无明显临床表现。

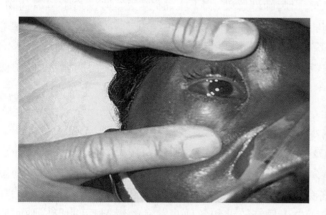

图1-4　结膜下出血

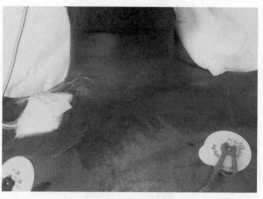

图1-5　颈部及前胸部弥漫性瘀斑青紫,创伤受累区域与正常组织分界明显

此外,创伤性窒息多合并其他胸部直接撞击损伤,如胸壁软组织挫伤、胸骨骨折、锁骨骨折、肋骨骨折、血气胸、肺挫裂伤、膈肌损伤等。上腹部损伤,可能引起肝脾破裂、腹腔大出血、休克等表现。

【辅助检查】

1. X线检查　伤后早期X线胸片检查可发现合并的胸骨、锁骨、肋骨等多发多处骨折,血气胸、纵隔及皮下气肿、肺挫伤等胸部损伤。

2. CT检查　胸部CT能够看到更清晰的肺挫伤、血气胸、皮下气肿和多部位骨折及错位;头颅CT检查可协助查看有无颅内水肿、出血及脑实质损伤等,脑实质损伤多为多发点片状出血灶;腹部CT可探查有无肝脾破裂、腹腔出血以及小肠等空腔脏器破裂等(图1-7,图1-8)。

3. 心电图　心电图检查可发现不同程度的心肌挫伤,主要表现为ST-T改变及房性或室性心律失常。伤后常规心电图检查可为心脏钝性损伤提供比较可靠的诊断依据,尤其对危重不宜搬动的患者简便易行。

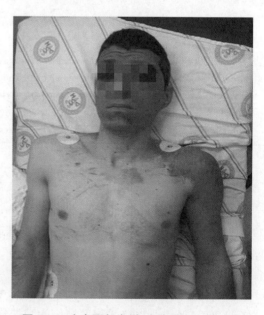

图1-6　患者面部发绀,左肩及左上肢瘀斑

4. 实验室检查　肌酸磷酸激酶(CK)、乳酸脱氢酶(LDH)、天冬氨酸转氨酶(AST)、丙氨酸转氨酶(ALT)水平升高。

5. 动脉血气分析　通常提示顽固性低氧血症和二氧化碳潴留,可根据血气分析结果判断是否需行辅助呼吸,故怀疑创伤性窒息患者应尽快进行血气分析,调节给氧途径及流量。

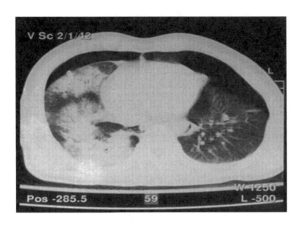

图1-7　创伤性窒息合并双侧肺挫伤和双侧气胸

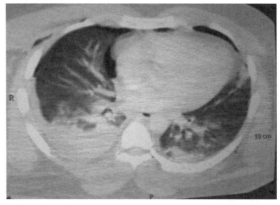

图1-8　创伤性窒息合并双侧肺挫伤、肺内渗出性改变、血气胸合并皮下气肿

【诊断及鉴别诊断】

根据患者胸部或胸腹部挤压伤的病史及典型临床表现,即可明确诊断。但需要注意的是,当外力过强时,除可伴有胸骨、锁骨和肋骨骨折以外,尚可伴有胸腔或腹腔脏器损伤,以及脊柱和四肢损伤,严重者可因此发生严重呼吸困难或休克。因此,在确诊的同时还应积极进行 X 线、CT 等影像学检查和相关实验室检查,避免对于颅脑、腹腔脏器及其他重要组织损伤的漏诊。一旦发现问题,应积极给予干预治疗。

【治疗】

创伤性窒息本身并不引起严重后果,其预后取决于合并伤的严重程度,早期诊断的同时采取积极的、全面的救治措施是治疗成功的关键。单纯性创伤窒息予以对症治疗后,其典型的临床表现如出血点和瘀斑,可在 14~21 天吸收,病程往往是自限性的,预后一般良好。常规救治措施包括:将患者头部适当抬高 30°,吸氧,给予心电监护,并根据动脉血气分析结果确定是否需进行气管内插管或辅助呼吸,在重新恢复良好的有效循环和氧气供应后,患者预后一般较好。值得注意的是,部分患者在压力移除后可能诱发急性心搏骤停,应充分做好抢救准备。另外,面对严重挤压伤时,尤其存在其他部位严重合并伤时,准确、及时地判断和处理显得尤为重要。成年人的创伤性窒息几乎全部合并肋骨骨折、连枷胸、血气胸等,一般需紧急处理,主要包括肋骨固定及胸腔闭式引流等措施。另外,早期解除患者的气道梗阻至关重要,应及时清理患者口腔和呼吸道中的异物以及分泌物,同时建立静脉通道维持有效循环血量并纠正可能存在的酸中毒。对于血流动力学不稳定者,应积极扩容抗休克,以防止脑灌注压急剧下降造成不可逆的脑损害以及因休克引起的创伤后急性肾衰竭。对于血流动力学稳定或临床疑有脑水肿者,在循环支持的同时,早期应用脱水剂及大剂量激素以减轻脑水肿、降低颅内压。同时,检查腹部有无肝、脾及其他空腔脏器破裂、出血的可能,积极进行对症治疗。

【总结】

创伤性窒息有其自身典型的临床表现,病理机制明确,给予积极的对症治疗,一般预后较好。患者的预后与承受压力的大小和变化率、持续时间长短及合并伤的严重程度密切相关。因此,对于胸腹部外伤患者,如看到头面颈出现典型的针状出血点和瘀斑,应考虑创伤性窒息,并积极完善头面、胸、腹部的检查,避免遗漏合并的严重创伤。提高对本病的认识,早期诊断与识别合并伤,积极而有效的治疗是成功抢救患者的最有效措施。

(赵　松)

参 考 文 献

［1］Kamali S,Kesici S,Gunduz I,Kesici U. A case of traumatic asphyxia due to motorcycle accident. Case Rep Emerg Med,2013:857131.

［2］Gulbahar G,Kaplan T,Gundogdu AG,et al. A rare and serious syndrome that requires attention in emergency service:traumatic asphyxia. Case Rep Emerg Med,2015:359814.

[3] Lateef H. Traumatic asphyxia with diaphragmatic injury:a case report. Oman Med J,2015,30(2):142-145.

第七节　气管、支气管损伤

本节涉及的气管、支气管损伤主要指气管、支气管破裂或断裂,属于严重的气道损伤,受损部位多介于环状软骨和段支气管之间。气管、支气管损伤在胸部创伤患者中更为常见,然而,随着医疗技术的发展,医源性损伤逐渐增多。

【解剖】

气管起自于第 6 颈椎下缘平面上接环状软骨下缘,经颈部正中下行入胸腔,终止于左、右主支气管的外缘,在胸骨角处约平第 5 胸椎平面分为左、右支气管。分叉处称为气管叉。叉内面有一向上凸起的纵峙,呈半月形,称气管隆幡(又称隆突),是纤维支气管镜和放射线检查的定位标志。成年人气管平均长度为 11cm,且随身高不同有较大变化。气管由 18~22 个气管软骨环构成,气管软骨环呈 C 形软骨环,其前壁与侧壁为软骨,其后壁缺少软骨,由纤维组织膜封闭,称为膜部。环状软骨可作为向下检查气管软骨环的标志。气管可分为颈部和胸部气管,胸骨切迹以上为颈部气管,颈部气管的血液供应来自锁骨下动脉的分支,它们在锁骨下动脉外侧进入,并在上方、下方和前方吻合。胸段气管接受来自主动脉分支的支气管动脉的血液供应。上段气管前方可有甲状腺贴壁,后方则有食管倚靠。胸段气管上部的前方则有无名动脉由下内向外上斜形越过,再前方则为无名静脉。在下部气管与左主支气管分叉处,主动脉弓由其前方跨过。

支气管是指由气管分出的各级分支。支气管呈树状,其一级分支为左、右主支气管,进入肺门后分出二级支气管称叶支气管,随后分出三级支气管称肺段支气管。右主支气管与气管中线的延长线成 25°~30°,左主支气管与气管中线的延长线成 40°~50°,左、右主支气管之间的夹角为 60°~80°。右主支气管短而粗,一般长为 2~3cm;左主支气管则细而长,一般长为 4~5cm。因右主支气管粗而直,故右主支气管的气流量较大且经气管坠入的异物多进入右侧,左主支气管较为细长,则易受到心脏压迫引致左侧气道分泌物潴留而继发感染。

【病因及发病机制】

气管损伤的主要原因包括医源性、钝性创伤、穿透性创伤、非创伤腐蚀性吸入。医源性损伤包括经皮扩张性气管造口术、气管内插管、硬性支气管镜检查等,多发生在颈部和近端胸内气管,特别是保护较少的后膜。穿透伤多发生在颈前部气管,但也可发生在气管路径的任何部位,并常累及纵隔内大血管和其他邻近脏器,病情危重,伤者多在入院前死亡。非创伤腐蚀性会对气管黏膜造成损害,导致炎症、溃疡和软骨部分软化。

与穿透伤相比,钝性创伤导致的气管、支气管破裂或断裂伤者在临床中更为常见。钝性暴力多导致胸部气管损伤,通常发生在软骨部,常见于距脊柱 2.5cm 范围以内,气管撕裂可以是横向的、螺旋的,也可以是纵向的。目前,钝性暴力导致气管损伤的机制有以下学说。

1. **压力学说**　胸部受伤时,患者屏气,声门紧闭,膈肌固定,气管、支气管内压力突然升高,当压力超过管壁的耐受能力时,则发生气道破裂。

2. **牵拉学说**　胸部受到挤压损伤时,胸廓前后径缩短,横径增大,因为此时肺与胸壁仍相连,导致隆突张力增加,当张力超过一定的限度时,主支气管可发生破裂。

3. **剪力学说**　环状软骨和气管隆嵴相对固定,当胸部受按压时,肺被压向两后外侧,气管及主支气管则受到脊柱的阻挡,对隆嵴部附近内压力很高的主支气管产生一种剪切力而使其折断。

在实际情况中,气管及主支气管破裂可能是多因素综合作用的结果。不同的患者所受到暴力大小、作用部位及方式不同,主要损伤机制也有所不同,以其中某一种因素为主,其他因素参与共同作用。近年来的统计数据显示,气管损伤以男性为主,右主支气管损伤者更多。

【临床表现】

气管、支气管损伤最常见的症状是:呼吸困难、皮下气肿和纵隔气肿,严重者可出现张力性气胸表现。

气管、支气管损伤的症状取决于气管、支气管破裂的程度、有无与外界相通以及邻近组织、器官的损伤情况。其主要表现如下。

1. 呼吸困难　是气管、支气管损伤的主要症状之一。其原因包括损伤后发生气胸、气道阻塞、肺挫伤以及血肿压迫气道等因素造成机体缺氧。患者表现为呼吸困难、气短、发绀、刺激性咳嗽、烦躁不安等。

2. 气胸　多发生在气管、支气管损伤部位与胸膜腔相通,伤后立即出现气胸症状,常引起严重肺压迫,甚至发展为张力性气胸,呼吸困难显著。气胸可只发生在一侧,也可出现双侧气胸。支气管损伤的伤处与胸膜腔不相通者,因纵隔胸膜完整,主要表现为皮下气肿及纵隔气肿。

3. 气管损伤　患者可出现咯血表现,大多较轻微,少有大咯血的表现。但若出现支气管动脉损伤,也可出现大咯血,病死率高。

4. 皮下或纵隔气肿　气道穿孔伴咯血和呼吸困难或不呼吸为其主要症状。但发生严重的纵隔气肿时,空气可通过胸骨上窝到颈部、胸部、头部和双侧胸壁,进而发展为皮下气肿。

5. 其他　当合并其他脏器损伤或气管损伤治疗不及时,也可引起相应并发症,如损伤部位感染、肺功能下降、伤及喉返神经引起呼吸困难或声音嘶哑、伤及食管、造成气道狭窄等。

【辅助检查】

1. X 线检查　是早期诊断气管、支气管损伤最常用且非常有价值的检查方法。在胸部 X 线平片上可见气胸、纵隔气肿、皮下气肿表现。主要支气管的完全或接近完全横断会导致胸部 X 线片上的落肺征,这是胸内支气管断裂的特征性表现,指塌陷的肺只通过其血管附件悬挂在肺门上。支气管断裂者尚可见到大支气管行程突然中断的支气管断端阴影。但仍有少数气管损伤患者在平片上看不到表现。

2. CT 扫描　对气管损伤具有一定的诊断价值,但只有 71% 的准确率,使用 3D 重建技术能提高诊断准确率。CT 扫描还可以同时了解气管、支气管周围组织的情况,例如有无胸内其他伴随伤,如心包积液、膈肌破裂等,从而可以更为全面地评估伤情,利于确定治疗方案。

3. 纤维支气管检查　是诊断气管、支气管损伤的金标准。对于气管、支气管损伤患者,纤维支气管镜检查可直接明确是否存在气管、支气管损伤以及损伤的部位和程度,了解气道狭窄或阻塞的情况,除此之外,还可以在纤维支气管镜的指引下,对危重患者行气管插管。

【诊断】

对于存在以下情况者,应高度怀疑气管、支气管损伤的可能。

1. 症状显著,胸部遭受突然而剧烈的撞击或挤压伤后,短时间内出现显著的呼吸困难、气胸、皮下气肿及咯血等症状,并呈进行性进展。

2. 气胸漏气明显,行闭式引流后胸管内持续大量排气,但呼吸困难改善不明显,肺复张仍不良。

3. 影像学表现　胸部 X 线片发现气胸、纵隔气肿、皮下气肿、落肺征等表现。

4. 纤维支气管镜检查　是诊断气管、支气管损伤的金标准。

【治疗】

首先,早期发现气管损伤是降低发病率和病死率的关键因素之一;其次,正确的气道管理、适当的气管治疗及治疗可能的伴随损伤是关键。

1. 合并创伤处理　气管、支气管损伤的患者常伴其他严重创伤或复合伤,因而对此类患者应迅速评估伤情,保持气道通畅。清除气道内的分泌物或血块,以保持氧气供应,必要时行气管内插管。如伴有休克,应及时纠正;发生张力性气胸时,应及时胸腔闭式引流。近年来,对插管困难的患者也采用了体外循环——体外膜氧合器(ECMO),以保证血氧饱和度。

2. 气管、支气管损伤的外科处理

(1) 非手术治疗适应证:①气管、支气管裂伤<2~3cm 或<1/3 直径;②无其他损伤(如食管),症状、体征轻,无感染征象,气道通畅,自主呼吸平稳;③胸内气管-支气管损伤,胸管引流后无持续漏气或肺再次扩张。

(2) 手术适应证:①气管、支气管裂伤超过 2~4cm 或完全断裂者;②气管、支气管损伤伴有严重并发症患者;③保守治疗效果欠佳者。

一般手术包括修复术、端-端吻合术、袖状切除、肺叶切除或肺切除术、自体组织修复或重建。大多数病例可以通过修复或吻合来治愈。除严重肺实质损伤患者外，无须肺切除。

若气管、支气管创伤处已合并感染，应待感染控制后再行修复手术。当远端肺感染形成肺脓肿，应行肺切除术。如远端肺无感染，则应尽可能做气道重建。若气管、支气管创伤严重伴肺组织裂伤而无法行直接缝合修复时，可考虑做肺叶切除或全肺切除。对于晚期支气管创伤的患者，手术充分游离支气管两侧断端后，手术台上插管膨胀远端肺，若膨胀良好则行端-端吻合术，若远端肺已纤维化而无法再膨胀，则需切除肺。近年来，自主呼吸非气管插管麻醉，让气管重建得以简化，患者能快速康复。气道缝合或吻合处可用邻近肌群、胸腺、大网膜或周围组织包埋覆盖。

【术后处理】

手术成功的关键在于低张力整齐吻合，缝合应保留约 1 周，直到伤口愈合。颈部 2 周后可以自由活动。术后常规应用抗生素，留置胸腔闭式引流管，保持引流通畅，适量的液体入量，控制疼痛，有效清除气道分泌物、保持气道引流通畅是术后气道管理的关键。充分湿化气道、舒张小气道，鼓励患者术后深呼吸及咳嗽、咳痰，患者自主排痰不佳时，可用柔性纤维支气管镜吸痰，避免出现阻塞性肺不张。术后还应加强改善患者的营养状况，以利于愈合。

手术后早期并发症有感染和气道吻合口瘘。气道吻合口瘘可表现为胸管引流出的气体增多，或者新出现血痰。曾有术后发生暂时性喉返神经麻痹的报道。气道吻合口处的肉芽组织增生是手术后远期并发症，可发展成为气道狭窄。肉芽组织增生与缝线的材质、吻合口的张力以及血供有关。部分术后气道狭窄患者需要再次接受气道重建手术。

【预后】

气管、支气管损伤的病死率约 9%。预后很大程度上取决于早期发现伴随损伤和损伤原因。90% 能够早期诊断并接受治疗的患者，预后良好，肺功能的恢复也令人满意；中、青、壮年伤者，无严重合并伤者，治疗效果更好。部分患者术后可出现吻合口狭窄，需要进一步处理。

（何建行）

参 考 文 献

[1] Moser JB, Stefanidis K, Vlahos I. Imaging Evaluation of Tracheobronchial Injuries. Radiographics, 2020, 40(2):515-528. DOI: 10.1148/rg.2020190171. Epub 2020 Jan 24. PMID:31977262.

[2] Zhao Z, Zhang T, Yin X, et al. Update on the diagnosis and treatment of tracheal and bronchial injury. J Thorac Dis, 2017, 9(1): E50-E56. DOI:10.21037/jtd.2017.01.19. PMID:28203437; PMCID:PMC5303102.

[3] Welter S. Repair of tracheobronchial injuries. Thorac Surg Clin, 2014, 24(1):41-50. DOI:10.1016/j.thorsurg.2013.10.006. PMID:24295658.

[4] Kosaka S. Tracheobronchial Injury. Kyobu Geka, 2015, 68(8):660-664. Japanese. PMID:26197912.

[5] Farley LS, Schlicksup KE. Tracheal Injury//StatPearls[Internet]. Treasure Island(FL):StatPearls Publishing; 2020 Jan Island: 31613457.

[6] Liang H. Nonintubated Anesthesia for Tracheal/Carinal Resection and Reconstruction. Thorac Surg Clin, 2020, 30(1):83-90. DOI:10.1016/j.thorsurg.2019.08.007.

第八节　气道异物

气道异物（airway foreign body）一般指喉、气管及支气管的异物。治疗不及时可发生急性呼吸道梗阻，严重者可出现危及生命的呼吸衰竭、心力衰竭等严重并发症。根据来源，可分为内源性和外源性异物，内源性异物常为呼吸道假膜、血块、脓液等；外源性异物常为糖果、花生、弹珠等。

【病因及损伤机制】

80% 的气道异物病例在 3 岁以下，高峰出现在 1~2 岁年龄组，婴幼儿咽喉反射功能差，保护作用不健全，磨牙尚未萌发，咀嚼不充分，以及在进食时有玩耍和四处走动的倾向而特别容易发生误吸。正常成年人神经发育已经完善，咽喉反射灵敏，故成年人的气道异物发生较少，多因喜口含异物的不良习惯所致。

麻醉、昏迷、酒醉等状态下的患者或老年人由于咽喉反射迟钝,气道灵敏度差,气道异物发生率较高。医源性因素如气道手术时器械装置的掉落或切除的组织误吸入气道内等,也是造成气道异物的重要原因。

异物吸入气道造成的损伤可分为直接损伤和间接损伤。直接损伤包括机械损伤(如气道损伤、出血等)和机械阻塞。嵌顿在声门区或声门下区的异物可在数分钟内引起窒息死亡。嵌顿在各级支气管,可引发阻塞部位以下的肺叶或肺段发生肺不张、肺气肿等改变。按支气管内阻塞程度不同,可导致不同的病理生理变化:①气流可部分进出异物所在部位,为支气管的部分阻塞;②气流只进不出,因吸气时支气管管腔扩大,气流可沿异物与管壁周围间隙进入,呼气时支气管管腔缩小,阻止气流的呼出,导致远端的阻塞性肺气肿;③气流只出不进,导致远端阻塞性肺不张,还可引起邻近肺叶和对侧肺的代偿性肺气肿;④气流无法进出,肺内气体吸收后导致阻塞性肺不张。间接损伤是指异物导致气道的炎症反应、感染、肉芽或纤维组织增生等,与异物的种类、性质、光滑程度、存留时间有关。植物性异物(如花生、瓜子),因其含游离脂肪酸,对气道黏膜刺激性强,可引起严重的呼吸道黏膜急性、弥漫性炎症反应,临床上称植物性气管、支气管炎。

【临床表现】

1. 主要临床表现

(1) 喉异物:反射性喉痉挛及异物阻塞的呼吸困难和剧烈的刺激性咳嗽,不同程度的喉喘鸣音,声嘶、喉痛。当嵌顿在声门及声门下区时易致窒息,甚至死亡。

(2) 气管异物:剧烈呛咳、喘憋、呼吸困难。当异物在声门裂和支气管之间上、下活动时可闻及拍击音。

(3) 支气管异物:患者有咳嗽、喘憋、发热等症状,可引起肺气肿、肺不张等表现,长期停留可导致肺脓肿、脓胸等表现。患侧呼吸音减弱或消失。

(4) 较小的异物可能会保留数月甚至数年,有时不会引起任何症状,但偶尔会引起慢性咳嗽。当异物存留时间长,可合并感染,出现发热、咳嗽、气促等表现。

2. 临床分期

(1) 异物吸入期:若异物嵌顿于声门,可发生极度呼吸困难,甚至窒息、死亡。异物经过声门进入气管时,可出现剧烈咳嗽、喘憋。

(2) 安静期:异物停留在支气管内某一处,除有轻微咳嗽或憋气以外,可没有明显的临床症状。

(3) 炎症期:因异物局部刺激、继发炎症,支气管堵塞可出现咳嗽、喘息等症状以及肺不张、肺气肿的表现。

(4) 并发症期:轻者可出现支气管炎或肺炎等,重者可有肺脓肿或脓胸等。此期长、短、轻、重程度与异物性质及治疗等情况有关。

【辅助检查】

1. X 线检查　对怀疑气道异物患者,常规行胸部 X 线检查。可清楚显示不透光异物,而对可透光异物也可通过纵隔摆动、肺气肿、肺不张、肺部感染等间接征象加以提示。胸部透视可连续观察整个呼吸周期,胸片结合胸透检查可以提高早期诊断率。

2. CT 扫描　胸片提示阴性而临床怀疑阳性时,可行 CT 检查,可明确有无异物并确定阻塞部位。CT 三维重建可以准确识别异物。

3. 支气管镜、纤维支气管镜检查　为气道异物确诊的金标准。内镜检查可直接明确是否存在气道异物以及异物所在部位和损伤程度等,适用于明确诊断气道异物的患者,同时是取出异物的有效治疗方法。

【诊断】

1. 病史　异物吸入史(目击误吸异物后剧烈呛咳)是气道异物最重要的诊断依据。部分患者,尤其是儿童,异物史可能不明确,常以迁延不愈的咳喘、憋气等症状就诊。

2. 体格检查　应注意有无呼吸困难等危及生命的表现。双肺听诊可闻及异物侧呼吸音弱,当异物位于声门下时,常可听到特征性的声门下拍击音。可有肺炎、肺不张、肺气肿等相关并发症体征。

3. 影像学表现　CT 三维重建和影像学虚拟支气管树重建。

4. 内镜介入检查　纤维支气管镜检查是重要的诊断手段。

【治疗】

气道异物均可能出现活动变位、嵌顿于声门裂等情况,须尽快取出异物,防止窒息及其他呼吸道并发症的发生。手术方法如下。

(1) 直接喉镜取出异物:适用于嵌顿于喉前庭、声门区或声门下区、总气管内活动的异物。

(2) 经支气管镜取出异物:是最常用的有效治疗手段。将异物取至声门时需注意将钳口转位,使得异物最大径与声门裂平行,避免异物掉落,嵌顿至声门导致窒息。体积巨大的异物不可强行拉出,可经气管切开处取出。广泛应用金属硬质支气管镜,可以旋转不同角度调整取出异物,表面锋利的异物以这样一种方式,可保证在取出时将黏膜损伤降至最低。现代内镜介入诊疗技术的发展,如应用冷冻法取异物,为那些困难异物的取出提供了更安全、有效的手段。

对于术中突然出现呼吸困难、发绀、皮下气肿患者,应考虑有气胸、纵隔气肿等并发症,根据病情及时行闭式胸腔引流术,待病情稳定后再行异物取出。

对于呼吸极度困难的病情危重患者、长时间无法取出异物、缺乏内镜设备等情况,应及时行气管切开术,以免发生窒息、呼吸衰竭。

若经多次尝试、嵌顿严重无法取出异物者,出现严重并发症者,应及时行开胸手术。

【术后处理】

密切观察患者病情,准备气管切开以预防严重呼吸困难。酌情使用抗炎、激素治疗,积极预防喉水肿的发生。异物未取尽或仍有明显症状、体征者,应再次行内镜检查诊治。

【预后】

气道异物若不及时诊治,预后不良,严重者可导致死亡。未有严重并发症的患者,取出异物后一般预后良好;已发生肺不张、肺气肿等并发症的患者,时间较短条件下,异物顺利取出后一般预后良好;有6个月以上较长时间的并发症患者,取出异物后仍可遗留支气管扩张或肺组织纤维化病变。

(何建行)

参 考 文 献

[1] Nakhosteen JA. Tracheobronchial foreign bodies. Eur Respir J,1994,7(3):429-30. DOI:10.1183/09031936.94.07030429. PMID:8013596.

[2] Limper AH,Prakash UB. Tracheobronchial foreign bodies in adults. Ann Intern Med,1990,112(8):604-609. DOI:10.7326/0003-4819-112-8-604. PMID:2327678.

[3] 孙虹,张罗.耳鼻咽喉头颈外科学.9版.北京:人民卫生出版社,2018:352-361.

第二章 胸壁、胸膜疾病

第一节 鸡 胸

鸡胸(pectus carinatum)是指胸部突出的畸形。早在希波克拉底时代就有人描述过此畸形。鸡胸的发病率排在漏斗胸之后,为胸壁畸形中的常见病。

【病因及发病机制】

鸡胸与漏斗胸一样病因至今尚不十分清楚。多数学者认为,下部肋软骨发育过快,胸骨发育慢而被向下挤压形成漏斗胸;向上挤压形成鸡胸。

部分小儿的鸡胸是先天性的,而后天性鸡胸多是佝偻病造成的。婴幼儿期的小儿骨骼由软骨构成,如果此时忽视了维生素 D、钙的供给或供给不足,钙、磷吸收发生障碍,可出现骨软化症,胸部肋骨与胸骨相连处内陷,使胸骨前凸,形成鸡胸。患儿除了鸡胸外,往往还伴有其他畸形,如方颅、X 形腿、O 形腿等。

【病理生理】

鸡胸患者胸肋骨向前突,使胸廓前后径加大,肺组织的弹性减退,导致呼吸幅度减弱。部分患者出现气促、乏力,甚至影响心肺功能。但大多数鸡胸并不影响心、肺血管功能。

【临床表现】

1. **症状** 大多数鸡胸患儿出生后及婴幼儿期因腹大且较胖,不易被发现。随年龄增长,一般在学龄期腹部肌肉加强,腹大消失,而被发现。多数患儿在幼儿期常有不同程度的呼吸道症状,体质较同龄儿差。部分患者出现气促、乏力,甚至影响心肺功能。

2. **体征** 胸壁前凸畸形形态多样,分型不一。有学者把鸡胸分为三型:胸骨弓状前凸型、非对称型和胸骨柄前凸型。最常见的是胸骨弓状前凸型:胸骨体呈弓状前凸,两侧肋软骨对称性向后、向下呈沟状塌陷,双肋缘外翻。其次是非对称型:胸骨和两侧肋软骨前凸程度不平衡,表现为一侧较高、一侧低平,往往同时伴有胸骨向高的一侧旋转。较少见的是胸骨柄前凸型:因胸骨柄与胸骨体畸形愈合而前凸,胸骨体中、下部逐渐下陷,其远端反转向前,形成上凸下凹的畸形。

【诊断】

鸡胸根据典型的胸廓外观即可确诊,但需要明确有无纵隔占位、肋骨畸形。

(一)辅助检查

1. **胸部 X 线** 显示胸骨下部和相邻肋软骨明显下陷,脊柱与胸骨间距增加。脊柱 X 线检查明确脊柱有无侧弯等。

2. **CT 扫描** 能更准确地评价鸡胸的凸起程度、对称性、对心肺的影响情况及合并其他问题,如合并肺囊性腺瘤样畸形、隔离肺畸形、膈膨升等。

3. **心电图** 偶见窦性心律不齐、不完全右束支传导阻滞。

4. **心、肺功能检查** 极严重者心、肺功能下降。

5. **血生化** 部分患者有轻度贫血和血清碱性磷酸酶增高。

（二）分型

为了手术矫形的需要,北京儿童医院依据胸壁前凸畸形特点,分型如下。

Ⅰ型:胸骨弓状前凸型。胸骨体呈弓状前凸,两侧肋软骨对称性向后、向下呈沟状塌陷(图 2-1A)。临床多见,约占 67.6%。

Ⅱ型:非对称型。胸骨和两侧肋软骨前凸程度不平衡,表现为一侧较高、一侧低平,往往同时伴有胸骨向高的一侧旋转(图 2-1B),约占 19.6%。

Ⅲ型:胸骨柄前凸型。因胸骨柄与胸骨体畸形愈合而前凸,胸骨体中下部逐渐下陷,其远端反转向前,形成上凸下凹的畸形(图 2-1C),约占 7.8%。

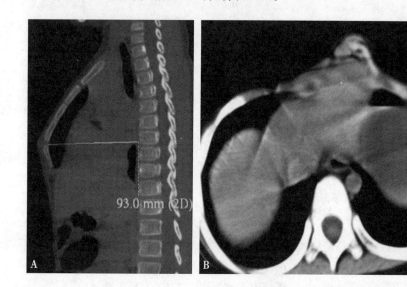
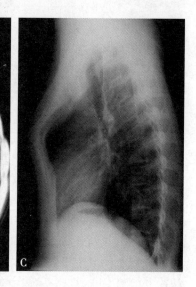

图 2-1　胸壁前凸畸形分型
注:A.胸骨弓状前凸型;B.非对称型;C.胸骨柄前凸型。

Ⅳ型:胸骨抬举型。胸骨本身是平直的,但胸骨下端抬举过高,两侧肋软骨对称性向中心靠拢内陷,对心、肺造成一定的挤压。临床极少见,约占 4.9%。

【鉴别诊断】

1. **叉状肋**　有时可以引起胸部前凸畸形,尤其是双侧或多发叉状肋,但叉状肋凸起部位位于一侧胸壁。

2. **鸡胸和漏斗胸**　可以是某些疾病的表现之一,如马方综合征、神经纤维瘤病、黏多糖病及一些骨骼发育障碍的疾病。应引起外科医师的注意。同时鸡胸也可合并其他先天性疾患,如先天性脊柱侧弯、先天性心脏病、先天性肺囊肿、先天性膈疝等。手术前也要注意这些疾病的诊断。

【治疗】

手术矫形是解除心、肺受压,改善外观,解除患儿消极自卑心理的唯一有效方法。鸡胸分为先天性和后天性。后天者多为营养障碍所致,多见于幼儿期,系佝偻病的一种表现。鸡胸过早手术,由于骨质较软,有复发的可能,而且后天性鸡胸在发育过程中偶有自行纠正的能力。年龄较大的患儿常有自卑感,缺乏自信,影响心理健康,常见行走、坐立时为掩盖凸起的胸部而习惯性含胸,造成驼背,同时不愿游泳和参加户外活动。异常的姿势及缺乏锻炼反而会加重畸形。小儿患者可塑性强、手术操作简单,对手术耐受力、术后恢复及效果均较青少年、成年人好。对轻度后天性鸡胸可观察至学龄期,若症状无改善且对心、肺有影响时,也应考虑手术纠正。

因此,对于小儿鸡胸的治疗,3~10 岁可用支具治疗,9 岁以上可以手术治疗。如鸡胸外观畸形较重,对心、肺有影响者,3 岁以上均可手术治疗。10~16 岁青少年,胸、肋骨的弹性好,所需要的压力小,手术操作简单,对手术耐受力、术后恢复及效果均较青春后期及成年人好。另外,微创胸骨沉降术,操作简单、创伤小,因此,支具治疗无效者,均应考虑手术纠正。

手术矫形是以胸骨沉降术为基础,同时根据各型的特点,采用不同方式。

（一）传统手术

由于鸡胸对心肺功能的影响小于漏斗胸,而且小年龄的鸡胸可以通过支具进行矫正,因此鸡胸的手术矫正的发展晚于漏斗胸。过去的几十年间基本采用胸骨沉降术及其改良的方法。胸骨沉降术一般行胸壁凸起处的纵或横行切口 8~15cm,游离肌肉,暴露畸形胸骨及肋软骨,切开并游离畸形肋软骨膜,中段切断肋软骨,充分松解,沉降胸肋骨,沉降后切除过长的肋软骨,端-端缝合,矫正畸形;若沉降不满意,可对胸骨近端行不全截骨。该术式除了正中较大的切口、游离肌肉、切断肋软骨和胸骨等缺点外,最大的缺点是切除过长的肋软骨后减小了胸腔的容积。

（二）微创手术

根据漏斗胸 Nuss 手术原理改良的微创胸骨沉降术。由于该方法固定在皮下与肋骨上,几乎没有损伤胸腔脏器和大血管的可能。先游离肋骨骨膜,在骨膜下穿钢丝也有效避免了损伤肋间血管的可能。另外,更重要的是下压胸肋骨后,下压的肋骨部向两侧伸展,增加了胸腔的容积。同时具有没有大的正中切口、不游离双侧肌肉、不截胸骨和肋软骨等优点。

1. **手术指征**　包括以下 2 个或 2 个以上标准:①CT Haller 指数小于 2.30;②肺功能、EKG 和超声心动检查提示限制性或阻塞性气道病变等异常;③畸形进展或合并明显症状;④外观的畸形使患者不能忍受。

2. **手术过程**　①患者仰卧,双上肢外展,暴露前胸及侧胸壁。②气管内插管,全身麻醉,术中心电监测。③标记手术切口以及预计放置支架位置。测定胸壁压力,选择合适支撑架,将支架弯成期望的胸壁形状。④分离侧胸壁肌肉,暴露双侧各两根肋骨,分离骨膜后穿钢丝。⑤胸壁皮下建立隧道,将支架带过隧道,并将支架两端分别用钢丝固定。⑥关闭手术切口前充分膨肺,防止肋骨后穿钢丝时穿破胸膜造成气胸。

3. **术后注意事项**

（1）院内注意事项:术后当天或6小时禁食水,镇静镇痛,平卧,心电监测,雾化吸痰。加强呼吸道管理,防治呼吸道感染。清醒时每小时进行深呼吸锻炼。术后几天内患者需减小活动幅度,以防撑架移位。保持背部伸直,避免弯腰、扭髋;1 周内不屈曲,不转动胸腰,不滚翻,保持平卧;起床时最好有人协助。体温正常,伤口愈合好,一般 3~7 天可自理、行走时,即可出院。出院前拍胸片复查。

（2）出院注意事项:注意姿势、体位;不滚翻,少屈曲;平时站立、行走要保持胸背挺直。伤口完全愈合后方可沐浴。晚上睡觉尽量平卧。避免碰撞伤口及周围,造成钢板、线排斥导致早拔钢板,影响远期效果。不进行胸及上腹部磁共振检查。避免外伤、剧烈运动使支架移动影响手术效果或损伤血管及周围组织。一般术后 2~4 周可以正常上学及工作。1 个月内患者保持背部伸直的良好姿势,免持重物(包括较重的书包)。1 个月复查后,可以进行常规的活动,但不宜弯腰搬重物,不滚翻,不猛地扭动上身。术后 3 个月内尽量不要进行剧烈运动,避免身体接触性运动;之后可恢复正常运动。支架在体内保留 2 年以上。定期复诊评估胸壁的矫形效果,取支架前尽量不要进行对抗性运动。如有外伤、呼吸困难、伤口周围局部突起等,应立即复诊。通常在术后 1 年半左右,患者的胸壁已巩固,可全身麻醉下去除植入物。取出钢板后 2 天内运动稍加限制,以后完全正常。每年随访 1 次,以评估胸壁的矫正效果。

4. **手术并发症**

（1）气胸:胸骨沉降术中剥离肋软骨骨膜时易造成气胸。如发现胸膜破损,裂口小可当即缝合,裂口大时可将胸骨后引流管插入,接闭式引流瓶。有时胸膜破口小不易察觉,术中因呼吸机正压通气,患者不受影响。但术后可能形成张力性气胸,如不及时发现,有可能危及患者生命。故术后也应密切观察。

（2）支撑架移位:微创胸骨沉降术最容易发生的是固定架脱出,固定架脱出移位是导致再次手术的最常见原因,文献报道发生率 1.2%~29.9%。术后 1 周内不屈曲,不猛转动胸腰,不滚翻,保持平卧,起床时最好有人协助。出院后注意姿势、体位;不滚翻,少屈曲;平时站立、行走要保持胸背挺直,不做快速、猛烈的上身扭动,可以防止固定架脱出移位。

（3）切口感染:术后应用抗生素防止伤口感染。个别患者对缝线也有排斥反应,不断出现线头排斥,一般要等线头清除后方能愈合。

5. 鸡胸微创手术支撑架的取出方法　术后 1 年半以上胸廓足以支撑胸骨时,就可以拔出支撑架。一般在全身麻醉下进行,也可以用静脉麻醉。麻醉后,患者仰卧位,双上肢外展,采用双侧取支撑架法;双侧切口,分离包裹固定钢丝和支撑架的筋膜,用折弯钳或骨科弯杠器将一侧扳直后就可顺利取出支撑架。

(曾 骐)

第二节　漏　斗　胸

漏斗胸(pectus excavatum,PE)是部分胸骨、肋软骨及肋骨向脊柱呈漏斗状凹陷的一种畸形,是儿童时期最为常见的胸壁畸形之一。漏斗胸多自第 3 肋软骨开始到第 7 肋软骨,向内凹陷变形,一般在剑突的上方凹陷最深,有时胸骨旋向一侧,故可分为对称性和非对称性畸形。

【病因及发病机制】

漏斗胸的发病率国外报道为 1/400~1/300,男女之比约 4:1。86% 的漏斗胸 1 岁以内就被发现,37% 有家族遗传史。漏斗胸的病因至今尚不十分清楚。最早的研究者认为,与膈肌中心腱纤维挛缩牵拉胸骨末端及剑突有关;也有人认为是骨生成和软骨生成失败;多数学者认为,下部肋软骨发育过快,胸骨发育慢而被向下挤压形成漏斗胸。畸形有家族性倾向。

【病理生理】

漏斗胸通常发生于婴儿期,在青春期加重,且在整个成年期仍持续发展。中、重度以上畸形时,漏斗胸向下凹陷的胸、肋骨压迫肺部和纵隔脏器。胸腔的整体容量减小,肺的呼吸运动受到限制。畸形严重者,可出现肺功能障碍,肺活量减低,最大通气量下降,残气量增加,肺通气弥散比例异常;心脏受压移位,大血管扭曲,使心脏搏出量减少,出现心电轴旋转、窦性心律不齐、P 波双向或倒置、不完全右束支传导阻滞、二尖瓣脱垂等。

【临床表现】

1. 症状　绝大多数漏斗胸患儿出生时或生后不久胸部便出现浅的凹陷,且多以剑突处明显。随年龄增长,一般在婴幼儿期及学龄前期凹陷进行性加深,学龄期时基本趋于稳定。但也有部分儿童胸廓凹陷出现较晚,学龄期甚至青春期随身体的快速发育而进行性加重。由于凹陷的胸壁对心、肺造成挤压,气体交换受限,肺内易发生分泌物滞留,故常发生上呼吸道感染,有时活动后出现心慌、气短、食量减少、消瘦等。

2. 体征　大多数漏斗胸患者体型瘦长,最为常见的是胸骨下 3/4 出现对称性或非对称性的凹陷,绝大多数伴有前胸凹、后背弓、双肩收、腹膨隆的表现。约 30% 的患者是不对称的。

【诊断】

漏斗胸根据典型的胸廓外观即可确诊,但需要一些辅助检查,明确漏斗胸的分度、分型及对心、肺功能的影响。

(一)辅助检查

1. 胸部 X 线　显示胸骨下部和相邻肋软骨明显下陷,脊柱与胸骨间距缩短。严重者胸骨末端可与脊柱椎体相接。心脏左移和肺部纹理增粗,极少数患儿常伴有肺部慢性炎症和肺不张(atelectasis)。

2. CT 扫描　能更准确地评价漏斗胸的凹陷程度、对称性、心脏受压和移位程度、肺受压程度和合并症,如先天性肺气道畸形、肺隔离症、肺气肿和右胸主动脉等。CT 扫描有助于围手术期的客观评估。

3. 心电图　多见于窦性心律不齐、P 波双向或倒置、不完全右束支传导阻滞、心脏受压转位、电轴偏等。

4. 心、肺功能检查　严重者心肺功能下降。

5. 血生化　部分患者有轻度贫血和血清碱性磷酸酶增高。

(二)分型

根据漏斗胸外观畸形形态和凹陷的程度,一般将漏斗胸分为四型:广泛型、普通型、局限型和不规则型。2004 年 Park 等用 CT 将漏斗胸分为对称型 I 和非对称型 II，再将它们分为 9 种亚型；也有学者将 Park 分型简化为对称型、偏心型和不均衡型（图 2-2，彩图见书末）。

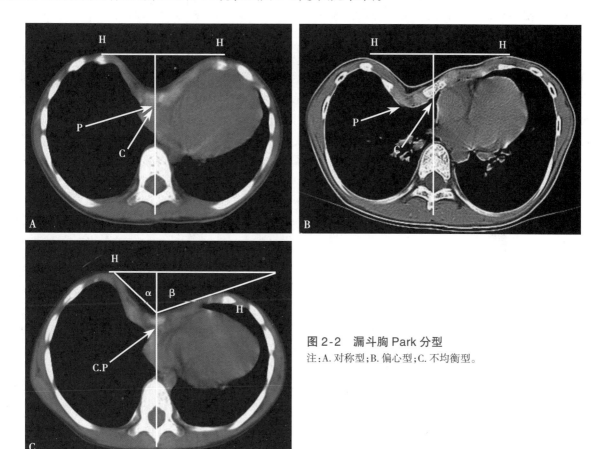

图 2-2 漏斗胸 Park 分型
注：A. 对称型；B. 偏心型；C. 不均衡型。

（三）分度

根据漏斗胸严重程度有多种分级方法，但由于胸、肋骨畸形程度有很大差异，因此，没有一种方法被广泛接受。常见的方法如下。

漏斗指数（funnel index，FI）：日本和田寿郎以公式测定凹陷程度，用于临床手术指征的参数，并分为轻、中、重三度（图 2-3），即 FI>0.3（重度），0.2<FI<0.3（中度），FI<0.2（轻度）。中度以上需要手术。

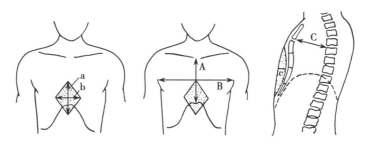

$$漏斗指数（FI）= \frac{a \times b \times c}{A \times B \times C}$$

图 2-3 漏斗指数

CT 指数（也叫 Haller 指数）：凹陷最低点的胸廓横径/凹陷最低点到椎体前的距离。正常人平均指数为 2.52，<3.2 为轻度，3.2~3.5 为中度，>3.5 为重度。

也有人用胸脊间距和凹陷盛水量来衡量，但受身高、体型等因素影响，个体差异较大，目前已少用。

（四）鉴别诊断

漏斗胸本身不需要鉴别诊断，但临床上漏斗胸也可以是某些疾病的表现之一，如马方综合征、神经纤维瘤病、黏多糖病以及一些骨骼发育障碍疾病等。

【治疗】

漏斗胸治疗的目的是解除心、肺受压，改善心、肺功能，改善外观，解除患者消极的自卑心理，防止漏斗胸体征继续发展和脊柱侧弯。婴儿期因用力呼吸及哭闹会导致暂时的畸形，3岁以内小儿由于体弱、骨质较软、肋软骨易变形（佝偻病活动期），应先观察有无自行矫正的希望，若无自行矫正的可能，可先试行负压吸盘等保守治疗。3岁以上如症状、体征显著，凹陷非常严重的，可选择行手术矫正，轻到中度、范围比较局限的漏斗胸仍可以选择观察或保守治疗。但大多数学者认为手术矫治比较好的年龄为3~12岁，因为此年龄段患者有一定的配合能力，畸形范围相对局限，导致脊柱侧弯的胸源性应力未发生，手术塑形较容易，效果也好。漏斗胸的几种治疗方法介绍如下。

（一）负压吸盘治疗

1992年，患有漏斗胸的德国工程师Klobe利用硅胶材料制作了真空吸盘用于漏斗胸的治疗，取得一定的效果。

1. **适应证**　①轻到中度的漏斗胸患者；②未达到手术年龄的漏斗胸患者；③手术后复发患者；④不愿意手术治疗的患者；⑤为增加手术的安全性术中使用。

2. **禁忌证**　①骨骼系统疾病，如成骨不全症、骨质疏松症；②血管疾病，如马方综合征、主动脉瘤、主动脉根部扩张；③凝血障碍，如血友病、血小板减少症等；④心脏病。为了排除这些疾病，治疗前需要做一些检查，包括胸部CT、肺功能、心电图、心脏彩超和凝血功能检查。

3. **方法**　负压吸盘（图2-4，彩图见书末）是用一种如图所示的装置放在患者漏斗的凹陷处，通过负压将凹陷减轻或消失的方法。负压吸盘使用的最低标准是一天使用两次，每次使用至少30分钟。以最低标准使用4~6周后，可根据每个人的适应程度和不良反应的轻重，调整之后的使用时长与吸力。患儿使用后每3个月复查1次，医师可根据患儿凹陷改善程度和患儿对负压的适应情况来决定是否调整吸力和时长。若患儿使用1年后凹陷改善不明显或停用后又有所加重，如已达到手术适应证，则建议手术治疗。

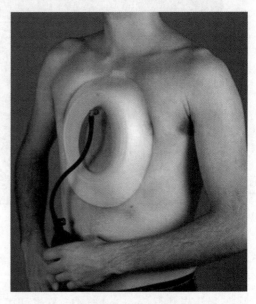

图2-4　负压吸盘

（二）胸肋骨抬举法（Ravitch手术）

1. **适应证**　①金属严重过敏的患者；②Nuss手术后严重不对称的患者；③愿意选择该手术的患者。

2. **手术方法**　胸肋骨抬举术也叫胸、肋截骨加内固定。由Ravitch首先采用并推广此方法。五十多年来经各国学者不断地改良和完善，方法相对简单、创伤较小、效果好，对成年人和儿童及不同类型的漏斗胸均适用。北京儿童医院从1983—2002年共行改良Ravitch手术达1500例。主要手术步骤：全身麻醉插管，仰卧位。行胸壁凹陷处纵行或横行切口8~15cm，游离肌肉，暴露畸形胸骨及肋软骨（一般3~7肋），找到并游离剑突。切开并游离畸形肋软骨膜，切断过长的肋软骨。于胸骨凹陷水平V形截断胸骨，保留后骨皮质。合成可吸收性外科缝线PDSⅡ或尼龙线缝合两针固定，将凹陷矫平。于第5肋骨水平，从左侧将特制的克氏针或钢板横行穿入胸骨体内或经胸骨后直达右侧胸壁，使两端分别压在硬肋上并固定。切除过长畸形的肋软骨对端缝合，关闭骨膜。于胸骨后置硅胶引流管，肌肉下放橡皮片引流1~3天，术后8~12天出院。术后2年以上取出支架。

3. **并发症**

（1）气胸：胸、肋截骨加内固定术中剥离肋软骨骨膜时操作不当可造成气胸。如发现胸膜破损，裂口小可当即缝合,裂口大时可将胸骨后引流管插入,但必须接闭式引流瓶。有时胸膜破口小不易察觉,术中因呼吸机正压通气,患者不受影响。但术后,尤其小儿胸壁薄,形成单向活瓣,时间一长易导致张力性气胸。如不及时发现,有可能危及患者生命。故术后也应密切观察。

(2) 切口感染:胸、肋截骨加内固定由于手术剥离面大,电刀止血不充分或电凝块脱落、脂肪液化等原因易有较多渗出。故术后要活动皮下引流片,适当挤压使渗出液排出,防止血块凝聚和感染发生。

(3) 内固定物折断:克氏针内固定一般 3 岁以上需要 2.5~3mm 直径粗细的,以防术后折针。折针一般都发生在胸骨体内,不易构成危害,多在术后半年以后活动量大时折断。但也可能影响矫形效果,导致胸壁轻度下沉。

(4) 内固定物移位:克氏针移位,多是因为克氏针的三角形过小或三角形没有均匀地固定于上下两个肋间。

4. 预后 经过改良的 Ravitch 手术,其平均失血量在 100mL 以下而且极少需要输血,手术平均时间小于 3 小时并有 95% 以上的优良率,但手术切口长且在前胸、较费时、相对出血多、创伤大。因肋软骨切除、肋骨生长中心或肋软骨膜的损伤,术后可出现肋软骨再生不良,再生的肋软骨不同程度成骨或钙化,再生肋软骨与胸骨不连接,最严重者甚至出现胸廓僵硬变窄,导致限制性通气障碍。

(三) Nuss 手术

1. 适应证和禁忌证

(1) 适应证:具有下列两条或以上者即可手术:①胸部 CT 显示心脏受压、移位或肺受压,或 Haller 指数>3.25;②心脏检查显示心脏受压、二尖瓣脱垂、束支阻滞或其他继发于心脏受压的病理改变;③肺功能显示限制性或阻塞性通气障碍;④畸形和其他症状随年龄加重,或出现新发症状,如胸痛、气促、运动耐量下降等;⑤既往矫治手术失败的复发漏斗胸;⑥严重影响或需要改善外观/精神心理因素和美容要求。

经过近 20 年的发展,手术年龄的选择从开始的 6~13 岁扩展为 3~18 岁甚至成年患者。随着技术的进步,Nuss 手术的适应证不断扩大。不对称的、复发的、有合并症的、先天性心脏病术后的漏斗胸也都被纳入了手术范围,目前几乎所有类型的漏斗胸都可以行 Nuss 手术。

(2) 禁忌证:①金属过敏者;②凝血障碍如血友病、血小板减少症等。

2. Nuss 手术方法

(1) 患者仰卧,双上肢处于外展位,以暴露前胸及侧胸壁。

(2) 气管内插管,全身麻醉,术中心电监测。

(3) 标记凹陷最低点,在该平面或稍高于该平面标记双侧凹陷起点的位置,定为放支撑架平面。测量该平面双侧腋中线之间的弓形长度,并减皮下脂肪的厚度,为支撑架的长度。使用折弯钳弯成期望的胸壁形(图2-5,彩图见书末)。

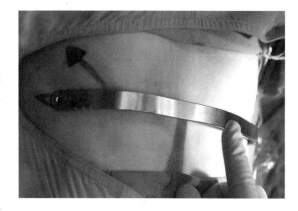

图 2-5 Nuss 手术图示,使用折弯钳塑形支撑架

(4) 在放支撑架平面两侧胸壁腋前线和腋后线之间各切一 1~2cm 横行切口。分离肌肉,行皮下隧道至双支撑架平面的凹陷起点。

(5) 在低于一侧切口(一般为右侧)的 1~2 肋间腋中后线之间行 6mm 切口置入气腹针,人工气胸后置入戳卡和胸腔镜。看清胸腔内器官,如有粘连由横切口处置入抓钳或电灼设备进行分离。行非胸腔镜下 NUSS 手术可以省去该步骤。

(6) 用扩展钳沿预先选定肋间的凹陷起点进胸,于胸骨后分离出一条通道直至对侧凹陷起点处穿出。移动扩展钳扩大通道。

(7) 握住扩展钳两侧,进行胸壁的按压塑形。

(8) 将扩展钳连接到支撑架上,引导支撑架凸面朝后拖过胸骨后方(图2-6,彩图见书末)。

(9) 支撑架拖到位后,用手或 Lorenz 扳手将其翻转过来。使胸骨和前胸壁突起成期望的形状。

（10）如凹陷范围广或力量非常大,可在其上或下方再放 1 根支撑架。

（11）一侧用固定器固定,并将固定器连同支撑架用 2-0 涤纶线通过 3 个小孔缝在侧胸壁的肌肉和骨膜上。对侧直接缝合在肋骨上。或用钢丝将固定器同支撑架固定一起即可。

（12）关闭切口,于胸腔镜切口膨肺后关闭。

（13）也可将胸腔镜切口与手术操作孔合并,减少一个手术切口,更利于观察对侧胸腔。

3. 术后注意事项

（1）院内注意事项:术后当天或 4 小时禁食,镇静镇痛,平卧,心电监测,雾化吸痰。常规术后回病房立即复查胸片排除气胸和血胸。术后几天内患者需减小活动

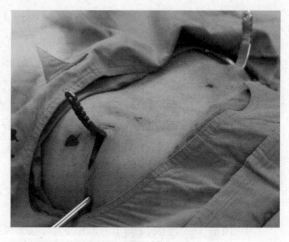

图 2-6　Nuss 手术图示

幅度,以防撑架移位。保持背部伸直避免弯腰、扭髋;1 周内不屈曲,不转动胸腰,不滚翻,保持平卧。起床时最好有人协助;体温正常,伤口愈合好,一般术后 3~7 天可自理行走时,即可出院;出院前拍胸片复查。

（2）出院注意事项:注意姿势、体位;不滚翻,少屈曲;平时站立、行走要保持胸背挺直。晚上睡觉尽量平卧。避免碰撞伤口及周围,造成钢板、线排斥而早拔钢板影响远期效果。不进行胸及上腹部磁共振检查;避免外伤、剧烈运动使支架移动影响手术效果或损伤血管及周围组织。一般 2~4 周可以正常上学及工作;1 个月内患者保持背部伸直的良好姿势,免持重物(包括较重的书包);1 个月复查后可以进行常规的活动,不弯腰搬重物,不滚翻,不猛地扭动上身;术后 3 个月内尽量不要进行剧烈运动;避免身体接触性运动,之后可恢复正常运动。支架在体内保留 3 年以上,定期复诊评估胸壁的矫形效果,取支架前尽量不要进行对抗性运动。如生长发育过快发生钢板移位或双侧凹陷、外伤、呼吸困难、伤口周围局部突然隆起等,均应立即复诊。通常在 3 年后,患者的胸壁巩固到足以支撑胸骨时,可全身麻醉下去除植入物。取出钢板后 2 天内运动稍加限制,以后完全正常,每年随访 1 次,评估胸壁的矫正效果。

4. 手术并发症　Nuss 手术并发症分为术中和术后并发症。术中并发症包括肋间肌撕脱伤、心包损伤、肺损伤、膈肌损伤、肝脏损伤、心脏大血管损伤等。术后并发症包括支撑架移位、液气胸、长期疼痛及疼痛造成脊柱侧弯、金属排斥和伤口感染等。

5. Nuss 手术支撑架的取出方法　术后 3 年以上胸廓足以支撑胸骨时就可以拔出支撑架。一般在全身麻醉下进行,也可以用静脉麻醉。麻醉后患者仰卧位双上肢外展,有三种取支撑架的方法。

（1）顺行取支撑架法:术中患者靠近床的一侧,单侧切口,分离包裹固定器和支撑架的筋膜,用 Lorenz 扳手向下沿弧形顺行取出。一般用于单侧固定器的患者。

（2）翻转取支撑架法:单侧或双侧切口,分离包裹固定器和支撑架的筋膜,用 Lorenz 扳手将支撑架翻转向上再沿弧形顺行取出。

（3）双侧取支撑架法:双侧切口,分离包裹固定器和支撑架的筋膜,用折弯钳或骨科弯杠器将一侧弯直后就可顺利取出支撑架。

（曾　骐）

第三节　胸壁结核

胸壁结核(tuberculosis of chest wall)是常见的肺外结核病,往往是继发于肺结核或胸膜结核感染的肋骨、胸骨、胸壁软组织的结核性病变,是全身结核病表现的一部分。胸壁结核多发生于青、中年,表现为结核性寒性脓肿或慢性胸壁窦道,有时胸壁结核与原发结核病灶同时存在。

【病因及发病机制】

胸内结核经淋巴系统、血行播散或直接累及胸壁淋巴结、胸壁各层组织,包括骨骼系统和软组织部

分；胸壁结核脓肿以起源于胸壁深处的淋巴结较多，经穿透肋间肌蔓延至胸壁浅部皮下层，往往在肋间肌层里、外各有一个脓腔，中间有孔道相通，形成葫芦状。有的脓肿穿通肋间肌之后，因重力坠积作用，逐渐向外向下沉降至胸壁侧面或上腹壁。2/3 胸壁结核患者有肺结核、胸膜结核或身体其他部位结核。

【临床表现】

胸壁结核全身症状多不明显。若原发结核病灶尚有活动，则可有疲倦、盗汗、低热、虚弱等症状。多数患者除有局部不红、不热、无痛的脓肿外，几乎没有症状，故称为寒性脓肿。若脓肿穿破皮肤，常排出水样浑浊脓液，无臭，伴有干酪样物质，经久不愈，形成溃疡或窦道，且其边缘往往有悬空现象。若寒性脓肿继发化脓性感染，可出现急性炎症症状。

【诊断】

结合病史、辅助检查（超声、胸部 X 线、胸部 CT）和 PPD 试验多可做出诊断，必要时行穿刺活检。胸壁无痛软块，按之有波动，首先应考虑胸壁结核的可能性。穿刺若抽得脓液，涂片及细菌培养阴性，多可确定诊断。穿刺部位应选在脓肿的上方，避免垂直刺入而致脓液沿针道流出形成瘘管。胸部 X 线检查有时可发现肺、胸膜或肋骨结核病变，但 X 线检查阴性并不能排除胸壁结核的诊断。胸部 CT 可以显示局部软组织增厚，边缘显示清晰或者模糊，软组织包块中心可以发现低密度液化区，典型的患者肋间肌里、外出现脓腔，中间出现窦道相通，或出现哑铃形改变现象。胸部 CT 还可以确定肺内或胸膜是否存在结核病以及骨质是否有破坏。若有慢性瘘管或溃疡，可做活检明确诊断。胸壁结核应与胸壁肿瘤、普通细菌性脓肿、胸壁放线菌病鉴别，伴有肋骨破坏者需与化脓性肋骨、胸骨骨髓炎，骨巨细胞瘤、转移性骨肿瘤、软骨瘤等鉴别。

【治疗】

1. **术前准备**　由于胸壁结核是全身结核的一部分，故首先应注意全身治疗，如休息、营养及正规的抗结核药物治疗，常用药物包括异烟肼、利福平、乙胺丁醇、吡嗪酰胺、链霉素等。根据不同情况和不同患者制定个性化的抗结核治疗方案，一般情况下至少抗结核治疗 2 周，最好 4 周以上。

在正规抗结核治疗后不能彻底治愈，胸壁结核的原发病灶基本稳定，全身状况改善的情况下可以考虑外科手术治疗。有活动性结核时不可进行手术治疗，此时手术容易导致手术失败、病灶复发，故要等待肺部结核稳定后才行手术治疗。对胸壁结核性脓肿，在上述全身治疗基础上，可试行穿刺，排脓后注入抗结核药物。术前注意完善必要的超声、X 线和 CT 检查，了解脓肿病变的位置、形态和范围。若怀疑有混合细菌感染者需要等待脓液的培养和药敏结果，选用针对性的抗生素或者先引流，等待感染控制后行病灶清除术。

2. **手术治疗**　彻底清除病灶、消灭残腔、加压包扎。手术切口一般选择在脓肿上方、沿着肋骨走向方向做弧形切口，如果在脓肿中央做切口则不易愈合。彻底切除病变组织，包括受侵的肋骨、淋巴结和有病变的胸膜，切开所有窦道，彻底刮除坏死组织和肉芽组织，用 0.025% 碘仿（碘伏）反复冲洗后如果残腔过大需要用带蒂肌瓣充填残腔，注意肌瓣血供良好，并撒入青霉素、链霉素粉剂预防感染（注意药物过敏）。注意应当先清洁脓腔和窦道后再切除肋骨，防止撕裂胸膜后脓液和坏死物质进入胸腔导致胸膜腔感染。手术中不能留死腔，术毕加压包扎，防止血液积聚。必要时安放引流，24 小时拔除引流后再加压包扎。

3. **术后治疗**　胸壁结核是全身结核的局部表现，联合、适量、规律、正规的抗结核治疗是术后防止复发的重要措施。术后抗结核治疗至少 6 个月。术后加压包扎 3 周左右，注意及时调整绷带压力，以绷带和胸壁间能容纳一指为宜。寒性脓肿合并化脓性感染时，可先切开引流，待感染控制后再按上述原则处理。

（赵　珩）

参 考 文 献

［1］陶化森. 外科治疗胸壁结核 712 例体会. 中华外科杂志，1990 (6):354-355.
［2］姜友定，陈穗，江涛. 346 例胸壁结核脓肿的治疗总结并文献复习. 中华胸心血管外科杂志，2014,30(7):417-418.
［3］Bergeron EJ, Meguid RA, Mitchell JD. Chronic Infections of the Chest Wall. Thorac Surg Clin, 2017, 27(2):87-97.
［4］Morris BS, Maheshwari M, Chalwa A. Chest wall tuberculosis: a review of CT appearances. Br J Radiol, 2004, 77(917): 449-457.

第四节　胸壁肿瘤

　　胸壁肿瘤（neoplasm of chest wall）是指除皮肤、皮下组织、乳腺外的胸壁深层组织肿瘤,包括骨骼、骨膜、肌肉、血管、脂肪、淋巴、结缔组织等部位的肿瘤,分为原发性和继发性两大类。原发性胸壁肿瘤占所有人体肿瘤的 0.5%,分为良性和恶性两大类。两类的发病率相等,原发性胸壁良性肿瘤多为脂肪瘤、纤维瘤、软骨瘤及骨软骨瘤等类型;原发性恶性肿瘤多为软骨肉瘤、骨肉瘤、骨髓瘤、纤维肉瘤等类型。原发于骨组织者,20% 发生于胸骨,80% 发生于肋骨。发生于前胸壁及侧胸壁者多于后胸壁。胸壁继发性肿瘤占胸壁肿瘤的 50% 以上,多为乳腺癌、肺癌、肾癌、结肠癌、食管癌、鼻咽癌、甲状腺癌等转移而来。以转移至肋骨最为多见,常造成肋骨的局部破坏或病理性骨折,引起疼痛,但肿块多不明显。

【病因】

　　原发性胸壁肿瘤的病因不明;继发性胸壁肿瘤多由其确切的原发病引起。

【临床表现】

　　良性肿瘤病程长,缺少特异症状,仅少数有轻度的胸部疼痛。恶性肿瘤早期症状不明显,最常见的主诉是,局部疼痛（压痛）和胸部包块。有持续局限性压痛,并逐渐加重者,常提示为恶性病变。临床上某些定义为良性的肿瘤（如软骨瘤及硬纤维瘤病）,有恶性倾向,如果发生恶变,生长异常迅速,症状也会随之加重。恶性胸膜间皮瘤及恶性纤维组织细胞瘤等胸内恶性肿瘤侵犯胸壁,可以导致软组织坏死、出血,病情进展迅速产生贫血、恶病质,从而失去手术机会。

　　低龄和高龄者恶性可能性大,生长较快的肿瘤恶性可能性大。当有肋间神经痛、臂丛及交感神经痛、肢体麻木、Horner 征或上腹部放射痛,多提示肿瘤已压迫和侵犯周围组织。

【诊断】

　　进行体格检查时,要注意肿瘤的大小、生长速度、部位、表面情况、与周围组织的关系及肿块数目等。肿瘤直径>5cm,发生在胸骨的肿瘤,多为恶性;发生在肋骨、肋软骨交界处的,多为软骨瘤;表面光滑、边界清楚、有一定活动度的,多为良性肿瘤;恶性肿瘤边界模糊、外形不规则或凹凸不平,且常固定于胸壁无移动性;合并多个肿块时,多考虑为转移性肿瘤。

　　X 线检查:对诊断意义重大。如有明显的软组织肿块影,并有骨质破坏者,多提示恶性变;若有广泛骨质破坏,又有放射状新骨形成时,多考虑骨肉瘤;软骨瘤或骨软骨瘤多表现为肿块密度普遍增高,并有点片状骨质形成,但无骨质破坏。肋骨巨细胞瘤 X 线表现为肥皂泡样透亮区、骨皮质薄如蛋壳。CT 检查可用来鉴别瘤体的部位、大小、范围、囊实性以及有无胸内脏器、纵隔的转移等。PET-CT 对于肿瘤良、恶性的鉴别诊断,是否存在淋巴结转移和远处转移具有很好的价值。磁共振检查对于肿瘤邻近臂丛或者锁骨下血管以判断是否侵犯具有非常重要的价值,对于是否侵入椎间孔也具有非常重要的意义。

　　实验室检查:肋骨骨髓瘤时尿本-周蛋白呈阳性;血清碱性磷酸酶增高,提示为恶性且骨质广泛破坏。

　　活组织检查:粗针穿刺创伤较小,大部分情况下可以明确诊断,少数情况下由于标本取样量不够等情况可能造成诊断困难。在粗针穿刺未能明确病理的情况下,可以进一步选择小切口活检术,小切口的选择要在今后扩大手术的切除范围之内。对于初步评估可以切除的肿瘤,尽量选择彻底切除以明确病理。

【治疗】

　　1. **手术治疗**　只要患者条件许可,无论胸壁的良性、恶性肿瘤,排除恶性胸壁肿瘤远处转移时,均应手术切除。对于生物学行为具有浸润生长特点的肿瘤（如软骨瘤、纤维瘤和神经纤维瘤）,局部切除后易复发,应与恶性肿瘤切除相同,进行彻底切除。胸壁转移性肿瘤,如原发病灶已切除时,亦可考虑手术治疗。

　　根据肿瘤部位、大小和病理特征选择不同的手术方式。对于原发性恶性胸壁肿瘤,广泛切除是治疗成功的关键。良性胸壁肿瘤行肿瘤局部切除,对切除 2 根以下肋骨及部分胸骨等面积较小的缺损,可利用局部肌层或附近转移肌瓣加以修补固定,无须人工替代品修复。大面积缺损则需要不锈钢板、钛合金片及 Marlax 网等人工替代品重建。皮肤软组织缺损可用带蒂皮瓣、肌瓣及乳房组织做填充。胸骨的部分或全部缺损可利用两侧胸大肌在正中线互相对拢缝合修补,效果满意。

手术切口的选择也根据肿瘤的大小和部位来决定。一般来说胸壁肿瘤不侵犯皮肤及浅肌层,可以选择做肿瘤底部弧形切口,分离足够的肌皮瓣以覆盖胸壁缺损。如果术中考虑做肌瓣转移修补缺损,须将切口延长至肌瓣切断处皮肤。应距肿瘤至少一个肋间隙做开胸切口,一般在肿瘤下一个肋间或肿瘤前缘2~3cm处进入为宜。如果肺或膈肌受累,必须做相应的切除,良性肿瘤仅需切除病变的肋骨,恶性或具有恶性生物学行为的肿瘤,需切除包括病变上下各1根正常肋骨、所有附着肋骨及肿瘤的肌肉软组织和壁层胸膜,其前后方切缘应距肿瘤边缘3~5cm。

2. **放射治疗** 原则上对于所有原发性胸壁恶性肿瘤行 R0 或者 R1 切除的,术后均需要进行放射治疗(简称放疗)。对于恶性肿瘤,肿瘤距离切缘非常靠近,尽管病理为 R0 切除,仍然建议进行放疗。某些对放疗敏感的胸壁恶性肿瘤可行术前放疗或术后放疗。有些胸壁肿瘤(如尤文氏肉瘤)用放疗、化疗加手术的综合治疗能明显提高长期生存率,5 年生存率达 24%,若单纯手术则 80% 患者在 2 年内死于远处转移。有人提倡对硬性纤维瘤术后放疗可以使局部复发减少。对于浆细胞瘤,单纯手术的效果非常有限,这类肿瘤往往伴有多发性骨髓瘤,几年后大部分也会出现疾病进一步进展复发,因此单纯胸壁浆细胞瘤需要进一步行综合治疗。

3. **化学治疗** 主要用于继发性胸壁肿瘤胸壁切除后的辅助治疗,对原发性胸壁肿瘤相对较少化学治疗(简称化疗)。但是对于骨肉瘤这类恶性程度较高的疾病,一旦诊断,目前建议行阿霉素联合其他化疗药物的诱导化疗,残余的病灶在排除有远处转移病灶的前提下行外科手术切除,尽量保持肿瘤和切缘有充足的距离。术前诱导化疗后如果病灶出现明显缩小和坏死,则提示预后较好。

(赵　珩)

参 考 文 献

[1] Cipriano A, Burfeind W Jr. Management of Primary Soft Tissue Tumors of the Chest Wall. Thorac Surg Clin, 2017, 27(2): 139-147.

[2] Shah AA, D'Amico TA. Primary chest wall tumors. J Am Coll Surg, 2010, 210(3): 360-366.

[3] Carter BW, Benveniste MF, Betancourt SL, et al. Imaging Evaluation of Malignant Chest Wall Neoplasms. Radiographics, 2016, 36(5): 1285-1306.

[4] Ferraro P, Cugno S, Liberman M, et al. Principles of chest wall resection and reconstruction. Thorac Surg Clin, 2010, 20(4): 465-473.

第五节　自发性气胸

自发性气胸(spontaneous pneumothorax)是指在无外伤导致胸壁开放损伤情况下,肺组织连同局部脏层胸膜因肺部疾病在有或没有诱因的情况下发生破裂,肺内空气进入胸膜腔,导致胸膜腔积气,肺脏受压而引起的病理生理过程。本病属胸外科急症,尤其是张力性气胸或血气胸,严重者可危及生命,及时处理多可治愈。

【流行病学】

自发性气胸分为原发性和继发性两种,原发性自发性气胸(primary spontaneous pneumothorax, PSP)多见于青年患者,其发病率为 4~9/10 万,男女比例为 3~6:1,尤其是身材瘦长或扁平胸廓体形者较易发生。原发性自发性气胸最常见的原因是肺尖部胸膜下肺大疱破裂,多发生于 16~30 岁。有研究发现,肺大疱者吸烟容易发生气胸。另有一类家族性气胸与遗传有关,FLCN 基因的发现可以部分解释家族性原发性自发性气胸,2002 年 Nickerson 等认为 FLCN 基因是 Birt-Hogg-Dube(BHD)综合征致病基因之一。该综合征的主要临床表现除皮肤损害(纤维毛囊瘤、毛盘状瘤、软垂疣)、肾脏肿瘤外,肺大疱是其重要特征之一。严格来说,家族性气胸以及 BHD 导致的气胸应属于继发性自发性气胸,但往往患者因气胸就诊时甚至术后病理亦无法做出病因诊断,因此多数归于原发性自发性气胸诊断。

继发性自发性气胸(secondary spontaneous pneumothrax, SSP)多由于肺内原有的病灶破裂所致,如慢性阻塞性肺气肿,中、老年人多见。肺结核、肺脓肿、肺癌等均可因贴近胸膜病灶发生坏死、空洞并破裂而导致气胸。除此之外,还有肺淋巴管平滑肌瘤病(pulmonary lymphangioleiomyomatosis,PLAM),因双肺弥漫分布的薄壁小囊肿破裂导致反复发作的气胸;子宫内膜异位症导致的月经期气胸;婴儿气胸等少见情况。月经期气胸发生与月经周期变化有关,约占女性自发性气胸0.9%,而且常常反复发作;婴儿时期发生的气胸,男婴是女婴的2倍,患儿往往是足月产或超过预产期后娩出者。近年来,随着靶向及免疫治疗的进展,肺癌,尤其是肺转移瘤病灶,因抗肿瘤治疗有效而出现坏死、空洞形成,胸膜下空洞破裂造成气胸的发生率较前增加。

【解剖学】

脏层胸膜被覆在肺的表面,不易与肺实质分开。壁层胸膜是一层浆膜,覆盖在纵隔、肋骨、膈肌和胸膜顶的内面。胸膜腔是脏、壁层胸膜间的一个闭合的潜在腔隙。正常情况下,由于肺的弹性回缩力,有将两层胸膜分开的趋势,因此产生了一个相对于大气压的负压[-0.49~-0.29kPa],即所谓的胸膜压。胸膜腔负压可降低中心静脉压,有利于静脉血和淋巴液的回流。胸膜腔内的压力同时也低于肺泡压,所以相对于肺泡也是负压。胸膜腔内的负压并非各处都相同,从胸腔的顶部到底部有一压力梯度,胸顶部的负压比底部更大,从而使位于胸顶的肺泡更趋于扩张。经测量胸膜腔内的压力梯度沿垂直方向上为0.2cmH$_2$O/cm。因此,身材较高的人,胸腔上部负值更大,更容易发生肺大疱。当某种诱因引起肺泡内压急剧升高或是大疱内压力逐步增高突破大疱壁承受力时,局部肺、胸膜发生破裂,胸膜腔与大气相通,气流便流入胸腔而形成自发性气胸。部分患者的肺组织已与胸膜部分粘连,气胸形成时肺组织破裂口或细支气管胸膜瘘口不能随肺压缩而闭合,致使瘘口持续开放,或因支气管狭窄、部分阻塞而形成活瓣,以致吸气时空气进入胸腔,呼气时仍积留于此,成为张力性气胸。

【病因】

自发性气胸于1803年由Itard命名。1819年Laemnec最早描述了气胸的症状和体征,当时人们普遍认为该病系因肺结核所致。其后Hayashi和Kjaergaard相继认为自发性气胸根本原因在于胸膜下囊泡破裂,而肺结核并不是气胸的主要原因。目前认为,自发性气胸大多数由于胸膜下气肿的肺泡破裂引起,也见于胸膜下病灶或空洞溃破、胸膜粘连带撕裂等原因。自发性气胸的病因根据患者的发病年龄有一定规律,一般认为:①小儿自发性气胸多为终末小支气管先天性囊肿破裂导致;②年轻人自发性气胸多为胸膜下肺大疱破裂所致,胸膜下肺大疱的形成可能与弹力纤维先天性发育不良或某些非特异性炎症造成的瘢痕有关;③中、老年人自发性气胸多由肺气肿、肺大疱破裂所致,肺气肿引起的肺大疱常见于慢性支气管炎、支气管哮喘等并发的阻塞性肺气肿,亦见于肺广泛纤维化并代偿性肺气肿患者;④陈旧的结核性瘢痕收缩,造成小支气管扭曲、阻塞,形成局限性肺大疱破裂;⑤肺部恶性肿瘤:如肺转移瘤患者,肿瘤病灶经治疗坏死形成空洞,并进一步破裂形成气胸。

【病理学】

自发性气胸大多数由于胸膜下气肿疱破裂引起。胸膜下气肿疱可为先天性,也可为后天性。先天性大疱系先天性弹力纤维发育不良,肺泡壁弹性减退,扩张后形成微小肺大疱(bleb)或肺大疱(bulla)。常合并局部脏层胸膜先天性发育不全,但不能找到与之相关的肺实质内的基础病变。病变多发为主,部分单发,可发生于肺尖部、叶间裂边缘及肺下叶边缘。可在剧烈活动、咳嗽、喷嚏后诱发,亦可在安静状态下发生。

后天性肺大疱较常见于阻塞性肺气肿或炎症后纤维病灶的基础上,细支气管半阻塞、扭曲,产生活瓣机制而形成气肿疱,胀大的气肿疱因营养、循环障碍而退行变性形成。慢性阻塞性肺部疾患使肺泡单位过度充气,久之出现肺泡壁破坏,40岁以上的患者多见,常伴有慢性咳嗽、长期吸烟史、支气管哮喘史等。

自发性气胸的病理生理学改变对于呼吸系统的影响在于:肺受压萎陷,有血流、无通气,引起通气血流比值(V/Q)失调,从而引起低氧血症,临床上患者感觉呼吸困难,出现呼吸频率加快,口唇发绀,鼻翼扇动。对于循环系统,胸腔积气使胸腔内压力升高,影响静脉回心血流,中心静脉压(CVP)升高,心排血量下降。患者出现颈静脉怒张或胸壁浅表静脉曲张,血压下降甚至休克,补充血容量难以纠正。

【临床分型】

自发性气胸按病理生理变化可以分为两种类型。

1. **单纯性气胸**　破裂的胸膜下肺大疱很快封闭,不再持续漏气,肺表面的裂口逐渐缩小,气胸趋于稳定。

2. **张力性气胸**　肺表面破损处形成活瓣,气体随着每次吸气进入胸膜腔并逐渐积累增多,导致胸膜腔压力高于大气压。患侧肺严重萎陷,纵隔向健侧移位,健侧肺受压。

【临床表现】

自发性气胸多突然发病,可有或无用力增加胸腔压力的诱因。40%~60% 的患者在剧烈咳嗽后发生,少数患者还可因体育活动、用力排便、喷嚏、负重等原因诱发。自发性气胸临床表现常不典型,症状可轻可重。常见的表现有突发性胸痛、胸闷、气短、呼吸困难等。严重者烦躁不安、大汗、发绀、呼吸加快、脉搏细速,甚至休克。但也有约 1/4 的病例起病缓慢,症状逐渐加重。大量气胸或张力性气胸的临床表现有时酷似肺栓塞或心肌梗死,烦躁不安,早期即可出现剧烈的胸痛、胸闷、呼吸困难、心慌、大汗等。

少量或局限性气胸多无阳性体征。肺压缩 30% 以上时,气管可向健侧移位,患侧胸部饱满,呼吸运动减弱或消失、叩诊呈鼓音、心浊音界消失或肝浊音界下移、呼吸音和语颤减弱或消失,有时易与肺气肿混淆。部分老年患者类似于哮喘发作,严重呼吸困难的同时肺部可闻哮鸣音。此类患者多系重度肺气肿、肺功能不全,又有胸膜粘连而多房分隔。这类患者在气胸引流后气急和哮鸣音迅速消失。

【辅助检查】

1. **胸部 X 线检查**　胸部 X 线片是诊断气胸最简单、最可靠的方法。可显示肺萎缩程度、有无胸膜粘连、纵隔移位及胸腔积液等,甚至有时可显示肺大疱轮廓。气胸典型 X 线表现为气体聚集于胸腔顶部或胸腔外侧,透亮度增加,无肺纹理,肺向肺门萎陷呈密度增高阴影。气胸延及胸腔下部时肋膈角显示锐利,如有液气胸则见液平面。少量气胸时积气多局限于肺尖和腋部,易被锁骨影遮掩。此时,深呼气相的 X 线征象有助于诊断。部分自发性气胸患者由于胸膜粘连分隔而呈现为局限性气胸。

2. **胸部 CT**　气胸病情反复、治疗效果差以及胸腔有粘连,肺不规则压缩以及年龄偏大者应做胸部 CT 检查。基本表现为胸膜腔内出现极低密度的气体影,伴有肺组织不同程度的压缩萎缩改变。胸部 CT 对胸腔内少量气体的诊断更为敏感,同时可以观察肺边缘是否有造成气胸的病变,如肺大疱、胸膜粘连、肺部基础病变等。

3. **动脉血气检查**　气胸患者由于肺组织萎陷形成无效灌流,引起心脏外右向左的分流而出现低氧血症。中、青年人气胸一般在肺被压缩 20%~30% 或以上才会出现低氧血症,而基础肺功能差的患者,少量气胸即可出现低氧血症。

4. **肺功能检查**　通常气胸在压缩 20% 以上时才可能出现限制性通气损害(肺容量和肺活量降低)。老年人气胸由于基础疾病的存在,往往在肺压缩不到 20% 时就已出现严重的肺功能障碍。临床怀疑有气胸者不宜进行肺功能项目检查,用力呼吸动作会导致病情恶化。

【诊断及鉴别诊断】

临床上确诊自发性气胸并不困难,主要诊断依据如下:突发胸痛、呼吸困难,患侧胸部饱满,叩诊鼓音,听诊呼吸音减弱或消失。胸部 X 线片或胸透见胸腔内积气。张力性气胸的胸部 X 线表现:肺萎陷至肺门,患侧肋间隙增宽、膈肌下压、气管及纵隔偏向健侧,患侧胸腔体积较健侧增大。

但是,临床上自发性气胸的表现常不典型,尤其是继发性气胸易被原发疾病掩盖而误诊或漏诊。因此,在患者出现下列情况时应考虑气胸的可能:①突发的不明原因的呼吸困难,或在原有呼吸困难的基础上气促突然加重,用原发疾病不能解释者;②突然发生剧烈胸痛伴呼吸困难,除外心肌梗死和肺栓塞者;③不明原因的病情进行性恶化,短期内出现心慌、出汗、面色苍白或发绀、意识障碍者;④喘憋症状突然加重,双肺或单肺布满哮鸣音,而各种解痉药等治疗无效者;⑤迅速或进行性加重的发绀。当出现上述情况时,应该迅速安排胸部 X 线检查以明确诊断。症状严重患者则直接行胸部 CT 检查,可以同时了解气胸及肺部原发病情况以及气胸量评估。另外,自发性气胸有时需与下列疾病相鉴别。

1. **COPD 加重期**　自发性气胸患者气促表现突出,并多为突然发生或进行性加重,而咳嗽、咳痰则相应较轻;COPD 加重期常以气候变化为诱因,以呼吸道感染为先导,突出表现为咳嗽、咳痰加重,咳脓痰。X 线检查可帮助确诊。自发性气胸的积气征是局限或单侧的,两侧不对称,而 COPD 的肺过度充气征多是弥漫的、双侧对称的。

2. 肺大疱　少量或局限性气胸有时需与肺大疱相鉴别。巨大的肺大疱可有胸闷、气短等症状,但肺大疱发展缓慢,这些症状是逐渐出现的,不是突发的。肺大疱临床表现一般比较稳定。胸部 X 线片也可见肺被压缩,表现为病变区透亮度增高,呈圆形或类圆形,有时可占据一侧胸腔的大部分,但透亮度增加的区域内仍可见细小条纹影,而且肺的压缩并不是从周边向肺门部位的压缩;鉴别困难时应行胸部 CT 检查。

3. 胸腔积液　常表现为胸痛和气促,但体格检查和 X 线检查为积液征而别于气胸,较容易鉴别。

4. 心肌梗死、肺动脉栓塞　张力性气胸临床表现有时酷似心肌梗死、肺动脉栓塞,都表现为突发剧烈胸痛、气促、呼吸困难、心慌、面色苍白或发绀、大汗、烦躁不安等,但张力性气胸患侧明显的胸腔积气征和气管向对侧移位有助于鉴别,X 线检查有助于鉴别。

5. 支气管哮喘　部分老年气胸患者表现类似于哮喘样发作,严重呼吸困难的同时肺部可闻哮鸣音。胸腔积气征、对解痉药等无效,抽气后呼吸困难及哮鸣音消失而别于哮喘,X 线检查有助于鉴别。

6. 反流性食管炎　典型症状表现为胸骨后疼痛,有时伴向背部或侧胸壁放射。常伴烧灼感(烧心)。反流症状多发生于饱餐后,夜间反流严重时影响患者睡眠。胸部 X 线检查无气胸表现,胃镜检查可有助于鉴别。

7. 夹层动脉瘤　是血管外科较凶险的疾病,指主动脉弓及降主动脉的血液长期受心脏供出血液冲击以后,将动脉壁撕破,一般动脉壁分三层,包括内膜、中膜、外膜。撕破后会在内膜和中膜之间形成一个大的血肿,从升主动脉顺着动脉撕脱,一直可以撕脱到下肢的双髂动脉,所以该病是血管外科较凶险的疾病,需胸部增强 CT 鉴别。

【治疗】

从气胸发生的机制来看,气胸是一个动态过程,通常漏气速度小于胸膜吸收的速度时,则气体可被自行吸收,而反之则气胸加重甚至出现张力性气胸。自发性气胸的治疗目的是以最小的创伤、最低的手术并发症和病死率、最有效地闭合漏气口,促使肺复张,尽可能降低复发率。因此,需要根据患者的发病病因、病程、以往的发作次数、患者的职业和全身状况等因素而采取不同的方法。

1. 一般治疗　包括卧床休息,限制活动,给予吸氧,镇痛、止咳,必要时给予小量镇静药,有感染时给予抗感染治疗。如有休克,应尽快救治,除一般抗休克措施外,由张力性气胸引起的休克,应紧急抽气减压;血气胸引起者,应按失血性休克治疗,并积极行手术探查治疗。

2. 急诊处理　对于初诊时轻度自发性气胸(<30%),如患者身体状况良好且无症状,可以观察。无症状加重,则 24 小时后复查胸部 X 线,判断气胸程度;如观察期间症状加重,则需随时复查胸片,以便及时发现气胸加重或张力性气胸及血气胸,并即刻处理。如果气胸初诊时肺被压缩>30%,可行锁骨中线第 2 肋间胸腔穿刺,如果肺不能复张或复张后又萎陷,则需胸腔闭式引流,也可直接安放胸腔闭式引流管,使肺尽快复张。如果肺被压缩怀疑有张力性气胸者,因其可引起严重的病理生理改变,故紧急排出胸腔内高压力的气体十分重要,应当尽快抽气减低患侧胸腔压力。在紧急情况下,可用 18 号套管针经锁骨中线第 2 肋间刺入抽气;局限性包裹性气胸应当在胸部 X 线片或 CT 的指导下定位,在积气最多的部位抽气。张力性气胸缓解后,亦应尽快行胸腔闭式引流,安放部位既往习惯于患侧锁骨中线第 2 肋间,或积气最多的部位,但有手术指征的患者建议于第 7 肋间腋中线置管,该切口可直接作为胸腔镜手术观察口及术后引流口,引流管建议带侧孔置入,尽量接近胸顶,既可以引流胸顶部气体,亦可引流下方液体。引流后,观察气胸的发展变化,咳嗽促使肺复张。如效果不理想,或有手术指征时,则应考虑外科手术治疗。

3. 手术治疗　自发性气胸的外科手术指征:对于复发性气胸、双侧同时或异时发生过气胸、张力性气胸、血胸、首次发作但胸片可见明显大疱者,或者特殊职业及就医不便者如:飞行员、潜水员、偏远地区生活者,一旦复发气胸无法得到及时治疗者,需要行手术探查。目前绝大多数的自发性气胸手术在电视胸腔镜下完成,胸腔镜手术创伤小,高清镜头及放大效果除了可发现明显的肺大疱外,微小肺大疱也清晰可见。手术过程如下。①胸腔探查:患侧第 7 肋间腋中线切口是标准的胸腔镜探查孔。该部位探查可覆盖整个肺脏层胸膜表面。第 4 肋间腋前线作为操作口,有利于处理不同部位的病变。探查明确的气肿、肺大疱的病变组织以及漏气部位,但需要强调的是,探查肺大疱需在肺膨胀下完成,以便发现所有肺大疱,探查应尽可能检查到整个肺表面。术中由麻醉师充分膨肺后双肺通气下或夹闭气管插管患侧导管,使气体保留于患侧,以卵圆钳两把配合,自肺尖部自上而下,自前向后将肺表面脏层胸膜覆盖区域完整检查,以发现肺大疱、肺气肿以及漏气部位。仔细检查以免遗漏病灶。②处理大疱:确定大疱部位后,单肺通气,使患肺萎陷。对于明确的成簇肺大疱,或者气肿合并肺大疱,以卵圆钳提起病变,于病变基底正常肺组织处使用腔镜下切割缝合器夹闭后切除病变;对于直径小于 1cm 的孤立肺大疱,可以长弯钳夹闭大疱基底后沿大疱基底行肺大疱结扎术;对于多发散在的微小肺大疱,可以在肺膨胀的状态下,以低频电凝烧灼,使大疱壁蛋白质变性而萎陷,挛缩,使之进一步瘢痕化。③胸膜的处理:传统手术中,防止复发在以上操作结束后还进行胸膜固定处理。最简便的是胸膜摩擦固定,即使用粗纱布摩擦壁层胸膜,造成壁层胸膜广泛点状渗血,利用创面修复的机会使脏、壁层胸膜粘连。但粘连效果取决于:损伤是否均匀,肺复张是否及时,是否形成粘连。为加强脏、壁层胸膜粘连程度,也有进行壁层胸膜剥脱的方法,将壁层胸膜进行广泛剥除,但胸膜下血供丰富,因此剥脱过程或术后出血量多,损伤大;另外,在胸腔内喷洒粘连剂如滑石粉,促进脏壁层胸膜粘连,使胸膜腔闭合而消灭胸膜腔。但研究发现,胸膜摩擦固定并不能完全消灭胸膜腔,因纵隔胸膜及下半部胸膜和膈肌表面无法行摩擦处理,而导致胸膜腔不均匀粘连,并不能防止气胸的复发,同时胸腔不均粘连对复发后的再手术治疗增加了因游离粘连导致的肺损伤。研究者认为,真正减少复发的措施在于充分处理所有大疱,因此在探查时需要将肺膨起后检查是否有大疱遗漏,因为肺大疱破裂才是引起气胸的根本原因。而多数复发再手术的患者在术中发现有新生大疱产生,复发多发生在肺尖原手术切缘附近,考虑为术后肺代偿性复张不完善,胸顶部残腔导致局部集中负压持续作用所致。另外,以滑石粉为代表的粘连剂,虽可达到良好的胸膜粘连而消灭胸膜腔的效果,但缺点明显。首先,术后导致限制性通气障碍;其次,原发性自发性气胸患者多为年轻患者,一旦之后肺部疾病需进行手术治疗时,会对手术游离胸膜腔造成巨大困难;第三,滑石粉对胸膜的刺激远期有造成胸膜病变的可能。对于局限的先天的肺大疱,手术可以达到根治效果,对于气肿性大疱或者淋巴管肌瘤病等患者,新生大疱有再破裂的可能。因此,近年来修补材料的使用可以弥补部分肺质量较差、弥漫肺大疱患者复发的不足。套在切割缝合器上的修补材料有类似"补丁"的效果,可以加固切缘,防止切缘漏气;另外,片状修补材料可以贴覆在切缘及大疱电凝后的胸膜表面,近期可以阻止切缘或电凝创面漏气,远期加固了胸膜防止复发。近年来有取代胸膜固定的趋势。

【并发症】

复张性肺水肿:对于肺受压时间较长的患者,在进行胸腔闭式引流后,如果肺快速复张,造成肺毛细血管通透性强,毛细血管内液渗至肺间质,导致间质水肿。常见临床表现为:肺复张后快速出现剧烈咳嗽、咳出大量白色或粉红色泡沫样痰或液体,伴严重的呼吸困难,严重者可有嘴唇发绀甚至呼吸衰竭。肺部听诊可闻及单侧或双侧肺部细小水泡音,心率增快,血压下降,肢体湿冷。氧饱和度早期不稳定,继而持续下降,吸氧不能明显缓解。影像学检查可见患者肺部遍布点片状模糊阴影。肺压缩超过 72 小时的患者在闭式引流后应间断夹闭胸引管,减慢肺复张速度。发生复张性肺水肿应急诊利尿及应用糖皮质激素。

1. **血胸**　多为气胸发作时引起胸膜粘连带中的血管撕裂而导致。病情可轻可重,与撕裂的血管有关。小的出血随血管的收缩和内皮的卷缩而可自动停止;大的血气胸则发病急骤,除胸痛、胸闷外,还有面色苍白、皮肤凉湿、血压下降等出血性休克征象。X 线检查可见液气平面,胸腔穿刺为全血。

2. **胸腔积液**　发生率 30%~40%。多在气胸发病后 3~5 天出现,量通常不多,积液不仅加重了肺萎陷,还易感染发展为脓气胸。

3. **纵隔气肿**　空气沿支气管和肺血管床进入纵隔,形成的纵隔气肿,通常不引起严重的后果。但其他原因造成的纵隔气肿,如呼吸道损伤或食管穿孔必须除外。

4. **慢性气胸**　部分老年患者由于基础病变的原因致使胸膜裂口不能闭合,或因支气管狭窄、脏层胸膜肥厚等原因不能充分复张,以致气胸延续 3 个月以上,形成慢性气胸。

5. 脓气胸　因肺部感染继发的气胸易发展为脓气胸,如金黄色葡萄球菌、厌氧菌或革兰氏阴性杆菌引起化脓性肺炎、干酪性肺炎或肺脓肿等。

6. 持续漏气　气胸经过胸腔闭式引流术或外科手术治疗后,仍持续漏气,不能拔管,漏气现象常见于继发性气胸,但有时也可见于原发性自发性气胸。多数情况下,持续漏气与肺膨胀不全有关。

【预后】

自发性气胸经非手术治疗后复发率高,占 19%~36%,其中近 70% 在 6 个月内复发,并可多次复发,尤其是仅给予一般治疗或穿刺排气者;而经手术治疗后复发率低,降至 3%~11%。气胸的病死率为 9%~32.9%,主要为继发性气胸患者,原发性气胸病死率低。病死率与肺压缩程度成正比,高龄、基础病变严重、张力性气胸及有合并症者预后差。气胸预防的关键是积极防治原发疾病,特别是 COPD 和呼吸道感染。对于有肺大疱的老年人,尤其是有气胸病史者应保持大便通畅,避免接触呼吸道刺激物,避免劳累和负重。反复发生气胸者,手术是防止再次发生的主要方法。

(黄宇清)

第六节　自发性血胸

自发性血胸(spontaneous hemothorax),系指非创伤性血胸,多发生于既往无明确的全身或肺胸疾病史者。自发性血胸多是由于胸膜腔内含有小动脉的粘连带被撕断所致,少数因肿瘤侵犯及肺大疱破裂所致,因此,多与气胸同时出现。

【流行病学】

与自发性气胸相似,自发性血胸多见于青壮年,男性多于女性。

【解剖学】

脏层胸膜被覆在肺的表面,不易与肺实质分开。壁层胸膜是一层浆膜,覆盖在纵隔、肋骨、膈肌和胸膜顶的内面。壁层胸膜由肋间动脉的分支供血,胸顶部壁层胸膜血液供应来自锁骨下动脉的分支。由于先天发育、炎症、结核等各种原因,壁、脏层胸膜常会产生一些粘连,当这些粘连带被撕断时,会出血而形成自发性血胸。

【病因】

单纯自发性血胸并不多见,常因自发性气胸肺萎陷时将粘连带撕断,造成出血,因此自发性血胸与气胸同时存在,成为自发性血气胸。发病前常有重体力劳动、剧烈运动、咳嗽、用力排便等诱发因素。

【病理学】

血胸发生后,由于胸腔内为负压,胸膜脏壁层血管或膜粘连带中的血管破损后不易自止,短期可快速出血,机体可因为失血而出现贫血征象,严重者导致重度血容量不足致循环功能紊乱,甚至休克。而且随着胸腔内血液的积聚和压力的增高,使同侧肺受压而萎陷,大量血胸还会将纵隔推向健侧,使对侧肺也受萎陷。失血和对纵隔、肺的压迫,可产生呼吸困难和循环功能紊乱,如诊治不及时,可危及生命。由于肺、心和膈肌不间断地运动起去除纤维蛋白的作用,一般能延迟血液凝固的时间,因此胸腔内的积血多不凝固。但是,如果短期内出现大量积血,去纤维蛋白的作用不完善,也可凝固成血块。血液凝固后,附在胸膜上的纤维素和血凝块逐渐机化而形成纤维板,限制胸壁活动幅度,压迫肺组织,影响肺复张,损害气体交换功能,这种情况称纤维胸。另外,血液是细菌繁殖的良好培养基,血胸未经及时处理,从胸壁或胸内器官创口进入的细菌,易引致胸腔感染形成脓血胸。

【临床分期】

自发性血胸按照胸腔内的积血量分为:小量血胸,出血量 500mL 以下,X 线检查可见肋膈角变钝或消失;中等量血胸,积血量在 500~1500mL,胸部 X 线检查可见胸腔积血达到肺门;大量血胸,出血量在 1500mL 以上,X 线检查胸腔积血超过肺门,甚至全血胸。但因血胸是动态过程,所以往往初诊时 X 线检查显示小量血胸,但出血速度快的患者经很短时间便会出现休克症状。

【临床表现】

血胸的临床表现随出血量、出血速度、胸内器官创伤情况和患者体质而不同。一般来讲,血胸出血主要取决于血管破口的大小、血压高低和出血持续的时间。肺循环血压低,出血处常能被血块所封闭而自行停止,一般出血量不多。如果体循环血管破裂,尤其动脉血压高,出血不易自行停止,出血量较多。小量血胸,临床上可不表现出明显症状。但当出血量多,超过1000mL,且出血速度快者,则呈现面色苍白、脉搏快而弱、呼吸急促、血压下降等低血容量休克症状,胸膜腔大量积血还会压迫肺和纵隔,出现呼吸困难和缺氧等表现。

小量血胸常无异常体征。大量血胸则可呈现气管、心脏向健侧移位,伤侧肋间隙饱满,叩诊呈实音。血气胸病例则上胸部呈鼓音,下胸部实音,呼吸音减弱或消失。小量血胸积留在肋膈角的,胸部X线检查可能不易被发现。血胸量较多者,则显现伤侧胸部密度增高。大量血胸则显示大片浓密的积液阴影和纵隔移位征象。血、气胸病例则显示液平面。

有时自发性血胸出血导致容量不足、低血压后可以自行停止,但失血量大对患者机体损害大,所以中等以上血胸应急诊手术探查止血。对于小量血胸发现以下征象时,则提示存在进行性血胸,应当采取积极措施:①持续脉搏加快、血压降低,虽经补充血容量血压仍不稳定;②闭式胸腔引流量每小时超过150~200mL,持续2~3小时;③血红蛋白量、红细胞计数和血细胞比容进行性降低,引流胸腔积血的血红蛋白量和红细胞计数与周围血象接近,且迅速凝固。

如果血胸未得到及时处理,出现细菌感染,则引起感染性血胸。当血胸患者出现寒战高热、白细胞计数增多等化脓性感染征象时,应穿刺抽液送做细菌涂片和培养检查。如果血胸出血较多又未充分引流,血胸可以演变形成纤维胸,如范围较大者可出现病侧胸廓塌陷,呼吸运动减弱,气管、纵隔向病侧移位,肺通气量减少。X线检查显示纤维板造成的致密阴影。

【辅助检查】

1. **X线检查**　胸部X线片上,小量血胸可见到伤侧肋膈角变钝,液面不超过膈顶;中量血胸液面达到肺门水平;大量血胸液平面超过肺门水平。

2. **胸部CT**　较普通胸部X线片的诊断准确性高,常能发现少量的血胸。对反复发作的血、气胸患者有利于观察肺边缘的小病变,如肺大疱、胸膜带状粘连等。

3. **胸腔穿刺**　抽出血液后可确定诊断。

【诊断及鉴别诊断】

自发性血胸较自发性气胸发生率低,容易被忽略,尤其初诊时X线检查小量血胸时不易与反应性渗出相鉴别。但胸部X线发现有液平时应高度警惕血气胸存在,确诊并不困难。患者常有用力咳嗽或屏气的诱因,一般突然起病,出现患侧胸痛、胸闷、气急,甚至出现休克症状。X线检查有助于明确诊断,胸腔穿刺抽出血液可确诊。自发性血胸在临床上最容易被误诊为结核性胸膜炎。结核性胸膜炎是结核菌侵犯胸膜引起的胸膜炎症及变态反应,多见于青少年。结核性渗出性胸膜炎病变多为单侧,胸膜腔内有数量不等的渗出液,一般为浆液性,偶见血性或化脓性。典型渗出性胸膜炎起病多较急,有中度或高度发热、乏力、盗汗等结核中毒症状,发病初期有胸痛,以及不同程度的气短和呼吸困难。体征随胸液多少而异,少量胸液可无明显体征。积液吸收后,往往遗留胸膜粘连或增厚。胸部CT及胸腔穿刺有助于鉴别诊断。

【治疗】

自发性血胸的治疗目的是控制出血,防治休克,清除积血,治疗气胸,促使肺复张。

小量血胸可先放置胸腔闭式引流,观察出血量及出血速度,如出血量很少,需要了解肺是否完全复张,胸腔内积血是否未引出。如肺复张、出血量少,并不再持续出血,可保守治疗;但出血量多或是速度较快,则应尽快安排电视胸腔镜探查术,对不同类型、不同性质的血胸采取相应的治疗手段。

中等量及以上血胸,先进行胸腔闭式引流,促使肺扩张,同时要尽快补液、扩容甚至输血,纠正低血容量。对于大量血胸应该尽快给予输血、补液等抗休克治疗,循环相对稳定后尽快进行胸腔镜下胸腔探查,手术时胸腔积血可进行血液回输,尽快找到出血部位,电凝或者钛夹夹闭出血的血管断端,迅速止血是治疗的关键。吸出胸腔血液超过 600mL 者,可进行血液回输。积血吸净后,温盐水冲洗胸腔,并探查肺部病变,处理同自发性气胸章节。

【并发症】

血胸若不及时处理,随着它的发展会导致出现呼吸困难、休克、感染性血胸、凝固性血胸、纤维胸等并发症。感染性血胸,应按脓胸进行治疗,及时改善胸腔引流,排尽感染性积血或积脓。若效果不佳或肺复张不良,应尽早手术清除感染性积血,剥离脓性纤维膜。凝固性血胸应待患者情况稳定后尽早手术,清除血块,并剥除胸膜表面血凝块机化而形成的包膜。机化性血胸或纤维胸宜在 2~3 周或以后,胸膜纤维层形成后施行剖胸术,剥除胸壁和肺表面胸膜上纤维组织板,使胸壁活动度增大,肺组织扩张,呼吸功能改善。过早施行手术则纤维层尚未形成,难以整片剥除。手术过晚则纤维层与肺组织之间可能已产生紧密粘连,剥除时出血多,肺组织亦可多处破损。术后需引流胸膜腔。

【预后】

本病如果处理及时得当,一般可以痊愈。治疗时要注意同时清除胸腔积血,防止感染和纤维板形成。对暂时不能确定是否有活动性出血时,尽快安置胸腔闭式引流,以利进一步观察和判断,且可防止血液在胸腔内积聚,防止疾病进一步发展。

(黄宇清)

第七节　肺　大　疱

肺大疱(pulmonary bulla)是指扩张状态下直径>1cm 的肺内气腔;巨型肺大疱是指占据一侧胸腔≥30% 的肺大疱。单个巨型肺大疱的周围可为正常肺组织,也可能邻近伴有一些较小的肺大疱。对于大泡性肺气肿患者,大疱切除术是要手术去除一个或多个巨型肺大疱,以改善症状和呼吸功能。

【病因】

巨型肺大疱通常由吸烟引起,但部分为特发性,其他原因相对不常见。有研究显示,吸食大麻与少数患者发生巨型肺大疱有关,但该观察结果可能受到同时吸烟的混杂影响。研究发现,大疱性肺疾病还与人类免疫缺陷病毒(HIV)感染及静脉注射毒品有关。

马方综合征(marfan syndrome)患者偶见肺尖肺大疱,但这些肺大疱通常不符合巨型肺大疱的标准。Ⅳ型埃勒斯-当洛斯综合征、肉芽肿性多血管炎、干燥综合征及结节病也会出现肺大疱,但通常不是巨型肺大疱。

【临床表现】

巨型肺大疱患者可能没有症状,也可能存在劳力性呼吸困难或静息时及劳力时呼吸困难,可能存在或不存在 COPD 的其他临床表现,如咳嗽和咳痰。感染性肺大疱患者通常具有全身感染的症状和体征,如下所述。极少情况下,患者会出现急性出血进入肺大疱伴咯血。体格检查可能正常,也可能发现呼吸急促、桶状胸、胸部叩诊呈过清音以及呼吸音减低。这些发现可能出现于单侧或双侧。

通常在因呼吸困难或呼吸道感染症状时行胸片评估检测到巨型肺大疱。进一步评估通常包括 α_1 抗胰蛋白酶(alpha-1 antitrypsin,AAT)血清水平检测、肺功能测定(pulmonary function test,PFT)、气体交换评估以及 CT。

【辅助检查】

1. **影像学检查**　胸部 X 线平片通常可显示巨型肺大疱,但可能被误认为气胸且潜在肺气肿的范围可能并不明显。因此,通常进行胸部 CT 检查以确定存在巨型肺大疱、检查邻近肺组织以及排除气胸 X 线片中胸膜线的特征可帮助鉴别薄壁巨型肺大疱与气胸。一般而言,较大肺大疱中的胸膜线通常相对于侧胸壁凹陷(钝角),而气胸中的胸膜线相对于侧胸壁凸起(锐角)。胸部 CT 更容易区分这两种情况。

2. **胸部 CT**　巨型肺大疱主要位于肺上叶,通常位于胸膜下。但在 AAT 缺乏的患者中,肺大疱最常位于肺底。大约一半患者为双侧肺大疱,而另一半主要为单侧病变。在巨型肺大疱相邻的肺组织中,支气管血管纹理往往被压缩。偶见纵隔结构向对侧偏移。

巨型肺大疱的壁为均匀薄壁,壁厚大于 1mm 时应考虑其他可能性,如空洞型分枝杆菌感染或真菌感染、肉芽肿空洞形成以及支气管肺癌。支气管肺癌可能来自肺大疱壁,导致局部增厚或结节,或表现为中心坏死性空洞。

3. **实验室检查**　评估巨型肺大疱的常规实验室检查通常包括测定血红蛋白和血细胞比容、测定 AAT 水平,有时还需测定呼吸室内空气时的动脉血气。

(1)测定血红蛋白浓度以排除贫血所致呼吸困难以及评估慢性低氧血症所致继发性红细胞增多症。血红蛋白浓度>165g/L(女性)或>185g/L(男性),提示红细胞增多症。

(2)动脉血气分析通常仅用于呼吸功能严重受损的患者,以及用于考虑行肺大疱切除术的患者。动脉血氧分压(PaO_2)通常会降低,而动脉血二氧化碳分压($PaCO_2$)正常或轻度升高。$PaCO_2$>45mmHg 是肺大疱切除术的相对禁忌证。

4. **肺功能检查**　所有巨型肺大疱患者都需要进行 PFT,以评估气流受限及空气潴留。PFT 信息用于指导 COPD 的内科治疗以及关于可能进行的肺大疱切除术的推荐。

对于行肺大疱切除术的患者,典型 PFT 值的范围较宽。针对行肺大疱切除术患者的病例系列研究报道,患者存在中度至重度气流受限及空气潴留平均第 1 秒用力呼气容积(forced expiratory volume in one second,FEV_1)为预测值的 32%~64%,FEV_1/用力肺活量(forced vital capacity,FVC)的比值为 37%~53%,肺总量(total lung capacity,TLC)为预测值的 110%~131%,残气容积(residual volume,RV)为预测值的 226%~268%。目前尚未进行巨型肺大疱切除术的随机试验,但病例系列研究的结果提示,对仔细选择的患者切除巨型肺大疱会让 60%~90% 患者的症状及功能改善并持续≥5 年。

通过核素肺灌注扫描,可估计不通气肺组织的容积。不通气肺组织容积越大,提示患者可能通过肺大疱切除术获得更大益处。胸部 CT 可直接视觉评估正常肺组织被肺大疱压缩的程度,并通过显示残留正常肺组织的完整性对生理学测定获得的信息加以补充。采用一氧化碳弥散量(diffusing capacity for carbon monoxide,DLCO)和脉搏血氧测定评估肺换气。在针对接受肺大疱切除术患者的病例系列研究中,DLCO 的基线值为预测值的 57%~70%。一般而言,DLCO 越低,患者潜在弥漫性肺气肿的可能性越大,而弥漫性肺气肿会增加肺大疱切除术的风险。巨型肺大疱周围肺组织的肺气肿样改变使得肺组织更加脆弱且会增加漏气的可能,弥漫性肺气肿会增加一般围手术期风险。因此,DLCO<预测值的 40% 是肺大疱切除术的禁忌证。

通常应使用脉搏血氧测定评估静息状态下及 6 分钟步行期间的氧合情况,以量化换气功能异常及指导辅助供氧。目前尚缺乏指导肺大疱切除术治疗策略的氧合及运动耐量参数。一项针对行肺大疱切除术患者的观察性研究中,6 分钟步行距离基线值为 311 米,肺康复后为 375 米,而接受肺大疱切除术后 6 个月时为 424 米。心肺运动试验可能有用,尤其是如果包含在病情进展纵向评估中,用以表明肺容量受损的程度和揭示未发现的心脏异常。

5. **支气管镜检查**　一般而言,目前常用的普通电子(或纤维)支气管镜对巨型肺大疱的常规评估并无帮助,除非 CT 提示存在相关的结节或团块。

【诊断及鉴别诊断】

影像学检查(胸片或 CT)显示单个肺大疱占单侧胸腔的 30% 以上即可诊断为巨型肺大疱。有时胸部 X 片检查难以区分巨型肺大疱与气胸,需要进行 CT 检查。较大肺气囊的鉴别诊断包括特发性巨型肺大疱、COPD、AAT 缺乏症、Birt-Hogg-Dubé 综合征以及引起远端空气潴留的气道恶性肿瘤(如腺癌、肉瘤和胸膜肺母细胞瘤)。弥漫性囊性肺疾病(如淋巴管平滑肌瘤病、肺朗格汉斯细胞组织细胞增生症)通常与较小气囊有关且存在明显囊壁,而肺气肿中的气腔实际上并不是囊腔,也无明显"囊壁"。

【治疗】

巨型肺大疱的治疗取决于症状的程度与是否出现并发症。

1. **无症状患者**　对于无症状的巨型肺大疱患者,最重要的干预措施为戒烟,以防止 COPD 进一步进展。通常在出现症状或其他并发症时再给予其他内科及外科治疗。应定期再评估症状、PFT、运动试验和胸片,因为巨型肺大疱自然病程的特征为进行性增大及呼吸困难不断加重。

2. 呼吸困难的患者　对于戒烟后仍然存在症状性阻塞性气道疾病的患者,下一步为优化 COPD 的内科治疗及支持治疗(如支气管扩张剂、吸入性糖皮质激素、疫苗接种、辅助供氧和肺康复治疗)。

3. 巨型肺大疱所致难治性呼吸困难　对于优化内科治疗及肺康复治疗后仍然存在呼吸困难及运动不耐受的患者,肺大疱切除术可能使其获益。肺大疱切除术是指通过开胸术或胸腔镜手术切除 1 个或多个巨型肺大疱。

对于因呼吸困难失能但不适合行肺大疱切除术的患者,有报道称可采用试验性支气管镜下治疗。

【并发症】

巨型肺大疱的临床病程中可能并发气胸、支气管肺癌及肺大疱积液。尚不明确这些并发症的确切发生率。

1. 气胸　继发性自发性气胸(secondary spontaneous pneumothorax,SSP)是一种明确证实的巨型肺大疱的并发症。其典型表现为呼吸困难突然发作或加重,伴或不伴胸膜炎性胸痛。怀疑气胸时,胸部 CT 是鉴别巨型肺大疱与气胸的关键检查。SSP 患者应住院治疗,因为基础肺疾病所致肺储备功能降低会增加出现不良结局(如持续漏气、低氧血症和呼吸衰竭)的风险。根据气胸大小及呼吸功能受损程度,通常需要行胸腔闭式引流术引流胸膜腔积气。后续治疗的目的为防止复发。然而,对于合并弥漫性大泡性肺气肿的患者,则行胸膜固定术时通常不进行肺大疱切除术。目前尚无支持这些选择的数据。建议在单个肺大疱占单侧胸腔 50% 以上时进行肺大疱切除术(即使症状非常轻微),因为此类患者具有发生自发性气胸的风险。

2. 肺大疱积液　肺大疱积液的病因包括对邻近肺炎的炎症性无菌性反应、肺大疱内感染、出血或支气管交通功能不良伴正常积液引流不充分。

3. 邻近部位结节　对于存在薄壁肺大疱、胸部 CT 中如存在邻近无症状结节的患者,应按肺结节观察及处理原则对待。

4. 邻近部位肺炎　邻近肺实质中肺炎所致炎症会导致肺大疱积液(类似于肺炎旁胸腔积液)。对于临床及放射影像学证据(如发热、咯脓痰、白细胞增多以及放射影像学检查中存在不透明影)表明邻近部位存在肺炎的患者,需要遵循 COPD 患者社区获得性肺炎的治疗指南给予抗生素治疗。活动性感染的其他临床证据缓解后,气液平面可能持续存在数周至数月。如果患者对治疗有临床反应,则肺大疱内持续存在积液并不是延长抗生素治疗的指征,但应定期随访直至积液消退。

5. 肺大疱感染　巨型肺大疱患者偶尔会出现一个或多个肺大疱内重叠感染,但影像学检查并未显示邻近肺炎的证据。临床表现可能包括发热、咳嗽、咯脓痰、呼吸困难以及胸膜炎性胸痛。实验室检查结果可能包括白细胞增多及痰培养为阳性。根据呼吸道感染的临床证据、无其他原因以及肺大疱中新出现气液平面,即可诊断为肺大疱感染。如上文所述,支气管镜检查对评估肺大疱感染似乎没有帮助。

(1) 初始治疗:如果临床及放射影像学特征提示肺大疱感染,则应开始进行经验性抗生素治疗。抗生素的初始选择遵循 COPD 患者中社区获得性肺炎的治疗原则。留取痰液或气管镜灌洗液培养中鉴别出的细菌种类包括耐甲氧西林金黄色葡萄球菌(methicillin-resistant Staphylococci,MRSA)、拟杆菌以及铜绿假单胞菌。抗生素治疗的最佳持续时间可能需要 6 周或更长时间,通常推荐在最初 4~6 周进行密切的临床和影像学再评估。

(2) 抗生素治疗无效:少数肺大疱内感染的患者需要接受 CT 引导下抽吸,以获得特定的培养及药敏信息。

偶尔情况下,巨型肺大疱在感染消退后会自行破溃,患者的呼吸功能将改善,因此肺量计检查结果及运动耐量比感染前更佳。

(黄宇清)

参 考 文 献

[1] Yeung-Leung Cheng, Tsai-Wang Huang, Chinh-Kung Lin, et al. The impact of smoking in primary spontaneous pneumothorax. J. Thorac. Cardiovasc. Surg, 2009, 138:192-195.

［2］Rachel M Scott, Elizabeth P Henske, Benjamin Raby, et al. Familial pneumothorax: Towards precision medicine. Thorax, 2018, 73:270-276.

［3］Xianjun Min, Yuqing Huang, Yingshun Yang, et al. Mechanical Pleurodesis Does Not Reduce Recurrence of Spontaneous Pneumothorax: A Randomized Trial. Ann. Thorac. Surg, 2014, 98:1790-1796.

［4］Martinasek MP, McGrogan JB, Maysonet A. A systematic review of the respiratory effects of inhalational marijuana. Respir. Care, 2016, 61:1543-1551.

［5］Winnie Hedevang Olesen, Niels Katballe, Jesper Eske Sindby, et al. Cannabis increased the risk of primary spontaneous pneumothorax in tobacco smokers: A case-control study. Eur. Cardio-thoracic Surg, 2017, 52:679-685.

［6］P T Diaz, T L Clanton, E R Pacht. Emphysema-like Pulmonary Disease Associated with Human Immunodeficiency Virus Infection. Ann. Intern. Med, 1992, 116:124.

［7］Antonio Palla, Massimiliano Desideri, Giuseppe Rossi, et al. Elective Surgery for Giant Bullous Emphysema. Chest, 2005, 128:2043-2050.

［8］Paul H Schipper, Bryan F Meyers, Richard J Battafarano, et al. Outcomes after resection of giant emphysematous bullae. Ann Thorac Surg, 2004, 78:976-982.

［9］Nickoladze GD. Functional results of surgery for bullous emphysema. Chest, 1992, 101:119-122.

［10］Rémi Neviere, Michèle Catto, Nathalie Bautin, et al. Longitudinal changes in hyperinflation parameters and exercise capacity after giant bullous emphysema surgery. Thorac. Cardiovasc. Surg, 2006, 132:1203-1207.

［11］Shah SS & Goldstraw P. Surgical treatment of bullous emphysema: Experience with the brompton technique. Ann Thorac Surg, 1994, 58:1452-1456.

［12］B R Celli, W MacNee. Standards for the diagnosis and treatment of patients with COPD: A summary of the ATS/ERS position paper. Eur Respir J, 2004, 23:932-946.

［13］Marc Noppen, Jean-Claude Tellings, Tom Dekeukeleire, et al. Successful treatment of a nt emphysematous bulla by bronchoscopic placement of endobronchial valves. Chest, 2006, 130:1563-1565.

［14］Mario Santini, Alfonso Fiorelli, Giovanni Vicidomini, et al. Endobronchial treatment of giant emphysematous bullae with one-way valves: A new approach for surgically unfit patients. Eur. Cardio-thoracic Surg, 2011, 40:1425-1431.

［15］Mario Santini, Alfonso Fiorello, Vincenzo Giuseppe Di Crescenzo, et al. Use of unidirectional endobronchial valves for the treatment of giant emphysematous bulla. Thorac Cardiovasc Surg, 2010, 139:224-226.

第八节　乳　糜　胸

乳糜胸(chylothorax)是由于胸导管或其主要分支破裂,其内的淋巴液漏出后积存于胸膜腔内形成的。典型乳糜液是乳白色、无异味的碱性液体,富含脂类、蛋白质、电解质和淋巴细胞等多种成分,具有抗菌性。早在1633年,Bartolet首次描述了乳糜胸;1875年,Quincke报道了首例临床病例;1948年,Lampson完成首例胸导管结扎术。乳糜胸的发病率低,为0.5%~2%,诊治有一定的困难。

【解剖学】

一般认为胸导管起自相当于第1、2腰椎水平的乳糜池,在主动脉右侧沿脊柱向上走行,在第10~12胸椎水平穿主动脉裂孔入胸腔,紧贴主动脉右侧在胸膜外沿脊柱右前方上行,此时位于食管后方,主动脉和奇静脉之间,右侧肋间动脉的前方。当至第5~7胸椎水平时胸导管在主动脉后方穿过至纵隔左后方,沿食管左侧上行,位于左锁骨下动脉后方。至锁骨上4cm,胸导管转至侧方,走行在颈动脉鞘与颈静脉后方,甲状腺下动脉、椎动脉、锁骨下动脉和膈神经的前方,后经前斜角肌内侧缘转而向下,注入左颈内静脉和左锁骨下静脉汇合的静脉角。全长36~45cm,直径2~4mm,腔内有一些防止倒流的瓣膜,导管瓣膜除了在距锁骨下静脉1cm内的瓣膜位置较为恒定外,其他瓣膜的位置不定。胸导管引流横膈以下半身及左侧头颈胸的淋巴液。由于第5~7胸椎水平由脊柱右侧转向左侧,故胸导管在第5胸椎水平以下损伤,多发生右侧乳糜胸,在此水平以上的损伤,多引起左侧乳糜胸。

胸导管解剖变异较大,在第8胸椎以下,一般为单根,此后近40%者呈双根或多根,故胸导管的预防性结扎多在膈上水平。胸导管最后回流也可至双侧的锁骨下静脉,或颈静脉。胸导管内乳糜的流速是60~100mL/h,压力在流量大的时候较高,可达10~28cmH_2O。

【分子生物学】

胸导管中乳糜主要成分是脂肪,来自肠道脂肪的吸收,其中三酰甘油的含量远高于胆固醇的含量,其次是蛋白质,含量分别是血浆中的 50%,以及电解质,含量与血浆相同。淋巴细胞是胸导管内的主要细胞成分,故乳糜中含有大量淋巴细胞,其中 90% 为 T 细胞。因此,乳糜液有很强的抑菌作用。此外,还有脂溶性维生素、抗体、尿素氮以及胰脂肪酶、天冬氨酸转氨酶和丙氨酸转氨酶等酶类。

【病因病理】

1. 病因

(1)先天性:先天性乳糜胸通常是先天性胸导管的缺陷(如闭锁、薄弱或胸导管胸膜瘘)引起。比如新生儿难产引起静脉压增高,导致薄弱的胸导管破裂,出现乳糜胸。

(2)创伤性:胸导管任何部位都可能因为外来的钝、锐性伤害导致破裂。右侧乳糜胸多见胸导管在第 5 胸椎水平以下损伤,而在此水平以上的损伤,多引起左侧乳糜胸。

(3)医源性操作:胸外科手术或左锁骨下动脉插管术和左心导管术等医疗性操作都可能损伤胸导管引起乳糜胸。

(4)肿瘤:良、恶性肿瘤若累及胸导管,可引起单侧或双侧胸腔的淋巴液渗漏,常见有淋巴管瘤、淋巴管肌瘤病、淋巴瘤、淋巴肉瘤、肺癌和纵隔肿瘤等。

(5)其他:感染性疾病,如丝虫病、结核病、真菌性疾病等导致淋巴管梗阻,甚至剧烈咳嗽和呕吐等,可引起胸导管破裂。

2. 病理生理　胸导管的撕裂或外漏导致乳糜液积存在胸膜腔内,压迫心脏和肺组织,引起心、肺功能的障碍。因为乳糜液有抑菌作用,很少出现胸膜的炎性改变以及发生脓胸。乳糜液中含有机体大量的营养和免疫成分,长期丢失会导致免疫功能减退,凝血功能障碍,营养不良,最后可能导致衰竭死亡。

【临床表现】

早期乳糜胸症状常不明显,2~7 天潜伏期后随着胸腔积液的增加,患侧肺受压迫加重,会有呼吸加快甚至困难、心动过速和血压降低等表现。反复胸腔穿刺或胸管持续引流出乳糜样液体,每天引流量可达 2000~3000mL。若未给予支持治疗,会导致死亡。

【辅助检查】

1. 实验室检查　常见有血生化和血常规指标检查。早期各指标可能正常,但是长期渗出会出现低蛋白血症、三酰甘油和电解质减低、淋巴细胞计数减少等。

胸腔积液检查可见无味、乳白、不凝固的液体;显微镜下可见脂肪颗粒,苏丹Ⅲ染色有助于分辨脂肪颗粒;胆固醇/三酰甘油<1;三酰甘油>1.24mmoL/L。

2. 影像学检查　胸部 X 线检查可见胸腔积液,但不能分辨胸液性质。淋巴管造影可以显示胸导管破口,但有一定风险。放射性核素检查可以发现淋巴管的梗阻部位。CT 可以帮助发现原发病灶如纵隔肿瘤、增大的淋巴结或原发性肺癌等。

【诊断及鉴别诊断】

通过临床表现有胸腔积液的症状,引流胸液乳糜样,实验室检查如胸腔积液的分析、乳糜试验阳性等结果,再结合是否有外伤、胸外科手术等病史,可以做出乳糜胸的诊断。

乳糜胸必须与假性乳糜胸和胆固醇性胸液相鉴别。恶性肿瘤或感染可出现假性乳糜,胸液中含有卵磷脂-球蛋白复合物,故也呈乳白色,但仅含微量脂肪,苏丹Ⅰ染色无脂肪颗粒,胆固醇和蛋白质含量低于乳糜液。结核病、类风湿关节炎和糖尿病等可引起胆固醇性胸腔积液,含有高浓度胆固醇,但不含脂肪颗粒。当乳糜胸合并其他原因如感染、肿瘤和外伤等引起的胸腔积液则诊断较困难,需要结合病史、影像学检查和胸液分析做出诊断。

【治疗】

乳糜胸的治疗尚无统一的标准,方法主要为非手术治疗、手术治疗和放射性治疗三种。

1. 非手术治疗　对于有症状的乳糜胸,首要应行胸腔闭式引流以缓解肺压缩性呼吸窘迫导致的胸腔内高压。对于日引流量小于 500mL 的乳糜胸可行保守治疗。①膳食管理:减少口腔及肠内脂肪摄入以减少乳糜液的产生和药物治疗——常用药物为奥曲肽与生长抑素,其可抑制生长激素、胰高血糖素、胰岛素的分泌及淋巴管排泄。②胸膜固定术:可单独使用或者结合胸导管结扎术治疗难治性乳糜胸。常用的胸膜固定药物包括四环素、诺环素、博莱霉素、滑石粉等。

2. **手术治疗**　大量的乳糜液丢失可以使患者发生较为严重的代谢紊乱,从而引起循环衰竭。因此,乳糜胸患者保守治疗 3~5 天之后,若引流量为 1000mL/d 以上而无减少的趋势,尽快进行手术治疗。对于先天性、创伤性和手术后乳糜胸或明确恶性肿瘤引起的、胸腔已有多处包裹性积液,肺无法膨胀,应尽早手术,除非患者有手术的禁忌证。

手术方法主要是胸导管结扎术。单侧乳糜胸从乳糜液蓄积的一侧开胸,双侧乳糜胸选右侧开胸结扎胸导管比左侧方便。除原手术切口是经正中纵劈胸骨进胸者外,手术后乳糜胸再手术基本上选用原手术侧开胸。术前应充分纠正营养不良和水、电解质紊乱,给予输血或血浆、高蛋白饮食、控制呼吸道感染。对自发性双侧乳糜胸或合并乳糜腹的病例,为明确胸导管损伤部位,术前可经足背淋巴管做淋巴造影。术前 3~4 小时口服高脂饮食(奶油制品)或术前 2~3 小时经胃管注入 100~200mL 橄榄油(气管插管时可将胃腔中剩余的橄榄油再抽出)有助于术中寻找胸导管的破损部位。手术中临时在大腿皮下或精索部淋巴管穿刺注射 1% 伊文思蓝水溶液,可在 5~12 分钟内使胸导管染色,同时也使胸导管破口周围的组织染成蓝色。术中一旦找到瘘口,在其上、下方结扎胸导管;若未找到,则在膈上低位结扎胸导管。此外,还有胸膜闭锁术、胸膜切除术、胸腹腔分流术和心包开窗术等。

经右侧开胸结扎胸导管术。清除胸膜腔内积液,切断并结扎右下肺韧带,将肺推向前上方,暴露后纵隔,沿奇静脉纵行方向切开纵隔胸膜后,在奇静脉与主动脉之间寻找呈珠白色半透明、4~5mm 粗之胸导管。术前如进高脂饮食或胃管内注入橄榄油者,胸导管呈乳白色,在破口处不断有乳白色液体溢出。下肢注入伊文思蓝可使胸导管呈蓝色。沿胸导管上、下进行探查,在破损的两端用丝线结扎,然后用纱布吸干附近积液,仔细观察有无乳糜液漏出。

经左胸结扎胸导管。标准左后外侧切口进胸。清除胸膜腔内积液,切断并结扎左下肺韧带,将肺推向前上方,暴露后纵隔。于主动脉上方切开纵隔胸膜,游离并将食管牵向左前方。暴露主动脉和它的肋间分支,结扎切断 2 根肋间动脉,从牵起的胸主动脉前面或后面接近胸导管,在破损的上、下端结扎胸导管。食管切除术后乳糜胸可从主动脉右侧,经食管床,在奇静脉和主动脉之间,椎前筋膜的前面找出胸导管,不必分离和结扎肋间动脉。主动脉以上的胸导管损伤,应在左锁骨下动脉后方找出胸导管结扎。手术后避免患者进食高脂肪饮食。

3. **放射性治疗**　对于非外伤性的乳糜胸,必须先明确其病因,对症处理。对于恶性肿瘤引起的乳糜胸,除非原发病得到治疗,否则非手术治疗和手术治疗疗效都不佳。有报道用放射性治疗纵隔淋巴瘤或其他恶性肿瘤引起的乳糜胸取得了成功。通常采用 20Gy 照射可使此类乳糜胸患者的病情得到控制。

【并发症】

常见并发症有营养不良、免疫力减退等,多见于未及时、正确治疗,长期消耗所致。一般加强营养支持,乳糜胸治愈后可恢复。

【预后】

及时诊断,积极处理原发病,采取正确的治疗方案,预后较好。

(孙大强)

第九节　急性脓胸和慢性脓胸

脓胸(empyema)是细菌侵入正常无菌的胸膜腔,造成感染,形成脓液积聚。早在 1918 年,Graham 和 Bell 就提出了治疗脓胸的基本原则:充分引流脓液、尽早消灭脓腔、足够的营养支持。这些原则现在仍然适用。随着抗生素的问世,肺炎后脓胸的发生率明显下降了。由于胸外科技术的快速发展,外科治疗胸部病种的增加,手术后脓胸的发生率所占比例反而升高了。

【病因】

脓胸的致病原因见表 2-1。

表 2-1 脓胸的致病原因

胸膜腔附近的组织器官为污染源(占 50%~60%)	感染源直接进入胸膜腔(30%~40%)
颈深部的感染	胸腔相关操作
纵隔感染	术后感染
肺部感染	胸壁穿透伤
膈下脓肿	血行感染(1%)
胸壁或脊柱感染	

【细菌学】

在抗生素出现以前,约 10% 的肺炎患者演变成脓胸,常见致病菌是链球菌和肺炎球菌。近来的多项研究表明,金黄色葡萄球菌、革兰氏阴性菌以及厌氧菌成为了最主要的致病菌;尤其是 2 岁以下的儿童脓胸患者,约 92% 培养出的细菌为葡萄球菌。在分离出的多种厌氧菌中,最常见的是消化道链球菌属。

在肺炎患者中,60%~70% 为肺炎链球菌感染,但其发展成脓胸的比率仅在 2% 左右;β 溶血性链球菌在肺炎患者中仅占 1%~2%,但在成年患者中约 10%、在儿童患者中约 50% 可出现脓胸(表 2-2)。

表 2-2 胸腔积液、脓胸的发生率和肺炎致病菌的关系

致病菌	胸腔积液发生率(%)	脓胸发生率(%)
厌氧菌	35	90
需氧菌		
革兰染色阳性菌		
肺炎链球菌	40~60	<5
儿童金黄色葡萄球菌	70	80
成年人金黄色葡萄球菌	40	20
革兰染色阴性菌		
大肠埃希菌	50	90
铜绿假单胞菌	50	90

【病理分期】

在 1962 年,美国胸外科协会根据脓胸的自然病程,将脓胸分为三个发展阶段。

1. **炎性渗出期或急性期** 此期的胸膜腔内有大量渗出液,胸腔积液表现稀薄清亮、细胞成分少,胸腔积液中的红细胞、白细胞和乳酸脱氢酶(LDH)水平都较低,胸腔积液中的糖分和 pH 均正常,少量纤维蛋白沉积,无纤维素沉着,胸膜充血、水肿,胸腔积液易于引出,肺仍能复张良好。

2. **纤维化脓期或过渡期** 随着细菌的侵入,胸腔积液中红细胞、白细胞增加,大量纤维素沉积在壁层胸膜和脏层胸膜表面,尤其是壁层胸膜较多。胸腔积液变得黏稠和浑浊,胸腔积液中的糖分和 pH 下降,乳酸脱氢酶(LDH)升高。纤维素形成分隔防止脓胸扩散的同时,也使肺的膨胀受到了限制。

3. **慢性期或机化期** 发生于细菌感染后 7~10 天,在 4~6 周形成。在此期间,脏层和壁层胸膜上大量的纤维素沉淀,毛细血管和成纤维细胞长入其中,在胸膜表面尤其是壁层胸膜上形成致密的纤维板,厚可达 2~3cm,增厚的脏、壁层胸膜之间为脓腔,脓液十分黏稠。脏层胸膜和肺被纤维板包裹,肺的舒缩功能严重受限,肺功能受到很大影响,不进行胸膜纤维板的剥脱,肺就无法膨胀。此期的后期,还表现为患侧胸廓缩小、胸壁肋间隙变窄等(表 2-3)。

在临床治疗上常分为两期:急性期和慢性期。

表 2-3 脓胸的分期(美国胸科协会,1962 年)

Ⅰ期:胸膜水肿,渗出期	Ⅲ期:胶原蛋白沉积、成纤维细胞内生、机化期
Ⅱ期:大量的纤维蛋白沉积、纤维化脓期	

【并发症】

在整个脓胸发病过程的任何时期,均可产生并发症,但临床上更多出现在脓胸的慢性期。最常见的并发症是引起肺纤维化,近脏层胸膜表面的脓液可侵蚀穿破肺组织,经支气管内引流排出,表现为患者突然咳出大量的脓痰。近壁层胸膜的脓液可穿透胸壁软组织、经皮肤破溃形成窦道,多发生在第5肋软骨交界处。较少见的并发症还有肋骨或椎骨骨髓炎、气管-食管瘘、化脓性心包炎、纵隔脓肿、经膈裂孔引发腹腔感染等。罕见并发症的报道还有脓肿远处播散至颅内,造成脑脓肿(Scheld等,1998年)。

【临床表现】

脓胸患者的临床表现和其他感染相比较没有特异性。脓胸患者的临床表现与致病菌的性质、胸膜腔内脓液量的多少、患者自身的免疫状况等都有关系,有的表现很轻微,有的表现很严重。典型的急性脓胸患者常见主诉是患侧胸痛、沉重感,全身症状可有发热,疲乏无力,心率、呼吸增快,可有咳嗽并带脓痰。需氧菌性肺炎导致的脓胸患者,通常有急性期的发热、胸痛、咳痰、白细胞增多。厌氧菌感染所致的脓胸患者临床症状比较隐匿,往往在感染后10天左右临床症状才明显。医院内感染和免疫功能减退以及应用过抗生素治疗的脓胸患者,其临床表现可能与上述有所不同。

【辅助检查】

为明确脓胸的诊断,临床上常用的辅助检查手段有胸部正侧位X线片、胸部CT、超声检查、胸腔穿刺液的实验室检查、支气管镜检查等。胸部磁共振成像(MRI)不作为首选的检查方法,若想了解包裹性积液和心脏大血管、脊柱椎体等的关系时,可考虑MRI检查。

1. **影像学检查**

(1)胸部X线片:可发现胸腔积液、肺炎或其他稍大的胸部病变。脓性胸腔积液可表现为胸下部大片模糊阴影,直立时可见下胸部S形线,有时脓腔内可见气-液平面;后侧膈肌角处是脓液常见的部位,侧位胸部X线片更容易显示清楚;包裹性脓胸在胸部X线片上表现为靠近胸壁的扁丘状阴影。

(2)胸部CT:对胸腔积液性质的鉴别,尤其是对于包裹性积液的判定上,胸部X线片是无法与之相比的。胸部CT不仅能区分肺脓肿和脓胸,还可以了解肺内病变,测定液体量的多少、密度值的大小以及确定液体的位置。液体的定位对制订治疗方案非常重要。CT引导下的胸腔穿刺技术已经常规开展,其精准性和安全性已经得到公认。另外,胸部CT还可判定脓胸分隔的程度。

2. **超声检查**　可以判断胸腔积液的有无、量的多少和部位所在;对胸腔积液与肺实变、肺不张的鉴别也有帮助。还可以在超声定位下穿刺。

3. **胸腔穿刺液检查**　对怀疑脓胸的患者,一旦证实胸腔内有积液,就应进行胸膜腔诊断性穿刺。穿刺液的大体形态特征和味道对脓胸的诊断和处理有价值。稀薄的液体即使培养出细菌,胸腔穿刺抽液加上抗生素治疗就可取得满意的疗效,浓稠、分隔的脓液则需要外科手术处理。厌氧菌感染的脓液通常散发出恶臭,而需氧菌感染的脓液则无或少有异味。

(1)胸腔穿刺液要送细菌培养和药敏试验,包括革兰氏染色和厌氧菌培养。若怀疑是恶性肿瘤导致的胸腔积液,还应送检瘤细胞。

在送检的胸腔积液中,有25%~60%患者的细菌培养结果阴性,其原因应想到细菌培养方法是否正确、该患者是否使用过抗生素,尤其应想到对厌氧菌的培养和其标本在运送过程中的注意事项。在进行胸腔积液细菌培养的同时,还应做痰的检查和培养,它的意义在于造成肺部感染的致病菌往往也是脓胸的致病菌。但对于脓胸造成的胸壁皮肤窦道口的脓液培养出的病原菌,则可能不是造成脓胸的病原菌。若连续多次细菌培养结果为阴性,而患者治疗后无明显改善时,还应考虑到结核菌和真菌感染的可能。

既往结核菌的诊断主要有皮试、涂片、培养以及影像学诊断等,目前又有了一项新的诊断结核的方法:由体外酶联免疫斑点技术发展而来的结核感染T细胞斑点试验,这是目前直接检测血液中抗原特异性T淋巴细胞的最灵敏方法,它可以检测样品中每一个反应的T细胞,即使是免疫功能减退的患者,只要单个的T淋巴细胞有反应,就可以被检出。通过检测结核感染后特异性T细胞分泌的γ-干扰素(IFN-γ),并据此结果判断是否感染结核。

随着广谱抗生素的临床使用,以及各种器官移植、免疫抑制药的应用,真菌感染呈上升趋势,既往临床上检测真菌的方法如真菌涂片、真菌培养的敏感性和特异性都较低。近年来,临床上应用的 G 试验和 GM 试验检测真菌感染,具有早期、快速、敏感、特异、采样方便的优点。

(2) 胸腔穿刺液的生化指标:主要是查积液的 pH、LDH 和糖成分。

4. 脓胸患者的支气管镜检查　主要是为了排除气管内肿瘤或者吸入性异物,必要时也可做气管内毛刷、肺泡灌洗,并将灌洗液和毛刷标本送病理和培养等。

【诊断及鉴别诊断】

脓胸的诊断依据主要是病史、临床症状和体征、实验室检查、影像学资料等,胸腔穿刺抽出脓液即可确诊(表 2-4)。

表 2-4　脓胸的诊断

病史:可能造成胸膜腔感染的病史,如急性肺部感染
临床表现
症状:呼吸困难、发热、咳嗽、胸痛等,少数症状不典型。
体征:呼吸、心率快,患侧胸廓呼吸幅度减弱,肋间隙饱满;叩诊为浊音;听诊可闻及胸膜摩擦音,患侧呼吸音减弱或消失。
影像资料:胸部 X 线、CT 或超声等证实胸腔积液。
胸腔穿刺:胸液中找到致病菌可确诊

在急性期发作 4~6 周后,发热和胸痛持续不退,甚至加重,引流出的脓液稠厚;肺部影像提示胸壁增厚包裹脓腔、脓腔内出现分隔,虽经引流肺仍然膨胀不全;病程较长的患者,体检可发现杵状指、患侧胸壁萎陷、肋骨聚拢、肋间隙变窄、纵隔移向患侧等慢性病表现。此时提示进入了慢性脓胸期。

【鉴别诊断】

1. 胸腔积液和肺实变　在胸部 X 线片上很难辨别出两者,可借助患侧的胸部听诊来帮助鉴别。实变的肺是可以传导呼吸音的,但胸腔积液则不能。另外,胸部 X 线片可观察气管和纵隔的移位,若移向健侧,则提示是胸腔积液;若移向患侧,则提示是肺实变。对于上述情形的鉴别,超声和 CT 扫描能提供更好的帮助。

2. 脓胸和肺脓肿　此两者的鉴别对治疗的指导意义较大。若辨别不清,误将胸管插入肺脓肿内,则可能产生气胸、脓胸、出血、支气管胸膜瘘等并发症;况且肺脓肿的引流方式是体位内引流,而脓胸的引流方式是外引流。因此,对两者的鉴别有重要意义。胸部 X 线片对两者的判定有一定难度,即使出现了气-液平面,对两者的鉴别也无太大帮助。因为不仅肺脓肿内可以有气液平面,而且气-液平面同样可出现在脓胸的分隔内,这可能由于脓胸内的产气杆菌、以前未完全吸收的气胸、支气管胸膜瘘或胸腔穿刺等造成。胸部 CT 扫描对两者的鉴别价值较大。通常情况下,CT 显示脓胸脓腔的弧度线和附近的胸壁吻合,且脓腔的垂直和水平尺度较横向大(图 2-7)。典型的肺脓肿多呈球形,其形态与附近的胸壁不吻合,走向也不一致,并且其周围有肺组织感染造成的炎性表现(图 2-8)。

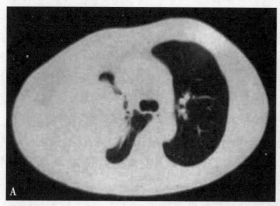
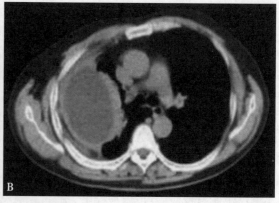

图 2-7　脓胸的 CT 表现
注:A. 肺窗;B. 纵隔窗。

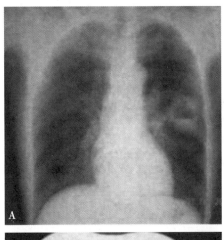
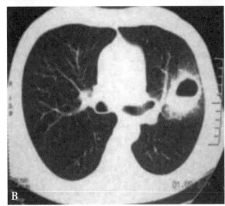
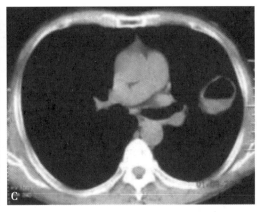

图 2-8　肺脓肿 X 线片和肺脓肿 CT 表现
注：A. X 线片；B. CT（肺窗）；C. CT（纵隔窗）。

【处理】

在脓胸的早期，若能及时地消灭感染源，充分地排出脓液，随着肺的复张，多能取得较好的脓胸治疗效果。若脓胸发现不及时，或即使早发现了，但由于处理方式、方法不当，或重复感染、异物存留等，随着病情的迁延，逐渐进入了慢性脓胸阶段。

脓胸的处理流程简化如下（图 2-9，图 2-10）。

1. 急性脓胸或过渡期脓胸的治疗　急性期脓胸的处理现已形成了共识，其治疗原则是查找病因，控制感染，合理应用抗生素；充分引流排出胸腔内积液；促使肺膨胀，消灭脓腔；支持治疗，包括营养支持治

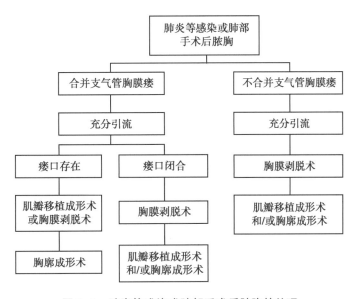

图 2-9　肺炎等感染或肺部手术后脓胸的处理

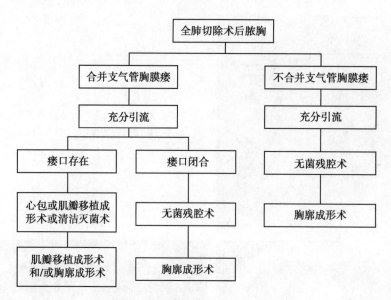

图 2-10　全肺切除术后脓胸的处理

疗和呼吸、循环支持等。

当胸腔积液细菌培养出现阳性结果时,抗生素的使用就应根据培养结果的药物敏感性决定,同时不要忘记做痰液的细菌培养。药物敏感性结果未出以前,或胸腔积液培养出现阴性结果时,只能依靠临床经验来使用抗生素。对于感染的胸腔内局部应用抗生素,抗生素的浓度必须足够高,才能达到杀灭病原菌的目的,反之,则容易产生耐药性,故目前不主张采用小剂量抗生素冲洗胸腔的做法。全身抗生素的使用,在脓胸的渗出期(Ⅰ期)较易进入胸膜腔,但在纤维脓性期(Ⅱ期)和机化期(Ⅲ期)则效果较差。

急性脓胸处理的关键所在是脓液的充分引流。在急性脓胸的早期,若穿刺抽出草黄色、清亮或微浑浊的稀薄液体时,也就是渗出期(Ⅰ期)时,胸腔积液基本能被一次抽净,再加上合理的抗生素的使用,其疗效非常好,尤其对儿童效果更佳。若穿刺抽出的胸腔积液为脓性,或胸腔积液量超过胸腔容积的50%,或经过穿刺24小时后的胸部 X 线片证明胸腔积液量又有增加,且患者一般状况没有改善,就应该放置胸腔闭式引流。

近年来,CT 引导下的脓腔穿刺置管,有替代传统胸腔闭式引流术的趋势。较之传统置管,其优点是对脓胸分隔区的定位精确,安全度高;可多分隔腔内穿刺抽吸胸腔积液,可置多根引流管,可接负压。

在脓胸的过渡期,脓液的引流和肺的复张越来越困难,此时可考虑使用纤维蛋白溶解物链激酶或尿激酶,两者的作用都可溶解、打开纤维分隔,使引流更加彻底。1997 年,Bouros 团队采用双盲实验的方法,对比分析了链激酶和尿激酶在治疗胸腔引流不畅患者过程中的作用,得出了如下结论:链激酶和尿激酶都能帮助增加胸腔积液的排出;尿激酶花费较高,但较链激酶的局部和全身不良反应小,这些不良反应包括发热、寒战、胸痛等。

纤维蛋白溶解物(链激酶或尿激酶)的使用,要根据置管后的胸腔引流量来决定。如果在置管后的前2 天,胸内积液基本能被引流干净,且肺复张良好,则不必使用纤维蛋白溶解物;若胸腔内仍有大量积液存留,在判定无支气管胸膜瘘发生的前提下,推荐使用纤维蛋白溶解物。

拔除闭式胸腔引流管的指征是:①患者的临床症状改善,包括体温和血白细胞正常等。但若有明确的其他部位感染(如持续的肺炎)的存在,且胸膜腔引流已经非常满意的前提下,并不绝对要求血白细胞和体温必须正常才能拔管。②拔管前必须先做影像学检查,如果 CT 或胸部 X 线片等证实仍有积液存在,且临床症状改善不彻底,就不要拔管。③24 小时以上的胸腔积液引流量不超过 20mL。

若胸腔闭式引流仍不能有效排出脓液,且 CT 检查示脓液稠厚、多发分隔、经皮无法充分引流时,就需要外科手术处理。常用的手术方法有肋骨切除引流术、开胸术、胸腔镜辅助下的胸膜剥脱引流术,以及时机成熟时行开放式引流术等。

(1) 肋骨切除胸腔引流术:是指在全身麻醉下,在脓腔最低位置切除一小段肋骨,打开脓腔清除其内的所有分隔,吸净腔内脓液,冲洗胸腔,皮肤另处打孔放置胸腔引流管,当每日引流量少于 20mL,胸腔引流管内的液面波动幅度微弱,且将胸腔引流管打开暴露在空气中也不会造成气胸时,就可将胸腔引流管在距胸壁 1cm 处剪断,变成开放式引流,用安全别针和胶布固定胸管,以免胸管脱出或滑入胸膜腔,外覆盖较厚层的敷料,注意随时更换敷料。随着肉芽组织生长和纤维化填塞脓腔,胸管逐渐被推出,这样每周剪短数厘米,直至肉芽组织填满脓腔,胸腔引流管完全被挤出体外,达到脓腔的完全愈合。

(2) 胸腔镜手术(VATS):胸腔镜技术在治疗过渡期脓胸的粘连松解、分隔的清创中,比传统的小开胸具有更好的视野显露。在纤维板形成以前做胸膜剥脱以使肺复张,胸腔镜下也同样容易完成。Wait 团队在 1997 年的报道中得出结论,对于胸腔引流联合应用纤维蛋白溶解物治疗脓胸失败的患者,胸腔镜手术可以作为一个常规的处理手段。

2. 慢性脓胸的处理 80% 的慢性脓胸是由于急性脓胸治疗不当引起的。慢性期脓胸的治疗原则:①改善患者的一般状况,提高患者自身体质,为进一步治疗做准备;②合理应用抗生素,控制感染;③消灭脓腔,尽可能促使肺复张。

常用的手术方式:胸壁开窗术、脓腔灭菌术、肌瓣移植填充术、脓腔切除胸膜剥脱术、胸廓成形术等。

慢性脓胸的胸膜剥脱术只有在以下情况时才考虑进行:①增厚的胸膜已存在数周以上;②呼吸困难已影响到日常生活;③肺功能的受损是可逆性的。

胸膜纤维板剥脱术的并发症主要有出血、支气管胸膜瘘、细支气管肺泡漏气、脓胸或伤口感染等。因此,在操作过程中除要求具有专业知识外,还一定要细心加耐心,尽量避免并发症的发生。

胸廓成形术就是通过去除肋骨造成胸壁塌陷并贴在肺表面上,从而消灭残腔的一种术式,但由于这种破坏性较大的残毁性手术往往让患者难以接受。现在应用的胸廓成形术的术式很多,如胸膜内胸廓成形术、胸膜外胸廓成形术、胸廓填充术、局限性胸廓成形术等。

(1) 胸膜内胸廓成形术:需切除多根肋骨,同时切除骨膜、肋间肌、肋间神经血管以及壁层胸膜,将留下的皮肤和胸部肌肉塌陷,消除残腔。

(2) 胸膜外胸廓成形术:该术式多采用胸壁常规后外侧切口,要求切除足够数量的肋骨,同时保留肋骨骨膜、肋间肌以及壁层胸膜。切除后肋时,内侧可达横突,以使脊柱旁的组织达到最大程度的塌陷。为了维持颈、肩带和上部胸廓的完整性,保留第 1 肋是必要的。当把骨膜从肋骨上剥离开来、使肋骨充分游离后,即可在胸膜外采用压迫的手段,将与肋骨分离开的软组织塌陷填塞残腔。术后 2 个腔隙都应放置引流管,胸腔闭式引流一直要等到残腔完全闭合之后再拔除;而胸膜外引流管因是放在非感染性腔隙中,多在术后 4~5 天拔除。

临床上较常采用的是胸膜外胸廓成形术,由于胸廓成形术破坏性较大,且慢性脓胸患者多有长期的消耗,因此做好术前准备非常重要,包括营养支持、纠正贫血、维持水电解质平衡、增强体质和肺功能锻炼等。

另外,胸廓成形术还用来治疗复杂的胸膜肺曲霉病,以及肺切除后余留残腔的处理。对于全肺切除后脓胸患者,胸廓成形术较残腔填充术及无菌残腔术效果更好。胸廓成形术几乎从不用于治疗肺底部脓胸,因为肺底部胸廓成形术使胸壁充分萎陷的可能性很小,很难达到消灭残腔的目的;对于此部位的残腔通常用胸廓开窗引流术或肌瓣(或网膜)填充术治疗效果较好。

胸廓成形术的并发症:术后并发症有心力衰竭、呼吸衰竭、感染、支气管胸膜瘘、残腔未闭合等;远期并发症可有胸廓畸形、脊柱侧弯、肩部活动受限、皮肤感觉异常等。这些并发症多可经术前充分准备、合理规划手术范围、术中仔细操作、术后康复锻炼等加以克服。

胸廓成形术的病死率和预后:病死率为 0~10%;预后较满意,有 80%~90% 的患者残腔消失。

(孙大强)

第十节 胸 腔 积 液

胸腔积液(pleural effusion,PE)是胸膜疾病最常见的临床表现。可原发于胸膜自身疾病或继发于肺部疾病,也可来源于全身性疾病。准确的诊断常依赖于影像学检查和胸腔积液的实验室检查。鉴别胸腔积液是渗出液或漏出液非常重要,漏出性胸腔积液常由心力衰竭、肝硬化引起,而结核性胸腔积液、恶性胸腔积液和肺炎相关胸腔积液是渗出性胸腔积液最常见的病因。

胸膜腔为脏、壁层胸膜之间的一个潜在间隙,在生理情况下脏层和壁层胸膜之间有一层很薄的液体(5~15mL),在呼吸运动时起润滑作用。正常情况下,胸膜腔内每天有 500~1000mL 液体形成和吸收,任何原因使胸膜腔内液体形成过快或吸收过缓,即产生胸腔积液。根据胸腔积液的发生机制可分为漏出性胸腔积液和渗出性胸腔积液。根据病因可分为感染性、肿瘤性、免疫性、物理性、药物性胸腔积液等。

【流行病学】

目前关于胸腔积液的流行病学资料,不同国家和地区、不同时期所统计的发病率和病种构成均有差异。从 2000 年至今,美国每年胸腔积液发病人数约为 150 万,充血性心力衰竭所致胸腔积液占 37.4%;在渗出性胸腔积液中,病因主要是肺炎相关胸腔积液和恶性胸腔积液。国内目前尚无全国性的流行病学资料,病因差异较大,可能与调查的对象和范围不同有关。总体来说结核和恶性肿瘤是主要病因。

【病因学】

1. **胸膜毛细血管内静水压增高**　如充血性心力衰竭、缩窄性心包炎、血容量增加、上腔静脉或奇静脉回流障碍等,产生漏出液。

2. **胸膜通透性增加**　如胸膜炎症、胸膜肿瘤、结缔组织病、肺栓塞、膈下炎症(膈下脓肿、肝脓肿、胰腺炎)等,产生渗出液。

3. **胸膜毛细血管内胶体渗透压降低**　如低蛋白血症、肝硬化、肾病综合征、急性肾小球肾炎、黏液性水肿等,产生漏出液。

4. **壁层胸膜淋巴回流障碍**　如癌性淋巴管阻塞、发育性淋巴管引流异常等,产生渗出液。

5. **损伤性疾病**　如肋间血管损伤、主动脉瘤破裂、食管破裂、胸导管破裂等,产生血胸、脓胸和乳糜胸。

【临床表现】

1. **症状**　胸闷和呼吸困难较常见。少量胸腔积液一般无明显症状,部分急性胸膜炎早期胸腔积液量少时有明显的胸痛,随着积液增多,脏层和壁层胸膜分开而胸痛减轻,但逐渐出现气促。中、大量胸腔积液常表现为胸闷和呼吸困难,尤其在活动后明显。极少情况下,可出现张力性胸腔积液,表现为严重的呼吸困难和血流动力学不稳定。伴随症状取决于胸腔积液的病因,如结核性胸腔积液患者可伴有低热、乏力、消瘦等结核中毒症状;恶性胸腔积液通常量较多,可伴有胸痛、咳嗽、咯血;肺炎相关胸腔积液和脓胸可伴有发热、咳痰;充血性心力衰竭伴有心功能不全的相应表现;肝脓肿时伴有发热、肝区疼痛。

2. **体格检查**　少量胸腔积液时可无明显体征,部分患者可触及胸膜摩擦感或闻及胸膜摩擦音。中、大量胸腔积液时,体格检查可发现患侧胸廓饱满,肋间隙增宽,气管向对侧移位;患侧语音震颤减弱或消失,呼吸动度减低,局部叩诊浊音;听诊呼吸音减弱或消失,液平面以上由于肺组织受压,呼吸音可增强,或听到支气管肺泡呼吸音。体征上需与胸膜增厚相鉴别,胸膜增厚亦为叩诊呈浊音,听诊呼吸音减弱,但往往伴有胸廓扁平或塌陷,肋间隙变窄,气管向患侧移位,语音传导增强等体征。

【辅助检查】

1. 影像学检查

(1)胸部 X 线:少量胸腔积液时,肋膈角变钝。中等量积液时表现为中、下肺野均匀的密度增高影,上界呈弧形,为外高内低、凹面向上的反抛物线状。大量积液时患侧胸腔全部为致密均匀阴影,纵隔向健侧移位。包裹性积液局限于一处,不随体位改变而变动。叶间积液为与叶间裂有关边缘光滑的菱形或圆形阴影,肺底积液在肺膈面和膈肌之间,易误诊为膈肌升高。

(2)胸部 CT:其敏感性和分辨率高,不仅能显示极少量或局限性胸腔积液,还能显示肺内、纵隔及胸膜病变情况,有助于病因诊断。CT 检查时患者一般取仰卧位,积液量少时不易区分来自胸腔或者腹腔。

(3)胸部超声检查:超声检查对胸腔积液的诊断具有灵敏、准确、操作简便的特点,确定包裹性积液或分隔性积液的位置,估计积液量、测量距离体表的深度和范围,准确定位指导胸腔穿刺抽液、胸腔闭式引流和胸膜活检等有创操作。超声检查虽有助于积液性质的判断,但确诊仍依赖于穿刺抽液的实验室检查及必要的细胞病理学检查。

2. 胸腔穿刺抽液检查 对于明确胸腔积液的性质及判断病因具有重要的价值。

(1) 外观:漏出液清亮透明,静置后不凝固;渗出液一般颜色较深,微浑。肺栓塞、恶性疾病或外伤表现为血性胸腔积液;感染性胸腔积液常为黄色,浑浊而有脓性的积液提示脓胸;结核性胸腔积液呈浅草黄色;清亮乳白色液体提示乳糜胸诊断;巧克力色积液见于阿米巴肝脓肿穿破入胸腔。

(2) 密度、黏蛋白定性试验、蛋白质含量和细胞学:漏出液密度<1.018,黏蛋白定性试验阴性,蛋白质含量<30g/L,细胞数<100×10⁶/L,以淋巴细胞、间皮细胞为主;渗出液密度>1.018,黏蛋白定性试验阳性,蛋白质含量>30g/L,细胞数>500×10⁶/L。中性粒细胞增多提示急性炎症,脓胸时白细胞计数可达10 000×10⁶/L 以上;结核性胸膜炎早期以中性粒细胞为主,其后则转为淋巴细胞为主;寄生虫感染或结缔组织病时嗜酸性粒细胞可增多。红细胞>5×10⁹/L 时,胸腔积液呈淡红色,多由恶性肿瘤所致;红细胞>100×10⁹/L 时,应考虑创伤、肿瘤或肺梗死。胸腔积液血细胞比容大于外周血的 50% 以上时为血胸。

(3) 葡萄糖及 pH:正常情况下,胸腔积液中葡萄糖含量与血液中葡萄糖含量相近,漏出液与大多数渗出液的葡萄糖含量正常,而脓胸、食管破裂、类风湿性胸腔积液、系统性红斑狼疮、结核和恶性胸腔积液中葡萄糖含量可<3.3mmol/L(60mg/dL)。其中类风湿性胸腔积液和脓胸葡萄糖水平最低(<0.56mmol/L 或 10mg/dL)。

胸腔积液 pH,漏出液 pH,一般为 7.45~7.55;渗出液 pH,一般为 7.3~7.45。较低的胸腔积液 pH(<7.3)和葡萄糖含量(<3.3mmol/L)见于复杂性肺炎相关胸腔积液、恶性胸腔积液、结核性胸腔积液、类风湿胸膜炎、食管破裂、系统性红斑狼疮等。在肺炎相关胸腔积液中,低 pH 和葡萄糖含量提示较大的可能性需要留置胸管引流,英国胸科学会建议胸腔积液 pH<7.2 提示需放置胸管引流;在恶性胸腔积液中,低 pH 和葡萄糖含量提示胸膜病变广泛,胸腔积液中细胞学检查阳性率高、胸膜固定术效果不佳,患者预后较差。

(4) 酶:渗出性胸腔积液中乳酸脱氢酶(lactate dehydrogenase,LDH)>200U/L,且与血清 LDH 比值>0.6;胸腔积液 LDH 水平与胸膜炎症程度相关,LDH>500U/L 提示恶性肿瘤或并发细菌感染。

胸腔积液淀粉酶水平高于正常血清上限或胸腔积液/血清淀粉酶>1.0,提示急性胰腺炎、胰腺假性囊肿、食管破裂或胸膜恶性肿瘤(特别是腺癌)。同工酶分析有助于确定淀粉酶的来源,如唾液淀粉酶升高,而没有食管破裂,则恶性的可能性更大。

腺苷脱氨酶(ADA)在淋巴细胞中含量较高。炎性渗出液常低于 45U/L,恶性胸腔积液常低于 25U/L,结核性胸腔积液中 ADA 多高于 45U/L,其诊断结核性胸腔积液的敏感度较高。

根据胸腔积液和血液中总蛋白和乳酸脱氢酶含量的比较,可以区分渗出液和漏出液。Light 标准:①胸腔积液蛋白/血清蛋白(pleural effusion/serum protein,PE/S pro)>0.5;②胸腔积液乳酸脱氢酶/血清乳酸脱氢酶(pleural effusion/serum lactate dehydrogenase,PE/S LDH)>0.6;③胸腔积液乳酸脱氢酶大于正常血清乳酸脱氢酶上限的 2/3(或 200U/L)。凡符合以上 3 项中任何 1 项者,可诊断为渗出液,否则为漏出液,其敏感性高达 85%~99%,但特异性较低,为 75%~90%,即根据 Light 标准,某些实际上为漏出液的患者被误诊是渗出液。Light 推荐对于临床上考虑为漏出液而 Light 标准符合渗出液时,予以测定血清-胸腔积液的清蛋白差值,若超过 12g/L,则诊断为漏出液。对于经过利尿治疗的充血性心力衰竭患者,因胸腔积液中蛋白和 LDH 浓缩,用 Light 标准可误判为渗出液,此时血清-胸腔积液的清蛋白差值超过 12g/L,则有助于漏出液的诊断。Romero 等以 PE/S pro>0.6、PE LDH>280U/L、PE/S LDH>0.9 作为标准,可使特异性从 77% 上升到 93%。而 Porcel 等对 Light 标准进行调整,省略 PE/S LDH 进行鉴别渗、漏出液,也获得相似结果,敏感性为 95.4%,特异性为 83.3%。目前认为,Light 标准是胸腔积液中漏出液和渗出液鉴别的重要指标,适当调整相关指标数值可以提高诊断的特异性。渗出液与漏出液鉴别试验的敏感性和特异性见表 2-5。

(5) 类脂:乳糜胸和假性乳糜胸可通过脂质分析鉴别。乳糜胸见于胸导管破裂,胸腔积液中三酰甘油>1.24mmol/L(1100mg/L),胆固醇不高,脂蛋白电泳可显示乳糜微滴,如三酰甘油<0.56mmol/L(500mg/L)则可排除。假性乳糜胸,胆固醇水平>5.18mmol/L(2000mg/L),三酰甘油含量正常,无乳糜微滴,显微镜下

表 2-5 渗出液与漏出液鉴别试验的敏感性和特异性

检查项目	敏感性(%)	特异性(%)
Light 标准(符合 1 项或 1 项以上标准)	98	83
PE 蛋白/血清蛋白>0.5	86	84
PE 乳酸脱氢酶/血清乳酸脱氢酶>0.6	90	92
PE 乳酸脱氢酶大于正常血清水平上限的 2/3	82	89
血清-PE 清蛋白差值≤12g/L	87	92
PE 胆固醇浓度>1.55mmol/L	54	92
PE 胆固醇/血清胆固醇>0.3	89	81

可见胆固醇结晶。与陈旧性积液的胆固醇积聚有关,见于陈旧性结核性胸膜炎、恶性胸腔积液、肝硬化和类风湿性胸腔积液等。

3. **经皮胸膜活检** 经皮胸膜活检具有简单、易行、创伤小的优点,对于胸腔积液的病因诊断有重要意义,可鉴别结核、肿瘤和其他胸膜病变,阳性诊断率为 40%~75%。B 超或 CT 引导下活检可提高诊断率。拟诊为结核性胸腔积液时,活检标本除常规病理检查外,还应做结核分枝杆菌培养。脓胸或有出血倾向者不宜行胸膜活检。如证实为恶性胸膜间皮瘤,应在 1 个月内对活检部位进行放疗以防针道种植。

4. **胸腔镜或开胸活检** 胸腔镜或开胸活检是诊治胸腔积液最直接准确的方法。有些胸腔积液病因诊断较为困难,应用胸腔镜检查。胸腔镜检查对恶性胸腔积液的病因诊断率可达 70%~100%。

【诊断及鉴别诊断】
首先需要明确胸腔积液的性质,即鉴别是漏出液还是渗出液,再根据漏出液或渗出液所涉及的病因范围,进一步寻找证据,明确病因。因此,胸腔穿刺抽液检查是诊断的重要依据。

漏出液应寻找全身性因素,常见的病因是充血性心力衰竭、肝硬化、肾病综合征和低蛋白血症。充血性心力衰竭和肾病综合征多为双侧胸腔积液,肝硬化胸腔积液多伴腹水,低蛋白血症多伴有全身水肿。腹膜透析的胸腔积液类似于腹透液,葡萄糖含量高,蛋白质<1.0g/L。

我国渗出性胸腔积液最常见的病因是结核性胸膜炎和恶性胸腔积液。前者多见于青壮年,表现为胸痛,常伴有干咳、低热、盗汗、消瘦等结核中毒症状,红细胞沉降率一般增快,结核菌素试验阳性,老年患者可无发热,结核菌素试验亦常阴性。胸腔积液检查,外观为草黄色,以淋巴细胞为主,pH 和葡萄糖含量低,ADA 增高,抗酸杆菌涂片、染色及培养可阳性。

恶性胸腔积液患者年龄多在中年以上,查体可见体表淋巴结增大、肿瘤压迫等直接或间接征象。胸腔积液多为血性,量大、增长迅速,胸腔积液中 pH 和葡萄糖含量较结核性高,肿瘤标记物可升高,胸腔积液细胞学检查、胸膜活检、纤维支气管镜检查及胸腔镜等检查有助于进一步诊断和鉴别。怀疑为其他器官肿瘤转移(如乳腺癌、消化系统或泌尿生殖系统肿瘤)需行相应针对性检查。

肺炎相关胸腔积液指肺炎、肺脓肿和支气管扩张等感染引起的胸腔积液,如积液呈脓性则为脓胸。患者多有发热、咳嗽、咳痰、胸痛等症状,血白细胞增多,中性粒细胞增多伴核左移。胸腔积液为草黄色甚至脓性,白细胞明显增多,以中性粒细胞为主,pH 和葡萄糖降低。

【治疗】
1. **漏出性胸腔积液** 对于漏出性胸腔积液,应积极治疗原发病。在原发病被控制以后,积液通常可以消失。有时因积液量大引起的症状较为严重或原发病治疗效果不佳时,需进行干预缓解症状;对难治性胸腔积液,可行胸膜固定术。

2. **结核性胸腔积液** 一般为自限性,如未予治疗通常经过 4~16 周的自然病程可自行吸收,但其中 43%~65% 的病例会在若干年后发展为活动性肺结核或肺外结核;病程长者可发生积液包裹分隔,胸膜粘连、肥厚,纤维板压迫和限制肺组织的活动,出现限制性通气障碍。治疗目标:①防止将来活动性肺结核的发生和发展;②尽快缓解结核感染(包括胸腔积液吸收造成的中毒症状和积液的压迫症状);③防止胸膜肥厚、粘连、纤维化形成,影响肺功能。

(1) 抗结核化学治疗:是针对病因的基础治疗。方案与肺结核相同,采取初始短程化疗方案,疗效可靠,胸腔积液量多或双侧胸腔积液、结核性脓胸及痰检阳性的患者,强化期四联(异烟肼、利福平、吡嗪酰胺、乙胺丁醇)用药 2 个月,接着继续应用异烟肼、利福平巩固治疗 4 个月;对只有单侧胸腔积液的患者,可先用异烟肼、利福平、吡嗪酰胺治疗 2 个月,再用异烟肼、利福平巩固治疗 4 个月。有些局限性胸腔积液的患者,即使 6 个月的疗程结束后,胸腔积液仍有可能延迟吸收。

(2) 胸腔穿刺抽液:可使受压肺复张、排除胸腔积液中炎性渗出物和致热源、减轻毒素吸收引起的结核中毒症状,缩短病程,防止纤维蛋白沉积。在正规抗结核化疗的同时,及早给予排除胸腔积液,可有效缓解症状、减轻后期胸膜包裹与胸膜粘连肥厚的并发症,促进肺功能的恢复。目前国内、外均主张早期大量抽液。

(3) 肾上腺皮质激素的应用:糖皮质激素可降低机体的变态反应和炎症反应,使毒性症状迅速减轻,促进胸液吸收,防止胸膜粘连增厚。急性期在有效的抗结核化疗基础上,并用激素,可获得满意效果。

待症状减轻,积液吸收,即应逐渐减量至停用,一般疗程为 4~6 周,停药过程应注意胸腔积液反跳现象。激素有抑制免疫作用,有使结核病变发生扩散的可能,因此应用激素的同时,必须给予强有力的抗结核药物治疗。对胸膜炎转为慢性者,不宜使用激素治疗。

单纯性结核性脓胸应加强全身抗结核治疗,反复胸腔抽液、冲洗脓腔、局部注入抗结核药物。并发细菌感染,须及时加用抗菌药物做全身和局部治疗。上述处理不能控制者,应行胸腔闭式引流排脓。

3. 肺炎相关胸腔积液和脓胸　诊断为肺炎相关胸腔积液或脓胸,首先应给予抗生素控制感染,并给予全身支持治疗,一些早期、病变轻微的患者,胸腔积液量少,经积极有效的抗感染治疗后,胸腔积液可以吸收。如患者病变较重、积液量多,应积极给予外科方法排出胸腔内的炎性积液。常用胸腔穿刺及胸腔闭式引流的方法。胸腔穿刺抽液以每次 ≤1000mL 为宜,抽液过快或过多造成复张性肺水肿,胸腔积液 pH<7.2 者,应行胸腔闭式引流。

脓胸的治疗原则是控制感染、引流通畅、支持治疗及促使肺复张、恢复肺功能。抗菌药物使用足疗程,防止脓胸复发。引流是脓胸最基本的治疗方法,应保证引流通畅。可使用 2% 碳酸氢钠或生理盐水反复冲洗胸腔,便于引流,但对有支气管胸膜瘘者不宜冲洗胸腔,以免感染播散。一般支持治疗非常重要,应给予高热量、高蛋白质及富含维生素食物,纠正水、电解质紊乱及维持酸碱平衡,必要时少量多次输血。急性脓胸一般经胸腔穿刺和胸腔闭式引流术多能取得较好的治疗结果。当脓胸转为慢性时,大多需要外科手术治疗。首先应进一步改善胸腔闭式引流,充分排除脓液,然后根据病变情况,选择胸膜纤维板剥脱术或胸廓成形术。如肺内病变严重,可以酌情选择胸膜全肺切除或肺叶切除术。对经久不愈的慢性脓胸,尤其是体质及心肺功能较差,或其他手术失败的,可选用大网膜胸腔内移植术。

4. 恶性胸腔积液　目前对于恶性胸腔积液的治疗最常用的方法是胸膜固定术,其他方法有胸腔穿刺、胸腹腔分流术等。在进行胸膜固定术前,还需明确患肺能否完全复张,对于肺不能复张、脏层胸膜增厚、胸腔内大量包裹性积液的患者,单纯的胸膜固定术效果较差。

(1) 胸腔穿刺抽液:是治疗恶性胸腔积液的最基本手段。对于预期生存期较短或不能耐受创伤性较大的治疗方案的患者,胸腔穿刺抽液可作为首选治疗方法,可以改善患者胸闷、呼吸困难的症状,促使萎陷的肺组织复张。由于肺气肿、肺部肿瘤等原因,约 50% 的患者在胸腔穿刺后症状并不能得到改善。如影像学资料可见肺组织萎陷,考虑肺组织不能复张,需重新设定诊疗方案;诊疗过程中,如患者胸闷、憋气的症状改善不明显,需考虑诊断的正确性以及下一步治疗方案。

(2) 胸腹腔分流术:将胸腔积液通过人工泵引流至腹腔,由于创伤较大,成功率相对较低,现已很少应用。主要适用于恶性胸腔积液伴肺不张的患者;化学性胸膜固定术后失败,不适合手术治疗的患者以及乳糜胸患者。

(3) 胸腔闭式引流术:通过胸腔闭式引流引流胸腔积液,改善患者的临床症状,是胸腔积液的标准治疗方法。目前临床上常选择应用直径较细的深静脉导管进行闭式引流,具有创伤小、易固定、可随时胸腔内注入药物等优点,尾端连接引流袋同样可以达到有效的引流作用。

(4) 化学性胸膜固定术:通过药物或者其他化学物质使壁层胸膜产生无菌性炎性反应,导致胸膜纤维化,使脏壁层胸膜粘连,消灭胸膜腔。一般将化学性硬化药溶于 50~100mL 生理盐水,通过胸腔闭式引流管注入胸腔内。将硬化药注入胸腔内后,将胸腔闭式引流管夹闭 1~4 小时开放。目前应用于胸膜固定的化学物质有很多种,如滑石粉混悬液、博来霉素、白介素-2、红霉素、顺铂、卡铂、糖皮质激素等。很多医院对硬化药的选择取决于经验,目前常用的硬化药有滑石粉、四环素、博来霉素等,其中以滑石粉最为有效。以往认为滑石粉具有致癌性,然而目前的研究显示滑石粉的致癌性是由于内部混有的石棉纤维导致的,纯化的滑石粉不具有致癌性。滑石粉具有价格低廉、胸膜固定效果好等优点。

(5) 胸腔镜手术:通过胸腔镜进行胸膜固定术是控制恶性胸腔积液的有效方法。对患者一般状况要求高,能够耐受全身麻醉和单肺通气。松解粘连促使肺膨胀;进行胸膜活检,然后行胸膜固定术或胸膜切除术。

【预后】

对于全身性因素引起的漏出性胸腔积液,原发疾病得到有效控制后,胸腔积液可获得缓解;除恶性以外的渗出性胸腔积液,例如结核性胸腔积液、肺炎相关胸腔积液等,通常预后较好,经及时规范治疗可以痊愈,若治疗不当则易出现胸腔粘连、胸膜肥厚、纤维板形成等,导致限制性通气障碍,影响肺功能。恶性胸腔积液患者预后较差,其生存期取决于原发肿瘤的部位、病理类型、分化程度、转移方式和治疗效果,以及患者的一般状况等。

(孙大强)

第十一节　胸膜间皮瘤

胸膜间皮瘤(pleural mesothelioma)为胸膜原发性肿瘤,是来源于脏层、壁层、纵隔或横膈四部分胸膜的肿瘤。国外发病率为 0.07%~0.11%,国内发病率为 0.04%。病死率占全世界所有肿瘤的 1% 以下。50 岁以上多见,男女之比为 2∶1,与石棉接触有关。目前,恶性型胸膜间皮瘤尚缺乏有效的治疗方法。

Lieutaud 于 1767 年首先报道第 1 例原发胸膜肿瘤,直到 1937 年 Klempere 和 Rabin 才将间皮瘤分为局限性和弥漫性两种。1942 年 Stout 和 Murray 通过细胞培养证实肿瘤起源于间皮组织,1960 年首次明确了弥漫性恶性胸膜间皮瘤的流行病学。1965 年 Selikoff 在美国的研究进一步证实石棉接触是诱发恶性胸膜间皮瘤的主要危险因素,但是胸膜间皮瘤的生物学特性和临床治疗方法仍存争议。胸膜间皮瘤通常被分为良性和恶性。在我国,临床放射学分型有局限性和弥漫性,每型都可以为良性或恶性,但大多数局限性为良性,称为良性间皮瘤;而弥漫性间皮瘤均为恶性,称为弥漫性恶性间皮瘤。病理组织上分为上皮型、纤维型和混合型。从病因学和治疗学观点出发,将胸膜间皮瘤分为局限性和弥漫性更合理些。

一、局限性胸膜间皮瘤

局限性胸膜间皮瘤以往习惯称为良性间皮瘤,目前被称为胸膜局限型纤维瘤,或局限性间皮瘤。但胸膜局限性纤维瘤(局限性间皮瘤)包括良性及恶性两类。也有人提出良性及恶性局限性纤维瘤为两类不同组织来源的肿瘤。

【病因】

局限性胸膜间皮瘤细胞来源是未成熟的间质细胞,其存在于胸膜向皮细胞层下的疏松结缔组织中,并不是源于胸膜的间皮细胞。故认为其最佳的名称是"胸膜的局限性良性(或恶性)纤维瘤"。另外,间接的证据是观察到此病患者无石棉接触史,这与弥漫性恶性间皮瘤明显不同,后者超过 60% 的患者有石棉接触史,多为良性有潜在恶性,30% 有恶变伴胸腔积液者,易复发,多为上皮型或混合型。临床上较少见。

【病理】

1. 分型　有人将局限性胸膜间皮瘤分为上皮型、纤维型和混合型。

2. 大体病理　绝大多数的良性局限性胸膜纤维瘤位于脏层胸膜或叶间胸膜,呈结节状缓慢生长。突入胸膜腔带蒂生长,也有无蒂而附着于胸膜表面者。向肺实质内生长者不常见,而肺内的局限性胸膜纤维瘤仅少数与胸膜有关,多数为小叶间隔的间质细胞,甚或肺组织来源。瘤体也可位于叶裂内,良性局限性胸膜纤维瘤也可见于各部分的壁胸膜,然而这些部位的肿瘤及叶裂内或长入肺内者常提示为恶性。

3. **发病机制**　胸膜良性间皮瘤为质硬有包膜,色黄呈茎样的肿瘤,表面有众多血管分布,主要是静脉,有时肿瘤在局部侵犯肺脏和胸壁。良性间皮瘤长自脏层胸膜占70%,而30%长自壁层。这些肿瘤细胞的来源尚不清楚,肿瘤可能长自胸膜下组织,但有人认为肌皮细胞就是这些肿瘤的来源。有一种假说,认为恶性或良性胸膜间皮瘤都来源于在间皮下结缔组织内的各种潜在细胞,也可能从间皮下成纤维细胞和表面的间皮细胞发育而来。这些纺锤样细胞有微小核多型现象,缺乏有丝分裂,可能有坏死或玻璃样变,有蒂和局限病灶,未侵犯肺和周围结构的良性间皮瘤预后较好;细胞核的多型现象或有丝分裂率很高,无包膜者,并不说明预后坏。但是,如果不及时进行治疗,这些肿瘤可局部侵犯和挤压重要的生命器官,通常在诊断后2~3年致死。

【辅助检查】

1. **胸部X线检查**　可见位于肺周边孤立的密度均匀的球状肿块,边界清楚,肿瘤大小1~36cm,平均直径6cm,内无钙化,也有发于叶间胸膜者,可见肿块长径与斜裂走向一致。约10%的病例合并胸腔积液,但不说明预后欠佳,少数肿瘤体积巨大,占据半侧胸腔,使心脏和纵隔移到对侧,严重影响心、肺功能。

2. **胸部CT检查**　对确定肿物部位及与周围组织的关系有帮助。

【临床表现】

良性胸膜间皮瘤常见于50~60岁。10岁以下儿童和80~89岁老年人也有患此病的,女性稍多于男性。肿瘤在左、右侧胸腔均可出现,而恶性间皮瘤多见于右侧胸腔。大多数良性胸膜间皮瘤患者没有症状,在查体、摄X线胸片时被发现。肿瘤较大时有压迫症状,压迫支气管可造成肺不张,此时可以出现咳嗽、胸部沉重感和气短,无任何感染指征的发热约占全部有症状病例的25%。良性纤维性胸腔间皮瘤常伴有两组类新生物综合征,即肥大性肺性骨关节病和低血糖。20%可有肥大性肺性骨关节病和杵状指、关节僵直疼痛、踝部水肿等。大多数有肥大性肺性骨关节病的患者,其胸内肿瘤直径>7cm。在肿瘤被切除后此综合征即缓解。由此可见,肥大性肺性骨关节病合并有胸内巨大肿块的患者,不能一律认为是晚期原发性支气管肺癌而拒绝手术探查。4%良性间皮瘤有低血糖综合征,其发病机制尚不明,有可能肿瘤消耗葡萄糖和肿瘤产物抑制脂类分解及肝糖异生。切除肿瘤后,此综合征也随之消失。较少见的症状是咯血、寒战、夜间盗汗和体重减轻,少数患者有胸腔积液。

【诊断】

良性胸膜间皮瘤影像学检查难以确诊,主要靠在CT或超声引导下穿刺针吸活检,或在胸腔镜或开胸做胸膜活检病理检查确诊。

【治疗】

手术切除肿瘤是最有效的治疗方法,大部分患者经手术切除后痊愈。

【预后】

手术后约10%病例需再次手术治疗,其疗效也很满意。有些患者在初次手术10年后才复发,故建议术后应每年做胸部X线片检查,出现复发指征,应再次手术。

二、弥漫性恶性胸膜间皮瘤

弥漫性恶性胸膜间皮瘤(diffuse malignant pleural mesothelioma)也称恶性胸膜间皮瘤(malignant pleural mesothelioma,MPM),是一种缓慢致死性肿瘤,虽发病率不高,但仍较局限性胸膜间皮瘤多见,是胸膜原发肿瘤中最多见的类型。临床表现与侵袭行为有关,它通常局部侵袭胸膜腔及周围结构。如果不治疗,中位生存期4~12个月。

【流行病学】

1960年,Wagner等首先报道了南非一个石棉矿场中的33例间皮瘤患者。随后,此病的报道陆续见于美国、西欧、东欧及英国等地区,相关的数据库陆续建立。间皮瘤多于50~70岁方被诊断,并以男性患者为主,这与接触暴露石棉的职业因素有关。在美国,每年大约有2500例新发病例的报道,其中男性约 2000 例,女性 500 例,而且这发病率似乎还在上升,尤其是 ≥75 岁的男性人群。而从 1983 年起,女性和<75 岁的男性的发病率相对稳定,这与 20 世纪 70 年代起的政策改变相一致:当时美国职业安全与健康委员会以及环境保护局制定了相应的法规,规定工作环境中的石棉应用和暴露标准,从而限制和规范了石棉的使用。

【病因病理】

1. 病因　公元前 2800 年,某些地区在制陶业中开始使用石棉。直到 20 世纪 60 年代 Wagner 发表文章指出石棉是南非一个石棉矿场中 MPM 的主要致病因素。有资料指出,石棉工人发生间皮瘤的风险为 8%~13%,家属为 1%。我国资料显示,间皮瘤患者中有石棉接触史的只有 3.9%,但并未说明与接触石棉无关。在日常生活中石棉被广泛应用,如天花板、房间隔板、贴墙板、车垫和许多小用具,所以许多患者并不知道有石棉接触史。石棉暴露后,MPM 的平均(范围)潜伏期约为 40 年。除石棉外,MPM 的其他潜在致病因素或协同因素,包括暴露于其他天然纤维(毛沸石和氟浅闪石)或人造纤维(耐火陶瓷)、电离辐射和猿猴空泡病毒 40(SV40)。已发表的数据表明,人造纤维,如矿物纤维(岩棉、玻璃棉和渣棉)对人类无致胸膜瘤的能力。遗传因素可增加 MPM 的易感性,可能有助于 MPM 的发生,与家族性间皮瘤有关。

2. 病理学　在 MPM 早期,肉眼可见在正常或不透明的脏层或壁层胸膜上有众多的白色或灰色颗粒和结节或薄板块,随着肿瘤的发展,胸膜表面愈来愈厚,长满结节,肿瘤结节向四方延伸,连续成片,包裹肺使其容积越来越小,并使受累胸壁塌陷。在晚期,肿瘤可累及膈肌、肋间肌、纵隔结构、心包及对侧胸膜,尸检发现 50% 患者有血源性转移,但临床甚少提及。

MPM 准确诊断有赖于组织病理学检查。然而诊断并不容易,因为间皮瘤是一种有着多种组织病理学特点的异质肿瘤,而这些特点常导致误诊。此外,胸膜也是转移性疾病的常见部位。与局限性胸膜间皮瘤相反,MPM 几乎总有上皮成分,然而其组织学图像多种多样,常为上皮和肉瘤样成分混合物,目前国内将 MPM 病理类型分为上皮型、肉瘤型和混合型。上皮型(占 50%)又可分为以下几种亚型:管状型、乳头型、巨细胞型、小细胞型和黏液样型以及形态学与其他来源癌症类似的类型。

MPM 的病理组织学特征如下:①多位于壁层胸膜或膈胸膜;②呈弥漫性生长;③病灶大小不等,可使整个胸膜增厚,并可包绕侵袭胸内脏器结构者较多;④40% 有纵隔淋巴转移,血行转移也颇常见;⑤病理组织学上细胞成分丰富,有腺癌样、肉瘤样细胞,以上皮型者最为多见,其次为混合型,间质型(肉瘤样型)最少;⑥上皮样细胞表现多种变异,与腺癌胸膜转移者难以鉴别,常需借助特殊染色、免疫组化、电镜等方法加以鉴别。

【临床分期】

迄今学者已提出数个 MPM 分期诊断系统,但尚未有一个获得广泛认同。最初的分期系统由 Butchart 等首次提出,较为简单,对预后有一定的相关性,但是对于原发肿瘤以及淋巴结转移描述不够清晰,缺乏预测价值,因此已很少采用,取而代之的是 TNM 系统(表 2-6)。最近,国际间皮瘤学会(international mesothelioma interest group,IMIG)根据肿瘤本身的状况和淋巴结转移情况对存活率的影响,提出了一个以 TNM 为基础的体系(表 2-7)。对于恰当的临床分期而言,CT 或 MRI 检查是必需的,但是通过 IMIG 的分期系统,在条件允许下手术分期比临床分期更显优越。

【临床表现】

男性多见,2/3 的患者年龄为 40~70 岁,约 50% 的患者述有石棉接触史。起病缓慢,临床表现多种多样。

表 2-6　胸膜间皮瘤 Butchart 分期法

Ⅰ期	病变局限在壁层胸膜的包膜内(即仅累及同侧胸膜、肺、心包及膈)
Ⅱ期	肿瘤侵犯胸壁或纵隔脏器(即食管、心脏、对侧胸膜),胸内淋巴结转移
Ⅲ期	肿瘤穿透膈肌侵及腹腔,对侧胸膜受侵,胸外淋巴结转移
Ⅳ期	远处血行转移

表 2-7 IMIG 制订的恶性胸膜间皮瘤国际 TNM 新分期法

T:原发肿瘤

T1	T1a 肿瘤仅局限于同侧壁胸膜,如纵隔胸膜和膈胸膜,未侵犯脏层胸膜
	T1b 肿瘤累及同侧壁胸膜,如纵隔胸膜和膈胸膜;肿瘤播散侵犯脏层胸膜
T2	肿瘤累及同侧壁胸膜(包括壁胸膜、纵隔胸膜、膈胸膜和脏胸膜),并具有至少 1 项以下的特征:累及膈肌
	脏层胸膜融合(包括各裂)或者从脏层胸膜向肺实质播散
T3	描述局部进展但尚可能行手术切除的肿瘤
	肿瘤累及同侧壁胸膜(包括壁胸膜、纵隔胸膜、膈胸膜和脏胸膜),并具有至少 1 项以下的特征:累及胸内筋膜
	累及纵隔脂肪组织
	孤立病灶发展至侵犯胸壁软组织,但尚可完全切除
	直接侵犯心包
T4	描述局部进展而无法行手术切除的肿瘤
	肿瘤累及同侧胸膜(包括壁胸膜、纵隔胸膜、膈胸膜和脏胸膜),并具有至少 1 项以下的特征:肿瘤在胸壁弥漫播散,或不伴肋骨破坏
	弥漫地跨膈播散至腹膜
	直接转移至对侧胸膜
	直接累及 1 个或多个纵隔器官
	直接侵犯脊柱
	侵犯心包脏层,伴或不伴心包积液;或者侵犯心肌

N:淋巴结

Nx 不能评估有无区域性淋巴结转移

N0 无区域性淋巴结转移

N1 同侧淋巴结转移或肺门淋巴结转移

N2 隆突下或同侧纵隔淋巴结转移,包括同侧乳房内淋巴结转移

N3 对侧纵隔或乳房内淋巴结转移,或对侧锁骨上淋巴结转移

M:全身转移

Mx 不能评估有无远处转移

M0 无远处转移

M1 有远处转移

Ⅰ期	
	Ia T1aN0M0
	Ib T1bN0M0
Ⅱ期	T2N0M0
Ⅲ期	任意 T3M0
	任意 N1M0
	任意 N2M0
Ⅳ期	任意 T4
	任意 N3
	任意 M1

在疾病早期,缺乏特异性症状,60%~90% 的患者出现呼吸困难、剧烈胸痛、干咳和气短,个别患者可以有发热及全身不舒服等症状。患者常有咳嗽,多为干咳,无痰或痰量很少,亦没有痰中带血。胸痛起初为模糊钝痛,当肿瘤侵袭肋间神经时,疼痛局限;疼痛常常出现于病变局部,或放射至上腹部、肩部,一般镇痛药难以缓解。未详细询问病史和体格检查,则可能误诊为冠心病、肩周炎或胆囊炎。中晚期表现为大量胸腔积液,如不经治疗,患者可出现体重减轻、进行性衰竭、恶病质、腹水以及胸腹部畸形,最后终因极度呼吸困难,窒息死亡。某些患者可发现胸壁肿块,其来源于间皮瘤自胸腔向外长出,也可能因胸腔穿

刺后针道种植所致。一些病例也可以出现腹部膨隆,说明肿瘤可能经膈肌侵袭腹腔,一旦出现经膈肌侵袭,30%的患者可以出现肠梗阻。

体格检查在病初时大多无阳性体征,以后可发现有明显的胸腔积液,胸部叩诊呈浊音,呼吸音减低,纵隔移向健侧等。病程晚期,胸膜间皮瘤生长很大,充满整个胸膜腔时,胸腔积液却变少,肺容量减小,病侧胸壁塌陷,肋间隙变窄,纵隔被牵拉移向患侧。

除了胸部体征外,间皮瘤患者也可以出现副瘤综合征,如肺性骨关节病、杵状指(趾)、抗利尿激素异常分泌综合征、自体免疫性溶血性贫血、高凝状态、高钙血症、低血糖及周身淋巴结转移。血小板计数增多相对常见,提示预后不良。

【诊断及鉴别诊断】

1. **症状、体征**　患者出现胸痛、进行性呼吸困难、咳嗽及消瘦等临床症状。体检时发现有胸腔积液、呼吸音减弱或消失、体表淋巴结增大、胸部压痛、胸膜摩擦音或心包摩擦音。约10%的患者体检无任何阳性体征。

2. **X线检查**　通常显示一侧的胸腔积液或胸膜增厚,但不能仅凭这一点就诊断恶性胸膜间皮瘤。胸部CT扫描不适合用来确诊,但是弥漫性或结节性的胸膜增厚可能具有提示意义。磁共振成像(MRI)和正电子发射断层扫描(PET)目前也不适用于间皮瘤的诊断。

3. **胸腔积液检查**　初次胸腔积液大多为血性,生长也较快。胸腔积液找癌细胞非常有用,阳性率约81%;胸腔积液测定透明质酸含量增高,可大于80mg/L,比肺腺癌的胸腔积液要高40~230倍,硫酸软骨素的含量也比肺癌高出11~87倍。但目前不推荐仅凭细胞学检查结果来诊断恶性胸膜间皮瘤,对于细胞学检查提示的间皮瘤疑似病例,应行进一步组织学检查。

4. **B超检查**　可作为动态观察方法,对胸膜肿块增大有诊断意义。

5. **胸腔镜诊断**　当临床和放射学检查怀疑存在间皮瘤时,胸腔镜检查是最好的确诊方法。因其可获得更多病理学信息,阳性确诊率达90%以上。除了有手术禁忌证或是胸膜粘连的患者,均推荐进行胸腔镜检查,以便于明确诊断。

6. **病理组织学检查**　胸膜细针穿刺活检、胸腔镜活检、剖胸活检及锁骨上淋巴结活检等,均可获得活组织病理学资料。在诊断过程中,应该首选胸腔镜进行胸膜外观检查,同时进行多点、较深和组织量较大的活检,必要时可包括脂肪和/或肌肉组织,以评估肿瘤的侵袭程度。胸腔镜检查可为90%的病例提供确切诊断。不推荐细针穿刺活组织检查作为间皮瘤诊断的首选,因为其敏感性较低(30%);也不推荐通过冷冻组织切片来对恶性胸膜间皮瘤进行诊断。

由于间皮瘤是有多种细胞异型性的肿瘤,从而产生很多误导组织病理学确诊的陷阱,并且胸膜也是转移性肿瘤的好发部位。间皮瘤在其自然进展过程中是多变的。其他恶性肿瘤可能有假间皮瘤样表现(如胸腺瘤、癌、淋巴瘤和血管瘤等),最常发生胸膜转移的肿瘤是肺癌和乳腺癌(分别为7%~15%和7%~11%),在标准切片固定进行HE染色的条件下,其细胞形态容易和间皮瘤相混淆。只有通过取材于典型肿瘤,并有充足的组织量允许进行免疫组化检查,并具有相应的临床、影像学和/或术中发现,才能获得明确的恶性胸膜间皮瘤诊断。

【鉴别诊断】

1. **结核性胸膜炎**　弥漫性间皮瘤不伴发胸腔积液者,应与一般结核性胸膜增厚者相鉴别。在X线胸片上,前者呈凹凸不平的结节影或驼峰样阴影,后者沿胸壁有较平整的密度增高阴影。弥漫性间皮瘤伴大量胸腔积液者,积液多为血性,增长迅速,胸痛剧烈,不发热;而结核性胸膜炎的胸腔积液常为浆液性,增长慢,胸痛不明显,抗结核治疗和抽取胸腔积液后,胸腔积液常可迅速吸收。

2. **肺癌**　临床表现有咳嗽、胸痛,当肺癌阻塞气管时也可以出现气急、胸闷;晚期肿瘤在肺内广泛播散,侵犯胸膜而出现大量胸腔积液。局限性间皮瘤在一般X线片上,有时呈圆形块状阴影,也易与肺内肿瘤相混淆,这时应做CT检查,以判断肿块与肺组织的关系,必要时做胸膜活组织检查。

3. **转移性胸膜肿瘤**　转移性胸膜肿瘤在X线片也显示胸膜肿块,由于恶性胸膜间皮瘤细胞结构的复杂性、多样性,容易与胸膜转移性癌相混淆,鉴别一般通过病史、临床表现、仔细的全身体检、相关系统的影像学检查,寻找原发病灶,采用反复的胸腔积液细胞学检查和胸膜活检术。近年来应用胸腔镜活检,提高了对胸膜肿瘤的诊断率。

4. 其他原因引起的胸腔积液的鉴别 临床上有很多种疾病都可以引起胸腔积液,不同病因引起的胸腔积液,性质和成分也就不同,而内含的成分又是决定性质的主要因素。临床上常见的胸腔积液分为漏出液、渗出液和乳糜液。

(1) 漏出液:较常见于内科疾病,如充血性心力衰竭、肝硬化、肾病综合征、尿毒症、心包缩窄、上腔静脉阻塞等。

(2) 渗出液:常见的病因有肿瘤(转移性肿瘤、原发性间皮瘤)、感染(结核性胸膜炎、细菌性感染、寄生虫性感染、病毒感染)、肺栓塞、结缔组织疾病(类风湿性胸膜炎、系统性红斑狼疮)等。

(3) 乳糜液:常见于淋巴瘤、自发性乳糜胸等。

【治疗】

1. 手术治疗 手术目的是通过去除脏层肿瘤组织以解除压迫所致肺不张。通过去除壁层肿瘤组织可缓解限制性通气不足和胸壁痛。这一过程可通过开胸手术或胸腔镜手术(VATS)来完成,应优先考虑胸腔镜手术。胸膜部分切除术/剥离术达不到治愈目的,但能缓解症状,特别是对于化学性胸膜固定术无效且有肺不张综合征的患者。

根治性手术的定义是指从半侧胸廓去除所有肉眼可见的肿瘤。通过胸膜外肺切除术切除整个胸膜、肺、心包膜、膈膜,并进行系统淋巴结清扫,可达到此目的。研究显示,根治术后患者中位生存期为20~24个月,术后死亡率约为5%,但复发率较高,约为50%。

2. 放射治疗 姑息放疗的主要目的是缓解疼痛,对于因侵及胸壁而引起疼痛的患者,可考虑应用,但预防性放射治疗仍然存在争议,而有关术后放疗的资料则仅限于回顾性研究。胸膜切除术或剥离术后不推荐进行放射治疗。对于放射治疗在恶性胸膜间皮瘤中的作用,还需要进一步深入研究。

3. 化学治疗 过去20年间,蒽环类药物(尤其是多柔比星)被认为是恶性间皮瘤治疗的金标准药物。总体蒽环类药物缓解率不超过15%,中位生存期不超过10.5个月;铂类药物治疗恶性间皮瘤的缓解率为8%~16%,中位生存期为5.0~8.0个月。一项跨度1965—2001年的荟萃分析显示,顺铂可能是最有效的单药之一,但很少单独使用,常常作为联合用药。

目前,第三代化疗药物中紫杉醇、多西他赛、吉西他滨、长春瑞滨、雷替曲塞、培美曲塞等较多用于恶性胸膜间皮瘤的治疗,而应用较多的联合方案是以铂类为基础的方案。培美曲塞是一种多靶点叶酸抑制药,通过破坏细胞内叶酸依赖性的正常代谢过程,抑制细胞复制,从而抑制肿瘤的生长,是目前唯一被认为适用于恶性间皮瘤治疗的细胞毒药物。2004年2月和2004年9月,美国FDA和欧盟分别批准培美曲塞用于治疗恶性胸膜间皮瘤。培美曲塞联合顺铂是目前一线治疗恶性胸膜间皮瘤的标准方案。

化疗的最佳疗程目前尚不清楚。患者在一线化疗药物治疗后,如果临床症状改善和病情缓解,复发可以再使用相同的化疗方案。

4. 生物调节制药 在恶性间皮瘤的生物治疗中,干扰素和白细胞介素是主要的试验性药物,目前,这两种药物的单药疗法未发现疗效,也不推荐在临床试验之外使用。各个临床试验的剂量、给药方法(胸膜内、皮下、肌内和静脉)、药物类型和疾病分期各不相同,故对这些研究结果的解释需要谨慎。

5. 靶向治疗 一些生物靶向治疗在肺癌、结肠癌和乳腺癌中显现出了疗效,但很少有研究适用于恶性间皮瘤。

6. 综合疗法 单纯的外科手术不能治愈恶性间皮瘤,因为胸膜内层(特别是在心包膜和纵隔)边缘的1~2cm不能被切除。故目前认为,在恶性胸膜间皮瘤治疗中,所有外科操作均为R1(切缘有残余瘤),这是综合治疗的理论基础。

此外,整个半侧胸壁的放疗是受限的,由于有重要器官,如双侧肺、肝,特别是心脏,此外,还有脊髓和食管。因此,对于这样大的体积,实施总剂量超过54Gy的照射是很困难的,因为这要求精益求精的治疗技术,并需要通过外科医师和病理学医师所见来进行定向。

适应证:在接受任何多模式的综合治疗前,患者均须接受以下检查,并满足相应条件。①体格检查:

肋骨和腹部无肿瘤生长的征象,而单侧胸廓萎缩是疾病晚期的一个信号。②肺功能检查:肺切除术后的肺功能数值应满足正常生活需要。③要有充足的心功能储备:无肺动脉高压和心律失常。④放射线检查:可排除超出胸廓向膈的扩散、向对侧扩散以及多点受累及的扩散。⑤组织学检查:预后最好的恶性间皮瘤组织学亚型是上皮型。

【并发症】

1. **胸膜粘连** 是本病最常见的并发症。由于患者胸腔积液穿刺吸出后很快又会出现,用化学药物注入胸膜腔内,造成胸膜粘连,大多数患者的胸腔积液得到控制。胸膜固定术如果失败或在拟行诊断性开胸的患者,应考虑做胸膜剥脱术。

2. **感染** 是肿瘤化疗最常见的并发症,特点是病情发展快,一旦发生感染,易发展为败血症;又由于感染多发生在化疗后白细胞减少时,加上此时化疗反应未完全恢复,有时原发病的症状甚至比一般败血症更重,这些临床特点造成诊断上的困难。此时不一定等待化验结果,即可开始治疗,宜用广谱抗生素,而且用量要足,但疗程不宜太长。不要应用磺胺类药物或氯霉素。在治疗过程中应密切注意混合感染或二重感染。

3. **恶性体腔积液** 虽可作为恶性疾病的首发症状出现,但多数患者的恶性积液为肿瘤或转移瘤所引起的并发症,主要表现为胸腔积液、腹水和心包积液。恶性体腔积液在最初可能对生活质量影响不大,但如进展可导致病情恶化及死亡,应及时采取相应措施,迅速给予姑息治疗。弥漫性腹膜恶性间皮瘤易并发恶性腹水。

【预后】

恶性胸膜间皮瘤患者从确诊开始中位生存时间为 12 个月。男性患者预后差,此外预后差相关因素还包括广泛期病变、PS 评分差、白细胞计数增多、贫血、血小板增多、组织学为肉瘤型或者 PET-CT 高代谢值。某些肿瘤标记物如 COX-2 和 VEGF 表达、P16INK4a 甲基化、血管生成增加以及肿瘤 SV40 病毒阳性也提示预后差。

治疗恶性胸膜间皮瘤必须有准确的临床分期。早先的分期系统主要因不同医疗机构各自的临床经验不同而异。欧洲呼吸学会和胸外科学会认为,因为缺乏统一、稳定和有效的分期系统,建议使用最新的 TNM 分期系统。患者行为状态评分和组织学亚型是目前临床治疗的唯一预后因子。恶性胸膜间皮瘤化疗高度耐药,极少患者可获得外科根治。

因为诊断前的时间以及疾病进展率差异很大,胸膜间皮瘤的预后难以评估。胸膜间皮瘤重要的预后因素是分期、年龄、行为状态以及组织学类型。多种外科手段可使某些患者获得长期带瘤生存。积极外科治疗对于上皮组织类型、淋巴结阴性和切缘阴性者可以提高生存率,该类患者淋巴结状态是重要的预后因素。局限期恶性胸膜间皮瘤的中位生存时间为 16 个月,广泛期者为 5 个月。在进行胸膜外肺切除术前,可通过纵隔镜尽可能多地了解纵隔淋巴结受累情况。Ⅰ期胸膜间皮瘤的预后明显好于较晚期者。因为发病相对较少,不同分期的确切生存信息有限。

(付向宁)

第十二节 胸膜转移瘤

【流行病学】

胸膜转移瘤占胸膜肿瘤的 95%,最常见的原发灶为支气管肺癌、乳腺癌,其次是胃癌、胰腺癌和原发于子宫的恶性肿瘤,少见于淋巴瘤,特别是霍奇金淋巴瘤、淋巴肉瘤和慢性淋巴性白血病。

【病因病理】

胸膜转移瘤是其他部位肿瘤沿血行或淋巴途径达胸膜或邻近胸膜的支气管肺癌、乳腺癌、胸壁的恶性肿瘤直接侵犯胸膜或周围型肺癌增大破溃时胸腔内肿瘤播散性种植所致。胸膜转移瘤的病理改变为胸膜表面结节状转移灶,胸膜不规则增厚,常产生大量胸腔积液。

【临床表现】

约 50% 胸膜转移瘤的患者伴有恶性胸腔积液,恶性胸腔积液的产生与胸膜的淋巴引流受损、胸膜微血管的通透性增加有关。此外,瘤旁组织的渗出、肺部肿瘤造成肺叶或一侧全肺不张后引起的交感性渗出、低蛋白血症等也参与胸腔积液的形成。3 种原发肿瘤转移至胸膜引起的胸腔积液最常见,约占全部恶性胸腔积液的75%,其中肺癌占30%,乳腺癌占25%,淋巴瘤占20%。当胸腔积液较多时,患者可以出现呼吸困难,咳嗽和胸部不适,体检发现胸腔积液侧呼吸音减弱和叩诊浊音。

【辅助检查】

胸部 X 线检查可见胸膜增厚,胸腔积液。少量胸腔积液引起肋膈角变钝,中量胸腔积液出现典型的弯月形征象,大量胸腔积液可以使一侧胸腔完全不透光。胸部 CT 检查根据胸膜转移瘤的表现大致分为四型。

Ⅰ型(胸膜增厚型):表现为胸膜呈局限不规则增厚。

Ⅱ型(结节隆起型):胸膜上出现多个基底部较宽的结节或乳头状肿物突向胸腔内。

Ⅲ型(块状浸润型):表现为大片胸膜明显增厚呈肿块样。

Ⅳ型(混合型):表现为多发结节并不规则片状胸膜增厚及肿块。

增强 CT 扫描可见胸膜处病灶多明显强化。胸部 CT 检查在胸膜转移瘤不伴胸腔积液时易于诊断,但在一侧大量恶性胸腔积液密度较高时,或胸膜转移瘤多为粟粒或小结节状时,或脏层胸膜结节可能与受到胸腔积液压迫的不张肺组织融合在一起时,胸膜转移瘤会难以显示。胸膜转移瘤引起的胸腔积液多为恶性,胸腔穿刺抽取的胸液颜色多为血性,化验可发现胸腔积液和血清蛋白含量的比值>0.5,PE/S LDH 的比值>0.6,葡萄糖浓度<3.3mmol/L(或<50% 血糖值),有 60%~80% 胸膜转移瘤患者可在胸腔积液中查到癌细胞。

【诊断和鉴别诊断】

根据临床表现和影像学检查可以做出初步诊断。有创性检查(如胸腔穿刺或经皮胸膜活检)可以使80% 患者得以确诊。有时,经皮胸膜穿刺活检无法得到阳性结果,可能因为肿瘤呈片状分布,穿刺未达到肿瘤区域造成。近来,经 VATS 活检更进一步提高了诊断的准确性,在无广泛胸膜粘连时,可以直接探查90%~100% 的脏层和壁层胸膜表面。大宗病例研究显示,VATS 诊断的准确率可达 90%~100%。如果胸膜活检和原发肿瘤为相同的组织类型,即可确诊为胸膜转移瘤。胸膜转移瘤需要同胸膜间皮瘤、结核性胸膜炎、脓胸等相鉴别。胸膜间皮瘤多呈圆形、椭圆形病灶,少数可致广泛不规则结节状胸膜增厚,常并胸腔积液,但其肺内多无原发肿块及多发转移结节灶,并多为单侧。结核性胸膜炎所致胸膜增厚呈规则带状,内缘光滑,无结节突出,强化不及转移瘤明显,胸腔积液为淡黄色。脓胸临床有畏寒、高热等症状,影像变化快,部分可出现液平面。

【治疗】

出现胸膜转移瘤,说明疾病已经处于全身播散的晚期,某些原发类型的肿瘤对化疗敏感,如小细胞肺癌、恶性淋巴瘤、睾丸癌、乳腺癌、胚胎细胞瘤等,有可能取得一定的治疗效果。对于恶性胸腔积液,以局部胸腔穿刺抽液,然后胸腔内注入抗癌药物及一些生物调节药为主,也可根据情况实施胸腔闭式引流。对于顽固性恶性胸腔积液,可采取手术方法,如壁层胸膜切除及胸膜剥脱术、全胸膜肺切除术、电视胸腔镜胸膜切除或胸膜粘连术。但患者由于肿瘤扩散已经处于临终状态,手术可能给患者增加更多的痛苦和经济负担,采取手术方法治疗胸腔积液时须慎重评估。

(付向宁)

第三章 肺 部 疾 病

第一节 肺 癌

肺癌(lung cancer)大多数起源于支气管黏膜上皮,因此也称为支气管肺癌(broncho-pulmonary carcinoma)。

【流行病学】

(一)肺癌发病率和死亡率

肺癌是当今世界各国常见的恶性肿瘤,并已成为绝大多数国家因癌症死亡的首要原因,被认为是目前全世界对人类健康与生命威胁最大的恶性肿瘤。目前,肺癌发病率和死亡率在男性中均占第一位,在女性发病率占第2位,而死亡率占第一位。2020年,世界卫生组织(WHO)报告全世界新发肺癌220万,死亡约180万人。2020年,中国新发肺癌患者82万人,死亡71万人,发病率为52.7/10万,死亡率为45.87/10万,发病率和死亡率均为第一位。我国肺癌发病率和死亡率从20世纪70年代末期开始,一直呈上升趋势。

(二)地区和人群分布

1. 地区分布 肺癌的发病率和死亡率水平地区差异较大。在欧洲、北美、中美洲及加勒比地区、南美洲、西亚、东南亚、澳大利亚及新西兰等国家和地区肺癌发病率较高。男性肺癌标化发病率最高的地区为79.5/10万,最低者低于10.0/10万;女性肺癌标化发病率北美洲为32.9/10万,其次是中国香港为30.70/10万,最低的地区是泰国为2.0/10万。我国肺癌发病率和死亡率亦有明显的地区差异。2020年的统计资料显示:城市地区肺癌发病率为59.68/10万,死亡率为47.45/10万;农村地区肺癌发病率为54.16/10万,死亡率为43.85/10万。

2. 人群分布

(1)年龄分布:肺癌的发病率和死亡率随年龄增长而上升。据美国资料,2016年65岁以下男性肺癌发病率为32.7/10万,女性为21.2/10万;而65岁以上男性肺癌发病率为55.3/10万,女性为26.8/10万。我国肺癌的发病年龄一般自40岁以后迅速上升,70岁左右达高峰。我国男性肺癌死亡率45~49岁为13.98/10万,50~54岁为23.06/10万,55~59岁为35.41/10万,60~64岁为49.24/10万,65~69岁为60.56/10万,70~74岁为64.18/10万,75岁以后为53.65/10万。

(2)性别分布:几乎所有国家和地区,肺癌的发病率和死亡率均是男性高于女性。20世纪90年代各国肺癌死亡率的性别比值差异较大,较高的如法国(1992年)男:女为6.74:1,意大利男:女为6.01:1;较低的如美国男:女为1.85:1。但近年来的统计资料显示,在大多数国家,女性肺癌发病率增长速度远远高于男性,男女性别比例呈明显下降趋势。

我国肺癌发病率和死亡率亦为男性高于女性,根据国家癌症中心统计,2016年城市肺癌发病率男:女为1.94:1,农村肺癌发病率男:女为2.04:1;城市肺癌死亡率男:女为2.24:1,农村肺癌死亡率男:女为2.25:1。

(3)职业分布:肺癌是职业癌中最重要的一种。目前较肯定的职业性肺癌包括石棉、砷及砷化合物、铬及铬化合物、锡及锡化合物、镍及镍化合物、氯甲醚所致肺癌和焦炉工人肺癌等。原因与作业环境中存在放射性氡及其衰变后形成的氡子体有关。

（4）民族分布：不同民族间肺癌发病率和死亡率不同。美国资料显示，美国男性非洲裔黑人肺癌发病率和死亡率明显高于白人，其发病率为117.0/10万，而白人为41.8/10万。我国统计资料显示，朝鲜族肺癌死亡率高于全国平均水平，蒙古族和哈萨克族略低于全国水平，而维吾尔族、回族、苗族、藏族肺癌发病率均明显低于全国平均水平。

【病因学】

肺癌的病因学研究显示，与肺癌发病有关的因素包括吸烟、职业因素、环境污染、既往非肿瘤性肺疾患、病毒感染、遗传背景以及肺癌的基因易感性等。

（一）吸烟

早在20世纪50年代，流行病学资料就已经确定吸烟与肺癌之间的因果关系。香烟燃烧过程中产生40多种致癌物质，其中与肺癌关系最密切的有多环芳香烃类化合物、芳香胺、苯、丙烯、砷、环等。1964年，Surgeon General的第一份关于吸烟的报告指出吸烟是美国人患肺癌的主要原因。随后40年的研究证明，开始吸烟时间、烟龄、吸烟量与患肺癌的危险性成比例地增长。吸烟致肺癌的主要机制是烟雾中的致癌物质通过不同的机制，导致支气管上皮细胞DNA损害，某些癌基因激活（$k\text{-}ras$）、抑癌基因（$p53$、$FHIT$）突变和失活，从而导致细胞遗传信息改变，细胞转化癌变。

（二）环境和职业暴露与肺癌

肺癌是职业和环境暴露性癌中最重要的一种。较为肯定的职业肺癌包括石棉、砷及砷化合物、铬及铬化合物、氡、镍及镍化合物所致肺癌和焦炉工人肺癌等。此外，现有的研究结果还显示，空气污染严重的大城市人群每天从空气中吸入的苯丙芘量相当于每天吸烟20支，患肺癌的危险度是非污染城市的5倍。

（三）肺癌遗传易感性与易感基因

长期以来一直认为肺癌是一种完全由环境因素所决定的疾病。据估计80%~90%的肺癌发病率可归因于吸烟。然而，吸烟者中仅有10%~15%发生肺癌，而10%~15%的肺癌患者并不吸烟。显然，对肺癌致癌物的易感性存在个体差异，即肺癌的基因易感性。目前的研究表明，肺癌的基因易感性包括代谢酶基因多态性、诱变剂敏感性和DNA修复能力，以及某些抑癌基因突变缺失。

1. **代谢酶基因多态性与肺癌易感性**　大多数的化学致癌物，无论是外源性还是内源性，在体内都需要生物转化激活或解毒。在此过程中涉及的代谢酶分为两类：Ⅰ相代谢酶为代谢活化酶，前致癌物只有经过它们介导的氧化代谢活化后才能成为终致癌物；Ⅱ相代谢酶能催化内、外源性物质氧化代谢的活性产物形成亲水物质降解排出。由于这些代谢酶控制和影响了致癌物的代谢，故它们的遗传多态性在决定人群中个体的肿瘤易感性方面起了重要作用。细胞色素P450是一类最重要的Ⅰ相代谢酶，也是研究得最多的代谢酶之一。CYP450是一个单加氧酶超家族，最先在哺乳动物的肝微粒体中发现，后来的研究显示它们广泛存在于不同种生物和各种组织中，且新的同工酶还在不断被发现。人类的CYP450家族与多种致癌物代谢密切相关，且许多基因存在多态性。研究显示，其亚家族成员CYP1A1、CYP2A6、CYP2D6、GYP2E1等与吸烟诱导的肺癌关系密切。

2. **DNA修复酶多态性与肺癌易感性**　DNA修复是一系列与恢复正常DNA序列结构和维持遗传信息相对稳定有关的细胞反应。与DNA修复相关的酶和蛋白是由多组基因编码的，当这些基因发生突变或在人群中存在多态时，将导致DNA修复能力低下或缺陷。研究显示，DNA修复能力低于一般人群平均水平的个体对肿瘤易感。因此，DNA修复酶的多态性引起的DNA修复能力的差异可能是决定肺癌遗传易感性的重要因素。

3. **抑癌基因多态性与肺癌易感性**　肺癌的发生涉及众多癌基因的激活和抑癌基因的失活。而肿瘤相关基因的多态性如果影响到基因表达的调控或其产物的功能，就必然会影响到个体的肿瘤易感性。包括$p53$基因突变、Ⅰ相酶和Ⅱ相酶、$FHIT$基因微卫星D3S1300缺失等。

【病理学】

（一）大体分型

肺癌按肿瘤形态学和部位，大体可分为块型、球形、管内型、管壁浸润型、弥漫浸润型。其中管内型和管壁浸润型多为中心型,块型、球形和弥漫浸润型为周围型。

(1) 块型:肿块>3cm,形状不规则,与周围肺组织分界不清楚。

(2) 球形:肺癌呈球状,与周围组织分界清楚,与支气管的关系不明确,边缘可呈小分叶状,体积一般较小(<3cm),边缘较光滑。

(3) 管内型:肿瘤局限于支气管腔内,可侵犯支气管管壁,但未侵及支气管壁外肺组织。腔内肿瘤可为息肉样或菜花样,突入管腔。

(4) 管壁浸润型:肿瘤破坏支气管壁结构并侵入周围肺组织,但是肿瘤切面上仍能清楚地辨认支气管。

(5) 弥漫浸润型:肺癌组织弥漫浸润累及肺叶,类似大叶性肺炎或融合性支气管肺炎。

(二) 肺癌的扩散和转移

肺癌的扩散和转移有以下几种主要途径。

(1) 直接扩散:肺癌形成后,肿瘤沿支气管壁并向支气管腔内生长,可以造成支气管部分或全部阻塞。肿瘤可以直接扩散侵入邻近组织,病变穿越肺叶间裂侵入相邻的其他肺叶。肿瘤的中心部分可以坏死液化形成癌性空洞。此外,随着肿瘤不断地生长扩大,还可侵犯胸内其他组织器官,如心包、心脏和大血管。

(2) 淋巴转移:是常见的扩散途径。小细胞肺癌在较早阶段即可经淋巴转移。鳞癌和腺癌也常经淋巴扩散转移。癌细胞经支气管和肺血管周围的淋巴管道,先侵入邻近的肺段或肺叶支气管周围的淋巴结,然后根据肺癌所在部位,到达肺门或气管隆嵴下淋巴结,或侵入纵隔淋巴结和支气管淋巴结,最后累及锁骨上前斜角肌淋巴结和颈部淋巴结。纵隔淋巴结和支气管淋巴结以及颈部淋巴结转移一般发生在肺癌同侧,但也可以转移至对侧,即所谓交叉转移。肺癌侵入胸壁或膈肌后,可向腋下淋巴结或上腹部主动脉旁淋巴结转移。

(3) 血行转移:血行转移是肺癌的晚期表现。小细胞肺癌和腺癌的血行转移较鳞癌常见。通常癌细胞直接侵入肺静脉,然后经左心随着大循环血流而转移到全身各处器官和组织,常见的转移器官有肝、骨骼、脑、肾上腺等。肺癌血性转移可以转移到多个器官,也可以转移到单个器官;可以在一个器官内发生多个转移癌,也可以在一个器官内只有一个转移癌,即孤立性转移。另外,肺癌转移还可以有器官选择性,即器官特异性转移。肺癌发生特异性转移的机制目前尚不清楚,需要进行深入研究加以阐明。

(4) 胸膜种植转移:周围型肺癌,尤其是腺癌肿瘤可以直接侵犯,并突破肺脏层胸膜,在胸腔壁层胸膜、脏层胸膜上形成种植转移灶,产生癌性胸水。此外,部分经皮肺穿刺活检的肺癌癌细胞可以沿着穿刺针针道在胸膜腔内种植播散。

(三) 组织学分类

在光镜下,肺癌从组织学上分为非小细胞肺癌(non-small cell lung cancer,NSCLC)和小细胞肺癌(small cell lung cancer,SCLC)两类。非小细胞肺癌又分为三种主要组织学类型,即鳞状细胞癌(squamous cell carcinoma,SCC)、腺癌(adenocarcinoma)和大细胞癌(large cell carcinoma,LCC)。不同组织学类型肺癌的治疗方法和预后均有较大的不同。肿瘤的生长速度和转移扩散的情况与肿瘤的组织学类型、肺癌细胞分化程度等生物学特性有密切关系。

肺癌按发生部位不同分为中心型和周围型。周围型肺癌起源于段支气管以下者,多位于距肺门较远的部位,腺癌居多,多为体检时胸部CT发现肺部包块,咳嗽、咯血、发热不突出;中心型肺癌是起源于段支气管开口以上肺癌,位置靠近肺门,以鳞癌、小细胞癌居多。右肺肺癌多于左肺,上叶多于下叶。刺激性咳嗽、痰中带血症状较突出,多在阻塞性肺炎、发热、肺不张,纤维支气管镜检查时发现肿瘤。

1. **腺癌(adenocarcinoma)**　是目前临床最常见的病理类型。根据《2015 年 WHO 肺部肿瘤组织学分类》,对肺腺癌的亚型按癌细胞的生长方式分类,具体内容如下:①摒弃了WHO(2004 年)细支气管肺泡癌和混合性亚型腺癌的名称。②将原位腺癌与非典型性腺瘤样增生一同列入浸润前病变。③增加了微浸润腺癌。④将浸润性腺癌根据其主要亚型与全部病变的比例以半定量方式表述出来,以 5% 的量递增,浸润性腺癌包括贴壁型、腺泡型、乳头型、微乳头型、实性型生长方式以及浸润性黏液腺癌、胶样型、胎儿型、肠型腺癌。不同生长方式的腺癌预后不同,以贴壁型生长方式为主的腺癌预后较好,以腺泡型和乳头型生长方式的腺癌次之,浸润性腺癌中实性和微乳头型腺癌预后较差。⑤使用贴壁型生长方式表述浸润性腺癌中的非浸润成分(以前被分为细支气管肺泡癌)。⑥引入浸润性黏液腺癌,取代黏液性细支气管肺泡癌,去除此处的原位癌和微浸润癌。⑦不再使用透明细胞癌和印戒细胞癌亚型名称,只是在它们出现时加以描述,无论数量多少。⑧不用囊腺癌的名称,将其归入胶样癌。

(1) 肺腺癌浸润前病变:新分类中肺腺癌浸润前病变,包括非典型腺瘤样增生(atypical adenomatous hyperplasia,AAH)和原位腺癌(adenocarcinoma in situ,AIS)。由于浸润前病变的预后与浸润性病变完全不同,两者在组织形态上均有非常严格的定义,而且只能在手术切除标本和充分取材的条件下才能诊断,以上病变完全切除后无病生存率均达100%。

非典型腺瘤样增生病理通常≤5mm,为发生于肺周边中心肺泡区域的局限性病变,肺泡Ⅱ型上皮和/或克拉拉细胞(Clara cell)轻-中度非典型增生。CT检查常常极难发现或表现为局灶信号微弱的非实性、≤5mm的结节。

原位腺癌≤3cm。癌细胞生长局限于肺泡原有结构,纯粹贴壁型生长,缺乏基质、血管或肺膜的浸润,没有腺泡、乳头、实体或微乳头型生长方式和肺泡内游离播散的肿瘤细胞。原位腺癌绝大多数是非黏液性的,黏液性罕见,肺泡间隔常出现硬化或弹力纤维化(特别是非黏液性原位腺癌)。CT典型表现为毛玻璃样气泡样占位(GGO/GGN),可有多灶同时发生的AIS。

(2) 肺腺癌早期浸润病变:微浸润腺癌(minimally invasive adenocarcinoma,MIA)是指小的(肿瘤直径≤3cm)孤立性腺癌,以贴壁型成分为主,且浸润成分最大径≤5mm;通常为非黏液型,罕见黏液型。无胸膜、支气管、脉管侵犯,无肿瘤性坏死,无呼吸道播散。活检标本或冰冻标本不能诊断AIS及MIA。当活检标本呈现非浸润性生长时,可诊断为以贴壁生长方式为主的腺癌。CT典型表现为部分毛玻璃样、气泡样、部分实性结节,实性部分≤5mm。如果完全切除,一般不复发。由于腺癌浸润前病变与肺腺癌早期浸润病变的预后相当好,术后不需要其他辅助治疗,因此病理诊断意义重大。《2015年WHO肺部肿瘤组织学分类》对此的定义非常严格,特别强调肺原位腺癌必须是癌细胞(100%)呈leptic生长方式。此前国内有学者将leptic译作鳞屑样生长方式,我们认为称其为贴壁型生长方式更加合适。贴壁型生长方式有两层含义,一是肿瘤保留肺泡原有的结构不破坏,无闭合性管腔;二是癌细胞紧紧贴伏在肺泡壁上沿肺泡壁、肺泡孔蔓延生长,绝对没有癌细胞从肺泡壁上脱落至肺泡腔内的情况。相反,浸润性腺癌中的肿瘤细胞有脱落至肺泡腔内或播散到小气道内的情况出现,脱落的肿瘤细胞离散性高、黏附性差,瘤细胞在含空腔脏器肺组织内通过肺泡孔及小气道发生气腔播散(spread through air spaces,STAS),可被视作胸膜和血管浸润的一种特殊浸润方式,提示预后不佳。

此外,还有鳞屑样腺癌、腺泡性腺癌、乳头状腺癌、微乳头状腺癌、实性腺癌、浸润性黏液腺癌、混合性侵袭性黏液腺癌和非黏液性腺癌、胶样腺瘤、未分化腺癌、肠道腺癌;微浸润腺癌:非黏液腺癌、黏液腺癌;侵袭前病变:非典型腺瘤样增生、原位腺癌。

2. **鳞状细胞癌**(squamous cell carcinoma,SCC)　肺鳞癌是一种显示角化和细胞间桥的恶性上皮肿瘤,占肺癌的30%~35%,与吸烟有密切关系。肺鳞癌的形态学特点有单个细胞角化;癌巢内形成角化珠(癌珠);癌细胞间有丰富的细胞间桥;细胞核有异型性或多形性,核深染、呈锯齿状;间质中常见纤维组织增生和炎性反应,有时可见坏死的角化细胞引起肉芽肿形成。如果癌组织有较广泛的分化特征,则为高分化鳞癌;如果20%的癌巢内有细胞角化,或癌珠形成,则为中分化鳞癌;如果仅见很少角化细胞,或仅见有细胞间桥,则为低分化鳞癌。2015年,WHO又将肺鳞癌细分为角化型鳞癌、非角化型鳞癌、基底鳞状细胞癌、侵袭前病变、鳞状细胞原位癌。

3. **大细胞癌**(large cell carcinoma,LCC)　大细胞肺癌亦称为未分化大细胞肺癌。它是一种缺乏小细胞肺癌、腺癌或鳞癌细胞分化特点的未分化恶性上皮细胞癌。此型肺癌约占肺癌的15%。在光镜下大细胞肺癌无肯定的鳞癌或腺癌的分化特征。大细胞肺癌的形态学特点有:癌细胞呈实性团块,或弥漫分布呈大片,无腺体或鳞分化的特征;细胞体积较大,有多形性,细胞质丰富、淡染,均匀一致,细胞质亦可呈颗粒状;细胞核大,可呈圆形、卵圆形、不规则形;核仁明显;核分裂象易见;间质较少;癌细胞坏死常见,且较广泛。按照WHO的分类,大细胞肺癌可以分为以下四类。①大细胞神经内分泌肺癌:光镜下此类肺癌细胞较大,呈多角形,核浆比例降低;癌细胞排列呈实性巢、小梁状、片块状,并显示器官样巢,或栅栏状或菊形团样结构;细胞质呈嗜酸性,颗粒状;核呈多型,染色质粗,核仁常见。②基底细胞样癌:癌组织呈指头状从支气管壁向腔内生长,并呈实性分叶状或相互吻合的小梁状向外浸润;癌细胞较小,呈多角形或立方状或梭形;核染色质中等,核仁不明显,核分裂多见;癌巢中心可见凝固性坏死,其周边部癌细胞呈栅栏状排列。③淋巴上皮样癌:光镜下癌细胞体积较大,核仁明显,形成大小不等的巢状,癌巢内及间质中均见有淋巴细胞浸润。④透明细胞癌:肺透明细胞癌是一类单纯透明细胞特征的大细胞肺癌。该型肺癌癌细胞大、多角形、细胞质水样透明或呈泡沫状为特点。光镜下肺透明细胞癌常呈片状,核异型性明显、形状不规则,可见核分裂。

4. 小细胞肺癌(small cell lung cancer,SCLC)　是由小细胞组成的恶性上皮性肿瘤。此型肺癌约占15%。小细胞肺癌的癌细胞体积较小,癌细胞呈圆形或卵圆形,亦可为梭形;细胞核位于中央,常带棱角,染色质细而弥散,核仁不清;细胞质稀少,且呈嗜碱性;癌细胞常弥漫分布,或呈实性片状,常见大片坏死。

【分期】

肺癌的分期对临床治疗方案的选择和预测预后均具有重要临床意义。国际肺癌研究学会和世界卫生组织按照肺癌原发肿瘤的大小(T)、淋巴结转移情况(N)和有无远处转移(M)将肺癌加以分类,为目前世界各国所采用。现介绍2017年国际肺癌研究学会和国际抗癌联盟(UICC)肺癌TNM分期(第8版)(表3-1,表3-2)。

表3-1　《国际肺癌TNM分期》(第8版)中T、N和M分期的定义

T分期:

TX:未发现原发肿瘤,或通过痰细胞学或支气管灌洗发现癌细胞,但影像学及支气管镜无法发现。

T0:无原发肿瘤证据。

Tis:原位癌。

T1:肿瘤最大径≤3cm,周围包绕肺组织及脏层胸膜,支气管镜见肿瘤位于叶支气管开口远端,未侵及主支气管。

　T1a(mi):微浸润腺癌。

　T1a:肿瘤最大径≤1cm。

　T1b:1cm<肿瘤最大径≤2cm。

　T1c:2cm<肿瘤最大径≤3cm。

T2:3cm<肿瘤最大径≤5cm;侵犯主支气管,但未侵及隆突;侵及脏层胸膜;有阻塞性肺炎或者部分或全肺不张。符合以上任何一个即归为T2。

　T2a:3cm<肿瘤最大径≤4cm。

　T2b:4cm<肿瘤最大径≤5cm。

T3:5cm<肿瘤最大径≤7cm;侵及以下任何一个器官,包括胸壁、膈神经、心包;同一肺叶出现孤立性癌结节。符合以上任何一个即归为T3。

T4:肿瘤最大径>7cm;无论大小,侵及以下任何一个器官,包括纵隔、心脏、大血管、隆突、喉返神经、主气管、食管、椎体、膈肌;同侧不同肺叶出现孤立癌结节。

N分期:

Nx:淋巴结转移情况无法判断。

N0:无区域淋巴结转移。

N1:转移至同侧支气管周围淋巴结和/或同侧肺门淋巴结,包括原发肿瘤的直接侵犯。

　pN1a:仅有单站肺门淋巴结受累。

　pN1b:包括多站肺门淋巴结受累。

N2:转移到同侧纵隔和/或隆突下淋巴结。

　pN2a1:单站病理N2,无N1受累,即跳跃转移。

　pN2a2:单站病理N2,有N1受累(单站或者多站)。

　pN2b:多站N2。

N3:转移到对侧纵隔、对侧肺门、同侧或对侧斜角肌或锁骨上淋巴结。

M 分期:

　　Mx:无法评价有无远处转移。

　　M0:无远处转移。

　　M1a:胸膜播散(恶性胸腔积液、心包积液或胸膜结节),原发肿瘤对侧肺叶内有孤立的肿瘤结节。

　　M1b:远处单个器官单发转移。

　　M1c:多个器官或单个器官多处转移

表 3-2　《国际肺癌 TNM 分期》(第 8 版)中 T、N 和 M 分期的 TNM 分期组合

TNM 分期	T 分期	N 分期	M 分期
原发灶不明肿瘤	TX	0	0
0 期	Tis	0	0
ⅠA1 期	T1a	0	0
ⅠA2 期	T1b	0	0
ⅠA3 期	T1c	0	0
ⅠB 期	T2a	0	0
ⅡA 期	T2b	0	0
ⅡB 期	T1a,b,c;T2a,b	1	0
	T3	0	0
ⅢA 期	T1a,b,c;T2a,b	2	0
	T3	1	0
	T4	0,1	0
ⅢB 期	T1a,b,c;T2a,b	3	0
	T3	2	0
	T4	2	0
ⅢC 期	T3,4	3	0
ⅣA 期	任何 T	任何 N	M1a,b
ⅣB 期	任何 T	任何 N	M1c

【临床表现】

早期肺癌多为体检发现,大多无明显症状及体征。肺癌的临床表现因原发肿瘤的部位、大小、类型、是否侵犯或压迫邻近器官以及有无转移、转移部位的不同而异。常见的临床表现包括以下几个方面。

1. 肺癌直接引起的症状和体征

(1)咳嗽:是肺癌最常见的症状。中央型肺癌的咳嗽是因为支气管腔内或壁外肿瘤对支气管壁的持续刺激引起的,表现为刺激性咳嗽,呈高调金属音,常伴咳痰。中央型肺癌合并阻塞性肺炎时常伴咳脓痰,肺内弥漫的细支气管肺泡细胞癌常伴咳黏液痰。周围型肺癌也以咳嗽为常见主诉,但咳嗽往往并非其特异的临床表现,特别是对于微小结节或磨玻璃结节患者。

(2)咯血:是肺癌最具特异性的表现,多为痰中带血。由于肿瘤组织血供丰富,局部组织坏死可引起咯血。以中央型肺癌常见,部分周围型肺癌也可有咯血表现。少数中央型肺癌患者以突发大咯血急诊入院,需支气管动脉栓塞或急诊手术处理。

(3)胸闷、气促:是常见的临床症状。可见于以下情况:肿瘤位于支气管腔内,引起叶支气管或主支气管狭窄或闭塞,出现相应的肺不张;肿瘤位于支气管壁外压迫支气管引起管腔狭窄;肺癌双肺广泛种植转移;肺癌胸膜种植转移,出现大量胸腔积液,导致肺不张;肺癌转移至心包,引起恶性心包积液;肺癌侵犯膈神经引起膈肌麻痹上抬,纵隔淋巴结转移导致上腔静脉阻塞引起静脉回流障碍;肺动脉内癌栓所致肺

动脉栓塞症;肺癌合并自发性气胸;肺癌合并肺气肿、慢性支气管炎,因肺癌患者以老年多见,老年患者胸闷、气促往往缺乏特异性。

(4) 喘鸣:当肿瘤阻塞气管或主支气管时,呼吸气流受阻可闻及喘鸣音。

(5) 发热:多数肿瘤患者发热为中央型肺癌伴阻塞性肺炎所引起的炎性发热,抗生素治疗效果欠佳,部分患者为肿瘤坏死吸收导致的肿瘤性发热。

(6) 体重下降:是肺癌的常见表现,部分患者因不明原因消瘦检查发现。常因肿瘤毒素、肿瘤消耗、食欲减退等所致。晚期患者可呈恶病质状态。

2. 肺癌局部外侵或压迫引起的症状和体征

(1) 胸痛:肿瘤侵犯壁层胸膜或深面骨性胸廓结构时,就会出现胸痛,呈持续性钝痛,常有明确压痛点。肿瘤侵犯肋间神经时,会出现典型持续性束带样支配区疼痛。放疗或手术切除后疼痛可缓解。

(2) 声音嘶哑:肿瘤或转移淋巴结压迫或侵犯喉返神经时会出现声音嘶哑。常为左侧主肺动脉窗或左侧气管旁淋巴结转移所致。喉镜下表现为左侧声带麻痹。右侧喉返神经位置高,受累者少见。

(3) 顽固性呃逆:肿瘤邻近肺门累及膈神经时可出现顽固性呃逆,后期可出现膈肌麻痹上抬,引起呼吸困难。

(4) 吞咽困难:常为隆突下淋巴结转移压迫或侵犯食管引起。如肿瘤或转移淋巴结同时侵犯气管/主支气管与食管,可出现气管食管瘘,表现为顽固性咳嗽、咳出消化液或胃内容物,伴顽固性肺部感染。

(5) 上腔静脉阻塞综合征:常为右上肺癌和/或肿大融合的右侧下段气管旁淋巴结(R4组)压迫上腔静脉,导致回流受阻所致,表现为头面部肿胀、头晕、上肢浮肿等。

(6) Honor 综合征:为肺尖部肿瘤或称肺上沟瘤(Pancoast 瘤)侵犯或压迫颈部交感神经节,引起的同侧眼睑下垂、瞳孔缩小、眼球下陷以及同侧颜面部与胸壁无汗。1932 年 Pancoast 首先描述了肺上沟瘤的临床特征,即"肩部疼痛并沿臂部放射,Honor 综合征,手部肌肉萎缩,胸部 X 线片见胸顶部小的密度均匀阴影,不同程度的肋骨破坏,常有椎体侵犯"。后来即称之为 Pancosat 综合征,原发肿瘤称为 Pancoast 瘤。Pancoast 瘤是发生于上肺尖部的周围性肺癌,可在肿瘤早期直接侵犯胸廓入口处重要结构,包括臂丛下干、肋间神经、交感干及星状神经节,锁骨下动、静脉,邻近肋骨(第 1~3 肋)和椎体,从而产生严重而持续的肩背部疼痛、上肢放射痛、Honor 综合征等。肺内其他部位肿瘤增大累及胸顶部或转移性病变侵犯胸廓入口结构也可表现为 Pancosat 综合征。

3. 肺癌转移引起的症状和体征

(1) 肝转移:可出现右上腹疼痛,肝区肿大,黄疸、腹水等肝脏肿瘤的相关表现,可出现转氨酶、胆红素升高等。

(2) 骨转移:常见于不规则骨,如肋骨、脊柱、骨盆,伴持续疼痛。外伤易引起病理性骨折。患者可出现碱性磷酸酶升高。

(3) 脑转移:可出现头痛、呕吐、视盘水肿等颅内高压表现,部分患者可出现癫痫,一侧肢体感觉、活动障碍,严重者偏瘫。

(4) 肾上腺转移:多无明显临床表现,肿瘤大者可表现为腰部包块。

(5) 非胸内淋巴结转移:锁骨上、颈部淋巴结转移,常为可触及质硬、固定的肿块,多无明显疼痛。

(6) 其他转移:皮下转移结节、外耳道内转移结节、眼球转移等少见部位转移。

4. 肺癌的肺外表现

(1) 肥大性肺性骨关节病:是肺癌最常见的肺外表现,表现为杵状指(趾)及肥大增生性骨关节病,常累及手指、腕、膝、踝关节等,出现指端疼痛,甲床周围红晕,关节肿痛、僵硬表现。部分患者以杵状指(趾)或关节肿痛就诊发现肺癌。常见于鳞癌,手术切除后症状可减轻或消失,复发后可再次出现。

(2) 异位内分泌综合征:肿瘤分泌促性腺激素可出现男性乳房发育,分泌促肾上腺皮质激素样物质可出现库欣综合征(Cushing syndrome)综合征,分泌抗利尿激素可出现抗利尿激素分泌异常综合征(syndrome of inappropriate antidiuretic homone secretion,SIADHs),分泌异位甲状旁腺样激素可出现恶心、呕吐、嗜睡、烦渴、多尿等高钙血症症状。

(3) 神经肌肉综合征:可表现为多发性肌炎、周围神经病变、重症肌无力、Lambert-Eaton 综合征等,常出现在肺癌发现前几年,手术后症状仍持续存在,多见于小细胞未分化癌。

(4) 类癌综合征:因肿瘤分泌过量 5-羟色胺及其代谢产物而出现的一些临床症状的总称,主要表现为突发性皮肤潮红、喘鸣或哮喘样呼吸困难、阵发性心动过速、腹泻、水肿、关节疼痛等。多于肿瘤肝转移后出现相关表现。

(5) 其他:皮肤改变如硬皮病、黑棘皮病;血液系统改变如血小板减少性紫癜、白细胞增多症、嗜酸性粒细胞增多症、毛细血管病性渗出性贫血;血管病变如游走性血栓性静脉炎等。

【诊断】

肺癌的诊断需根据患者病史、症状与体征、辅助检查及实验室检查综合判定,肺癌的准确诊断是早期治疗的关键。

(一) 无创检查手段

1. 胸部 X 线片摄影 是最基本的胸部影像学检查方法,通常包括胸部正、侧位片。典型的肺部肿块在胸部 X 线片摄影可有所显示。

中央型肺癌可见肺门类圆形肿块,边缘可见毛刺与分叶表现,但是大部分中央型肺癌与肺门肿大淋巴结及远端不张的肺组织融合成片,胸部 X 线片摄影无法仔细鉴别肿块影像。当右上肺中央型肺癌引起右上肺不张时,胸部 X 线片摄影正位片可见典型倒 S 征表现,有临床诊断价值。当肿瘤转移至上纵隔导致淋巴结肿大时,可见上纵隔增宽影。隆突下淋巴结肿大可见隆突受压变钝,膈神经受累可见膈肌抬高,胸腔积液可见内低外高的弧形液平,心包积液可见心影增大的普大型心改变。

周围型肺癌在胸部 X 线片摄影表现为肺外周带的圆形或类圆形阴影,肿瘤边缘毛糙、可见分叶、毛刺改变,空洞性肿瘤一般表现为偏心厚壁空洞,内侧凹凸不平。

但是,胸部 X 线摄片重叠影多,对肺内病变(尤其是直径较小的周围结节及中央型肺癌)漏诊多。一旦胸部 X 线片摄影怀疑肺内占位,或临床高度怀疑肺内病变但胸部 X 线片摄影未见显影,需进一步行胸部 CT 检查证实。临床不常规推荐胸部 X 线片摄影用于肺癌的筛查和检查。

2. 电子计算机 X 线体层摄影(computer tomography,CT) 胸部 CT 是评估肺部肿瘤形态学表现及判断胸廓内扩散转移的标准技术。因薄层 CT 的良好空间分辨率,其对肺内小结节检出敏感,另外可发现隐匿部位(如脊柱旁、心影后、膈上、纵隔旁、肺尖)的肺癌。2011 年美国国立癌症研究所在 NEJM 发表国家肺癌筛查试验(NLST)随访结果,低剂量螺旋 CT(LDCT)对肺癌高危患者定期筛查,可使肺癌病死率降低 20%。随着 CT 扫描在体检中的广泛应用,早期肺癌的检出越来越多。

胸部 CT 可显示薄层横断面结构图像,避免重叠影,且可通过重建显示冠状位、矢状位甚至三维立体图像,可有效检出肺内任何部位的占位性病变,定位准确。胸部 CT 可为临床医师提供肿瘤大小、位置、内部特性(钙化、脂肪密度、磨玻璃样改变、支气管充气征、空洞等)、边缘特性(毛刺、分叶、胸膜牵拉征、血管集束征、边缘是否光滑、是否伴卫星灶等)、增强情况等一系列临床信息以辅助判断其良恶性,当表现有毛刺、分叶、胸膜牵拉征、血管集束征等,常提示恶性的可能;而边缘光滑,其内可见钙化、脂肪颗粒,周围可见卫星灶,则往往提示病灶为良性。而且,增强 CT 可明确显示肿瘤的局部侵犯范围,反映 T 分期,可清楚显示肺门、纵隔淋巴结肿大情况,明确 N 分期,直接指导临床治疗抉择。胸部 CT 是目前肺癌诊断、分期、疗效评价及治疗后随诊中最重要和最常用的影像学检查手段。

肺内磨玻璃结节(ground-glass nodule,GGN)是临床常见的肺部 CT 表现。其在 CT 肺窗上表现为密度稍增高、呈局灶性云雾状密度阴影,阴影内血管和支气管纹理清晰可辨,其在纵隔窗上不显影。根据有无实性成分可分为纯磨玻璃结节(pure ground-glass nodule,pGGN)与混合磨玻璃结节(mixed ground-glass nodule,mGGN)。磨玻璃结节组织病理学类型多样,可为嗜酸细胞性肺疾病、肺或淋巴组织增生、机化性肺炎、肺纤维化等良性病变,也可为非典型腺瘤样增生、原位腺癌、微浸润腺癌和浸润性腺癌等恶性病变。纯磨玻璃结节的恶性比例为 59%~73%。GGN 在随诊观察过程中如出现结节增大或实性成分增多,则考虑肺癌可能性大或向浸润性癌发展趋势,需积极外科干预处理。2019 年起出现并发展为全球大流行的新型冠状病毒感染(corona virus disease 2019,COVID-19),胸部 CT 亦可表现为双肺多发磨玻璃影,临床需注意鉴别诊断。

胸部 CT 在肺癌外科的另一重要作用为肺内小结节术前定位,术前定位技术明显减少了手术过程中无法找到结节的风险,另外,通过 CT 影像重建可实现肺部结构的 3D 重建,实现良好的术前规划,确保精准手术切除。

临床怀疑肺癌时,推荐进行胸部薄层 CT 增强扫描。

能谱 CT 是近几年来 CT 成像领域发展的一项新技术。能谱曲线是物质在不同 keV 射线下的 CT 值的变化规律,不同物质组织来源的病灶其能谱曲线不同,通过能谱曲线特点的分析可以辅助病灶的诊断与鉴别诊断。能谱 CT 在肺癌的应用使 CT 从形态学、组织血流动力学逐渐发展到物质代谢等微循环方面,其在肺癌的病理类型区分、多发病灶起源鉴别、肿瘤治疗效果评估等方面有较好的应用前景。

3. FDG-PET 及 PET-CT　正电子发射计算机断层扫描显像技术(positron emission tomography,PET)是利用机体细胞对 18-氟脱氧葡萄糖(^{18}F-FDG)摄取进行显影的影像学技术。由于通常情况下恶性肿瘤细胞过度表达葡萄糖转运蛋白,葡萄糖代谢旺盛,故存在更高的 FDG 摄取,而 ^{18}F-FDG 在组织中磷酸化保存,不进一步代谢。^{18}F-FDG 是一种正电子示踪剂,核衰变过程中正电子从原子核内放出后很快与自由电子碰撞湮灭,转化成一对方向相反、能量为 511keV 的 γ 光子。在这对光子飞行方向上对置一对探测器,便可几乎同时接收到两个光子,经过适当的数学处理,便可形成断层示踪剂分布图像,进行病变定位及代谢率高低的判断。

SUV 值是其评估肿瘤生物学活性的半定量指标,不同中心可能采用不同的判断标准,一般取 2.5 为鉴别良、恶性的指标,有研究显示,SUV>2.5 判断孤立性肺结节恶性的阳性预测值为 90%,阴性预测值为 85%。

PET 同样存在一定的假阴性和假阳性。假阴性结果见于代谢不活跃的肿瘤,如类癌、原位腺癌、微浸润腺癌等。因为 PET 扫描空间分辨率低,目前认为对<7mm 小结节的代谢异常不能识别而出现假阴性。Nomori 等研究指出,PET 对于小于 1cm 小结节诊断的敏感性为 79%,特异性为 65%。ACCP 推荐对直径超过 8~10mm 的孤立性肺结节行 PET 检查。

假阳性结果主要见于类风湿结节、真菌感染、结核瘤、结节病、创伤早期局部反应及反应性淋巴结增生等代谢活跃的良性病变。有学者认为,恶性 SPN 可在正电子示踪剂注射数小时后仍表现持续摄取增加,而炎症和正常组织则很少出现此征象,考虑与癌细胞磷酸酶活性低及葡萄糖转运蛋白表达增高有关。故可通过两次时间点成像(dual time point imaging,DTPI),比较两个不同时间点测量病变部位 SUV 值的变化来降低其假阳性。如 Matthies 等研究表明,以两次检测(平均间隔 56 分钟)SUV 值升高超过 10% 判断为恶性的敏感性为 100%,特异性为 89%。但特殊患者的假阳性结果有时也提示为活动感染或炎症,需要特殊治疗。

PET-CT 扫描是 PET(功能代谢显像)和 CT(解剖结构显像)两种影像技术的有机结合,它能通过计算机断层显像的方法显示人体主要器官的生理代谢功能,同时应用 CT 技术为这些核素分布情况进行精确定位。目前 PET 已基本被 PET-CT 所取代。PET/PET-CT 检查对于以下几种情况的 SPN 尤其有价值:有较低的恶性肿瘤发生风险但影像学上可疑者;有高度恶性风险而 CT 表现为良性者;不愿行侵袭性检查或手术死亡率较高者。当这些情况存在时,如果 PET 结果阴性,则推荐进行 CT 随访。

PET-CT 对脑和脑膜转移敏感性相对较差,对于需排除有无脑转移的患者,建议与脑部增强 MRI 联合,以提高诊断率。但是 PET-CT 价格较昂贵,限制了其临床广泛应用,有条件的肺癌患者推荐全身 PET-CT+脑部 MRI 检查。

4. 磁共振成像(MRI)　MRI 评估肺部病变的良、恶性价值有限,一般不建议常规行 MRI 检查。但是,与胸部 CT 相比,MRI 的胸部成像可提供正常与异常组织间更高对比度的分辨力,同时具有对内在血液流动敏感、没有电离辐射等优点。由于受 X 线曝光的影响,对相同层面进行 CT 成像的频次要有一定限制,但 MRI 可以对同一层面进行多次重复成像。MRI 能提供矢状位、冠状位及斜位影像,可较明确显示肺尖、胸廓入口处、胸壁或横膈处的结节及其与周围软组织的关系,能较准确评估肿瘤对肺上沟的侵犯、纵隔的侵犯及肺门与纵隔淋巴结转移的预测,在非小细胞肺癌的确切分期方面有一定作用。

当临床需明确胸壁、纵隔受累情况,明确肺上沟瘤(Pancoast瘤)对臂丛神经、锁骨下血管侵犯,排除椎体受累时,MRI检查可提供很好的临床判断信息。

5. **B超**　常用于检查腹部重要器官(如肝脏、肾上腺)有无转移,但目前上腹部检查常用CT替代。目前B超常用于判断颈部、锁骨上淋巴结转移情况,对于可疑转移的淋巴结,可行穿刺细胞学检查进一步确诊,也用于胸腔、心包积液检查,或行B超引导下穿刺抽取积液明确诊断。

6. **全身骨扫描**　是判断肺癌骨转移的常规检查,该检查灵敏度高,可以筛查出无症状骨转移患者,但是炎症、外伤等也可引起骨代谢改变,易出现假阳性,临床需结合病史谨慎判断。当骨扫描检查提示单处骨可疑转移时,若条件允许,建议对可疑部位进行X线、MRI或CT检查,进一步验证。对于以磨玻璃结节为表现的早期肺癌,特别是小于1cm的纯磨玻璃结节,出现骨转移的可能性小,全身骨扫描可不作为常规术前排查项目。

(二)获取细胞学或组织学的有创检查手段

1. **支气管镜检查**　是肺癌的主要诊断工具,可以进入到4~5级支气管,帮助肉眼观察大约1/3的支气管树黏膜,并且通过活检、刷检以及灌洗等方式进行组织学或细胞学取材,是中央型肺癌的良好诊断手段,但是对周围型肺癌阳性检出率低。常规支气管镜检查的不足主要包括:①检查范围有限,对于外周2/3呼吸道无法进行肉眼观察;②对于呼吸道黏膜的上皮异型增生及原位鳞状上皮癌等早期病变的敏感性不高;③对于支气管壁外病变及淋巴结等无法观察,只能靠经验盲穿有限的几组淋巴结区域。

针对上述不足,临床上研发了一大批支气管镜及支气管镜新技术,如自发荧光支气管镜、窄光谱成像技术、光学相干断层扫描、共聚焦显微内镜、支气管内超声、导航支气管镜等,从不同层面和角度克服了传统支气管镜技术存在的缺陷,极大地提高了肺癌的确诊率。

(1)自发荧光支气管镜(auto fluorescence bronchoscopy,AFB):未染色和未使用荧光药物的生物组织在特定波长光线的照射下,可以发出特定的荧光,这种现象称为自发荧光。波长较短的蓝色激光是激发人体自发荧光的理想光源。当采用蓝色激光(420~480nm)照射支气管黏膜,黏膜下的荧光物质被激发后,可以辐射出波长520nm的绿色荧光和波长630nm的红色荧光。在不同组织,绿色荧光和红色荧光的比例不同,在正常组织,绿色荧光较强,红色荧光较弱,因此在显示器上显示绿色图像。在增生或癌变组织,绿色和红色荧光均减弱,但是绿色荧光减弱更为明显,因此显示红色或红棕色。血管或出血部位由于血红蛋白大量吸收荧光,使总体亮度降低,呈现深色图像。自发荧光支气管镜即是利用支气管组织的内源性荧光物质来观察新陈代谢状态和组织生化组成,在蓝色激光照射下,异常的区域可以与正常的黏膜形成鲜明对比,通过高分辨率摄像系统,可以鉴别不同组织自发荧光颜色间的细微差别,发现在普通光线下无法发现的可疑病灶。这项检查技术可发现呼吸道黏膜的上皮异型增生及原位鳞状上皮癌等早期病变,也可用于判定中央型肺癌的安全手术切除范围,随访监测肺癌术后残端及气道内复发情况等。

(2)窄光谱成像技术(narrow band imaging,NBI):即窄带成像内镜,是通过滤光器过滤掉普通内镜氙灯光源所发出红、蓝、绿中的宽带光谱,选择415nm(短波蓝光)、540nm(长波绿光)的窄带光照射支气管黏膜,从而达到清楚显示浅表毛细血管及深部黏膜下血管形态的目的,以帮助临床医师诊断。窄光谱成像技术较自发荧光支气管拥有更高的特异度及相似的敏感度,窄光谱成像技术联合白光支气管镜可改变大约10%患者的治疗决策,但是联合荧光支气管镜没有体现出优势。窄光谱成像技术在呼吸内镜的应用还较少,相关知识主要来自胃肠道及头颈部肿瘤的内镜检查研究中,呼吸内镜医师正在将这一技术逐步应用于支气管黏膜早期病变的检查中。

(3)光学相干断层扫描(optical coherence tomography,OCT):是一种光学成像方法,与弯曲支气管镜结合使用,通过发射近红外光波,利用不同组织成分对光波的光学折射率不同,收集不同反射和反向散射光波成像,显示支气管的剖面、外形,获得横断面组织学的显微结构,可清晰显示气道的黏膜层、腺体、肺泡等组织结构,是一种特殊的光学活组织检查。在气道肿瘤病变检测中,侵袭性癌的气道上皮比原位癌更厚;重度非典型增生、原位癌的气道上皮增厚比轻、中度非典型增生更为明显。浸润性癌的基底膜不完整或不能显示,而原位癌的基底膜则可完整显示。即便如此,OCT对肿瘤的诊断同样存在较高比率的假阳性与假阴性,现阶段仍不能替代病理活检。光学相干断层扫描对中央型肺癌的诊断意义重大,其经支气管镜超细导管能进到远端小气道,对肺周围结节的鉴别诊断亦有很好的应用前景。可以预见,随着光学相干断层扫描与 AI 人工智能的深度结合,OCT 技术将是呼吸内镜在肺癌诊断中的重要一员。

(4) 共聚焦显微内镜(confocal micro-endoscopy,CME):共聚焦显微内镜的目的是向临床医师提供活组织的显微成像。其将激光共聚焦显微镜安装于传统电子支气管镜远侧头端组合而成,在进行内镜检查的同时可以对黏膜进行共聚焦显微观察,从而获得气管及肺泡内精准高分辨率的图像。其图像可放大 1000倍,组织探测深度为 50μm,可实时、分层观察黏膜的显微变化,发现早期黏膜病变,相当于一种光学切片。同样,CME 不仅对中央型肺癌的诊断有其独特活组织虚拟病理学检查优势,当其与径向探头超声支气管镜、超细支气管镜等结合时,对肺周围结节的诊断与鉴别诊断同样具有重要的临床使用价值。

(5) 支气管内超声(endobronchial ultrasound,EBUS):是一种支气管镜介导的微创诊断技术。通过支气管镜下超声引导,可实时、清楚显示气管、支气管树周围 4cm 范围内的淋巴结、肺实质内肿瘤、纵隔病变等结构,通过支气管镜下穿刺活检,可实现气管、支气管树周围病变组织的细胞及组织学确诊。EBUS 的出现弥补了支气管镜对支气管壁外结构盲目性的缺陷,极大地提高了支气管镜的诊断能力,是呼吸内镜领域的重要进展之一。EBUS 有两种形式的超声探头,分别为径向和线性探头。它们都是通过探头上的超声传感器产生并接受声波,然后通过数据处理合成二维超声图像于显示屏上,供临床医师辅助判断。依据探头的不同,EBUS 有两种形式的仪器设备,一种是径向探头支气管内超声设备(rp-EBUS);另一种是线性(凸面)探头超声支气管内镜(cp-EBUS),即一体化的超声支气管镜,是气管内超声引导经支气管针吸活检术(endobronchial ultrasound-guided transbronchial needle aspiration,EBUS-TBNA)所依赖的内镜设备。

1) 径向探头气管内超声(radial probe EBUS,rp-EBUS):径向探头支气管内超声设备具有 360° 观察视角,且超声探头直径可以细达 1.4mm,使得其可以通过支气管镜工作通道到达支气管腔内,通过超声探查兴趣区。在标准的 20MHz 频率,该设备可达 1mm 空间分辨率,穿透深度可达 4~5cm。该设备可实现肺周围结节定位活检与气管壁结构浸润深度判断两种基本功能。

径向探头因直径小,支气管镜工作通道可进入亚段 5~7 级支气管,与远端支气管紧密接触后,可对肺周围结节进行探查。正常充气的肺泡组织呈均匀一致的暴风雪样强烈高回声超声表现,而支气管周围肿瘤则呈低回声表现,当超声探头进入实性病灶时,肿瘤与正常肺组织之间就会出现清晰明亮的分界线。而肿瘤周围的肺不张区域则表现为肺泡分泌物、肺实质、空气混合的混杂多重界面,超声回声较支气管旁肿瘤要高。经超声观察定位的支气管旁肿瘤定位明确后,可退出径向超声探头,经支气管镜工作通道置入穿刺活检针实施肺外周病灶的病理活检。

rp-EBUS 与导向鞘(guide sheath,GS)的结合进一步简化了穿刺活检操作。rp-EBUS/GS 可以作为一个整体从支气管镜的操作通道中置入,而仅保留远端超声探头于 GS 之外。当活检位置确定后,可保留GS 退出 rp-EBUS,再经 GS 置入穿刺活检针可保证穿刺部位的准确性,同时 GS 理论上还具有穿刺过程中的压迫止血作用。当然,当 rp-EBUS 与电磁导航支气管镜相结合时,能实现更为精准的导航定位与穿刺活检。

rp-EBUS 可以清楚显示气管及支气管壁周围的各层组织成分,对于气管壁结构浸润深度判断准确,具有重要的临床意义。对于气管/支气管腔内型肿瘤,通过 rp-EBUS 明确侵犯深度,可决定行单纯内镜下切除或需外科切除吻合;对于中央型肺癌或气管肿瘤管壁及周围结构浸润深度的判断,可明确 T 分期,直接影响后续治疗抉择。

2) 凸阵扫描超声支气管镜(CP-EBUS):是将凸面超声探头搭载于支气管镜远端的一体化超声支气管镜。基于 cp-EBUS 的 EBUS-TBNA 对肺门、纵隔疾病的穿刺活检能克服常规经支气管镜针吸活检盲穿的缺点,又能实现外科纵隔镜相似的准确率,而且操作简便,易于掌握,可在清醒或浅麻醉下实施,该项技术在临床迅速推广普及。日本学者 Yasufuku 等设计了一项比较 EBUS-TBNA 与纵隔镜在肺癌纵隔淋巴结分期应用的前瞻对照研究。结果显示,EBUS-TBNA 组与纵隔镜组的敏感性、阴性预测值及诊断准确率分别为 81%、91%、93% 对比 79%、90%、93%,二者获取纵隔淋巴结真实 N 分期的能力无显著性差异(P=0.78)。目前,EBUS-TBNA 在肺癌的术前分期与气道旁病变的诊断方面已基本取代纵隔镜。

EBUS-TBNA 发生出血、气胸等相关并发症风险极低,经济成本远低于全麻纵隔镜手术,易于临床推广,已被全球胸外科及胸部肿瘤内科医师广泛接纳。其作为一项革命性的纵隔、肺门淋巴结分期手段,真正改写了肺癌的诊断与分期指南。EBUS-TBNA 与超声内镜引导下细针穿刺活检术(endoscopic ultrasonography guided fine-needle aspiration,EUS-FNA)的结合,可补充 EBUS-TBNA 对食管旁、下肺韧带旁淋巴结的病理信息,提供更完整的纵隔淋巴结分期,以指导临床治疗。

(6) 导航支气管镜(navigation bronchoscope,NB):肺周围结节一直以来是支气管镜下活检的盲区,肺结节区域的支气管内定位困难是影响活检的关键因素。导航支气管镜的出现克服了肺周围结节的定位问题,明显提高了支气管镜对周围型肺癌的诊断能力。导航支气管镜因导航方式不同有两种设备,一种是电磁导航支气管镜,另一种是虚拟导航支气管镜。

1) 电磁导航支气管镜(electromagnetic navigation bronchoscope,ENB):是采用 CT 数据三维重建技术与传感器定位技术引导可操纵的内镜探头用于肺周围结节活检的检查。其工作原理是将患者的胸部薄层 CT 扫描图像导入 ENB 的专门软件进行三维重建,获取轴位、冠状位及矢状位坐标,从而生成支气管树 3D 图像。当导航支气管镜探头置于磁场中时,其空间定位可被 ENB 捕获,电磁定位传感器探头的位置变化可显示于显示屏上并与重建的 CT 图像叠加,ENB 系统会自动生成直达靶区的导航计划,探头可循导航路径精准到达兴趣区,从而实现肺周围结节穿刺或活检。ENB 与 EBUS 联合使用对肺周围结节诊断的敏感性高于二者单独使用,并可节省支气管镜操作时间。该技术具有导航定位精准、使用方便、无需造影剂、无放射线辐射、安全性高等优点,但昂贵的检查费用限制了其广泛应用。目前主要用于临床怀疑周围型肺癌但不宜或不愿意手术治疗、其他常规方法又无法确诊的患者。

2) 虚拟导航支气管镜(virtual navigation bronchoscope,VNB):与 ENB 相似,同样是先将患者胸部薄层 CT 扫描图像经计算机三维重建,然后内镜医师依据重建图像规划抵达靶区的最佳路线。操作者依据 VNB 规划路线的动画显示将支气管镜引导至兴趣区。VNB 常与超细支气管镜(ultrathin bronchoscope,UB)联合使用,目前常用可活检的 UB 可进入 8 级细支气管行病灶活检。另外,VNB 联合 rp-EBUS/GS 能减小操作难度,缩短操作时间与导航时间。VNB 较 ENB 具有操作相对简单,价格更为低廉的优点,临床应用更为广泛。

2. **纵隔镜检查**　是评价纵隔、肺门淋巴结病理性质的金标准。目前常用的纵隔镜技术为经颈标准纵隔镜检查术,随着 EBUS-TBNA 技术的成熟,用于肺癌分期及不明原因纵隔淋巴结肿大患者的纵隔镜检查,基本被 EBUS-TBNA 替代。经颈扩大纵隔镜及胸骨旁纵隔镜检查已基本被胸腔镜技术替代。

纵隔镜检查术的指征:①肺癌术前分期,尤其是 EBUS-TBNA 阴性,而临床高度怀疑纵隔淋巴结转移者(对纵隔情况只进行影像学方法的评价是不合适的)。②不明原因纵隔淋巴结肿大或肿物,EBUS-TBNA 不能明确诊断者。③肺癌患者纵隔镜下纵隔淋巴结清扫术。④食管癌患者纵隔镜下食管游离及食管旁淋巴结清扫术。

3. **经皮肺穿刺活检术**　在 CT 或 B 超引导下经胸壁肺穿刺活检,是诊断周围型肺癌的重要方法之一。当穿刺得到肺癌的阳性诊断时,穿刺标本可用于后续免疫组化分型、基因检测等指导临床治疗;当穿刺结果为炎症性病变、肉芽肿等结果时,临床排除肺癌仍需格外谨慎,以免肺癌漏诊延误治疗。经皮肺穿刺活检同样存在并发症的风险,最常见的并发症为出血与气胸。美国学者对 15 865 例成年人行经胸穿刺活检肺内结节发现,出血风险为 1%,17.8% 出血患者需输血治疗;气胸发生的风险为 15%,6.6% 患者因气胸需行置管引流。同时,穿刺所带来的针道种植转移风险也是临床医师关心的问题。因此,临床需严格把握经皮肺穿刺活检指征。

经皮肺穿刺活检的适应证:①通过其他无创或微创检查方法(如痰细胞学检查、支气管镜检查等)不能确诊,且无外科手术指征,或有手术禁忌证,临床怀疑晚期肺癌的患者;②经其他无创或微创检查方法(如痰细胞学检查、支气管镜检查)不能确诊,同时不愿意接受手术治疗的患者。

4. **浅表淋巴结穿刺/切除活检**　如锁骨上、颈部、腋下、腹股沟等浅表淋巴结肿大,临床怀疑肺癌远处转移患者,可行穿刺或切除活检明确诊断。部分患者肺内病变局限,同时出现孤立的或少数几个浅表淋巴结肿大,应行浅表淋巴结活检排除淋巴结转移,从而明确临床分期,为患者争取手术治疗机会。

5. **外周皮下结节切除活检**　肺部肿瘤患者近期内出现的皮下结节,临床怀疑皮下转移,而其他无创检查未能确诊时,可行外科切除活检确诊。肺癌根治术后患者出现孤立皮下结节,或位于切口旁考虑切口种植时,可行手术切除。

6. 胸腔积液穿刺检查 当肺周围结节合并胸腔积液时,大部分为肺癌胸膜转移,胸水穿刺引流经离心处理后,取其沉淀物做细胞学检查,常可作为临床确诊依据。中央型肺癌合并阻塞性肺炎时常伴胸腔积液,此时胸水常为炎症性渗出,除非有明确细胞学诊断依据,临床判断Ⅳ期需格外谨慎,以防误诊而错失手术机会。

7. 胸腔镜或剖胸探查活检 虽然肺癌的无创及微创诊断手段越来越多,但临床经常遇到多种方法仍不能确诊而临床高度怀疑肺癌患者。此时,如患者情况许可,应尽量行胸腔镜探查活检,必要时剖胸探查活检确诊,以给予相应针对性治疗。

(三) 实验室检查

临床拟诊肺癌患者,建议进行血清肿瘤标志物检查,有助于肺癌的辅助诊断、疗效判断及随访监测。

肿瘤标志物是恶性肿瘤发生和增殖过程中,由癌基因表达合成分泌的、或由人体对肿瘤反应而异常产生或升高的,反映肿瘤存在和生长的一类物质。临床常用的原发性肺癌标志物有癌胚抗原(CEA)、细胞角蛋白片段 19(CYFRA21-1)、鳞状上皮细胞癌抗原(SCC)、神经元特异性烯醇化酶(NSE)、胃泌素释放肽前体(ProGRP)等。肿瘤标志物联合检测可提高其在临床应用中的灵敏度和特异度。

1. 临床应用 肺癌血清肿瘤标志物检查的灵敏度和特异度不够高,且目前还没有发现肺癌特异的肿瘤标志物,单凭该类指标诊断肺癌证据不足。但是,在影像学检查基础上,联合使用肿瘤标志物检查,可明显提高诊断与鉴别诊断的能力。一方面,不同类型肺癌的肿瘤标志物表达水平不同,因此可用于病理类型的预测;另一方面,初次治疗前行肿瘤标志物基线检查,并监测治疗过程中的变化趋势可反映临床干预疗效。在治疗结束后的定期复查中,标志物水平突然升高或持续升高,往往提示肿瘤复发、转移。

(1) 小细胞肺癌:SCLC 是一种神经内分泌肿瘤。具有旁分泌和自分泌功能,其血清 NSE 及 ProGRP 水平可明显升高。两者联合检测能使诊断敏感性达到 90% 以上,特异性达到 80%,是较好的辅助诊断指标。但溶血会显著影响 NSE 检测结果,应在 60 分钟内与红细胞分离检测,防止假阳性升高;肾功能不全患者的 ProGRP 浓度也会升高,其水平与血清肌酐呈正相关。因此,当临床出现不能解释的 NSE 或 ProGRP 升高时,首先要排除标本是否溶血,另外,需要评估患者肌酐水平是否正常,以识别假阳性。

(2) 非小细胞肺癌:血清 CEA、SCC 和 CYFRA21-1 水平的升高有助于 NSCLC 的诊断。在肺癌的各种组织学类型中,CEA 在大细胞肺癌和肺腺癌中的升高最为明显,且灵敏度较高。但需注意 CEA 升高还可见于消化道肿瘤和肺间质纤维化。联合检测 CYFRA21-1 和 CEA 可以提高对肺腺癌诊断的灵敏度和特异度。长期吸烟的人群 CEA 水平可能略高于健康人。CYFRA21-1 也是 NSCLC 敏感指标之一,要注意其在肾衰竭患者中可能会出现假性升高。SCC 的检测可应用于鳞状上皮肿瘤,一般认为其对肺鳞状细胞癌有较高的特异性,可以辅助组织学诊断。皮肤和唾液污染会导致其假性升高。然而,靠单一的标志物并不能鉴别 SCLC 和 NSCLC,因为大约 10% 的 NSCLC 也对神经内分泌标志物中至少一种存在免疫反应。若将 NSE、CYFRA21-1、ProGRP、CEA 和 SCC 等指标联合检测,可提高鉴别准确率。

2. 注意事项 临床标本需及时妥善处理,以避免假阳性;肿瘤标志物的随诊复查最好选用同样试剂盒,保证动态观察的稳定可靠性;另外,肿瘤标志物的改变可能早于影像学改变,当定期复查血清学检查异常时,需进一步完善检查,寻找复发证据,如仍不能发现,需严格、谨慎随访。

(四) 病理学检查

病理学检查以《2015 年 WHO 肺部肿瘤组织学分类》为依据。中华医学会组织呼吸内科、肿瘤内科、胸外科、放疗科、病理科、影像科等多学科专家据此编写了《中华医学会肺癌临床诊疗指南(2019 版)》,其在病理学诊断上做了较为详尽的描述,可作为临床参考指引。

1. 病理学亚型

(1) 病理学评估:目的在于明确病变性质,标本类型包括活检标本、细胞学标本、手术切除组织标本及拟行肺癌分子检测的标本。

1) 活检标本或细胞学标本:①依据《2015 年 WHO 肺部肿瘤组织学分类》准确诊断,在病理诊断同时,尽可能保留足够标本进行分子生物学检测,尤其对于无法手术切除的中、晚期患者。②靶向治疗后进展的患者再次活检时,在明确组织类型前提下,根据诊治需求做相应的分子病理检测。③争取明确组织亚型,对于分化差的 NSCLC 尽量少使用免疫组化指标区分腺癌、鳞状细胞癌等,当无明显分化或表型特征时,才可诊断非小细胞癌-非特指(non-small cell carcinoma-not otherwise specified,NSCLC-NOS)。④对于细胞学标本,尽可能同时制作细胞蜡块以备诊断及分子检测。

2) 手术切除组织标本:用于明确肿瘤的性质和组织类型、肿瘤分期与预后相关信息(包括肿瘤大小、周围组织侵犯情况、手术切缘及淋巴结转移等)。①淋巴结转移情况与预后相关,因此淋巴结转移数量及部位需要在报告内详细标明,原发肿瘤浸润至邻近淋巴结应作为淋巴结转移。②可疑胸膜侵犯时,应使用弹力纤维特殊染色进一步证实。③气腔内播散(spread through air spaces,STAS)建议在报告中注明,并注意与穿刺或操作引起的肿瘤脱落细胞以及组织细胞相鉴别,必要时可以进行免疫组织化学染色加以区分。④对肿瘤大小以及肿瘤距离手术切缘、周围组织等应当进行准确测量,测量精度为"mm"。⑤对于肺内多发病灶,建议按照国际分类标准推荐的综合组织学评估(comprehensive histologic assessment,CHA)的方法评估各病灶的关系,大致判断多原发或肺内转移。

(2) 病理组织学类型:组织学分型采用《2015 年 WHO 肺部肿瘤组织学分类》。

1) 组织标本诊断原则

鳞状细胞癌:是出现角化和/或细胞间桥或者形态为未分化 NSCLC 免疫组织化学表达鳞状细胞分化标志的上皮性恶性肿瘤。

腺癌:浸润性腺癌亚型分为贴壁为主型、腺泡型、乳头型、微乳头型和实体型。肺腺癌形态异质很强,80% 以上常为多个亚型混合存在,按照各亚型所占比例从高至低依次列出,各型成分所占比例以 5% 为增量。微乳头型腺癌及实体型腺癌未达 5% 也建议列出。直径>3cm 的肿瘤全部检查取材后为纯粹贴壁生长或浸润成分不超过 5mm 时,均应诊断为贴壁为主型腺癌。

腺鳞癌:指含有腺癌及鳞状细胞癌两种成分,每种成分至少占肿瘤的 10%。诊断基于手术完整切除的标本,在对小活组织检查标本、细胞学标本或穿刺活组织检查标本诊断中可加以描述提示。

大细胞癌:是未分化型 NSCLC,缺乏小细胞癌、腺癌及鳞状细胞癌的细胞态、组织结构和免疫组织化学特点。诊断需要手术标本经充分取材后做出,非手术切除标本或细胞学标本不能诊断。

神经内分泌癌:包括小细胞肺癌(small cell lung carcinoma,SCLC)、大细胞神经内分泌癌(large cell neuroendocrine carcinoma,LCNEC)、类癌及不典型类癌,前两种属于高级别神经内分泌肿瘤,后两者属于低级别神经内分泌肿瘤。①SCLC 形态特点为肿瘤细胞小(<3 个静止的淋巴细胞),细胞质稀少,核质比高,细颗粒状染色质,无核仁或细小核仁,细胞核分裂数高。高质量的 HE 染色切片或细胞标本染色良好时可以直接诊断。复合型 SCLC 是指小细胞癌合并 NSCLC 的任何一种组织学类型,如腺癌、鳞状细胞癌、大细胞癌、肉瘤样癌或 LCNEC(前 4 种非神经内分泌癌成分无比例要求,合并 LCNEC 时至少含 10%LCNEC 成分)。②LCNEC 是指组织学具有神经内分泌形态特点(菊形团或外周栅栏状)、细胞体积偏大、细胞质丰富、核仁明显且染色质粗糙、免疫组织化学染色表达神经内分泌标志的 NSCLC。区别 SCLC 和 LCNEC 最有用的鉴别特征为 SCLC 核质比、核染色质和核仁形态的明显程度。复合型 LCNEC 指 LCNEC 伴有腺癌、鳞状细胞癌或梭形细胞癌,和/或巨细胞癌成分。③类癌包括典型类癌(typical carcinoid,TC)和不典型类癌(atypical carcinoid,AC)。核分裂象计数采用 $2mm^2$ 为单位,计数核分裂象最活跃的区域。对于接近截点值(cut off 值)2 个/$2mm^2$ 或 10 个/$2mm^2$ 的肿瘤,至少计数 3 个/$2mm^2$,并取平均值。核分裂及坏死指标是针对上述 4 种神经内分泌肿瘤的病理指标,Ki-67 指数目前尚没有纳入诊断指标中,但在小活检标本中对鉴别高级别、低级别神经内分泌癌有帮助,一般情况下,SCLC 的 Ki-67 阳性细胞>50%。神经内分泌标志仅用于形态学怀疑神经内分泌肿瘤的病例。少部分(<10%)SCLC 可以无任何神经内分泌标志物表达,但依据细胞形态及甲状腺转录因子 1(thyroid transcription factor-1,TTF-1)强表达或细胞角蛋白(cytokeratin,CK)点灶状阳性以及高增殖指数,仍可做出 SCLC 的诊断。

转移性肿瘤:肺是全身肿瘤的常见转移部位,因此肺癌诊断时,尤其是肠型腺癌、大细胞癌及 SCLC 等缺乏肺特异性标志的肿瘤,均应注意除外转移性肿瘤。因此,需密切结合临床及肿瘤病史。

2) 细胞学标本诊断原则(2A 类推荐证据)：①尽可能少使用 NSCLC-NOS 的诊断；②当有配对的细胞学和活组织检查标本时，应综合诊断以达到一致性；③对找到肿瘤细胞或可疑肿瘤细胞的标本，均应尽可能制作与活组织检查组织固定程序、规范要求一致的 40% 的甲醛溶液(福尔马林)固定石蜡包埋(formalin-fixed and paraffin-embedded，FFPE)的细胞学蜡块；④细胞学标本准确分型需结合免疫细胞化学染色，建议细胞学标本病理分型不宜过于细化，仅作腺癌、鳞状细胞癌、神经内分泌癌或 NSCLC-NOS 等的诊断。目前无须在此基础上进一步分型及进行分化判断。

2. 免疫组织化学检测(2A 类推荐证据)

(1) 原则：对于小活检标本，需审慎使用免疫组织化学染色，以便保留组织用于分子检测。

(2) 形态学不明确的肺癌：活检标本使用 1 个腺癌标志 TTF-1 和 1 个鳞状细胞癌标志(P40)可以解决绝大部分 NSCLC 的分型问题。对于手术标本：①使用一组抗体鉴别腺癌、鳞状细胞癌，用于鉴别的标志物包括 TTF-1、NapsinA、P40、CK5/6。②当出现神经内分泌形态(细颗粒状染色质、铸型核、周边栅栏状)时，用一组分子标志物证实神经内分泌分化，如 CD56、嗜铬素 A、突触核蛋白(synuclein，Syn)、TTF-1、CK、Ki-67；超过 10% 的肿瘤细胞有一种或一种以上标志物明确阳性时，即可诊断。③对于低分化癌，当缺少腺样分化时或有特定病因(非吸烟患者或年轻患者)时，要检测睾丸核蛋白(nuclear protein of the testis，NUT)表达情况，以确定是否为肺 NUT 癌。④对于具有明显淋巴细胞浸润且有鳞状分化的低分化癌或女性非角化型鳞癌进行 EBER 原位杂交，以辅助诊断 EBV 相关性肺癌或淋巴上皮瘤样癌。

3. 分子病理学检测

(1) 标本类型：①甲醛固定石蜡包埋的标本适合所有的分子生物学检测要求，进行过酸处理的骨穿刺标本不适宜用于检测；②细胞学标本中，细胞块和细胞涂片同样适用于分子检测；③所有待检测组织学和细胞学标本需要经过病理医师质控，如果有条件可以进行肿瘤富集操作(如微切割或切割)。

(2) 基本原则：①晚期 NSCLC 组织学诊断后需保留足够组织进行分子生物学检测，根据分子分型指导治疗(1B 类推荐证据)。②所有含腺癌成分的 NSCLC，无论其临床特征(如吸烟史、性别、种族或其他等)如何，常规进行表皮生长因子受体(epidermal growth factor receptor，EGFR)、间变性淋巴瘤激酶(anaplastic lymphoma kinase，ALK)、ROS1 分子生物学检测(1B 类推荐证据)。检测方法使用原则为应选择经国家官方批准的试剂及平台设备，具体包括：EGFR 突变应用实时聚合酶链反应/扩增阻滞突变系统(real time PCR/amplification refractory mutation system，RT-PCR/ARMS)检测；ALK 融合应用 Ventana 免疫组织化学法、或 FISH 及 PCR 方法检测；ROS1 融合基因应用 RT-PCR/ARMS 方法检测(1B 类推荐证据)；上述 3 个基因也可使用获官方批准的 NGS 检测试剂平台。组织有限和/或不足以进行分子生物学检测时，可利用血浆游离 DNA ARMS 法检测 EGFR 突变(1B 类推荐证据)。③NSCLC 检测推荐必检基因 EGFR、ALK、ROS1 和扩展基因 BRAF、MET、HER2、KRAS、RET 等(2A 类推荐证据)。采用二代测序(next generation sequencing，NGS)同时检测全部必检基因和扩展基因时，需注意选用经过验证质量可靠的平台或试剂产品，也可在常规检测 EGFR、ALK、ROS1 基因阴性之后，再应用 NGS 检测扩展基因。④对于 EGFR-酪氨酸激酶抑制剂(TKI)耐药患者，建议二次活组织检查进行继发耐药 EGFR T790M 检测；对于无法获取组织的患者，可用血浆循环肿瘤 DNA(circulating tumor DNA，ctDNA)行 EGFR T790M 检测(1 类推荐证据)，常用技术包括 Super-ARMS、数字 PCR 和 NGS 等。当血液检测阴性时，仍应建议患者行组织检测以明确 EGFR T790M 突变状态，以指导三代 EGFR-TKI 治疗的应用选择。

(3) 补充说明：亚裔人群肺腺癌 EGFR 基因敏感突变阳性率约为 50%。EGFR 突变检测应涵盖 EGFR 18、19、20、21 外显子(1 类推荐证据)。最常见的 EGFR 基因突变(如 19 外显子缺失突变，21 外显子 p.L858R 点突变)以及少见类型 EGFR 突变(如 p.L861Q，p.G719X，p.S768I)均对 EGFR-TKI 治疗有效。部分类型 EGFR 突变对一代 EGFR-TKI 治疗无效(如 20 外显子插入突变和 p.T790M)，但 EGFR20 外显子插入突变(p.A763_Y764insFQEA)仍对 EGFR-TKI 治疗有效，需要明确 20 外显子插入突变具体突变点位(2A 类推荐证据)。

ALK 的检测应与 EGFR 突变检测平行进行，我国首先推荐检测方法为免疫组织化学(Ventana)，FISH 检测及 PCR 检测方法均可以作为伴随诊断，如果上述方法检测结果不一致时，任何一种方法检测出的

ALK 阳性结果,均可作为靶向治疗依据。

免疫组织化学可用作晚期肺腺癌 *ROS1* 融合基因突变筛选检测(2B 类推荐证据),但是染色阳性病例应该以其他官方获批的分子检测方法及试剂(如 RT-PCR 或 NGS)进行验证。常见的 *ROS1* 融合分子有 CD47、SLC34A2、CCDC6 和 FIG。

原发肿瘤和转移灶均适于进行靶向驱动基因检测。在标本量有限的情况下,可采用同时检测多个驱动基因突变的技术,如 PCR 技术或 NGS 技术(2A 类推荐证据)。所用分子检测组织或细胞样本应由病理医师审核质控,评估肿瘤类型、细胞含量、坏死率,筛选适合分子检测的组织学类型,并确保有足量肿瘤细胞提取 DNA 或 RNA。对于不适合分子检测的患者,应建议复检再取样。

肿瘤免疫治疗患者的筛选方法:①免疫组织化学检测 PD-L1 用于发现可能对免疫治疗有效的患者。免疫组化检测 PD-L1 有多种克隆号的抗体,一些与免疫治疗效果相关。阳性和阴性的判定需参阅各试剂盒的使用说明,负责诊断的病理医师须通过 PD-L1 不同克隆技术判读培训要求。②肿瘤突变负荷(tumor mutation burden,TMB)可能是预测免疫治疗效果的又一标志物,但仍需要更多研究数据支持。目前,在 TMB 检测方法及阈值的选择上还无统一的标准,并且临床研究显示不同 Panel 之间也存在差异(3 类推荐证据)。③建议全基因组测序预测新抗原(3 类推荐证据),仅适用于探索性研究,目前尚不能应用于临床实践。

【鉴别诊断】

肺癌因部位、大小、形态、病理类型、临床分期等不同,而有不同的表现,并且肺癌常与某些疾病并存,临床易于误诊、漏诊。临床工作中发现肺部病变,需仔细鉴别诊断,以早期发现、早期治疗。常见鉴别诊断如下。

(一)肺结核

1. **结核球与周围型肺癌的鉴别** 肺结核瘤常见于年轻患者,多无明显症状,常见发生部位为上叶后段及下叶背段。胸部 CT 所见为肿块直径常在 2~4cm,多<3cm,边界较清晰,密度较高,其内常伴散在钙化,肿块周围可见卫星灶,肺门及纵隔淋巴结常伴有钙化表现。随访观察肿块无明显增大表现。但长期随访过程中,如肿块突然增大,要警惕结核合并肺癌可能。肺周围肿块伴有空洞形成时,需注意结核性空洞与癌性空洞的鉴别。结核性空洞患者痰中经常排菌,常伴有低热、盗汗、消瘦等结核中毒症状,痰中结核菌、PPD 试验、结核斑点试验等常呈阳性,可供临床鉴别。

2. **肺门淋巴结结核与中央型肺癌的鉴别** 肺门淋巴结结核多见于儿童,偶见于成人患者,多伴有结核中毒症状。儿童患者胸部影像学常表现为原发病灶、引流淋巴管炎、肺门淋巴结肿大的哑铃状改变;成人患者常仅表现为肺门增大,呈边界不清、密度增高的肿块影,支气管镜下见支气管呈外压型狭窄,部分可见支气管壁碳化表现,新生物不可见。EBUS-TBNA 或纵隔镜活检见结核性肉芽肿性炎可确诊。

3. **粟粒型肺结核与肺癌伴双肺弥漫性播散转移的鉴别** 急性粟粒型肺结核发病年龄相对较轻,常伴全身中毒症状。胸部 CT 表现为双肺分布均匀、大小一致的粟粒样结节表现;慢性粟粒型肺结核起病较晚,常无典型结核中毒表现,胸部影像学表现为双上、中野为主的大小不等、密度不同、分布不均的粟粒样或结节样阴影。而肺癌伴双肺弥漫性播散转移常表现为双肺大小不等、边界清楚的结节样病灶,病灶呈进行性增大,常伴进行性呼吸困难。综合临床症状、影像学表现、实验室检查可鉴别诊断。

(二)肺炎

1. **支气管肺炎** 中央型肺癌常伴有远端阻塞性肺炎,易被误诊为支气管肺炎。支气管肺炎起病急促,常伴寒战、高热,后出现咳嗽、咳脓痰等呼吸道症状,感染症状明显。胸部 X 线或 CT 可见肺部斑片状影,边界模糊、密度不均,且不局限于一个肺段或肺叶。抗感染治疗有效,症状迅速减轻,肺部病灶可较短时间内完全吸收。而中央型肺癌所伴阻塞性肺炎常为同一部位反复发作的肺部感染,经抗感染治疗后,胸部 CT 可见周围炎症逐渐消退后出现的近肺门区肿块影。非典型腺瘤样增生、肺原位癌或部分浸润癌常表现为肺部磨玻璃结节影(GGN),需注意与肺部非特异性炎症性病变相鉴别。首次发现肺部磨玻璃结节影,建议抗感染治疗后短期复查。

2. **肺脓肿** 癌性空洞需注意与肺脓肿相鉴别。肺脓肿常表现为感染的急性过程,寒战、高热,痰量多、呈脓痰，胸部 X 线片或 CT 常表现为薄壁空洞，内壁光滑，常伴有液气平，肺脓肿周围组织可见炎症渗出改变。血常规可见白细胞明显增高，中性粒细胞分类升高，血沉加快。抗感染治疗后有效。而癌性空洞常无明显感染表现，CT 表现为厚壁偏心空洞，内壁不规则，抗感染治疗无效，可鉴别诊断。

（三）肺部良性肿瘤

肺部良性肿瘤较少见，如错构瘤、软骨瘤、纤维瘤、平滑肌瘤等，常表现为肺外周肿块影，病程长、生长缓慢，多无临床症状。胸部 CT 表现为肺内圆形或类圆形肿块，边缘光滑，部分其内可见钙化点，常无毛刺、分叶等表现，需与周围型肺癌相鉴别。

（四）肺转移瘤

肺转移瘤患者常有恶性肿瘤病史，多无呼吸道症状，少部分患者可有咳嗽、咯血等表现，胸部 X 线或 CT 表现为以肺外周为主的多发、大小不一、密度均匀、边缘光滑的类圆形肺部结节，成骨性肿瘤的肺部转移灶同样可见钙化表现。部分肺转移瘤呈单发，也可表现出毛刺、分叶等征象，甚至肿瘤邻近肺门，与原发性肺癌很难鉴别，临床可采用能谱 CT 提供进一步辅助诊断信息。

（五）纵隔肿瘤

纵隔淋巴结瘤需与中央型肺癌（特别是小细胞肺癌）相鉴别。纵隔淋巴瘤常表现为纵隔、双肺门肿大融合的团块影，多有长期低热症状，全身检查可伴有浅表淋巴结或腹、盆腔淋巴结肿大；浅表淋巴结活检或 EBUS-TBNA、纵隔镜可明确诊断。偏向一侧胸腔的前纵隔肿瘤需与纵隔型肺癌相鉴别，前纵隔肿瘤 CT 表现多为弧面向外，而纵隔型肺癌则弧面向内，临床鉴别诊断困难时且未见明确远处转移时，建议外科手术探查。

（六）结核性渗出性胸膜炎

需与恶性胸腔积液相鉴别。恶性胸水常为肺癌胸膜种植转移所致，胸水细胞学检查是最好的鉴别诊断手段。

【治疗】

肺癌的治疗应该是根据患者的机体状况、免疫功能状况、肺癌的具体部位、病理类型、肺癌侵犯范围（病理）和发展趋向、细胞分化程度，生物学行为、肺癌相关基因结构和/或功能改变，以及肺癌生物学行为和分子生物学相结合的个体化分期和个体化分子分期的情况，既从患者的局部，也从患者的整体出发，结合循证医学和卫生经济学的观点，合理地、有计划地综合应用现有的治疗手段，以最适当的经济费用取得最好的治疗效果，以期较大幅度地提高肺癌治愈率，延长肺癌患者生命和提高肺癌患者的生活质量。肺癌的治疗强调两个原则：①个体化治疗；②多学科综合治疗。目前治疗肺癌的主要手段包括外科手术治疗、放射治疗、化学药物治疗、分子靶向治疗、免疫治疗和多学科综合治疗。

（一）外科治疗

肺癌的外科治疗开始于 19 世纪末，经过 100 多年的不断改进、不断完善、技术创新、规范标准的发展历程，成为肺癌治疗的最佳方法，也是目前和将来相当长时间内，其他任何治疗方法无法替代的治疗方法。最大限度地切除肺癌和最大限度地保留肺功能，是肺癌外科治疗必须遵循的原则。

1. **术前评估与准备**　肺癌外科治疗术前评估在术前准备中具有非常重要的意义。术前评估包括对患者年龄、全身状况、肺功能、心功能等脏器功能，以及准确的肺癌临床分期。

肺癌外科手术无论施行何种手术，均为大型手术。术前准备必须充分。术前需要做好患者的思想工作，尽可能打消对手术的顾虑，增强战胜疾病的信心，求得患者对手术的理解和配合。

（1）年龄：肺癌多见于老年人。老年人常伴有呼吸功能减退，肺顺应性降低，心功能不全，手术风险大，围手术期的并发症随患者年龄增长而增加。因此，对于高龄患者手术适应证的选择要慎重。随着现代医学的发展，麻醉、手术技术、围手术期的处理等有了很大的进步，对高龄患者，如没有合并其他疾病，手术并非禁忌证。临床上一般以<70 岁为界限，但是不应以年龄因素作为绝对禁忌证，而要结合患者的生理年龄和全身状况进行综合判断。70 岁以上高龄患者身体状况良好，无其他伴随疾病时，一般均能耐受肺叶切除或肺楔形切除，但全肺切除则要十分谨慎，尤其不应施行右全肺切除。对于高龄患者，手术前要详尽全面了解患者身体状况，充分做好术前准备，掌握手术指征；麻醉中保持呼吸道通畅，充分的氧和，

术中和术后给予充分吸痰和彻底清除呼吸道分泌物,有利于术后肺复张,防止肺不张;对高龄患者应尽可能采用微创切口,有条件时选用VATS手术,以尽可能减少手术创伤;手术后加强抗感染治疗及营养支持治疗,预防感染,密切监视病情,减少并发症,争取术后恢复顺利。

(2) 肺功能状况:肺癌多见于长期吸烟者,故患者常伴有慢性气道阻塞性肺疾病、通气功能障碍、肺功能不全。因此,手术前需要进行肺功能测定,以评估患者对手术的耐受程度和适合于施行什么手术范围。第一秒钟用力呼气容积(FEV$_1$)超过预计值的60%,绝对值>1.5L,最大通气量大于预计值的60%以上,可安全施行肺叶切除术。而要选择施行全肺切除术者,FEV$_1$和最大通气量应超过预计值的80%,FEV$_1$绝对值应>2.0L。对于不符合上述标准者,还应进一步做肺弥散功能检查、静息状态下的血氧饱和度测定和/或吸氧前后的动脉血气分析,必要时可行肺灌注显像评估分侧肺功能。

(3) 动脉血气分析:对肺癌手术具有一定的参考价值。动脉血氧饱和度在90%以上,动脉氧分压在10.6kPa(80mmHg)以上,动脉二氧化碳分压在6.6kPa(50.0mmHg)以下,可以耐受肺叶切除。

(4) 心功能:心脏并发症是肺癌手术后最常见和影响手术死亡率的最主要并发症。因此,所有患者术前均需进行心电图检查。如果心电图有异常,须进一步行超声心动图检查,并请心内科医师指导进行药物治疗,心功能改善后再行手术治疗。有下列情况者,应进行相应的内科治疗或推迟手术时间:①6周内发生心肌梗死者不宜施行肺叶切除术;②有心肌梗死病史者必须已经控制3个月以上,心电图检查无明显心肌缺血表现者,方能施行手术治疗;③冠状动脉旁路移植术后应用阿司匹林的患者,应该停用阿司匹林,并应用低分子肝素治疗2周后再施行手术治疗;④伴有完全性房室传导阻滞或来自心脏的多源性心律失常,以及多发性室性期前收缩者,原则上不适合外科治疗;⑤高血压患者需经规范治疗使血压接近正常范围时,方能考虑手术治疗。

(5) 术前戒烟:吸烟不但可使呼吸道黏膜纤毛运动失去活性,增加气道阻力,而且血中碳酸血红蛋白明显升高。已有的研究表明,戒烟2周以上就可以明显减少痰量和咳嗽次数,还可以使血中碳酸血红蛋白明显降低,载氧血红蛋白上升。所以,戒烟对改善呼吸道功能是有益的。因此,凡吸烟者,手术前必须戒烟2周。

(6) 治疗肺癌合并症:肺癌患者多数为老年患者,许多患者常伴有合并症,包括:①控制高血压,术前将血压控制在18.7~21.3kPa(140/90mmHg)为宜;②控制糖尿病,术前将空腹血糖控制在7.25~8.34mmol/L,24小时尿糖少于5~10g;③改善心功能,可通过强心、利尿和扩血管药物的应用改善心功能。

2. 手术适应证　①Ⅰ、Ⅱ期非小细胞肺癌;②在多学科会诊的前提下,病变局限于一侧胸腔能完全切除的Ⅲa期及经过严格选择的个别Ⅲb期非小细胞肺癌;③临床高度怀疑肺癌或不能排除肺癌的可能性,经各种方法检查均不能确定,估计病变能完全切除者;④Ⅰ期、Ⅱa期周围型小细胞肺癌;⑤Ⅱb期及Ⅲa期小细胞肺癌,经术前新辅助化疗后分期降低者;⑥原无手术指征的局部晚期非小细胞肺癌,经术前新辅助化疗和/或放化疗后,病变明显缩小,全身情况改善者。

3. 绝对禁忌证　①已有远处转移的Ⅳ期肺癌,且不符合寡转移切除条件者(如孤立性脑转移、孤立性肾上腺转移);②伴有对侧胸腔(肺门、纵隔淋巴结)淋巴结转移的Ⅲb期肺癌;③不能完全切除的胸腔内器官广泛受侵的局部晚期肺癌;④不能耐受手术治疗的严重心、肺功能不全者;⑤伴有严重肝、肾功能不全者,出血性疾病者;⑥全身情况不良的恶病质患者。

4. 相对手术禁忌证　①隆突增宽固定者。②一侧喉返神经或膈神经麻痹者。③肺功能轻、中度损害,并伴有其他器官功能损害者。④胸腔积液者。

5. 肺癌外科手术切除术式　包括肺楔形及局部切除、肺段切除、肺叶切除、全肺切除、支气管袖状成形肺叶切除、支气管肺动脉袖状成形肺叶切除、气管隆突切除重建,以及扩大切除术。

(1) 肺楔形及局部切除术:适应于肺周边结节型分化程度高的肺原发性肺癌(直径在2cm左右,T1N0M0期肺癌)或转移性肺癌,同时患者年老体弱,肺功能低下,难于耐受肺叶切除者可以考虑施行此手术。根据日本JCOG0804研究结果,对于磨玻璃成分≥75%的周围型结节,在保证足够切缘的前提下,可行楔形切除术。

(2) 肺段切除术:近年来肺段切除术的应用有逐渐增加的趋势。对于特定患者人群可以作为替代肺叶切除术的一种选择,例如高龄患者,肺功能差的周围型孤立性肺癌,以及既往行肺切除手术的患者。一项旨在探索磨玻璃成分≥50%且直径<3cm或25%<磨玻璃成分≤50%且直径2~3cm结节,接受肺段切除术后长期生存情况的临床试验尚在观察随访中。该临床试验的结果将进一步增加我们对肺段切除术的认识。

(3) 肺叶切除术:肺叶切除术适用于局限于一个肺叶内的肺癌,即主要适应于T1N0M0、T2N0M0的Ⅰ期肺癌和T1N1M0、T2N0M0的Ⅱ期肺癌。如果右侧肺癌病变超过一个肺叶范围,可做中、上肺叶或中、下肺叶的联合肺叶切除术。

(4) 支气管袖状成形肺叶切除术:此术已被广泛应用于肺癌外科治疗。这种手术的优点是既切除了累及主支气管的肿瘤,又保留了健康的肺组织,特别适合于心肺功能不全或不能耐受全肺切除的患者。支气管袖状成形肺叶切除术包括5种术式:①右肺上叶袖状成形肺叶切除术:主要适应于肿瘤累及右肺上叶支气管开口的肺癌;②右肺中、上叶袖状成形肺叶切除术:主要适应于右肺上叶、中叶肺癌累及右上、中叶支气管开口的肺癌;③右肺中、下叶袖状成形肺叶切除术:主要适应于右肺中叶、下叶肺癌累及右中、下叶支气管开口的肺癌;④左肺上叶袖状成形肺叶切除术:主要适应于左上叶肺癌累及左肺上叶支气管开口的肺癌;⑤左肺下叶袖状成形肺叶切除术:主要适应于左下叶肺癌累及左肺下叶支气管开口的肺癌。

(5) 全肺切除术:指一侧全肺,即右侧全肺切除或左侧全肺切除术,适用于肺功能良好、能耐受一侧全肺切除、肺癌病变较为广泛的肺癌患者。由于右肺切除术会使患者丧失约55%的肺功能,因此,在决定施行右全肺切除时必须慎重。

6. 局部晚期肺癌的扩大切除术

(1) 扩大性肺动脉袖式成形术治疗侵犯肺动脉干的局部晚期肺癌:最大限度地切除肺癌和最大限度地保留肺功能,是肺癌外科治疗必须遵循的原则。自1954年Thomas报道支气管成形肺叶切除术治疗肺癌以来,使部分中心型肺癌患者避免了全肺切除,保留了有功能的肺组织。这样,那些肺功能差的患者不仅可以耐受手术,而且获得了与全肺切除相同的手术彻底性,以及比全肺切除术更好的生活质量和远期生存。然而,上叶中心型肺癌,尤其是左肺上叶中心型肺癌,除造成支气管腔内阻塞外,肿瘤外侵可直接侵犯肺动脉干,甚至包绕肺动脉干和侵入肺动脉血管腔内,形成癌栓,部分或完全阻断肺动脉血流。过去,对这样的病例,要么行全肺切除,要么放弃手术,改做术后放、化疗。近20年来,不少外科医师对这些病例在行支气管成形的同时,亦行肺动脉袖状成形术。因此,肺动脉成形补充了支气管成形术的不足,并为更多的患者提供了手术治疗及改善预后和生活质量的机会。

1954年Allison首先提出施行肺动脉成形免除全肺切除术,用于治疗侵犯肺动脉的Ⅲ期肺癌。1959年,Johnston和Jones报道了8例肺动脉袖状成形术的经验。此后,Wurning、Vogt及其同事对肺动脉成形术的有关技术问题,进行了进一步的研究。国内周清华等最早开展肺动脉袖状成形加支气管袖状成形术治疗侵犯肺动脉的中心型肺癌,迄今已经累计施行200多例肺切除合并肺动脉袖状切除重建术,其5年生存率达到38.24%,是迄今国内、外病例数最多的一组病例报道。

然而,在一些病例,肺癌侵犯肺动脉的范围较广,肺动脉受侵的长度较长,用常规的肺动脉袖状成形术不能彻底切除受侵的肺动脉。此外,部分病例肺癌在远端可侵及下叶肺动脉干、下叶基底动脉干起始部,近心端侵犯心包内左、右肺动脉干,甚至肺动脉圆锥。对这些病例,必须施行扩大肺动脉袖状切除成形术。

1) 手术适应证:①左肺癌侵犯左下叶肺动脉干者;②左肺癌侵犯左下叶肺动脉干和/或下叶基底动脉干起始部者;③左肺癌侵犯心包内左肺动脉干者;④左肺癌侵犯心包内左肺动脉干和/或肺动脉圆锥者;⑤右肺癌侵犯右肺下叶肺动脉干者;⑥右肺癌侵犯右肺下叶肺动脉干和/或下叶基底干起始部者;⑦右肺癌侵犯心包内右肺动脉干者;⑧经临床检查、胸部CT、MRI、全身核素骨扫描检查或全身PET-CT,能确定肺癌局限于一侧胸腔,而无对侧胸腔和远处转移者。

2) 外科手术治疗结果:肺动脉袖状成形术已经开展40多年,但该种手术仅限在国内、外少数医疗中心开展。截至2000年,国外文献报道仅250例左右。Vogt-Moykopf及其同事报道29例同时施行肺动脉支气管袖状成形术病例,其平均生存时间为725天。Rendina等报道68例患者施行肺动脉袖状成形术。

国内周清华等报道支气管肺动脉袖状成形术治疗 205 例肺癌的结果,其 5 年生存率达到 38.24%。

有关肺癌扩大肺动脉袖状成形的报道,国外仅有日本、美国有个别病案报道。国内周清华等报道了 749 例扩大性肺动脉袖状成形术,其 5 年生存率达到 37%,10 年生存率达到 31% 左右。

(2) 扩大性上腔静脉切除重建术治疗侵犯上腔静脉的局部晚期肺癌:肺癌合并上腔静脉综合征(SVCS)是肺癌的严重并发症之一,也是导致患者死亡的最主要原因,绝大多数患者在 3 个月内死亡。肺癌上腔静脉综合征的早期治疗方法是脱水、激素、放疗和化疗。脱水、放疗和化疗治疗虽可暂时部分缓解上腔静脉梗阻,但所有患者均在短期内因上腔静脉梗阻加重,颅内高压或肺癌转移而死亡。在 20 世纪 60 年代中后期,国内外部分学者曾尝试应用大隐静脉、颈外静脉转流术治疗肺癌 SVCS。由于大隐静脉口径小,分流血流量有限,加之未能切除肺癌,绝大多数患者在 3~6 个月死亡。20 世纪 80 年代末,国外学者曾应用左无名静脉右心房人工血管旁路术治疗肺癌 SVCS。由于肺癌 SVCS 患者上腔静脉梗阻后左、右无名静脉内常有血栓形成,血栓亦容易延伸至人工血管左无名静脉吻合口,故移植的人工血管常常在术后短期内有血栓形成,患者多在 6 个月内死亡。20 世纪 90 年代初,国外学者相继开展肺切除及扩大性受侵上腔静脉切除,人工血管置换治疗肺癌 SVCS。Magnan 等报道 10 例肺癌 SVCS 施行上腔静脉切除、人工血管重建,1 年、3 年和 5 年生存率分别为 70%、25% 和 12.5%。周清华等在国内最早开展肺切除、扩大全上腔静脉切除、人工血管置换治疗肺癌 SVCS,从 1990 年 4 月至 2010 年 4 月,共对 249 例肺癌 SVCS 患者施行肺切除、全上腔静脉切除、人工血管重建术,术后 1 年、3 年和 5 年生存率分别为 79.65%、58.68% 和 29.27%。国内、外资料均显示,扩大上腔静脉切除能明显提高肺癌 SVCS 患者的近期和远期生存率,改善患者预后。

1) 肺癌侵犯上腔静脉的方式和病理分型:肺癌侵犯上腔静脉可分为肺癌直接侵犯上腔静脉和肺癌上纵隔转移淋巴结穿透淋巴结包膜进而侵犯上腔静脉两种方式,其中肺癌直接侵犯上腔静脉占 95% 以上,仅在极个别患者中出现后一种方式。有关肺癌侵犯上腔静脉的分型问题,各学者有不同的分型方法。William Standford 根据上腔静脉狭窄程度将肺癌上腔静脉 SVCS 分为四型:Ⅰ 型,上腔静脉部分梗阻(<90%),伴奇静脉与右心房通路开放;Ⅱ 型,上腔静脉几乎完全梗阻(>90%),伴奇静脉的顺行方向向右心房流注;Ⅲ 型,上腔静脉几乎完全梗阻(>90%),伴奇静脉血逆流;Ⅳ 型,上腔静脉完全梗阻,伴 1 支或多支大的腔静脉属支(包括奇静脉系统)阻塞。周清华根据肺癌侵及上腔静脉的部位不同将其分为五型:①Ⅰ 型(奇静脉弓上型),肺癌侵犯奇静脉弓平面以上的上腔静脉,表现为上半身明显水肿和上半身浅静脉明显扩张。②Ⅱ 型(奇静脉弓型),肺癌侵犯奇静脉弓段上腔静脉,表现为上半身明显水肿、上半身浅静脉明显扩张。③Ⅲ 型(奇静脉弓下型),肺癌侵犯奇静脉弓平面以下上腔静脉,临床上上半身水肿、上半身浅静脉扩张均不如弓上型和弓型明显。④Ⅳ 型(混合型),此型有三种亚型,即 A 型:奇静脉弓上型+奇静脉弓型,其临床表现和上腔静脉血液经侧支循环回流情况同奇静脉弓上型;B 型:奇静脉弓下型+奇静脉弓型,临床表现和上腔静脉血液侧支循环回流途径同奇静脉弓型;C 型:全上腔静脉受累型,临床表现和上腔静脉血液侧支循环回流途径同奇静脉弓上型。⑤Ⅴ 型(上腔静脉癌栓型),此型的特点是肺癌先侵及上腔静脉壁,然后穿过上腔静脉壁全层进入上腔静脉腔内,在上腔静脉腔内形成癌栓。癌栓沿血液方向不断延伸,并不断长大,癌栓增大后可造成上腔静脉腔的完全阻塞,少数癌栓可延伸进入右心房腔内。

2) 手术适应证:①肺癌侵犯上腔静脉超过上腔静脉周径的 1/3;②肺癌侵犯上腔静脉,穿入上腔静脉腔内或已在上腔静脉腔内形成癌栓者;③经临床检查,CT、MRI 扫描,全身核素骨扫描或 PET-CT 检查,确定肺癌局限在右侧胸腔,而无对侧胸腔和远处转移者;④患者的一般状况较好,内脏功能能耐受本手术者;⑤右肺癌行扩大上腔静脉切除重建术后,可达到根治性切除术者;⑥非小细胞肺癌者;⑦左、右无名静脉和上腔静脉内无血栓形成者。

3) 手术禁忌证:①患者有严重的心、肺、肝、肾功能不全,不能耐受本手术者;②伴有对侧胸腔和/或远处转移者;③小细胞肺癌患者;④上腔静脉或左、右无名静脉内有血栓形成者;⑤伴有癌性胸膜腔积液和/或癌性心包积液者;⑥施行肺切除加扩大全上腔静脉切除、上腔静脉重建术后,不能达到根治性肺癌切除术者。

4) 术后抗凝治疗:关于全上腔静脉切除、人工血管重建术后的抗凝治疗问题,尚无统一标准。周清华等的方法是术后立即开始双嘧达莫(潘生丁)抗凝治疗,拔除胸腔引流管后,用华法林抗凝治疗,将凝血酶原时间延长 1.2~1.5 倍。移植的人工血管通畅,无移植血管内血栓形成。关于抗凝治疗时间的长短问题,我们认为应像人工机械心脏瓣膜置换术后一样,实行终身抗凝治疗。此外,选用 Gore-Tex 人工血管做上腔静脉重建术较国产的 Dacron 血管为佳。

5) 手术结果:有关肺癌合并 SVCS 行肺切除、扩大全上腔静脉切除、人工血管置换术的手术结果,国内、外均仅有个别报道。现有的结果表明术后上腔静脉梗阻症状可在短期内消失,人工血管通畅,相当部分患者可获长期生存。

Jeanfaive 等报道对 7 例肺癌伴 SVCS 患者,施行肺切除、上腔静脉切除、人工血管重建术,其中 1 例生存 5 年,5 例存活 2 年,1 例存活 6 个月。Mag-nan 等报道 10 例肺癌伴 SVCS 患者施行上腔静脉切除、人工血管重建术,1 年、2 年和 5 年生存率分别为 70%、25% 和 12.5%。周清华等从 1990 年 4 月至 2009 年 12 月对 219 例肺癌伴 SVCS 患者施行支气管、肺动脉袖状成形肺叶切除,全上腔静脉切除、人工血管置换术。术后上腔静脉压力立即从术前的 7.2~9.2kPa(54~69mmHg)降至 1.2~2.0kPa(9~15mmHg),上半身水肿多在 1~3 天消失。术后上腔静脉造影显示上腔静脉通畅,SVCS 症状无复发。术后 1 年生存率为 80.65%,3 年生存率为 59.68%、5 年生存率为 29.17%,是国内、外病例数最大的一组病例,亦是疗效较好的一组病例。

综上所述,肺癌伴 SVCS,施行肺切除、全上腔静脉切除、人工血管置换术,能明显改善患者的近期和远期效果,并能使部分患者获得长期生存。

(3) 扩大左心房切除术治疗侵犯左心房的局部晚期肺癌:人类首先认识到肺癌可以侵犯左心房,是通过尸解发现的。早在 1965 年,波兰病理医师 Szostak 首先在对 1 例死于肺癌的患者进行尸解时,观察到右肺下叶中心型肺癌穿过心包、侵犯左心房壁,并穿过左心房壁,在左心房腔内形成一约 1.0cm 的癌栓。1966 年,日本学者 Maki 在对死于肺癌患者行尸解时,也发现肺癌侵犯左心房。患者生前表现有急性心力衰竭。1967 年,意大利胸外科医师 Ruggieri 在人类历史上首次施行左全肺切除加部分左心房切除术治疗 3 例侵及左心房的肺癌。手术在体外循环下施行,左心房切除范围 2.0cm。该 3 例手术虽然仅有 1 例获成功,但它是肺外科领域此术式的一个里程碑。1970 年,波兰医师首次报道 1 例原发性肺癌,肿瘤侵犯左心房并达房室间隔,临床表现为心肌梗死和阿-斯综合征。

1971 年,意大利医师首次报道肺癌侵犯左心房的患者可出现心电图异常,表现为心肌缺血、房性心律失常。1972 年,美国外科医师 Onuigbo 首先发现肺癌除直接穿过心包侵犯左心房外,另一个途径是沿肺静脉干侵犯左心房。1973 年,意大利学者 Benani 和 Gerini 报道在体外循环下成功施行肺切除加部分左心房切除,治疗 1 例侵犯左心房的肺癌,患者术后生存 2 年,死于肺癌远处转移。1974 年,日本学者 Takechi 首次报道 1 例扩大部分左心房切除术治疗侵犯左心房的肺癌患者,术后生存 5 年无复发和转移,标志着肺癌侵犯左心房的可手术性和临床价值,为以后开展扩大部分左心房切除治疗侵犯左心房的肺癌奠定基础。1975 年,苏联学者 Shustval 首次报道 1 例肺癌侵犯左心房的患者死于肺癌所致左心房破裂。1977 年,美国学者 Harford 首次报道肺癌侵犯左心房的放射性核素扫描结果。笔者在给 1 例肺癌患者做心脏 ^{99m}Tc(锝)核素扫描时,观察到左心房有异常核素聚集现象,患者死亡后尸解发现核素异常聚集区为肺癌侵犯左心房区域。1977 年,美国学者 Strauss 等对 418 例肺癌尸解资料分析,发现肺癌侵犯转移心脏者(其中多数为左心房受侵)高达 25%,其中小细胞肺癌、低分化腺癌和鳞状细胞癌均易侵犯左心房。1979 年,日本学者 Yoshimura 报道在体外循环下成功施行肺切除加部分左心房切除术,治疗侵犯左心房的 T4 肺癌。1981 年,日本学者 Yoshimura 报道在非体外循环下对 9 例侵犯左心房的肺癌施行全肺切除加部分左心房切除术,手术成功标志着肺切除扩大部分左心房切除术可以在非体外循环下施行。1983 年,日本学者 Kodama 首次从肺癌尸解病例中发现 1 例肺癌侵犯左心房的患者,肺癌经左肺下静脉腔内向左心房内扩展,形成一约 7cm 的息肉样癌栓。1984 年,美国学者 Koo 首次应用胸部 CT 扫描诊断 1 例肺癌侵犯左心房,并在左心房腔内形成癌栓的肺癌患者。该患者经 UCG 检查诊断为左心房黏液瘤。后经胸部 CT 扫描发现左上肺静脉干明显扩大,肺静脉腔和左心房腔内有癌栓。Koo 的工作为肺癌侵犯左心房的 CT 诊断奠定了基础。国内学者在一组 68 例心脏转移癌的尸解资料中,发现 26.5% 为肺癌。1986 年,日本学者 Yamamoto 在大动物实验中证明,左心房的安全切除范围应小于左心房容积的 1/3。1986 年,德国学者 Grotz 首次描述了胸部 MRI 诊断肺癌侵犯左心房的 MRI 征象,并提出 MRI 是诊断肺癌侵犯左心房最有价值的无创性检查方法。1990 年,日本学者对 1 例肺癌侵及右心房、左心房和房间隔的 69 岁患者,在体外循环下施行右肺中下叶切除加部分左心房、部分右心房和房间隔切除,人工材料左心房、右心房和房间隔重建获得成功。1994 年,日本学者 Tsuchiya 首次报道肺癌患者施行肺切除加部分左心房切除术的长期生存结果,其术后 5 年生存率达到 22%,从而进一步证明了肺切除加部分左心房切除术治疗肺癌侵犯左心房的临床价值。

肺癌侵犯左心房的外科治疗工作在我国开始于 20 世纪 80 年代初期。周清华等首先从 1983 年开始对肺癌侵犯左心房的患者进行治疗,经 20 多年的工作积累,目前已在非体外循环和体外循环下施行全肺或肺叶切除加部分左心房切除术治疗侵及左心房肺癌 200 多例,其 5 年生存率已达到 30% 左右。并对肺癌侵犯左心房的临床表现、胸部 CT、胸部 MRI、UCG 征象、诊断、外科治疗适应证的选择、手术方法、围手术期处理等均进行过较系统的研究。国内其他一些医院也先后报道了少数肺癌侵犯左心房的外科治疗结果。国内、外资料均表明,有选择地进行肺切除、扩大部分左心房切除,治疗侵犯左心房的肺癌,不但能使这类患者获得肺癌的根治性切除,还可使部分患者获得长期生存。

1）手术适应证:肺癌侵犯左心房属 T4 肺癌。该类病变易发生血行转移和癌性心包炎。手术指征的选择应十分慎重。周清华等根据自己的临床经验,提出病例选择原则:①术前临床检查:胸部 CT、MRI、全身放射性核素骨扫描或 PET-CT 等检查,能确定肺癌局限于一侧胸腔,而无对侧胸腔和远处转移者;②非小细胞肺癌患者;③无癌性心包积液、癌性胸膜腔积液者;④内脏功能能耐受肺切除、扩大部分左心房切除者;⑤估计左心房的切除范围小于左心房容积 1/3 者(如超过此范围,必须用人工材料进行左心房修补成形,以扩大左心房容积);⑥有条件者,应用分子生物学方法,排除外周血和骨髓肺癌微转移。

2）关于体外循环的问题:肺癌侵犯左心房,扩大左心房切除术,绝大多数可在非体外循环下完成部分左心房切除术,只有在少数情况下需要借助体外循环技术。对于需要应用体外循环技术进行扩大左心房切除术者,应根据不同情况进行与体外循环有关的麻醉和血流动力学方面的监测及处理。下列情况需要在体外循环下行扩大左心房切除术:①肺癌伴左心房癌栓形成者;②肺癌侵犯左心房的范围超过左心房容积 30%,扩大左心房切除术后需要用人工材料重建左心房者;③肺癌同时侵犯左、右心房者;④有严重心脏瓣膜病,在行肺癌切除的同时需做心脏瓣膜置换者;⑤有严重冠状动脉狭窄,在行肺癌切除同时需行冠状动脉旁路移植术者。

3）术后辅助治疗:行扩大左心房切除的肺癌,大部分为局部晚期的Ⅲb 期肺癌。在我们早期的病例,多是手术和化疗同期进行,并将其命名为围手术期强化化疗。其具体实施方法:手术日麻醉开始,注射抗生素后,手术开始前给患者静脉推注和/或滴注抗肿瘤药物,常用的方案有 MVP(丝裂霉素+长春地辛+顺铂)、CAP(环磷酰胺+阿霉素+顺铂)、NVB+DP(诺维本+顺铂),以后则选用 GP(吉西他滨+顺铂)或 TP(紫杉醇+顺铂)方案。术后第 30 天,可开始第 2 个周期的化疗,化疗 2 周期后,加放疗 1 周期,然后再放、化疗 2~3 周期。化疗的同时需注意免疫功能、肝肾功能和骨髓功能的保护。术后放疗的剂量应与非手术根治性放疗有所不同,放疗前已行化疗者与未化疗者,放疗剂量亦应不同。术后放疗应较非手术根治放疗剂量至少小 10Gy,已做过化疗者应较未做化疗者放疗剂量小 10~15Gy,以减少术后化疗对肺功能和其他正常胸部器官的放射性损伤。

由于肺癌侵及左心房的患者肿瘤局部外侵明显,且绝大多数为 N2 肺癌,故术后必须进行包括放疗、化疗、免疫治疗在内的综合治疗。化疗一般需做 4~6 个周期,以后再根据情况在必要时做补充巩固化疗。化疗可根据肺癌的细胞类型、生物学行为、患者的经济承受能力大小等,选择一定的化疗方案进行化疗。化疗期间应给予相应对症支持治疗等。术后补充放疗时间一般选择在术后 8 周后开始,放疗射野可参考术中银夹标记,除做纵隔野放疗外,最好能加做锁骨上区的放疗。放疗的总剂量为 45~55Gy。

近年来,我们对部分患者先行术前新辅助化疗 2 个周期,化疗结束后 3 周施行肺切除、扩大左心房切除术。此外,对所有的患者在术后第 1 年、第 2 年和第 3 年,每 3~4 个月做 1 次系统的全面检查,包括胸部、腹部和头部 CT,全身核素骨扫描和细胞免疫功能测定,以利于发现和/或排除肺癌的复发转移,以便采取相应的治疗措施。

4) 外科手术治疗结果:肺癌侵犯左心房后内科治疗的疗效极差,患者一般仅能生存 3~6 个月,绝大多数因癌性心包积液、心脏压塞、心律失常和/或远处转移死亡。近年来,国内、外文献报道均显示对这部分患者,施行肺切除、扩大部分左心房切除术能明显提高患者生存率,改善患者的预后和生存质量。

有关肺切除、扩大部分左心房切除治疗侵犯左心房的肺癌外科治疗结果,国内、外都有少数报道。1997 年,日本学者 Tsuchiya 等报道对侵犯左心房的肺癌施行扩大切除术,术后 5 年生存率为 22%,其中生存时间最长的已达 7 年以上,完全达到临床治愈。国内周清华等的资料显示,肺切除、扩大部分左心房切除术治疗侵犯左心房的肺癌,术后 5 年生存率已达 30% 左右,生存时间最长者已超过 18 年。其他一些国内、外个案或小宗病例报道亦显示,施行扩大切除确能改善侵犯左心房肺癌的近期和远期结果,并使一部分患者达到临床完全治愈和长期生存。

7. 肺癌的胸腔镜外科(VATS)手术　自 20 世纪 40 年代起,解剖性肺叶或全肺切除加淋巴结清扫一直是开胸肺癌根治切除的标准术式。虽然各国学者先后报道了包括后外侧切口、腋下小切口、保留胸肌切口等在内的多种开胸方法,但仍无法从根本上解决开胸术所造成的创伤问题。20 世纪 90 年代重新崛起的胸腔镜手术,以其高科技装备和全新的微创概念,为胸外科带来了革命性的进步。在肺癌的治疗上,不仅明显减轻切口疼痛,而且已能完成早期肺癌的根治切除。此外,还扩大了晚期肺癌的手术适应证,是一种很有前途的胸外科手术技术。

(1) 胸腔镜手术适应证:随着胸腔镜技术的不断成熟,胸腔镜手术适应证也在逐渐拓宽。目前认为,在没有解剖学变异和外科学禁忌证的情况下,只要不影响标准肿瘤学手术切除原则,胸外科手术均可在胸腔镜下完成。如果胸腔镜下操作影响肿瘤治疗效果或外科学切除原则,那么还应该以肿瘤学治疗效果为优先考虑,采用开放技术完成手术。

(2) 胸腔镜手术禁忌证:除与开胸肺切除术禁忌证相同外,目前胸腔镜手术相对禁忌证包括:①直径较大的,影响胸腔镜下操作安全性的肺癌;②侵犯胸壁的肺癌;③严重胸膜粘连、肺裂发育不全、有胸部手术史、呼吸道畸形不能行双腔气管内插管甚至单腔插管的患者。

(3) 肺癌胸腔镜手术术式

1) 肺楔形切除术:直径<3cm 的周围型肺癌和孤立性肺转移癌是胸腔镜肺楔形切除术的最佳适应证之一。一般于第 6 或 7 肋间腋中线置入胸腔镜,再根据肿瘤部位设计操作切口位置,靠近前胸壁的操作切口可延长至 2~3cm,以便于标本的顺利取出。准确的术中定位是手术成功的前提。超过 50% 的病例镜下可因肿瘤表面胸膜脐样凹陷而立即定位。另一部分肿瘤直径<1cm 或肿瘤位于肺实质深部时,胸腔镜无法直接发现。此时可用卵圆钳沿肺表面轻轻扫过,碰到肿物时会有跳动感。如有必要还可伸入一手指直接触摸。此外,还可以在术前行 CT 定位,于肿瘤处留置金属导丝,但操作相对复杂。找到肿瘤后,以卵圆钳轻轻夹持,距肿瘤边缘 2cm 处以内镜缝合切开器行肺楔形切除术。标本置于无菌手套内完整取出,防止切口种植转移。

2) 胸膜固定术:胸腔积液中找到癌细胞提示病变已达 T4,是开胸手术的禁忌证。传统的方法是抽除胸腔积液,向胸腔内注射化疗药物或生物制品,控制胸腔积液生成或促进胸膜粘连,但疗效很不理想,预后差。而胸腔镜能剥脱脏层胸膜表面限制性的纤维素膜以利于肺完全复张,同时向胸腔内均匀喷洒滑石粉 10~20g 行胸膜固定术。此手术疗效确实,创伤轻微,改善了患者的生活质量。部分患者经治疗后又可以耐受放疗/化疗。可见,胸腔镜扩大了肺癌手术适应证。

3) 肺叶切除术:胸腔镜肺切除术切口一般包括 1 个长 1.5cm 的胸腔镜套管切口,1~2 个长 1.5cm 的操作套管切口和 1 个长 3~8cm 的胸壁小切口。胸壁小切口的主要作用:①可将开胸肺叶切除手术器械直接用于胸腔镜肺叶切除术,弥补了目前腔镜器械不能满足肺叶切除需要的缺陷;②处理肺门等重要步骤中,部分关键操作可经小切口直视下进行,增加了手术安全性;③一旦手术中较大肺血管出血时,可经该切口进行及时有效地止血;④用作标本的取出。

肺静脉的处理方法:肺静脉短粗且壁较薄,分离和处理时一定要耐心细致。游离好的肺静脉可用开胸处理静脉的方法处理。较细的静脉(如中叶静脉)用结扎或钛夹钳夹处理也很安全。但是,粗大的静脉最好用处理血管的专用缝合器处理,既快捷又安全。肺动脉的处理:肺动脉的解剖分离是肺叶切除的关键步骤。双肺下叶和中叶动脉的分离多由叶间开始。上叶分离的顺序变化较多。分裂良好的叶间裂是胸腔镜肺叶切除的有利条件。叶间分裂不全者可用带电凝的剪刀先适当分离,找到合适层面后再用腔镜缝合切开器处理分裂不全的叶间裂,但应注意避免肺门结构的误伤。尽管有学者报道肺门血管和支气管一同处理也比较安全,但从手术安全和术后可能的并发症方面考虑,仍应优先选择解剖性肺叶切除方法(即肺动脉、静脉和支气管分别处理)。肺动脉分离满意后,可用开胸处理肺动脉的结扎法处理肺动脉,有条件者用腔镜缝合切开器处理更安全快捷。较细的动脉也可用中号或大号钛夹钳夹后处理;肺动脉近端应用钛夹夹闭 2~3 道。

支气管的处理方法:支气管处理通常在肺动、静脉处理后进行。也有人主张有些肺叶切除时先处理支气管,再处理血管。支气管的分离相对容易、安全。在切断支气管前将支气管尽可能地分离清楚;选择好切断层面,注意勿伤及邻近肺叶支气管。叶支气管用腔镜缝合切开器处理即可(如肺叶)。较粗或管壁明显增厚的支气管和主支气管要选用钉仓高度较高的钉夹。支气管残端暴露满意且术者经验很丰富时,也可用针线间断缝合支气管残端。残端一般不必包埋。

4) 支气管袖状成形肺叶切除术:随着微创技术的逐渐成熟,支气管袖状成形肺叶切除术甚至支气管、动脉双袖状成形肺叶切除术亦可在胸腔镜下完成。但该术式需严格筛选有适应证的患者,并需要术者接受规范的腔镜培训,并具有丰富的手术经验,以确保手术安全性。

5) 全肺切除术:①小切口的选择。一般选择腋前线第 4 肋间胸大肌后缘至背阔肌前缘的 6~8cm 胸壁小切口,使之正对肺门中点,既便于肺动脉主干的显露,又兼顾下肺静脉的处理。②肺静脉的处理。上肺静脉分支早,宜采用分别结扎分支的方法切断。多采用腔镜打结器结扎及直视下缝扎的方法处理。下肺静脉主干较长,可用缝合血管的腔镜缝合切开器直接切断,亦可用传统的结缝扎法处理。③肺动脉的处理。因肺动脉主干短粗,且小切口显露较差,故处理时要格外小心。可用腔镜打结法按常规方法结扎后切断。条件许可时,用缝合血管专用腔镜缝合切开器处理,既快捷又安全。当然也可用常规结缝扎法处理。④支气管的处理。由于胸腔镜下缝合操作比较困难,故一般采用残端闭合器闭合残端。实践证明,缝合满意,残端一般不用包埋。

8. 肺癌手术中的淋巴结清扫

(1) 肺癌区域淋巴结的分站

1) 第 1 站淋巴结:最高纵隔淋巴结,位于左无名静脉上缘水平线以上的淋巴结。

2) 第 2 站淋巴结:上气管旁淋巴结,位于主动脉弓上缘水平切线与第一组淋巴结下界之间的淋巴结。

3) 第 3 站淋巴结:血管前和气管后淋巴结,又可分为 #3a 淋巴结和 #3p 淋巴结。

4) 第 4 站淋巴结:下气管旁淋巴结。

5) 第 5 站淋巴结:主动脉弓下淋巴结。

6) 第 6 站淋巴结:主动脉旁(升主动脉或膈神经)淋巴结。

7) 第 7 站淋巴结:隆突下淋巴结。

8) 第 8 站淋巴结:食管旁淋巴结。

9) 第 9 站淋巴结:下肺韧带淋巴结。

(2) 肺癌纵隔淋巴结清扫的方式和意义:肺癌外科治疗失败的主要原因是术后肿瘤的复发和转移。淋巴结转移是肺癌(尤其是非小细胞肺癌)转移的重要途径,也是早期肺癌治疗失败的重要原因。1950年,美国学者 Churchil 首先提出了肺癌手术中纵隔淋巴结清扫的重要意义。淋巴结清扫已成为肺癌外科手术的重要内容和原则之一,但是对于纵隔淋巴结清扫的方式有不同的意见。纵隔淋巴结清扫可以分为纵隔淋巴结采样术(mediastinal lymph node sampling,LS)和系统性纵隔淋巴结清扫术(systematic mediastinal lymphadenectomy,SML)。纵隔淋巴结采样术是指将术中肉眼观察增大或手触摸质硬,怀疑有癌转移的同侧纵隔淋巴结摘除。而系统性纵隔淋巴结清扫术则是在外科手术过程中将纵隔淋巴结连同周围脂肪组织一并整块切除的方法。国、内外多组临床研究结果显示,系统性纵隔淋巴结清扫术的优点,一是分期更准确,二是能做到肿瘤的完全性切除,符合肺癌外科治疗原则。国内、外大宗随机对照临床研究结果表明:①施行系统性纵隔淋巴结清扫者的局部复发率明显低于淋巴结采样者;②系统性纵隔淋巴结清扫者的术后生存率明显高于淋巴结采样者。

9. 肺癌外科手术后并发症

(1) 术后大出血

1) 原因:①肺动、静脉大出血。上、下肺静脉,肺动脉干的结扎线或缝合线部分或完全脱落、滑脱等情况尤为严重,非常紧急,但较为罕见。②肋间血管破裂出血。③胸壁出血、渗血。病灶与胸壁、纵隔、膈肌的粘连剥离范围广泛,或者在胸膜外剥离粘连,以及离断下肺韧带时止血不彻底所致。④术中、术后凝血功能障碍或出血性疾病。某些病例可因输库存血过多,引起低钙血症及纤维蛋白原缺乏而导致凝血机制异常,血液不凝固;以及既往有血液病的患者等,皆有可能发生难以控制的大量渗血。

2) 诊断:术后胸内出血的诊断主要依靠患者的临床表现。肺部手术后的残腔,由于胸内负压的影响,常有一些血性渗液。一般肺叶切除术后,24 小时内平均失血量应少于 500mL。可以从闭式引流瓶中观察渗出液量与色泽。这种渗血一般多可逐渐自行停止,引流液减少、颜色变淡。对大量出血者,要根据出血量、出血速度和患者体质,做出正确诊断。首先,如果瞬间出现严重休克,甚至心搏骤停,或引流瓶内突然涌出大量血液,应考虑有大血管破裂,必须迅速做出诊断,以便抢救。其次,若在一定时间内出血量较多,要积极排除患者是否有进行性出血。进行性出血的诊断可依据:①失血性休克逐渐加重,可表现为脸色苍白、冷汗、四肢皮肤湿凉、血压下降、脉搏细速、呼吸困难、尿少等。体格检查可有患侧肋间隙饱满,纵隔移位,气管移向健侧,胸部叩诊实音,呼吸音消失或减弱等。②经输血、补液等积极治疗,血压不升高或升高后又迅速下降。③一般术后 24 小时内胸腔闭式引流量可有 150~700mL。若 4 小时内超过 1000mL,或每小时超过 200mL,持续 3 小时以上,且有休克倾向,提示胸内有活动性或进行性出血。引流量增多的现象发生在术后 10 小时或以后,则以胸内渗血的可能性大。若测定胸腔积液中血红蛋白的含量超过 5g 或接近全血,亦提示有出血。④重复检测血红蛋白、红细胞计数及血细胞比容等。若动态变化有逐渐减低的趋向,提示活动性出血。有时需进行出血及凝血时间测定、血小板计数、凝血酶原时间与纤维蛋白原测定等检查,这些检查都有助于胸内出血的判断。⑤肺和纵隔受压症状加重,严重影响呼吸、循环功能。X 线检查胸内阴影继续增大。一般每增大 1 个肋间,胸内积血量可增加 150mL,此数可作为补充血容量的参考指标。

3) 处理:严密观察出血量及出血速度。保持胸腔引流管通畅,使胸内积血得以完全排出。如果疑为肺部大血管破裂,应立即经原切口紧急进胸止血。要积极输血,迅速补充血容量。对术后渗血较多的病例,应给予适量输血,并静脉注射有效的止血药物(如抗血纤溶芳酸、维生素 K、凝血质及葡萄糖酸钙等)。如果经过积极输血,血压仍不能维持在正常水平;单位时间内胸腔引流量不减少,并有休克的倾向,应积极考虑及时剖胸止血。如果胸内渗血已凝成大量血块,严重压迫心、肺,影响心、肺功能,应及早开胸清除胸内积血或血块,解除对心脏、大血管及肺的压迫,并可防止术后因血块诱发的胸腔感染。同时予以仔细止血,并观察一段时间直至确实无明显活动性出血后,放置胸腔闭式引流管,逐层关胸。术后仍应按估计的失血量补充全血,适当补钙(输 2U 库存血补 1g 钙剂)。维持尿量在每小时 40mL 以上。为防止胸内感染,应给予适量有效的抗生素。

(2) 术后心律失常:肺手术后心律失常较为常见,发生率为 3%~50%,平均 20%。严重者容易导致心源性休克,增加死亡率。中国医学科学院肿瘤医院胸外科报道心脏并发症为 30 例次,占并发症总数的 11.1%(30/271)(第 2 位)。

1) 原因:①50 岁以上的患者常合并有冠状动脉供血不足,术后因心肌缺氧而导致传导系统功能障碍。据报道,70 岁以上者有 40% 术后发生心律失常。②手术范围扩大,手术创伤严重,例如,解剖纵隔能增加迷走神经的张力;在心包内结扎肺血管,术后心律失常的发生率高。Mowry 报道肺手术 574 例,肺叶切除仅 3% 发生心律失常,而全肺切除则 19% 发生心律失常,其中左全肺切除为 14%,右全肺切除为 23%。③麻醉及手术中缺氧可提高血液循环中儿茶酚胺的浓度,增加心脏的应激性,容易诱发心律失常。④水、电解质失衡,如低血钾、酸中毒等。

2) 诊断与处理:发生心律失常的患者临床表现为突发的心慌、气短、胸闷、恐慌、烦躁不安。体检发现血压不稳、心律失常及脉率不整。根据心电图进行诊断并确定类型。一般的心律失常,多能自行纠正。

有时心律失常呈一过性或阵发性,应密切观察。顽固的心律失常降低心排血量,影响循环功能,可导致心室纤颤或心搏骤停等严重后果,要及时防治。①窦性心动过速:最常见,多因术后疼痛、低血容量、脱水、缺氧、发热或因使用各种药物所致。处理原则是治疗病因,使心率恢复正常。如由于心力衰竭伴有低血压,宜静脉注射速效洋地黄制剂,如毛花苷 C(西地兰)。②房性期前收缩:少数导致心房纤颤,若未影响心室率,一般可以不必处理。③心房纤颤:比较少见。快速心房颤动可引起心排血量降低,使心、脑、肾等生命器官缺血。宜充分供氧,静脉注射毛花苷 C、胺碘酮以控制心率,恢复窦性心律,改善症状,维持正常血压。④室性期前收缩:少见,容易导致心房纤颤、室性心动过速或心室纤颤。如果术前没有多发多源室性期前收缩,而只在术后发生,应积极处理。治疗措施包括立即充分供氧,静脉推注利多卡因 100~200mg,必要时以 2~4mg/min 的速度静脉滴注维持(5% 葡萄糖溶液 500mL 加利多卡因 400mg)。宜请有经验的心血管内科医师协助处理。⑤室上性心动过速:室率快,伴有心房纤颤。未用洋地黄者,可给予洋地黄治疗,以降低心率。由于洋地黄治疗量与中毒量很接近,有人主张配合应用小剂量心肌抑制药,如普萘洛尔(心得安)0.5~2mg,静脉注射,以抑制窦房结到房室结的传导,减慢心率,改善心排血量,增加冠状动脉供血。但是,对房室传导阻滞、重症肺动脉高压及充血性心力衰竭者,禁忌应用普萘洛尔。遇有顽固性室上性心动过速,药物治疗无效者,可采用电转复。⑥室性心动过速,是严重的心律失常,如不及时处理,可迅速导致心室纤颤或心搏骤停。宜立即给予利多卡因 200mg 静脉注射,应用心电图监护,必要时重复注射 50~100mg,直到恢复窦性心律,继续用利多卡因 2~4mg/min,静脉滴注维持。顽固性室性心律,药物治疗无效者,可采用电转复。

3) 预防:①术前准备:对伴有严重慢性支气管炎或慢性阻塞性肺疾病者,要做全面肺功能检查。停止吸烟 1~2 周。配合应用支气管扩张药雾化吸入、体位引流、鼓励深呼吸、吹气球及应用抗生素等,可减少痰量,避免因支气管痉挛引起缺氧导致心律失常。②预防性应用抗心律失常药物:对原来有心脏病的患者,要做全面的心脏功能检查。肺手术前常规进行洋地黄化适用于 60 岁以上伴心脏扩大、心力衰竭、高血压或冠心病的患者。但要注意补钾,因为低钾容易发生洋地黄中毒。

(3) 术后心肌梗死:是最严重的心脏并发症之一。国内一组 1721 例肺切除术后发生心肌梗死 6 例,占并发症总数的 2.2%(6/271)。

1) 原因:①高龄:根据文献报道统计,接受肺手术患者的年龄超过 65 岁者,心肌梗死的发生率为 1%~3%。心电图显示缺血图像者占 5%~10%。②冠心病或心肌梗死病史:手术创伤可增加心脏负担,减少心排血量,导致冠状动脉缺血,严重影响冠状动脉血流血氧供需之间的关系。如果术前曾患高血压、冠心病等,术后发生心肌梗死的可能性将有不同程度地增加(约 10%),另有约 40% 的患者心电图显示缺血图像。③麻醉、手术、肺部疾病史等导致缺氧。术中、术后缺氧或心律失常、血容量降低所致的低血压,可以减少冠状动脉血流,导致冠状动脉急性阻塞,引起心肌急性坏死。另外,由于原有的肺部疾病、麻醉药抑制呼吸,以及肺切除术后通气不足或肺不张等,可以导致仅有血流而无通气的肺内异常静脉、动脉分流,通气与血流比率失调,造成严重缺氧,间接引起心肌梗死。

2) 诊断与处理:手术后原因不明的低血压、休克等,应高度怀疑心肌梗死。因为这些是心肌梗死最早的临床表现。由于术后常规应用镇痛药物,极易掩盖心绞痛症状,因此,心肌梗死的诊断主要依靠心电图。治疗包括安静休息,充分供氧,维持血压,控制心律失常等。应加强心电监护。心绞痛可给予适量的吗啡止痛。如有条件,从股静脉插入漂浮导管以监测肺毛细血管楔压和左心室舒张末压,提供补液、应用洋地黄或抗心律失常药物的指标。正常左心室舒张末压应是 12mmHg 以下,心肌轻度损伤是 12~20mmHg,严重损伤则>20mmHg。以上治疗无效时,可安放主动脉内气囊反相搏动器(IABP)。最后根据左心功能及其他具体情况,酌情进行择期或急症冠状动脉旁路移植术。当心室射血分数(正常是 0.6)下降到 0.2 时,提示左心功能严重损害,不宜手术。

3) 预防:①术前发现心功能差或心脏扩大者,要给予预防性洋地黄化治疗。②术前应积极治疗贫血、维持水和电解质平衡以及纠正心律失常。③围手术期要尽量保持血压平稳,避免发生休克。要充分供氧,及时适量输血、补液,积极改善心脏功能。

(4) 术后心力衰竭

1)原因:①既往心脏代偿功能差,输液过多或过快导致心功能急剧下降;②心脏传导系统功能障碍导致心律失常;③冠状动脉缺血、心肌梗死;④麻醉或手术过程中各种原因引起的心肌缺氧、电解质紊乱等降低心肌收缩力;⑤手术后影响心脏负荷的其他并发症。

2)诊断:肺癌外科手术后发生的心力衰竭多为急性左心衰竭和/或右心衰竭两种。慢性右心衰竭偶见。左心衰竭主要表现为肺循环充血,如呼吸困难(包括活动后呼吸困难、端坐呼吸及阵发性夜间呼吸困难)、急性肺水肿(咳粉红色泡沫样痰、咳嗽、咯血、两肺底可听到细湿啰音等)。右心衰竭主要为体循环充血的表现,如腹胀、少尿、呕吐、颈静脉怒张、肝大、胸腔积液和腹水等静脉压增高的表现。

3)处理:①有效地应用强心药物:洋地黄类药物能增强心肌收缩力,使每搏量和心排血量增加,同时直接抑制房室结和房室束的传导,间接兴奋迷走神经使房室传导功能减低,减慢心室率,降低心腔内的舒张压、改善心室充盈、降低静脉压,提高心肌的工作效率。适用于2周内未用过洋地黄类药物,或虽曾用过但估计其作用已经消失的术后急性心力衰竭,以及术后发生心律失常的患者,如心房纤颤、心室率快或非洋地黄引起的室上性心动过速。使用时以25%~50%葡萄糖溶液20mL稀释,然后缓慢静脉注射,时间不得短于5分钟。常用毛花苷C(西地兰),每支含0.4mg,静脉注射后10分钟开始有效,1~2小时作用达高峰。其效用减弱迅速,1~2天毒性消失,3~6天作用完全消失。饱和量为1.2mg。在成年人,可先给予0.4mg,必要时,过2~4小时再给予0.4mg,以后根据病情再给予0.2mg,直到出现满意疗效。②利尿药的应用:利尿药通过增加肾小球的滤过或减少肾小管对钠盐的重吸收而增加尿量,减少血容量,减轻心脏负荷。对急性心力衰竭,如肺水肿,常用的快速利尿药有呋塞米(速尿)或利尿酸钠。中-重度心力衰竭,可合用氢氯噻嗪(双氢克尿噻)和氨苯蝶啶。在利尿的同时,要注意低钾、低钠和低氯性代谢性碱中毒。常用快速利尿药主要作用于近曲小管和亨利襻上升支,抑制钠的重吸收,增加排钾、排氯。用利尿酸钠25~50mg或呋塞米(速尿)20mg,以高渗葡萄糖溶液稀释后静脉注射,15分钟起作用,1~3小时达高峰,持续6小时。口服剂量同静脉注射,每天1~2次。口服容易吸收,利尿作用开始于1小时内,2~4小时达高峰,持续6小时。每排尿500mL要补充氯化钾1g。③血管扩张药物的应用:常用硝酸甘油类药物,如硝酸甘油加在生理盐水中持续静脉泵入,以控制动脉血压在正常范围内为前提。

4)预防:为了增强心脏功能,手术前可适当给予能量合剂(葡萄糖、胰岛素、氯化钾、维生素C、辅酶A、肌酐等),保护心肌。如有水电解质紊乱、心律失常等,应予以纠正。复杂的肺部手术,术中和术后要限制补液量。Hutchin认为,肺切除,特别是全肺切除后补液容易过量。Roth也观察到,发生肺水肿主要是由于水、钠过多。因此,必须高度重视补液的速度和容量。

(5)术后肺水肿

1)原因:①各种原因引起的缺氧,如术中低血容量性休克、呼吸道梗阻,术后肺不张或通气不良。②输血、补液过多、过快,以全肺切除术后尤为多见。③左心衰竭。④肺毛细血管静水压升高,常见于补液过量、冠心病引起的左心功能不全或二尖瓣狭窄导致的肺静脉高压。⑤血浆胶体渗透压降低,见于营养缺乏、低蛋白血症。⑥肺的组织间液静水压增高。组织间液静水压主要来自肺泡壁的反冲力(recoil force)。肺泡内衬有一层肺泡表面活性物质,通过降低肺泡表面张力,保持组织间液静水压稳定在-12~-10mmHg。各种原因引起的缺氧能减少肺泡表面活性物质的合成和储存,肺泡的表面张力继而增高,周围组织的负压显著增加,组织间液明显增多。⑦肺毛细血管壁渗透性增加。由于休克或缺氧,沿肺毛细血管内皮聚集的纤维素、白细胞和血小板释放血管活性物质和溶酶体酶。后者能增加肺毛细血管壁的渗透性,血浆蛋白透过毛细血管壁进入组织间,提高组织间液的胶渗压,使大量水分从毛细血管出来,形成急性肺水肿。

2)诊断:①早期有轻度呼吸困难。液体从肺毛细血管到组织间隙,经肺泡隔到达包绕在小气道和血管周围的疏松结缔组织。由于淋巴系统的引流,液体不会聚集在肺泡周围,所以仅轻度影响气体交换,但肺顺应性减低。②后期临床表现显著,有高度呼吸困难、发绀、咳粉红色泡沫样痰,肺野可听到湿啰音。肺泡内有液体把肺泡表面活性物质漂浮起来,增高肺泡表面张力。一方面,组织间液静水压增高,从肺毛细血管内大量吸出液体,形成严重的肺水肿,导致呼吸耗能增加,肺顺应性更低;另一方面,肺泡萎陷甚至不张,出现由右向左的分流,严重影响气体交换,导致组织细胞明显缺氧。但是,对于这两个方面,机体还有代偿机制来缓冲,如增加心排血量,设法更有效地从血红蛋白分子中摄取氧气等。如果这种代偿机制耗竭,就需要机械辅助呼吸。

3) 处理:①充分氧疗,改善 PaO_2。②控制输血、补液量和速度。有条件时可采用漂浮导管,使输液量和速度比较恰当,防止肺静脉高压。③对于成年人,缓慢肌内注射吗啡 5~10mg,必要时 10~15 分钟后可以再注射 5mg。④快速利尿,可用呋塞米 20~40mg 静脉推注或肌内注射,或 20% 甘露醇 250mL 静脉快速滴入。⑤应用洋地黄制剂。⑥给予大剂量有效抗生素,以控制感染。⑦呼吸机治疗,肺水肿时应用呼吸机的指标为:呼吸频率高于 35/min;肺活量>15mL/kg;PaO_2 低于 60mmHg;肺泡动脉压力阶差>45mmHg;吸入纯氧显示严重肺内分流;$PaCO_2$>55mmHg,表示由于呼吸功率增高、肺顺应性降低,导致呼吸肌疲乏,引起肺泡通气不良。

(6) 术后肺栓塞:是严重并发症之一,临床罕见。中国医学科学院肿瘤医院胸外科 2004 例肺手术患者中共发生 4 例,全部死亡。栓子来自静脉栓塞。近来有人用 ^{125} 碘纤维蛋白原标记 40 岁以上患者,显示 35% 有静脉栓塞,但形成肺栓塞者只有 0.57%。

1) 原因:约在 100 年以前,Virchow 就认识到血管内栓子是由于血流停滞、血管壁损伤及凝血机制改变三个因素形成的。肺癌术后肺栓塞的主要因素包括:①术后长期卧床,尤其是侧卧时,一侧肢体压迫另一侧肢体,阻碍正常的静脉回流。②高凝状态:术前难以预计,机制不明。此外,也可能与老年人、心脏病和癌肿有关。通过尸检证明,肺栓塞85% 以上来自下肢静脉,只有 5% 来自盆腔静脉或上肢浅静脉。栓子多从浅静脉延伸到深静脉,然后到肺动脉。

静脉栓塞的转归有三:一是自溶,约占 50% 以上。Flance 术前给患者做 ^{125} 碘标记纤维蛋白原系统扫描,发现术后第 1 天 29 例有静脉栓塞,第 2 天只有 16 例。Lipchik 通过给患者做深部静脉造影 23 例,发现 2 周内有 10 例栓塞阴影完全消失。二是形成肺栓塞。尸检证明,静脉栓塞形成肺栓塞者占 1/3 以上。三是黏在静脉壁上。被静脉瓣截留,成为机化栓子。

2) 诊断:肺栓塞临床表现主要与肺动脉的机械性梗阻密切有关,而与神经反射和体液机制的关系仅居次要位置。因此,栓子的直径大小和数目必须重视。肺动脉堵塞若超过肺动脉内径的 50%~70% 容易致死,50% 的病例死于 15 分钟以内。其猝死的原因是肺动脉高压、右心衰竭、心排血量锐减、脑及冠状动脉血流减少、缺氧及不可逆性休克。

首先,最常见的症状是呼吸困难。由于肺动脉梗阻、通气与血流比率明显增高(正常是 0.8),患者虽有通气,但气体交换差,等于扩大了无效腔,无异于增加了静脉、动脉分流,即右向左的分流,使肺静脉血和体循环的动脉血一直处于低氧状态。有人观察到,栓塞在右肺动脉内,则右肺动脉的血量减少,右肺静脉的血液可以得到充分的氧合,而左肺动脉的血量相对增多,左肺静脉的血液反而低氧,不能为右肺静脉血所代偿。小的栓子也可以引起呼吸困难,这是由于神经反射,或从血块或肺组织中释放 5-羟色胺或组胺,引起支气管痉挛所致。

其次,是胸痛。多数表现为正中部胸骨后疼痛。约有 1/3 的肺栓塞病例难与心绞痛相区别。在边缘部位的肺栓塞可以在呼吸或咳嗽时引起胸膜刺激性疼痛,但此时 X 线摄片上却看不到实变。

其他症状如咯血,提示肺毛细血管膜极度缺氧,造成坏死和出血。往往有刺激性咳嗽,也有痰中不带血者。梗死区域的肺组织继发感染,则形成肺脓肿。如果梗死部位比较表浅,可形成脓胸,常伴有支气管胸膜瘘。May 报道,感染性肺梗死的死亡率高达 62%。

肺栓塞的体征有发绀和休克。Sasahard 认为,由于有不同程度的肺动脉高压,所以肺动脉瓣区第 2 音可有亢进和分裂。当肺动脉压高于 30mmHg 时,右心室舒张压往往>6mmHg,临床上显示右心室衰竭,可以听到三尖瓣关闭不全所致的收缩期杂音。由于右心房压力高,可致颈静脉压上升,肝颈静脉反流征阳性。

Coon 总结尸检肺栓塞 567 例,发现患者存活时确诊者只有 9.3%。呼吸困难伴有胸痛及咯血常误诊为肺癌。正中胸骨后疼痛及低血压很像心肌梗死。休克往往误诊为革兰氏阴性细菌引起的败血症。为了对这种严重并发症能够做到尽早诊断和治疗,现将辅助诊断方法分述如下:①X 线检查:胸部平片显示肺纹理减少。在大块栓塞时,可见到肺动脉近端扩张。X 线摄片显示肺浸润、胸腔积液及膈肌抬高。

②放射性核素扫描:用 ^{125} 碘标记大颗粒白蛋白静脉注射,进行阴性扫描,可见沿肺野侧缘有新月形缺损。假阳性可见于先天性肺动脉畸形、脓胸、炎症,或肿瘤压迫肺动脉引起肺动脉高压或肺不张等。为了进一步进行鉴别诊断,可以分别做灌注扫描和通气扫描。通气扫描是吸入放射性核素,如 ^{133} 氙,肺栓塞时显示异常的灌注扫描和正常的通气扫描。假阳性只见于肺实质病变。③肺动脉造影:是一种最可靠的诊断方法。注射血管造影剂到右心或肺动脉,X线显示充盈缺损即可确诊。④血气分析:如果肺灌注减少,$PaCO_2$ 必定下降,$PaCO_2$ 与 PaO_2 的压力阶差显著缩小,说明存在肺栓塞。

3) 处理

① 抗凝治疗。肝素:每次 5000U,以 5% 的葡萄糖溶液或生理盐水 100mL 稀释,静脉缓慢滴注,每 4 小时 1 次。要维持凝血时间是正常的 2~2.5 倍(试管法,正常是 5~10 分钟)。如果发生出血,可用硫酸鱼精蛋白 50~100mg 中和或对抗肝素。华法林:第 1 天 25mg,第 2 天 10~15mg,以后维持用量 2.5~10mg。用药 3 天后有效,第 4 天达高峰,可持续 4 周有效。要维持凝血酶原时间延长为对照值的 1.5~2.0 倍。如有出血,可用维生素 K_1 对抗。

② 溶栓药:链激酶和尿激酶通过促进形成胞质素(plasmin)而起溶栓作用。有人通过肺动脉扫描、造影及右心室测压等,已在实验室证明溶栓效果满意,但尚未在临床上广泛应用。

③ 外科治疗:Pollak 报道肺栓塞 458 例,应用肝素或华法林之后,发生多发性肺栓塞者仍有 8%;17 例未用药物治疗者,则高达 47%。因此,对肺栓塞还要酌情考虑外科手术。

下腔静脉阻断术。指征:肺栓塞病例应用抗凝治疗无效,或总用抗凝者。手术方法:腹部正中切口或右肋下斜切口。在十二指肠第 2 段外侧找到肾静脉远端,要注意避免损伤第 1 腰椎静脉。结扎左侧卵巢静脉或汇入左肾静脉的左精索静脉。然后用 1 把钳子夹闭下腔静脉,关腹。术后处理:卧床,抬高下肢 2 天,穿弹性袜子下床走动 10 天;手术当日开始用华法林,维持 6 周。效果:完全阻断后,有 2.9% 因休克而死亡,部分阻断者没有死亡;下腔静脉完全阻断后,肺栓塞的复发率约 1.3%。

肺栓子取除术:1924 年 Kirschner 首例手术成功。1942 年 Sharp 在体外循环下手术成功。至 1971 年总计 306 例,手术成功率为 52%。术中除了直接切开肺动脉取出栓子以外,还要仔细按摩肺,使更多的碎栓子及牛奶样物质从肺实质中挤回肺动脉,一并取出。术后危险的并发症是肺泡和气管内出血以及肺顺应性降低。目前认为,这可能是由于重新灌注已缺血的肺所致。

④ 预防:防止深静脉血栓形成,是预防肺栓塞的重要环节。①防止静脉血流淤滞:让患者抬高下肢,鼓励患者早期下床活动锻炼及进行床上活动。下肢用弹性绷带包扎,减少静脉血液淤滞在静脉池,加速静脉回流。②避免静脉内膜损伤:静脉栓塞多见于外伤和医源性损伤。行静脉切开时,不要挤压静脉,只许用镊子夹持血管的外膜。要用细针做外翻缝合。静脉输液尽量不用高渗性或刺激性药物,若要用这类药物,最好插硅胶管深达下腔静脉,以便稀释药液,减轻刺激。

(7) 术后心疝:心包内处理肺大血管进行全肺切除术时,发生此并发症较多。但是,一旦发生,则死亡率较高,约达 50% 以上,应高度重视。此并发症的发生主要与心包缺损的大小有关。右侧心疝引起腔静脉梗阻,出现发绀、颈静脉怒张、肝大、腹水、静脉压升高等临床表现。左侧心疝引起左心室受压,出现心率快、休克和心搏骤停等。心疝一般于术后短期内出现,应立即进行胸部 X 线摄片加以证实。如果诊断明确,应立即手术整复,可用阔筋膜或胸膜瓣修补心包缺损。

(8) 术后呼吸衰竭:呼吸衰竭是指在静息呼吸下不能维持正常的动脉血氧和二氧化碳分压。如果机体能够代偿,只有一般缺氧和二氧化碳潴留的症状,称为慢性呼吸衰竭。PaO_2 低于 60mmHg 时,失去代偿能力,有显著缺氧和呼吸性酸中毒的危重症状,称为急性呼吸衰竭。

1) 以通气功能不全为主的呼吸衰竭:指外呼吸衰竭,是空气进入肺部和气体从肺部排出受到影响。此时肺泡有效通气量不足,使肺泡氧分压降低,二氧化碳分压增高,导致肺泡与肺毛细血管之间氧和二氧化碳压力阶差缩小,由于通气不足引起的缺氧和二氧化碳潴留同时存在。常见于:①胸廓病变,如手术后胸痛、胸廓成形、胸膜粘连、术后血胸、气胸等(尤其是全肺切除之后对侧胸部因胸腔穿刺或肺大疱破裂引起的气胸),影响胸廓活动和肺的扩张,引起有效通气不足,吸入气体分布不均,严重影响气体交换;②呼吸道病变,如呼吸道分泌物或异物阻塞所致肺不张,麻醉和手术所致支气管痉挛引起气道阻力增加、通气不足及气体分布不均匀。

以上因素造成胸壁、胸膜腔、气道、肺等部位的阻力增加,肺的扩张并不能克服这种阻力,叫作通气衰竭。

2) 以换气功能不全为主的呼吸衰竭:指内呼吸衰竭,是肺泡和组织之间的气体交换受到影响。主要是由于通气与血流比率异常,导致静脉-动脉分流及弥散功能障碍,引起以缺氧为主、二氧化碳潴留不明显的临床表现。常见于:①肺组织病变,如术前肺功能差,术后病灶播散(结核、癌肿),晶体液补充过多、过快所致的肺水肿,肺部广泛性炎症,手术所致肺挫伤或肺组织切除过多,肺泡有效面积减少等。在全肺切除结扎肺动脉时,可出现肺动脉高压,导致肺实质不能代偿正常生理需要的气体交换。②静脉、动脉分流,如肺内分流,使部分静脉血掺入动脉血,造成组织缺氧。③左心衰竭,如术后心肌梗死。

以上因素都能使气体交换发生障碍,造成肺换气功能衰竭。

3) 诊断:①发绀,是缺氧的典型表现。一般情况下,由于氧离解曲线的特性和红细胞增生,人体对缺氧有代偿能力。直到严重缺氧,而且动脉血氧饱和度低于 75% 时,才出现发绀。口唇或口腔黏膜的血流量较大,淤血机会少。若这些部位出现发绀,提示有明显缺氧。出现发绀之前轻度缺氧往往容易被忽视,如术后肺不张早期,可以只有胸闷和心悸。重度缺氧可出现中枢神经系统症状,如烦躁不安、神志恍惚、谵妄、昏迷或抽搐。晚期则有肝肾功能损害、消化道出血等。②精神及神经症状,是二氧化碳潴留的典型表现,动脉血二氧化碳分压($PaCO_2$)超过 50mmHg 就有症状。早期有头胀、头痛、睡眠颠倒等。如 $PaCO_2$ 超过 80mmHg,患者即处于垂危状态,表现神志淡漠、昏迷。根据引起术后呼吸衰竭的原因,结合缺氧和二氧化碳潴留的临床表现,不难诊断。但要进一步了解呼吸衰竭的性质和程度,必须做血气分析。③血气分析,包括动脉血氧含量(正常值为 150~200mL/L)、动脉血氧饱和度(正常值为 96.2%)、动脉血氧分压(正常值为 95~100mmHg)、动脉血二氧化碳分压(正常值为 40mmHg)及二氧化碳结合力(正常值为 22~29mmol/L)。由于二氧化碳的弥散能力强,所以,动脉血二氧化碳分压可以反映肺泡二氧化碳平均值,是衡量通气功能可靠的指标。在正常情况下,动脉血氧分压可以反映肺泡气的氧分压。动脉血氧分压与肺泡气氧分压的阶差愈大,提示肺泡膜弥散障碍或静脉动脉分流愈严重,是衡量换气功能的可靠指标。

4) 处理:①纠正缺氧。供氧是一项重要的应急措施,因为严重缺氧可引起人体重要组织细胞(尤其是脑组织)不可逆性损害。在紧急情况下,一时尚来不及增加通气量,吸氧的效果还是满意的。因为这时氧分压与氧饱和度的相互关系是处于氧离曲线的陡直部分。氧分压稍有增高,氧饱和度就可有大幅度提高,如氧分压由 20mmHg 增高到 40mmHg,氧饱和度就从 30% 提高到 70%,所以缺氧就可有明显改善。缺氧不伴有二氧化碳潴留者,高浓度氧吸入即可纠正缺氧;而缺氧伴有二氧化碳潴留者,不宜用高浓度氧吸入,而需要增加其通气量。鼻导管给氧是一种简便而实用的低浓度供氧法。导管宜柔软,尖端和端-侧应有小孔,以分散气流。插入的长度以从鼻翼到耳垂为度,深度应达软腭水平。氧流量与吸入氧浓度的大致关系如下:吸入氧(%)=21+4×氧流量(L/min)。例如氧流量为 1.5L/min,则吸入氧浓度=21+4×1.5=27%。患者往往不能耐受氧流量高达 6L/min,所以鼻导管给氧的浓度一般不超过 50%。对于以换气功能不全为主的患者要加压供氧,用加压供氧的方法,氧浓度可高达 95% 以上。有条件时,可以使用高压氧舱给氧。②增加通气量。a. 应用呼吸中枢兴奋药物。通气功能不足伴有神志不清者,在保持呼吸道通畅的情况下,可先用尼可刹米 0.375~0.75g 静脉推注,以后用 3.75g 加入 5% 葡萄糖溶液 500mL,静脉滴注,结合吸氧治疗,疗效满意,多数很快清醒。神志清醒之后,通过鼓励自主呼吸、面罩加压呼吸,积极咳痰,以改善通气。也可以应用洛贝林(山梗菜碱)、咖啡因、二甲弗林(回苏林)、戊四氮,但它们的不良反应比较多,如烦躁不安、面部肌肉颤动,甚至抽搐等。b. 气管内插管或气管切开。凡呼吸衰竭患者伴有昏迷,经用呼吸中枢兴奋药无效,应及时采用气管内插管。插管方法简便,可以减少呼吸道无效腔,增加有效肺泡通气量,也有利于吸出呼吸道内大量分泌物,进行气管内药物滴入治疗等。带气囊的气管内插管既可以防止由于呕吐物或口咽分泌物误吸而引起窒息或吸入性肺炎,又便于加压呼吸。为了避免气囊长期压迫气管黏膜引起坏死,必须定期放松气囊。松开之前,要先吸净口咽分泌物。插管后,要定期用无菌操作技术分别吸尽呼吸道的痰液和口咽的分泌物,手法要轻柔。吸痰以后,随即给予加压辅助呼吸,以增加通气量。患者清醒之后,往往不能继续耐受气管内插管,应该及时拔管。必要时,可改用气管切开。但气管切开以后要加强护理工作,严格无菌操作,湿化和加温吸入气体,以及充分吸引分泌物等。c. 辅助呼吸。系应用人工或机械方法使空气或氧气进入肺泡,以增加通气量。凡有严重缺氧和二氧化碳潴留($PaCO_2 > 50mmHg$)的昏迷患者,自主呼吸微弱或有肺水肿的患者,均可应用正压辅助呼吸。常用的方法有口对口呼吸、气囊加压和自动呼吸器三种。供氧之后仍有二氧化碳潴留者,宜用定量型人工呼吸器。③控制感染。是减轻阻塞性通气障碍的一项重要措施,因为呼吸道感染可以引起细支气管黏膜水肿、充血,加重呼吸功能不全。常用的措施包括应用有效而足量的抗生素,排痰,鼓励、帮助患者咳痰,保持足够的液体入量,蒸气或雾化吸入,应用祛痰药及体位引流等。④其他。如病因治疗,纠正酸中毒,必要时给予强心利尿药物及补充胶体液等。

(9) 术后肺不张

1) 原因:术后肺不张是肺叶切除术后最常见的并发症。主要是由于支气管内分泌物增多或有积血,术后滥用大剂量镇痛药抑制了呼吸道的纤毛运动,或术后胸部剧烈疼痛限制了呼吸运动和排痰动作,不能有效地咳嗽排痰,痰液堵塞支气管,引起通气不良和感染,使肺泡有效通气量减少,导致余肺发生肺不张。

2) 诊断:多发生于术后 48 小时内或第 2~5 天。

初期体温升高,有胸闷、气急、心悸等症状。以后呼吸困难逐渐加重,有不同程度的发绀及烦躁不安,听诊可有啰音或管性呼吸音。肺不张时,叩诊呈浊音,呼吸音明显减弱,气管可移向患侧。X 线胸部透视或摄片可以确诊。

3) 处理:术后肺不张一般发展迅速,必须早诊早治。处理原则是排除堵塞在不张部位支气管口的分泌物,使肺复张。①积极帮助咳痰。要对患者耐心解释排痰对术后肺不张具有重要的治疗作用,取得患者的全面合作。医护人员用手固定伤口,让患者深吸气后用力咳痰。同时,给予蒸气吸入,使支气管内分泌物的颗粒变小,便于排出。给予祛痰药,如氯化铵合剂,每次 10~20mL,3/d。②鼻导管吸痰。是可以在床边防治肺不张的好方法。先将鼻导管从鼻孔插到咽后壁,然后左手垫一块纱布,将舌尖端捏紧牵出口腔外面,右手推送鼻导管,当患者深吸气时,迅速将鼻导管送过声门。由于机械刺激作用,患者随即咳嗽排痰。咳完之后,可从气管内滴入少许溶痰药,如乙酰半胱氨酸、碳酸氢钠、抗生素及支气管解痉扩张药,然后拔除鼻导管。③纤维支气管镜检查。可以在直视下进行吸痰、滴药、冲洗及供氧。可以经口腔放一外导管,便于间断插入纤维支气管镜吸痰。吸痰之前吸氧 5 分钟,每次吸痰不超过 15 秒,吸痰后继续给氧。应同时向气管内滴入药物。④气管内插管。气囊加压胀肺。经插管吸痰后,连接呼吸囊,挤压呼吸囊,使堵塞在支气管的分泌物化整为零,粉碎之后形成小颗粒进入远端支气管,然后吸痰,使肺复张。⑤呼气末正压通气(positive expiratory end pressure,PEEP)。呼吸生理实验证明,维持呼气终末正压有利于气体在肺内的均匀分布和交换,使一部分因术后肺不张而失去通气功能的肺泡在正压的情况下重新扩张,可以增加功能残气,从而提高动脉氧分压和血氧。在呼吸器(最好是定量型)呼气阀门的出口用内径 1~2cm,长 40~60cm 的导管接通到水瓶内,导管进入水平面下的深度就是 PEEP 的数值,一般采用 3~8cmH_2O,个别可达 10cmH_2O。有的学者认为,在患者循环较好的情况下,可达 15cmH_2O,但不宜超过 15cmH_2O。目前已有先进的可以直接调整 PEEP 的呼吸机,使用很方便。在一般情况下,为了减少并发症(如气胸),正压不宜过大。心搏骤停的病例,若是进行心内注射药物,应暂停正压呼吸,以免发生气胸。影响 PEEP 疗效的因素有两种:一是适应证的选择,如果循环情况差的患者应用呼气终末正压呼吸,弊多利少;二是正压的大小要恰当,有时仅仅 2~3cmH_2O 的压力差,也可以影响疗效。

(10) 术后肺炎:是指手术后发生的下呼吸道感染。在医院内感染(nosocomial infection)中占有重要位置,仅次于切口感染,其病死率较高。在单纯胸部手术中,术后肺炎的发生率高于单纯腹部手术,但却明显低于胸腹联合手术。

1) 原因:术后肺炎的病原菌最常见的是革兰氏阴性杆菌(依次为大肠埃希菌、克雷伯菌和铜绿假单胞菌),其次是革兰氏阳性球菌(依次为金黄色葡萄球菌、肺炎球菌),真菌、厌氧菌或病毒感染较为少见。其感染途径有三:①口咽腔吸入致病菌株:患者吸入自身口咽腔的致病菌是主要的感染来源。经此途径的致病菌主要是革兰氏阴性杆菌。它们可以通过进食或粪便污染而在口咽腔繁殖,或由肠胃逆行到口腔内丛生。有人认为,大量应用抗生素可使机体内菌群失调,使口咽腔内革兰氏阴性杆菌不受口腔内黑色素拟杆菌和咽部草绿色链球菌的抑制而迅速繁殖。细菌在上呼吸道繁殖后,伴随术中或术后分泌物,可被吸入气管支气管树。当分泌物中细菌浓度为 10^8~10^{10}/mL 时,即使吸入少量分泌物也可引起大量细菌繁殖。在手术后有缺氧、休克、酸中毒或肺水肿等情况下,由于肺内防御机制遭受破坏,更易促使发生术后肺炎。气管切开后吸入大量空气中的致病菌株,可引起严重的支气管肺炎。②呼吸器械污染:麻醉机或呼吸器带有储液的雾化吸入器或湿化器,引起污染的机会较多。据统计,吸入直径≤1μm 的液体颗粒就可以进入下呼吸道。后来采用醋酸消毒,或在雾化器内加铜制海绵筛,或定期热压消毒等措施,污染已明显减少。目前推广使用一次性即可丢弃的器械或导管,使器械污染的机会减少。③血行播散:在化脓性静脉炎或右侧心内膜炎的基础上,通过血源性播散可以形成继发性金黄色葡萄球菌肺炎,但较为少见。

术后肺炎的促发因素有高龄、肥胖、慢性阻塞性肺疾病或长期吸烟,肺功能下降;全身免疫功能减退;术中、术后误吸或呼吸道管理不当。

大多数术后肺炎为支气管肺炎,炎症先集中于细支气管,再向周围伸延,整个一叶实变少见,常累及多处,若治疗延误,可形成多个小的肺脓肿。

2) 诊断:手术后出现发热,有不同程度的呼吸困难,肺部听到啰音,就应该考虑术后肺炎。在早期,并无特异性体征,诊断主要依据 X 线和细菌学检查。X 线胸片可见淡而模糊的炎症阴影。有人认为,肺炎克雷伯菌肺炎可在肺上叶表现为非特异性局限性实变,铜绿假单胞菌显示微小脓肿和/或局限性实变。

细菌学检查包括对咳出的痰或经气管、支气管吸引取得的分泌物进行培养。培养前必须先在镜检下进行筛选。一个高倍视野下若有 5 个以上的上皮细胞,表示该标本已受口腔分泌物污染,不宜培养;一个高倍视野下若有 25 个以上的多形核白细胞,表示标本可能来自肺部。

收集分泌物的方法有三种。①环甲膜穿刺法:可减少口咽部污染,但不适用于有气管内插管的患者。②经胸壁肺穿刺法:用 24 号或 25 号细针头,在荧光屏下穿入肺实质吸引。此法必须争取患者的合作和准确的定位。凡是患者不合作、凝血机制障碍或肺动脉高压者,均不适用。③经纤维支气管镜取材法:使用专门用于采取培养材料的带导管的毛刷,在取材之后浸入盐水 1mL 中,做细菌定量培养。

3) 处理:革兰氏阴性杆菌肺炎(主要是铜绿假单胞菌)的死亡率高达 70%,而革兰氏阳性球菌肺炎的死亡率低,只有 5%。治疗时,除了去除病灶、增加机体抵抗力等一般性措施以外,关键在于应用有效而足量的抗生素。

对于革兰氏阴性杆菌肺炎可以用:①妥布霉素(tobramycin),治疗革兰氏阴性杆菌肺炎的用法为 80~160mg/d,或 1.7~4.2mg/(kg·d),连续 7~10 天。有时支气管分泌物中的药物浓度仍达不到治疗剂量,患者临床表现有显著效果,但痰中仍能查到细菌。②半合成青霉素族,有羧苄西林(carbenicillin)和哌拉西林(piperacillin)两种。治疗铜绿假单胞菌感染时,最好联合应用妥布霉素和羧苄西林,既能避免耐药性,又能提高疗效。羧苄西林的用法是成年人 10~20g/d,小儿 100~400mg/(kg·d),静脉滴注。临床应用效果满意。③阿米卡星(amikacin)。若患者对妥布霉素有耐药性,可用此药治疗铜绿假单胞菌肺炎。④β-内酰胺酶广谱头孢菌素——第三代头孢菌素。头孢哌酮(cefoperazone)和头孢唑肟(ceftizoxime)对铜绿假单胞菌作用较强,用量为 4~6g/d,但是对金黄色葡萄球菌疗效差,价格昂贵,使用范围局限。

(11) 术后气胸和胸腔积液:术后气胸多数是由于余肺漏气所致。因余肺与胸膜广泛粘连,剥离创面之后未能完全缝合;少数是因为闭式引流管安放不当,胸部切口未能完全闭合,气管、支气管残端缝合不严密或食管误伤等。少量漏气多无临床表现而仅从胸腔闭式引流瓶观察到较多量气泡继续外溢。若有大量漏气,则呈气胸的临床表现。处理原则是争取余肺尽快扩张,预防胸腔感染。治疗措施有鼓励咳痰,吹气胀肺,对胸腔引流瓶进行持续低压吸引,应用有效抗生素等。如果术后 1 周左右患者无任何呼吸困难,X 线检查显示肺已膨胀,无气胸,胸腔闭式引流瓶内已不再漏气,表示剥离创面已闭合,可考虑拔管。如 2 周之内仍持续漏气,表示肺创面不能自行闭合,应在控制胸内感染的情况下,于 3 个月之后酌情考虑胸廓成形术和/或支气管瘘修补术。若术后疑有食管损伤,应及时进行手术修补,保证胸腔引流通畅,积极改善营养状态等,严重者按食管瘘处理。

术后胸腔积液多由于胸内创面广或残腔大,在胸内负压的影响下,容易形成胸腔积液。如不及时发现和处理,可以继发感染,导致患侧急性脓胸,须引起高度重视。手术后要经常检查术侧呼吸音的强度和性质,注意胸壁切口或闭式引流管附近有无组织水肿。应及时行胸部透视或超声检查,了解胸腔积液的情况,标记好液平面的位置,及时行胸腔穿刺抽液。要注意积液的性质和量,必要时做细菌培养和镜检。配合有效抗生素,以防继发胸内感染。积极争取余肺早日扩张以消灭残腔。若发现积液已经感染,应行胸腔闭式引流。

(12) 术后脓胸:肺叶切除术后不并发支气管胸膜瘘的单纯脓胸已很少见,发生率为 1%~1.5%。全肺切除术后脓胸发生率为 2%~10%。

1) 原因:主要是由于手术过程中污染。或因术中止血不彻底,或因余肺表面有持续漏气,导致术后胸内残腔积液和积血。血是良好的细菌培养基,容易形成胸膜腔的感染。少数是由于体内存在病灶(如扁桃体、前列腺)而引起血源性感染。

2) 诊断:术后并发急性脓胸常见于手术后 3~7 天。结核性脓胸可发生在数周甚至数年之后。术后急性脓胸的临床表现是急性化脓性感染和呼吸功能障碍。开始是弛张型发热、厌食、全身不适等化脓感染的中毒症状。因此,手术 2~3 天或之后,体温逐渐上升,必须引起警惕。炎症刺激胸膜,往往伴有患侧胸痛及憋气。患者呈急性病容,可因呼吸困难而不能平卧,常有发绀、鼻翼扇动和三凹征,患侧肋间隙饱满,胸壁呼吸动度减弱,气管、心脏向健侧移位,语颤减弱(若为全肺切除术后则语颤消失),叩诊呈浊音,听诊呼吸音减低或消失(全肺切除术后则呼吸音消失)。

X 线检查显示胸腔积液的致密阴影。量少时,肋膈角模糊,约为 300mL;中等量以上积脓,肺野外带有弧形浓密阴影,量为 300~1000mL。脓气胸同时存在,则有气-液平面。肺叶切除术后的全脓胸,可见到余肺萎陷,纵隔移向健侧。全肺切除术后仅见纵隔移位,局限性脓胸可见包裹性阴影。

诊断性胸腔穿刺可以确诊。观察胸内流出的液体,若细胞计数逐渐增高,而且逐渐变浑浊,提示有胸腔感染的可能。抽出的脓液要常规涂片检菌,做细菌培养及药敏试验。常见的细菌有金黄色葡萄球菌、铜绿假单胞菌或链球菌。

3) 治疗:原则是早诊早治,否则,脓液长期浸泡支气管残端,可导致支气管胸膜瘘。经胸腔穿刺诊断明确。应立即在脓腔最低位置行胸腔闭式引流术,尽快引流脓液。对肺叶切除术后发生脓胸的病例,要鼓励患者咳嗽排痰,使余肺尽快膨胀,消灭脓腔。8 周后纵隔已固定,可以改为开放引流。全肺切除术后的脓胸,近来主张对未合并支气管胸膜瘘者行抗生素滴注冲洗胸腔,多数可非手术治愈。Clagett 主张每天用 Dakin 溶液冲洗,持续 8 周,效果良好。如果闭式引流 3 个月后仍有脓腔,属于肺叶切除术后者,应酌情行胸膜剥脱术或行胸廓成形术;属于全肺切除术后者,应行胸廓成形术。此外,应用有效的抗生素及全身支持治疗也很重要。

4) 预防:除了针对引起脓胸的原因采取相应的预防措施以外,术前要尽量去除感染病灶,术中避免污染,仔细止血及缝合余肺创面,还要努力消灭残腔,使余肺完全扩张。肺上叶切除者可加小型胸廓成形术、下叶成形悬吊术或膈神经压榨术等。

(13) 支气管胸膜瘘:是肺癌肺切除术后的严重并发症之一。国内一组 1721 例肺癌肺切除术后发生支气管胸膜瘘 16 例,占并发症总数的 5.9%(16/271)。目前,据文献报道统计,肺叶切除术后支气管胸膜瘘的发生率已降到 1% 以下,而全肺切除术后的发生率仍较高,为 4%~27%(包括结核病变)。对这种并发症如能及时做出诊断,经过积极处理,一般不致引起死亡,但容易导致畸形、丧失劳动力,或因体质长期消耗,死于慢性衰竭,必须引起重视。

1) 原因:①手术方法不当。支气管残端剥离太光,血液供应太差,直接影响残端愈合;严重挤压支气管残端,特别是应用支气管自动缝合器时,要加以注意;采用不正确的支气管缝合方法,如缝线太密、结扎太紧、缝合不严;支气管残端太长,成为感染来源;残端缝合之后未用胸膜、余肺组织、心包、奇静脉或纵隔脂肪组织覆盖。②术后脓胸处理不当。术后胸内残腔未能很好地消灭或止血不彻底,造成胸腔积液继发感染,胸腔积液未能及时抽吸,脓胸未能及时正确地引流,积液或脓液长期浸泡支气管残端,继发感染,影响愈合,形成瘘。③支气管残端有炎症或病变。术前放射治疗引起局部充血、水肿,影响血供和愈合。支气管残端遗留病变,如残留癌组织或有支气管内膜结核,亦易形成瘘。

2) 诊断：支气管胸膜瘘多发生于术后 2~3 周。临床表现与术后脓胸相似。早期除了出现弛张热以外，还常有刺激性咳嗽、痰带血丝、痰量较多。支气管残端破溃并与胸膜腔沟通后，体温可以下降，往往咳出大量咖啡样稀痰，其性质与胸内积液相同。有的突然感到呼吸短促，甚至出现张力性气胸，应采取紧急措施，排气减压。更重要的临床表现是患者不能向健侧卧，如有不慎向健侧卧位，可立即引起窒息，甚至造成死亡。对疑有此类并发症的病例，在查体或治疗时，切忌卧向健侧。X 线检查显示液-气胸。亚甲蓝（美蓝）试验可以确诊，方法是先向患侧胸内注射亚甲蓝 2mL，然后让患者咳嗽，若能咳出蓝色的脓痰，即可证实存在支气管胸膜瘘。

3) 治疗：①原则上应立即做胸腔闭式引流术，同时应用有效抗生素及其他支持治疗。少数小的支气管胸膜瘘，局部组织无结核病变或癌细胞，经过控制感染之后，往往能够自行愈合。②当感染已经控制而仍残留脓腔，且支气管瘘依然存在时，应考虑择期行瘘修补、带血管的肌瓣或大网膜填塞术，或胸廓成形术。Burker 强调用胸大肌肌瓣覆盖，有 80% 的瘘管可以愈合，也可以酌情行肺叶或全肺切除术，将瘘管和/或病肺一并切除。

4) 预防：针对上述发病原因，给予相应处理，可以避免发生术后支气管胸膜瘘。应该强调指出，支气管残端缝合之后，必须在残端外面覆盖一层带蒂的胸膜瓣或余肺组织。根据 Smith 观察，支气管愈合有三种形式。①一期完全愈合，缝合线毫无崩裂；②部分断裂，指支气管残端有一部分裂开，但迅速被胸膜腔的纤维素封住；③完全断裂，裂口由纵隔组织、支气管上皮细胞和黏膜下纤维组织构成的薄膜盖住。前两种愈合约占 68%。所以，用胸膜片覆盖残端是一个很重要的步骤。

（14）食管胸膜瘘：肺癌手术后并发食管胸膜瘘虽然罕见，但却是一种极其严重的并发症。90% 以上发生在肺化脓性疾病。常见原因有三种：第一，肺与食管有粘连，食管的正常解剖关系有所改变，在分离粘连的过程中容易直接误伤食管或误切外牵性食管憩室；第二，在游离粘连时，破坏或切断了供应食管的营养血管，造成食管局部坏死；第三，周围有炎症、结核或癌肿等病变，直接侵及食管。

食管胸膜瘘在手术中往往未能及时发现，术后很快并发脓胸。术后应密切观察胸腔闭式引流瓶内液体的性质，如疑有食物残渣，可口服亚甲蓝 2mL 加以证实，亦可慎重做食管造影检查。

处理原则：一是保持胸腔闭式引流通畅，以求充分引流胸内液体，减轻感染中毒，争取余肺尽快扩张，缩小残腔；二是安放胃减压管；三是空肠造口或锁骨下静脉高营养治疗。待患者体力恢复，感染基本控制之后，再考虑彻底消灭残腔，可行食管切除，用结肠或胃重建食管。Engleman 提倡用带蒂肌瓣填塞食管瘘口并分期进行胸廓成形术。如果患者情况差，可用盐水纱布填塞脓腔，使之保持"干净"，促进新鲜肉芽生长，最后以肉芽闭塞食管瘘口，若远端消化道通畅，也可以愈合。

（15）支气管吻合口狭窄：肺癌外科手术治疗后吻合口狭窄的主要原因：①吻合口径过小；②吻合口对合不佳及缝线过粗引起吻合口肉芽组织增生；③手术后支气管吻合口感染，肉芽组织增生；④支气管吻合口癌残留、复发。

治疗：患者和局部条件允许者，可以考虑再手术治疗；没有手术指征者，可以考虑行带膜支架置入。如果为局部肿瘤复发，则需加局部放射治疗。有学者报道，支气管成形术后给予小剂量激素治疗 7~10 天，可以减少吻合口狭窄的发生率。

（二）非手术治疗

1. 放射治疗　作为一种局部治疗手段，是肺癌的重要治疗方法之一。放射治疗的原则是最大限度地控制肿瘤和减轻放疗的毒性。三维适形放疗（3D-CRT）已经成为临床常规治疗方法。近年来，呼吸门控、调强放射治疗、图像引导放射治疗、四维 CT、质子放疗等新的技术逐步应用于临床。

在肺癌的治疗过程中，根据放射治疗的目的不同，可以分为根治性放射治疗、姑息性放射治疗和综合性放射治疗。

（1）根治性放射治疗：达到消灭原发性肺癌病灶及其区域转移淋巴结，使患者恢复健康目的的放射治疗。肺癌根治性放射治疗照射野的临床靶区（clinical target volume，CTV）包括影像学诊断可见的原发灶、转移淋巴结及邻近的淋巴引流区，并包括临床肿瘤边界以外 1~2cm 正常肺和亚临床灶外 1cm 左右的正常组织。临床肿瘤灶的标准放射剂量为 60Gy，亚临床灶为 45~50Gy。但越来越多的医师采用仅照射影像学或者临床诊断的肿瘤,不做淋巴引流区(亚临床灶)的预防性照射。根治性放疗主要应用于Ⅲ期 N2~N3 肺癌以及因医学原因不能耐受手术的早期肺癌。

(2) 姑息性放射治疗:以抑制肿瘤生长、减轻痛苦、改善生活质量为目的的放射性治疗。肺癌的姑息性放射治疗主要应用于上腔静脉压迫综合征、骨转移引起的疼痛和多发脑转移。

(3) 综合性放射治疗:分为术前放射治疗、术中放射治疗和术后放射治疗。

1) 术前放射治疗:主要用于联合化疗作为肺上沟瘤的新辅助治疗方案,而在可切除ⅢaN2 期非小细胞肺癌中的作用仍然有争议。

2) 术中放射治疗:在肺癌中的应用较少,目前已经有研究在探讨术中放疗对减少胸壁复发的价值。

3) 术后放射治疗:目的是消灭手术野和/或区域淋巴结残存或者亚临床灶,从而减少局部复发和远处转移。完全切除术后的 N0-1 期非小细胞肺癌不推荐术后放射治疗。对 N2 的患者,回顾性研究显示辅助放疗能减少局部复发率并延长生存期。2019 年世界肺癌大会,国内学者公布的一项Ⅲ期随机对照研究显示,在完全切除后的Ⅲ期 N2 患者,与观察相比,术后辅助放疗能减少局部-区域的复发率,但不能提高无病生存率和总生存期。2020 年欧洲肿瘤内科协会(ESMO)年会上公布的大型Ⅲ期随机对照研究(Lung ART)同样显示辅助放疗不能显著性降低术后的复发率和延长生存期 DFS。因此,对于完全切除后的Ⅲ-N2 患者,也不建议辅助放疗。

2. 化学治疗(化疗)　根据肺癌的病理类型不同,选择的药物不同,对化疗的敏感性也不一样。小细胞肺癌对化疗敏感,非小细胞肺癌对化疗的敏感性不如小细胞肺癌。目前针对非小细胞肺癌化疗的共识有:早期肺癌可采用辅助化疗,局部晚期肺癌采用新辅助化疗或同步化、放疗,晚期肺癌采用姑息化疗。在肺癌中,目前常用的化疗药物包括 VP-16、长春瑞滨、吉西他滨、紫杉醇、多西紫杉醇、培美曲塞以及顺铂、卡铂。化疗方案以两药的含铂方案为标准方案,化疗周期为 4~6 个周期,首个化疗方案治疗失败后可考虑二线化疗。对于非小细胞肺癌,目前常用的化疗方案有 NP(长春瑞滨、顺铂)、GP(吉西他滨,顺铂或者卡铂)、TP(紫杉醇,顺铂或者卡铂)、DP(多西紫杉醇,顺铂或者卡铂)和 PP(培美曲塞,顺铂或者卡铂,用于非鳞非小细胞肺癌)。二线化疗的标准方案为多西紫杉醇或培美曲塞单药化疗。

根据化疗目的的不同,化疗在肺癌中同样可以分为以下几类。

(1) 根治性化疗:主要应用于小细胞肺癌。小细胞肺癌对化疗高度敏感,被列为有可能化疗治愈的疾病。小细胞肺癌目前的标准化疗方案为 EP(VP-16 和顺铂)和 IP(伊立替康和顺铂)。另外,根治性化放疗也应用于不可切除局部晚期的非小细胞肺癌,可供选择的方案包括 EP、TP、DP 和 PP

(2) 辅助化疗:是在根治性手术或者放射治疗后给予的辅助性药物治疗,针对潜在的微残留病灶,为防止复发而进行的化疗。早期肺癌即使完全切除术后,5 年生存率也只有 40% 左右。1995 年 BMJ 发表的里程碑式的 meta 分析显示:接受含顺铂辅助化疗,5 年生存率可以提高 5%($P<0.08$)。2004 年 IALT 发表的国际多中心随机对照研究,是目前公开发表的入组人数最多的辅助化疗研究,中位随访 56 个月,与单纯手术相比,术后接受长春碱类或 VP-16 加顺铂辅助化疗能减少 14% 的死亡风险,5 年生存率提高 4.1%。亚组分析显示,Ⅱ~Ⅲ期能从辅助化疗中获益,而Ⅰ期患者不能获益。随着这项大型随机对照研究的发表,首先,确认辅助化疗能提高早期非小细胞肺癌完全切除后患者的 5 年生存率;其次,提出辅助化疗不能使Ⅰ期肺癌获益。随后发表的 JBR.10、ANITA(adjuvant navelbine international trialist association)和 GALGB9633 研究(Cancer and Leukemia Group B)以及基于个人资料的 LACE(lung cancer cisplatin evalution)meta 分析同样证实以上两点。

随着 2004 年以来 IALT(international adjuvant lung cancer trial)等研究的公布,辅助化疗逐渐奠定在肺癌中的地位。目前,含铂双药化疗方案辅助化疗已经成为Ⅱ~Ⅲ期完全切除的非小细胞肺癌的标准治疗。生物标志物能否预测辅助治疗的疗效?

ERCC1(excision repair cross complementation group 1,切割修复交互酶 1)是与 DNA 修复有关的酶,而顺铂主要通过损伤 DNA 起作用。回顾性分析 IALT 研究中的肿瘤标本,研究发现 ERCC1 表达阳性的患者 5 年生存率更长(46% 对 39%,$P<0.009$),但是不能从辅助化疗中获益,而 ERCC1 阴性的患者能从辅助化疗中受益(5 年生存率分别为 47% 和 39%,$P<0.002$)。其他的分子标志物,如 β-Tubulin Ⅲ、p27、p53 显

示出一定的预测价值。由于这些研究都是回顾性研究,还需要前瞻性的研究进行验证。

(3) 新辅助化疗:主要针对局部晚期非小细胞肺癌,在接受手术或者放射治疗前先进行的化疗,其主要作用在于:①缩小肿瘤体积,降低临床分期,从而提高手术的完全切除率;②清除或者抑制可能存在的微转移病灶;③作为体内药物敏感试验,为进一步的药物治疗提供重要指导;④通过分析新辅助化疗前后的标本,还可以获取更多的分子生物学信息并进行转化性研究。与辅助化疗相比,新辅助化疗的依从性更高,从而能更好地完成整个治疗计划。2014 年 Lancet 的 meta 分析,收集 15 项随机临床研究共 2385 例患者,结果显示,与单独手术相比,接受新辅助化疗患者的 5 年绝对生存率提高 5%($P<0.007$)。目前推荐含铂双药化疗作为新辅助化疗方案。2~3 周期化疗后再次评估,确定进一步治疗方案,例如手术或者放疗。

(4) 姑息性化疗:姑息性化疗用于晚期肺癌,其目的是延长患者的中位生存期,提高生活质量。由于化疗的不良反应,在应用过程中需要注意权衡利弊。对于功能状态好(PS 0~1 分)的患者,采用联合治疗。PS 2 分,建议单药治疗,而对于功能状态差(PS 3~4 分)的患者,建议最佳支持治疗。

(5) 研究性化疗:又称为临床试验,指在人体(肿瘤患者)进行新药或者新化疗方案的系统性研究,以证实或者揭示试验药物(方案)的作用,不良反应和/或试验药物(方案)的吸收、分布、代谢和排泄,目的是确定试验药物(方案)的疗效与安全性。研究性化疗必须严格遵守医学伦理学原则,目前公认的是药物临床试验质量管理规范质控标准。目前重要的医学期刊发表的研究必须预先通过网络注册,临床医师也可以通过下面的网站查询和注册临床研究。在国内申请的药物临床试验,可以通过国家药品监督管理局的药物临床试验登记与信息公示平台查询。

3. 分子靶向治疗(molecular target treatment) 与化疗一样,属于全身治疗的范畴。发表于 2009 年《新英格兰医学杂志》上的 The IRESSATM Pan ASia Study(IPASS)研究是肺癌分子靶向治疗的开山之作,研究结果显示,对于有表皮生长因子受体(EGFR)突变的肺癌患者,一线使用酪氨酸激酶抑制剂(tyrosine kinase inhibitor,TKI)吉非替尼的无进展生存时间优于一线使用化疗,疾病进展的风险降低了 52%[风险比 0.48,95% 可信区间(confidence interval,CI)]0.36~0.64,$P<0.001$),随后的多个研究显示,*EGFR* 突变的患者,EGFR-TKIs 的无进展生存优于传统的含铂双药化疗方案。目前可用于肺癌的分子靶向治疗药物有 EGFR 抑制剂和 ALK、ROS1 抑制剂,前者包括口服的小分子靶向治疗药物如吉非替尼(gefitinib)、厄洛替尼(erlotinib)、埃克替尼(icotinib),第二代的阿法替尼(afatinib)、达可替尼(dacomitinib),第三代的奥希替尼(osimertinib)、阿美替尼(almonertinib)等;ALK 抑制剂有克唑替尼(crizotinib)、色瑞替尼(ceritinib)、布加替尼(Brigatinib)和阿来替尼(alectinib);ROS1 抑制剂有克唑替尼。携带有 *EGFR* 外显子敏感突变的晚期肺癌人群首选 EGFR 抑制剂治疗,携带有 *ALK* 融合基因的晚期肺癌人群首选 ALK 抑制剂。

随着 EGFR-TKIs 靶向治疗在晚期非小细胞肺癌中的成功,其在辅助与新辅助治疗领域也进行了多项临床研究。目前的研究结果显示,在 EGFR 突变阳性完全切除的病理 II ~ IIIA 期(N1-N2)的 NSCLC 患者中,辅助靶向治疗(吉非替尼、厄洛替尼、奥希替尼)显著延长了中位 DFS,其中 N2 患者从辅助靶向治疗中获益更多,但 DFS 的获益没有最终转化为生存获益。

4. 免疫治疗 肿瘤的免疫治疗,广义上是指包括主动免疫与被动免疫在内的以增强或诱导机体免疫反应而对肿瘤进行杀伤的治疗方法。其中,被动免疫治疗又称为过继性免疫治疗,包括直接应用外源性抗体或输注免疫效应细胞,而主动免疫旨在调动或增强机体自身对肿瘤细胞的免疫应答反应,主要有肿瘤疫苗、免疫调节相关细胞因子以及免疫效应细胞的检查点调节药物(checkpoint 抑制剂等)。

目前的肺癌免疫治疗,特指为狭义的 PD1/PDL1(programmed death 1/programmed death-ligand 1)抑制剂等免疫检查点药物治疗。随着研究的逐步开展,免疫检查点抑制剂不但被批准用于晚期和局部晚期肺癌的治疗,还延伸探索用于可切除肺癌的新辅助治疗和辅助治疗。

免疫治疗是基于对肿瘤免疫耐受状态的调节,从而激发原有肿瘤环境中的免疫反应,以达到杀伤作用。

针对早、中期非小细胞肺癌,目前公布了多项以免疫检查点抑制剂(PD-1 单抗或 PD-L1 单抗)为基础的方案 II 期临床研究结果。其中,2018 年在《新英格兰医学杂志》发表了首个新辅助免疫治疗的 II 期临床研究,在20例Ⅰ-ⅢA期可手术的NSCLC患者手术前行2周期纳武利尤单抗作为新辅助治疗的结果,术后病理结果显示主要病理缓解(major pathologic response,MPR)为45%(定义为残留肿瘤<10%),远远超过既往新辅助化疗的MPR率。

基于对免疫治疗机制的理解,PD-1/PD-L1等通路在机体正常免疫调节中同样发挥着重要作用,所以,其应用可能使机体免疫调节丧失平衡,从而诱发自身免疫相关性损伤,其中包括可能诱发的全身多处腺体、呼吸系统、循环系统、消化系统或神经系统的自身性免疫损伤。因此,在使用免疫检查点抑制剂的期间,需高度重视不良反应的处理。

5. 肺癌的多学科综合治疗　对于肺癌,同样需要遵循肿瘤多学科综合治疗的基本原则,如局部治疗和全身治疗并重的原则、分期治疗的原则和个体化治疗的原则等。

6. 非小细胞肺癌分期治疗　整体上来说,对于Ⅰ期非小细胞肺癌的治疗以手术为首选,术后无须辅助化疗或者辅助放疗。如果患者不适宜,推荐原发肿瘤的适形放疗;Ⅱ期及部分Ⅲa期非小细胞肺癌的治疗以手术为首选,术后辅助含铂双药方案化疗4周期;Ⅲ期根据能否切除分别采取新辅助治疗+手术或者根治性化放疗+免疫维持治疗的综合治疗方案;Ⅳ期非小细胞肺癌根据基因状态、PD-L1表达等采用靶向治疗或者免疫治疗±化疗的治疗方案。

针对不同分期,2020CSCO非小细胞肺癌诊疗指南的多学科综合治疗方案如下。

(1) Ⅰ期非小细胞肺癌:适宜手术的患者,推荐解剖性肺切除+肺门纵隔淋巴结清扫术。对于≤2cm的周围型肺结节,如果满足以下条件之一者:①原位腺癌;②CT提示GGO成分≥50%;③肿瘤倍增时间≥400天,可以考虑亚肺叶切除术(包括肺段切除或者楔形切除术)。肺切缘需≥2cm,或者超过肿瘤的最大径。术中行亚肺叶切除时,需活检恰当的N1和N2淋巴结,以避免临床分期上调的情况。

ⅠA期非小细胞肺癌不建议辅助化疗;ⅠB期非小细胞肺癌(包括有高危因素的肺癌),由于缺乏高级别证据的支持,一般不推荐辅助化疗。

如果患者因为不能耐受手术或者拒绝手术者,推荐立体定向放射治疗(SBRT/SABR),建议采用各种先进放疗技术,如4D-CT和/或PET/CT定位系统、VMAT(容积旋转调强放射治疗技术)、IGRT(影像引导放射治疗)、呼吸运动控制、质子治疗等实施立体定向放疗。

对不完全切除患者,建议二次手术±化疗(2A类证据)或术后三维适形放疗±化疗[ⅠB期(2A类证据),ⅠA期(2B类证据)]。

(2) Ⅱ期非小细胞肺癌:适宜手术的患者,推荐解剖性肺切除+肺门纵隔淋巴结清扫术。

ⅡA期:完全性切除后,含铂双药方案辅助化疗(2B类证据);ⅡB期:含铂双药方案辅助化疗(1类证据)可选辅助化疗方案包括:长春瑞滨/紫杉醇/多西他赛/培美曲塞(非鳞癌)/吉西他滨+顺铂/卡铂。

对于不适宜手术患者,可考虑采用同步放化疗,化疗方案一般参考Ⅲ期患者的方案。放疗后含铂双药方案化疗(2A类证据;如无淋巴结转移,2B类证据)。

不完全切除患者,行二次手术+含铂双药方案化疗或术后放疗+含铂双药方案化疗。

(3) Ⅲ期非小细胞肺癌:ⅢA期NSCLC是高度异质性的一组疾病。根据《国际肺癌TNM分期》(第8版),ⅢA期包括:T3N1、T4N0-1和T1-2bN2。在治疗前完整分期检查的基础上,根据治疗前初评是否可行完全性切除,可将ⅢA期NSCLC分为如下三组:①可完全性手术切除,即R0切除;②可能完全性手术切除;③无法完全性切除。根据术后病理N分期,可将患者分为pN0-1和pN2两个亚组。对于T3N2M0,在IASLC/UICC第8版分期中划为ⅢB期,对于非侵袭性T3,可考虑新辅助化疗+手术±辅助治疗±术后放疗,或同步放化疗;对于侵袭性T3,建议同步放化疗。

1) 临床判断可完全性手术切除的ⅢA期NSCLC:包括T3N1、部分T4N1(如肿瘤直接侵犯胸壁、主支气管或纵隔)伴或不伴有单站纵隔淋巴结转移的病变。对于该组患者,推荐首先进行手术切除,术后辅助含铂双药方案化疗;若术后病理N分期为N0-1,不需进行术后放疗;若病理分期为N2,是否需进行术后放疗尚存争议。另一基本策略为根治性同步放化疗。可选策略为新辅助治疗后再行根治性切除。

2) 局部侵犯胸壁但无纵隔淋巴结转移(T3N1)的肺上沟瘤:肺上沟瘤由于位置特殊,单纯放疗或放疗+手术治疗的效果不佳。目前推荐治疗为新辅助同步放、化疗后进行完全性手术切除。2年生存率为

50%~70%,5 年生存率为 40%。对于不能直接进行 R0 切除的ⅢA 期 NSCLC,基本策略为根治性同步放、化疗。可选策略为新辅助治疗后再评估,决定给予完全性切除或是继续放、化疗至根治剂量。目前尚无高级别证据显示新辅助化疗后联合手术能够优于根治性放、化疗,也无证据表明新辅助放、化疗+手术的三联疗法能够优于化疗+手术或根治性放、化疗的二联疗法。

对于同一肺叶内多个病灶的 T3 病变和同侧肺不同肺叶内多个病灶的 T4 病变,推荐治疗为肺叶切除或全肺切除术后辅助化疗。对于术后病理分期 N0-1 的患者,不推荐术后放疗;对于术后 N2 患者,除辅助化疗外(2A 类证据),是否需进行行术后放疗尚存争议。

3) 无法进行完全性切除的病变:如肿瘤局部侵犯很广、预计新辅助治疗后仍无法达到 R0 切除、多站纵隔淋巴结转移,首选治疗方式为根治性放、化疗(1 类证据),目前尚无证据支持后续巩固化疗。同步化疗方案主要包括:顺铂+依托泊苷;卡铂+紫杉醇或顺铂/卡铂+培美曲塞。同步化疗首选推荐方案为顺铂+依托泊苷;放疗推荐剂量为 60~70Gy,目前尚无证据表明提高局部放疗剂量能够改善疗效。推荐度伐利尤单抗用于同步放、化疗后未进展的不可切除的Ⅲ期 NSCLC 患者的巩固治疗。

4) ⅢA 期 NSCLC 的新辅助治疗:对于部分ⅢA/N2 期非小细胞肺癌(NSCLC),已有多项探讨各种新辅助治疗联合手术模式对比传统根治性放、化疗的随机对照研究。根治性同步放、化疗作为主要治疗模式的地位仍未动摇,对于可手术患者,新辅助治疗联合手术可作为治疗选择之一,但新辅助治疗模式(单纯化疗、序贯化、放疗、同步放、化疗、化疗后同步放、化疗、靶向治疗以及免疫检查点抑制剂为基础的治疗)仍待进一步研究,鼓励患者参与相关的临床试验。

(4) Ⅳ期非小细胞肺癌的治疗:对于Ⅳ期非小细胞肺癌,需根据病理类型、分子分型分为驱动基因阳性和阴性两大类,分别予以靶向治疗和免疫治疗±化疗。所有含腺癌成分的非小细胞肺癌,无论其临床特征(如吸烟史、性别、种族或其他等)如何,应常规进行 EGFR 突变、ALK 融合及 ROS1 融合检测,EGFR 突变检测应涵盖 EGFR18、19、20、21 外显子。尤其在标本量有限的情况下,可采用经过验证的检测方法同时检测多个驱动基因的技术,如多基因同时检测的 PCR 技术或二代测序技术(next generation sequencing, NGS)等。

1) EGFR 突变非小细胞肺癌的治疗

Ⅳ期 EGFR 突变 NSCLC:对于 EGFR 靶点治疗,除了 EGFR-TKI 单药外,还涌现出了几种联合治疗的方案,比如吉非替尼与化疗的联合、厄洛替尼与抗血管生成剂的联合。由于可选择的药物较多,2020 年中国肺癌高峰论坛专家共识中提出,针对药物的有效性、安全性、生存质量和费用补偿机制进行综合评分,以让患者得到较为理想的治疗价值。并提出共识:需要细分 EGFR 敏感突变的两个亚型(exon 19Del 和 exon 21 L858R)和是否伴有脑转移,分别给予不同的治疗:对于 19 突变的患者,优先推荐奥希替尼和阿法替尼;针对 21 突变的患者,优先推荐达克替尼、厄洛替尼+贝伐单抗、埃克替尼;对于脑转移的患者,优先推荐奥希替尼和埃克替尼。

Ⅳ期 EGFR 突变 NSCLC 耐药后治疗根据不同的进展模式采用不同的治疗策略:如果寡进展或 CNS 进展,继续原 EGFR-TKI 治疗+局部治疗,必要时再次活检明确耐药机制;如果是广泛进展,应再次活检,明确耐药机制,如果一/二代 TKI 一线治疗失败再次活检显示 T790M 阳性者,建议奥希替尼或者阿美替尼;再次活检 T790M 阴性者或者三代 TKI 治疗失败,建议含铂双药化疗±贝伐单抗(非鳞癌)。另外,IMpower150 研究的探索性分析显示,EGFR 及 ALK 突变阳性的患者耐药后,提示阿替利珠单抗+化疗+贝伐珠单抗的疗效相比阿替利珠单抗+化疗或化疗+贝伐珠单抗都有显著提高。目前,靶向治疗耐药后免疫联合化疗+抗血管生成剂还需要更多临床数据支持。

2) ALK 融合阳性Ⅳ非小细胞肺癌:Ⅳ期 ALK 融合 NSCLC 一线治疗优先推荐阿来替尼。其他推荐药物包括克唑替尼、塞瑞替尼、布加替尼(brigatinib)。根据一线治疗的失败模式,同样可分为寡进展/颅内进展和广泛进展,对于寡进展/颅内进展,推荐继续原治疗+局部治疗;如果广泛进展,需更改药物;如果一线药物克唑替尼治疗失败后,推荐阿来替尼或塞瑞替尼;如果一线阿来替尼治疗失败,推荐铂双药化疗或含铂双药化疗+贝伐珠单抗(非鳞癌)。一线治疗失败,可行再次活检测序,对 G1202R 耐药,洛拉替尼有效。

3) 其他突变驱动基因阳性的Ⅳ期非小细胞肺癌:ROS1 融合基因阳性Ⅳ期 NSCLC 一线治疗,目前推荐克唑替尼。Ⅳ期 BRAFV600E 突变 NSCLC 的一线治疗,目前推荐达拉非尼+曲美替尼或单用达拉非尼。

4) Ⅳ期无驱动基因、非鳞癌非小细胞肺癌

一线治疗:如果患者功能状态好,PS=0~1,推荐:①免疫单药。帕博利珠单抗单药(限 PD-L1TPS≥50%(1A 类证据),PD-L1TPS1%~49%(2A 类证据))。②免疫联合化疗 ± 抗血管生成剂。帕博利珠单抗联合培美曲塞和铂类(1A 类证据),紫杉醇+卡铂+贝伐珠单抗+阿替利珠单抗(1A 类证据),白蛋白紫杉醇+卡铂+阿替利珠单抗(1A 类证据),卡瑞利珠单抗联合培美曲塞和铂类(1A 类证据)。③免疫+免疫+化疗联合方案。纳武利尤单抗+伊匹木单抗(ipilimumab)+化疗。

另外可选择方案:①联合化疗方案。培美曲塞联合铂类+培美曲塞单药维持治疗,顺铂/卡铂联合吉西他滨(1A 类证据)或多西他赛(1A 类证据)或紫杉醇/紫杉醇脂质体(1A 类证据/2A 类证据)或长春瑞滨(1A 类证据)或培美曲塞(1A 类证据)。②化疗 ± 抗血管生成剂。贝伐珠单抗联合含铂双药化疗+贝伐珠单抗维持治疗,重组人血管内皮抑制素联合长春瑞滨/顺铂+重组人血管内皮抑制素维持治疗(2B 类证据)。③不适合铂类的选择非铂双药方案。吉西他滨+多西他赛(1 类证据),吉西他滨+长春瑞滨(1 类证据)。

如果患者 PS=2,建议单药化疗:吉西他滨、紫杉醇、长春瑞滨、多西他赛、培美曲塞。

如果患者 PS≥3,建议最佳支持治疗,不行化疗。

二线治疗:如果患者功能状态较好(PS=0~2),建议:①免疫单药。纳武利尤单抗,帕博利珠单抗(限 PD-L1 TPS≥1%),阿替利珠单抗。②多西他赛或培美曲塞(如一线未接受同一药物)。

三线治疗:如果患者功能状态较好(PS=0~2),建议单药治疗:纳武利尤单抗,多西他赛或培美曲塞(如既往未接受同一药物)或安罗替尼。

5) 无驱动基因、Ⅳ期鳞癌的治疗

一线治疗:如果患者功能状态好,PS=0~1,推荐:①免疫单药。帕博利珠单抗单药[限 PD-L1TPS≥50%(1A 类证据),PD-L1TPS1%~49%(2A 类证据)]。②免疫联合化疗。帕博利珠单抗联合紫杉醇/白蛋白紫杉醇和铂类。③免疫+化疗联合方案。纳武利尤单抗+伊匹木单抗(ipilimumab)+化疗。另外也可选择含铂两药化疗方案:顺铂或卡铂联合吉西他滨(1A 类证据)或多西他赛(1A 类证据)或紫杉醇(1A 类证据)或脂质体紫杉醇;含奈达铂双药,奈达铂+多西他赛,白蛋白紫杉醇联合卡铂(2B 类证据)。如果不适合铂类的选择非铂双药方案:吉西他滨+多西他赛(1 类证据)或吉西他滨+长春瑞滨(1 类证据)、铂类(1A 类证据)

如果患者 PS=2,建议单药化疗:吉西他滨、紫杉醇、长春瑞滨、多西他赛。

二线治疗:如果患者功能状态较好(PS=0~2),建议:①免疫单药。纳武利尤单抗,帕博利珠单抗(限 PD-L1 TPS≥1%),阿替利珠单抗。②多西他赛,吉西他滨、长春瑞滨(如一线未接受同一药物)。

三线治疗:如果患者功能状态较好(PS=0~2),建议:纳武利尤单抗或多西他赛或培美曲塞(如既往未接受同一药物)或安罗替尼(外周型鳞癌)。

7. 小细胞肺癌的治疗原则　小细胞肺癌肿瘤倍增时间短,病情发展迅速,易早期发生转移。全身系统治疗是小细胞肺癌的重要组成部分。

临床分期Ⅰ-ⅡA 期:推荐肺癌完全切除术,术后均建议接受辅助化疗,而预防性脑照射的价值仍有较大的争议。

分期超过 T1-2N0 的局限期小细胞肺癌:推荐同步或者序贯放、化疗。

广泛期的小细胞肺癌一线治疗:推荐化疗联合免疫治疗,其中免疫治疗的药物目前推荐阿替利珠单抗(atezolizumab)或者度伐利尤单抗(durvalumab)。一线化疗推荐 VP-16+顺铂/卡铂,伊立替康+顺铂/卡铂,VP-16+lobaplatin(2A 证据)。

一线治疗后复发小细胞肺癌:6 个月内复发,推荐拓扑替康或者参加临床试验,或者伊立替康(一线未使用)/吉西他滨/紫杉醇/长春瑞滨(2A 证据);超过 6 个月复发,推荐原方案。

(周清华　杨德松　姜冠潮　吴楠　李运　杨学宁)

参 考 文 献

[1] Pignon JP, Tribodet H, Scagliotti GV, et al. Lung adjuvant cisplatin evaluation:a pooled analysis by the LACE Collaborative

Group. J Clin Oncol,2008,26(21):3552-3559. DOI:10.1200/JCO.2007.13.9030.

[2] Arriagada R,Bergman B,Dunant A,et al. Cisplatin-based adjuvant chemotherapy in patients with completely resected non-small-cell lung cancer. N Engl J Med,2004,350(4):351-360. DOI:10.1056/NEJMoa031644.

[3] Winton T,Livingston R,Johnson D,et al. Vinorelbine plus cisplatin vs. observation in resected non-small-cell lung cancer. N Engl J Med,2005,352(25):2589-2597. DOI:10.1056/NEJMoa043623.

[4] Douillard JY,Rosell R,De Lena M,et al. Adjuvant vinorelbine plus cisplatin versus observation in patients with completely resected stage ⅠB-ⅢA non-small-cell lung cancer (Adjuvant Navelbine International Trialist Association [ANITA]):a randomised controlled trial. Lancet Oncol,2006,7(9):719-727. DOI:10.1016/s1470-2045(06)70804-x.

[5] Scagliotti GV,Fossati R,Torri V,et al. Randomized study of adjuvant chemotherapy for completely resected stage Ⅰ,Ⅱ,or ⅢA non-small-cell Lung cancer. J Natl Cancer Inst,2003,95(19):1453-1461. DOI:10.1093/jnci/djg059.

[6] Strauss GM,Herndon JE,Maddaus MA,et al. Adjuvant paclitaxel plus carboplatin compared with observation in stage ⅠB non-small-cell lung cancer:CALGB 9633 with the Cancer and Leukemia Group B,Radiation Therapy Oncology Group,and North Central Cancer Treatment Group Study Groups. J Clin Oncol,2008,26(31):5043-5051. DOI:10.1200/JCO.2008.16.4855.

[7] Butts CA,Ding K,Seymour L,et al. Randomized phase Ⅲ trial of vinorelbine plus cisplatin compared with observation in completely resected stage ⅠB and Ⅱ non-small-cell lung cancer:updated survival analysis of JBR-10. J Clin Oncol,2010,28(1):29-34. DOI:10.1200/JCO.2009.24.0333.

[8] NSCLC Meta-analyses Collaborative Group,Arriagada R,Auperin A,et al. Adjuvant chemotherapy,with or without postoperative radiotherapy,in operable non-small-cell lung cancer:two meta-analyses of individual patient data. Lancet,2010,375(9722):1267-1277. DOI:10.1016/S0140-6736(10)60059-1.

[9] NSCLC Meta-analysis Collaborative Group.Preoperative chemotherapy for non-small-cell lung cancer:a systematic review and meta-analysis of individual participantdata.Lancet,2014,383:1561-1571. DOI:10.1016/S0140-6736(13)62159-5.

[10] Burdett S,Stewart L.PORT Meta-analysis Group.Postoperative radiotherapy in non-small-cell lung cancer:update of an individual patient data meta-analysis. Lung Cancer,2005,47(1):81-83. DOI:10.1016/j.lungcan.2004.09.010.

[11] Zhong WZ,Wang Q,Mao WM,et al. Gefitinib versus vinorelbine plus cisplatin as adjuvant treatment for stage Ⅱ-ⅢA(N1-N2) EGFR-mutant NSCLC(ADJUVANT/CTONG1104):a randomised,open-label,phase 3 study.Lancet Oncol,2018,19(1):139-148. DOI:10.1016/s1470-2045(17)30729-5.

[12] Yue D,Xu S,Wang Q,et al. Erlotinib versus vinorelbine plus cisplatin as adjuvant therapy in Chinese patients with stage ⅢA EGFR mutation-positive non-small-cell lung cancer(EVAN):a randomised,open-label,phase 2 trial. Lancet Respir Med,2018,6(11):863-873. DOI:10.1016/S2213-2600(18)30277-7.

[13] Wu YL,Tsuboi M,He J,et al. Osimertinib in Resected EGFR-mutated non-small-cell lung cancer. N Engl J Med,2020,383(18):1711-1723. DOI:10.1056/NEJMoa2027071.

[14] Shuzheng Liu,Qiong Chen,Lanwei Guo,et al. Incidence and mortality of lung cancer in China,2008—2012. Chin J Cancer Res,2018,30(6):580-587. DOI:10.21147/j.issn.1000-9604.2018.06.02.

[15] Travis WD,Brambilla E,Nicholson AG,et al. The 2015 World Health Organization Classification of Lung Tumors:Impact of Genetic,Clinical and Radiologic Advances Since the 2004 Classification.J Thorac Oncol,2015,10:1243-1260.

[16] Xiaoxuan Zheng,Hongkai Xiong,Yong Li,et al. RGB and HSV quantitative analysis of autofluorescence bronchoscopy used for characterization and identification of broncho-pulmonary cancer. Cancer Medicine,2016,5(11):3023-3030.

[17] Chansky K,Detterbeck FC,Nicholson AG,et al. The IASLC Lung Cancer Staging Project:External Validation of the Revision of the TNM Stage Groupings in the Eighth Edition of the TNM Classification of Lung Cancer. J Thorac Oncol,2017,12(7):1109-1121. DOI:10.1016/j.jtho.2017.04.011. Epub 2017 Apr 28.

[18] 郑闪,孙丰龙,张慧娟,等．人工智能在肿瘤组织病理学的研究现状．中华肿瘤杂志,2018,40(12):885-889.

[19] 杨欣,林冬梅.2015版WHO肺癌组织学分类变化及其临床意义.中国肺癌杂志,2016,9(6):332-336.

[20] Nomori H,Watanabe K,Ohtsuka T,et al. Evaluation of F-18 fluorodeoxyglucose(FDG) PET scanning for pulmonary nodules less than 3cm in diameter,with special reference to the CT images. Lung cancer,2004,45:19-27.

[21] Hamberg LM,Hunter GJ,Alpert NM,et al. The dose uptake ratio as an index of glucose metabolism:useful parameter or oversimplification？ J Nucl Med,1994,35:1308-1312.

[22] Matthies A,Hickeson M,Cuchiara A,et al. Dual time point 18F-FDG PET for the evaluation of pulmonary nodules. J Nucl Med,2002,43:871-875.

[23] Zhuang H,Pourdehnad M,Lambright ES,et al. Dual time point 18F-FDG PET imaging for differentiating malignant from inflammatory processes. J Nucl Med,2001,42:1412-1417.

[24] Yasufuku K,Pierre A,Darling G,et al. A prospective controlled trial of endobronchial ultrasound-guided transbronchial needle aspiration compared with mediastinoscopy for mediastinal lympho node staging of lung cancer. J Thorac Cardiovasc Surg,2011,142:1393-1400.e1.

［25］Wiener RS,Schwartz LM,Woloshin S,et al. Population-based risk for complications after transthoracic needle lung biopsy of a pulmonary nodule:an analysis of discharge records. Ann Intern Med,2011,155(3):137-144.

［26］Kenji Suzuki,Shunichi Watanabe,Masashi Wakabayashi,et al. A nonrandomized confirmatory phase Ⅲ study of sublobar surgical resection for peripheral ground glass opacity dominant lung cancer defined with thoracic thin-section computed tomography (JCOG0804/WJOG4507L). Journal of Clinical Oncology,2017,35:15_suppl,8561-8561.

［27］Aokage K,Saji H,Suzuki K,et al. A non-randomized confirmatory trial of segmentectomy for clinical T1N0 lung cancer with dominant ground glass opacity based on thin-section computed tomography (JCOG1211). Gen Thorac Cardiovasc Surg,2017,65(5):267-272.

第二节　肺 转 移 瘤

【流行病学】

肺是恶性肿瘤最常见的转移部位之一。约有 50% 以上的恶性肿瘤可以转移到肺,死于恶性肿瘤的病例中 20%~30% 有肺转移。肺转移癌(pulmonary metastatic tumor)的原发癌有结肠癌、直肠癌、肺癌、绒毛膜上皮癌、乳腺癌、肾癌、睾丸癌、贲门癌、食管癌、胃癌、肝癌、鼻咽癌、喉癌、黑色素瘤、恶性神经鞘瘤、恶性腮腺混合瘤等。原发病灶位于女性生殖系统及男性消化系统者占首位。80%~90% 的肺转移瘤为多发性或广泛性,仅 10%~20% 为局限性或孤立性。

【病理学】

(一)转移途径

1. **血行转移**　由于肺的毛细血管十分丰富,又位于整个循环系统的中心环节,肺转移最常通过血液传播。多个或单个肿瘤细胞被肺滤过或黏附于毛细血管内皮细胞,尽管大多数肿瘤细胞被消灭,那些黏附于毛细血管床而未被发现的可以导致转移性病变。血行性肺转移主要经由肺动脉、支气管动脉到达肺。一般认为是肿瘤细胞停留在肺的小动脉或毛细血管的分叉部位,黏附在毛细血管的内皮形成凝块,并穿过管壁进入血管外的结缔组织内,然后细胞增生,成为转移性肿瘤。其转移途径可经过:①经淋巴道入胸导管,再入锁骨下静脉达肺;②经体循环及右心入肺;③经门静脉入肝,再经下腔静脉入肺;④侵犯肺静脉入体循环,经支气管动脉入肺。肿瘤细胞也可以经淋巴扩散,侵犯特定部位或波及全肺,如乳腺癌淋巴转移或其他转移性腺癌。

2. **淋巴转移**　可以是先血行转移再由毛细血管扩散到淋巴管,或由腹腔淋巴结逆行扩散到肺门淋巴结和纵隔淋巴结。

3. **支气管转移**　通常是由支气管直接播散,或肺实质、纵隔转移淋巴结直接累及支气管,最常见的是肾细胞癌和乳腺癌,其次是结肠癌和甲状腺癌。肿瘤的气道转移很少见,还可能经支气管动脉扩散或经支气管吸入。

4. **胸膜转移**　癌细胞经血行或淋巴系统到达胸膜。原发癌中肺癌、乳腺癌、肝癌、胃癌多见。

(二)转移机制

恶性肿瘤的侵袭及转移是一个多步骤的复杂过程,包括肿瘤的血管生成、细胞外基质的降解、肿瘤细胞的游走及黏附、肿瘤有关基因的异常及肺转移灶的形成,可分为四个步骤。

1. 原发灶肿瘤细胞的血管新生及增殖恶性肿瘤的发生、发展可分为无血管期与血管期。无血管期的肿瘤组织无诱导血管生成的能力,不会转移;血管期的肿瘤组织能诱导血管生成,具有侵袭转移的潜能。瘤体内血管新生的形成及发展是由各种血管形成因子(如纤维细胞生长因子、血管内皮细胞生长因子等)诱导出现的。

2. 肿瘤细胞向血管内游走。肿瘤细胞从原发瘤体脱离后,降解基质,穿越基底膜并进入血管内。具有高度侵袭转移潜能的细胞,同时具有活跃的细胞运动能力,其中运动因子起重要作用,它是既能影响肿瘤细胞运动又能影响肿瘤细胞生长的一类细胞因子(如肝细胞生长因子、表皮生长因子等)。除上述运动因子外,细胞外基质中层黏蛋白等也能介导肿瘤细胞运动。

3. 肿瘤细胞向血管外游走。肿瘤细胞侵袭穿透血管壁后,随即单个地被血流带走或暂时滞留于该处不断地增生,再成团脱落形成小瘤栓进入血液循环,大多数被宿主的免疫系统所消灭,同时也易受到机械性损伤,尤其是当它们通过微循环时受到血液湍流的剪切力作用而遭到破坏,最后只有大约0.01%的肿瘤细胞在血液循环得以存活,随血液循环运行到肺,与肺的血管内皮细胞发生黏附。肿瘤细胞黏附后能够引起内皮细胞收缩,增大内皮细胞间隙,使肿瘤细胞能穿过内皮细胞缝隙,游走至血管外。

4. 肺部转移灶的形成。进入肺的肿瘤细胞可因死亡、凋亡而消亡,也可与肺的实质细胞发生黏附,在该处生长、增殖形成微小转移灶,生长至一定体积时,肿瘤组织可产生血管形成因子,促进肿瘤组织内新生血管形成,使其获得血供,瘤体逐渐长大,形成肺转移瘤。癌细胞也可经左心进入体循环转移到肺外其他部位。

【临床表现】

只有不到5%的患者在诊断时有症状,多为体检或随诊过程中从X线胸片或CT扫描中发现单个或多个结节影或块影。当有症状时,患者表现为呼吸困难、疼痛、咳嗽、咯血或喘息。呼吸困难的常见原因有支气管阻塞、肺实质破坏、胸腔积液或淋巴管侵犯。急性呼吸困难可产生于病灶内出血、血胸或气胸(肿瘤坏死,破入支气管,或形成肺大疱破裂)。阻塞性支气管病变可以导致呼吸困难、咯血,或两者皆有。引起呼吸困难的一个比较罕见的原因是肺血管广泛栓塞。胸痛提示壁层胸膜转移瘤或胸壁侵犯,也可见于转移瘤破溃导致的急性无菌性胸膜炎。有的原发癌如黑色素瘤、肾癌等转移到支气管黏膜下,出现刺激性咳嗽。大多数有症状的患者转移瘤无法切除。个别患者原发肿瘤尚未有任何表现时首先出现肺部症状,不要只关注肺部肿瘤而耽误治疗原发肿瘤的时机。

很多恶性肿瘤均可转移到肺淋巴管,但常见于肺癌、乳腺癌及胃癌的肺内弥漫性转移。临床表现以气短、进行性痉挛性呼吸困难为主,使用解痉药物无效。在原发病的基础上,肺内出现弥漫性间质病变者应考虑肺癌性淋巴管炎。其并非真正的炎症,而是淋巴管内充满癌细胞,使淋巴淤滞,发生淋巴管扩张,并有淋巴性水肿。肺癌性淋巴管炎往往合并不同程度的胸腔积液,这可能与胸膜转移、胸膜下淋巴回流受阻有关。对原发病隐匿、肺内出现弥漫性病变及其他部位转移征象者,要警惕本病的可能。

【诊断及鉴别诊断】

对原发癌治疗后肺内出现孤立性病灶时,要仔细分析和鉴别,其中有15%~20%可能仍为原发性肺癌,即双重或多个原发癌。一般可按以下原则鉴别:①原发是鳞状细胞癌,肺内肿瘤大多是第2个原发癌;②原发是腺癌,肺内肿瘤原发癌及转移癌各占50%左右;③原发是肉瘤,肺内肿瘤大多是转移性肉瘤。怀疑肺转移瘤时,首先要查出原发灶,并明确原发灶是否已经控制;下一步要搞清楚转移是否局限于肺部,能否切除。孤立性肺结节并不必然是全身性或不可治愈的原发性恶性肿瘤转移。

计算机断层显像(CT)是探测肺转移重要的影像学检查。在CT上,肺转移瘤边界清楚,不伴肺血管伪影。胸膜和胸膜下病变很容易被CT发现,而当使用造影剂的增强CT时,其分辨率超过胸片近1000倍。但它难以检查出直径小于3mm的病变,而且中央型病变可能与肺血管影混淆。大多数肺转移瘤是球形、多发、双侧,并且位于中下肺野外周。不同的转移途径,其CT表现也不相同。①血行转移:CT表现为粟粒状、单发、多发大小不等结节,呈圆形或椭圆形,密度均匀,轮廓清楚,以两肺中、下野为著。原发癌以结直肠癌、乳腺癌、胃癌、鼻咽癌、肾癌、成骨肉瘤、恶性胸膜间皮瘤多见。②淋巴转移:淋巴管性肺转移引起肺内癌性淋巴管炎的原发肿瘤主要是乳腺癌、胃癌、肝癌、肺癌等。CT表现为小叶间隔增厚、模糊,可见小叶间隔线;肺纹理增粗、模糊,有时可见沿肺纹理周围小结节阴影;也可出现肺门淋巴结或纵隔淋巴结肿大。③胸膜转移:CT主要表现为中等量至大量两侧胸腔积液,有时可见胸膜面小结节阴影。④气道转移:是一种常见的肺黏液腺癌的特殊转移方式。此种肺癌产生大量黏液,黏液中可见许多癌细胞团,由于呼吸或者咳嗽等肺的运动,黏液中的癌细胞团随空气经支气管系统送到肺脏的其他部位。CT表现为大片状肺叶或肺段性实变,可伴支气管气相征,也可表现为炎症性病变,不形成肿块或球状瘤体,边界欠清;有时散在分布斑片或模糊结节阴影,也有单侧或两侧肺弥漫性分布。

在转移灶的检出方面,PET/CT优于单纯PET和CT,灵敏度分别为100.0%、90.9%、75.8%。PET及CT对各个部位的转移灶有着不同的灵敏度,而PET/CT使两者优势互补,充分发挥作用。对肺内转移灶(特别是直径<1.0cm的小转移灶),CT检出率明显高于PET。在淋巴结转移灶检出方面,根据淋巴结内有无FDG浓聚,PET的灵敏度高于CT,灵敏度高的原因一方面是PET有助于检出结构复杂部位的淋巴结

转移灶,如双锁骨上窝、肺门、后纵隔、膈肌周围及腹腔内淋巴结转移灶;另一方面是 PET 能灵敏地检出直径<1.0cm 的小淋巴结转移。病灶有无明显钙化,在除外淋巴结转移方面有独特价值。在骨转移灶检出方面,PET 明显优于 CT,多数骨转移灶在骨骼未出现密度改变时,PET 显像就可见 FDG 明显浓聚。CT 显示肺癌患者胸膜局限性、不均匀性增厚提示胸膜转移,但有时定性仍存在一定困难。PET 在胸膜转移定性方面灵敏度、准确性较高。

其他可选择的检查手段还包括痰细胞学检查、纤维支气管镜检查、放射性核素肺扫描、经皮肺穿刺活检、支气管超声内镜引导下针吸活检术、纵隔镜淋巴结活检、超声检查、骨 ECT 及其他部位的 CT 或 MRI 检查,以排除肝、胰、肾、肾上腺、骨及脑有无转移癌。

【治疗】

肺转移瘤的治疗一直受到临床重视,但治疗效果不甚满意。多项病例报道和小型病例系列研究表明切除肺转移灶可延长生存期,部分孤立性肺转移患者还有可能获得长期无复发生存(治愈)。是否对患者实施肺部转移灶切除术需要由多学科综合治疗小组来决定,这个小组需要包含肿瘤内科医师和胸外科医师。其目的在于只对最可能获益(延长生存期或缓解症状)的患者手术,并优化手术时机。

手术适应证:①术前影像学检查显示肺转移灶可完整切除;②患者的心、肺储备足以耐受切除术;③技术上可行;④原发瘤得到控制;⑤无肺外转移灶,如果有则必须能够通过手术或其他治疗方法控制;⑥少数不符合上述标准的恶性肿瘤患者仍需要切除 1 处或多处肺转移灶,如不能排除新的原发性肺癌,没有其他方法可以处理有症状的转移灶。

根据肺转移瘤的数目、部位、单肺转移或双肺转移、患者的肺功能及全身情况制定合理的手术治疗方式。因为是肺转移瘤,所以单个转移瘤的手术切除后很可能出现第 2 个或多个转移灶,也适合手术切除。肺转移瘤切除的手术方式以局部切除术为主,病灶切除时使肺膨胀,尽可能保留肺组织,保证足够的边缘。避免肺叶切除或全肺切除术。

1. **胸骨正中切口**　常被用于肺转移瘤切除术。优点:一个切口双侧胸腔探查,疼痛轻。缺点:肺门后靠近纵隔的病灶或患有肥胖、充血性心力衰竭、肺梗阻性疾病胸腔前后径增大的患者左肺下叶暴露差。双肺结节或肺转移瘤的探查和切除可以采用该切口。胸骨正中切口可以一起完成双侧胸腔的探查和切除术,并能发现术前未检查出的转移瘤。胸骨放、疗后伤口愈合差,是胸骨正中切开术的绝对禁忌证。相对禁忌证包括过度肥胖和胸壁受侵。

为了良好地暴露,以及方便探查,应使用气管内双腔插管。胸骨切开后,游离下肺韧带和胸腔粘连,分别让肺萎陷,用手触摸发现并切除转移瘤。楔形切除转移瘤时,可以使肺复张,以最大限度地保留功能肺组织,然后使萎陷肺复张。现在,带关节头的直线切割缝合器械使楔形切除转移瘤变得更容易。可以实施左肺下叶切除术,但心脏的遮挡,增加了操作难度。通过悬吊心包,旋转手术床,改进左肺下叶的暴露。也可以在萎陷肺下垫上棉垫,抬高左肺下叶,或使用乳内动脉撑开器。

胸骨切开术后常见并发症:呼吸功能不全、纤维支气管镜吸痰、再次手术、出血、脓胸、伤口感染、膈神经麻痹、喉返神经麻痹。

2. **其他开胸切口**　后外侧切口是肺癌肺切除术常用的手术方式,可用于单个或单侧肺转移瘤切除术。优点:入路熟悉,暴露好;缺点:只能暴露一侧胸腔,常需要切断肌肉,疼痛明显。虽然后外侧切口可以很好地暴露位于左侧后份或靠近肺门的转移瘤,但是只能局限于一侧胸腔,很少同期实施双侧开胸术;相反,双侧胸腔探查多须分期手术。另外,横断胸骨双侧开胸切口(clamshell),单侧开胸切口伴部分或完全胸骨正中切开(hemi-clamshell),近来用于肺转移瘤切除。这种切口不仅进行双侧胸腔探查,改进下叶暴露,便于探查纵隔病变累及胸腔的情况,还可以暴露纵隔、心包、胸膜和肺脏。虽然改进了暴露,但是切口牺牲了乳内动脉,并可能增加痛苦。胸廓切开术后常见并发症:出血、纤维支气管镜吸痰、再次手术、支气管胸膜瘘、膈神经麻痹、伤口感染。

3. **胸腔镜手术**　自 20 世纪 80 年代后期,胸腔镜手术运用于孤立性肺转移瘤的诊断和治疗的价值被认识,尤其是多发性肺转移瘤胸腔镜手术价值更大。20 世纪 90 年代,胸腔镜手术器械的发展和完善使外科医师能够在尽可能保留肺组织的前提下,完成肺外周病变的楔形切除术,效果与开胸手术相似。由于肺转移瘤位于外周或胸膜下,适用于胸腔镜手术。胸腔镜手术转移瘤切除术的优点是胸膜表面显示清楚、疼痛轻、不适感少,住院时间短和恢复快。不足之处:不能看见肺实质内的转移瘤,不能双手触摸肺,增加操作距离,可能增加住院费用。对那些太小或距离胸膜太远,术中无法看见的结节,需要 CT 引导定位,甚至治疗性转移瘤切除术应当能够保证双手触摸到全肺。目前胸腔镜手术仍然是诊断、分期和治疗孤立性肺结节(包括肺转移瘤)的常用术式。一般认为,胸腔镜手术仅能切除外周 1/3 肺野、直径<3cm 的转移瘤,肺实质内的却不能探及,完全切除肿瘤受到限制。对肺脏只能进行有限触诊,可能漏掉某些影像学检查未能发现的小结节病灶,而完全性切除是肺转移瘤术后最重要的预后因素。但随着影像学的进步,尤其是高分辨率薄层 CT 扫描可发现直径 2~3mm 的肺部病变,有利于选择适合胸腔镜手术治疗的肺转移瘤患者。但是,单凭 CT 检查尚不能做到发现所有转移瘤,双手触摸仍然是发现肺部病灶简便而有效的手段。胸腔镜手术作为诊断和/或治疗手段,已用来辅助胸骨正中切开术。胸腔镜手术能改进心脏后左肺下叶的暴露。因此,胸腔镜手术最适用于诊断转移瘤,改进胸骨正中切开术的暴露,或明确转移范围。

化学治疗和放射治疗(包括伽马刀治疗)都是肺转移瘤的重要治疗手段,常与外科手术综合运用,以达到最佳的治疗效果。大多数肺转移瘤对放、化疗不敏感,因为许多患者在原发肿瘤切除术后已经接受过化疗或放疗,所以转移瘤对于化疗药物和放射线具有较强的耐受性。

【预后】

不同恶性肿瘤的肺转移瘤表现各异,患者生存时间也不相同。1991 年,评价肺转移瘤切除术长期效果的国际性肺转移瘤注册机构成立。首次报道了 5206 例患者,完全切除术后 5 年、10 年、15 年生存率分别是 36%、26%、22%。报道中预后最好的是转移性生殖细胞肿瘤,而转移性黑色素瘤预后最差。国内一组较大病例报道,经手术治疗的肺转移瘤 106 例,其中转移性癌 86 例,转移性肉瘤 20 例,二者 5 年生存率分别为 19.8% 和 20%。以原发肿瘤中的乳腺癌、头颈部癌、泌尿系癌及骨肉瘤的肺转移预后较好,5 年生存率分别为 33.3%、27.3%、20% 及 33.3%。全组 1 年、3 年、5 年和 10 年生存率分别为 83%、35.8%、9.8% 和 6.6%。全组并发症的发生率为 4.2%,无手术死亡病例。

除了原发肿瘤的病理类型,肺转移瘤治疗的预后主要与以下四个因素相关。

1. 是否完全切除,是最重要的预后指标。普遍认为,无法完整切除所有肺转移区域是肺转移灶切除术的禁忌证。几乎所有报告均指出,完整切除转移灶可获得较好的结局。

2. 无病生存期。从治疗原发瘤到出现转移,中间的无病生存期越长,结局越好;但即使时间窗再短,甚至是同时性转移,也可以考虑转移瘤切除术。国际注册资料表明,无病生存期>36 个月的患者在肺转移灶切除术后 5 年的生存率更高(相比无病生存期<1 年的患者,45% vs 33%)。

3. 病灶的数量。转移灶越少,结局越好。然而,对于多发转移灶的患者,胸外科医师尚未就病灶数量达到多少就无法手术达成共识。关键点在于能否切除所有病灶,而不是转移灶本身的绝对数量。

4. 淋巴结转移。肺转移瘤可能伴有肺门和/或纵隔淋巴结受累。对于行转移灶切除术的患者,淋巴结受累是一个重要的不良预后因素,无论其组织学情况如何。目前尚未明确肺转移瘤患者淋巴受累的频率,部分原因在于这种情况下系统性淋巴结清扫尚未被视为标准方法。回顾性研究显示,5%~33% 的病例存在之前未怀疑的肺门或纵隔淋巴结转移,具体比例取决于组织学类型(癌比肉瘤更高)。

(姜格宁 王海峰)

参 考 文 献

[1] Iwata T,Inoue K,Morita R,et al. Acute nonbacterial pleuritis caused by spontaneous rupture of metastatic pulmonary adenocarcinoma. Gen Thorac Cardiovasc Surg,2008,56(7):347-350.

[2] Kang MC,Kang CH,Lee HJ,et al. Accuracy of 16-channel multi-detector row chest computed tomography with thin sections in the detection of metastatic pulmonary nodules. Eur J Cardiothorac Surg,2008,33(3):473-479.

[3] Kayton ML,Huvos AG,Casher J,et al. Computed tomographic scan of the chest underestimates the number of metastatic lesions in osteosarcoma. J Pediatr Surg,2006,41(1):200-206.

[4] Nakajima J,Murakawa T,Fukami T,et al. Is finger palpation at operation indispensable for pulmonary metastasectomy in colorectal cancer? Ann Thorac Surg,2007,84(5):1680-1684.

［5］田玥,苏成海,沈海林,等.18F-FDG PET/CT 显像在胸部恶性肿瘤中的临床应用.苏州大学学报(医学版),2008,28(4): 655-657.

［6］Nakajima T,Yasufuku K,Iyoda A,et al. The evaluation of lymph node metastasis by endobronchial ultrasound-guided transbronchial needle aspiration:crucial for selection of surgical candidates with metastatic lung tumors. J Thorac Cardiovasc Surg,2007,134(6):1485-1490.

［7］Menon A,Milton R,Thorpe JA,et al. The value of video-assisted mediastinoscopy in pulmonary metastasectomy. Eur J Cardiothorac Surg,2007,32(2):351-354.

［8］Zhou XM,Ding JA. Analysis of surgical effectiveness of metastatic neoplasm of the lung. Japanese Journal of Respiratory Surgery,1996,10:47-51.

［9］谢博雄,丁嘉安,姜格宁,等.直肠癌术后转移性肺癌的外科疗效.肿瘤,2002,22(1):59-60.

［10］丁嘉安,张轶.肺转移瘤的外科治疗.中华肿瘤杂志,2005,27(3):177-179.

［11］蒋雷,姜格宁,陈晓峰,等.肺转移瘤外科治疗研究进展.中华外科杂志,2006,44(2):136-137.

［12］周崑,陈文直.雾化吸入治疗肺转移瘤的现状.中华结核和呼吸杂志,2004,27(6):427-429.

［13］Schneider T,Warth A,Herpel E,et al. Intraoperative radiofrequency ablation of lung metastases and histologic evaluation. Ann Thorac Surg,2009,87(2):379-384.

［14］Wang CY,Hsie CC,Hsu HS,et al. Pulmonary resection for metastases from colorectal adenocarcinomas. Zhonghua Yi Xue Za Zhi (Taipei),2002,65(1):15-22.

［15］Baron O,Amini M,Duveau D. Surgical resection of pulmonary metastases from colorectal carcinoma. Five-year survival and main prognostic factors. Eur J Cardiothorac Surg,1996,10(5):347-351.

［16］Buchler P,Pfannschmidt J,Rudek B,et al. Surgical treatment of hepatic and pulmonary metastases from non-colorectal and non-neuroendocrine carcinoma. Scand J Surg,2002,91(2):147-154.

［17］Putnam JB Jr,Roth JA. Surgical treatment for pulmonary metastases from sarcoma. Hematol Oncol Clin North Am,1995,9(4): 869-887.

［18］Winter H,Meimarakis G,Hoffmann G,et al. Does surgical resection of pulmonary metastases of head and neck cancer improve survival? Ann Surg Oncol,2008,15(10):2915-2926.

［19］Kayton ML. Pulmonary metastasectomy in pediatric patients. Thorac Surg Clin,2006,16(2):167-183.

［20］Dominguez-Ventura A,Nichols FC 3rd. Lymphadenectomy in metastasectomy. Thorac Surg Clin,2006,16(2):139-143.

［21］Veronesi G,Petrella F,Leo F,et al. Prognostic role of lymph node involvement in lung metastasectomy. J Thorac Cardiovasc Surg,2007,133(4):967-972.

［22］Pfannschmidt J,Klode J,Muley T,et al. Nodal involvement at the time of pulmonary metastasectomy:experiences in 245 patients. Ann Thorac Surg,2006,81(2):448-454.

［23］Yoshida M,Sakiyama S,Kenzaki K,et al. Approach by clamshell incision for bilateral pulmonary metastasis. Kyobu Geka, 2008,61(3):206-209.

［24］Ang KL,Tan C,Hsin M,et al. Intrapleural tumor dissemination after video-assisted thoracoscopic surgery metastasectomy. Ann Thorac Surg,2003,75(5):1643-1645.

［25］Saisho S,Nakata M,Sawada S,et al. Evaluation of video-assisted thoracoscopic surgery for pulmonary metastases:11-years of experience. Surg Endosc,2009,23(1):55-61.

［26］杨朋,杨龙海,谷力加,等.胸腔镜术治疗肺转移瘤的可行性分析.癌症,2005,24(10):1249-1251.

［27］Parsons AM,Detterbeck FC,Parker LA. Accuracy of helical CT in the detection of pulmonary metastases:is intraoperative palpation still necessary? Ann Thorac Surg,2004,78(6):1910-1916.

［28］Parsons AM,Ennis EK,Yankaskas BC,et al. Helical computed tomography inaccuracy in the detection of pulmonary metastases:can it be improved? Ann Thorac Surg,2007,84(6):1830-1836.

［29］Pompeo E,Mineo TC. Awake pulmonary metastasectomy. J Thorac Cardiovasc Surg,2007,133(4):960-966.

［30］Mineo TC,Pompeo E,Ambrogi V,et al. Video-assisted approach for transxiphoid bilateral lung metastasectomy. Ann Thorac Surg,1999,67(6):1808-1810.

［31］Mineo TC,Ambrogi V,Paci M,et al. Transxiphoid bilateral palpation in video-assisted thoracoscopic lung metastasectomy. Arch Surg,2001,136(7):783-788.

［32］Ambrogi V,Paci M,Pompeo E,et al. Transxiphoid video-assisted pulmonary metastasectomy:relevance of helical computed tomography occult lesions. Ann Thorac Surg,2000,70(6):1847-1852.

［33］Mineo TC,Ambrogi V,Paci M,et al. Transxiphoid bilateral palpation in video-assisted thoracoscopic lung metastasectomy. Arch Surg,2001,136(7):783-788.

［34］于振涛,张汝刚,张大为,等.肺转移瘤的外科治疗(附106例报告).中华胸心血管外科杂志,1999,15(5):282-284.

［35］Mineo TC,Ambrogi V,Tonini G,et al. Pulmonary metastasectomy:might the type of resection affect survival? J Surg Oncol,

2001,76(1):47-52.

［36］Kandioler D,Krömer E,Tüchler H,et al. Long-term results after repeated surgical removal of pulmonary metastases. Ann Thorac Surg,1998,65(4):909-912.

［37］Koide N,Kondo H,Suzuki K,et al. Surgical treatment of pulmonary metastasis from hepatocellular carcinoma. Hepatogastroenterology,2007,54(73):152-156.

［38］Bobbio A,Copelli C,Ampollini L,et al. Lung metastasis resection of adenoid cystic carcinoma of salivary glands. Eur J Cardiothorac Surg,2008,33(5):790-793.

［39］Chen F,Sonobe M,Sato K,et al. Pulmonary resection for metastatic head and neck cancer. World J Surg,2008,32(8):1657-1662.

［40］Kuo SW,Chang YL,Huang PM,et al. Prognostic factors for pulmonary metastasectomy in hepatocellular carcinoma. Ann Surg Oncol,2007,14(2):992-997.

［41］Ríos A,Galindo PJ,Torres J,et al. Factors causing early relapse after lung metastasis surgery. Eur J Cancer Care (Engl),2007,16(1):26-32.

［42］Friedel G,Pastorino U,Ginsberg RJ,et al. Results of lung metastasectomy from breast cancer:prognostic criteria on the basis of 467 cases of the International Registry of Lung Metastases. Eur J Cardiothorac Surg,2002,22(3):335-344.

［43］Rena O,Papalia E,Ruffini E,et al. The role of surgery in the management of solitary pulmonary nodule in breast cancer patients. Eur J Surg Oncol,2007,33(5):546-550.

［44］Welter S,Jacobs J,Krbek T,et al. Pulmonary metastases of breast cancer. When is resection indicated？ Eur J Cardiothorac Surg,2008,34(6):1228-1234.

［45］Chen F,Fujinaga T,Sato K,et al. Clinical features of surgical resection for pulmonary metastasis from breast cancer. Eur J Surg Oncol,2009,35(4):393-397.

［46］马树东,张爱芳,李金瀚,等.异长春花碱联合顺铂治疗乳腺癌肺转移瘤.肿瘤防治杂志,2002,9(3):285-286.

［47］张秀春.多西紫杉醇联合希罗达治疗乳腺癌肺转移39例临床分析.实用肿瘤杂志,2008,22(1):26-28.

［48］Iizasa T,Suzuki M,Yoshida S,et al. Prediction of prognosis and surgical indications for pulmonary metastasectomy from colorectal cancer. Ann Thorac Surg,2006,82(1):254-260.

［49］Koga R,Yamamoto J,Saiura A,et al. Surgical resection of pulmonary metastases from colorectal cancer:Four favourable prognostic factors. Jpn J Clin Oncol,2006,36(10):643-648.

［50］Welter S,Jacobs J,Krbek T,et al. Prognostic impact of lymph node involvement in pulmonary metastases from colorectal cancer. Eur J Cardiothorac Surg,2007,31(2):167-172.

［51］Welter S,Jacobs J,Krbek T,et al. Long-term survival after repeated resection of pulmonary metastases from colorectal cancer. Ann Thorac Surg,2007,84(1):203-210.

［52］Joosten J,Bertholet J,Keemers-Gels M,et al. Pulmonary resection of colorectal metastases in patients with or without a history of hepatic metastases. Eur J Surg Oncol,2008,34(8):895-899.

［53］Nakajima J,Murakawa T,Fukami T,et al. Is thoracoscopic surgery justified to treat pulmonary metastasis from colorectal cancer？ Interact Cardiovasc Thorac Surg,2008,7(2):212-216.

［54］孟宪志,宋洪江,赵松,等.CT引导下射频消融技术治疗结肠癌肺转移.中华胃肠外科杂志,2003,6(6):422.

［55］张福君,吴沛宏,顾仰葵,等.CT导向下125I粒子植入治疗肺转移瘤.中华放射学杂志,2004,38(9):906-909.

［56］Leo F,Cagini L,Rocmans P,et al. Lung metastases from melanoma:when is surgical treatment warranted？ Br J Cancer,2000,83(5):569-572.

［57］Andrews S,Robinson L,Cantor A,et al. Survival after surgical resection of isolated pulmonary metastases from malignant melanoma. Cancer Control,2006,13(3):218-223.

［58］Conill C,Gimferrer JM,Marruecos J,et al. Clinical outcome after surgical resection of lung metastases from melanoma. Clin Transl Oncol,2007,9(1):48-52.

［59］Yang SC. Pulmonary metastasectomy for melanoma:beyond the standard of care. Ann Surg Oncol,2007,14(10):2696-2697.

［60］Petersen RP,Hanish SI,Haney JC,et al. Improved survival with pulmonary metastasectomy:an analysis of 1720 patients with pulmonary metastatic melanoma. J Thorac Cardiovasc Surg,2007,133(1):104-110.

［61］Neuman HB,Patel A,Hanlon C,et al. Stage-Ⅳ melanoma and pulmonary metastases:factors predictive of survival. Ann Surg Oncol,2007,14(10):2847-2853.

［62］曾进.肾细胞癌术后局部复发和肺转移的诊断和治疗.临床泌尿外科杂志,2002,17(10):513-514.

［63］Chen F,Fujinaga T,Shoji T,et al. Pulmonary resection for metastasis from renal cell carcinoma. Interact Cardiovasc Thorac Surg,2008,7(5):825-828.

［64］Oddsson SJ,Isaksson HJ,Jonsson E,et al. Pulmonary resections for metastatic renal cell carcinoma in Iceland. Laeknabladid,2008,94(5):377-381.

［65］Ferretti S,Fornia S,Ampollini L,et al. Lung metastasectomy in patients with renal cell cancer（RCC）. A 17-year experience in Parma Hospital. Acta Biomed,2007,78（1）:41-45.

［66］Hofmann HS,Neef H,Krohe K,et al. Prognostic factors and survival after pulmonary resection of metastatic renal cell carcinoma. Eur Urol,2005,48（1）:77-81.

［67］Pfannschmidt J,Hoffmann H,Muley T,et al. Prognostic factors for survival after pulmonary resection of metastatic renal cell carcinoma. Ann Thorac Surg,2002,74（5）:1653-1657.

［68］邱祥政,孙三元,王阔兴,等. 肾癌肺转移 15 例综合治疗. 肿瘤防治杂志,2004,11（12）:1325-1326.

［69］杨孟祥,孙桂明,司海运. 雾化吸入白介素 2 为主治疗肾癌肺转移的临床观察. 肿瘤学杂志,2004,10（3）:171-172.

［70］Chen SF. Germ cell tumor of the testis—clinicopathologic analysis of 114 cases. Zhonghua Zhong Liu Za Zhi,1985,7（4）: 277-279.

［71］Pfannschmidt J,Zabeck H,Muley T,et al. Pulmonary metastasectomy following chemotherapy in patients with testicular tumors:experience in 52 patients. Thorac Cardiovasc Surg,2006,54（7）:484-488.

［72］Terenziani M,Piva L,Spreafico F,et al. Clinical stage I nonseminomatous germ cell tumors of the testis in childhood and adolescence:an analysis of 31 cases. J Pediatr Hematol Oncol,2002,24（6）:454-458.

［73］Abdalla EK,Pisters PW. Metastasectomy for limited metastases from soft tissue sarcoma. Curr Treat Options Oncol,2002, 3（6）:497-505.

［74］冯飞跃,刘向阳,张德超. 软组织肉瘤肺转移的外科治疗（附 17 例报告）. 中国医刊,2005,40（7）:46-47.

［75］Pfannschmidt J,Klode J,Muley T,et al. Pulmonary metastasectomy in patients with soft tissue sarcomas:experiences in 50 patients. Thorac Cardiovasc Surg,2006,54（7）:489-492.

［76］Rehders A,Hosch SB,Scheunemann P,et al. Benefit of surgical treatment of lung metastasis in soft tissue sarcoma. Arch Surg, 2007,142（1）:70-75.

［77］Gossot D,Radu C,Girard P,et al. Resection of pulmonary metastases from sarcoma:can some patients benefit from a less invasive approach? Ann Thorac Surg,2009,87（1）:238-243.

［78］Liebl LS,Elson F,Quaas A,et al. Value of repeat resection for survival in pulmonary metastases from soft tissue sarcoma. Anticancer Res,2007,27（4C）:2897-2902.

第三节　肺部良性肿瘤

一、肺错构瘤

【流行病学】

1904 年 Albercht 首次提出错构瘤的定义,认为错构瘤是正常肺组织器官组成成分的异常混合,是一种先天性肿瘤样畸形,而非真性肿瘤。然而,近年来多数学者认为,错构瘤是一种真正的肿瘤,起自支气管的未分化间质细胞,是一种真正的间叶性良性肿瘤。Rubin 报道成年人尸检资料中错构瘤占 0.3%;Arrigoni 等报道肺错构瘤占全部肺良性肿瘤的 77%,如以肺原发肿瘤计算则错构瘤仅占 1%~3%。由于病例资料来源不同,文献报道的发生率亦不相同。

【病理特点】

肺错构瘤（pulmonary hamartoma）多为单发,形态规则,呈圆形,边界清,有时见分叶状,薄层纤维包膜,易自肺剥离。瘤体切面黄白色,半透明,质硬而脆,少数病例可见斑点状钙化或骨化,部分有黏液。腔内型肿瘤大部分为息肉,表面光滑,有宽窄不一的蒂与支气管黏膜相连,一般不侵入支气管壁,肿瘤在腔内呈半阻塞或全阻塞状态,造成相应的继发性病变。错构瘤成分较杂,主要含有软骨和纤维组织。

【临床表现】

肺内型错构瘤,患者多无症状,往往体检发现肺部肿块影,有时可表现为胸部疼痛;而支气管内型错构瘤可造成管腔阻塞,表现为咳嗽、痰中带血、咯血、反复或持续的肺部感染、肺不张等,同肺癌与肺结核等疾病有类似的症状。

【诊断及鉴别诊断】

肺错构瘤的诊断主要依据胸部 X 线检查,错构瘤生长缓慢,X 线随访可以长期无显著变化。肺错构瘤的影像学表现为圆形或椭圆形阴影,边缘光滑,密度不均匀,可有分叶,周围无浸润,无卫星灶。爆米花样钙化及脂肪密度是周围型肺错构瘤的特征性影像表现。支气管内肿瘤在胸部 X 线片上难以发现,大多在病灶远端出现肺实变、肺不张、反复或持续感染,此时行支气管镜检查及活检才明确诊断。

周围型肺错构瘤可采用经皮做肺内针吸活检明确诊断,Hamper 认为其诊断率可高达 85%。所以,对一般 X 线胸片和胸部 CT 发现软骨及脂肪密度而拟诊为错构瘤者,可动员患者做肺穿刺活检以明确诊断。由于错构瘤较硬,肺穿刺时易致气胸,发生率高达 40%。若针吸物的细胞学检查发现软骨碎片时,即可诊断为错构瘤。

肺错构瘤应与以下疾病鉴别。

1. **肺结核球**　肺结核球多伴有空洞,多个钙化灶、引流支气管症及卫星病灶等,可有结核中毒症状。

2. **周围型肺癌**　X 线表现与早期肺癌极其相似,特别是无错构瘤特征者术前较难鉴别。错构瘤常伴有钙化,多无胸膜凹陷征及边缘毛刺征、空洞和淋巴结增大,咯血、消瘦等肺癌的特征性改变。

3. **炎性假瘤**　肺错构瘤常误为肺炎性假瘤。除因两者均缺少特异性症状、体征外,影像学上都可呈团块状影,两者也都可以长期不变,但炎性假瘤在 CT 片上可以发现空洞、积液,却不会出现软骨和脂肪阴影的对比差异。

【治疗】

肺错构瘤虽为良性肿瘤,但有恶变可能,并且与早期周围型肺癌的鉴别诊断存在一定的困难,为防止对早期肺癌的漏诊,一般主张手术治疗,尽可能早地进行剖胸探查,以取得病理,明确诊断。随着微创手术技术的发展,对十周围型肺错构瘤首选电视胸腔镜下行肺楔形切除术或肿瘤剥除,对于肿瘤位于肺内较深位置的错构瘤行肺叶或肺段切除,弥漫性肺错构瘤可行全肺切除,但对多发性肺错构瘤趋向非手术治疗。

二、肺纤维瘤

【流行病学】

肺纤维瘤(pulmonary fibroma)是肺部纤维组织所发生的一种良性肿瘤,极少见。纤维瘤质地坚硬,灰白色,有时呈囊状,位于深部肺组织内,与邻近的血管及支气管不相连。

【临床表现】

肺纤维瘤一般无明显症状,通常于体检时发现,X 线表现为边缘整齐的致密影,边界比较光滑。

【病理诊断】

镜检肿瘤边缘整齐,无包膜,可见由不规则排列的胶原囊和纺锤状成纤维细胞所构成。细胞核长,内有分布不匀的染色质。肿瘤中央呈玻璃样变,无骨化或向外扩散的征象。

【诊断及鉴别诊断】

体检发现肺部孤立阴影,边界整齐,应考虑肺纤维瘤。明确诊断要靠病理诊断。主要与早期肺癌、肺结核球、肺平滑肌瘤等进行鉴别。

【治疗】

手术切除。

三、肺脂肪瘤

【流行病学】

肺脂肪瘤(pulmonary lipoma)为良性肿瘤,当脂肪细胞不断增生时即形成瘤体。肺脂肪瘤病例国内报道不多,无年龄及性别差异,多为原发,极少恶变。依其发生部位,肺脂肪瘤可分为支气管脂肪瘤及胸膜下型脂肪瘤。

【临床表现】

胸膜下型脂肪瘤发生于肺组织边缘,沿着肺边缘呈弥漫性生长,不易引起阻塞性肺气肿、阻塞性肺炎。所以,临床症状较轻微,只有胸闷、气短的表现,这与脂肪瘤质地柔软及发生部位有关。

【诊断】

X 线片示:瘤体巨大,密度均匀一致而淡,其中可见肺纹理,边缘光滑锐利,分叶不明显,这是由肺脂肪瘤呈弥漫性生长、瘤体组织结构及其密度、加之有完整的包膜所决定的。肺脂肪瘤的早期诊断很难,X线平片是有效、适宜的检查手段,但最后确诊还有赖于病理检查。

【治疗】

手术治疗。

四、肺平滑肌瘤

【流行病学】

肺平滑肌瘤(pulmonary leiomyoma)是起源于肺血管、支气管及周围肺实质平滑肌的良性肿瘤。临床上少见,占肺良性肿瘤的 2%。依据组织来源一般分为支气管内型、肺血管型及肺实质型。肺平滑肌瘤多为单发肿瘤,男性略多于女性,极少为多发。

【病因及病理】

肺平滑肌瘤发病机制尚不清楚。有学者认为肺平滑肌瘤发生于肺部纤维瘢痕形成过程中。

根据肿瘤发生部位,将肺平滑肌瘤分为三种临床类型:①肺间质型;②支气管内型;③肺血管内型。三型中以肺间质型稍多于支气管内型,肺血管内型最少见。

大体标本,肿瘤一般为圆形或类圆形,质地中等,色灰白。显微镜下瘤细胞一般呈梭形,平行或交叉排列,细胞膜清楚,细胞核一般呈杆状,核分裂象少见,分化成熟。平滑肌细胞以 Van-Gieson 染色呈黄色,可与纤维瘤和神经纤维瘤鉴别。典型者组织学诊断并不困难,电镜和免疫组化检查可与其他梭形细胞肿瘤鉴别。

【临床表现】

肺平滑肌瘤最常见于中、青年,发病平均年龄为 35 岁,多无明显自觉症状,体检时偶然发现。少部分因咳嗽、胸痛症状就诊。

【诊断】

胸部 X 线检查是诊断该疾病的首选方法。位于肺实质内的平滑肌瘤,瘤体多呈类圆形,边界一般清楚,无毛刺征。部分可见气管受压及阻塞表现,肺门及纵隔多无增大的淋巴结。明确诊断均需手术切除后病理证实。

【治疗】

临床上一旦怀疑肺平滑肌瘤,一般均须手术切除。少数支气管内病灶,无远端肺实质性病变者可通过纤维支气管镜摘除或大部分摘除后行激光治疗。治疗上对于单发平滑肌瘤应以手术切除为主。切除范围由肿瘤大小、部位决定。对于肺内(尤其是肺周围型)结节,胸腔镜下行肺楔形切除具有创伤小、恢复快等明显优势。

五、肺神经纤维瘤(pulmonary neurofibroma)

【流行病学】

神经纤维瘤由德国医师 Von Recklinghausen 于 1882 年通过病理学研究对其组织学特点及其与神经系统的关系做了详细的阐述以来,一直被认为是一个单一的临床过程,既影响外周又影响中枢神经系统。直到 20 世纪 80 年代后期,分子遗传学的研究发现其具有两种明显不同的临床和遗传学特征:Ⅰ型(NF1)以多发皮肤色素沉着(牛奶咖啡斑)及皮肤和周围神经多发神经纤维瘤为其特征,但在中枢神经系统主要侵犯胶质细胞和星形神经细胞,多表现为视神经胶质瘤、星形细胞瘤、错构瘤等,肺内神经纤维瘤多属于Ⅰ型。Ⅱ型(NF2)以来自第Ⅷ对脑神经前庭支周围施万细胞的双侧前庭神经鞘瘤(即双侧听神经瘤)为其特征,另外,包括脑膜瘤、室管膜瘤、脊神经根神经鞘瘤。近年来,屡见Ⅱ型患者皮肤和周围神经受累的报道,但人们习惯将 NF1 称为周围型神经纤维瘤病,肺内神经纤维瘤多属于Ⅰ型。

【病因与病理】

NF1 的发病机制目前主要认为是由于 NF1 基因突变导致其编码的 NF1 蛋白表达减少甚至缺如,从而使其下调原癌基因 *ras* 活性的作用受到抑制,最终导致 *ras* 活性的增加,引起施万细胞 *ras* GTP 水平增高出现异常增殖、细胞增生以及肿瘤的形成。

【临床表现及诊断】

周围神经纤维瘤病是系统性疾病,常常是多器官同时受累或序惯性发病。患者主要以其他症状就诊,如皮肤和神经症状。体检发现肺部异影。少数患者以肺部症状明显,常见咳嗽、胸痛等。明确诊断主要靠病理诊断。

【治疗】

目前关于周围型神经纤维瘤恶变率的报道不一,一般认为在 2%~17%。虽尚无一种有效的疗法能够预防或逆转 NF 的特征性病变,但对确诊病例应及早手术治疗为宜。为降低其复发率,以手术扩大切除肿瘤为主要治疗手段,既可改善患者肺功能,也可对发展较快者,起到减缓其生长、降低其恶变概率的目的。近年来,放射治疗等在神经纤维瘤病中的应用,获得良好效果,同时也使得更多的患者得到外科手术的机会,良好的手术技巧和合理的封闭创面的方式是外科治疗的关键。

六、肺神经鞘瘤

【流行病学】

神经鞘瘤来源于神经鞘细胞,好发于脊神经后根和肋间神经,亦可发生于交感神经、迷走神经和喉返神经。肿物多有完整包膜,有局限性,多数为不规则分叶状和卵圆形,少数呈球形,表面光滑,质地韧软不一。神经鞘瘤也有良性、恶性之分,恶性神经鞘瘤从开始发病即以恶性者为主,亦可由良性恶变而来,但较罕见。其转移方式主要是血行转移,常见器官为肺、脑和脊髓,较少出现区域淋巴结转移,良性神经鞘瘤的瘤体内有灶性恶变者,其生物行为仍属良性,生长缓慢,多为单发,手术切除后效果良好。神经鞘瘤多发于纵隔,肺内罕见,可以起自肺实质或支气管壁。

【临床表现及诊断】

早期多无症状,多在胸透或摄 X 线胸片时发现。后期临床症状主要为胸部闷痛,咳嗽、咯血较少见;腔内型肿瘤有蒂与支气管相连,有不同程度的阻塞;位于气管一侧主支气管的则有呼吸道梗阻、喘鸣,导致慢性肺化脓感染等症状。其影像学表现为密度均匀而较淡,CT 值约 25Hu,无钙化或脂肪成分,周围无炎性改变,可与错构瘤、炎性假瘤、血管瘤及结核球等肺内良性病变相区别。支气管碘油造影可以发现病变轮廓和所在部位。支气管镜检查能得到病理诊断。

【治疗】

一般均采取手术切除,术前不能定性者,应行肺叶切除术;对于生长于肺表面,包膜完整,与肺组织呈蒂状连接者,因其对肺组织多为压迫,一旦肿瘤摘除后,肺组织功能仍可恢复,故可行单纯肿瘤摘除,尽量保留肺组织。如为恶性神经鞘瘤,切除术后易复发,但可再次手术,放射治疗仅可起到局部控制作用,治愈困难。

七、肺内畸胎瘤

【流行病学】

肺内畸胎瘤(pulmonary teratoma)是指纵隔无畸胎瘤而原发于肺内者,是罕见的肺良性肿瘤。前上纵隔畸胎瘤可侵犯肺而被肺组织包裹,易被误认为肺内畸胎瘤。畸胎瘤的好发部位是卵巢、睾丸、前上纵隔、后腹膜、骶前、尾骨区、松果体、颅内及颈前等,肺内很少见。Holt 1978 年仅收集到 20 例,而国内只有散在的个案报道。本病男性多于女性,可发生于任何年龄,文献报道最小 1 例为 10 个月的患儿,最大者 76 岁,以 20~40 岁为多。

【病因与病理】

本病可能是迷走的胚胎组织沿着支气管下行,为肺胚基包绕形成的肿瘤,与错构瘤同属发育性肿瘤。肺内畸胎瘤位于肺实质内,或位于支气管腔内,多为圆形实质性或囊性肿块,大小不等。肺畸胎瘤绝大多数是良性囊性畸胎瘤,但亦有少数病例病理为恶性。囊性畸胎瘤的腔内充满皮脂、胶胨样物,浅黄或棕色,腔壁厚薄不一,可与支气管相通,有结节向腔内突出。组织学检查可见含有 3 个胚层发生的组织,来自外胚层的皮肤及其附件、毛发、神经细胞、牙，来自中胚层的骨骼肌、平滑肌、血管、软骨和生血组织，以及来自内胚层的支气管上皮、肠上皮、甲状腺等。

【临床表现】

肺内畸胎瘤多发生于肺上叶，尤以左上叶为多。文献收集 20 例肺畸胎瘤中，有 15 例位于上叶肺内，其中有 10 例位于左肺上叶。本病大多缺乏特征性临床表现，主要表现为反复咳嗽、咯血及胸痛等。合并感染者可出现发热、咳脓痰。咯血是本病最常见症状，咯血量不等，少者痰中带血丝，多者大口咯血每次达数十毫升，甚至数百毫升，个别报道达 1000 毫升以上者，可出现杵状指，咳出毛发或皮脂样物是本病的特征性临床表现，但很少见。由于本病多发生在肺周围，直径在 4cm 以上，临床上可出现压迫血管、气管、食管、喉返神经、交感神经等症状以及形成胸壁瘘。

【诊断与鉴别诊断】

肺内畸胎瘤术前正确诊断颇为困难，主要根据临床表现及胸部 CT。临床上长期间断性咳嗽、咯血、胸痛且病灶变化不大，应考虑此病。咳出毛发或油脂样物是该病的特征。肺内畸胎瘤一般好发于左肺上叶近前纵隔旁的肺段内。肿块直径一般都大于 4cm，边缘光整、锐利，其内密度不均匀，可见半月形或半圆形条索状或蜂窝状的低密度影，其 CT 值在 –150～–50Hu，为脂肪密度，部分病例还可检出钙化、骨化或牙齿样物质，如与支气管相通则可出现气体影。合并感染时，CT 表现为大片的肺实变影或肺脓肿；如阻塞大支气管可出现阻塞性肺炎及肺不张。

本病初诊时往往被误诊为肺结核、肺脓肿及其他肿瘤，致长时间误诊。造成误诊的原因有：①临床症状无特异性，未咳出毛发；②患者多次发病，均以对症治疗后缓解，未进一步查明其原因；③胸部 CT 表现类似空洞性肺结核，抗结核治疗后未密切观察病灶吸收情况；④本病罕见，不易被重视。所以，在询问病史、查体及各项化验检查时，尽可能详细，以免造成误诊、误治。

【治疗】

肺内畸胎瘤以手术切除为主。由于肺内畸胎瘤有 50% 左右的病例合并感染症状，因此，对已有感染患者术前应充分准备，积极控制肺部或胸膜腔感染就显得更为重要。对疑有恶性病例，应在术中进行纵隔及支气管旁淋巴结清扫，必要时置标记，便于术后放疗。对于良性病例，手术是最佳治疗方法，预后良好。

八、肺硬化性血管瘤

【流行病学】

肺硬化性血管瘤（sclerosing hemangioma of lung，SHL）是肺部少见的良性肿瘤。此瘤多见于无吸烟史的中老年女性，女性约占发病人数的 80%，平均年龄 46 岁。右肺较左肺常见，尤以中叶和下叶为多，位于外周部，生长缓慢，95% 为单个结节，4%～5% 可多发或双侧发生。

【临床病理】

本病的病理特征为血管增生伴有硬化倾向，呈乳头样突起，有出血，肺泡及基质内有成片的类似于组织细胞的圆形细胞浸润，因其形态类似于皮肤软组织中的硬化性血管瘤，故命名为肺硬化性血管瘤。

该肿瘤有 4 种组织构型：乳头区、实性细胞区、血管瘤样区及硬化区。有两种主要的细胞成分，即表面立方上皮细胞和圆形或多边形浅染细胞，两种细胞缺一不可。由于瘤内增生的小血管往往呈血管瘤样结构且管壁增厚及玻璃样变明显，同时又有致密的纤维组织硬化区存在，故命名为肺硬化性血管瘤，并可伴随有间质淋巴细胞浸润、肥大细胞浸润，脂肪组织、泡沫状巨噬细胞聚集，胆固醇结晶沉积和肉芽肿形成等。由于肺硬化性血管瘤的组织成分复杂，对其组织发生一直存在争议。Hass 等认为是血管来源，Katzenstein 等认为是间皮来源，李维华等认为是神经内分泌来源，Devouassoux-Shisheboran 等提出 SHL 主要由表面细胞和圆形细胞两种细胞组成，其起源为原始未分化的呼吸上皮。王妍等推测它们起源于Ⅱ型肺泡上皮细胞，超微结构观察立方细胞内出现的板层小体也说明了这一点。结合血管瘤样区 CD34 阴性表达，进一步说明了血管瘤样区实质上为扩大的肺泡腔出血，而并非为扩张血管腔。对硬化性血管瘤组织特征进行总结如下：①血管瘤样增生伴有管壁硬化倾向；②存在出血与硬化性病灶；③实性细胞团及黏液样基质内散在有白细胞；④增生的小血管呈乳头状突向气腔内。

【临床表现】

50%~87% 的肺硬化性血管瘤患者临床无症状,部分患者可有咳嗽、咳痰(泡沫样或黄黏液样)、咯血及胸痛、胸闷,个别患者可有间歇性低热史。多在进行影像学检查时偶然发现,右肺略多于左肺,下叶多见。影像学大多为一孤立的、境界清楚的高密度结节,也可有多发或双侧者(4%~5%),95% 位于肺外周部胸膜下或中央实质内。

【辅助检查】

CT 表现:肺周围型单发圆形或类圆形肿块或结节,边缘光滑锐利,有些有浅分叶,无毛刺、空洞、血管切迹征及胸膜凹陷征,密度均匀或较均匀,偶见形态不一的钙化,无胸腔积液,无肺门或纵隔淋巴结增大。CT 增强病变可表现为均匀或不均匀强化,病变实性部分呈明显均匀性强化,CT 值可达 90~110Hu,最大增强 CT 值可高于平扫 CT 值 75Hu,延迟扫描可有强化,囊性部分基本不强化。有学者认为,CT 薄层扫描及动态增强 CT 扫描对 SHL 的诊断意义较大。文献报道瘤体中的含气新月征或边缘规整的暗区是 SHL 较为特征的表现。

【诊断及鉴别诊断】

因本病缺乏特异性的临床表现及影像学表现,易误诊,确诊往往依赖术后病理。根据前面提及的 4 种特殊结构再辅以免疫组化,诊断一般不难。SHL 是一种非血管病变,但对有些细胞和组织形态特点表现不十分显著的病例,需要与下列疾病鉴别,其中免疫表型特点可起到辅助鉴别的作用。

1. **乳头状腺瘤** 由 Ⅱ 型肺泡细胞增生形成乳头状结构,表面上皮分化好,乳头间质为含血管的纤维组织,无圆形细胞。

2. **乳头型肺腺癌** 乳头状型的 SHL,其肺泡 Ⅱ 型细胞常有不同程度的增生,有时核大而深染,易误诊为乳头型肺腺癌。但是,乳头型肺腺癌是真性上皮乳头,为纤维血管轴心,表面上皮 SP-B 及 clara 抗原(+),而 SHL 乳头轴心是圆形肿瘤细胞,瘤细胞 TTF-I、EMA、vimentin(+)、SP-B(−)。

3. **类癌** SHL 的实性区较显著,癌细胞大小形状一致,排列成实性片块状时,与类癌酷似,通过 SHL 的瘤细胞 TTF-1、vimentin(+)有助于鉴别。

4. **肺炎性假瘤** 主要由增生的成纤维细胞和成肌纤维细胞及较多的成熟浆细胞构成,虽然 SHL 中常见各种炎性细胞,但其组织结构及特征性的 2 种细胞与炎性假瘤还是有较大区别的。

【治疗】

由于肺硬化性血管瘤术前很难与早期肺癌相鉴别,无论是体检发现或有咯血等症状,多需手术切除病灶以明确诊断。只有病理检查才能明确诊断为肺硬化性血管瘤。剖胸后对位于肺表面的血管瘤,可做局部切除,若肿块位于肺实质内,则可做肺段或肺叶切除。

(姜格宁 王海峰)

参 考 文 献

[1] Whyte RI, Donington JS. Hamartomas of the lung. Sem in Thorac Cardiovasc Surg, 2003, 15(3):301-304.

[2] Erasmus JJ, Connolly JE, McA dams HP, et al. Solitary pulmonary nodules: Part I. Morphologic evaluation for differentiation of benign and malignant lesions. Radiographic, 2000, 20(1):43-58.

[3] Hemal AK, Aron M, Wadhwa SN. Nephroplication and nephropexy as an adjunct to primary surgery in the management of giant hydronephrosis. Br J Urol, 1998, 81:673.

[4] Eren MN, Eraslan A, Eren S. Benign intrapulmonary teratoma: report of a case. J Thorax Cardiovas Surg, 2003, 126(3):855-857.

[5] Asano S, Hoshikawa Y, Yamane Y, et al. An intrapulmonary teratoma associated with bronchiectasia containing various kinds of primordium: a cases report and review of the literature. Virchows Arch, 2000, 436:384-388.

[6] Egberts JH, Schafmayer C, Bauerschlag DO, et al. Benign abdominal and pulmonary metastasizing leiomyoma of the uterus. Arch Gynecol Obstet, 2006, 274(5):319-322.

[7] Patton KT, Cheng L, Papavero VB, et al. Benign metastasizing leiomyoma: clonality, telomere length and clinicopathologic analysis. Mod Pathol, 2006, 19(1):130-140.

[8] 时梅萍,陈岗,赵兰香.原发性孤立性肺纤维瘤 1 例.临床与实验病理学杂志,2001,17(5):442.

[9] Dai SD,Zhang XW,Qi FJ,et al. Expression of E-cadherin,beta-catenin and p120ctn in the pulmonary sclerosing hemangioma. Lung Cancer,2007,57(1):54-59.

[10] Jungraithmayr W,Eggeling S,Luduig C,et al. Sclerosing hemangioma of the lung:a benign tumor with potential for malignancy. Ann Thorac Cardiovasc Surg,2006,12(5):352-354.

[11] Martini N,Beattie EJ. Less Common Tumors of the Lung. In:Shields TW. General Thoracic Surgery . 2 nd ed. Philadelphia: Lea & Pebiger,1983,770-779.

[12] Yoshioka H. A surgical case of giant mediastinal neurilemmoma. Kyoku Geka,2001,54 (12):1062-1065.

[13] Lasota J. The neurofik romatosis type 2 gene is mutated in perineurial cell tumors:a molecular genetic study of eight cases. Am J Pathol,2001,158(4):1223-1229.

[14] 同济医科大学病理学教研室,中山医科大学病理学教研室.外科病理学.2版.武汉:湖北科学技术出版社,1999,386.

[15] Bilgin S,Yilmaz A,Okur E,et al. Primary endobronchial leiomyoma:a case report. Tuberk Toraks,2004,52(3):272-274.

[16] 顾恺时.顾恺时胸心外科手术学.上海:上海科学技术出版社,2003,687-700.

[17] 易祥华,张荣轩,史景云,等.甲状腺转录因子1和表面活性蛋白在肺硬化性血管瘤中表达的意义.中华结核和呼吸杂志,2003,26(12):776-780.

[18] 易祥华,张荣轩,高文,等.肺硬化性血管瘤43例临床病理分析.诊断病理学杂志,2002,9(6):327-329.

[19] 陈昶,丁嘉安,姜格宁,等.纵隔畸胎瘤临床表现与外科治疗策略(附64例分析).肿瘤,2000,20(4):271-272.

[20] 蒋雷,王彦丽,姜格宁,等.右中间支气管节段切除治疗支气管血管脂肪瘤一例.中国胸心血管外科临床杂志,2008,15(1):80.

第四节　支气管腺瘤

【流行病学】

气管、支气管腺瘤主要起源于气管或支气管黏膜腺体。男女患病比例约为1∶2。肿瘤生长缓慢,但可浸润扩展到邻近组织,发生淋巴结转移,甚至血行转移,因此,被认为是一种低度恶性肿瘤。

【病理学】

气管、支气管腺瘤可分为五种类型(包括2中的4型)。

1. **支气管类癌(carcinoid of bronchus)**　最常见,约占90%。起源于支气管壁黏膜分泌腺的嗜银细胞,电镜检查显示类癌细胞含有神经分泌颗粒,并能分泌多肽类激素。类癌细胞的特征是单层排列生长,或呈囊状、巢状、小梁状的混合型排列。根据组织学特点可分为典型类癌和非典型类癌,典型类癌具有显著的梭形细胞生长模式,而非典型类癌常表现为细胞形态的多形性:有丝分裂象的出现、细胞核质浓染和细胞质分散。肿瘤突入支气管腔,质软,血管丰富,易出血,呈暗红色或红色,可带蒂或无蒂,表面有完整的黏膜覆盖。有的肿瘤部分在支气管内,另一部分向支气管壁外生长达肺组织内呈哑铃状。一般与周围组织分界明显或有包膜。

2. **唾液腺瘤**　较少见,约占10%。可分为腺样囊性癌(adenoid cystic carcinomas,ACC)、黏液表皮样癌(mucoepidermoid carcinomas)、支气管黏液腺瘤(bronchial mucous gland adenomas)、多形性腺瘤(pleomorphic adenomas)4型。

(1) 支气管腺样囊性癌:亦称圆柱形腺瘤,起源于腺管或黏膜分泌腺。支气管腺样囊性癌常发生在气管下段或主支气管根部,常侵入邻近组织,偶有淋巴结和远处转移,是一种高度分化、生长缓慢的肿瘤。肿瘤突入管腔内,呈粉红色,表面黏膜完整。

(2) 支气管黏液表皮样癌:最少见,起源于肺叶支气管或主支气管黏膜分泌腺。恶性程度高低不一,大多数为低度恶性,常呈息肉样,表面黏膜完整。恶性程度高者,可发生肺门、纵隔淋巴结转移。

(3) 支气管黏液腺瘤:发生于支气管的黏液腺,向管腔内生长,表面被覆完整的支气管上皮,可阻塞支气管,但不破坏软骨环,为良性肿瘤。

(4) 多形性混合瘤:为息肉状带蒂的肿瘤,也可为浸润性生长。

【临床表现】

气管、支气管腺瘤与种族、家族史和吸烟史无明显关系。虽然可发生于任何年龄,但多数患者均较肺癌患者年轻。常见的症状为咳嗽、咯血或支气管阻塞引起的哮鸣、呼吸困难、反复呼吸道感染或肺不张。

支气管腺瘤以中心型为多见,肿瘤生长在支气管内,部分或完全阻塞支气管,致肺部分或完全不张。由于支气管阻塞和肿瘤血管丰富,咳嗽、咯血、反复感染构成了典型的三联征。如周围型肿瘤通常无症状,常于体检时X线摄片发现。多数支气管腺瘤局限于支气管或肺内,但10%~15%的患者明确诊断时已有区域淋巴结转移。少数支气管类癌患者,可有阵发性面部潮红、水肿、肠蠕动增加、腹泻、心悸、皮肤瘙痒等类癌综合征。如有此综合征者,提示有远处转移灶,常为肝转移。

【诊断及鉴别诊断】

胸部X线平片和断层摄片,可以显示肿瘤阴影,或肿瘤引起的支气管阻塞征象。但局限在支气管壁内较小的肿瘤,X线可能无法显影,CT或MRI有助于诊断。多数腺瘤生长缓慢,有的病例症状出现多年后,才能明确诊断。

支气管镜检查是重要的诊断方法,对于表现为支气管管内型病变,支气管镜检查具有非常重要的意义,不但有助于明确病理学诊断,还能明确病变位置,以便于术前设计手术方式。由于腺体肿瘤血管丰富,容易出血,进行支气管镜检查时,应避免做活组织检查,以免大量咯血。据文献报道有支气管腺瘤患者支气管镜活检后出现大咯血导致死亡的病例。据笔者所在单位的经验,除非镜下见肿瘤有搏动,支气管镜组织活检是安全的。支气管碘油造影可以显示支气管腔充盈缺损。

【治疗】

支气管腺瘤,如尚未发生远处转移,应在明确诊断后进行手术治疗,彻底切除肿瘤。发生于肺叶支气管的肿瘤,通常行肺叶切除术。发生于主支气管或气管的肿瘤,为了尽量保留正常肺组织,可以做气管或支气管袖式切除术。局限于支气管壁的肿瘤,也可以切开支气管,摘除全部肿瘤后,再行支气管成形术。气管镜下治疗,尤其是硬质支气管镜,可以使镜头通过阻塞部位,扩大气管管腔,同时辅以激光或其他局部治疗措施,达到姑息性切除、缓解气管阻塞症状的目的。

气管或支气管残端常规行冷冻切片检查,尽量做到切缘无瘤细胞浸润,但部分病例因肿瘤沿黏膜下潜行或向腔外浸润的范围较肉眼所见要广,彻底根治非常困难。在这种情况下,部分切除后辅以放疗也可获得较好的效果。高度恶性者,治疗方法同肺癌。全身情况禁忌手术或已有转移的患者,可施行放射治疗或药物治疗。

【预后】

支气管腺瘤属于低度恶性肿瘤,预后较好。文献报道支气管腺瘤患者术后5年和10年的生存率分别为94%和87%。数项外科研究共纳入了大量ACC患者,结果显示,病变可切除者的5年生存率为50%~80%,病变不可切除者为30%。许多病变可切除者能获得长期生存。对于支气管类癌,典型和非典型类癌的预后有较大差异,非典型类癌的预后明显差于典型类癌。上海市肺科医院的一组病例研究报道提示,典型和非典型支气管类癌术后5年生存率分别为88.9%和25%。

(姜格宁　王海峰)

参 考 文 献

[1] 周晓,廖粤斌,丁嘉安,等. 支气管类癌外科治疗与疗效分析. 肿瘤,2002,22(5):400-401.

[2] 成向阳,杨德康,吴哲凡. 支气管、气管腺瘤23例报告. 广州医学院学报,1996,24(5):62-63.

[3] Rozenman J,Pausner R,Lieberman Y,et al. Bronchial adenoma. Chest,1987,92(1):145-147.

[4] Kerr KM.Pulmonary preinvasive neo-plasia. J Clin Pathol,2001,54(4):257-271.

[5] Gaissert HA,Mark EJ. Tracheobronchial gland tumors .Cancer Control,2006,13(4):286-294.

[6] Gaissert HA,Grillo HC,Shadmehr MB,et al. Uncommon primary tracheal tumors. Ann Thorac Surg,2006,82(1):268-272.

[7] Urdaneta AI,Yu JB,Wilson LD. Population based cancer registry analysis of primary tracheal carcinoma. Am J Clin Oncol,2011,34(1):32-37.

[8] Maziak DE,Todd TR,Keshavjee SH,et al. Adenoid cystic carcinoma of the airway:thirty-two-year experience. J Thorac Cardiovasc Surg,1996,112(6):1522-1531.

[9] Regnard JF,Fourquier P,Levasseur P. Results and prognostic factors in resections of primary tracheal tumors:a multicenter retrospective study. The French Society of Cardiovascular Surgery. J Thorac Cardiovasc Surg,1996,111(4):808-813.

[10] Grillo HC,Mathisen DJ. Primary tracheal tumors:treatment and results. Ann Thorac Surg,1990,49(1):69-77.

[11] Webb BD,Walsh GL,Roberts DB,Sturgis EM. Primary tracheal malignant neoplasms:the University of Texas MD Anderson Cancer Center experience. J Am Coll Surg,2006,202(2):237-246.

第五节　支气管扩张症

支气管扩张是由于支气管及其周围肺组织反复感染,支气管炎症和阻塞,管壁破坏,导致支气管腔的不可逆性扩张。本病多见于儿童和青年,主要症状有慢性咳嗽、咳脓痰、发热和反复咯血。20世纪初,该病曾是一种流行和致残的慢性肺部化脓性疾病。近40年来由于抗生素的广泛应用以及接种百日咳、麻疹疫苗等,发病率已明显降低。

【病因】

支气管扩张症分为先天性与继发性两种。先天性支气管扩张症较少见,是由于先天性支气管发育不良,存在先天性缺陷或遗传性疾病,使肺的外周不能进一步发育,导致已发育支气管扩张,如支气管软骨发育不全(Williams-Campbell综合征)。有的患者支气管扩张在出生后发生,但也有先天异常的因素存在,如Kartagener综合征患者除支气管扩张外可伴有内脏异位和胰腺囊性纤维化病变,它实际上属于纤毛无运动综合征(immotile cilia syndrome)的一个亚型。支气管扩张症也可见于Young综合征,该病特征为阻塞性精子缺乏、慢性鼻窦炎、反复肺部感染和支气管扩张。部分支气管扩张症患者显示免疫球蛋白缺陷(如IgG缺乏),易于反复细菌感染,其中IgG2和IgG4缺乏更为重要。

继发性支气管扩张症的主要发病因素是支气管和肺的反复感染、支气管阻塞以及支气管受到牵连,3种因素相互影响。儿童时期麻疹、百日咳、流行性感冒(某些腺病毒感染)或严重的肺部感染(如肺炎克雷伯菌、葡萄球菌、流感病毒、真菌、分枝杆菌以及支原体感染),使支气管各层组织(尤其是平滑肌纤维和弹力纤维)遭到破坏,纤毛黏液清除功能降低,削弱了管壁的支撑作用,吸气、咳嗽时管腔内压力增加,管腔扩张,而呼气时不能回缩,分泌物长期积存于管腔内,发展为支气管扩张;支气管肿瘤、支气管内膜结核引起的肉芽肿、瘢痕性狭窄,异物吸入(吸入性肺炎、吸入有害气体或硅石、滑石粉等颗粒)、黏液嵌塞或管外原因(如增大的淋巴结、肿瘤压迫)均可使支气管腔发生不同程度的狭窄或阻塞,使远端引流不畅发生感染而引起支气管扩张;随病情进展,支气管周围纤维增生、广泛胸膜增厚以及肺不张、胸腔内负压对病肺的牵引,产生对支气管牵拉,同时由于局部防御机制和清除功能降低,反复感染使支气管壁肌层萎缩、软骨破坏、张力下降,在管壁外牵拉力作用下,形成持久的扩张。

【发病机制】

支气管扩张一般发生在亚段远端的支气管。扩大的支气管腔常有黏液或脓性分泌物潴留,周围的肺组织实变,含气减少,有时可见肺组织炎症和小脓肿,肺叶以及外周支气管周围淋巴结肿大。支气管黏膜呈急、慢性炎症表现,常见溃疡形成,黏膜上皮局灶性鳞状上皮化生。支气管软骨、肌层、弹力组织遭受破坏,由纤维组织替代。

支气管扩张从病理形态和X线表现可分为柱状、囊状和囊柱状混合型三种。临床上柱状扩张多见,混合型扩张次之,囊状扩张较少。柱状扩张管壁破坏较轻,囊状扩张则破坏严重,多与先天性因素有关。然而这种区分临床价值不大,目前这种分类已趋于弃用。假性支气管扩张是一种可逆性的柱状支气管扩张,常发生在急性肺部感染和肺不张后,可在数周或数月后消失。

支气管扩张多见于下叶。左下叶支气管较为细长,与主支气管的夹角大且受心脏、血管压迫,引流不畅,诱发感染机会较多,故左下叶支气管扩张较右下叶多见。左舌叶支气管开口接近下叶背段支气管,易受下叶的感染影响,故左下叶与舌叶支气管常同时扩张。右肺中叶支气管开口较细,其内、外、前有3组淋巴结环绕,因此,非特异性或结核性感染时淋巴结常增大,压迫右中叶支气管,使其阻塞发生肺不张,继之支气管扩张,称为中叶综合征。

支气管扩张部位的小肺动脉常有血栓形成,以致病变区域部分血液由支气管动脉供应。该处肺动脉和支气管动脉分支常有扩张、扭曲和吻合支增多,在管壁黏膜下形成小血管瘤,极易受损、破裂而成为支气管扩张咯血的病理基础。

支气管扩张的病理生理改变取决于病变的范围及性质。由于肺具有极大的储备力,如病变较局限,对机体可无影响,呼吸功能一般可无明显改变。柱状扩张对呼吸功能影响较小,而囊状扩张易并发阻塞性肺气肿。如病变范围较广泛,则主要表现为阻塞性通气障碍,肺容积缩小,气体流速下降,吸入气体分布不均匀,生理分流增加,通气/血流比例失调。该病变区域支气管动脉与肺动脉吻合支增多,交通支开放,肺的解剖分流亦增加,常导致低氧血症,呼吸衰竭。疾病晚期,伴有肺泡毛细血管广泛破坏,肺循环阻力增加,同时低氧血症加重,最终导致肺动脉高压肺源性心脏病,甚至心力衰竭。

【临床表现】

支气管扩张症病程多呈慢性,可发生于任何年龄。起病往往可追溯到幼年患有麻疹、百日咳或流感后肺炎病史,或有肺结核支气管内膜结核、肺纤维化等病史。症状可能在若干年后才出现。典型症状为慢性咳嗽、咳大量脓痰和反复咯血。咳嗽、咳痰与体位有关,当体位改变如起床或就寝时,痰量增多,每天可达 100~400mL,许多患者在其他时间几乎没有咳嗽。咳痰通畅时患者自感轻松;痰液引流不畅则感胸闷、全身症状亦明显加重。痰液多呈黄绿色脓样,合并厌氧菌感染时有臭味,收集全日痰静置于玻璃瓶中,数小时后可分为 3 层:上层为泡沫,中层为黄绿色浑浊脓液,下层为坏死组织沉淀物。90% 的患者常有咯血,程度不等,咯血量与病情严重程度、病变范围不一定平行。有些患者咯血可能是其首发和唯一的主诉,临床上称为干性支气管扩张,常见于结核性支气管扩张,病变多在上叶支气管。若反复继发感染,可出现全身毒性症状,患者时有发热、盗汗、乏力、食欲减退、消瘦等。当支气管扩张症并发代偿性或阻塞性肺气肿时,患者可有呼吸困难、气急或发绀,晚期可出现肺源性心脏病及心、肺功能衰竭的表现。

支气管扩张体征无特征性,但肺任何部位的持续性固定湿啰音可能提示支气管扩张症,并发肺气肿、肺源性心脏病可有相应的体征,部分患者(1/3)可有杵状指(趾)及全身营养不良。

【辅助检查】

1. **肺功能检查** 肺功能损害为渐进性,表现为阻塞性通气障碍,FEV_1、FEV_1/FVC、PEF 降低,残气量/肺总量比值增高,后期可有低氧血症。

2. **X 线胸片** 可无异常(占 10%),或肺纹理增多、增粗,排列紊乱。囊状支气管扩张在胸部 X 线片上可见粗乱肺纹理中有多个不规则蜂窝状(卷发状)阴影,或圆形、卵圆形透明区,甚至出现小液平,多见于肺底或肺门附近。柱状支气管扩张常表现为轨道征,即在增多纹理中出现 2 条平行的线状阴影(中央透明的管状影)(图 3-1)。

3. **胸部 CT 检查** CT 检查诊断支气管扩张的敏感性为 64%~97%,特异性为 93%~100%。CT 检查对支气管扩张显示能力取决于 CT 扫描方法、扩张支气管的级别及支气管扩张的类型,CT 诊断囊状支气管扩张较柱状扩张可靠性更大。支气管扩张的 CT 表现与支气管扩张类型、有无感染及管腔内有无黏液栓有关。

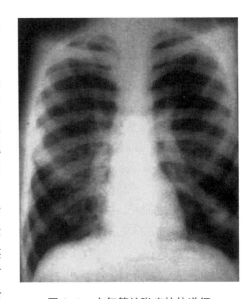

图 3-1 支气管扩张症的轨道征

(1)柱状支气管扩张时,支气管管壁增厚,管腔扩张呈管状结构,延伸到外周肺野甚至胸膜下,在扩张的支气管旁有伴行的圆形小动脉依附,当支气管轴平行于扫描平面时呈双轨征,垂直于扫描平面时则为印戒征,是支气管扩张的特异性征象。

(2)囊状支气管扩张的支气管远端呈囊状膨大,多表现为蜂窝状成簇的小囊腔,管腔内充满黏液时似葡萄珠样,合并感染时其内可出现气液平,是支气管扩张最具特征性的征象。

(3)囊柱状支气管扩张与柱状支气管扩张相似,只是管径扩张更不规则,形似静脉曲张或珍珠项链样(图 3-2),扩张的程度更严重,不仅支气管远端扩张呈棒状,常常整个支气管(包括近端)扩张。

高分辨率 CT(HRCT)较普通 CT 诊断支气管扩张敏感性、特异性更高,尤其对临床疑为轻度支气管扩张患者,其诊断准确性可超过支气管造影;此外,HRCT 操作简单,安全无痛苦,且能同时观察支气管壁及周围肺实质的异常,这更是支气管造影所不能相比的。因此,对临床疑为支气管扩张症的患者,摄 X 线胸片后首选的确诊方法是 HRCT 而非支气管造影。当 HRCT 显示为弥漫性支气管扩张时已无手术指征,支气管造影则可完全避免;当 HRCT 显示阴性且临床症状不典型时,则可完全排除支气管扩张。螺旋 CT 在诊断支气管扩张的程度和在某一肺段中的分布方面优于 HRCT。

4. **支气管造影**   支气管碘油造影是传统的确诊支气管扩张症的方法,可确定病变的存在,明确病变的部位性质及范围,可为外科手术指征和切除范围提供重要的参考依据。造影前要控制急性炎症,尽可能减少痰量;造影后应采取体位引流,使造影剂能及时排出。近年的研究表明,HRCT 或螺旋 CT 检查已有取代支气管碘油造影的趋势。

5. **纤维支气管镜检查**   通过纤维支气管镜可明确扩张、出血和阻塞部位,镜下可见黏膜充血,脓液从患处流出等;同时可进行局部灌洗,取得灌洗液做涂片革兰氏染色或细菌培养,对协助诊断及治疗均有帮助;通过支气管黏膜活检可有助于纤毛功能障碍的诊断。

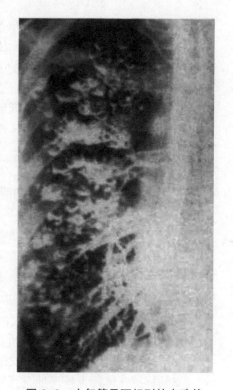

图 3-2   支气管呈不规则的串珠状

【诊断及鉴别诊断】

1. 幼年有诱发支气管扩张的呼吸道感染史,如麻疹、百日咳或流感后肺炎病史及肺结核病史等。

2. 出现长期慢性咳嗽、咳脓痰或反复咯血症状。

3. 体检肺部听诊有固定性持久不变的湿啰音,杵状指(趾)。

4. X 线检查示肺纹理增多、增粗,排列紊乱,其中可见到卷发状阴影,并发感染出现小液平,CT 典型表现为轨道征或戒指征或葡萄征。确诊有赖于支气管碘油造影或 HRCT。怀疑先天因素应做相关检查,如血清 Ig 浓度测定、血清 γ-球蛋白测定、胰腺功能检查、鼻或支气管黏膜活检等。

【鉴别诊断】

1. **慢性支气管炎**   多见于中年以上的患者,冬、春季节出现咳嗽、咳痰或伴有喘息,多为白色黏液痰,并发感染时可有脓痰。急性发作时两肺底均有散在的干、湿啰音,与支气管扩张症的固定性湿啰音不同。本病湿啰音为易变性,咳嗽后湿啰音可消失。

2. **肺脓肿**   有急性起病过程,畏寒、高热,当咳出大量脓痰后体温下降,全身毒血症状减轻,X 线片可见大片致密炎症阴影,其间有空腔及液平面,急性期经有效抗生素治疗后,可完全消退。慢性肺脓肿以往曾有急性肺脓肿病史,常可并发支气管扩张,支气管扩张亦可并发肺脓肿,明确诊断有赖于支气管碘油造影或 HRCT。

3. **肺结核**   多有低热、盗汗、全身乏力消瘦等结核中毒症状,伴咳嗽、咳痰、咯血,痰量一般较少。啰音一般位于肺尖,胸部 X 线片多为肺上部斑片状浸润阴影,痰中可找到结核分枝杆菌或结核菌素试验阳性。

4. **先天性肺囊肿**   多于继发感染后出现咳嗽、咳痰、咯血,病情控制后胸部 X 线片表现为多个边界清晰的圆形阴影,壁薄,周围肺组织无浸润。

【治疗】

1. **内科治疗**   支气管扩张症一经诊断,首先应采取积极的内科治疗。要鼓励患者有效地咳嗽、排痰,充分引流痰液。超声雾化吸入、口服祛痰药和支气管解痉药物,可使痰液稀薄便于咳出。体位引流能促进脓液的排出,根据病变部位,采取不同的体位,使支气管扩张的肺叶位置抬高,便于脓液流入主支气管和气管而咳出。纤维支气管镜吸痰以及反复冲洗引流效果更佳,同时还可收集痰液或分泌物作为细菌学检查标本。呼吸道急性感染时,根据最近的细菌培养和药物敏感试验结果,全身和局部合理应用抗生素。应在短期内使用治疗剂量,通常可考虑静脉使用 2~3 周后改为口服剂量,持续应用抗生素易产生耐药菌,临床不宜采用。对支气管扩张的病原治疗也相当重要,应预防呼吸道感染的反复发作,及时解除对支气管的压迫和阻塞因素,以防止支气管扩张病变加重。长期支气管扩张的患者,全身营养状况差,需给予支持治疗以增强机体抵抗力,促进康复。

2. 并发咯血的处理 支气管扩张症常并发咯血,咯血量从痰血数口到十数口或大咯血。大咯血的定义尚无定论,有人认为,一次咯血量>100mL即为大咯血,亦有人强调24小时咯血量>300mL为大咯血。实际上对咯血量的估计不应拘泥于数字,应当结合患者的状况,如面色、脉搏、呼吸、血压和发绀等。

(1) 止血药物:①一般止血药物,通常通过改善出凝血机制、毛细血管及血小板功能而起作用,实际上常见的咯血并非或不完全是因上述机制,故它们的治疗效果并不确切,因此不能作为治疗咯血的主要方法。②垂体后叶素,具有强烈的血管收缩作用,通常为10~20U,加入250~500mL液体中静脉滴注。大咯血时以10U加入20~40mL液体中静脉推注,继以10~20U静脉滴注,每天用量可为20~60U。对于大咯血,通常主张12~24小时连续用药,避免仅单次大剂量用药有效后逐渐减量。高血压、冠心病患者或妊娠者慎用。

(2) 血管扩张药:该类药物止血机制包括两方面。①扩张血管,降低肺动脉压和肺楔压,减少肺血流量;②使全身血管阻力下降,回心血量降低,肺血管床的血液流向肢体,起到"内放血"作用。通常使用α受体拮抗药酚妥拉明10~20mg加入250~500mL液体中静脉滴注,连续5~7天。当咯血量大,血容量不足时,应在补足血容量的基础上再用该药。其他类似药物还包括阿托品、硝酸异山梨酸酯和钙通道阻滞药等。普鲁卡因亦常用于咯血的治疗,有扩张血管、降低肺循环压力以及镇静而达到止血作用。

使用血管扩张药的主要适应证是对垂体后叶素禁忌者,其次为垂体后叶素疗效不佳者。有时可同时使用垂体后叶素和血管扩张药,两者联合使用既可降低肺循环压力,减少肺血含量,收缩肺小动脉,有利于止血,又能预防血压下降,达到相辅相成的作用。

(3) 纤维支气管镜:对出血并不急骤的部分患者,可通过纤维支气管镜对出血灶滴入0.1%肾上腺素或去甲肾上腺素5mL。对药物治疗无效且未能明确出血具体病灶者,可将4℃冷生理盐水500mL加肾上腺素4mg,分次注入出血肺段,停留1分钟后吸引并行面罩给氧或高频通气。对不能手术的大咯血或上述纤维支气管镜治疗后仍有大出血者,可经纤维支气管镜将气囊导管送入相应的出血支气管,使气囊充气或充水阻塞出血支气管,以防治出血淹溺健肺并压迫止血,24小时后放松气囊观察数小时,无再出血时即可拔除导管。

(4) 支气管动脉栓塞术:选择性支气管动脉栓塞作为治疗咯血的一种有效手段,其适应证广泛。一般认为,任何支气管咯血,经内科治疗无效,怀疑出血来自支气管动脉而无血管造影禁忌证者,均可考虑行支气管动脉栓塞治疗,尤其适用于急性致命性大咯血的急救;长期反复咯血的治疗以及咯血基础病变广泛,肺功能下降,不能耐受外科手术者的治疗。具体方法为:经选择性支气管动脉造影,显示异常扩张、体-肺动脉交通及造影剂外渗,均提示为病变的支气管动脉,可采用吸收性明胶海绵、氧化纤维素等将可疑病变动脉尽可能全部栓塞。

支气管动脉栓塞的远期疗效受患者术前咯血等基础病变严重程度及术后感染控制等因素的影响。由于病变广泛的支气管扩张不可逆程度高,参与病灶区供血的异常血管丰富,有时肺动脉亦可能参与出血,因此难免栓塞不完全。另外,支气管的严重扭曲、畸形,痰液引流不畅,感染持续不愈以及局部支气管动脉侧支循环易于重建等,均可使咯血复发。选择性支气管动脉栓塞作为治疗咯血的一种创伤性技术,其不良反应和并发症也应引起临床高度重视,主要为脊髓动脉栓塞,可造成脊髓横断性损伤。

3. 手术治疗 手术是唯一可能治愈支气管扩张的治疗手段。尽管随着有效抗生素和保守治疗手段的发展,部分支气管扩张症患者的症状能得到有效控制,但对于特定患者,手术仍是非常有效的。一般来说,支气管扩张症患者的手术指征,包括支气管病变已不可逆且病灶局限;切除病变肺后仍能保留足够的肺功能;患者存在明显的症状,如咳嗽、咯血、反复发生肺炎等。

手术前应行纤维支气管镜检查,以除外支气管狭窄、肿瘤或异物等病变。CT检查对制订手术方案至关重要。肺功能检查对病变局限的患者常常意义不大,但对病变范围较广或再次手术的患者则很重要。对边缘性肺功能者,分侧肺功能测定有一定帮助。严重肺功能减退的患者禁忌手术。术前需改善患者全身营养状况,加强抗感染治疗。急性感染期不宜手术,应在炎症消退 2~3 周后进行。麻醉插管宜采用双腔气管插管,以防止术中血液和感染物流入对侧肺。

彻底切除病灶和最大程度保存正常肺功能,是外科手术治疗支气管扩张症的基本原则。病灶切除不完全可导致不良的临床效果。由于支气管扩张症主要是累及肺段的病变,除非病变局限于一个肺叶,肺段切除是最常用的手术方式。单侧病变最常见的手术范围是下叶基底段结合中叶或舌段切除。单侧全肺切除术的并发症发生率和死亡率均较高,而且治疗效果较差,临床上应慎重考虑。一般在出现危及生命的症状或一侧为无功能的毁损肺,而对侧肺功能良好时,才做全肺切除术。双侧局限性病变,一般先对病变较重的一侧施行手术,3~6 个月后再施行另一侧手术。对少数年龄轻、全身情况良好、余肺有足够代偿功能的患者,可施行双侧病灶同期切除。双侧病肺切除时,应保证至少两个肺叶完整,中叶不在其中。双侧病变广泛且有严重感染或大咯血,经内科治疗无效的患者,可切除病变最严重的部分,以希望术后病情改善,但其临床治疗效果则较差。此外,对各种保守治疗均无效的终末期患者,也可酌情考虑肺移植手术治疗。

【预后及预防】

1. **预后**　80% 以上的患者术后症状消失或明显改善,其中单侧局限病变的患者术后效果最佳,单侧全肺切除和双侧病变者术后效果较差。少数患者术后仍残留症状,其主要原因有:①支气管扩张病灶切除不完全;②肺切除术后,剩余肺叶或肺段发生扭曲以及过度膨胀,诱发新的支气管扩张病变形成,这种情况多见于舌段和中叶;③支气管残端肉芽肿形成;④术前合并症未能控制以及术后发生并发症。

2. **预防**　积极防治婴幼儿呼吸道感染,对儿童定期免疫接种;清除鼻腔咽部慢性病灶;对支气管结核、淋巴结核早期诊断,及时治疗。预防结核性支气管扩张,防止误吸。

(王　群)

第六节　肺　脓　肿

肺脓肿(lung abscess)是由于多种病因引起的肺组织化脓性病变。早期为化脓性炎症,继而局部肺组织坏死液化形成空腔并积聚脓液形成脓肿。临床特征为高热、咳嗽和咯大量脓臭痰。多发生于壮年,男性多于女性。

20 世纪 40 年代后期,临床上开始使用磺胺类抗生素和青霉素,许多肺炎经抗生素治疗得到有效控制,肺部感染很少会发展到肺脓肿阶段。近些年,由于皮质类固醇、化疗药物以及免疫抑制药的广泛应用和艾滋病流行,使得继发于自然抵抗力降低时的机会性肺脓肿的发病率有所上升。

【病因】

肺脓肿常为厌氧菌与需氧菌混合感染所致。常见的致病菌有厌氧球菌/杆菌、β-溶血性链球菌、金黄色葡萄球菌、肺炎克雷伯菌、大肠杆菌、铜绿假单胞菌、嗜肺军团菌和流感嗜血杆菌等。免疫缺陷患者的肺脓肿则常由诺卡菌、隐球菌、曲菌、藻菌、非典型分枝杆菌(主要为鸟胞内分枝杆菌或堪萨斯分枝杆菌)或革兰氏阴性杆菌引起。

肺脓肿的发病原理与病因有密切关系,可分为原发性和继发性两种类型。

1. **原发性肺脓肿**　以吸入性肺脓肿最为常见。在正常情况下,支气管黏膜上皮的纤毛活动和咳嗽反射都有排除呼吸道分泌物和异物的防御功能。但当醉酒、麻醉、昏迷、溺水、脑血管意外、外伤、上呼吸道和口腔手术、镇静药物过量以及熟睡等情况下,咳嗽反射被抑制或减弱,口腔和上呼吸道带有致病菌的分泌物即可被吸入肺部致使细支气管阻塞,从而导致远端肺组织化脓性感染。鼻窦炎、龋齿病、反流性食管炎、贲门失弛缓症以及食管癌梗阻严重的患者亦较易出现致病菌被吸入下呼吸道的情况。有将近 23%~29.3% 的患者未能发现明显诱因,可能是由于受寒、极度疲劳等因素的影响,全身免疫状态与呼吸道防御功能减低,在深睡时吸入口腔的污染分泌物而发病。吸入性肺脓肿常为单发,且其发生部位与解剖结构及体位有关。由于右总支气管较陡直,且管径较粗,吸入性分泌物易吸入右肺,故右肺发病多于左肺。仰卧位时,好发于低位的下叶背段或上叶后段;坐位或半坐位时,好发于下叶基底段。此外,有 40% 的肺脓肿患者是由化脓性链球菌、肺炎克雷伯菌以及金黄色葡萄球菌等引起的坏死性肺炎所致。而在因各种原因导致免疫功能受限的患者中,肺脓肿可由机会致病菌所致。

2. 继发性肺脓肿　以支气管肺癌、支气管内异物以及支气管狭窄等原因引起的支气管阻塞最为常见。继发性肺脓肿亦可继发于其他肺部疾病,如空洞性肺结核、肺梗死、支气管扩张症、支气管囊肿和支气管肺癌继发感染等。胸部钝性或穿透性创伤导致肺组织血肿或有异物存留,均可继发化脓性感染而形成肺脓肿。肺部邻近器官化脓性病变,如膈下脓肿、肝脓肿、化脓性纵隔炎、椎旁脓肿等,亦可穿越肺与胸膜间的间隙直接侵入肺组织继发肺脓肿。皮肤创伤、疖痈、骨髓炎、产后盆腔感染、亚急性细菌性心内膜炎等产生的感染性栓子经血循环带入肺内血管,造成局部梗死,组织坏死,亦可引起血行性肺脓肿,该类病变常为多发性,无一定分布,常发生于两肺的边缘。

【病理学】

肺脓肿病理过程是化脓菌造成肺实质破坏,分为急性炎症期、化脓期和脓肿形成期三个过程。首先,细菌引起肺部感染,支气管阻塞后致使远端肺段发生肺不张和炎症,感染未能得到有效控制,引起肺段血管栓塞和破坏,继之产生大面积的肺组织坏死和液化,周围的胸膜、肺组织出现炎性改变,终于形成脓肿。急性肺脓肿的内壁衬纤维脓性物质,与周围实变的肺组织混为一体。脓肿周围肺组织有不同程度炎症、纤维化、支气管扩张和邻近胸膜粘连及增厚,其引流支气管及肺门淋巴结亦为炎症改变,来自支气管动脉和肋间动脉的侧支循环血管增多并粗大。早期由于有效抗生素治疗,可表现范围小、空洞小并最后吸收愈合。急性肺脓肿可侵犯周围胸膜表面,引起胸膜炎、胸腔积液或者脓胸。若脓肿穿透胸膜则出现脓气胸。肺脓肿也可破入纵隔、心包或膈下,分别引起化脓性纵隔炎、化脓性心包炎以及膈下感染。肺脓肿可完全吸收或仅剩少量纤维瘢痕。

当病变经过急性阶段后,支气管阻塞未能及时、完全解除,引流不畅,感染未彻底控制,炎症迁延6周以上,称为慢性肺脓肿。慢性病例可呈现肺叶或全肺毁损。慢性肺脓肿内壁逐渐变为纤维肉芽组织,其中存在富含脂质的巨噬细胞,脓腔内壁衬有低柱状上皮甚至假复层纤毛柱状上皮细胞。此时,脓肿周围的肺组织产生瘢痕,瘢痕组织收缩使脓腔变小甚至闭塞。慢性肺脓肿期间感染反复发作,既有受累肺组织病变,又有支气管病变,既有组织破坏,又有组织修复,既有急性炎症,又有慢性炎症。最后肺组织中形成界限分明的脓腔,周围肺组织有不同程度的炎症反应和纤维化。慢性肺脓肿最初发生在肺组织的表浅部位,肺脓肿与1个或多个小的支气管相通,致其变形扩张。脓肿不断向周围蔓延发展,晚期可跨段、跨叶形成多个互相连通的脓腔。

【临床表现】

1. 症状　肺脓肿可根据持续时间分为急性(<6周)和慢性(>6周)。肺脓肿的临床表现随不同的发病机制而异。大多数患者有吸入性肺炎病史,起病急剧,在化脓性坏死性肺炎期有寒战、高热、咳嗽、咳出黏液性脓痰等症状。病变累及胸膜者可有同侧胸痛。起病后1周左右脓肿穿破支气管后,痰量骤然增多,每日可达数百毫升,痰液呈脓性,40%~75%的患者为腐臭痰,有时痰中带血。脓液得到引流后,急性感染症状减轻,体温下降。如脓液经支气管引流通畅并及时应用足量适当的抗生素,脓肿可能痊愈。但较大脓肿破溃至支气管时,可致脓液广泛支气管播散从而伴发弥漫性肺炎和成人呼吸窘迫综合征。若脓液经支气管引流不通畅,则肺部化脓性感染持续存在,脓肿周围肺组织形成纤维瘢痕从而演变为慢性脓肿,临床表现则主要为慢性咳嗽、大量恶臭脓痰,痰液静置后分为三层。此外,患者可出现反复咯血、消瘦和贫血等症状,急性炎症反复发作时体温升高。继发脓气胸、脑脓肿、胸壁脓肿或支气管胸膜皮肤瘘者,亦呈现相应的症状和体征。

2. 体征　急性肺脓肿患者常呈重病容,体温高,心动过速,呼吸加快。呼吸有臭味,受累肺部表面胸壁触诊可能有压痛,语颤增强,叩诊常发现浊音,呼吸音减低,不一定听到啰音。当肺脓肿与支气管相通时,可闻及管性呼吸音,此时还会听到干性及湿性啰音。杵状指是许多慢性缺氧性肺部疾病经常存在的体征,肺脓肿患者表现很明显,在肺脓肿发作后2周就可能出现杵状指;当肺脓肿痊愈,杵状指也逐渐消退。当肺部病灶与胸壁形成大量侧支循环时,可能在胸壁听到血管性杂音。慢性期表现有低热、咳嗽、痰多、咯血、消瘦和苍白。患侧胸部下陷,肋间隙变窄,呼吸运动减弱,心尖搏动及气管向患侧移位。

【实验室及其他检查】

急性肺脓肿血白细胞总数可达$(20\sim30)\times10^9/L$,中性粒细胞在0.90以上,核明显左移。慢性患者的白细胞可稍升高或正常,红细胞和血红蛋白减少。

1. **细菌学检查**   痰涂片革兰氏染色,痰、胸腔积液和血培养(包括需氧菌和厌氧菌培养),以及抗菌药物敏感试验,有助于确定病原体和选择有效的抗菌药物。尤其是胸腔积液和血培养阳性时,对病原体的诊断价值更大。

2. **影像学**   病变初期胸部X线表现缺乏肺脓肿的特征和气-液平面,表现为某部分肺浸润,有或无肺不张。病变可累及1个肺段或多个肺段甚至整个肺叶。一旦肺脓肿与支气管相通,直立位或侧卧位胸部X线片可发现气-液平面,这是放射学上肺脓肿的特征性表现。仰卧位或俯卧位均能显示气-液平面的存在。肺脓肿病变周围有肺实质浸润带。典型的慢性空洞为中心型空洞,壁厚,外周有炎症及纤维化变化,多见于上叶后段和下叶背段,右侧比左侧多见,两侧性罕见。某些患者可能在脓腔内继发曲菌球形成。腔壁增厚呈结节状提示癌性空洞的可能。此外,肺门或纵隔淋巴结明显增大,很难区分是炎性增生还是癌转移。肺脓肿导致肺动脉假性血管瘤十分罕见,注意避免漏诊。

血源性肺脓肿,病灶分布在一侧或两侧,呈散在局限性炎症,或边缘整齐的球形病灶,中央有小脓腔和气-液平面。炎症吸收后,亦可能遗留有局灶性纤维化或小气囊阴影。

CT能更准确定位及区别肺脓肿和有气-液平面的局限性脓胸,发现体积较小的脓肿和葡萄球菌肺炎引起的肺气囊腔,并有助于做体位引流和外科手术治疗。

3. **纤维支气管镜检查**   有助于明确病因和病原学诊断,并可用于治疗。如有气道内异物,可取病理标本,还可取痰液标本行需氧菌和厌氧菌培养。可经纤维支气管镜插入导管,尽量接近或进入脓腔,吸引脓液、冲洗支气管及注入抗生素,以提高疗效与缩短病程。

部分肺脓肿或反复发作肺炎的患者需行上消化道造影检查,可显示胃食管反流,肿瘤引起的食管梗阻、食管狭窄或贲门失弛缓症。这些疾病可产生消化道内容物误吸到呼吸道,导致肺炎和肺脓肿,这种情况对于儿童病例尤为重要。有时,周围性肺脓肿不易与脓胸相区分,采用彩色多普勒超声技术探测空洞周围实变组织中血管信号有助于诊断周围性肺脓肿。

【诊断与鉴别诊断】

对有口腔手术、昏迷呕吐或异物吸入史,突发畏寒、高热、咳嗽和咳大量脓臭痰的患者,其白细胞总数及中性粒细胞显著增多。X线片示肺部浓密的炎性阴影中有空腔、气-液平面,做出急性肺脓肿的诊断并不困难。有皮肤创伤感染、疖、痈等化脓性病灶,或静脉吸毒者患心内膜炎,出现高热不退、咳嗽、咳痰等症状,X线胸片示两肺多发性肺脓肿者,可诊断为血源性肺脓肿。痰、血培养,包括厌氧菌培养以及抗菌药物敏感试验,对确定病因诊断、抗菌药物的选用有重要价值。

肺脓肿应与下列疾病相鉴别。

1. **细菌性肺炎**   早期肺脓肿与细菌性肺炎在症状和X线胸片表现上很相似,但常见的肺炎链球菌肺炎多伴有口周疱疹、铁锈色痰而无大量脓臭痰,X线胸片示肺叶或段性实变或呈片状淡薄炎症病变,边缘模糊不清,没有空洞形成。当用抗生素治疗后高热不退,咳嗽、咳痰加剧并咳出大量脓痰时,应考虑为肺脓肿。

2. **空洞性肺结核继发感染**   空洞性肺结核是一种慢性病,起病缓慢,病程长,可有长期咳嗽、午后低热、乏力、盗汗,食欲减退或有反复咯血。X线胸片显示空洞壁较厚,一般无气-液平面,空洞周围炎性病变较少,常伴有条索、斑点及结节状病灶,或肺内其他部位的结核播散灶,痰中可找到结核分枝杆菌。当合并肺炎时,可出现急性感染症状和咳大量脓臭痰,且由于化脓性细菌大量繁殖,痰中难以找到结核分枝杆菌,此时要详细询问病史。如一时不能鉴别,可按急性肺脓肿治疗,控制急性感染后,胸部X线片可显示纤维空洞及周围多形性的结核病灶,痰结核分枝杆菌可转阳。

3. **支气管肺癌**   支气管肺癌阻塞支气管常引起远端肺化脓性感染,但形成肺脓肿的病程相对较长,因有一个逐渐阻塞的过程,毒性症状多不明显,脓痰量亦较少。阻塞性感染由于支气管引流不畅,抗生素效果不佳。因此对40岁以上出现肺局部反复感染,且抗生素疗效差的患者,要考虑有支气管肺癌所致阻塞性炎症的可能。可送痰液找癌细胞或纤维支气管镜检查,以明确诊断。肺鳞状细胞癌也可发生坏死性液化,形成空洞,但一般无毒性或急性感染症状,X线胸片示空洞壁较厚,多呈偏心空洞,残留的肿瘤组织使内壁凹凸不平,空洞周围也少炎症浸润,肺门淋巴结可有增大,故不难与肺脓肿区分。

4. 肺囊肿或肺大疱继发感染　继发感染时,囊肿或大疱内可见气-液平面,空洞壁薄,周围炎症反应轻,无明显中毒症状和脓痰。如有以往的X线胸片做对照,更容易鉴别。

【治疗】

1. 内科治疗　多数肺脓肿经内科治疗,4~5周积极抗生素治疗后症状明显减轻,胸部X线片上不留残腔,或仅有直径2cm以下薄壁囊腔。如果经5周治疗后仍遗有固定大小的残腔,特别是直径>2cm的薄壁残腔,症状持续存在,则需行外科手术切除。否则患者将反复咯血和感染发作,预后不佳。经适当抗生素治疗后,虽留有小的薄壁残腔患者却无明显症状,经数周或数月观察也可能完全愈合,不一定需要外科处理。

诊断慢性肺脓肿时,应进行痰培养和涂片检查以鉴定致病菌,包括需氧菌和厌氧菌。这些可能需要经支气管镜或经皮穿刺获得确切的致病细菌,以排除口腔细菌污染标本。痰检查还应当包括真菌、抗酸菌和肿瘤细胞检查。一旦诊断肺脓肿,则立即施以广谱抗生素,以后再根据细菌培养和药物敏感度结果,调整抗生素。一般而言,抗生素应用后数天至1周,临床症状就有明显改善。某些病例可能需要数周甚至更长时间的抗生素治疗,直到胸部X线片显示脓肿完全吸收。临床症状改善比胸部X线片的表现早出现数日或数周。如果患者临床症状改善,尽管有气-液平面存在,有或无周围组织浸润,此时不需要外科处理。

肺脓肿患者需要进行支气管镜检查,为细菌培养提供最确切的材料,早期排除支气管梗阻的原因(如异物、肉芽肿或肿瘤),可经支气管镜直接抽吸脓液,经支气管内引流脓液。操作时避免脓液大量溢入支气管内,突然发生窒息。在X线透视下经支气管导管进行脓腔引流。经抗生素和支持疗法,一般人群急性肺脓肿的死亡率明显下降,绝大多数患者可获得治愈。80%~90%的肺脓肿患者不需要外科处理即可治愈。

抗生素疗程为8~12周,直至X线胸片示空洞和炎症消失,或仅有少量的残留纤维化。

2. 外科治疗

(1) 手术适应证:①内科治疗失败,症状和体征持续存在,治疗3个月以上空洞不愈合,空洞直径>5cm或张力性空洞;②除空洞外,肺叶或全肺呈毁损表现,即大片炎症及纤维化、广泛支气管扩张、肺不张等;③并发支气管胸膜瘘、脓胸、食管瘘和反复气胸等并发症;④支气管阻塞怀疑存在肺癌;⑤反复严重咯血。对于那些经过抗生素治疗仅留有较小的、薄壁残腔且无临床症状的患者,病变有望在数周或数月完全恢复而不需要外科手术治疗。

(2) 肺脓肿外引流术:主要包括胸壁切开置管引流术、CT或B超引导下经皮穿刺引流术以及胸壁开窗引流术三种方法。目前以经皮穿刺引流术应用最为广泛,其治愈率可达73%~100%,并发症发生率为0~21%,死亡率为0~9%。

若患者病情较重不宜搬动或经皮穿刺引流失败的患者,可考虑床旁行胸壁切开置管引流术,术前必须做详细的X线检查或CT检查以明确病变部位,选定靠近肺脓肿的胸壁引流部位,这样仅需切开较浅层的肺组织,而且该处大多已有胸膜粘连。

在胸壁切开置管引流术失败后,胸壁开窗引流术仍可取得一定效果。施行开窗引流术可应用局部或全身麻醉。必须经病变肺组织与胸壁间已形成粘连区做肺切口,以避免脓液溢入胸膜腔继发脓胸。通常切除短段肋骨,明确该区域胸膜已有粘连后先用穿刺针抽出部分脓液以确定脓肿的位置和深度,然后用电灼切开肺组织直达脓腔,吸除脓液和坏死组织后置入较大口径的引流管,术后做脓腔负压吸引引流,但不可直接冲洗脓腔,以免引发剧咳以及脓液经支气管流入其他肺叶。肺脓肿引流后,体温下降,临床症状和X线征象均可得到改善。引流2~3周,待脓腔缩小、引流量减少时,可改用短橡皮管或纱条引流。大多数患者拔出引流物后创口可自行愈合,但亦有少数患者残留有支气管胸壁窦道,需做其他处理。

(3) 肺切除术:少数急性肺脓肿发展到慢性肺脓肿,脓腔壁增厚,周围肺组织发生不可逆的病变,临床上患者持续发热、咳嗽和咳痰。导致慢性肺脓肿的因素有脓腔引流不畅,支气管梗阻和脓肿穿破到胸膜腔产生脓胸。在这种情况下需要进行肺切除,多数是肺叶切除即获痊愈。其他肺切除的指征有大咯血和反复咯血。慢性肺脓肿行肺的楔形切除或肺段切除常产生合并症,因为切除边缘的肺实质常有病变,术后肺持续漏气和脓胸的发生率较肺叶切除高,不宜采用。在大多数情况下,肺通气灌注扫描常能确定病变范围,若显示一侧肺完全无功能,则需行全肺切除。手术时采用双腔气管插管麻醉,以防止脓液在手术操作过程中流入对侧或同侧健康肺叶,如有可能,尽早钳闭患侧支气管。手术中可能发现胸膜增厚,粘连带中存在广泛的侧支循环。如果脓肿太大,可以先行抽吸减压使手术操作更为安全。长期慢性炎症使得支气管血管屈曲、增粗,淋巴结增大并与周围的支气管、血管紧密粘连。解剖肺门时尤应慎重,以免发生大出血。术后胸膜腔应充分引流,至少放置 2 根引流管,以利于肺迅速膨胀,阻止肺漏气,避免术后脓胸的发生。主要并发症有血胸、脓胸、支气管胸膜瘘和对侧肺炎症。

某些肺脓肿对适当治疗无明显反应,也可能是支气管肺癌阻塞了支气管,以致远端发生肺脓肿,或大的肿瘤本身发生缺血性坏死形成癌性空洞。影像学提示脓肿壁厚且不规则,脓腔内壁可见到壁内结节,应怀疑癌性空洞。支气管镜检查可以帮助诊断。若经 3~4 周抗生素治疗,脓肿无明显反应,支气管镜检查未能获得肯定的诊断结果,则需行开胸探查。咯血是肺脓肿的一个常见并发症。对于那些不能耐受手术切除的患者来说,通过在适当部位进行肺动脉栓塞可有效控制出血。

【预后】

自抗生素广泛应用以来,肺脓肿病死率已明显下降,为 5%~10%。下述情况提示预后较差:①肺脓肿脓腔较大,特别是脓腔直径>6cm 者;②以相邻肺段内多发性小脓肿为特征的坏死性肺炎;③年龄较大,免疫功能受损和衰弱者;④伴有支气管阻塞性的肺脓肿;⑤需氧菌(包括金黄色葡萄球菌和革兰氏阴性杆菌)所致的肺脓肿;⑥治疗耽误,尤其是有症状时间超过 6 周者。早期、及时、有效的治疗可以提高治愈率,降低病死率。

【预防】

要重视口腔、上呼吸道慢性感染病灶,如龋齿、化脓性扁桃体炎、鼻窦炎、牙槽脓肿等的治疗。口腔和胸腹手术前应注意保持口腔清洁,手术中注意清除口腔和上呼吸道血块和分泌物,鼓励患者咳嗽,及时取出呼吸道异物,保持呼吸道引流通畅。昏迷患者更要注意口腔清洁,合并肺炎应及时使用抗生素治疗。

(王　群)

第七节　肺　结　核

肺结核是由结核分枝杆菌引起的慢性传染病,可累及全身多个器官,但以肺结核(TB)最为常见。本病病理特点是结核结节和干酪样坏死,易形成空洞。临床上多呈慢性过程,少数可急起发病。常有低热、乏力等全身症状和咳嗽、咯血等呼吸系统表现。

【流行病学】

中华人民共和国成立后,由于人们生活水平和卫生保健水平的不断提高,结核病已基本控制。但近年来,随着环境污染和艾滋病的传播,结核病发病率有所上升。造成这种情况的原因主要是近 20 年世界许多地区政策上的忽视,致使肺结核防治系统遭到破坏;艾滋病患者感染肺结核的概率是常人的 30 倍,大部分艾滋病患者死于肺结核,随着艾滋病在全球蔓延,肺结核患者也在增加;多种抗药性结核病菌株的产生,增加了肺结核防治的难度。

【分类】

结核病分原发型和继发性。初染时多为原发型(Ⅰ型),而原发型感染后遗留的病灶,在人体抵抗力下降时,可能重新感染,通过血液循环播散或直接蔓延而致继发感染(Ⅱ~Ⅳ型)。

1. 原发型肺结核(Ⅰ型)　常见于小儿,多无症状,有时表现为低热、轻咳、出汗、心率快、食欲差等;少数有呼吸音减弱,偶可闻及干或湿啰音。

2. 血行播散型肺结核(Ⅱ型)　急性粟粒型肺结核起病急剧,有寒战、高热,体温可达 40℃以上,多呈弛张热或稽留热。白细胞计数可减少,红细胞沉降率加速。亚急性与慢性血行播散型肺结核病程较缓慢。

3. 浸润型肺结核(Ⅲ型)　肺部有渗出、浸润及不同程度的干酪样病变。多数发病缓慢,早期无明显症状,后渐出现发热、咳嗽、盗汗、胸痛、消瘦、咳痰及咯血。血常规检查可见红细胞沉降率加快;痰结核菌培养为阳性。X线检查显示大小不等、边缘模糊的云絮状阴影。

4. 慢性纤维空洞型肺结核(Ⅳ型)　反复出现发热、咳嗽、咯血、胸痛、盗汗、食欲减退等,胸廓变形,病侧胸廓下陷,肋间隙变窄,呼吸运动受限,气管向患侧移位,呼吸减弱。血常规检查可见红细胞沉降率快;痰结核菌培养为阳性。X线片显示空洞、纤维化、支气管播散三大特征。

【病因】

肺结核一年四季都可以发病。15~35岁的青少年是结核病的高发年龄,潜伏期4~8周,其中80%发生在肺部,其他部位(如颈部淋巴结、脑膜、腹膜、肠、皮肤、骨骼)也可继发感染。主要经呼吸道传播。传染源是接触排菌的肺结核患者。

(1)原发型肺结核的发病原因:当人体抵抗力降低时,经呼吸道或消化道初次侵入人体的结核菌,常在肺部或肠壁形成原发灶,有90%~95%发生在肺部,吸入感染的结核菌经上呼吸道、气管、支气管而达到肺泡,在肺部的任何部位都可以形成渗出性炎性病灶,称为原发病灶。

(2)血行播散型肺结核的发病原因:当机体抵抗力降低时,大量结核菌一次或在极短时间内多次侵入血液循环而引起。此时,由于机体变态反应增高,可致血管通透性增强,结核菌可通过血管壁侵入肺间质,进而侵及肺实质形成粟粒大小的结节。

(3)继发性肺结核的发病原因:继发性肺结核是指原发感染过程中肺内遗留下的潜在性病灶重新复燃或结核分枝杆菌再次感染所引起的肺结核,多见于成年人,所以又称成年人型肺结核病。

【病理】

结核病的免疫主要是细胞免疫,表现为淋巴细胞的致敏和细胞吞噬作用的增强。入侵的结核菌被吞噬后,经处理加工,将抗原信息传递给T淋巴细胞,使之致敏。当致敏的T淋巴细胞再次遇到结核菌时,便释放出一系列的淋巴因子使巨噬细胞聚集在细菌周围,吞噬杀死细菌,然后变为类上皮细胞和朗汉斯巨细胞,最后形成结核结节。在医学上,此反应属于Ⅳ型变态反应。

结核菌侵入人体后引起炎症反应,细菌与人体抵抗力之间的较量互有消长,病变过程复杂,但其基本病变主要有渗出、增生、变质。

结核菌主要通过呼吸道传播。飞沫传播是肺结核最重要的传播途径。传染源主要是排菌的肺结核患者的痰。传染的次要途径是经消化道进入体内,此外,还可经皮肤传播。

结核病的传染通常是发生在发现和诊断前,也就是在没有被发现明显症状时传染性最大。及时治疗后,结核病传染性很快减弱和消失。化疗后数天内,患者痰中结核菌急剧减少,即使痰中仍有少数结核菌存在,其活力也明显减弱,并且患者咳嗽症状也逐渐减少或消失,一般规律化疗2周以后,结核病患者的传染性就已基本消失。因此,与这些结核病患者进行一般接触是不会受到传染的。

健康人受到结核菌感染后,也不一定发生结核。结核的发病主要受到两种因素的影响,即感染结核病菌毒力的大小和身体抵抗力强弱,如果结核菌毒力大而身体抵抗力弱,则容易发生结核病。初次受到结核菌感染后,绝大多数人不发病,但仍有约10%的人在一生中的任何时候都有可能发生结核病。婴幼儿、青春期、老年人、肺尘埃沉着病、糖尿病患者、胃切除术后或长期使用免疫抑制药的人,因为抵抗力降低比较容易发病。艾滋病病毒感染者因免疫缺陷,一旦感染结核菌,极易发生结核病。

【症状】

典型肺结核起病缓渐,病程经过较长,有低热、乏力、食欲缺乏、咳嗽和少量咯血。但多数患者病灶轻微,常无明显症状,经体检时X线检查始被发现。有些患者因突然咯血而发现,但在病程中常可追溯到轻微的毒性症状。

1. 全身症状　全身毒性症状表现为午后低热、乏力、食欲减退、体重减轻、盗汗等。当肺部病灶急剧进展播散时,可有高热,妇女可有月经失调或闭经。

2. 呼吸系统　一般有干咳或只有少量黏液。伴继发感染时,痰呈黏液性或脓性。约1/3患者有不同程度的咯血。当炎症波及壁层胸膜时,相应胸壁有刺痛,一般并不剧烈,随呼吸和咳嗽而加重。慢性重症肺结核,呼吸功能减弱,出现呼吸困难。

【并发症】

广泛应用抗结核药物治疗以来,肺结核管道播散的并发症,如喉、肠结核已很少见。肺内空洞及干酪样病变靠近胸膜部位破溃时,可引起结核性脓气胸。渗出性胸膜炎的胸腔积液,如未及时治疗,亦可逐渐干酪化甚至变为脓性,成为结核性脓胸。慢性纤维空洞型肺结核或一侧肺毁损,并发肺气肿、肺大疱,可引起自发性气胸,也可导致慢性肺源性心脏病,甚至心、肺衰竭。肺结核病灶反复进展及纤维化,致使肺内支气管正常结构遭受破坏,可引起继发性支气管扩张,常反复咯血。

原发性感染时结核菌随血行分布,潜伏在其他器官,一旦人体免疫力极度减弱,可产生该器官的结核病,常见的有淋巴结、脑膜、骨及泌尿生殖器官结核等。

艾滋病容易继发结核菌或非结核分枝杆菌感染,有些发达国家结核病疫情原已显著下降,但由于艾滋病的流行,卡氏肺孢菌、巨细胞病毒感染以及结核病患者有所增多。而发展中国家在人类免疫缺陷病毒(HIV)感染患者中,主要并发症是结核菌感染。常见原有的陈旧性结核病灶复燃(内源性复发),同时患有肺结核与艾滋病,其诊断困难,疗效差,病死率高。

某些疾病或状态为结核病的发病、患病提供了有利条件,因而这类病常伴随结核病而存在,称为并存病。近年来,艾滋病、糖尿病、哮喘等都有增多趋势,与结核病的伴发率都有增高,应加强对这类疾病的防治。

【辅助检查】

1. **痰涂片检测**　将患者的痰制成涂片,在镜下检测患者的结核分枝杆菌。

2. **X线检查**　肺部X线检查不但可早期发现肺结核,而且可对病灶的部位、范围、性质、发展情况和效果做出诊断。

3. **结核菌素试验**　阳性表示结核感染,但并不一定患病。结核菌素皮试呈阳性者,常提示体内有活动性结核灶;阴性提示没有结核菌感染,仍要排除下列情况。

(1) 结核菌感染后需4~8周变态反应才能充分建立;所以,在变态反应前期,结核菌素试验可为阴性。

(2) 应用糖皮质激素等免疫抑制药者、营养不良以及麻疹、百日咳患者,结核菌素反应可暂时消失。

(3) 严重结核病和各种危重患者对结核菌素无反应。

(4) 其他,如白血病、结节病患者和老年人的结核菌素反应也常为阴性。

【临床诊断】

依据以下条件可以诊断肺结核。

1. 乏力、咳痰、体重减轻、发热、盗汗。

2. 胸部影像学示肺部浸润性改变。

3. 结核菌素试验阳性。

4. 痰液涂片抗酸染色阳性。

5. 痰培养结核分枝杆菌阳性。

【鉴别诊断】

1. **肺癌**　中心型在肺门处有结节影或有肺门纵隔淋巴结转移,需与淋巴结核鉴别;周围型在肺周围有小片浸润、结节,需与结核球或结核浸润性病灶鉴别。

2. **肺炎**　肺部非细菌性(支原体、病毒、过敏)感染常显示斑片影,与早期浸润性肺结核的表现相似,而细菌性肺炎出现大叶性病变时可与结核性干酪样肺炎相混,都需鉴别。

3. **肺脓肿**　浸润型肺结核如有空洞,常需与肺脓肿鉴别。尤以下叶尖段结核空洞需与急性肺脓肿鉴别,慢性纤维空洞型肺结核需与慢性肺脓肿鉴别。

4. **气管炎**　慢性支气管炎常与慢性纤维空洞型肺结核患者症状相似,但X线与痰菌检查易于鉴别。

5. **支气管扩张症**　症状为咳嗽、咳脓痰、反复咯血,易与慢性纤维空洞型肺结核相混淆,但X线片一般仅见纹理粗乱或卷发影。

6. 其他伴有发热的疾病　急性粟粒性结核表现为高热、肝脾大、白细胞减少或类白血病样反应,与伤寒、败血症、白血病表现有相混处,需要根据各自特点仔细鉴别。成年人支气管淋巴结核有发热和肺门淋巴结增大,易与纵隔淋巴瘤、结节病相混淆。

【治疗】

1. 内科治疗　临床上有初治、复治之分;患者有排菌和不排菌之别;结核菌有处于繁殖生长期和休眠静止期之别。抗结核药物有作用于酸性环境和细胞内酸性环境的药物,还有作用于细菌外的碱性或中性环境的药物。一个合理正规的化疗方案必然有 2 种或 2 种以上的杀菌药,合理的剂量、科学的用药方法,足够的疗程,还要早期、规律用药,才能治愈。缺少哪一个环节都可导致治疗的失败。

要想彻底治疗必须遵循以下 5 个原则:早期、联合、适量、规律、全程化学药物治疗。

药物包括异烟肼(H)0.3g/d,利福平(R)0.45~0.60g/d,吡嗪酰胺(Z)1.5g/d,链霉素(S)0.75~1.0g/d,乙胺丁醇(E)0.75g/d 等。应用较多的联合治疗方案是 ZS(E)HR2/4HR,意思是开始治疗的前 2 个月,采用异烟肼、利福平、吡嗪酰胺、链霉素(或乙胺丁醇)4 种强有力药物联合治疗,亦称之为强化期;后 4 个月继续应用异烟肼、利福平,1/d,亦称之为巩固期。

对少数病变严重者,巩固期可以适当延长。阿米卡星(丁胺卡那霉素)、氧氟沙星(奥复星)、左旋氧氟沙星(可乐必妥)等具有中等强度的抗结核作用,对常用药物已耐药的患者,可考虑选用。

2. 外科治疗　目前最常用的是肺切除术,其次是胸廓成形术及肺结核空洞清除术、经皮肺介入治疗空洞性肺结核等术式。至于其他种类如膈神经压榨术、胸膜外或骨膜外填充术萎陷疗法等,近年来已很少应用。在病变条件许可时,胸腔镜微创手术也是一项不错的选择,可以减少患者痛苦。

手术治疗适应证:①之前治疗肺结核的手术发生了并发症;②药物治疗失败;③用于明确诊断;④病变瘢痕造成的并发症,如大咯血、肺癌、支气管食管瘘、支气管扩张、中叶综合征等;⑤肺外病变;⑥胸膜结核;⑦非结核分枝杆菌的分枝杆菌感染。

【临床治愈标准】

1. 对于痰菌阳性的肺结核患者,在完成预定疗程,最后 2 个月连续痰菌阴性,即为阴转治愈。

2. 对于痰菌阴性的肺结核患者,在完成预定疗程,痰菌仍为阴性者,为满疗程治愈。

3. 病菌连续阴性,病变全部吸收或无活动性,空洞闭合达 6 个月以上者(如残留空洞,则需满疗程停药后,痰菌连续阴转达 1 年以上者)为临床治愈。

4. 痊愈　对于临床治愈的肺结核患者,经 2 年观察胸部 X 线片无改变,痰菌持续阴性,即为痊愈。

（王　群）

第八节　肺隔离症

肺隔离症(pulmonary sequestration)是临床上较为多见的先天性肺发育畸形。胚胎时期部分肺组织(肺叶或肺段)与正常肺主体分离,单独发育并接受体循环动脉的异常动脉供血,这部分异常肺组织存在发育障碍,不具有呼吸功能,影像上有时呈囊性包块,又称为有异常动脉供血的肺囊肿症。

【流行病学】

肺隔离症占先天性肺部疾病的 0.15%~6.4%,占肺叶切除手术的 1.1%~1.8%。大多数肺隔离症患者在 20 岁前诊断,30% 或更多的患者无症状,偶然被发现。

【解剖分类】

肺隔离症最早于 1946 年由 Pryce 描述,分为叶内型和叶外型。

叶内型肺隔离症最多见,占比 75%~86%。病变组织无自身胸膜与正常肺组织隔离,故异常与正常肺组织间通常无明显界限,共存于同一肺叶中。约 2/3 叶内型肺隔离症发生在左下叶后基底段。叶内型肺隔离症很少合并其他先天畸形。

叶外型肺隔离症因有完整胸膜犹如分离的肺叶,不与正常肺的支气管相通。叶外型肺隔离症可合并其他先天畸形,以先天性膈疝最为常见。

　　无论叶外型与叶内型肺隔离症的主要动脉均来源于体循环的分支,主要是降主动脉(73%),也可源于腹主动脉上部、腹腔动脉及其分支、升主动脉或主动脉弓、无名动脉、锁骨下动脉、内乳动脉、肋间动脉、膈动脉或肾动脉等。多数经下肺韧带进入隔离肺内,常为 1 支,也有 2 支或多支的情况。动脉粗细不等,有的直径可达 2cm 左右。这些异常动脉壁的结构与主动脉相似,含较多的弹力纤维组织,压力较高,极易发生粥样硬化。肺隔离症静脉回流不尽一致,叶内型肺隔离症的血液通常回流入下肺静脉,偶有叶内型回流到体循环静脉。叶外型肺隔离症血液回流入半奇静脉、奇静脉、下腔静脉、无名静脉、肋间静脉,甚至门静脉等。

　　发生在腹腔内的肺隔离症非常少见。女性多见,表现为左侧后腹膜肿物。

【组织病理】

　　组织学上,隔离肺内的肺实质常表现为由立方或柱状上皮细胞覆盖的囊性空腔,囊内充满黏液,伴淋巴细胞炎症和纤维化。隔离肺也可能形成肺气肿样过度膨胀的肺泡,由于反复感染,有时可见肉芽肿样炎性反应。叶外型肺隔离症因其包有自己的胸膜,且不与支气管相通,故感染的机会很少。由于来自主动脉的血液含氧量与来自肺动脉的血液完全不同,使该段肺组织的肺功能无法进行,因而肺发育不良、无功能。

【发病机制】

　　肺隔离症的发生机制目前还不清楚,常见有牵引学说、副肺芽学说和血管发育不全学说。牵引学说认为在胚胎初期的原肠及肺芽周围,有许多内脏毛细血管与背主动脉相连,当肺组织发生脱离时,这些相连的血管即逐渐衰退吸收。由于某种原因,发生血管残存时,就成为主动脉的异常分支动脉,牵引一部分胚胎肺组织,形成肺隔离症。此部分肺组织与正常支气管和肺动脉隔离开,由异常动脉供应血液。在胚胎早期肺组织与原肠发生脱离时受到牵引,副肺芽位于胸膜内,则形成叶内型肺隔离症,在脱离后受到牵引的异常的肺芽出现在胸膜已形成之后,则成为叶外型肺隔离症。但牵引学说并不能解释所有的肺隔离症,有少数肺隔离症没有异常动脉,或有异常动脉而无隔离肺。副肺芽学说认为肺隔离症是原始前肠的先天性异常所致,在正常肺芽下面,形成了一个附属的额外肺芽,它与食管持续向下移动,从围绕前肠的原始内脏血管获得血液供应。如果肺芽在胸膜发育之前出现,就会形成肺内隔离症;如在胸膜发育后出现,就形成肺外隔离症。

【临床表现】

　　肺隔离症多见于青壮年,年龄在 10~40 岁。男性多于女性,叶内型远多于叶外型,左侧多于右侧,下叶多于上叶。由于肺隔离症分型不同,临床表现也不同。

　　1. **叶外型肺隔离症**　男女之比约为 4∶1;左右侧之比约为 2∶1。多位于肺下叶与膈肌之间邻近正常肺组织,极少数也可位于膈下、膈肌内或纵隔。成人叶外型肺隔离症一般多无症状,由于有胸膜包绕与其他肺组织不相通,感染少见。多在常规 X 线检查时发现。如果叶外型隔离肺体积巨大,可导致新生儿发生呼吸窘迫、充血性心力衰竭(右向左分流)、大量胸腔积液。叶外型隔离肺也可因合并其他先天畸形而在新生儿时期被发现。据报道,50%~60% 叶外型隔离肺合并其他先天畸形,包括先天性膈疝、囊性腺瘤样畸形、脊柱畸形、先天性心脏病、气管食管瘘、肺发育不良、先天性巨结肠、支气管囊肿等。

　　2. **叶内型肺隔离症**　多见于左下叶或右下叶内、后基底段,在椎旁沟内。与叶外型不同,其男、女发病率相近,左右侧比例为 1.5~2∶1。尽管很多叶内型肺隔离症者无症状(15%~30%),但那些与支气管相通的几乎所有叶内型病例在一定时期后均继发感染,多数在青壮年出现反复肺部感染症状,如发热、咳嗽、胸痛、咳脓痰,甚至咳脓血痰。严重者还可出现全身中毒症状,与肺脓肿症状相似,感染时囊腔内为脓液。查体局部叩诊浊音,呼吸音减低,有时可听到湿啰音。部分患者有杵状指。体动脉多来自胸主动脉下部或腹主动脉上部,较为粗大,直径 0.5~2cm,异常动脉多经下肺韧带到达病变部位,经(下)肺静脉回流。经抗感染治疗症状可暂时缓解,但病程也有迁延数月甚至数年之久的。

　　以囊肿表现的肺内型隔离肺可单发或多发,大小不等,周围肺组织常有肺炎。有时要待炎症消退后,才能证实阴影的囊性特征,病变大小可随时间有很大变化,主要依据其内部气体、液体量的改变。如果隔离肺有感染,其阴影形态可在很短时间内有很大变化。

3. **先天性支气管肺前肠畸形** 这型是指与胃肠道交通的肺隔离症,最常见为肺隔离症的囊腔与食管下段或胃底交通,其病理特点符合叶内型或叶外型肺隔离症。以右侧多见,但多在 1 岁前诊断。临床表现多为慢性咳嗽、反复发作的肺炎或呼吸窘迫,常见伴随其他畸形,如叶外型肺隔离症及膈疝。

4. **短弯刀综合征** Chassinant 在 1836 年首先描述此综合征。含有以下 3 种畸形的疾病被称为短弯刀综合征:①右肺发育不全;②右肺静脉回流异常,肺静脉汇入右心房和/或下腔静脉;③体动脉供血。因胸部 X 线片有右心缘旁弯刀状异常静脉阴影而得名,其有明显的家族倾向。

【辅助检查】

1. **胸部 X 线片** 叶外型肺隔离症的胸部 X 线片常显示均匀、三角形、尖端指向肺门的阴影。通过 X 线片术前确诊困难,既往常以胸内肿块诊断不明而开胸探查。叶内型肺隔离症在胸部 X 线片上,可见下叶内及后基底段紧贴膈面有一团密度均匀增深的阴影,大多为圆形、卵圆形,少数可呈三角形或多边形,边界一般较清晰,其长轴指向后方提示与降主动脉有联系。如合并感染并与支气管相通,则可表现为单个或多个带液平面的圈形阴影与肺囊肿影像相似。囊壁厚薄不等,周围有炎变影像,阴影大小可随病情病程演变而改变,感染时增大,炎症吸收后缩小,但绝不会完全消失。

2. **胸部 CT 及肺血管三维成像** 胸部 CT 平扫及增强 CT 后期肺血管三维成像是目前临床诊断肺隔离症最主要的方法。CT 平扫下,肺隔离症病变组织呈多种改变,包括肿块影、囊肿影像(特别在发热患者有时被误诊肺脓肿甚至包虫病)、支气管扩张、局灶肺气肿等。典型表现是正常肺支气管动脉和静脉束远离或围绕在隔离肺叶外周,偶见钙化。肺血管三维成像已经基本取代大血管造影用来发现隔离肺的异常供血血管,因其无创、准确并简便易行,在基层医院已能普遍开展。

3. **磁共振成像(MRI)** 能检测出胸内边界清楚的团块影。叶内型特点是在肺内异常的团块(MRI 上为增黑的阴影)和异常血管相连;叶外型是在肺外异常增白的团块影,亦和异常血管相连。磁共振除能判断出异常肺组织及其与周围脏器的关系,也可显示异常动脉来源、走行及静脉回流情况。其检查效果与增强 CT 相似,也是无创伤的检查方法。

4. **血管造影** 既往常用于临床高度怀疑肺隔离症而 X 线胸片及体层片不能确定时。主动脉造影或选择性动脉造影可以观察到异常体动脉分支供应病变部位肺组织而得以明确诊断。但此项检查是一种创伤性检查,具有一定的危险性,而且需要较高的介入操作技术和设备,临床现已被 CT 取代。

5. **B 超** 可用于产前筛查,在妊娠 18~19 周通过胎儿 B 超检查可发现胎儿隔离肺,对这部分胎儿需进行密切观察,特别是在出生后出现严重症状的新生儿能准确诊断并快速外科干预,预后很好。对于普通隔离肺患者,B 超于侧后胸壁常可探测出边界清楚、形态规整的圆形或椭圆形肺内团块,内部可见大小不同的囊性区,如有感染时,可见散在的小光点反射,团块周围有时可探及 1 支或 2 支血管进入团块。B 超的优势是无创检查方法,操作简单,准确性高而且可以反复动态观察。但是 B 超不能区分叶内型或叶外型肺隔离症,亦不能检测肺静脉回流情况。

【诊断】

对于青壮年出现反复肺部感染症状,发热、咳嗽、胸痛、咳脓痰,或咯血,甚至咳脓血痰,胸片或 CT 平扫下肺近脊柱阴影特别是囊性病变,要警惕肺隔离症。对可疑患者行增强 CT 及三维血管成像或磁共振成像检查可明确诊断。典型的影像学特征是异常体动脉供血,多经下肺韧带进入病变肺组织。

【鉴别诊断】

肺隔离症要与肺炎、肺脓肿、支气管囊肿、支气管扩张、肺癌相鉴别,关键依据是否存在异常体动脉供血。有作者认为,吸入性肺脓肿几乎从不发生在下叶,故下叶贴邻膈面部位的囊肿应首先考虑为叶内型肺隔离症。另外 Bochdalek 疝的解剖位置与隔离肺好发部位相近。

【治疗】

1. **手术治疗**

(1)叶内型肺隔离症:对于反复继发感染或咯血的肺隔离症患者,均应手术治疗。手术应在控制感染后施行。因其常合并严重感染,患肺常与胸壁粘连,少数患者异常动脉经粘连进入病肺,但多数情况下异常动脉存在于下肺韧带中,要结合术前肺血管三维重建的影像,在术中找到异常动脉并妥善处理,因为异常动脉壁较脆,特别是直接来自胸主动脉且口径较粗时,不易采用直接结扎的方法。异常血管处理不当可造成术中及术后致命的大出血。胸腔镜手术技术近几十年进展很快,特别是自动切缝器械的改进,血管切断闭合的可靠性得到很大提高,越来越多的医师采用胸腔镜或机器人辅助手术来进行肺隔离症的切除,手术的安全性和开胸手术一致。叶内型隔离肺与正常肺组织被胸膜包绕在一起,不易确定范围,既往手术以包括正常肺组织的叶切除为主,但近来更多医师利用胸腔镜技术对叶内型隔离肺进行肺部分切除或肺段切除,在切断异常供血血管后,静脉注射吲哚青绿荧光乳剂也被用来在胸腔镜手术中确定叶内型隔离肺的范围。

(2) 叶外型肺隔离症:如无症状可不予治疗,但多因不能明确诊断而手术切除。叶外型肺隔离症有单独胸膜包绕可行隔离肺切除,手术当中同样要特别注意寻找和处理异常血管,一旦异常血管损伤退缩回腹腔或纵隔内,就会造成大出血,处理也非常棘手。

2. **介入栓塞治疗**　对于以咯血为主要症状的肺隔离症患者,如果体弱或拒绝手术,介入栓塞异常血管可以作为手术切除以外的另一个治疗选择,大至1cm的异常供血动脉都可以通过弹簧圈栓塞获得满意的止血效果。相对儿童,成人肺隔离症栓塞的并发症较低。

(区颂雷)

参 考 文 献

[1] Alsumrain M,RyuPulmonary JH. Sequestration in adults:a retrospective review of resected and unresected cases.BMC Pulmonary Medicine,2018,18:97-101.

[2] Lin TH,Huang WL,Chang CC,et al. Uniportal video-assisted thoracoscopic surgery lobectomy and segmentectomy for pulmonary sequestration. J Thorac Dis,2018,10(6):3722-3728.

[3] Motono N,Iwai S,Funasaki A,et al. Indocyanine green fluorescence-guided thoracoscopic pulmonary resection for intralobar pulmonary sequestration:a case report. Journal of Medical Case Reports,2019,13:228-231.

[4] Borzelli A,Paladini A,Giurazza F,et al. Successful endovascular embolization of an intralobar pulmonary sequestration. Radiology Case reports,2018,13:125-129.

第九节　肺　栓　塞

肺栓塞(pulmonary embolism)是指各种嵌塞物质进入肺动脉及其分支,阻断血流及肺组织血液供应所引起的病理和临床状态。最常见的栓子是血栓,其余少见的为脂肪滴、气泡、肿瘤细胞、静脉输入的不溶药物颗粒等,甚至血管介入操作中折断的导管头端随血流漂流进入肺动脉造成肺血管阻断。本文的肺栓塞重点讨论脱落的血栓阻塞肺动脉或其分支所致的肺动脉血栓栓塞(pulmonary thromboembolism,PTE),引起PTE的血栓主要来源于下肢的深静脉血栓(deep vein thrombosis,DVT)形成,因为两者关系密切,PTE和DVT常统称为静脉血栓栓塞症(venous thromboembolism,VTE)。血流淤滞、静脉损伤和血液高凝状态等因素综合作用易引起血栓形成,血栓脱落后可导致肺栓塞。栓子的脱落常与血流突然改变有关,如久病、术后卧床者突然活动或用力排便。肺血管阻塞后导致肺组织坏死者少见,称为肺梗死。PTE临床表现为呼吸困难、剧烈胸痛、焦躁、咯血、发热等症状。查体可有胸部干、湿啰音,胸膜摩擦音、胸腔积液征及休克、发绀等表现。严重者可导致患者猝死。

【流行病学】
VTE在欧美西方国家发病率很高,是排在高血压、缺血性心脏病后第3位最常见的心血管事件。在美国,肺栓塞每年发病为63万~70万例,其中11%死于发病1小时以内,多数患者(71%)未被诊断,得到诊治的仅29%,经治疗的患者中92%可存活,8%死亡。在欧洲,每年因VTE死亡的人数,超过了艾滋病、乳腺癌、前列腺癌、交通事故死亡人数的总和。过去我国对该病的防治缺乏足够的认知和重视,尤其基层医院经常漏诊、误诊,缺乏确切的VET流行病学资料。20年前中国肺栓塞与肺血管病防治协作组成立,提高了临床医师对VTE的认识,规范了VTE的诊断和治疗。通过对近10年国内90家医院的VTE病例资料分析,并结合2010年我国人口普查数据,虽然肺栓塞人群患病率仍远低于欧美国家和地区,但已从

2007 年的 1.2/10 万人上升至 2016 年的 7.1/10 万人,各家医院诊治 PE 与 DVT 的病例数都在持续攀升,病例数总体增加了 5 倍。可以说,VTE 已成为包括中国在内的全球范围的重要公共卫生问题。

【病因病理】

1. **病因**　绝大多数急性肺栓塞患者都有疾病诱因,如下肢或盆腔静脉血栓形成、长期卧床或不活动、慢性心肺疾病、手术、创伤、恶性肿瘤、妊娠及口服避孕药等。

(1)血栓:PTE 常是静脉血栓形成的合并症。栓子通常来源于下肢和骨盆的深静脉,通过循环到肺动脉引起栓塞,但很少来源于上肢、头和颈部静脉。血流淤滞、血液凝固性增高和静脉内皮损伤是血栓形成的促进因素。因此,创伤、长期卧床、静脉曲张、静脉置管、盆腔和髋部手术、肥胖、糖尿病、避孕药或其他原因的凝血机制亢进等,容易诱发静脉血栓形成。早期血栓松脆,加上纤维蛋白溶解(简称纤溶)系统自身的作用使血栓容易脱落,故在血栓形成的最初数天发生肺栓塞的危险性最高。

(2)心脏病:也是诱发我国肺栓塞的常见原因,几乎遍及各类心脏病,合并心房颤动、心力衰竭和亚急性细菌性心内膜炎者发病率较高。以右心腔血栓最多见,少数亦源于静脉系统。细菌性栓子除见于亚急性细菌性心内膜炎外,亦可由于起搏器感染引起。前者感染性栓子主要来自三尖瓣,偶尔先天性心脏病患者二尖瓣赘生物可自左心经缺损分流进入右心而到达肺动脉。

(3)肿瘤:以肺癌、消化系统肿瘤、绒毛膜癌、白血病等较常见。恶性肿瘤并发肺栓塞仅约 1/3 为瘤栓,其余均为血栓。据推测,肿瘤患者血液中可能存在凝血激酶以及其他能激活凝血系统的物质,如组蛋白、组织蛋白酶和蛋白水解酶等,10% 的所谓特发性 PTE 患者随后发生癌症。

(4)妊娠分娩:妊娠和分娩肺栓塞在孕妇数倍于同年龄的非孕妇,产后和剖宫产术后发生率最高。妊娠时腹腔内压增加和激素松弛血管平滑肌及盆静脉受压可引起静脉血流缓慢,改变血液流变学特性,加重静脉血栓形成。此外,伴凝血因子和血小板增加,血浆素原-血浆素蛋白溶解系统活性降低。但这些改变与无血栓栓塞的孕妇相比并无绝对差异。羊水栓塞指羊水中的污染物(胎儿毳毛、角化上皮、胎脂、胎粪)和促凝物质进入母体血液循环,引起母体对胎儿抗原产生的一系列严重的过敏反应,也是分娩期的严重并发症。

(5)其他:其他少见的病因有长骨骨折致脂肪栓塞,意外事故和减压病造成空气栓塞,寄生虫和异物栓塞。没有明显的促发因素时,还应考虑到遗传性抗凝因素减少或纤维蛋白溶酶原激活抑制药的增加。

2. **病理**　大多数急性肺栓塞可累及多支肺动脉。栓塞的部位为右肺多于左肺,下叶多于上叶,但少见栓塞在右或左肺动脉主干或骑跨在肺动脉分叉处。脱落血栓栓子机化差时,在通过右心途径中易形成碎片栓塞在肺动脉小血管。在纤溶机制作用下,栓子可有不同程度的自行溶解,甚至完全消失。因此,血流动力学稳定的急性肺栓塞患者通常预后良好,病死率不高。若纤溶机制不能完全溶解血栓,24 小时后栓子表面即逐渐为内皮样细胞被覆,2~3 周后牢固贴于动脉壁,血管重构。早期栓子退缩,血流再通的冲刷作用,覆盖于栓子表面的纤维素、血小板凝集物及溶栓过程,都可以产生新栓子进一步栓塞小的血管分支。血栓不溶、机化、肺血管重构导致血管狭窄或闭塞,引发肺血管阻力增加,肺动脉压力渐行性增高,最终可引起右心室肥厚和右心衰竭,称作慢性血栓栓塞性肺动脉高压(chronic thromboembolic pulmonary hypertension,CTEPH)。

栓子是否引起肺梗死由受累血管大小、阻塞范围、支气管动脉供给血流的能力及阻塞区通气适当与否而决定。肺梗死的组织学特征为肺泡内出血和肺泡壁坏死,但很少发现炎症。

肺栓塞后引起生理无效腔增加,通气效率降低,但由于急性肺栓塞可刺激通气,增加呼吸频率和每分钟通气量,通常抵消了生理无效腔的增加,保持 $PaCO_2$ 不升高甚至降低。肺泡过度通气与低氧血症无关,甚至不能由吸氧消除。其机制尚不清楚,推测与血管栓塞区域肺实质的反射有关。虽然 $PaCO_2$ 通常降低,但神经肌肉疾病、胸膜剧烈疼痛和肺栓塞严重患者不能相应增加通气代偿时,也可出现 CO_2 潴留。如果心排血量不能与代谢需要保持一致,混合静脉血氧分压将降低,可进一步加重通气/血流比值失调和低氧血症。

肺栓塞的机械性直接作用和栓塞后化学性与反射性机制引起的血流动力学反应是比较复杂的。数量少和栓子小的栓塞不引起肺血流动力学改变。一般说肺血管床阻塞>30% 时,平均肺动脉压开始升高,>35% 时右心房压升高,肺血管床丧失>50% 时,可引起肺动脉压、肺血管阻力显著增加,当肺动脉主干或一侧肺动脉突然栓塞时,可刺激迷走神经反射,引起肺动脉、冠状动脉、支气管动脉和支气管的痉挛,导致急性右心衰竭、窒息、急性心肌缺血,甚至心脏骤停。原有心肺功能受损的患者,肺栓塞的血流动力学影响较通常患者远为突出。

【临床表现】

1. **症状**　肺栓塞的临床表现可从无症状到突然死亡。常见的症状为呼吸困难和胸痛,发生率均达80% 以上。胸痛为梗塞的肺组织胸膜渗出刺激所致,膈胸膜受累可向肩或腹部放射。如有胸骨后疼痛,颇似心肌梗死的感觉。其他症状还有咯血、咳嗽、心悸等。很多患者出现烦躁不安的表现,甚至有濒死感,症状严重者出现低血压或休克、晕厥,甚至猝死。

2. **体征**　常见的体征如下。

(1) 呼吸系统体征:呼吸加快,严重缺氧者发绀,肺部听诊可有湿啰音或哮鸣音,肺野偶可闻及肺血管杂音、胸膜摩擦音或胸腔积液体征。

(2) 循环系统体征:心动过速,血压变化,严重时可出现血压下降,甚至休克。颈静脉充盈或异常搏动,P2 亢进或分裂,三尖瓣收缩期杂音及急、慢性肺源性心脏病相应表现。

(3) 少数患者有低至中等度发热,极少数患者早期有高热。

【辅助检查】

1. **D-二聚体检测**　是疑诊 PTE 的首选检查,D-二聚体来源于纤溶酶溶解的交联纤维蛋白凝块,是纤溶过程中的标记物。以血浆 D-二聚体>500μg/L 作为诊断的阳性值,其判断肺栓塞的敏感性极高,为92%~100%,但特异性仅为 40%~43%,尤其老年人中 D-二聚体可以生理性增高>500μg/L,其诊断的特异性下降仅为 14.3%,临床应使用年龄校正值。D-二聚体阴性作为肺栓塞的排除诊断有很大价值。

2. **心电图**　肺栓塞时心电图随着栓塞肺动脉管径的大小和累及范围不同而不同。轻者无异常,大多数患者主要表现为窦性心动过速、肺性 P 波、V1~V4 T 波改变,部分患者出现 SⅠQⅢTⅢ征(即Ⅰ导 S 波加深,Ⅲ导出现 Q/q 波及 T 波倒置)或不完全性右束支传导阻滞。心电图的动态改变比静态异常对 PTE 诊断有更大意义。

3. **胸部 X 线**

(1) 常规胸部 X 线片:常常不能确定肺栓塞的诊断,约 10% 的肺栓塞患者有阳性表现,但缺乏特异性,目前不是 PTE 诊断的主要方法。主要表现为区域性肺血管纹理纤细、稀疏或消失,肺浸润性改变或尖端指向肺门的楔形阴影,肺动脉段膨隆以及右心室扩大胸腔积液、间质水肿和半侧膈升高。

(2) 胸部 CT 检查:增强 CT 及肺血管三维重建又称 CT 肺动脉造影(CT pulmonary angiography,CTPA),目前逐渐成为诊断肺动脉栓塞的金标准。CTPA 可以清楚显示血栓部位、形态,与管壁的关系及腔内受损状况,是 PET 非常重要的诊断方法。直接征象有肺动脉内低密度半月形或环形充盈缺损。肺动脉完全梗阻、部分梗阻则表现为部分或完全包围在不透光的血流内的轨道征等。间接征象有主肺动脉及左、右肺动脉扩张,血管断面细小、缺支、马赛克征、肺梗死灶、胸膜改变等。与传统肺动脉造影比较,增强 CT 对 PE 诊断的平均敏感性为 90%,平均特异性为 92%。最大的优点是无创、快速和便利,对急诊患者尤有价值,对指导治疗及评价疗效也很可靠。增强 CT 最有效的检查栓子的部位是第 2~4 级血管,对小的、周边的肺栓塞诊断尚有困难。

4. **肺动脉磁共振成像检查(MRPA)**　可以直接显示肺动脉内的栓子。其影像类似于 CTPA,敏感性和特异性也较高,但对肺段以下水平的 PTE 诊断价值有限。MRPA 的优点是无 X 线辐射,可以不使用含碘造影剂,对肾功能严重受损、碘造影剂过敏或妊娠患者可考虑选择 MRPA。

5. **超声心动图**　经胸或食管超声心动图对大块肺栓塞病例有 92% 的敏感性和接近 100% 特异性,但有 1/3 的肺栓塞患者表现为正常。少数患者心脏超声能直接看到右心系统(包括右心房、右心室及肺动脉)的血栓,异常表现为右心室扩大,肺动脉高压、下腔静脉扩张、室间隔向左心室移位。

6. **肺通气/灌注(V/Q)显像**　正常的通气下,1 段或 1 段以上或更大的肺灌注缺损,中度提示 PET 可能;2 个或更大亚段灌注缺损,高度提示 PET 的存在。肺灌注缺损同时合并较大面积的肺炎或肺不张或肺灌注缺损范围小,且不呈肺段或亚肺段分布,提示 PET 可能性小。肺通气/灌注扫描显示没有灌注缺损,可以排除肺栓塞。肺通气/灌注(V/Q)显像操作时间长,急诊及危重患者应用有一定困难。

7. **肺血管造影**　PET 诊断的传统"金标准",是一项有创伤的检查,并且对设备技术有较高的要求,对老年人和低危患者一般不推荐该项检查,但急性高危 PTE 或伴临床恶化的中危 PTE,若有肺动脉主干或主要分支血栓,在病情和技术允许的情况下,肺动脉造影常结合导管治疗同时进行。

8. **深静脉检查**　PET 栓子绝大多数来自下肢深静脉,并且诊断 PTE 患者 70% 有 DVT,静脉血栓形成的发现虽不能直接诊断肺栓塞,但却能给予 PTE 很大的提示,所以深静脉血栓检查是 PTE 重要的筛查手段。临床上联合 CTPA,对 PET 的诊断效果更好。

(1) 下肢彩色多普勒超声检查:是简便易行、可重复性好、成本低的无创性方法,能准确地显示静脉结构、血栓的部位和形态、管腔阻塞程度,并能提供血流动力学信息,对判断下肢深静脉血栓形成具有很高的价值,是诊断深静脉血栓最常用的方法。

(2) 磁共振检查:具有很高的软组织对比度,可以直接显示下肢静脉内血栓,并能反映血栓的新旧程度。

(3) CT 静脉造影:操作方便、图像分辨率高、患者无痛苦,可多角度显示下肢静脉血管病变的部位和范围。

9. **动脉血气分析**　PTE 常表现为低氧血症、低碳酸血症和肺泡-动脉血氧分压差增大,$PaO_2<80mmHg$,$P_{A-a}DO_2>20mmHg$,$PaCO_2<36mmHg$。实际上,在衰老的生理变化过程中,PaO_2 缓慢地进行性地减少,而 $P_{A-a}DO_2$ 则随年龄增长而增加,另外,轻症患者的动脉血气分析也可正常。

10. **其他**

(1) 肌钙蛋白:用于评估心肌损伤。急性 PTE 并发右心功能不全(RVD)可引起肌钙蛋白升高,水平越高,提示心肌损伤及 PTE 病情程度越严重。

(2) 脑钠肽(BNP)和脑钠肽前体(NT-proBNP):BNP 和 NT-proBNP 是心室肌细胞在心室扩张或压力负荷增加时合成和分泌的心源性激素,急性 PTE 患者右心室后负荷增加,室壁张力增高,血 BNP 和 NT-proBNP 水平升高。

肺栓塞在西方是一种相当常见的疾病,但国外尸检发现临床肺栓塞的漏诊率为 67%,仅 1/3 的患者得到了正确的诊断。而在我国既往因缺少检查手段和足够的警惕,致使误诊、漏诊颇多,给人以少见病的假象。

【**诊断及鉴别诊断**】

1. **诊断**　因急性 PTE 发病隐匿或诊断不足,20%~30% 的 PTE 患者未及时或未能获得诊断和治疗而死亡,若能早期、及时诊断,并给予抗凝治疗,病死率可望降至 8%,当然后期的随访、规范化治疗管理也非常重要。

临床对于突发胸闷、呼吸困难、胸痛、咯血等疑诊 PTE 患者应迅速询问病史,检查生命体征,运用 PET 风险测评表 Wells 评分或 Geneva 评分表等评估,即刻抽血查 D-二聚体,要注意 50 岁以上的患者应采用经年龄校正的 D-二聚体临界值,而非固定的临界值。对于临床症状轻、血流动力学稳定的患者在等待 D-二聚体结果的同时,进行床旁下肢静脉 B 超、心电图、血气分析、床旁超声心动等检查,对高度 PTE 可能性的患者行 CTPA 检查,症状较重的疑似患者可越过辅助检查直接进行 CTPA,应尽可能准确、快速地诊断 PTE,并尽早启动抗凝治疗。

2. **鉴别诊断**　肺栓塞易与肺炎、胸膜炎、气胸、慢性阻塞性肺疾病、肺肿瘤、冠心病、急性心肌梗死、充血性心力衰竭、胆囊炎、胰腺炎等多种疾病相混淆,需仔细鉴别。

肺栓塞导致的胸痛与受累胸膜渗出有关,与冠心病、心肌梗死相比,胸痛为钝痛,并伴有呼吸困难为特征。如出现胸痛应早期行心电图检查,心电图是重要的鉴别诊断的指标之一。心肌梗死发病后 Ⅱ、Ⅲ、aVF 的 ST 段上升,V1~V5 的 ST 段下降,呈下壁心肌梗死图形,3 小时后 ST 段抬高更为明显,24 小时后 Ⅱ、Ⅲ、aVF 出现病理性 Q 波;而肺栓塞 Ⅱ、Ⅲ、aVF 出现肺性 P 波、V1-V4 的 T 波改变,部分患者出现 SⅠQⅢTⅢ 征(即 Ⅰ 导 S 波加深,Ⅲ 导出现 Q/q 波及 T 波倒置)或不完全性右束支传导阻滞。肺炎、胸膜炎、气胸等疾病皆有胸痛,但肺炎临床可见明显发热、咳嗽、咳铁锈色痰,白细胞计数显著增高,胸部 X 线片或 CT 检查可见到肺部炎性浸润阴影;胸膜炎临床多有低热,胸腔积液,胸膜粘连,结核性胸膜炎结核菌素试验阳性等;气胸的 X 线摄片可见肺被压缩阴影、患侧呼吸音减弱等胸部的特殊体征。

胸主动脉夹层动脉瘤可有胸痛,也可突然发生,但患者常有高血压病史。胸部增强 CT 及大血管成像可明确诊断。

【并发症】

造成急性肺动脉高压和右心衰竭,继而肺缺血、缺氧和左心排血量下降,循环衰竭,还可合并咯血、肺梗死、大块肺栓塞导致心肌缺血和心源性休克,甚至死亡。

【治疗】

根据患者的血流动力学及肺栓塞严重指数(PESI)将急性肺栓塞的早期死亡风险分为高危、中危、低危。高危患者指出现血流动力学不稳定,包括心脏骤停、休克或持续低血压,收缩压≤90mmHg 或收缩压下降≥40mmHg 持续时间超过 15 分钟;其他患者根据 PESI 分为中危和低危,又根据是否有右心室功能障碍及心肌损伤生物标记物异常,将中危者再分为中高危或中低危。

1. 内科治疗

(1) 一般治疗:本病发病急需做急救处理。轻症或中、低危患者应保持绝对卧床休息,给予吸氧、镇痛等;重症患者或高危患者急救包括给氧、补液,血管活性药物升压,必要时插管机械通气,同时给予肝素 80U/kg 静脉注射,病情仍不稳定可行体外膜肺辅助(ECMO)。

(2) 抗凝疗法:一旦确诊急性 PTE,如果没有抗凝禁忌,推荐尽早启动抗凝治疗,它虽不能直接溶解血栓,但可以防止血栓的进一步发展或再发。初始抗凝推荐选用新型口服抗凝药(novel oral anticoagulants, NOAC),肝素/低分子肝素(lowmolecular weight heparin, LMWH)或维生素 K 拮抗药(vitamin K antagonist, VKA)——华法林作为替代方案。

新型口服抗凝药包括Ⅹa 和Ⅱa 因子抑制剂,前者有阿哌沙班、利伐沙班、依度沙班,后者如达比加群。NOAC 口服起效快,血药浓度稳定只需固定剂量服用,通常无须检测常规凝血指标,可以减少因药物浓度波动导致的疗效下降或药物过量引发的出血等不良事件。若选用达比加群或依度沙班,需要先使用 5 天普通肝素/低分子肝素,然后停用肝素改服达比加群或依度沙班,在使用阿哌沙班或利伐沙班时,在服用初期需给予负荷剂量,阿哌沙班需要使用 10mg,2 次/d,强化抗凝 7 天,然后改为 5mg,2 次/d 治疗;利伐沙班需要使用 15mg,2 次/d,强化抗凝治疗 21 天,然后改为 20mg,1 次/d 治疗。

传统抗凝药物是肝素/低分子肝素和华法林。低分子肝素可能比普通肝素更安全和有效,用低分子肝素很少发生出血,总的死亡率也较普通肝素低。如采用华法林抗凝,必须与普通肝素/低分子肝素重叠至少 5 天,待 INR 达到目标值为 2.0~3.0 后,方可停用胃肠外抗凝。

当临床高度可疑性 PTE,在等待诊断结果过程中,建议开始应用胃肠外抗凝治疗,根据病情轻重缓急可选择静脉注射普通肝素或皮下 LMWH。

充分的抗凝疗程对于最大程度降低血栓危害和预防血栓再发有重要意义:①对有明显血栓诱发因素(如手术、创伤、长期卧床、妊娠、口服避孕药等)的急性肺栓塞患者,建议抗凝治疗 3 个月。②对无明显诱因的首发肺栓塞,如为低-中出血风险患者,推荐终身抗凝;如为高出血风险患者,建议 3 个月抗凝治疗。③对伴有恶性肿瘤的肺栓塞患者,建议终身抗凝。

(3) 溶栓治疗:急性高危 PTE,如无溶栓禁忌,推荐溶栓治疗;而急性中高危 PTE,建议先给予抗凝治疗并密切观察病情变化,一旦症状恶化,且无溶栓禁忌,也推荐溶栓治疗。溶栓禁忌证包括出血性卒中、3~6 个月缺血性卒中、脑血管畸形或颅内恶性肿瘤、近 3 周内重大外伤、手术或头部外伤、疑诊主动脉夹层、1 个月内消化道出血或已知其他的高出血风险。

目前常用的溶栓药物有尿激酶、链激酶、阿替普酶[重组组织纤溶酶原激活(rt-PA)]、瑞替普酶(r-PA)。指南多推荐 rt-PA,标准剂量 100mg,在 2 小时内静脉滴注。部分研究(尤其是我国的研究)表明,与标准剂量 rt-PA 相比,低剂量的有效性和安全性更好,尤其是体重低于 65kg、右心功能障碍者获益更多。所以,我国的指南或共识推荐 50mg 持续静脉滴注 2 小时,或总剂量不超过 1.5mg/kg。

其他溶栓药物剂量:尿激酶 2 万 U/kg 或重组链激酶 150 万 U,2 小时持续静脉滴注。溶栓治疗前如需初始抗凝治疗,推荐首选普通肝素(UFH)。

2. **皮导管介入治疗**　急性高危 PTE 或伴临床恶化的中危 PTE,若有肺动脉主干或主要分支血栓,并存在高出血风险或溶栓禁忌,或经溶栓或积极的内科治疗无效,在具备介入专业技术和条件的情况下,可行经皮导管介入治疗,主要采用机械性措施(捣碎、抽吸、消融)清除血栓。

3. **外科治疗**　急性高危 PTE,若有肺动脉主干或主要分支血栓,如存在溶栓禁忌、溶栓治疗或介入治疗失败、其他内科治疗无效,在具备外科专业技术和条件的情况下,可考虑行肺动脉切开取栓术。手术通常在体外循环下进行,心脏不停跳,切开一侧或双侧肺动脉,取出主干内血栓。对于肺动脉远端血栓,有报道通过肺静脉逆行灌注肺动脉,小血栓从肺动脉近端切口冲出,安全有效。

对于近端肺动脉栓塞导致的慢性栓塞性肺动脉高压可行肺动脉血栓内膜剥脱术,该手术难度大,可剥脱肺动脉内膜至亚肺段水平,但广泛的远端肺动脉栓塞合并肺动脉高压、肺功能衰竭患者只能接受肺移植手术。

4. **放置下腔静脉滤器**　已接受抗凝治疗的急性 DVT 或 PTE,不推荐放置下腔静脉滤器,但如果患者不能耐受抗凝治疗,可以考虑放置腔静脉滤器,首选可回收滤器。

【预防】

外科手术患者术后易发 VTE,术后要早期活动,更重要的是术前要应用 Caprini 评分,进行 VTE 风险分级。VTE 风险为低度(Caprini 评分 1~2 分),建议应用机械预防;VTE 风险为中度(Caprini 评分 3~4 分),建议应用药物预防或机械预防;VTE 风险为高度(Caprini 评分≥5 分),建议药物预防联合机械预防。如果 VTE 风险患者同时存在较高出血风险或出血并发症,推荐应用机械预防,如脑、脊柱、复合骨外伤手术合并高出血风险,可考虑围手术期放置腔静脉临时滤器预防。

(区颂雷)

参 考 文 献

[1] Ucar EY. Update on Thrombolytic Therapy in Acute Pulmonary Thromboembolism. Eurasian J Med,2019,51(2):186-190.

[2] Jimenez1 D,Bikdeli B,Marshal P,et al. Aggressive treatment of intermediate-risk patients with acute symptomatic pulmonary embolismClin Chest Med,2018,39(3):569-581.

[3] Ishaaya E,Tapson VF. Advances in the diagnosis of acute pulmonary embolism[version 1;peer review:2 approved] F1000Research 2020,9:44.

[4] Righini M,Robert-Ebadi H. Diagnosis of acute Pulmonary Embolism. Hämostaseologie,2018,38:11-21.

第十节　肺动静脉瘘

肺动静脉瘘(pulmonary arteriovenous fistula)是一种很少见的肺内血管病变。肺动脉与静脉直接异常相通,肺动脉血液不经过肺泡毛细血管网直接流入肺静脉。肺动静脉瘘又被称为肺动静脉畸形(pulmonary arteriovenous malformations,PAVMs),1897 年首先由 Churton 在尸检中发现并描述,称为多发性肺动脉瘤。1939 年 Smith 应用心血管造影证实本病。既往文献对本病命名较多,如肺动静脉瘤、肺血管扩张症(haemagiectasis of the lung)、毛细血管扩张症伴肺动脉瘤(haemonreac telangiectasia with pulmonary artery aneurysm)等。目前发现 70% 先天性肺动静脉瘘都伴发遗传性出血性毛细血管扩张症(hereditary hemorrhagic telangiectasia,HHT),它是一种常染色体显性遗传病,所以,肺动静脉瘘也被认为是遗传性出血性毛细血管扩张症在肺部的表现。

【发病机制】

肺动静脉瘘大多数为先天性畸形。造成肺动静脉瘘的胚胎发生机制推测是胚芽肺动静脉丛的血管分隔发育不全或退化,血管袢缺陷导致肺动、静脉直接相通。肺动静脉瘘亦可由后天性病变引发,如肝硬化合并肺内分流常发生在 6 个月~14 岁,患儿可表现有发绀、呼吸困难或两者都有。此外,外伤、手术、肺部感染等,也是肺动静脉瘘的后天性因素。

【解剖分型】

肺动静脉瘘多为单侧病变,其中 1/3 为多发病灶。病理类型分为囊型和弥漫型。囊型形成蜿蜒屈曲的团状血管瘤囊,瘤壁厚薄不均,又可进一步分为单纯型和复杂型。单纯型结构简单约占 80%,由 1 支供血肺动脉与 1 支引流肺静脉相通,瘤囊无分隔;复杂型为 2 支以上的供血肺动脉与引流肺静脉直接相通,囊腔常有分隔。弥漫型肺动静脉瘘可局限于一个肺叶或遍及两肺,动、静脉之间有时仅有多数细小瘘管相连,而无瘤囊形成。病变血管壁肌层发育不良,缺乏弹力纤维,菲薄变性的囊瘘易发生自发性破裂。另有右肺动脉与左心房直接交通,为少见特殊类型。

本病约 6% 伴有 Rendu-Osler-Weber 综合征(多发性动静脉瘘、支气管扩张或其他畸形、右肺下叶缺如和先天性心脏病)。

【病理生理】

主要病理生理是静脉血从肺动脉分流入肺静脉,分流量小患者无症状,分流量大可导致动脉血氧饱和度下降。一般无通气障碍,PCO_2 正常。多数病例因低氧血症而致红细胞增多症,又因肺、体循环直接交通,易致细菌感染、脑脓肿等中枢并发症。

【临床表现】

很少部分患者症状严重,在婴幼儿或儿童期被确诊,多数患者随着年龄的增长,体格发育,疾病的外显率也不断增加,所以本病多见于 30~40 岁青壮年。分流最小者可无症状,仅在肺部 X 线检查时发现。分流量大者可出现活动后呼吸急促、发绀。由于肺动静脉瘘多半发 HHT,所以临床最早出现的症状是鼻出血,其次才是典型的呼吸困难、咯血。咯血是由于 HHT 位于支气管黏膜的病损或肺动静脉瘘血管破裂而引起,HHT 也可引发其他部位的出血,如血尿,阴道、消化道出血和颅内出血。常见的体征有皮肤、黏膜的毛细血管扩张、发绀、杵状指(趾),出现右向左分流量较大时,可在胸部听到血流杂音,其特征为杂音随吸气增强,呼气减弱。

肺动静脉瘘可产生严重的并发症,最常见的是神经系统的并发症,尤其多见于弥漫型肺动静脉瘘,包括脑卒中、偏头痛、短暂性脑缺血发作、脑脓肿、癫痫发作。血胸和大咯血是可危及生命的并发症,血胸源于胸膜下肺动静脉瘘破裂,患者常出现失血性休克,甚至死亡。相对少见的并发症还有肺动脉高压、感染性心内膜炎和矛盾性栓塞,后者指体循环静脉系统或右心系统的栓子通过异常通道进入体循环动脉系统或左心系统造成的栓塞。妊娠可能加重肺动静脉瘘的病情,导致 1% 的肺动静脉瘘孕产妇死亡。风湿性瓣膜病也使肺动静脉瘘症状更加明显。

【辅助检查】

1. **X 线表现** 心影大小正常,但分流量大的肺动静脉瘘则有心脏扩大。约 50% 病例在 X 线胸片上显示单个或多个肿块状、球状、结节状、斑点状阴影,大小不一,位于一个或多个肺野,下叶多见。异常输入及输出血管呈绳索样不透光阴影,从瘘处向肺门延伸,钙化少见。透视下可观察到阴影搏动,让患者做 Valsalva 动作引起胸内压增高时,则见动静脉瘤缩小。弥漫型肺动静脉瘘多缺乏上述典型 X 线征象,需进一步做其他检查以确诊。

2. **胸部增强 CT 及肺血管三维成像** 胸部 CT 是临床诊断肺动静脉瘘最常用的手段。由于分辨率高,增强 CT 对肺动静脉瘘诊断的准确性可高达 95%,肺动静脉瘘的检出率较肺动脉造影高 2 倍多。后期三维成像在显示异常血管解剖结构方面明显优于肺动脉造影。由于 CT 检查无创、简便,可在基层医院普遍开展,所以也常用于肺动静脉瘘治疗后的随访。

3. **超声心动图声学造影** 对肺动静脉瘘的诊断敏感度几乎为 100%,甚至能发现那些很小的没有临床意义的肺动静脉瘘,同时因为它的无创性也被临床广泛应用。在做超声心动图检查同时,从肘前静脉注射振荡过的生理盐水(含有微小气泡),正常情况下肺泡毛细血管会将微小气泡完全阻止,气泡不会进入左心房。但当有肺动静脉瘘存在时,左心房内一般在 3~5 个心动周期之后出现气泡。声学造影的缺点是不能确定病变的部位和范围,也不能测定分流量。

4. **肺灌注核素扫描** 也是诊断肺动静脉瘘的一种敏感性很高的方法,能确定病变的大致部位和范围,并能测定分流量。具体方法是从外周静脉注射 ^{99m}Tc-白蛋白(微粒直径 7~25μm),正常情况下这些微粒不能通过肺泡毛细血管,当肺动静脉瘘存在时它们可通过异常交通随血流到达脑、肾等器官,通过肺脏和肾脏的核素扫描可测定分流分数。该方法的局限性是不能区分肺内和心内的分流,无法观察肺动静脉瘘具体的结构细节,同时价格较高。

5. 纯氧试验 对那些有临床意义的肺动静脉瘘的诊断率很高,而且简单易行,可以作为临床上首选的筛检方法。让患者吸纯氧 20 分钟,然后计算分流分数。Shunt Fraction=$(PAO_2-PaO_2)/(PAO_2-PaO_2+1670)$,其中 PAO_2 是肺泡氧分压,PaO_2 是动脉氧分压。如果该分数 ≥5% 提示可能有分流存在,需进一步检查确定。

6. 磁共振成像 增强磁共振成像对肺动静脉瘘诊断的敏感性和特异性也很高,且无辐射,可明确病变部位、形态和范围,也可显示异常输入、输出血管。

7. 肺动脉造影 是既往诊断肺动静脉瘘的金标准,利用它时间及空间分辨率高的特点,可明确肺动静脉瘘的部位、形态、累及的范围及程度,一般选股静脉为穿刺点置入导管经右心到肺动脉,经肺动脉进行造影,特别是进行超选择性动脉造影时敏感性和特异性更好,目前数字减影血管造影已逐渐取代了普通心血管造影。因血管造影是有创性的检查,目前经常作为介入治疗的组成部分,而非诊断首选。

【鉴别诊断】

1. 肺癌与肺内转移瘤 肺动静脉瘘胸片及胸部 CT 可见肺部类圆形单发或多发阴影,与原发肺癌或多发性的肺转移瘤相似,但通常肺动静脉瘘发病年龄小,病情重者临床常有发绀和呼吸困难症状,同时血红蛋白增生、血气分析异常,增强胸部 CT 很容易鉴别诊断。

2. 肺结核 多发于青壮年,患者经常出现肺部阴影及咯血,它与肺动静脉瘘的主要鉴别要点在于:①肺结核多有结核感染中毒症状;②活动性肺结核患者红细胞沉降率及白细胞多轻至中度升高,PPD 试验多强阳性,痰检抗酸杆菌多阳性;③肺结核患者病灶多位于肺上叶尖、后段或下叶背段,而 PAVF 常位于两下肺叶及中叶近胸膜脏层;④给予抗结核治疗后,肺结核患者的症状很快好转,病灶有吸收,但 PAVF 患者的症状及肺部病灶则无明显变化。

3. 支气管扩张症 支气管扩张症及肺动静脉瘘在临床症状上有相似之处,如反复咯血。对于支气管扩张一般来说,胸部 CT 可见支气管扩张伴周边炎症,增强 CT 阴影无明显强化。

【治疗】

肺动静脉瘘治疗的适应证还存在一定争议。传统观念认为并不是所有的肺动静脉瘘都需要治疗,只有那些病变进行性增大的、低氧血症、发生矛盾性栓塞以及有中枢神经系统并发症的患者才有必要治疗。但近来的研究发现,很多无症状的或病变很小的患者也可发生严重的神经系统并发症。因此,作者等人主张对于供血动脉直径 ≥3mm 的肺动静脉瘘患者不论有无症状都应进行治疗。治疗目的一是改善可能存在的缺氧症状,更重要的是预防中风、脑脓肿、咯血等严重并发症的出现。治疗肺动静脉瘘的方法有外科手术、导管栓塞、其他治疗。

1. 外科手术 是肺动静脉瘘根治性治疗措施。1942 年 Shenstone 对一例巨大的肺动静脉瘘成功进行全肺切除,开创外科治疗肺动静脉瘘时代。手术方法包括结扎输入输出异常血管、肺叶切除、肺段切除、局部切除、全肺切除等。手术原则是不论采用何种术式,都要力求在完全切除病变的基础上尽可能保留正常肺组织。由于既往开胸手术创伤大,存在一定的并发症,1977 年之后随着导管栓塞治疗方法的出现及技术的不断成熟,手术逐渐被取而代之。目前手术主要适用于对造影剂过敏的肺动静脉瘘患者或导管栓塞困难的肺动静脉瘘患者。近些年来胸腔镜技术不断改进,操作愈加精细,特别是多种电能量平台、超声动能装置的应用,血管、肺组织自动切割缝合器械的改善,复杂肺段、复合肺段切除在临床广泛开展,手术并发症显著降低,外科手术作为肺动静脉瘘唯一的根治性手段重新受到重视。肺动静脉瘘多数位于胸膜下形成囊状结构,呈暗紫色,表面搏动并常可扪及震颤,胸腔镜下易于定位,尽管肺动静脉瘘血流充沛、血管壁薄易出血,但腔镜下视野放大数倍,对病变解剖更加精细,自动切缝器械止血更好,大大减少了传统开胸手术时代的创伤和并发症。

对于弥漫型患者,不可能将全部病灶都切除或通过导管全部闭塞;对于重症患者,有作者主张可行双肺移植手术,远期效果尚需进一步总结。

2. **导管栓塞治疗**　操作简单、安全、有效。从 1977 年第一例导管栓塞治疗肺动静脉瘘成功以来,该技术已取代大部分手术治疗,成为治疗肺动静脉瘘的主要方法。目前临床上应用的栓塞材料主要是弹簧钢圈和可脱落球囊。

治疗一般选股静脉为穿刺点,经肺动脉造影确定肺动静脉瘘输入动脉的位置,然后通过导管将弹簧钢圈和/或可脱落球囊送入动脉中,增加栓塞物的数量或调整栓塞物的位置,直至供应肺动静脉瘘的血流中断,表明栓塞成功。脱落球囊的远期封堵效果更好。部分患者栓塞后病情复发源于病灶输入动脉再通,需要反复栓塞治疗。

3. **其他治疗**　吸氧可以改善低氧血症的症状,富含铁的饮食有助于提高血红素生成,口腔治疗前预防性抗生素的应用可降低脑脓肿的风险。孕产可能导致少部分肺动静脉瘘病情加重,所以孕期要加强对病情的监测。

【预防】

本病以先天性发病为主,存在一定的遗传因素,故对本病的预防主要是对其并发症的预防,尤其是中枢神经系统并发症。对出现症状的或存在粗大异常输入血管的肺动静脉瘘患者,都应及时治疗。

(区颂雷)

参 考 文 献

[1] Shovlin CL. Pulmonary Arteriovenous Malformations. Am J Respir Crit Care Med,2014,190:1217-1228.

[2] Rauh N,Gurley J,Sahan S,et al. Contemporary Management of Pulmonary Arteriovenous Malformations. Int J Angiol,2017,26:205-211.

[3] Gossage JR,Kanj G. Pulmonary arteriovenous malformations. A state of the art review. Am J Respir Crit Care Med,1998,158(02):643-661.

[4] Trerotola SO,Pyeritz RE. PAVMembolization:an update. AJR Am J Roentgenol,2010,195(04):837-845.

第十一节　支气管胸膜瘘

支气管胸膜瘘(bronchopleural fistula,BPF)通常指主气道、叶、段或更小的支气管与胸膜腔形成窦道相通。支气管胸膜瘘是胸外科术后较为少见但可致命的并发症,可发生于全肺切除或其他肺切除术后,由于部分患者发病急、病情重且伴有严重的呼吸衰竭和胸腔感染,导致 BPF 治疗困难。近年来随着外科技术(特别是气管机械缝合技术)的进步,气管残端闭合的安全性提高,支气管胸膜瘘的发生率有下降趋势,但依然有一定的并发症发生率和死亡率,所以支气管胸膜瘘仍应得到胸外科医师的重视。其他支气管胸膜瘘常见的病因还包括严重肺感染导致肺组织坏死、合并慢性阻塞性肺病的自发性气胸,气管恶性肿瘤放、化疗等。

【流行病学】

文献报道支气管胸膜瘘最常发生于全肺切除(4.5%~20%)或其他肺叶、肺段切除手术(0.5%~1%)后,既往支气管胸膜瘘的死亡率较高,文献报道可达 25%~71%。导致死亡的常见原因为吸入性肺炎导致的急性呼吸窘迫综合征以及呼吸衰竭、多器官功能衰竭、局部炎症导致的大咯血、营养不良以及重症感染等因素。

【病因】

支气管胸膜瘘发生有关的因素很多,常见如下。

1. **手术因素**　多见于右全肺切除或右下叶切除,由于气管残端缝合技术不当、解剖或清扫淋巴结范围大影响残端血供,保留气管残端过长痰液潴留引发残端感染、残端张力较大勉强缝合,肺癌手术残端肿瘤存留及支气管内膜结核等。

2. **全身性因素**　老龄、营养不良、低蛋白血症、糖尿病、免疫功能缺陷,肺癌化、放疗,长期使用糖皮质激素。

3. **其他**　还包括活动性肺结核、肺炎、肺脓肿等感染性肺病,慢性阻塞性肺疾病、术后脓胸处理不当、术后长时间机械通气等。

【分类】

目前尚无统一的分类方法,根据支气管胸膜瘘的发生时间、瘘口的大小、位置及病因进行分类。

1. **发生时间**　依据支气管胸膜瘘发生的时间,有学者将术后瘘分为早期瘘(1~7天)、中期(8~30天)瘘和晚期瘘(超过30天)。

2. **瘘口大小**　依据支气管胸膜瘘的大小,可以将支气管胸膜瘘分为小支气管胸膜瘘(直径≤5mm)和大支气管胸膜瘘(直径>5mm)。

3. **发生位置**　依据支气管胸膜瘘的发生位置,可以将支气管胸膜瘘分为中央型和周围型。中央型支气管胸膜瘘是指发生于段支气管及其近端的瘘,通常发生于术后,以肺叶切除、全肺切除术后常见。周围型支气管胸膜瘘是指发生于段支气管远端的瘘,一般由肿瘤、感染、支气管扩张等因素所致。

4. **发病原因**　依据支气管胸膜瘘的发生原因,可以将支气管胸膜瘘分为自发性支气管胸膜瘘和继发性支气管胸膜瘘。自发性支气管胸膜瘘是指发生于未行肺切除患者的瘘,通常与肺结核、肺部感染、肺脓肿等感染性肺病相关。继发性支气管胸膜瘘是指手术后发生的瘘。

【病理生理】

早期支气管胸膜瘘发生多因为气管残端不同程度裂开,气体由瘘口进入胸膜腔、纵隔及皮下,形成气胸、纵隔气肿和皮下气肿,严重时形成张力性气胸,挤压患侧余肺,同时使纵隔向健侧偏移,挤压健侧肺,导致呼吸衰竭。此外,胸腔积液可经由瘘口进入肺内导致吸入性肺炎甚至窒息。晚期支气管胸膜瘘多见于体弱、术前或术后合并多种并发症的患者,支气管胸膜瘘造成的胸腔感染形成慢性脓胸、胸膜纤维板生成、纵隔纤维化,患者多表现为虚弱、营养不良、低热等慢性消耗性病征。

【临床表现】

根据支气管胸膜癌发生的时间早晚、瘘口的大小、瘘发生的原因不同,支气管胸膜瘘具有不同的临床表现。急性发病病情紧急可危及生命,患者表现为突发的呼吸困难、皮下气肿、咳出胸水样颜色的痰液,对尚有胸腔闭式引流管的患者持续有气体自引流管排出,胸片示皮下气肿、纵隔移位、胸腔积液液平面下降或积液消失。慢性发病症状隐匿,典型的临床表现为随体位改变的咳嗽、咳痰,健侧卧位时加重,患侧卧位、立位时缓解。非常重要的临床提示是患者的咳出物与胸腔引流液性质相同,对于两周内有肺切除手术病史的患者要特别关注可能的术后支气管胸膜瘘。

1. **咳嗽、咳痰、痰中带血**　咳嗽、咳痰为支气管胸膜瘘最常见的症状,有时可伴有痰中带血,痰中带血量一般较少,少数患者可以伴有大咯血。

2. **胸闷、呼吸困难**　所有患者均有不同程度的呼吸困难,如果患者基础心肺功能较差,或者发生张力性气胸时呼吸困难会明显加重。如果患者尚有胸腔引流管,呼吸困难的症状可能较轻,但会出现持续漏气。

3. **全身感染中毒症状**　当支气管胸膜瘘急性发作期局部感染未能得到控制,导致感染播散,可以出现寒战、高热等全身感染中毒症状,严重时可出现感染性休克。慢性期患者一般表现为食欲缺乏、低热、倦怠无力等不适。

4. **脓胸**　部分支气管胸膜瘘是继发于脓胸导致的支气管残端感染所致,支气管胸膜瘘又可以加重脓胸的感染过程,两者互为因果关系。

5. **原发疾病的症状**　支气管胸膜瘘常与肺结核、肺脓肿等疾病共存。因此,临床上可以表现为基础疾病加重或迁延不愈,如伴有肺结核的支气管胸膜瘘患者有持续的低热、乏力、盗汗等结核中毒症状。

【辅助检查】

目前应用于支气管胸膜瘘诊断的常用方法有胸部X线、胸部CT、气管镜检查、通气扫描等。

1. **胸部X线**　是诊断支气管胸膜瘘最主要也是最常用的工具。当在胸部X线出现以下征象时,应考虑可能发生支气管胸膜瘘:胸膜腔残腔逐渐扩大;残腔消失后再次出现;胸膜腔内出现新的液-气平面或已经存在的液-气平面下降;出现张力性气胸或出现逐渐加重的皮下气肿。

2. **胸部CT**　与胸部X线片相比,胸部CT定位更准确,同时可以明确是否伴有基础肺病。在CT上,支气管胸膜瘘可表现为胸腔内出现新的液-气平面;肺部感染、肺实变;纵隔向健侧移位;皮下气肿以及伴发的肿瘤、结核等疾病。近年来有对可疑支气管进行造影、随后立即行 CT 并支气管三维重建对支气管胸膜瘘进行定位的报道。该技术安全可靠,创伤小,准确性高,但目前应用较少。

3. **气管镜检查**　是目前诊断支气管胸膜瘘的金标准。气管镜下见到气泡由瘘口溢出可以确诊支气管胸膜瘘。对于较小的瘘口如直视下不能发现,可以向支气管内注入亚甲蓝观察胸腔引流液性状的变化。如仍无法确定支气管胸膜瘘位置,可应用球囊导管将可疑支气管封堵,如漏气减轻或消失,则可以明确诊断。在纤维支气管镜诊断无误后,可同时在镜下进行瘘口的封堵治疗。

4. **通气扫描**　可以对支气管胸膜瘘进行定位。由于小的瘘口有时可以自行关闭,因此通气扫描时可以出现假阴性表现,文献报道其敏感性约为78%。虽然通气扫描对支气管胸膜瘘定位较准确,但该方法只能通过示踪剂的动力学改变间接判断瘘口的大小,同时该检查需要较长的时间和患者的配合。

5. **亚甲蓝试验**　临床常用的诊断方法。向胸腔内注入亚甲蓝后嘱患者改变体位观察咳出痰液性质变化,如咳出痰液蓝染,即可诊断为支气管胸膜瘘。该方法简便易行,可以对支气管胸膜瘘做出定性诊断。

【诊断】

支气管胸膜瘘的病因很多,但临床上约 2/3 支气管胸膜瘘与手术相关,因此,早期诊断对于外科术后支气管胸膜瘘治疗方法的选择具有重要指导意义。根据典型症状及表现可以相对容易做出支气管胸膜瘘的诊断,但对于一些不典型的病例则需要结合病史并参考影像和气管镜等多种辅助检查进行诊断。如对于全肺切除术后出现新发的皮下气肿或皮下气肿逐渐加重,呼吸困难较前加重甚至出现低血压时,应立即怀疑发生支气管胸膜瘘;对于术后患者出现持续性低热、干咳、痰中带血持续数周甚至数月,需要警惕发生支气管胸膜瘘。

【治疗】

在选择支气管胸膜瘘治疗方案时,需要综合考虑患者的一般状况、瘘的大小、发生时间、病因、医师的技术专长等因素。目前支气管胸膜瘘的治疗可以概括为非手术治疗、内镜治疗及外科治疗三个方面。总体而言,要先处理危及生命的合并症。对身体状况较好、术后早期发生的支气管胸膜瘘,特别是瘘口较大、起病紧急、严重呼吸困难的患者,在得到充分引流、气道通气支持下病情平稳后,可考虑采取积极的外科治疗。对于身体状况较差、瘘口较小的患者可以考虑内镜下治疗。术后晚期发生的支气管胸膜瘘或者继发于肿瘤、结核等因素发生的支气管胸膜瘘主要采取非手术治疗。

1. **非手术治疗**

(1) 适应证:①身体状况较差,不能耐受内镜治疗或外科治疗;②为内镜治疗或外科治疗提供基础;③继发于结核、肿瘤、肺炎、肺脓肿等原因的外周型支气管胸膜瘘;④晚期支气管胸膜瘘由于残端及胸腔炎症较重。

(2) 内科治疗方法:①体位。支气管胸膜瘘一旦诊断成立,要求患者头高卧位,必要时患侧卧位,以避免吸入性肺炎的发生。②引流。建立通畅的引流是支气管胸膜瘘治疗的最重要一环,通常情况下闭式引流即可以达到较满意的效果。对已经有胸腔引流管的患者,如引流效果较差,需及时调整引流管位置或增加引流管数量,一般来说粗口径的引流管引流效果较好。另外,引流时尽量保证引流管在感染灶的最低位置,这样引流效果较好。如果闭式引流效果不满意,可以在局部麻醉或静脉麻醉下行胸壁开窗引流。③胸腔冲洗。在引流的同时由另一根胸腔引流管给予胸腔冲洗,根据胸腔引流液培养结果和性状决定冲洗时间的长短。一些学者认为,胸腔冲洗可以起到净化脓腔、缩短治疗周期的目的,但对于是否常规进行胸腔冲洗尚无统一意见。④抗感染治疗。早期在未能明确病原微生物之前应用广谱抗生素,明确病原菌后依据药敏结果选择敏感的抗生素。⑤营养支持,维持水、电解质平衡。支气管胸膜瘘患者由于长期消耗,一般营养状况较差,可伴有低蛋白血症、电解质紊乱。因此,需要根据患者情况选择肠内营养或静脉营养改善患者营养状况,同时纠正电解质紊乱和酸碱失衡。⑥原发病的治疗。对原发病要争取及时和适当的治疗。

2. **内镜治疗**

(1) 适应证:①一般认为瘘口≤5mm 的支气管胸膜瘘可直接应用内镜治疗;②缩小瘘口,减轻症状,为患者的外科治疗提供基础;③少数外科治疗失败的患者可考虑应用内镜治疗作为补救措施。

（2）内镜治疗:纤维支气管镜或硬支气管镜直视下局部应用生物胶、Nd:YAG 激光、黏膜下注射硬化剂,以及应用可膨胀覆膜支架、球囊、封堵伞对支气管进行封堵在文献中均有报道,成功率报道不一。有报道在瘘口放置可膨胀覆膜支架瘘口闭合的成功率最高甚至超过 90%。一般认为,≤5mm 的瘘口可以尝试在支气管镜下关闭,越小的瘘口内镜治疗成功的概率越高。由于内镜治疗具有创伤小、费用低的优点,所以多数患者能耐受,但内镜下应用置入物可以刺激肉芽增生堵塞气道引起呼吸困难,以及置入物移位、咳出等问题,有时需要进行内镜多次治疗。

3. **外科治疗**　由于支气管胸膜瘘患者一般情况较差,存在感染及心肺功能受累的情况,因此外科治疗存在较大风险。支气管胸膜瘘外科治疗方法的选择要根据之前手术的方式、支气管胸膜瘘发病情况以及患者当前状况、瘘口的大小、心肺功能储备以及余肺是否能够保留等多种因素进行。

（1）适应证:①瘘口>8mm 的支气管胸膜瘘;②术后早、中期发生支气管胸膜瘘;③一般状况较好,心、肺功能能够耐受外科治疗;④感染已经基本控制;⑤原发病已经基本控制。

（2）麻醉:应用双腔气管插管,分肺通气可以更好显露术野并降低吸入性肺炎的发生率。

（3）切口的选择:一是经原切口途径。由于解剖层次不清及组织间相互粘连,经该入路进行再次手术有一定难度。该入路主要适用于术后早期发现,胸腔内感染不严重或已经基本得到控制的病例。二是正中开胸、经心包后壁上腔静脉和主动脉间隙的途径显露叶支气管或主支气管近端。该入路不经过感染的胸腔,手术野干净,解剖层次清晰,但视野相对较差,待手术成功后可能二次手术对脓胸进行处理,主要适用于残端较长,严重呼吸困难以及胸膜腔感染尚未能得到有效控制的患者。三是其他途径,有报道显示经纵隔镜可以对左主支气管胸膜瘘进行修补。

（4）残端的处理:残端炎症较轻且长度允许时,可以考虑直接缝合修补;残端较长但炎症相对较重时,可以考虑再次向近心端切除部分残端后直接缝合,然后用带蒂组织包埋残端。残端过短不能直接关闭时,如瘘口较小,可以尝试直接将带蒂组织缝合包裹于残端周围。如瘘口较大位于右下开口,可以考虑行右中叶切除关闭中间支气管,或行支气管成形或隆突成形术甚至余肺切除术,但术后并发症发生率及死亡率较高。术中包埋残端既可以保证残端血供,又可以起到缩小残腔、控制感染的作用,应根据切口情况、残端位置、残腔大小、组织情况等多方面因素选择包埋组织。常用包埋残端的带血管蒂软组织有背阔肌瓣、前锯肌瓣、大网膜、腹肌瓣、肋间肌瓣等。大网膜血供丰富,包埋后可以紧贴在创面上,帮助创面建立新生血管,既可以保证残端血液供应,也可以消除感染灶;同时大网膜体积较大,可以有效地缩小残腔。

（5）脓胸的处理:包括脓胸廓清及消灭残腔。脓胸廓清即清除胸腔内纤维组织及脓性物质,适用于早期发现胸腔内尚未形成纤维板的支气管胸膜瘘患者。胸廓成形术由于创伤较大,术后功能无法恢复且畸形严重,目前已经很少应用。对于经原切口对残端修补的病例,应同期处理脓胸,而经正中开胸途径对残端修补的病例,需二期处理脓胸。

（6）术后后续治疗:继续胸腔闭式引流;可以考虑行胸膜腔冲洗;给予抗感染、化痰、营养支持、输血等治疗。结核病患者需抗结核治疗。

【 **支气管胸膜瘘的其他特殊处理** 】

1. 支气管胸膜瘘对机械通气有很大影响,支气管胸膜瘘的漏气导致 PEEP 下降,气道压下降,潮气量减少。相应表现为肺膨胀不全、CO_2 排出障碍。另外,气体进入胸腔形成气胸,严重者形成张力性气胸,影响呼吸及循环功能。

所以,机械通气患者发生支气管胸膜瘘时应立即给予胸腔闭式引流术,已有引流管的患者应判断引流是否充分,及时调整引流管口径及位置,以保证有效的引流。调整呼吸机模式以降低瘘口气体流量为目标,可采用低 PEEP、低潮气、最短吸气时间、低呼吸频率的呼吸机参数,使气道压小于或等于瘘口开放的压力,促进瘘口愈合。此外,选择性健肺通气、定时改变体位也可以用于部分严重的支气管胸膜瘘患者。对于是否应用负压吸引尚存在分歧,一些学者建议,单独应用水封瓶或者尽可能小的负压吸引,从而减少对机械通气的影响。

2. 免疫功能缺陷的患者　由于艾滋病、移植术后、长期大量应用激素、先天性或后天性免疫球蛋白缺乏等导致免疫功能缺陷的患者,感染发生概率大,感染后症状重,预后差。因此,当临床不除外支气管胸膜瘘诊断时,应以积极的非手术治疗为主,包括闭式引流、抗感染、支持治疗等,对于少数身体状况较好的患者可以考虑手术治疗。

3. 肺泡胸膜瘘　可发生于肺外科术后,也可继发于肺结核、肿瘤、肺脓肿、支气管扩张、COPD 等疾病。肺泡胸膜瘘的治疗以非手术治疗为主,一般非手术治疗即可达到满意的效果。对于非手术治疗无效的患者可以考虑内镜下治疗。

（区颂雷）

参 考 文 献

[1] Endoh H,Yamamoto R,Nishizawa N,et al. Thoracoscopic surgery using omental flap for bronchopleural fistula. Surgical Case Reports,2019,5:5-9.

[2] Cusumano G,Alifano M,Lococo F,et al. Endoscopic and surgical treatment for bronchopleural fistula after major lung resection:an enduring challenge. J Thorac Dis,2019,11(Suppl 9):S1351-S1356.

[3] Han X,Yin M,Li L,et al. Customized airway stenting for bronchopleural fistula after pulmonary resection by interventional technique:single-center study of 148 consecutive patients. Surg Endosc,2018,32:4116-4124.

[4] Boudaya MS,Smadhi H,Zribi H,et al. Conservative management of postoperative bronchopleural fistulas. J Thorac Cardiovasc Surg,2013,146:575-579.

第十二节　肺 气 肿

慢性阻塞性肺疾病(chronic obstructive pulmonary disease,COPD)是一种以气流受限为特点的常见呼吸系统疾病。人群患病率在 5% 以上,且该病的并发症发生率和死亡率高。由于 COPD 患病率高且为慢性病程,患者频繁就诊、频繁因急性加重而住院,并需要长期治疗(如辅助供氧治疗、药物治疗)。慢性阻塞性肺疾病全球倡议(global initiative for chronic obstructive lung disease,GOLD)是由美国国家心脏、肺和血液研究所与世界卫生组织共同发起的一个项目,其对 COPD 的定义如下:"COPD 是一种常见的可预防和治疗的疾病,以持续性呼吸系统症状和气流受限为特征,通常是由显著暴露于有害颗粒或气体引起的气道和/或肺泡异常导致的。COPD 的长期气流受限特征是由小气道疾病(如阻塞性毛细支气管炎)和肺实质破坏(肺气肿)混合导致的,这两种因素的相对促进作用因人而异。慢性炎症可引起结构改变、小气道狭窄及肺实质破坏。小气道丢失可促进气流受限和黏液纤毛功能障碍,而后者是该病的特征性表现。"慢性阻塞性肺气肿是其最常见的临床表现。美国胸科协会对肺气肿的定义为:"肺气肿是肺内与终末细支气管相通的气腔持久性地异常扩大,并伴有肺泡壁的破坏,但无明显的纤维化。所谓肺泡壁的破坏系指呼吸气腔不均匀性扩大,肺泡及其结构成分排列紊乱,甚至缺失。"

【分型】

肺气肿可累及终末细支气管远端的结构,包括呼吸性细支气管、肺泡管、肺泡囊及肺泡,统称为腺泡。这些结构与相关的毛细血管和间质一起组成肺实质腺泡中受永久性扩张或破坏所累及的部位,决定了肺气肿的亚型。①小叶中央型肺气肿:是指位于腺泡中央的呼吸性细支气管异常扩张或破坏,通常与吸烟有关,也可见于煤工的尘肺;②全小叶型肺气肿:是指腺泡所有部分的扩大或破坏;③间隔旁型肺气肿:主要累及肺泡管,可单独发生或与小叶中央型肺气肿和全小叶型肺气肿同时出现。年轻成人中孤立的间隔旁型肺气肿通常与自发性气胸有关。

【病因】

1. COPD 最重要的危险因素是吸烟,吸烟量和持续时间是疾病严重程度的促成因素。

2. 被动吸烟和生物质燃料使用等其他暴露也发挥作用,如暴露于烟雾、有机或无机粉尘。

3. 遗传性因素,如遗传性 α_1-抗胰蛋白酶缺乏者更易发生肺气肿。

4. 其他导致支气管狭窄或者堵塞的因素(慢性支气管炎、哮喘)亦可致肺气肿。

【临床表现】

1. 症状　COPD 的 3 个主要症状是呼吸困难、慢性咳嗽和咳痰。最常见的早期症状是劳力性呼吸困难。清晨通常是一日内症状最为严重的时候。COPD 患者可能出现体重增加(活动受限所致)、体重下降(可能是进食时呼吸困难所致)、活动受限、咳嗽性晕厥或感到抑郁/焦虑。在发病过程中,常有反复呼吸道感染病史,冬季发病多。随着疾病进展,急性加重变得频繁,后期可并发肺源性心脏病。

2. 体征　胸部体格检查结果因 COPD 的严重程度不同而不同。疾病早期,体格检查可能正常,或仅显示呼气相延长或用力呼气时有哮鸣音。随着气道阻塞程度的恶化,体格检查可发现肺过度充气(如叩诊呈过清音)、呼吸音减弱、哮鸣音、肺底湿啰音和/或心音遥远。严重疾病的特征包括胸廓前后径增大(桶状胸),胸部叩诊发现横膈下降且活动受限。终末期 COPD 患者可能采取一些体位来缓解呼吸困难,由于胸内压增高,还可能观察到颈静脉怒张,尤其是呼气时。

【辅助检查】

1. 实验室检查　没有一项实验室检查可诊断 COPD,但有时某些试验可排除呼吸困难的其他病因和共存疾病。脑钠肽(BNP)的浓度有助于评估疑似心力衰竭;遗传性 α_1-抗胰蛋白酶可作为 45 岁以下肺气肿患者的参考因素。

2. 肺功能检查　是疑似 COPD 患者诊断性评估的基础。GOLD 指南支持将传统支气管扩张剂后 FEV_1/FVC 比值低于 0.7 作为提示气流受限的阈值。GOLD 1:轻度,$FEV_1 \geq 80\%$ 预计值;GOLD 2:中度,$50\% \leq FEV_1 < 80\%$ 预计值;GOLD 3:重度,$30\% \leq FEV_1 < 50\%$ 预计值;GOLD 4:极重度,$FEV_1 < 30\%$ 预计值。

3. 胸片　评估患者是否有 COPD 时进行胸片检查的主要原因:排除其他诊断,评估是否有共存疾病(如肺癌伴气道梗阻、支气管扩张症、胸膜疾病、间质性肺疾病、心力衰竭),或寻找可能由症状变化所提示的 COPD 并发症(如肺炎、气胸)。

4. 计算机断层扫描　与标准胸片相比,CT 检测肺气肿的敏感性和特异性更高。高分辨率 CT(即准直 1~2mm)尤其如此,可以帮助确定肺气肿是小叶中央型、全小叶型还是间隔旁型。

【诊断及鉴别诊断】

1. 诊断　主要根据病史、症状、体征、实验室检查及影像学检查等多方面进行综合评定。肺功能检查证实存在吸入支气管扩张剂后仍不完全可逆的气流受限;无法用其他原因解释患者的症状和气流受限;确诊 COPD 后,下一步要考虑病因。大多数患者的病因是长期吸烟。

2. 鉴别诊断

(1) 中央气道阻塞:可由许多良性和恶性疾病引起,且可与 COPD 相似,表现为缓慢进展的劳力性呼吸困难,之后在轻微活动后即有呼吸困难。可能存在单音调哮鸣音或喘鸣。如果吸入支气管扩张剂可以改善症状,也是最低程度的改善。高分辨率 CT 扫描及三维重建可能有助于诊断。直接观察到阻塞是诊断的金标准。

(2) 支气管扩张症:是一种支气管管腔异常扩大的疾病,与慢性或复发性感染有关。与 COPD 有很多共同的临床特征,包括易塌陷的发炎气道、气流阻塞和以呼吸困难、咳痰加重为特点的加重。怀疑支气管扩张症是基于咳嗽和每日产生黏液脓性痰这样的显著症状。临床上通常根据特征性咳嗽、咳痰症状以及 CT 扫描发现支气管壁增厚与管腔扩张而做出诊断。

(3) 结核病:在结核病流行地区,有结核病既往史的患者中,气流阻塞的总患病率为 31%。因此,结核病既是 COPD 的危险因素,也是 COPD 的潜在共存疾病,CT 扫描有助于诊断。

(4) 淋巴管平滑肌瘤病(lymphangioleiomyomatosis,LAM):主要见于育龄期的年轻女性。PFTs 常显示轻度气流阻塞,但也可见阻塞-限制混合模式。CT 扫描通常显示有时可与肺气肿混淆的薄壁小囊腔,但是,肺气肿时的气腔实际上并不是囊腔,而是由肺泡壁破坏和远端气腔永久性扩张引起的,故气腔"壁"通常不明显。

【治疗】

1. 内科治疗　药物治疗可以缓解慢阻肺症状,减少急性加重的频率和严重程度,改善健康状况和运动耐力,主要包括长效支气管扩张剂和吸入型糖皮质激素。

2. **支气管镜治疗**　经支气管镜肺减容术（bronchoscopic lung volume reduction, bLVR）是用纤维支气管镜治疗肺气肿导致的过度充气，支气管内置入单向活瓣、活塞及阻塞器，支气管内注入生物封堵剂、气道热消融术以及置入气道支架对肺大泡减压。相比 LVRS，bLVR 并发症及病死率要低得多。

3. **肺减容术**（lung volume reduction surgery, LVRS）　亦称减容肺成形术或双侧肺部分切除术，是一种外科技术。对于即使采用最大程度药物治疗但病情仍控制较差的晚期肺气肿患者，进行该手术可能有益。LVRS 通过楔形切除肺气肿组织而减少肺容积，LVRS 可减小过度充气的肺与胸腔之间的大小不匹配，从而恢复对细支气管向外周的牵拉作用（即增加弹性回缩力）并改善呼气气流。LVRS 是重度肺气肿的姑息性手术，可以改善患者的主观感觉和客观检查指标，但手术后 6 个月到 1 年后肺功能又逐步下降。LVRS 术后漏气发生率达 18%~30%，其他并发症有呼吸衰竭、肺炎等。

适应证：①年龄小于 75 岁。②采用最佳药物治疗和最大程度的肺康复治疗后仍然存在严重呼吸困难。③戒烟超过 6 个月。④FEV_1 小于预测值的 45%，与晚期 COPD 的诊断相一致。⑤DLCO 不低于预测值的 20%。⑥肺容量测定显示空气潴留［如残气容积（RV）大于预测值的 150%，肺总量（TLC）大于预测值的 100%，RV/TLC 比值增加］。RV/TLC 比值增加与 LVRS 后用力肺活量（FVC）改善有关。⑦CT 发现肺过度充气和肺气肿非均匀分布，部分区域具有保留较好的肺组织，上肺区为主的肺气肿患者更可能从手术中获益。⑧康复治疗后，6 分钟步行距离大于 140m，但踏车运动试验得出的最大运动能力较低。

禁忌证：①年龄大于 75 岁；②过去 6 个月内吸烟；③存在会使手术死亡率升高的共存疾病（如严重的冠心病、心力衰竭伴左室射血分数小于 40%）；④严重恶病质或肥胖；⑤会妨碍 LVRS 的胸壁畸形、既往胸膜固定术或开胸手术史；⑥胸部 HRCT 显示极轻微肺气肿或显示均匀分布的肺气肿改变且没有肺组织保留完好的区域，尤其是 FEV_1 低于预测值的 20% 时；⑦HRCT 检查所见可能被视为 LVRS 的禁忌证（如巨大肺大疱、间质性肺疾病和肺结节）；⑧肺泡气体交换明显异常伴 DLCO 小于预测值的 20%，$PaCO_2>60mmHg$，或者 $PaO_2<45mmHg$；⑨肺高压（肺动脉收缩压>45mmHg，平均肺动脉压>35mmHg）；⑩α_1-抗胰蛋白酶严重缺乏的患者通过 LVRS 获益的可能性较低。

4. **肺移植**　目前除了肺移植外，其他几种无法从根本上干预肺气肿的病理生理变化。肺移植技术的出现是肺气肿治疗历史上的一个飞跃，第一次通过外科手段使终末期肺气肿患者的生活质量及预后得到长期改善。作为治疗终末期阻塞性肺气肿的最佳手段，由于供体缺乏及手术要求复杂，所以在各国都难以广泛开展。

（刘德若）

第十三节　肺　移　植

过去 50 多年，肺移植作为终末期肺疾病的治疗手段得到了长足的发展和普及。肺移植可以挽救生命，并能够为合适的受者提供长期且高质量的生存。随着移植供者和受者筛选、手术技术、术后管理方面的进步，目前肺移植的早期存活率已经得到明显提高，长期存活率也在逐渐改善。

人类首次肺移植由 Hardy 于 1963 年进行，该手术是左侧单肺移植以治疗肺门肿瘤。患者术后存活 18 天，死于肾衰竭和营养不良。此后 20 年中，全世界范围内报道了不到 50 例肺移植手术，但是没有一例患者生存超过 10 个月。早期肺移植手术失败主要原因包括四个方面：原发性移植肺无功能、支气管吻合口瘘、急性排斥、肺部感染。随着外科技术和免疫抑制药物的发展，1983 年多伦多总院的 Cooper 教授为一位男性特发性肺纤维化患者进行了单肺移植手术并实现长期存活。1986 年 Patterson 教授为一名肺气肿患者进行了双肺移植手术并长期存活。我国肺移植起步很早，1979 年北京结核病研究所辛育龄教授为 2 例肺结核患者实施肺移植，因难以控制的急性排斥反应和感染，分别于术后 7 天和 12 天将移植肺摘除。1995 年，北京安贞医院陈玉平教授为一位终末期肺纤维化的患者实施左单肺移植，术后存活 5 年 10 个月，成为我国首例成功的肺移植病例。自 2002 年以来，无锡市人民医院、中日友好医院，北京朝阳医院、上海市肺科医院、上海市胸科医院、广州医科大学第一附属医院等也相继开展肺移植工作，并成为我国主要的肺移植中心。

【受者选择】

目前肺移植已被用作治疗各种晚期肺实质性和血管疾病的一种有效手段。肺移植受者的主要疾病谱为特发性肺纤维化、慢性阻塞性肺疾病、肺囊性纤维化、特发性肺动脉高压、α_1-抗胰蛋白酶缺乏症,这些疾病占整个肺移植疾病谱的85%,其余15%包含结节病、肺淋巴管平滑肌瘤病、肺朗格汉斯组织细胞增生症等少见疾病。肺移植的一般指征为终末期良性肺疾病肺功能严重受损、内科药物和一般外科手术治疗无效、日常活动严重受限、预期寿命不到2年、没有其他重要脏器功能衰竭。肺移植禁忌证包括不能控制的肺部或肺外感染、过去两年中有恶性肿瘤病史、其他重要脏器存在严重功能障碍、严重的胸廓或脊柱畸形、吸烟状态、药物或酒精依赖、有心理疾病或者不能配合治疗、HIV感染、活动性乙型肝炎或者丙型肝炎、缺乏充分的医疗保险或者经济能力。随着相关支持技术的发展,一些原来的禁忌证已经放宽,通过合理的评估和管理能够使患者进行肺移植。

【供体的评估】

限制肺移植广泛应用的最重要的因素是供肺的短缺。与其他实体器官不同,肺与外界直接接触,在脑死亡前就暴露于环境的污染中,包括病原微生物和有毒物质,这可能会严重影响肺的功能,这种情况会因供者临终前气管插管而加重。另外,在脑死亡之前,口咽或胃内容物的误吸也很常见。近一半的供者在插管后1周内出现肺炎,可能是由于这些因素综合所致。脑死亡本身也可能导致神经源性肺水肿。在创伤导致脑死亡的情况下,可能伴有胸腔严重损伤,此外在抢救过程中大量的液体复苏也会导致肺水肿。除了这些直接的损伤之外,有大量吸烟史的供体可能也存在慢性肺损伤。由于这些因素的存在,捐献肺只有大约25%的情况下可以用于移植。

供体肺首先要求与受体ABO血型相符,HLA抗体匹配;其次供肺的大小和受体胸廓容积的差异最好控制在15%~20%之内,一般通过身高进行评估。如果供肺体积过大,在双肺移植中可能会造成心脏压迫;相反如果供肺较小,移植后能起到较好的效果。另外,胸部影像学要基本正常,最好在获取前进行胸部CT检查评估。其他条件包括:供体年龄小于60岁、动脉血气氧合指数大于300、没有近期误吸史、没有长期大量吸烟史、既往没有肺部手术史。此外,需要气管镜检查,评估气道内分泌物情况,以及是否存在气道变异。现在由于肺供体非常短缺,供体选择的标准逐渐放宽,一些既往认为的边缘供体,经过合理的维护后,可以用于肺移植。此外,体外肺灌注技术的出现也使得部分边缘供肺可以用于移植。对于供体气道微生物的培养和药敏检查是必要的,因为这样可以指导术后抗感染方案。供体病毒血清学检查也非常重要,需要排除丙型肝炎供体,因为这样会造成肝炎传播。巨细胞病毒对供体和受体都会产生一定的影响,巨细胞病毒感染与受者急性排斥、慢性排斥以及急性病毒性肺炎密切相关,供体(-)/受体(-)的血清学组合移植后的预后好于其他组合。

【移植术式选择】

除感染性肺病或严重肺动脉高压外,单侧肺移植可适用于需要移植的大部分终末期肺部疾病。然而,目前世界范围内都更倾向于进行双肺移植,部分原因与单肺移植长期存活结果较差有关,特别是在该术式应用于肺气肿人群时。既往认为的单肺移植等待供体肺的时间较短、移植后的并发症发生率和死亡率低于双肺移植,但这种差异随着外科手术经验和围手术期管理的改进,以及公民逝世后气管捐献的推广而变得不再明显。单侧肺移植的手术死亡率从3%到10%不等,与具体的移植指征(是否存在肺动脉高压)以及术中是否需要体外循环有关。单侧肺移植术后6周内移植肺功能无功能的发生率接近5%。

双侧肺移植是感染性肺疾病(如囊性纤维化、支气管扩张症)以及原发性或继发性严重肺动脉高压患者的首选手术方案。许多中心对于年龄小于60岁或65岁的肺气肿患者也倾向于进行双肺移植。对于没有继发严重的肺动脉高压的肺纤维化患者,是否优先选择双侧肺移植也存在争议。目前多数的双侧肺移植是序贯双肺移植,也就是切除一侧病肺,吻合供肺,然后再进行对侧手术。双侧肺移植可以采取双侧后外侧开胸切口、横断胸骨切口、胸骨正中切口或双侧前外侧开胸切口进行。双侧和单侧肺移植的围手术期死亡率现在基本相当。同样在多数肺移植中心,围手术期急性移植肺无功能以及气道吻合口不愈合的发生率也是相似的。

几乎所有的终末期肺部疾病都有成功应用心肺联合移植的先例。然而,随着单、双侧肺移植技术的完善，以及供体器官的不足，心-肺联合移植主要应用于伴有严重的左心室功能不全或存在手术无法修复的分流缺陷的艾森曼格综合征。大中心心-肺联合移植的手术死亡率约为10%，这一数据要高于对于类似疾病进行单肺或双肺移植。目前多数这类患者可以通过单纯肺移植进行治疗，因此，世界范围内心肺联合移植手术的数量已经下降。

由于肺移植尸体供肺短缺的问题，活体肺叶移植近年来也有所发展。在活体肺叶移植中两名正常的供体需要分别切除左肺下叶和右肺下叶，供体的身高最好高于受体的身高，这样才能使供体肺叶较大，移植后获得较大的肺功能改善。在美国囊性肺纤维化是最常见的活体肺叶移植指征，其他原因还包括原发性肺动脉高压、肺淋巴管平滑肌瘤病、特发性间质性肺炎等。

【供体肺获取手术】

供体肺获取一般采用正中切开劈开胸骨，打开双侧胸膜腔探查双肺情况，对供肺有初步了解，然后打开心包暴露心包内的大血管和心脏。在肺动脉圆锥位置插入肺动脉灌注导管，注意导管头不要插入过长，以免伸入一侧肺动脉而导致灌注时一侧肺灌注不足。使用4℃的肺灌注液以30cmH₂O压力进行肺动脉顺行灌注，剪开左心耳以排出灌注液，剪开下腔静脉。心脏和肺表面放置盐水冰屑，灌注期间持续肺通气。灌注结束后停止通气，上纵隔游离出主气道，拔除气管插管，离断主气道，从食管前方将心肺整体取出。离体后分离心、肺，注意在分离上腔静脉时保护好下方的右肺动脉干。此外，左心房也是心肺分离的难点，在距离静脉开口约5mm处剪开心房可以满足肺供体和心脏供体的要求。心肺分离后使用灌注液从肺静脉开口处进行逆行灌注，有时候可以看到残余的血栓从肺动脉流出。将供肺置于大量冰屑上，转运至移植手术室。移植前需要对供肺进行修剪。从前面观察，剪开左房后壁，并使两侧保留的心房袖大致相等。从肺动脉总干分叉处切断肺动脉，注意肺动脉的游离，需要从每侧的心包附着处一直游离到第一分支，并注意观察有无损伤和血栓。供体支气管的离断水平一般在上叶开口近端2个软骨环的主支气管上，注意不要把支气管残端游离过长以保留部分血供和侧支循环。

【肺移植手术】

大多数情况下，单侧肺移植手术切口选择在第5肋间后外侧切口。双肺移植可以采用与单肺移植一样的侧卧位后外侧切口，也可以采用仰卧位双侧前外侧第4或者第5肋间切口，横断或者不横断胸骨，也有的移植中心采用正中切口，这种切口可以同期修复心脏结构缺损。

在切除病肺的同时，一定要充分游离胸腔内粘连，并彻底止血。一般情况下，特发性肺纤维化和感染性肺疾病胸腔内粘连非常严重，而肺气肿、肺纤维化、肺动脉高压的患者大多没有严重的粘连。在分离粘连的时候注意不要损伤肺门前方的膈神经和后方的迷走神经。肺动脉可以选择在上叶第一支动脉远端处切断，这对于肺动脉高压患者缩小肺动脉口径非常重要。使用切割缝合器切断上、下肺静脉，适当保留较长的心房袖以便于后续吻合。切除支气管周围淋巴结，确切结扎支气管动脉，在靠近上叶支气管开口处切断支气管，将肺切除。切除后创面充分止血，如果完成吻合后再进行止血则暴露相对困难，且容易损伤吻合口。

将冰盐水湿纱布包裹的供肺放入胸腔。首先进行支气管吻合。要点是尽量缩短供体和受体支气管的长度以保持侧支血供。端-端吻合是首选，少数情况下需要将管径较小的支气管嵌套到较大的支气管当中。根据术者经验，采用间断缝合或连续缝合，然后用支气管周围组织或胸腺组织或心包脂肪包埋吻合口。肺动脉吻合通常采用连续缝合（例如5-0 Prolene聚丙烯线），吻合后尽量避免吻合口皱缩，这种情况通常是由于两侧肺动脉口径相差过大所致，例如受体有严重的肺动脉高压。另外，要避免肺动脉留得过长，这样会使肺动脉扭曲，容易产生血栓。最后吻合静脉，切除上、下肺静脉残端，肺静脉残端间的心房峰切开形成心房袖，使用4-0聚丙烯线进行心房袖连续缝合，内翻褥式缝合有利于内膜对合良好，这样有利于减少术后栓塞的风险。前壁完成吻合后先不打结，使肺轻微充气，松开肺动脉阻断钳，重新建立移植肺的灌注，通过左心房吻合口排出气体。随后半松开心房阻断钳，并恢复供体肺的通气，使心房袖缝线适应流量增加引起的扩张，确认吻合满意没有明显出血后再将缝线打结固定。充分止血，放置胸导管，关胸。对侧肺移植采用同样的方式。术后将气管插管换为单腔管后，气管镜检查支气管吻合口并清除气道的血液或残余分泌物。

【术后管理】

肺移植手术结束后,患者带气管插管回 ICU 严密监护。呼吸机一般使用压力控制模式以限制气道压,防止出现气道吻合口并发症。气道平台压一般不超过 35mmHg,大部分患者在 48 小时内都能拔管。患者在手术室一般是高浓度吸氧,回 ICU 后患者动脉血氧饱和度超过 70mmHg 及氧饱和度超过 90% 时,可以逐渐降低氧浓度以减少氧中毒的风险。对于没有严重缺血再灌注损伤的患者,术后吸氧浓度可以逐渐降到 30%~40%。对于单肺移植的慢性阻塞性肺病患者,术后通常不建议使用 PEEP 或者使用低 PEEP 通气,并延长呼气相时间。围手术期液体管理非常重要,一般在 48 小时内维持液体负平衡,在大量使用利尿药的同时,要严密注意循环和肾功能。术后每天使用气管镜充分吸尽气道分泌物,同时观察吻合口情况。拔除气管插管后,如果胸引流量不多,肺部没有明显漏气,可以及早拔除胸引流管。肺移植患者术后早期康复治疗非常重要,患者一定要早期下床活动,下床能够使患者膈肌下降,增加胸廓容量,有利于肺脏充分扩张。患者术后要充分止痛,伤口的疼痛会阻碍患者胸廓运动以及无法充分咳嗽,可以考虑使用硬膜外镇痛。

【免疫抑制】

免疫抑制方案通常包括免疫诱导和免疫维持方案。标准的免疫诱导方案包括兔或者马的抗胸腺细胞免疫球蛋白(ATG)以及鼠的单克隆抗 CD3 细胞的抗体(OKT3)。近年来也有不少应用抗白介素-2 受体抗体(达克珠单抗和巴利昔单抗)的报道。无论是 ATG 还是 OKT3 都能有效减少循环中的淋巴细胞,两种单抗会造成血小板减少和发热、寒战等流感样症状。所有的免疫诱导制剂都会增加感染的概率。免疫维持方案通常包括三种药物:钙调磷酸酶抑制剂(环孢素或 FK506)、细胞周期抑制剂(硫唑嘌呤或者吗替麦考酚酯)以及激素(泼尼松)。FK506 常常受到饮食及各类药物的影响,特别是术后常用的抗真菌药物对其浓度影响很大,需要监测血药浓度。吗替麦考酚酯使用过程中需要监测白细胞计数。泼尼松的起始剂量是 0.5mg/(kg·d),并逐渐减量。

【并发症及相关处理】

肺移植属于大型胸外科手术,手术风险高,各种手术并发症发生率也较高。一般的手术并发症包括术后出血、神经损伤(主要为膈神经以及左侧喉返神经损伤)、术后胸骨不愈合、心律失常等。这些并发症的处理方式与常规胸外科手术一致。此外,肺移植手术还有一些特殊的并发症,下文中进行逐一介绍。

原发性移植肺无功能(primary graft dysfunction,PGD)是肺移植术后最常见的并发症之一。其特征在于早期严重的肺功能异常,肺水肿进展迅速,持续性肺动脉高压,术后迅速发生肺顺应性明显减退。原发性移植肺功能不全是肺移植术后早期死亡的最常见原因,并且与远期并发症(包括闭塞性细支气管炎综合征)和死亡率增加相关。文献报道 PDG 的发生率约为 23%,发生后病死率约为 28%。PGD 的主要原因是缺血再灌注损伤。缺血再灌注损伤以移植后数小时内非心源性肺水肿和进行性肺损伤为主要特征,严重的缺血再灌注损伤表现为弥漫性肺泡壁损伤。另外,还有许多其他原因,如供肺保存技术不完善、缺血时间过长、供肺潜在疾病(肺挫伤、肺血栓和误吸)都在 PGD 的发生中起到作用。PGD 的管理包括应用经食管超声评估肺静脉吻合口,排除潜在可纠正的手术并发症,治疗应包括大量应用利尿药,以及应用机械通气和 PEEP 维持氧合。在伴有严重低氧血症和/或高碳酸血症的病例中,应在围手术期早期考虑 ECMO。在大多数患者中,无论采取何种支持措施,病情都可以在几天内缓解。

支气管吻合口的并发症包括术后早期的吻合口瘘以及术后远期的气道狭窄及软化,气道并发症是肺移植术后的主要并发症和导致死亡的主要原因之一。近年来随着供肺保存技术、感染控制水平以及免疫抑制水平的提高,气道并发症的发生率较前有了明显下降。术后早期支气管吻合口瘘的重要原因之一是供体支气管血供差,但就目前的移植技术而言,不必进行支气管动脉重建也能避免支气管缺血。移植肺支气管的血供在术后几天内依赖肺动脉侧支循环,此时气道缺血可能导致黏膜溃疡,继而出现黏膜坏死,邻近区域常常出现局部支气管软化。结果可能发生一系列异常,包括从吻合口开裂到黏膜下纤维化等。最常见的是发生部分吻合口裂开,随后形成肉芽组织,最终形成一定程度的吻合口狭窄。缩短供体支气管的长度能够降低术后支气管缺血的可能性,因此通常要求供体主支气管离断水平在距离上叶开口两个软骨环处,并保留包含侧支循环的支气管周围组织。套叠支气管和用带血管组织覆盖吻合口可能是有用的辅助措施。改进的肺保存方法和特定的免疫抑制方法对减少气道并发症的影响很难定量。术后支气管吻合口并发症多数可以通过支气管镜检查而得到确诊。膜部的缺损通过保守治疗一般都会愈合,而软骨部的缺损通常会造成后期气道狭窄。严重的支气管吻合口瘘(大于50%周径)一般需要一定的干预以保证气道的完整和通畅,并可能继发其他并发症。胸腔引流、气管腔内支架、球囊扩张、电烧灼、激光、冷冻等方法在处理气道并发症中有一定作用。

肺移植术后由于免疫抑制,以及短期排痰能力下降,容易发生病原菌感染。细菌感染最为常见,常见的病原包括铜绿假单胞菌以及金黄色葡萄球菌。预防细菌需要应用针对革兰氏阳性、革兰氏阴性和厌氧菌的抗生素,同时需要结合术前痰培养结果应用针对性的抗生素。最近接触呼吸治疗设备或患有囊性纤维化的患者,需要对铜绿假单胞菌进行预防性抗生素治疗。值得注意的是,体外敏感性结果并不总能正确预测体内细菌对抗生素的反应,因为体内多种抗生素可能存在协同作用,并且某些抗生素在肺部可以达到相对高浓度,尤其是喹诺酮类和大环内酯类药物。对于囊性纤维化患者,在移植前的等待期间,持续监测痰菌群和确定抗生素敏感性是重要的,这样可以确定用于围手术期合适的抗生素方案。联用吸入抗生素方案,包括妥布霉素或多黏菌素,可以在减少定植微生物负荷。

如果移植术前受者痰培养证实存在曲霉菌等真菌,或者供体痰培养中生长念珠菌等真菌,那么应该预防性应用抗真菌药物。如果培养结果为曲霉,大多数单位采用雾化吸入两性霉素B或伏立康唑、伊曲康唑。一些中心采用综合性策略,初始使用通用的吸入真菌预防方案,随后根据培养结果进行针对性的治疗。

随着术后常规预防性应用抗病毒药物,单纯疱疹病毒(herpes simplex virus,HSV)感染(包括黏膜溃疡、食管炎和肺炎)的发生率已经大大下降,但仍然有发生的可能性,并可能影响后续的生存和生活质量。用于预防巨细胞病毒(cytomegalovirus,CMV)的缬更昔洛韦对单纯疱疹同样有效。若CMV抗体供者及受者均为阴性,可以不使用缬更昔洛韦,但也应进行预防性抗病毒治疗。在这种情况下,应至少口服阿昔洛韦或伐昔洛韦6个月。CMV感染仍然是肺移植后的一个重要问题。肺移植术后CMV感染的发生与供体和受体的术前CMV状态有关。既往暴露于CMV的受者有病毒再激活的风险,如果同时供体CMV阳性的话,可能会进一步增加CMV感染的风险。CMV阴性受者接受来自CMV阳性供肺时,CMV感染发生风险最大。出于这个原因,一些中心倾向于避免将CMV阳性供肺移植给CMV阴性受者。然而,应用更昔洛韦或缬更昔洛韦预防性抗病毒治疗显著降低了CMV感染的发病率。

肺移植患者肺炎支原体感染的发生率也通过常规应用甲氧苄氨嘧啶-磺胺甲噁唑而显著降低。如果不能耐受这种药物,则应该应用替代药物如氨苯砜(警惕Coombs阳性溶血性贫血)或吸入喷他脒。

急性排异反应(acute rejection,AR)的特征是血管周围和内皮下单核细胞浸润。气道炎症,特别是淋巴细胞性细支气管炎,也可以被认为是急性排斥反应的一种表现。临床上,患者可能表现为呼吸困难、低热、低氧血症和肺部浸润影。然而更常见的是患者没有临床症状。支气管镜检查肺泡灌洗和经支气管活检是区分急性排异反应与感染最有用的方法。支气管肺泡灌洗液在排除感染方面非常有用,但通常对明确排异反应并没有帮助。经支气管穿刺活检的组织病理结果根据血管周围淋巴细胞浸润情况,对急性排异反应进行分级。血管周围浸润和支气管周围改变的严重程度决定急性排异反应的分级,这两种组织学改变也与后期的闭塞性细支气管炎综合征的发病相关。

急性排异反应的初始治疗是给予短期的高剂量皮质类固醇冲击(例如甲泼尼龙500~1000mg/d,静脉给药3天)。在开始抗排异治疗后,所有CMV病毒血清结果不匹配或者血清阳性的受者,都应口服缬更昔洛韦,预防CMV病毒感染。在大多数患者中,皮质类固醇冲击治疗48小时内会观察到症状和影像学改善。此后,类固醇的维持剂量通常会在数周内先增加,然后缓慢降至维持水平。有时,一些持续不缓解的急性排异患者需要第二疗程的类固醇治疗,既可以按照之前的方案进行,也可以稍微延长口服治疗的时间。如果持续存在急性排异反应,应考虑用OKT3或抗胸腺细胞球蛋白进行溶细胞治疗。

慢性排斥是肺移植术后影响患者长期生存最为重要的因素。慢性排斥病理学上主要分为慢性气道排斥和慢性血管排斥。慢性气道排斥是相对常见的一种情况,组织学上表现为闭塞性细支气管炎(obliterative bronchiolitis,OB),而慢性血管排斥表现为肺血管硬化。OB在肺移植术后较为常见,目前具体病因不清,可能与术后 PGD、CMV 感染以及原发病相关。OB 的临床表现不具有特异性,早期表现为刺激性干咳,活动后呼吸困难,影像学表现尚正常,肺功能检查呈阻塞性改变,特别是中期流速降低。晚期出现严重的咳嗽、咳痰,影像学出现过度充气或者支气管扩张的表现,肺功能呈现严重的阻塞性通气障碍。肺有很大的生理储备功能,所以当患者出现症状的时候,其病理进展程度可能已经非常严重。这一过程的进一步发展为支气管扩张,继而发生感染。虽然在肺移植后 3 个月内并不常见,但在 5 年内高达 50% 的患者发生闭塞性细支气管炎综合征,并且诊断后 3 年内的病死率可达 40% 或更高。

OB 可以通过支气管镜活检确诊,也可以通过排除法得到诊断。OB 目前治疗有几种方法,例如调整免疫抑制剂、体外光疗法、全身淋巴组织照射、血浆置换、吸入环孢素等,但目前没有一项非常有效的方法能够治疗和逆转 OB。目前来说,对于肺移植术后 OB 最好的建议是预防为主,特别是移植后早期加强免疫抑制,减轻急性排斥的程度。对于肺移植术后 OB 是否需要再次移植目前仍有争论,早期的经验提示再移植患者的预后比首次移植差很多。

【随访监测】

肺移植术后需要进行定期随访,以早期发现并发症并进行相应处理。检查项目包括体格检查、影像学检查、肺功能检查、支气管镜检查以及免疫抑制状态检查。肺移植术后肺功能一般会缓慢增加,并在 3~6 个月达到平台水平。如果连续测定肺功能下降 10%~15%,需要引起警惕,应及时入院进行检查评估。

【肺移植的效果】

肺移植后的早期死亡率在过去 10 年中显著下降。这种减少的原因可能是多方面的,包括手术技术、受体选择和术前管理方面的改善以及围手术期管理经验的增加。国际心肺移植协会的数据显示,肺移植 90 天死亡率为 10%。心-肺联合移植后的短期病死率通常稍高。原发性移植肺无功能是早期死亡的主要原因,其次是感染。

长期的生存数据显示 1 年累计生存率高于 80%。根据移植的原发病因不同,生存曲线在 1 年时有显著差异。肺气肿和囊性纤维化患者在 1 年时似乎比肺纤维化患者有生存优势。1 年以后,闭塞性细支气管炎开始对生存产生明显影响,导致 5 年的总体存活率仅为 65%。这一时期的死亡原因包括感染和闭塞性细支气管炎,存活到 5 年的患者当中,也有超过 50% 会发生这些情况。恶性肿瘤是肺移植后期死亡的第三大常见原因。

大多数成功进行肺移植的患者,肺功能比术前会有显著改善。通常情况下,患者在移植后 6 周内可以恢复运动,而无须氧气支持。然而,严重的原发性移植肺无功能可能需要 2~3 个月才能完全恢复。发生严重原发性移植肺无功能的患者,尽管移植肺可能恢复到正常的功能,但经常会遗留一些功能缺陷。

无论原发疾病如何,移植后肺功能都会得到改善。一般来说肺功能能保持 3 年或以上,除非发生了闭塞性细支气管炎综合征。对于年轻的肺气肿患者,单肺移植相较于双肺移植是否有潜在的功能获益,目前还存在争议,现阶段大部分中心对这类患者进行双肺移植。就肺功能而言,双肺移植的结果明显优于单肺移植,但两组的运动耐量结果是类似的。

【再次移植】

近年来,再次肺移植的频率越来越高。再次移植可以用于移植肺衰竭或严重支气管裂开等急性并发症,也可以用于一些慢性并发症,例如闭塞性细支气管炎或气道狭窄。因急性并发症而急诊再次移植的获益似乎非常有限。而闭塞性细支气管炎再次移植的患者一般预后相对较好,尽管与初次移植相比存活率略低。目前,闭塞性细支气管炎是再次移植最常见的指征。Novick 报道了目前最大的汇总的再次肺移植成功率,很多中心也报道过各自的成功率,不同中心有较大差异。在初次单肺或双肺移植后,同侧单肺、对侧单肺、双肺再次移植都有报道,目前还不能证明哪种方法更有优势。再次肺移植是非常有挑战性的手术,手术死亡率接近 20%。一些对预后有利的因素,包括初次移植术后超过 30 天、再移植前患者能自主活动,以及中心具有再次移植的经验。既往再次移植的远期预后远远不如初始移植,但是近年来有所改善,1 年生存率可达到 70% 左右。

【总结】

肺移植是对于缺少其他治疗手段的终末期肺疾病有效的治疗方法。供体短缺是限制肺移植广泛应用的最大障碍。尽管如此,仅美国就有近万名存活的肺移植受者,这反映出肺移植已经得到了长足的发展,并且对于经过筛选的受者有持久的效果。现在有大量长期高质量存活的受者,这是其他治疗手段不可能达到的。目前供肺保存和移植技术允许6~8小时的缺血间隔,将来通过新开发的体外肺灌注技术有望进一步延长供肺保存时间。近年来肺移植手术死亡率已经明显下降。成功进行手术的患者肺功能可以得到显著的改善。原发性移植肺功能不全和感染是导致术后早期和晚期并发症及死亡的重要原因。目前影响肺移植受者长期存活的最大问题是排异,术后5年将近50%的患者发展成慢性移植肺功能障碍,通常表现为闭塞性细支气管炎综合征。预防和治疗闭塞性细支气管炎综合征和其他形式的慢性排异反应,对于提高肺移植后的长期存活率是非常重要的,这方面还需要进一步研究探索。

（刘德若）

第四章 食管疾病

第一节 食管癌

食管癌是全球常见的恶性肿瘤之一,目前被列为全球第八大癌症。

【流行病学特点】

食管癌的发病率和死亡率各国差异很大。不同地区、种族、性别和不同时期的食管癌发病率和死亡率具有明显的差异。全球来看,亚洲、非洲、拉丁美洲一些国家发病率较高,而欧洲、美洲和大洋洲的发病率较低。据 2019 年对全球 185 个国家的 36 个不同部位的肿瘤流行病学统计,全球每年新发食管癌病例 57.2 万例,因食管癌死亡约 50.9 万例。而我国则是全球食管癌发病率和死亡率最高的国家。据 2019 年最新公布的统计数据,2015 年我国食管癌发病率占恶性肿瘤的第六位,每年新发食管癌 24.6 万例,占全球新发病例的 43%,因食管癌死亡 18.8 万例,占全球的 36.97%。无论是新发病例还是死亡病例,均居世界之首。

1. **我国的食管癌流行病学特点** 早在 2000 年前,我国的史书上就有对食管癌的记载,称食管癌为"噎膈"。中华人民共和国成立后先后组织了几次大规模的恶性肿瘤死亡调查,基本摸清了食管癌的发病情况。

在我国,食管癌的发病率有其独特的地理分布特点,一定地域内的高发与周边地区的相对低发形成鲜明对照,构成我国食管癌最典型的流行病学特征。以太行山南段的河南、河北、山西三省交界地区的发病率最高,可达 32/10 万。此外,山东、江苏、福建、安徽、湖北、陕西、新疆等地尚有相对集中的高发区。在不少地区,尤其是农村,食管癌仍是威胁居民健康的最严重恶性肿瘤。

2. **全球其他地区食管癌流行病学特点** 从世界范围来看,食管癌的分布亦呈现类似的规律,高发区主要集中在东北亚、中亚、南非、东非、美洲的部分地区及法国的布列特尼地区。20 世纪 70 年代的流行病学研究发现,亚洲从土耳其向东经哈萨克斯坦、伊朗北部到中国北部及日本仙台是食管癌的高发地带。

3. **食管癌的年龄、性别及种族分布特征** 从年龄分布上看,食管癌的发病年龄多在 40 岁以上,以 60~64 岁年龄组发病率最高,平均死亡年龄为 63.49 岁(男性 63.04 岁,女性 63.41 岁),可见食管癌主要威胁中、老年人。

从性别分布上看,食管癌的发病男性高于女性,男女比例为(1.3~2.7):1。

从种族分布上看,食管癌的另一个特点为不同种族的发病率有明显差异,如亚洲的中国人和日本人高于欧美人,美国的黑种人高于白种人。我国的少数民族中,哈萨克族食管癌发病率最高,其次为回族、维吾尔族、蒙古族等,发病率最低的为苗族。

【病因学】

20 世纪 50 年代以来,我国对食管癌高发区 [包括河北、河南、山西及北京(181 个县、市)的 5000 万人口] 进行了大规模的流行病学调研,结果发现食管癌的发病因素随不同地区而异。例如太行山两侧发病率高,而且山区的发病率高于丘陵区,丘陵区高于平原区,发源于或流经高发区的河流沿岸居民死亡率也高。调查结果发现,食管癌的危险因素包括年龄、性别、民族、遗传、生活习惯、环境、营养状况、化学、生物、相关疾病及有无癌前病变等。

1. **化学因素**　亚硝胺类化合物是国际公认的化学致癌物,动物实验也证明亚硝胺类化合物可以诱发食管癌。在一些食物和饮水中亚硝酸盐在酸性条件易形成胺,食物添加剂、酸菜以及卷烟烟雾中均含有亚硝基化合物。有研究发现,食管癌高发区其粮食和饮用水中亚硝胺的检出率比低发区明显升高。

2. **生物因素**　真菌毒素霉变食物的致癌作用已在动物实验中得到证明,玉米、小米、花生易被真菌污染(如黄曲霉菌、白地真菌等)并能促进亚硝胺的合成,可以诱发癌变。将亚硝胺加白地霉素诱发小鼠胃癌的发生率比单用亚硝胺者为高,因此推测真菌也有促癌作用。目前认为,人乳头状瘤病毒(HPV)可能与食管癌发病相关,有研究发现15%的食管鳞癌患者中发现有HPV-16或HPV-18病毒,10%的瘤体内含有异常HPV基因型。另有关于EB病毒可诱发食管癌的报道。

3. **食管慢性疾病**　长期的慢性食管炎症、贲门失弛缓症、食管裂孔疝、食管憩室、反流性食管炎、腐蚀性食管瘢痕狭窄、Barrett食管等疾病患者的食管癌发生率相对较高,可能与食管黏膜遭受长期刺激和损伤有关。目前认为这些疾病为食管癌的癌前病变。

4. **饮食及生活习惯**　食物的机械性、化学性刺激,如过硬、过热食物,进食过快、长期饮烈性酒、口腔不洁或龋齿等可引起食管上皮病理改变。膳食中缺乏动物脂肪、新鲜蔬菜、水果等,造成多种维生素缺乏,也与食管癌的发生有关。嗜酒量和酒质是欧美及日本等地的主要危险因素,不同种类的酒危险性不同,这是因为酿酒过程中不同的蒸馏方式,造成某些物质的污染,如亚硝胺、霉菌、烷类及鞣酸等。嗜烟、酒者较仅嗜烟者,发病率高出10~40倍。饮酒会增加嗜烟者的高危性,因乙醇是一种高效溶剂,可以溶解脂溶性化合物,故可促进烟草中有害物质侵入食管上皮。乙醇抑制细胞代谢活动及癌基因的解毒,另可促进细胞的氧化作用,因此,增加了DNA损伤及形成肿瘤的危险。

5. **微量元素**　我国的研究发现,微量元素的缺乏可能与食管癌的发生有一定关系。食管癌高发区的饮水、粮食和蔬菜中钼、锰、铁、氟、溴、氯、锌、硒、磷、碘的含量均偏低。

6. **遗传因素**　我国高发区60%的患者有家族史,高发区向低发区的移民中,其发病率仍保持在较高水平,如新加坡的发病率较高,被认为与我国高发区移民有关。但目前尚不能证实遗传因素的作用。关于食管癌发病机制的基础研究发现,食管癌细胞中普遍同时有一条或多条染色体增加或丢失,即异倍体。虽然尚未发现某一条染色体的变化与食管癌特异相关,但异倍体检出率的高低和染色体数目增减的多少与食管癌分化程度和有无转移呈正相关,认为是判断食管癌预后的一个可靠指标。此外,研究还提示食管癌遗传易感性的基础可能缘于染色体不稳定性的增高,使得癌基因与抑癌基因有发生缺失和突变的倾向。

7. **自然环境因素**　在食管癌高发区的综合考察中发现,鸡的咽-食管癌发病率与人类完全一致,如河南林县,鸡的食管癌发病率为175.88/10万,而人类为161.33/10万,同时病理改变两者也一致,高度提示高发区人与鸡的食管癌为共同因素所致。有学者据此提出了农家肥与自然氮循环是我国食管癌的主要致病因素。

8. **分子生物学因素**　与肿瘤发生有关的遗传特性除了在细胞水平上表现为染色体异常外,在分子水平上主要表现为癌基因的激活、表达和抑癌基因的丢失或失活。已发现的100多个癌基因、10多个抑癌基因中,与食管癌发生有关的癌基因、抑癌基因共有10余个,包括 *ras*、*erbB*(*Her2/neu*)、*int-2*、*hst-1*、*c-myc*、*cyclin D1*、*p53*、*p16*、*p21*、*Rb*、*APC*、*MCC*、*DCC*、*nm23* 等。

近年来的研究表明,食管癌的发生与其他恶性肿瘤一样,也是环境因素与遗传因素相互作用的结果,在食管癌变多阶段演进过程中,涉及多个基因的协同作用,特别是癌基因的激活和抑癌基因的失活,导致正常细胞在外界致癌因素的作用下永生化生长,异常增殖并逃离机体免疫监视,最终形成肿瘤。同时,与食管癌发生的主要危险因素相关的代谢酶的基因改变和/或DNA错配修复酶的异常改变可能是食管癌高易感性的重要分子基础。食管黏膜的稳定有赖于细胞更新、分化和死亡的精细平衡,打破上述任何一种分子机制均会损伤食管黏膜的生命周期,逃逸生长控制,降低细胞分化和死亡率,使细胞获得进一步病变导致功能损伤,这是最终转化成恶性细胞的关键步骤。

总之,食管癌的形成既非单纯环境因素所致,也非仅仅遗传因素所为,而是发生在食管上皮单纯增生、不典型增生、原位癌、浸润癌整个自然病史中的多因素、多阶段、多基因变异累积及其相互作用的复杂过程。因此,对食管癌发病机制的研究应由"一种因素—一种疾病"的"线性"思维模式转变为着眼探索复杂性、偶然性、非决定论,强调综合性和整体性的"三维立体"研究模式,不仅要从一系列暴露因素中发现一些主要的危险因素,更要注重研究这些危险因素之间的相互作用以及这些"外因"如何通过基因这个"内因"发生作用。这无疑是需要多学科间参与的团队行为,从各个角度协同攻关才能成功。

【解剖学】

1. **食管的淋巴引流** 食管黏膜内的淋巴管,在胃肠道空腔脏器中是独一无二的,黏膜和黏膜下层淋巴管形成一个复杂的网络,贯穿食管全长,黏膜下淋巴管主要为纵行,其数量是横行的 6 倍,并断续穿过肌层,回流到局部淋巴结,部分患者可直接回流到胸导管,而纵隔淋巴管,可直接回流到胸导管或奇静脉。食管淋巴回流的趋势是纵向引流大于横向环形引流,食管的上 2/3 主要引流向口侧,下 1/3 主要引流向肛侧,故食管癌多纵向远处淋巴结转移。食管癌的引流淋巴结名称与编码见表 4-1。

表 4-1 食管癌的引流淋巴结名称与编码

编码	名称	部位描述
1	锁骨上淋巴结	位于胸骨上切迹与锁骨上
2R	右上气管旁淋巴结	位于气管与无名静脉根部交角与肺尖之间
2L	左上气管旁淋巴结	位于主动脉弓顶与肺尖之间
3P	后纵隔淋巴结	位于气管分叉以上,也称上段食管旁淋巴结
4R	右下气管旁淋巴结	位于气管和无名动脉根部交角与奇静脉头端之间
4L	左下气管旁淋巴结	位于主动脉弓顶与隆突之间
5	主肺动脉窗淋巴结	位于主动脉弓下、主动脉旁及动脉导管侧面
6	前纵隔淋巴结	位于升主动脉和无名动脉前方
7	隆突下淋巴结	位于气管分叉的根部
8M	中段食管旁淋巴结	位于气管隆突至下肺静脉根部之间
8L	下段食管旁淋巴结	位于下肺静脉根部与食管、胃交界之间
9	下肺韧带淋巴结	位于下肺韧带内
10R	右气管支气管淋巴结	位于奇静脉头端与右上叶支气管起始部之间
10L	左气管支气管淋巴结	位于隆突与左上叶支气管起始部之间
15	膈肌淋巴结	位于膈肌膨隆面与膈脚之间(膈上)
16	贲门周围淋巴结	位于食管、胃交界周围(膈下)
17	胃左淋巴结	位于胃左动脉走行区
18	肝总淋巴结	位于肝总动脉走行区
19	脾淋巴结	位于脾动脉走行区
20	腹腔淋巴结	位于腹腔动脉周围

2. **胸导管解剖** 胸导管起自乳糜池(第 1、2 腰椎水平),止于左颈内静脉和左锁骨下静脉汇合的静脉角,全长 36~45cm,管径 2~4cm,在胸内位于脊柱前、食管后、主动脉和奇静脉之间。胸导管变异很多,在第 8 胸椎以下,一般为单根,此后近 40% 者呈双根或多根,故胸导管的预防性结扎多在膈上水平。在第 5 胸椎水平由脊柱右侧转向左侧,故胸导管在第 5 胸椎水平以下损伤,多发生右侧乳糜胸,在此水平以上的损伤,多引起左侧乳糜胸。在主动脉弓上缘处,胸导管从后向前、向上绕过食管左侧壁,到左锁骨下动脉的后外侧,上行达颈部。

【病理学及分期】

从发生部位来讲,食管癌以中段最为多见,下段次之,上段较少。

从病理组织学来讲,高发区(例如中国)以鳞癌为主,占95%以上,而非高发区(美国和欧洲)的腺癌已超过鳞癌,占50%以上。胃、食管交界部腺癌可向上延伸累及食管下段。食管小细胞癌较少见。其他非上皮类的食管恶性肿瘤如癌肉瘤、肉瘤、恶性淋巴瘤、恶性黑色素瘤等也较少见。

早期食管癌病灶很小,局限于食管黏膜内(原位癌)。临床可将其病理形态分为四型:①隐伏型:全部为原位癌,肉眼观察仅为癌变处食管黏膜色泽较深或黏膜粗糙,无明显异常,只能靠脱落细胞学阳性或组织切片作为依据。②糜烂型:黏膜表面轻度糜烂,四周轻度隆起,边界清楚,形状不规则,呈地图状。③斑块型:黏膜隆起,呈粗糙斑块状,黏膜皱襞变粗或中断,病变范围较大,有时累及食管全周,与正常黏膜分界清晰。④乳头型:肿瘤呈乳头或息肉状明显隆起,向腔内突,体积小,边界清晰。黏膜红肿、隆起、凹陷或糜烂,也可形成颗粒样斑块。癌肿长大,逐渐累及食管全周,可突入腔内,还可穿透食管壁,侵入纵隔或心包。

晚期食管癌根据病变形态可分为四型。①髓质型:食管呈管状增厚,肿瘤浸润食管壁全层,形成不规则的食管狭窄,肿瘤表现呈深浅不一的溃疡,瘤体灰白色,向腔内、腔外生长并累及周围器官。此型最为多见,约占60%。②蕈伞型:癌肿呈卵圆形蘑菇状向腔内生长,边缘隆起外翻,界限清楚,表面有浅溃疡,肿瘤多侵犯食管壁的一侧,较少累及周围器官。此型也较多见,约占15%,手术切除率高。③溃疡型:癌肿形成凹陷的溃疡,边缘不齐,穿入食管壁,深入肌层甚至引起食管穿孔,常累及周围组织,肿瘤侵犯食管壁的一侧,阻塞程度较轻。此型约占12%。④缩窄型(又称硬化型):癌肿呈明显的环形狭窄,累及食管全周,常较早出现梗阻,其上端食管扩张,病变范围一般均在5cm以下,但临床症状显著。此型约占10%。

美国癌症联合会(AJCC)和国际抗癌联盟(UICC)食管癌TNM分期标准见表4-2。

表4-2　美国癌症联合会(AJCC)和国际抗癌联盟(UICC)食管癌TNM分期标准(第8版)

原发肿瘤(primary tumor,T)
Tx:原发肿瘤不能确定。
T0:无原发肿瘤的证据。
Tis:高度不典型增生。
T1a:肿瘤侵及黏膜固有层。
T1b:肿瘤侵及黏膜下层。
T2:肿瘤侵及肌层。
T3:肿瘤侵及食管纤维膜。
T4a:肿瘤侵及胸膜、心包、膈肌。
T4b:肿瘤侵及其他邻近器官。
1. 区域淋巴结(regional lymph nodes,N)
Nx:区域内淋巴结不能确定。
N0:无淋巴结转移。
N1a:1~2个区域淋巴结转移。
N1b:3~5个区域淋巴结转移。
N2:6~9个区域淋巴结转移。
N3:≥10个区域淋巴结转移。
※AJCC建议清扫淋巴结总数不少于12枚,并应记录清扫的区域淋巴结总数。
2. 远处转移(distant metastasis,M)
Mx:远处转移无法确定。
M0:无远处转移。
M1:有远处转移。
※锁骨上淋巴结和腹腔动脉干淋巴结不属于区域淋巴结,而为远处转移。

续表

3. 癌细胞类型(histologic cell type,H)

　　H1:鳞状细胞癌。

　　H2:腺癌。

4. 细胞分化程度(grade of differentiation,G)

　　GX:细胞分化程度不能确定。

　　G1:高分化癌。

　　G2:中分化癌。

　　G3:低分化癌。

　　G4:未分化癌

食管癌和胃、食管交界癌国际 TNM 分期标准见表 4-3。

表 4-3　食管癌和胃、食管交界癌国际 TNM 分期标准第 8 版(AJCC/UICC)

分类	标准
1. T(原发肿瘤)分期	
Tx	肿瘤不能确定。
T0	无原发肿瘤证据。
Tis	重度不典型增生(定义为恶性细胞未突破基底膜)。
T1	肿瘤侵及黏膜固有层、黏膜肌层或黏膜下层。
T1a	肿瘤侵及黏膜固有层或黏膜肌层。
T1b	肿瘤侵及黏膜下层。
T2	肿瘤侵及食管肌层。
T3	肿瘤侵及食管外膜。
T4	肿瘤侵及食管周围结构。
T4a	肿瘤侵及胸膜、心包、奇静脉、膈肌或腹膜。
T4b	肿瘤侵及其他邻近器官,如主动脉、椎体或气管。
2. N(区域淋巴结)分期	
Nx	区域淋巴结转移不能确定。
N0	无区域淋巴结转移。
N1	1~2 个区域淋巴结转移。
N2	3~6 个区域淋巴结转移。
N3	≥7 个区域淋巴结。
3. M(远处转移)分期	
M0	无远处转移。
M1	有远处转移。
4. 腺癌 G 分期	
GX	分化不能确定。
G1	高分化,>95% 的肿瘤组织由分化好的腺体组成。
G2	中分化,50%~95% 的肿瘤组织显示腺体形成。
G3	低分化,肿瘤组织由片状和巢状细胞组成,其中形成腺体结构的细胞成分<50%。
5. 鳞癌 G 分期	
Gx	分化程度不能确定。
G1	高分化,有明显的角化珠结构及较少量的非角化基底样细胞,肿瘤细胞呈片状分布,有丝分裂少。
G2	中分化,呈现出各种不同的组织学表现,从角化不全到角化程度很低再到角化珠基本不可见。
G3	低分化,主要由基底样细胞组成的大小不一的巢状结构,内有大量中心性坏死;由片状或铺路石样肿瘤细胞组成的巢状结构,其中偶见少量的角化不全细胞或角化细胞

食管癌的临床分期见表 4-4。

表 4-4　食管癌的临床分期

分期	亚组	T	N	M	H	G
0 期	0	Tis	0	0	—	1
I 期	I a	1	0	0	—	1
		1	0	0	2	2
	I b	1	0	0	1	2
		1	0	0	—	3~4
		2	0	0	—	1
II 期	II	2	0	0	—	2~4
		3~4a	0	0	—	—
		1~2	1	0	—	—
III 期	III a	3~4a	1a	0	—	—
	III b	3~4a	1b	0	—	—
		—	2	0	—	—
IV 期	IV	4b	—	—	—	—
		—	3	—	—	—
		—	—	1	—	—

早、中期食管癌的扩散主要是壁内途径,可沿黏膜下向食管全长及上、下扩散,同时也向肌层浸润,因食管癌无浆肌层,因此肿瘤容易侵入邻近组织,颈段食管癌可侵及喉、气管,胸段食管癌侵及支气管、肺门、奇静脉、胸导管、胸主动脉、下肺静脉、心包、膈肌、贲门等。癌转移主要经淋巴途径:上段癌可转移至锁骨上及颈部淋巴结;中段及下段癌常转移至食管旁淋巴结以及气管分叉处和腹主动脉旁淋巴结;也可上行转移至锁骨上淋巴结。血行转移可至肺、肝、肾、骨等,但发生较晚。

【临床表现】

食管癌为一种进展性疾病,在疾病的不同阶段,其临床表现的基本特点也不尽相同。

早期病例无吞咽困难,但有的病例可有咽下食物哽噎,食物通过缓慢,胸骨后针刺样疼痛或烧灼和食管内异物感。随病情发展,症状逐渐加重。

以上症状常间断出现,可呈缓慢地、进行性加重,有些可持续数年。这些症状并非特异性的,食管慢性炎症及损伤也可有相同表现,其发生的机制尚不清楚,目前认为与食管慢性炎症、早期肿瘤等的刺激有关,应注意两者的鉴别,在不能确诊时,应密切随诊。

进展期症状:因肿瘤进一步增大,超过食管周径的 2/3,而引起的一系列症状,其程度与食管周径受累范围成正比。中、晚期食管癌的典型症状为进行性吞咽困难,先是难咽干硬的食物,尚可经水送下,随后发展为仅能进半流食、流食,终至滴水不入。患者逐渐消瘦及脱水。一般认为,缩窄型、髓质型出现此症状较早,蕈伞型、腔内型及溃疡型较晚。值得注意的是,吞咽困难可能因肿瘤坏死脱落而短期内缓解,也可因食物等的阻塞而迅速加重,表现出"间断哽噎"的假象。

晚期食管癌的临床表现除吞咽困难外,还可引起并发症或出现转移的临床表现:①恶病质、脱水、全身衰竭等;②肝、肺、脑等重要脏器转移,引起黄疸、腹水、肝衰竭、呼吸困难、昏迷等;③纵隔或颈部淋巴结转移引起疼痛、声带麻痹、气管压迫以及呼吸道梗阻等;④肿瘤的局部侵蚀以及溃破引起纵隔脓肿、腹膜炎、食管气管支气管瘘、肺炎、肺脓肿以及心包炎、大血管出血等。

肿瘤伴随症状:食管癌患者还可出现一些其他伴随症状,这些症状并不是食管癌直接引起的。

1. **高钙血症**　为最常见的食管癌伴随症状。初诊时,其发生率仅为 1.3%,但在复发或不能切除的晚期患者,发生率可达 16%~38%。其病因明确为骨转移造成者占 6.5%。食管癌常见的其他异位分泌激素有 ACTH、VIP、降钙素及促胃液素,异常分泌可引起库欣综合征、水样腹泻-低钾-胃酸缺乏综合征等,但临床非常罕见。

2. **食管运动功能障碍**　食管癌可引起假性贲门失弛缓症,其临床、放射学及测压检查均与贲门失弛缓症相似,故任何怀疑贲门失弛缓症者均应做详细的胃镜检查。

【检查及诊断】

1. **影像学诊断**

(1) 食管气钡双重造影:食管钡剂造影目前仍是诊断食管病变的一个既简便又实用的检查方法,可以明确病变在食管腔内的部位、长度、范围、性质及周围器官的关系,从而有助于临床分期以及选择治疗方法。早期可见:①食管黏膜皱襞紊乱、粗糙或有中断现象;②小的充盈缺损;③局限性管壁僵硬,蠕动中断;④小龛影;中、晚期有明显的不规则狭窄和充盈缺损,管壁僵硬。有时狭窄上方食管有不同程度的扩张。

(2) 胸、腹部 CT 检查:由于食管周围有一层脂肪包绕,所以胸部 CT 扫描能够清楚地显示食管壁的厚度和外形,以及食管与邻近纵隔器官的关系。食管壁因扩张程度不同而厚薄不一,但通常<3mm,超过5mm 应认为异常。腹部 CT 通常用于排除腹腔转移情况,例如肝转移、腹腔淋巴结转移等。①肿瘤的腔内、外生长情况:CT 的横断面图像能观察肿瘤造成的食管壁不规则增厚,肿块可向腔内或腔外生长,可全周或偏心生长。食管腔受压变小不规则,偏于一侧或完全闭塞。肿瘤与周围纵隔内组织、器官的脂肪间隙是否清晰则可提示肿瘤有无外侵。②气管、支气管受侵:气管或支气管明显受压造成形态改变或后壁不规则,提示气管或支气管受侵。③主动脉受侵:肿瘤与主动脉相邻处脂肪间隙消失,接触面>90°、主动脉管腔局部变扁者,可以提示主动脉受侵;相邻处脂肪间隙存在,接触面<45° 者,提示主动脉未受侵。④心包受侵:肿瘤与心脏相邻部位正常脂肪间隙消失,心腔凹陷变形者提示受侵。⑤纵隔淋巴结转移:CT 扫描有助于检出病变周围及纵隔内的淋巴结转移。⑥腹腔淋巴结转移。

(3) MRI 检查:由于 MRI 有较好地分辨各种组织结构的特性,能同时进行冠状、矢状及横断面扫描的特点,能显示肿瘤的大小、侵犯范围、有无淋巴结及远处转移。MRI 显示食管周围的脂肪间隙较 CT 更为清楚。肿瘤在 T_1 加权像呈中等信号,T_2 加权像呈中高信号。但由于 MRI 对食管癌和侵犯纵隔的诊断指标与 CT 相仿,因此,临床应用并不普遍。

(4) 超声检查:对食管癌病例颈部及上纵隔的超声检查,可以观察淋巴结的转移情况。采用食管超声内镜检查(EUS)可以通过确定食管癌的浸润深度以及有无纵隔淋巴结转移进行术前 T 分期及 N 分期。胸、腹部 CT 扫描、头颅磁共振成像检查以及骨扫描可以帮助确定食管癌外侵及远处转移,多用于 N 分期和 M 分期。

2. **内镜检查+组织活检**　消化道内镜是从消化管腔内观察黏膜,进行手术操作的诊疗设备。早期食管癌尤其是癌前病变与正常黏膜差异轻微,常规内镜下表现不明显,极易漏诊。为了提高早期癌(即癌前病变)的发现能力和诊断能力,通过不断改进、完善内镜设备及检查技术,使内镜诊断能力得到了很大提高。对于食管黏膜浅表性病变可行碘染色检查法鉴别良、恶性病变,即将碘溶液喷布于食管黏膜上,正常食管鳞状上皮因含糖原,与碘反应呈棕黑色,而肿瘤组织因癌细胞内的糖原消耗殆尽,故仍呈碘本身的黄色。中、晚期食管癌已形成明显肿块、深在性溃疡或管腔狭窄,病变活检可以确诊,诊断一般无困难。

3. **脱落细胞学检查**　常见的传统方法有食管拉网法、海绵球法、灌洗液检查法等,但目前逐渐被消化道内镜检查所取代。

根据食管癌的临床表现,结合影像学、内镜检查、细胞学和病理学检查,通常可得到较为明确的诊断。

【鉴别诊断】

1. **食管其他恶性肿瘤**　很罕见,包括食管癌肉瘤、食管肉瘤样癌、原发性食管黑色素瘤、原发性食管恶性淋巴瘤、食管平滑肌肉瘤或恶性间质瘤及食管壁转移瘤等。

(1) 食管癌肉瘤:为 2 种或 2 种以上的组织所构成。癌肉瘤基本有 2 种肉眼类型,即息肉型和浸润型,息肉型占绝大多数。息肉样肿物大小不一,多数有蒂,蒂长短不一,多数在 1cm 以下。肿瘤表面多覆以萎缩的鳞状上皮。

(2) 食管肉瘤样癌：为一种肿瘤成分的变异。为上皮细胞来源，而梭形细胞，即所谓的肉瘤成分，或者是癌细胞向梭形细胞分化，或者这些梭形细胞实为瘤床间质对癌组织的一种反应。

(3) 原发性食管黑色素瘤：很少见。肉眼可见食管黏膜面有息肉状、结节状或分叶状肿物。多数有蒂与食管相连，向管腔内生长。肿瘤常较局限，累及肌层以内，很少穿破食管壁。

(4) 原发性食管恶性淋巴瘤：非常少见。食管除可发生一般霍奇金淋巴瘤及非霍奇金淋巴瘤外，也可发生粒细胞肉瘤或白血病浸润以及良性淋巴组织增生等。食管壁肿物常呈弥漫性增厚，病变常累及食管全周，管壁明显增厚。

(5) 食管平滑肌肉瘤或恶性间质瘤：食管平滑肌肉瘤较下部胃肠道少见。肉眼有两种类型，即息肉型和浸润型，以息肉型较多。

(6) 食管壁的转移瘤：肉瘤及癌都可以转移到食管，但前者极罕见。肺、胃、前列腺、子宫以及乳腺等肿瘤可通过淋巴道或血行发生单一或多结节性食管转移。食管周围器官癌可以直接侵及食管，如喉癌、肺癌以及胃癌等可以直接浸润扩展或发生食管周围淋巴结转移后再扩展到食管。

2. 食管良性肿瘤和瘤样病变　主要有食管平滑肌瘤或良性间质瘤，还有食管鳞状上皮乳头状瘤、食管腺瘤、食管息肉、食管囊肿、食管脂肪瘤、食管血管瘤和食管颗粒细胞瘤等。

(1) 食管平滑肌瘤或良性间质瘤：平滑肌瘤是食管良性肿瘤中最多见者，主要为壁内性病变，也可向腔外生长。食管钡剂造影呈圆形、卵圆形的壁内性肿物，大小不一，管腔偏心性狭窄，边缘光滑锐利。

(2) 其他壁在性肿物：如血管瘤、脂肪瘤等的食管造影所见与平滑肌瘤相仿。

(3) 食管囊肿：大小不一，常位于食管中、下段的食管壁内，有时可以向内或向外突出。一般潴留性囊肿多见，可为圆形、豌豆形，表面光滑。其他的食管囊肿为先天性的，如畸胎瘤、上皮样囊肿、食管腮腺性囊肿或体腔囊肿，均少见。

(4) 食管息肉：常在食管下段，可能与反流性食管炎有关。是一种腔内的息肉状带蒂的病变，由纤维、血管或脂肪组织构成，表面被覆正常的食管黏膜。

3. 食管良性病变

(1) 消化性食管炎：食管钡剂造影示食管下段痉挛性收缩，黏膜增粗或模糊，有糜烂或小溃疡时可有小的存钡区或龛影。炎症病变后期纤维化可出现管腔狭窄，边缘光整或呈锯齿状，但食管仍有一定的舒张度，病变的形态在不同时相有一定变化，病变与正常食管间的移行带不清楚，常伴有食管裂孔疝和胃食管反流现象。

(2) 贲门失弛缓症：少数食管下段的浸润癌应与之鉴别。贲门失弛缓症的狭窄段是胃食管前庭段两侧对称性狭窄，管壁光滑呈漏斗状或鸟嘴状，用解痉挛药可缓解梗阻症状，其近端食管扩张明显，常有大量食物潴留，食管黏膜无破坏。

(3) 食管良性狭窄：有误服强酸或强碱的病史。病变部位多在食管生理狭窄区的近端，以食管下段最多见，食管管腔长段狭窄，边缘光整或呈锯齿状，管壁僵硬略可收缩，移行带不明显。

(4) 食管静脉曲张：患者多有肝硬化病史，无吞咽困难症状。造影表现为息肉样充盈缺损，重度病变黏膜增粗呈蚯蚓状或串珠状，但食管壁柔软，有一定的收缩或扩张功能，无梗阻的征象，曲张静脉所造成的充盈缺损在不同的观察时相有一定的变化。

(5) 外压性改变：纵隔增大的淋巴结、大血管病变或变异及其他纵隔内病变均可造成食管受压狭窄，一般其边缘光整，局部黏膜展平，但无破坏。

【治疗】

自从 1940 年吴英恺教授成功地开展了国内第 1 例食管癌切除胸内食管胃吻合术以来，我国的食管癌外科治疗至今已有 70 余年的历史和经验。目前，食管癌的治疗仍然采取的是以外科治疗为主的综合治疗。在这数十年的时间里，随着食管癌外科治疗技术水平的不断提高，手术切除率从最初 20 世纪 50 年代的 60.7% 提升到约 90%，而手术并发症的发生率及死亡率则大大降低。但由于我国大多数患者就诊时已处于食管癌中、晚期，早期的食管癌所占比例较少，故食管癌的总体治疗效果没有较大提高，5 年生存率一直徘徊在 30%。在长期的临床实践过程中，大家逐步认识到，对于中、晚期食管癌，应把手术、放疗、化疗、生物治疗等多种方法合理运用,进行以外科为主的综合治疗,将使局部中、晚期食管癌患者的预后有所提高。

1. 食管癌的外科治疗

(1) 食管外科理念的变迁:食管癌外科治疗的最初目的是切除肿瘤、解除梗阻、经口进食。在这一阶段,手术的目的不仅是为了治疗肿瘤,更重要的是为缓解进食哽噎,因此往往即使有远处转移,仍需为缓解进食状况而手术控制原发癌。选择手术患者的原则是:最小的手术危险性及最大的肿瘤切除效果,保证术后患者的生活质量优于术前。然而,手术的结果往往是患者可以获得短暂的进食症状改善,但并没有获得良好的远期生存。其中部分原因是手术患者选择不当,盲目扩大了手术适应证。因此,为争取外科手术治疗的利益最大化,既提高手术切除率和降低手术死亡率,又延长患者生存期和提高患者生存质量,正确认识和掌握适应证和禁忌证具有非常重要的意义。

于是人们开始反思并逐渐认识到,就食管癌总体治疗结局而言,外科治疗的终点目标不只是清除癌灶,而是使患者获得高水平的长生存期。因此,手术适应证出现了微妙的变化,更重视术前肿瘤的分期,术式更强调根治性+系统淋巴结清扫,主要考虑以下三个因素:肿瘤的部位、临床分期及全身因素。另外,肿瘤的组织分型、医师的个人能力及术中所见也应考虑在内。

近年来,人们进一步地观察研究发现,以长期生存目的的考核手术、放疗与化疗三大治疗方法,单独疗法都不理想,外科手术单一切除后5年生存率仅10%~15%。对于病灶广泛或不宜手术的患者,放疗作为局部措施,仅起姑息治疗作用,5年生存率不会超过6%。对于这些患者仅用单纯化疗,难以达到延长寿命的效果。就大多数食管癌而言,综合治疗模式即手术、放疗与化疗联合或序贯治疗,被公认是最佳的选择。因此,又提出对以往认为可以直接外科手术的T3或T4期食管癌病例进行术前同步放、化疗,对有选择的患者再行手术,可改善生存率。

(2) 手术适应证与禁忌证的变迁:2013年是食管癌外科治疗的百年纪念。在这100年期间,无论是术前分期、手术适应证选择、手术技术以及围手术期管理都得到了长足的发展。由于外科手术既可根治性切除肿瘤,又可改善患者生活质量、延长患者远期生存,因此,至今为止,外科仍然是可切除食管癌的首选治疗方式。但不可否认的是,尽管食管癌的手术适应证逐渐扩大,手术切除率不断提高,术后死亡率明显降低,然而全世界范围内经手术切除的食管癌患者的总体远期生存率仍徘徊不前(15%~20%),食管癌外科仍具较高的手术风险。因此,如何进一步改善食管癌患者的长期生存和降低手术风险是外科医师面临的艰巨挑战。一方面要严格准确地掌握手术适应证和选择手术方式,另外一方面要与肿瘤内科、放疗科等相关科室的专业人员密切配合,加强包括外科手术在内的MDT综合治疗。

从历史的角度来看,食管癌的手术适应证是随着人们对食管癌认识的不断深入和外科治疗理念的更新而不断变化的。我们不妨将适应证的变化作一个详细的解读,从中我们可以体会到这种历史演变带给我们的诸多启示。

以往的教科书上对食管癌外科治疗的适应证和禁忌证描述如下。

食管癌手术适应证:①早、中期食管癌(0~Ⅱ期及部分Ⅲ期食管癌);②放射治疗后复发,病变范围尚不大,无远处转移,全身情况良好者。

禁忌证:①临床及食管钡剂造影示食管癌病变广泛或累及邻近器官如气管、肺、纵隔等者;②已有锁骨上淋巴结等远处转移者;③有严重心、肺或肝功能不全者;④严重恶病质者。

根据国家卫生与健康委员会公布的《食管癌诊疗规范(2018版)》,对食管癌外科手术的适应证规定如下。

1) T1aN0M0(UICC/AJCC分期第8版,下同):建议行内镜下黏膜切除或黏膜剥除术。

2) T1b-3N0-1M0:首选手术治疗。

3) T3-4aN1-2M0:应进行新辅助放、化疗(含铂方案的化疗联合放射治疗)。治疗后重新评估是否可以手术。

4) T4b或N3或M1:推荐根治性放、化疗。

5) 食管癌放疗后复发,无远处转移,术前评估可切除,也可选择挽救性食管切除术。

（3）手术患者结构的变迁：目前，由于外科理念及技术的进步和围手术期管理水平的提高，食管癌手术适应证出现了变化，可以归纳为以下的特点及意义。

1）高龄和高风险：目前高龄已不是手术禁忌证。由于我国人民生活水平提高、医疗条件的改善，人均寿命明显延长，人口老龄化越来越明显。据文献报道，对于70岁以上患者的手术，20世纪80年代不到20%，而上世纪90年代后期已超过了40%。剖胸手术带来一系列心、肺功能改变在高龄患者愈显突出，从而使围手术期管理复杂多变，导致胸外科手术风险逐渐增大。高龄患者由于重要脏器功能减退，多表现为体质弱、耐受性差，同时伴有各种慢性疾病，因此术后并发症的发生率明显升高，特别是心、肺并发症。为提高手术的安全性和降低术后心、肺并发症的发生率，术前心、肺功能评估显得尤为重要。判定高龄患者有无手术指征时，应注意到患者生理年龄和实际年龄的差别，真正有意义的是患者的实际体质而非实际年龄。术前不能仅凭单一检测结果判定患者是否适合手术，应对患者身体状况做出综合评估，特别重视患者体力活动的耐受情况，必要时结合心肺运动试验做出评价。生理年龄许可的患者，对手术应抱积极、谨慎的态度。单纯年龄因素并非手术绝对禁忌证。同时对于高龄患者的手术应加强围手术期管理，做到"严于术前，精于术中，勤于术后"，保证高龄患者顺利度过围手术期，降低并发症发生率和死亡率。

2）高位食管癌：手术切除颈部食管癌一直存在争论，这取决于术者的手术经验及医疗环境。20世纪60年代，对于颈段及胸上段食管癌，人们习惯于选择放疗而非手术治疗。但到了20世纪70年代，这种情况就发生了较大的改变，手术治疗这一部位的食管癌成为大多数医师的选择，并取得了较满意的效果。一般认为，因常需切除喉，以及术后并发症和死亡率高、长期生存率低（2年生存率仅20%），生存期与单纯放、化疗相近，虽术后辅以放疗及化疗，可改善生存率，但首选放、化疗更易接受。而另一方面，单纯放、化疗的局部控制多不满意。故现在强调颈段食管癌应采取包括手术在内的综合治疗。

胸上段和胸中段食管癌：因其靠近气管支气管树、奇静脉及主动脉弓，钝性分离为主的微创食管分离术式（如经裂孔食管切除术等）较为困难。手术切除T4肿瘤，可能增加并发症，故治疗方法要考虑分期及患者的状况。

（4）手术范围的变迁

1）病变切除长度扩大、淋巴结清扫范围扩大、联合器官切除病例增多。

2）既往胃或食管手术后再手术病例增多。随着人均寿命的增加以及肿瘤治疗效果的改善，既往因某些疾病曾行胃或食管手术的患者再发食管癌的概率增加，因此对这类患者的再手术难度及风险也明显增加。残胃食管癌适于做以下术式：①结肠代食管，适于各段食管癌切除，更多采用食管结肠颈部吻合，对低位食管癌切除，也可采用胸内吻合；②残胃连同脾、胰尾植入胸腔，适于胸下、中段食管癌切除，最高可做到弓上吻合；③单纯残胃游离，有文献报道，毕Ⅰ式术后的残胃可游离到十二指肠，毕Ⅱ式术后可连同吻合的空肠袢一并游离植入胸腔，可完成弓上及弓下胃食管吻合。

3）补救性食管切除。现代观点认为，补救性食管手术就是食管肿瘤局部复发后的手术治疗，无论是针对根治性放、化疗后或内镜治疗之后的残余癌或复发癌，还是对于根治性放、化疗失败局部复发的食管癌患者，补救性切除是一个合理的选择。

4）姑息性手术的目的是缓解吞咽困难，为放、化疗创造条件，延长存活时间，多采用减状支持的姑息治疗方法，如食管旷置、胃造瘘、转流手术、食管插管、放疗或化疗等。

（5）手术入路的变迁：食管癌手术入路主要有左侧开胸、右侧开胸和不开胸三种入路。常见的术式包括左后外一切口、左颈左胸两切口、左侧胸腹联合切口、右胸腹正中两切口、左颈右胸腹正中三切口、颈腹两切口食管拔脱术等。通常应该依据患者一般情况、心肺功能状况、病变部位、病变分期、既往疾病及手术史、外科医师习惯等多种因素来决定。近年来随着对食管癌淋巴结转移规律研究的深入，胸段食管癌的淋巴结上可转移至颈部气管食管沟、颈深组群，下至贲门胃左、腹腔动脉旁。尤其以下颈和右上纵隔（右侧喉返神经旁）淋巴结转移率最高（20.4%~32.3%），术后下颈上纵隔淋巴结复发率较高（30%左右）。近年来，国内、外多组报道表明，右后外切口、开胸二切口或三切口行完全的二野或三野淋巴结清扫，均能明显提高胸段食管癌的5年生存率。因此，目前手术入路的趋势倾向于右胸二切口或三切口，术中行完全的二野或三野淋巴结清扫，有助于提高预后。

（6）微创外科的变迁：随着腔镜手术器械及手术技术的提高，腔镜下外科手术治疗食管疾病已被广泛采用，其中包括治疗食管恶性肿瘤，由于其具有微创、出血少、疼痛轻、术后并发症少及恢复快等独特优势，目前已成为外科治疗食管癌的首选。

2. 早期食管癌的内镜治疗　近年来针对食管早期癌的治疗策略发生了一些变化，对于局限于黏膜内的早期癌采用内镜下治疗已被许多国家所接受。内镜下治疗早期食管癌的方法包括圈套切除术、钳套切除术、剥离活检术及吸套切除术等，又称为内镜下食管黏膜切除术（EEMR）。内镜下非切除治疗包括内镜激光疗法、局部注射抗癌药、微波治疗、亚离子束凝固术（APC）及热电极凝固法等。由于 EEMR 具有诊断和治疗的双重作用，能从切除的标本中检查癌灶浸润深度来判断是否切除完全，故作为内镜治疗的首选方案。

3. 以外科手术治疗为主的综合治疗　多年来外科手术一直是食管癌治疗的首选方案，但其远期疗效并未得到明显的提高。对于目前就诊中占大多数的食管癌中、晚期患者，将手术、放疗、化疗等治疗方式合理有效地结合起来，将有助于提高食管癌患者的预后。

（1）术前新辅助治疗：目的是提高手术切除率和提高术后长期生存率，除 T1-2N0 期患者可给予单纯的手术治疗外，凡超过 T2 期及有任何淋巴结阳性的局部晚期食管癌患者应为术前治疗的适应证。术前新辅助治疗包括术前放疗、术前化疗及术前放、化疗。术前放疗是最早应用于食管癌综合治疗中的方法，可降低癌细胞增殖活力，缩小肿瘤原发灶以提高手术切除率，同时还可使周围小淋巴管和小血管闭塞，减少转移概率。主要用于局部外侵较为严重的食管癌患者，目前采用的放射剂量多为 40Gy，20 次，4 周，放疗后手术时间选择应在放疗结束后 2 周较合适。术前化疗能降低肿瘤活性，消除微小转移灶，降低肿瘤分期。目前国际上食管癌术前化疗的研究很多，但尚无统一结论，结果也多不一致，还处于临床研究阶段。术前放、化疗近年来在局部中、晚期食管癌的综合治疗中越来越多地被采用，主要针对于治疗前临床分期为 T3N0M0、T1-2 伴淋巴结转移、T3-4 伴或不伴淋巴结转移的可切除胸段食管癌尤其是鳞状细胞癌的患者。2003 年 Urschel 等选择了 9 个随机临床对照试验进行 meta 分析，利用其中有全文发表的 6 个临床试验分析术前放、化疗对食管癌生存率的影响，结果显示 1 年、2 年的生存率无统计学差异，但术前联合放、化疗提高了食管癌患者 3 年的生存率。目前使用的化疗方案多为 DDP+5-FU，PTX+DDP 等，2~3 个周期，放疗剂量多为 40Gy，4 周。同期放、化疗的效果优于序贯放、化疗。

（2）术后辅助治疗：目的主要是杀灭手术残留的肿瘤细胞及减瘤术后因不良反应而大量进入增殖周期的肿瘤细胞；消灭微小转移灶及主灶外的遗留病灶和切缘阳性病灶，防止局部复发和远处转移，提高术后生存率。其适应证包括：①癌侵及食管肌层的 T2N0 患者，伴有淋巴管、血管及神经浸润或切缘阳性者；②癌侵及食管周围或邻近器官的 T3-4N0-1 患者；③发现有可疑远处转移的任何 T、任何 N、M1a 或 M1b 患者。术后辅助治疗包括术后放疗、术后化疗，术后放、化疗，术后生物治疗等。术后放疗对于肿瘤外侵明显有癌残留及局部淋巴结转移者能加强局部控制，减少局部复发概率。近 30 年的研究没有确切证据表明术前放疗能提高患者的长期生存率，但许多研究结果提示对于姑息性手术后应提倡术后放疗。术后化疗是预防术后全身转移的常用有效办法，目前大多观点认为对于局部晚期食管鳞状细胞癌术后存在高危因素者应给予辅助化疗。术后联合放、化疗的相关文献报道不多，还需进一步的临床试验去研究。食管癌术后患者机体免疫力低下，肿瘤细胞生长指数最高，在手术后的短期时间内，可给予生物反应调节剂（如胸腺素类制剂、细胞因子等）进行生物治疗，以促进机体免疫功能尽快提高。

（3）其他治疗：针对食管癌还有一些其他治疗，如肿瘤疫苗免疫治疗、分子靶向治疗及基因治疗等。目前这些治疗大都还处于较早的研究阶段，尚未应用于临床，效果也有待进一步证实。

【并发症的诊断、治疗和预防】

1. 肺部并发症　肺部并发症和吻合口瘘是食管癌术后最重要的两个并发症和死亡原因。随着手术技术的提高和先进吻合器的应用，吻合口瘘的发生率明显减少，肺部并发症现已成为导致食管癌围手术期死亡的首位原因。食管癌术后肺部并发症是指术后发生的有临床表现并对疾病进程产生负面影响的肺部异常。食管癌术后 10% 有肺部感染，7% 发生呼吸衰竭，肺部并发症总发生率为 5.8%~33%，死于肺部并发症者占术后死亡的 15%~68%。其主要指肺实质病变，包括肺部感染（气管支气管炎、细菌性肺炎、吸入性肺炎、肺脓肿)(占肺部并发症的 50.9%)、肺不张(占 40.6%)、急性呼吸窘迫综合征(ARDS)(占 4.8%)、肺水肿(占 3.7%)。胸膜腔病变也可归于此类并发症,如血胸、气胸、纵隔气肿、脓胸、胸膜渗出等。肺部并发症的转归:术侧肺组织受累→呼吸衰竭→多脏器衰竭→死亡。

(1) 发生原因:①食管癌患者一般年龄较大,肺功能较差,特别是有长期重度吸烟史者;②食管切除术创伤大、手术时间长、术侧肺和肺门易受挤压和挫伤;③患者切口疼痛和胸腹式呼吸减弱所致有效咳嗽功能差,呼吸道分泌物潴留和感染;④术中、术后输液过量导致急性相对性肺水肿。

(2) 临床表现:一般有气促或呼吸困难、咳脓痰、心率加快、发热、烦躁不安,严重时出现发绀、昏迷等。

(3) 治疗原则:加强呼吸道护理,鼓励、协助患者进行有效咳嗽、咳痰,选用有效抗生素,增强机体免疫力和抵抗力。如经积极处理仍无效果,氧饱和度持续<90%,呼吸频率>40/min,则提示需行动脉血气分析和呼吸机支持治疗。

(4) 预防:术前积极进行肺部功能锻炼、预防性应用抗生素。术中防止过度捻搓肺组织、防止输液过量。术后常规雾化吸入并鼓励咳嗽排痰,痰液过稠或患者无力咳出时,应及时行鼻导管或纤维支气管镜吸痰,必要时及早行气管切开,保证呼吸通畅。

2. 吻合口并发症 吻合口可能发生一系列并发症,是食管癌术后的常见并发症,可分为早期和晚期两类,前者主要包括吻合口瘘、吻合口出血等;后者有吻合口狭窄、反流性食管炎等。

(1) 吻合口瘘:是食管癌术后最严重的并发症之一,包括胸内吻合口瘘和颈部吻合口瘘。前者发生率为 3%~5%,但死亡率高;后者发生率高于前者,为 10%~20%,但预后明显好于胸内吻合口瘘。

原因:与吻合技术有直接关系。①吻合口血供受损,包括动脉及静脉的损伤、血肿等;②张力过大,术中代食管脏器游离不充分、高位吻合,术后排空障碍、胃肠减压不畅等;③吻合操作失误,吻合缘对合不佳(特别是黏膜层和黏膜下层)、两端口径不一、缝合失误等;④吻合局部条件差,吻合口周围有积液、感染、术前放疗、断端癌残留,吻合处组织水肿、损伤严重;⑤全身条件差,术前未纠正的严重营养不良、贫血等;⑥术后其他并发症,脓胸、呼吸系统并发症、胸腔积液、上消化道排空障碍等。

临床症状:多发生在术后 4~10 天,极少数发生在 3 周后。瘘发生早,引流量大,提示瘘口大,病死率高。

颈部吻合口瘘:多表现为颈部皮肤红肿、压痛、皮下气肿,并有腐臭脓液流出,切开引流后可见脓液,并可有食物残渣、胆汁等,患者伴有或不伴有发热。颈部吻合口瘘因位置表浅,易及时发现并诊断。

胸内吻合口瘘:一旦发生,患者多有明显的中毒症状。早期多有高热、剧烈胸痛、呼吸困难、术侧液气胸、中毒性休克,不及时处理甚至可引起死亡。发生于术后 1 周以上的胸内吻合口瘘,因肺已复张并有胸膜腔粘连,瘘相对局限,患者全身中毒症状可不明显,但仍有发热、胸闷等症状,需注意观察,及时发现,及时处理。

诊断:食管癌切除行胸内吻合术后,若患者体温持续较高,不能恢复正常,特别是出现胸痛、气促等症状者,要高度怀疑吻合口瘘的发生,需行进一步辅助检查以明确诊断。

胸部 X 线片可表现为包裹性积液或液气胸,特别是出现液气胸的病例,结合临床症状,基本可以诊断为吻合口瘘。但对于吻合口后壁比较小的瘘口、比较局限的瘘口,或瘘入纵隔的病例,胸部 X 线片可无明显表现。

食管造影对诊断吻合口瘘有重大意义。需在立位和卧位多方观察,可以看到造影剂从瘘口溢入胸腔或纵隔,并可观察瘘口的大小和位置,特别是对于小的瘘口,有时需反复多次造影,严密细致观察才能发现,不要轻易排除吻合口瘘的可能。对于容易误咽入气管的患者,则推荐使用碘油或泛影葡胺造影,因钡剂易沉积于细小支气管深部而难以经咳嗽排出。食管造影未能证实者,可考虑行胸部 CT 扫描,有时可发现瘘入纵隔的病例。

胃镜不是常规检查,但对高度怀疑吻合口瘘,经无创检查未能证实者,则可考虑行胃镜检查,可以看到瘘口的位置、大小,并能鉴别是吻合口瘘还是胸胃坏死穿孔。确诊后还可在胃镜引导下于十二指肠内置入鼻饲管行肠内营养治疗。

一旦发现有胸腔包裹性积液或液气胸,应及早进行胸腔穿刺,必要时在 B 超引导下穿刺,若能抽得脓液,特别是口服亚甲蓝后抽出蓝色胸腔积液者,可确诊为吻合口瘘。

治疗原则:颈部吻合口瘘容易早期发现和诊断,处理较简单,经积极引流、禁食、营养支持,很快便能愈合。胸内吻合口瘘应根据具体情况选择手术治疗或非手术治疗,大部分患者以非手术治疗为主。

非手术治疗:主要包括禁食、持续胃肠减压、持续有效的胸腔闭式引流、营养支持、预防并治疗心肺并发症。在吻合口瘘发生的早期,患者有持续高热、全身中毒症状明显,或合并有肺部感染时,应使用有效的广谱抗生素。一旦诊断明确并行有效引流后,应考虑及时停用抗生素,以防出现耐药菌或二重感染。营养支持以肠内营养为主,早期患者肠道功能未恢复,或患者不能耐受肠内营养时,需适当进行肠外营养支持。

手术治疗:少数患者需要二次手术治疗。①早期吻合口瘘,患者全身症状较好,胸腔感染不重,可积极行二次剖胸瘘口修补,或行吻合口切除重新吻合;②瘘口较大且水肿、坏死、感染严重,行食管外置,二期行结肠代食管手术,重建消化道;③胸腔引流不畅,再次进胸冲洗,清除包裹性脓胸间隔,重新置管引流。

预防:因食管缺乏浆膜,抗张力差,故术后胃肠减压通畅、积极治疗胃排空障碍等是必要的降低吻合口压力的措施。术中注意保护胃血供,进吻合处的悬吊、胸胃椎前组织固定是减小吻合口张力的有效措施。

（2）复杂瘘

1）食管支气管瘘

原因:吻合口瘘致局部感染穿破支气管;分离胸上段食管癌损伤气管、支气管,未能得到及时、有效的处理;吻合口复发或局部淋巴结侵犯,穿破气管、支气管。

临床表现:呛咳、发热、肺部感染、呼吸困难等。患者多先有吻合口瘘或胸胃瘘发生,突起剧烈咳嗽,咳出脓性或胃液样物,平卧位时加重,坐立位或半卧位减轻。

辅助检查:上消化道造影(碘油或泛影葡胺)可见造影剂溢入气管或支气管,但由于患者呛咳明显,难以明确瘘口的具体位置。胃镜或纤维支气管镜可以直接观察到瘘口,并能了解瘘口的大小,对诊断有重要意义。

治疗方法:因多数患者体质较差,肺部炎症明显,难以耐受手术;即使非手术治疗,因瘘口周围感染严重,修补成功率低,多采用非手术治疗。以治疗吻合口瘘为基础,禁食、胃肠减压、肠道或静脉营养支持、抗生素。

预防:①术中分离胸上段食管癌时,应尽量邻近食管锐性分离;②如发现呼吸道损伤,应立即以心包或肌瓣修补,局部放置引流;③术后观察不明原因的发热,及时行感染引流。

2）吻合口主动脉瘘

原因:①机械性原因。吻合口缝线及瘢痕组织摩擦主动脉壁。②感染性原因。吻合口局部感染,脓液及消化液腐蚀主动脉壁。③术中操作不当。损伤主动脉壁。

临床表现:以呕血为主要表现。呕血前可有突发性吞咽困难,胸腰部疼痛,可伴发热、胸闷等不适,随即突发不同程度的呕血,多在大呕血开始的 5 小时内死亡。

治疗方法:应以预防为主。手术成功率极低。

预防:使吻合口远离主动脉及其分支。改良吻合技术包括:避免高位弓下吻合及弓前吻合;注意保护主动脉,避免损伤;在吻合口及主动脉之间加入胸膜等组织。

（3）吻合口狭窄:食管癌术后吻合口狭窄发生率为 0.5%~9.5%。按其狭窄程度分为轻度(0.5~0.8cm,进半流食)、中度(0.3~0.5cm,进流食)、重度(<0.3cm,难以进流食)。发生时间多在术后 2 周~2 年,超过40% 的狭窄为吻合口复发或纵隔转移。

原因:吻合技术、吻合方式、吻合口过小、黏膜对合不佳、黏膜下组织嵌入、吻合口包套形成狭窄环、吻合口瘘、术后结缔组织增生等。随着近年来吻合器的应用,吻合口狭窄的发生率明显增高。

临床表现:手术后又出现渐进性加重的进食不畅,出现呕吐、消瘦、贫血。经上消化道造影和胃镜检查,除外肿瘤复发引起的狭窄,即可确诊。

治疗方法:①食管扩张术。操作简单安全、并发症少,患者易于接受。一般每周 1 次,连续 2~3 次,有时需反复治疗。②支架置入术。适用于反复扩张无效的顽固性吻合口狭窄、癌复发等,可取得满意的近期疗效,不良反应有反流、支架移位脱落和肉芽组织增生所致再狭窄等。③微波、激光治疗。破坏吻合口瘢痕狭窄环,有一定近期疗效,但反复治疗可使瘢痕组织增厚。④再次手术治疗。很少采用,可用于扩张无效的重度吻合口狭窄。

(4) 吻合口出血:可分为即刻出血和迟发性出血。即刻出血多由于术中未有效缝扎黏膜下层或肌层血管,术后表现为胃肠减压见大量新鲜血性引流液,出血量大时可呕出血凝块,出现失血性休克等。迟发性出血多发生在术后1周左右,可表现为进食后呕血、黑粪等上消化道出血症状。

治疗方法:非手术治疗,保持通畅的胃肠减压;补充血容量;使用止血药;经胃管灌注加入去甲肾上腺素的低温生理盐水,夹闭胃管30mm,必要时可重复。如非手术治疗效果不明显,应立即手术止血。

3. 胃排空障碍

(1) 原因:①手术切断双侧迷走神经,胃张力和正常生理功能改变;②术后胃由原来的正压腹腔环境变为负压胸腔环境,不利于胃排空;③严重的胃扭转、胃牵拉过紧、幽门周围粘连松解不足,均可导致幽门开启不畅;④术中损伤胃壁,引起胃组织黏膜充血水肿、胃蠕动无力。

(2) 临床表现:食管癌术后拔除胃管后,患者表现为胸闷、憋气、上腹部饱胀不适,继而出现恶心、呕吐,呕吐物为胃内容物。胃肠减压后症状减轻,夹闭胃管后症状加重。

(3) 上消化道造影:见胃扩张明显,胃内有大量潴留液体或液体通过幽门缓慢,可提示胃排空障碍。

(4) 治疗方案:早期发现及症状轻微者可行非手术治疗,包括禁食,持续有效的胃肠减压,营养支持,使用促胃动力药、抑胃酸药、红霉素等药物;胃镜检查,通过幽门。如症状持续不缓解可手术治疗。

4. 乳糜胸

(1) 原因:①肿瘤外侵明显;②胸导管变异引起结扎不完全,或术中损伤胸导管小分支;③术前放疗。

(2) 临床表现:胸腔引流液量增加,早期多呈血性或淡黄色,清亮,患者进食后可出现乳白色胸腔引流液,一般每日500~1000mL,多时每日可达2000mL以上。胸管已拔除患者,可引起胸腔压迫症状,如胸闷、呼吸困难、心悸等。体征上出现纵隔移位、心率加快、血压下降、患侧呼吸音减低,叩诊呈浊音。胸腔穿刺可抽出大量淡黄色或乳白色胸腔积液。如损失大量乳糜液,可出现营养不良的表现,患者消瘦、神志淡漠、水和电解质失衡。

(3) 辅助检查:①胸腔积液中含有微小游离脂肪滴,脂肪含量高于血浆;②苏丹三染色后显微镜下观察,胸腔积液中含有脂肪滴;③胸腔积液中三酰甘油含量>100mg/100mL,胆固醇/三酰甘油比值<1。

(4) 治疗方法:①非手术治疗。每日胸腔引流量在500mL左右时,可采用禁食、保持通畅胸腔引流、肠外高营养等非手术治疗措施。②手术治疗。每日胸腔引流量超过1000mL或经充分非手术治疗引流量未见明显减少,需行手术结扎胸导管;一般在术后10天内,经原切口进胸,如超过2周,则经乳糜液较多的一侧或右侧进胸;术中尽量寻找瘘口进行缝扎,若未找到瘘口,则于膈肌上方第8~10胸椎水平结扎胸导管。

5. 胸胃坏死穿孔

(1) 原因:①术中对胃壁过度牵拉、揉搓、挤捏或钳夹,造成胃壁损伤或血肿;②胸胃腔内压力过高或有病变,如可继发于胃排空障碍、应激性溃疡等;③术中误扎胃网膜右血管,影响胸胃血液供应;④高位吻合后因胃游离松解不充分,使胸胃血管弓牵拉、血液供应不畅等。

(2) 临床表现:除发热、心率快、胸痛、气促等胸内感染及液气胸与吻合口瘘的临床表现相同外,由于胸胃坏死穿孔较大,胃酸性内容物溢入胸腔量多,胸内感染症状严重。

(3) 治疗方法:及时诊断和尽早手术是较低死亡率的关键。术中对残胃充分松解,坏死范围小者,可剪除坏死组织后单纯缝合修补,并以代蒂组织缝盖;范围大者,切除坏死组织后行更高位置吻合。术后保证引流通畅,使用有效抗生素及营养支持。

(4) 预防:提高手术技术,保证胃的血供、避免胃壁损伤、术后常规应用抑酸药物。

6. 术后出血

(1) 原因:主要是术中处理血管方法不妥,术后结扎线脱落或电凝形成的结痂脱落;或由于胸腔粘连带撕裂出血,或闭合器闭合胃切缘血管止血不牢等,术中未发现而术后出血。

最常见的出血部位有肋间血管、附带创面(粘连分离面、脾切除创面)、隆凸下淋巴结清扫创面、代食管脏器血管弓、食管床等。

　　(2) 临床表现:主要表现为胸腹腔引流管引出较多量血性液体,甚或有血块引出;未留置腹腔引流管的患者若有腹腔出血,可出现腹部膨隆。患者可表现为心率加快、血压下降、尿量减少等休克前期症状,严重时出现失血性休克。

　　(3) 治疗方法:如以下失血状况经输血、补液、止血等非手术治疗无明显改善,或出血量一度减少后又再次增加者,应急诊手术止血。①术后 3 小时内失血量>300mL/h;②术后 3 小时后失血量>100mL/h;③胸腔积液血红蛋白>5g/100mL。

　　7. 喉返神经损伤

　　(1) 原因:①双侧喉返神经走行于气管食管沟内,其周围区域淋巴结转移率高,食管癌手术需清扫此区域淋巴结,易损伤喉返神经;②胸上、中段食管癌可直接侵犯喉返神经,或周围转移淋巴结侵犯喉返神经,为行根治时切除喉返神经。

　　(2) 临床表现:术后即出现声音嘶哑、饮水呛咳、吸入性肺炎、排痰障碍甚至肺不张。一侧喉返神经损伤,因声带麻痹,患者出现声音嘶哑,进流食时易呛咳。又因声门关闭不全,难以进行有效咳嗽、排痰,易出现肺部并发症。双侧喉返神经损伤,易发生窒息等致命情况,需行气管切开,甚至可能需要行气管造口术。喉镜检查可确诊。

　　(3) 治疗方法:单侧喉返神经损伤无须特殊处理。若为电刀引起的喉返神经热损伤,或周围组织水肿压迫喉返神经,因神经未切断,则症状可在术后 3~4 个月后恢复。若喉返神经已被切断,则在 6 个月~1 年后因健侧声带代偿,症状会有所改善。

　　8. 膈疝

　　(1) 原因:①膈肌食管裂孔重建不牢固,膈肌与胃间缝线间距过大、撕脱、断线;②胃体后方膈肌脚处及胃膈三角未缝合或缝线针距过大;③术后剧烈咳嗽、呕吐、便秘致胸腹压力增高,膈肌缝合处撕裂,腹腔脏器疝入胸腔;④脓胸、膈肌切口感染等。

　　(2) 临床表现:可发生在术后早期,亦可能发生于术后 1 年或更长时间以后。早期膈疝表现为不同程度的胸腹部症状,可伴有肠梗阻症状,如腹腔脏器大量进入胸腔压迫心、肺,可出现胸闷、呼吸困难。有嵌顿或较窄时,出现剧烈腹痛或胸腹痛,部分患者出现恶心呕吐,停止排气排便,严重时出现休克。

　　(3) 诊断:典型的胸、腹联合症状,如食管癌术后出现不明原因的胸部阴影、胸腔积液,伴腹痛及消化道症状,应首先排除膈疝。X 线检查表现为胸部出现肠襻影或多个气-液平面,甚至可出现一个较大的液平面。胸部 CT 可清晰地显示胸腔内除胸胃以外的肠道空腔脏器影,排除了其他影像学上的干扰。

　　(4) 治疗方法:一旦确诊,应急诊手术治疗。还纳疝内容物到腹腔,仔细修补膈肌裂孔;因嵌顿或绞窄而发生肠坏死者,应切除坏死的肠管。

　　9. 单纯性脓胸　　指非吻合口瘘引起的脓胸。主要原因为胸腔感染,及术后发生的继发性感染。患者出现发热、胸痛、咳嗽、气促等,严重者可出现感染性休克。胸腔穿刺抽出脓性液或胸腔积液涂片及培养发现细菌即可确诊。局部充分引流及胸腔冲洗、营养支持、使用敏感抗生素为主要治疗手段。

　　10. 心血管系统并发症　　食管癌多发生于老年人,多合并高血压、冠心病,由于手术麻醉刺激和术后早期血容量不足、疼痛、缺氧等,导致术后心血管系统并发症发生率较高。最常见为心律失常,发生率约40%,包括窦性心动过速(过缓)、阵发性室上性心动过速、心房颤动、室性期前收缩等。治疗上应积极去除诱因,纠正缺氧,预防肺部并发症为主。选用有效的药物(维拉帕米、普罗帕酮、毛花苷 C)纠正心律失常。

　　【预后】

　　通过近些年来全国不断大力开展食管癌防治工作,已经发现食管癌不是不治之症,如果我们能够早期发现、早期治疗,那么食管癌是完全可以治愈的。

　　肿瘤的预防包括三级预防。在深入研究食管癌病因的基础上,我国不少高发地区已经在试行食管癌一级预防(病因学预防);在食管癌流行区对食管上皮增生进行治疗(二级预防),有望降低食管癌的发病率;通过在高发区开展食管拉网细胞学普查,可以发现不少早期食管癌。早期食管癌切除后的 5 年生存率能达到 90% 以上,可见只要早诊早治,食管癌生存率将会大大提高。

　　食管癌外科治疗随着手术技术、手术器械、术后监护等水平的不断提高,手术切除率从 20 世纪 50 年代的 60%~70% 上升到如今的 90% 以上,手术死亡率则由 50 年代的 14.6%~25% 下降到如今的 3%~5%。目前我国食管癌外科治疗技术已达世界先进水平。食管癌放射治疗 30 余年来取得了一定效果,特别是近些年来,模拟机定位及治疗计划系统临床应用,使食管癌的放射治疗效果获得进一步提高。综合治疗是食管癌的治疗方向,手术与放疗的综合应用可提高手术切除率和降低局部复发率已经被国际上大多学者所认可。有关食管癌手术和化疗联合治疗的文献近年来也越来越多,目前虽未取得突破性进展,但随着研究的深入,联合治疗将会对中、晚期食管癌的治疗效果有所改观。

目前,对于早期食管癌的治疗已有较好的治疗效果,但对中、晚期患者治疗还未能有较好的解决方案,预后仍不佳,治疗效果仍不能令人满意。这还需要我们坚持不懈地去进一步研究,为攻克食管癌这个难关而努力。

【食管癌外科面临的问题与进展:进阶必读】

(一) 食管癌外科:我们面临的难点

尽管我国食管外科取得了很大的进步,但是我们仍然面临着许多困难。

1. 食管癌的治疗水平不均衡,治疗行为规范化程度欠佳　由于我国幅员辽阔、经济条件差异很大,以及各地区医疗条件、设备、技术水平以及治疗理念上存在差异,因此在不同地区、不同医院甚至同一医院的不同医师对食管癌的治疗也差异较大,主要表现在以下几个方面:①治疗不规范:淋巴结清扫不彻底,导致肿瘤复发;局部晚期患者缺乏术前、术后辅助治疗,影响手术效果和患者的长期生存;由于诊断水平、检查设备等原因,导致术前检查不完善,分期不准确,进而出现治疗不当。②缺乏多学科协作,个人经验主导治疗。

2. 缺乏高级别循证医学证据　我国食管癌组织学类型以鳞癌为主,而欧美国家则以腺癌为主,两者有着不同的发病机制和生物学特性,因此,不能完全照搬国外的临床指南及研究成果。中国和西方的食管癌治疗上是有一些差别的。对我们国家的新辅助治疗而言,术前同步放、化疗效果会好一些。但是,术前同步放、化疗需要设备技术的掌握,技术的推广和普及是一个漫长的过程。实际上,不仅仅是食管癌,对每一种肿瘤来说,不同人群都有差异,这就说所谓的现代遗传背景,像肺癌包括靶向治疗,东方和西方也是不一样的。食管癌无论从病因学上还是整个生物学行为上,东方和西方还是有差别的。

然而,我国以食管鳞癌为主的多中心前瞻性随机临床试验开展较少,鲜有较高级别的循证医学证据,制订以食管鳞癌为基础的规范化诊治标准的路还很长。

因此,我们国家应该对自己的病例开展一些大规模临床研究,或者多中心协作的临床研究,以获得我们自己的资料,更好地指导临床实践。对于其他国家的研究结果可以借鉴,但不能盲目地生搬硬套在国内患者身上,这不仅是因为患者在病理类型方面,而且在治疗反应上,都会有差别,包括营养状况的各个方面都会有所不同。

3. 新技术的普及应用还有待加强　相对于传统开胸手术,微创食管癌治疗上的优势得到一些学者的认可,但目前尚有一些医院或医师没有开展此类手术,其相关科学性仍需大规模临床研究进一步明确。

尽管我国食管癌诊治工作形势依然严峻,但我们有理由相信,经过广大临床和科研工作者的不懈努力,通过积累高级别循证医学证据、推广食管癌多学科(multidisciplinary team,MDT)诊治模式、加强基础研究、提高精准治疗水平以及提高微创食管手术水平,使我国食管癌的基础和临床研究必将打开新的局面,其诊治水平和疗效也将会进一步提高。

(二) 食管癌根治术淋巴结清扫:永远绕不开的热点

与其他实体肿瘤的治疗原则一样,食管癌的外科治疗应通过根治性手术切除达到准确分期、减少局部复发、延长患者生存时间、提高其生活质量的目的,故在考虑手术方式时,除肿瘤本身的切除外,更重要的是进行必要的淋巴结清扫。但是关于食管癌手术淋巴结清扫的话题一直存在争议,这点从国际 TNM 分期的变化就可略见一斑。

20 世纪 80 年代,人们发现上纵隔淋巴结的复发是影响食管癌患者术后生存的主要因素。以日本学者为代表的东方外科界呼吁行广泛的淋巴结清扫术(三野),并认为其可提高生存率,但西方学者认为颈部淋巴结转移已属远处转移而非局部转移,从而使三野清扫受到诟病。从此,关于二野淋巴结清扫术和三野淋巴结清扫术的争议就一直延续着。

为此,20世纪90年代,日本学者就三野清扫对食管癌生存的影响开展了多中心前瞻随机分组的再研究,发现胸内食管癌无论位于何处,即使是早期肿瘤也会向双侧喉返神经链淋巴结和贲门周围淋巴结发生转移,因此,认为三野清扫术更好。但也有研究发现,三野清扫术会明显增加术后吻合口瘘及声带麻痹等并发症的发生率,而包括双侧喉返神经链淋巴结在内的广泛二野和三野清扫术后的患者生存率并无显著差别。

到目前为止,仅有两个比较三野清扫术和二野清扫术的随机对照实验RCT,虽然均支持三野清扫术,但二者的样本量十分小,且研究时间过于久远,证据的可信度不高。也有meta分析表明三野清扫术在患者的总体生存时间上优于二野清扫术,但他们的结果均存在很大的异质性,因此这些结论是需要进一步证实的。

此外,由于食管癌淋巴结转移的规律和特点——食管壁内黏膜下淋巴管网密布且纵横交错,一旦食管癌侵及黏膜下层,将可能出现淋巴结转移。淋巴结的转移与肿瘤浸润食管壁的深度(T分期)成正比,随着淋巴结转移数目和野数的增加,患者术后的生存率将逐渐下降,因此,淋巴结清扫的程度会明显影响食管癌患者术后的长期生存。

1. **日本版和AJCC的异同点** TNM/AJCC分期和JES分期最重要的区别在于N分期。在TNM/AJCC分期中,N分期是根据转移的淋巴结数目进行划分;而在JES分期中,N分期是根据转移淋巴结的所在区域进行划分。实践中,TNM/AJCC分期的N分期更易于应用。特别是病理医师能轻易地确定切除标本中的转移淋巴结的数目,后者有很强的预后意义。而另一方面,JES分期的N分期临床上应用比较复杂,病理医师难以确定切除标本中的转移淋巴结的分站。在日本,这一工作通常是由外科医师完成的。此外,与转移淋巴结的数目相比,转移淋巴结分站并不总是具有很强的预后意义。这是JES分期在日本以外没有被广泛应用的主要原因。但是,与其他日本肿瘤分期和原则类似,JES分期不仅有预测预后的作用,还具有指导淋巴结清扫的作用。几乎所有日本肿瘤外科医师均相信区域淋巴结转移可能仍然属于局部疾病的范畴,为了疾病根治的目的应当实施手术。另一方面,如第1版至第6版(UICC/AJCC)中N分期所提出的,西方肿瘤外科医师似乎认为淋巴结转移是难以手术根治的全身性疾病。淋巴结转移方面理念的差异导致N分期方法的不同。

2. **如何判断淋巴结转移** 食管有广泛的淋巴引流系统,淋巴结因素是预测食管癌患者预后的最重要因素,而淋巴结的转移和分布因原发肿瘤的位置、大小和浸润深度的不同而有所不同。因此,利用CT、超声、MRI或者PET等手段来确定合理的淋巴结清扫范围是很重要的。

通常通过CT和EUS可以发现的最常见淋巴结转移部位是纵隔及腹腔干周围的淋巴结。在对淋巴结转移的检出方面,一般认为EUS优于CT。不过使用EUS只能发现靠近食管壁的淋巴结,而CT能发现局部和远处的转移性淋巴结。

对于因管腔狭窄导致EUS不能通过的食管癌病例,CT在腹腔淋巴结诊断方面的价值优于EUS,是典型的淋巴结CT表现。转移性淋巴结的CT特征主要取决于淋巴结的大小(尺寸标准)。短轴尺寸大于1cm的淋巴结,多提示是转移性淋巴结。但大小不是确定淋巴结转移的敏感指标,有些转移性淋巴结也可以小于1cm。当纵隔和腹腔淋巴结的最大径大于1cm时,一般就是异常的淋巴结。短轴直径大于1cm的纵隔淋巴结除了隆突下淋巴结外都是异常的,而1.4cm是纵隔淋巴结正常值的上限。多数研究都采用1cm大小的标准来判定是否是淋巴结转移,其敏感度为30%~60%,而特异度为60%~80%。

我们必须认识到,淋巴结肿大是非特异性的,反应性或炎性淋巴结也常常增大,而一些早期转移的淋巴结却多数没有明显增大。食管周围的肿大淋巴结很难与肿瘤直接侵犯相鉴别。周围没有原发病灶是确定淋巴结转移的可靠表现,即使淋巴结并没有明显增大。

CT诊断纵隔淋巴结肿大的敏感性不高,一般认为其敏感度和特异度分别为60%~80%和90%左右。关于区域淋巴结转移的诊断,一项荟萃分析报道CT的敏感度为50%、特异度为83%,而FDG-PET的敏感度为51%、特异度为84%。Lehr报道,CT诊断纵隔及腹腔淋巴结转移的准确率分别为56%和45%,与MRI无显著性差异。尽管近年MRI的诊断价值明显提高,但MRI在评估局部转移方面还有局限。

目前对于早期或者无远处转移的局部晚期的食管鳞癌来说,食管切除+淋巴结清扫术仍然是其中一种有效的治疗策略。根据 AJCC 第 7 版的食管癌 TNM 分期,N 分期的重点从阳性非局域淋巴结个数转变为手术切除的阳性淋巴结个数。因此,手术切除的阳性淋巴结个数对于确定 N 分期非常重要。然而,切除肿瘤后的淋巴结清扫范围应该多大这个问题依然是学术界争论的热点。虽然有部分学者认为根治性淋巴结清扫能更好地控制局部病灶、去除未能检测到的病灶以及可以延长患者的生存期,但另一部分患者却认为食管鳞癌是系统性疾病,根治性淋巴结清扫会增加患者术后并发症发生率并且不会延长患者的生存时间。

综上所述,淋巴结清扫是食管癌外科治疗中的重要手段。新出版的《中国食管癌规范化诊治指南》提出,胸段食管鳞癌的手术适应证应为淋巴结转移数目未超过 6 枚(N0~2)者;而在新分期中,ⅢC 期以上疾病则被明确列为手术禁忌证,尤其是发生多组、多野、多枚淋巴结转移(N3)者。

同时,《中国食管癌规范化诊治指南》明确指出,淋巴结清扫提高了分期准确性、延长了肿瘤局部控制时间、改善了治愈率,但对于广泛淋巴结转移的局部晚期病例,无限度扩大手术则适得其反。根据食管癌淋巴转移的解剖和肿瘤生物学行为特点选择规范、合理的清扫是提高食管癌疗效的关键。

(三) 精准食管外科:未来的亮点

纵观人类社会发展的演变过程,已经从农业社会、工业社会进入当今的信息数字化时代社会,医学也已由古代医术历经传统医学再到今天的数字医学,许多新的技术已经或正在被用于医学领域的研究和应用,形成了当代的数字医学技术。现代外科学也是随着现代科技进步发展而来的。传统外科学主要是靠外科医师的直觉和经验,当进入现代外科时代,外科实践的确定性随着科技的发展和进步不断增长。而当代数字外科时代,应用航空科学技术、导航技术、计算机辅助 3D 技术、远程通信以及人工智能机器人手术等高科技手段搭建了高端数字医学平台,成功为外科医师引入一个全球外科技术共享的理念,就是外科医师无论身处何方,都可参与世界上任何地方的手术。精准外科也是在这种技术支持下应运而生的,它主要是指相对于传统开放手术而言,对患者的疾病进行精确的诊断、精准的手术和精细的康复。

精准外科是随着现代科技的进步而发展的,而精准外科的基础是建立在高端数字医学基础上的。外科手术学的数字化研究方向主要有医学可视化(medical visualization)、手术模拟(surgery simulation)、图像引导手术(image guided surgery)、计算机辅助手术(computer assisted surgery)和医学增强现实(medical augment reality,MAR)等。

传统的经验外科实践中,由于外科医师个人认知的有限性、技术的局限性以及经验的主观性,当面对复杂的病情时,常使整个外科实践过程存在高度不确定性,从而造成临床决策的偏颇和外科干预的失控。采用精准外科技术将会对胸外科手术产生重大影响。我们可以在术前通过 CT、MRI、4-D 超声和多轴血管造影系统获取影像资料并经过数字化处理,在手术操作过程中,我们从显示屏上看到的不单单是患者术野的场景,而是术前数字化处理图像与患者真实场景的叠加,结合三维可视化技术、图像融合导航技术和机器人技术,能够在术前对患者进行科学规划,选择安全的手术路径,术中实现肿瘤精确定位和穿刺,术后即刻进行三维多模态影像评估,从而实现肿瘤精准切除治疗,最大限度地避免损伤、提高手术质量和降低手术风险的目的。

对于较大的食管肿瘤,特别是一些与邻近支气管、肺动脉等血管关系密切的恶性肿瘤,通过术前多模态影像资料和叠加技术,可以精确显示病变范围、确定肺血管和支气管精确解剖学关系、评估肺功能储备,对选择合理的治疗方法、把握适当的肺切除范围、降低术后并发症的发生具有重要意义。

目前,由于各种条件的限制,精准外科还没有在我国广泛地开展。但我们有理由相信,精准外科必将引发以现代科学技术的整合应用和集成创新为特征的外科技术革命,胸部微创外科技术将随着精准外科技术的应用逐步走向完美。

随着手术器械的进步、影像系统的升级(例如 3D 技术)、手术技巧的提高,微创食管外科必将成为治疗食管疾病的常用技术方法,在食管外科领域占有重要地位。前途光明,道路曲折,希望我们大家重塑信心,共同努力,迎接精准食管外科的春天。

(李　辉)

第二节　食管平滑肌瘤

【流行病学】

食管平滑肌瘤(esophageal leiomyoma)是起源于食管黏膜下平滑肌细胞的良性肿瘤。食管良性肿瘤发病率低,约占全部食管肿瘤的 0.4%~1%,而食管平滑肌瘤则是最为常见的食管良性肿瘤,占食管良性肿瘤的 67%~85%。食管平滑肌瘤多数并无确切临床症状,往往通过查体或尸检发现,目前报道的发生率数字不一,确切发病率目前并不清楚,但实际发生率可能会高于报道。本病可发生于各个年龄,但发病多见于 20~50 岁。男性多见于女性,男女发病率为 2∶1~3∶1。食管平滑肌瘤可发生于食管的任何部位,但通常见于食管中、下段,上段少见,而罕见于颈段,因颈段食管为横纹肌。食管平滑肌瘤大小不一,但多数平滑肌瘤的体积较小,尤其直径小于 5mm 者通常并无明显的临床症状。

【病因病理】

食管平滑肌瘤起源于食管黏膜下平滑肌细胞,发病原因尚不清楚。平滑肌瘤多发生于食管固有肌层(食管内层环形肌多见,外层纵行肌少见),其次为黏膜肌层,也可来自食管壁内的血管肌层和迷走的胚胎肌组织。外形最多见的还是呈圆形或椭圆形,约占总数的 60%,其他不规则形可表现为生姜形(10%)、马蹄形(8%)、哑铃形和螺旋形等。肿瘤数目绝大多数为单发,多发者少见,多发的数目可由 2~10 余个不等。依据肿瘤生长部位的不同,可分为食管壁内型、纵隔型和腔内型。壁内型占食管平滑肌瘤的 97%,肿瘤主体生长于食管壁肌层内;纵隔型约占 2%,突向纵隔内生长,有时需与纵隔肿瘤相鉴别;腔内型则占约 1%,突入食管腔内,呈带蒂的息肉状。由于病程长短不同,肿瘤大小差别很大,曾有报道食管平滑肌瘤最大者可达 17cm×8cm×6cm,但多数长径为 2~5cm。

食管平滑肌瘤镜检为束状、编织状或漩涡状排列的平滑肌纤维束,细胞呈梭形,分化良好,含有丰富的嗜酸性胞浆,细胞核也呈梭形,无明显间变或核分裂象。部分肌纤维可见黏液样或玻璃样变性;偶见钙化,考虑可能是瘤内出血后的长期改变。与其他部位的平滑肌瘤不同,食管平滑肌瘤很少恶变,曾有报道恶变率为 0.24%~3.3%。如果石蜡切片中见到较多的核分裂象,要考虑有潜在恶性或平滑肌肉瘤的可能。

胃肠道间质瘤(gastrointestinal stromal tumor,GIST)的概念由 Mazur 和 Clark 在 1983 年提出,以表述一组既不是平滑肌来源也不是神经源性的消化道间叶组织来源肿瘤。食管平滑肌瘤与食管间质瘤以及相对少见的食管神经鞘瘤的病理鉴别主要依赖于免疫组化染色。通常平滑肌肌动蛋白(SMA)、结蛋白(desmin)和波形蛋白染色阳性提示平滑肌瘤诊断;原癌基因 C-kit 的表达产物酪氨酸激酶 CD117 和/或 CD34 染色阳性是间质瘤的标志;神经鞘瘤 S-100 蛋白和神经元特异性烯醇化酶(NSE)染色阳性则用于神经鞘瘤的鉴别。与平滑肌瘤一样,平滑肌肉瘤的免疫组化染色同样是 CD117 和 CD34 阴性,SMA 阳性,两者较为可靠的区别依据肿瘤形态,一般考虑直径大于 5cm、每 10 个高倍视野有丝分裂象超过 10 个为恶性,此外,明显的核仁深染、浸润性生长、肿瘤的坏死等表现也可作为良、恶性鉴别的参考指标。

【临床表现】

由于食管平滑肌瘤通常体积相对较小,生长缓慢,症状往往并不明显且不典型,大部分患者的病史较长,平均超过 1 年。临床症状与肿瘤大小、部位以及外形有一定的关系,但并不完全与食管肿瘤大小成正比。有约 50% 的平滑肌瘤患者甚至完全没有症状,因其他疾病行胃肠道造影或胸部 CT 等检查而发现。

1. **吞咽困难**　与食管癌相比,平滑肌瘤患者吞咽困难程度较轻,只有 45%~56% 的患者有轻度的吞咽不畅,很少影响正常饮食。病程可长达数月至数年,即使肿瘤体积已相当大,梗阻症状通常也不重,这点与食管癌所致的短期内进行性吞咽困难有重要的鉴别诊断价值。此外,平滑肌瘤导致的吞咽不畅症状还可能是间歇性的,其严重程度主要取决于肿瘤环绕食管腔生长的状态,以及肿瘤表面黏膜水肿、糜烂及患者精神因素等,与肿瘤大小和部位并不完全平行。

2. **疼痛**　是相对常见的症状之一,约占病例总数的 38.6%。部位多在胸骨后、背部和上腹部,往往呈隐痛、钝痛或压迫感,很少出现剧烈疼痛。

3. **消化功能紊乱**　有约 1/3 患者会出现胃灼热感、嗳气、腹胀或饭后不适等胃肠道不适症状。

4. **其他**　肿瘤巨大或者压迫邻近脏器者,可能出现咳嗽、气促、心慌和呼吸困难。

【辅助检查】

1. **胸部 X 线检查**

1）胸部 X 线片中偶然(8%~18%)可见突出于纵隔野的软组织阴影,个别(1.8%)平滑肌瘤 X 线片上可见有钙化灶,需与纵隔肿瘤相鉴别。

2）食管钡剂造影是本病最常用的诊断方法。结合临床表现,往往可以一次造影确诊。其特征性影像学表现为:与正常食管界限清晰的腔内充盈缺损,缺损呈新月形,边缘光滑锐利,表面黏膜光滑,充盈缺损上、下端与正常食管交界角随肿瘤突入管腔多少而呈锐角或轻度钝角。钡剂抵达肿瘤上缘时通过缓慢,少量残留的钡剂勾画出肿瘤上、下极,正位时表现为与食管长轴垂直的半圆形阴影,即环形征。肿瘤处黏膜被顶出,皱襞消失,该处钡剂较周围少,成一薄层,形成瀑布征或涂抹征。上述征象需与食管外压性改变相鉴别。

2. **内镜检查**

(1) 纤维食管镜是平滑肌瘤可靠的诊断工具,准确率可达 90% 以上。特征性表现为:食管黏膜完整,光滑,局部有管腔外压迹,或黏膜下包块,瘤体多触之能滑动。即使瘤体较大导致管腔呈偏心性狭窄,但是由于食管壁并不僵硬,因此并不引起确实的管腔狭窄,食管镜仍可通过。如果内镜或造影提示平滑肌瘤可能,不宜对黏膜完整者做镜下活检,因为活检将导致黏膜与肿瘤的粘连,会增加后续手术中剥离平滑肌瘤的难度,并增加黏膜破损而导致并发症的可能。此外,如单纯内镜检查发现食管平滑肌瘤,一定要完整检查远端食管、胃,避免将纵隔内局部转移淋巴结误诊为食管平滑肌瘤而遗漏远端更严重的病变的可能。

(2) 超声内镜(EUS)检查是目前食管平滑肌瘤最好的诊断手段,可以清晰显示肿瘤轮廓,与食管黏膜有无粘连,与邻近血管及组织间的关系;并能提示肿瘤是否来源于食管肌层以及来源于哪部位的肌层,进而可与食管外压性病变进行精确地鉴别诊断。

3. **CT 及磁共振成像(MRI)检查**　食管平滑肌瘤经钡剂及内镜检查后大部分诊断可以明确。少数病例,特别是中段平滑肌瘤,有时与主动脉瘤、血管压迫或畸形相混,行 CT 及 MRI 检查有助于鉴别诊断食管平滑肌瘤与食管壁外压性肿物。CT 还可以了解肿物向管外拓展的情况及准确部位,有助于手术方案及切口的设计。

【诊断及鉴别诊断】

1. **诊断**　食管平滑肌瘤通常无症状或仅有轻微的吞咽不适或胸骨后疼痛,或者因其他疾病做相关检查时意外发现。食管钡剂造影时的充盈缺损和环形征、瀑布征等典型影像学征象,以及纤维食管镜及超声食管镜检查结果是确诊的主要依据。

2. **鉴别诊断**

(1) 食管间质细胞瘤:食管间质瘤起源于 Cajal 间质细胞,虽然与平滑肌瘤具有不同的病理学特征,但是临床上并不容易鉴别。两者仍需要通过病理以及免疫组化鉴别,GIST 中 CD117 和/或 CD34 阳性,而 SMA 阴性,食管平滑肌瘤则 CD117、CD34 阴性而 SMA 阳性。

(2) 神经鞘瘤:在临床症状与影像学表现上,神经鞘瘤与食管平滑肌瘤难以区分,神经鞘瘤 S-100 蛋白和神经元特异性烯醇化酶(NSE)呈阳性。而在食管平滑肌瘤则为阴性。

(3) 食管平滑肌肉瘤:平滑肌肉瘤一般肿块较大,可能伴有溃疡龛影形成且黏膜破坏,且有恶性肿瘤的特征。食管平滑肌瘤较小,光整圆形的充盈缺损和环形征为较典型的征象,可与平滑肌肉瘤鉴别。

(4) 食管癌:食管癌通常进展快,病程短;典型的短期内进行性吞咽困难,消瘦、贫血、乏力等为表现的营养不良症状均有别于食管平滑肌瘤。多发性平滑肌瘤或不规则形的肿块环抱食管,致管腔内凹凸不平,黏膜显示不清而与食管癌难以鉴别。食管钡剂造影食管癌可见管壁僵硬,不规则充盈缺损、黏膜破坏及龛影等黏膜肿瘤的特征;即使有些腔内型食管癌或癌肉瘤与平滑肌瘤表现相似,但仔细观察亦可见黏膜不整,且腔外无软组织块影。最终通过内镜检查结合病理诊断可确诊。

(5) 纵隔肿瘤:纵隔型食管平滑肌瘤,尤其体积较大时,可造成纵隔内软组织影,易被误认为纵隔肿瘤。因此,对后、下纵隔与食管关系密切的肿块,不要满足于纵隔肿瘤的诊断,应警惕食管平滑肌瘤的存在。

(6) 纵隔淋巴结增大或炎性包块:因食管平滑肌瘤的症状可以有吞咽困难,钡剂检查示食管中段有充盈缺损,食管镜检查显示食管中段有光滑球形病灶,这在纵隔淋巴结增大或炎性包块的病例中也常有类似表现。此时若在食管钡剂造影的同时拍摄侧位 X 线片或行 CT 扫描,则可明确为食管外压性改变而明确诊断。

(7) 生理变异:右迷走锁骨下动脉或囊状动脉瘤的外压,左主支气管、主动脉弓产生的光滑压迹区,以及较少见的椎体附件的外压,这些都可能需要与食管平滑肌瘤相鉴别。可以通过食管钡剂造影和胸部增强 CT 检查进行鉴别。

【治疗】

食管平滑肌瘤的治疗主要是通过各种手术路径完成的肿瘤摘除术。若肿瘤较小且没有临床症状时可观察随诊;若患者年老体弱或心肺功能低下时,亦可不考虑手术治疗。至于肿瘤直径多大则应该选择手术,各学者意见并不统一,目前尚无确切定论。通常认为,肿瘤直径<1cm 者,往往并无症状且术中比较难定位肿瘤,故常建议观察随访。随着对 GIST 认识的深入,考虑到 GIST 的潜在恶性风险,需要尽早实施摘除术,甚至食管切除术。然而由于很难在术前区分 GIST 与食管平滑肌瘤,因此,目前多数学者建议具有潜在恶性可能(肿瘤直径>2cm、生长较快、影像学或内镜检查具有可疑征象等)、有临床症状,患者手术意愿强烈的食管平滑肌瘤,均为手术适应证。

手术方式如下。

1. 经胸黏膜外肿瘤摘除加肌层修补术 该术式适用于瘤体相对较小、肿瘤与黏膜无粘连者,是公认的理想术式,即经胸腔内游离肿瘤所在部位的一段局部食管,确切定位后纵行剖开肿瘤表面的食管肌层与肿瘤包膜,在食管黏膜外完整摘除肿瘤,在确认食管黏膜未损伤后,间断缝合食管肌层,完成手术。

随着胸腔镜技术与器械的进步,胸腔镜手术已基本取代传统开胸手术,成为食管平滑肌瘤摘除术的标准术式。早期认为平滑肌瘤大小在 1~5cm 者是胸腔镜摘除术的适应证,但目前技术手段下,尤其在术中辅以电视食管镜帮助定位肿瘤位置,通过内镜充气、挤压病变协助胸内解剖游离,监测黏膜有无破损的情况下,肿瘤较之前大出甚多者亦可通过胸腔镜手术顺利完成切除。优点为手术创伤小,术后疼痛轻、恢复快,但对术者的手术操作有一定的要求。

2. 消化内镜下食管平滑肌瘤摘除术 近年来,随着消化内镜诊断、微创治疗技术及设备的迅速发展,出现了内镜下黏膜切除术(endoscopic mucosal resection,EMR)、内镜黏膜下剥离术(endoscopic submucosal dissection,ESD)、内镜黏膜下挖除术(endoscopic submucosal excavation,ESE)、内镜全层切除术(endoscopic full-thickness resection,EFTR),以及主要由我国学者探索创造形成的黏膜下隧道内镜切除术(submucosal tunneling endoscopic resection,STER)等各种新技术。该类消化内镜下微创手术与传统外科甚至腔镜外科手术相比具有一定的优势,如手术创伤更小、术后恢复快、住院时间短和住院费用低等,但是不可否认的是各手术方式的安全性及疗效目前仍缺乏大样本系统分析报道。

EMR 适用于较浅、较小(<2cm)、位于黏膜肌层的病变,手术时间短,且并发症少;如果病变较大或较深,EMR 切除有残留及穿孔风险。ESD 主要用于切除黏膜肌层较大肿瘤、黏膜下层及固有肌层浅层的肿瘤,相对可切除瘤体较 EMR 术大(接近甚至超过 2cm),相应的手术时间较长,发热、皮下气肿等并发症发生率亦更高。而 ESE 和 EFTR 则被应用在起源于食管固有肌层的肿瘤,瘤体大、位置深,因而手术操作难度大,时间长,出血、穿孔、重症感染等严重并发症发生率远高于 EMR 和 ESD,临床应用受限。我国学者在 POEM 术(经口内镜下食管括约肌切开术)的基础上进一步发展了 STER 新技术,该方法在远离肿瘤部位做黏膜切口,通过制造黏膜下隧道的技术接近并一次性完整切除食管固有肌层深部的病变,由于隧道切口和瘤体不在同一平面,即使在切除过程中造成局部肌层缺失,只要将隧道口完整封闭,就能保持食管壁管道的完整性,进而保证消化道的完整性,避免食管穿孔、气体和消化液外漏等相关并发症,从而保证了较高的安全性。

消化内镜下食管平滑肌瘤切除方法多样,术式的选择依赖于肿瘤的大小、部位及来源。内镜切除可以是安全有效的,但各术式的规范合理应用,尚有待进一步探索。

3. 食管部分切除术和胃食管吻合术　对肿瘤较大,呈环形生长并与食管黏膜有严重粘连者以及术中食管黏膜损伤较重、修补有困难者;食管下段巨大的平滑肌瘤,常延伸到贲门或胃,与胃黏膜形成严重粘连,甚至造成局部胃黏膜溃疡者,应扩大切除范围,施行食管部分切除术或胃食管部分切除术。平滑肌瘤怀疑有恶变者,也需要施行食管或胃部分切除术。其主要手术适应证为:①某些多发性或弥漫性食管平滑肌瘤,术中冷冻切片平滑肌瘤恶变者;②巨大食管平滑肌瘤合并食管巨大憩室者;③肿瘤累及食管、胃接合部,施行单纯黏膜外肿瘤摘除术有困难者;④肿瘤与食管黏膜形成致密粘连,无法从黏膜外分离并摘除肿瘤的病例;⑤并发其他食管疾病,如食管癌。

【并发症】

1. 食管胸膜瘘　系术中损伤了食管黏膜而修补不良或损伤黏膜后未能发现者,术后容易并发食管瘘而造成严重后果。患者如在术后出现高热、呼吸困难、脉搏快、胸腔积液或液气胸,多提示并发食管瘘,行食管碘油造影检查或口服亚甲蓝溶液后进行胸腔穿刺检查,便能证实诊断,应及时进行处理。食管瘘口小者,经胸腔闭式引流,禁食,抗感染及胃肠道外营养,瘘口多能逐渐愈合;食管瘘口大的患者,如果早期发现,患者条件允许,应及时行瘘口修补术或食管部分切除、胃食管胸内吻合术。

2. 食管狭窄　体积较大的食管平滑肌瘤摘除术后,因局部食管肌层薄弱以及发生瘢痕粘连,可能会并发食管腔狭窄或假性食管憩室,因此,术中应避免不必要的手术创伤,减少对肿瘤部位食管肌层的手术创伤,肿瘤剥除后应仔细修补食管壁的缺损。因食管瘢痕狭窄而有吞咽困难症状者,往往需要施行食管扩张术。

【预后】

食管平滑肌瘤预后良好,彻底切除后尚未见有复发报道。但位于胃、食管交界处的食管平滑肌瘤术后,偶发反流性食管炎。

(陈应泰)

第三节　食　管　憩　室

食管憩室(esophageal diverticulum)是指食管壁的一层或多层结构由食管腔内向外突入纵隔,形成与食管腔相通的囊袋状突起。临床上比较少见。

【分类】

食管憩室分类比较繁杂,按发病部位可分为咽食管憩室(发生在咽、食管交界处,也称 Zenker 憩室)、食管中段憩室和膈上食管憩室;根据其发病机制不同,可分为牵引型、膨出型和牵引-膨出(混合)型;根据憩室壁的构成,可分为真性憩室(含有食管壁全层)和假性憩室(缺少食管壁的肌层)。此外,尚可分为先天性憩室和后天性憩室,食管憩室绝大多数为后天性疾病,先天性食管憩室罕见,可以视为食管的变异或消化道重复畸形。

【流行病学】

膨出型食管憩室的确切发病率不清楚,至 1952 年文献仅报道 129 例。Mayo Clinic 于 1993 年复习病例达 450 例。Wheeler 根据 20 000 例放射学检查估计膈上型食管憩室的发生率为 0.015%;日本文献报道的发生率为 0.22%~0.77%;欧洲文献报道的发生率则较高,达 0.74%~2%。在临床胃镜检查中,发现食管憩室的概率不到 1%,但在吞咽困难的病例中这一比率则可达 1%~3%。食管憩室发病最常见的年龄段为 60~70 岁,30 岁以下者罕见。男性偏多见,男女性发病之比约为 3.5∶1。食管憩室最常见于颈段食管(发生于环咽肌上方之 Zenker 憩室,约占 60%,而发生于环咽肌下方的 Killian-Jamieson 憩室十分罕见),其次为膈上食管及中段食管。

【病因病理】

1. 牵引机制　大多发生于气管分叉附近,一般认为是由于气管、支气管旁及肺门淋巴结等受结核或真菌感染引发局部炎症,炎症淋巴结与中段食管壁发生粘连及瘢痕形成,从而向外牵拉食管全层,久而久之形成向外突出的憩室。由于此类憩室是由外力牵拉所致,故称牵引型憩室。此类憩室壁由黏膜、黏膜下层和肌层组成,包含食管全层,属于真性憩室。大小一般为 1~2cm,其开口较大,且由于憩室底部固定、囊袋不容易下垂,同时由于食管肌层的存在,憩室收缩力好,因此引流较好,食物不易淤积,常不引起明显的临床症状,一般不需手术治疗。有资料显示,20 世纪上半叶,结核感染是中段食管憩室的最常见病因。

2. **食管动力机制** 该机制的主要病理生理学改变是食管动力异常(食管肌肉运动失调)引发食管的功能性梗阻,导致吞咽时食管腔内压较正常明显升高,如恰好食管局部由于某些原因(如膈上段食管固有肌层缺乏、咽部反复局部感染等)削弱或破坏了肌纤维的支持作用而不能耐受这一异常增高的压力,则会导致食管壁内、外的压力差,并进而导致部分食管壁的黏膜和黏膜下层组织穿过相对薄弱的肌层,膨出至食管壁外,从而形成膨出型憩室。导致食管动力异常的常见病变,如贲门失弛缓症、弥漫性食管痉挛、咽食管吞咽肌群活动失调、下段食管括约肌高压和非特异性食管动力异常、食管裂孔疝等功能性疾病或器质性疾病。

3. **食管壁薄弱** 食管发育过程中存在着薄弱点。在咽与食管连接处的前部有咽下缩肌斜行肌纤维与环咽肌横行肌纤维,但连接处的后部却缺少肌纤维,形成解剖学上的薄弱三角区—— Killian 三角。这一薄弱区在后中线的两侧,左侧更为明显,因此,多数 Zenker 憩室发生在左侧,最初突向后方,随后逐渐增大向侧方及下方延伸。在下段食管的固有肌层纤维分开处,有血管和神经穿透食管侧壁,此处亦为食管壁薄弱区;发生反流性食管炎时,食管抗反流机制的减弱及反流物对黏膜的攻击导致的损伤亦可引起管壁局灶性薄弱;而食管下段的憩室可加重食管的排空异常而形成食管炎和食管的反流;食管肿瘤切除术、肌层切开术、内镜治疗等医源性损伤也是造成食管壁薄弱的重要因素。另外,进行性全身性硬化症和 Ehlers-Danlos 综合征引发的肌发育不良和肌萎缩同样可导致膨出型憩室。

【临床表现】

1. **咽食管憩室的临床表现** 早期憩室仅有一小部分黏膜突出,开口较大,且与咽食管腔直角相通,食物不易残留,可以没有症状或症状轻微。偶尔当食物黏附在憩室壁上时,可出现咽喉部发痒的刺激症状,当咳嗽或饮水后食物残渣脱落,症状消失。后续如果憩室逐渐增大,积存的食物和分泌物开始增多,有时会自动反流到口腔内,偶尔会造成误吸。在此期间,患者可听见在咽部由于空气、食物进出憩室而发出的响声。后期由于食物的长期积存,憩室会继续增大,并逐渐下坠,致使憩室的开口正对咽下方,咽下的食物均先进入憩室而发生反流,此时会出现吞咽困难,并呈进行性加重,部分患者还有口臭、恶心、食欲缺乏等症状。有时因进食困难而导致营养不良和体重减轻。如有误吸还会有肺炎、肺不张或肺脓肿等合并症。咽食管憩室出现出血、穿孔等合并症则较少见。

2. **膈上憩室的临床表现** 多数小膈上憩室患者可以没有任何症状或症状轻微,伴有食管运动功能失调的患者可以出现相应的症状,如消化不良、胸骨后疼痛、上腹部不适和疼痛、口臭、反胃、胸内常有咕咕响声等;巨大膈上憩室压迫食管可以引起吞咽困难,反流会引起误吸、反流性食管炎等症状。

3. **食管中段憩室的临床表现** 多数牵引型憩室较小且颈宽底窄,利于引流,不易出现食物残留,因此一般没有症状,常在健康体检或无意中发现,长年没有改变。只在食管被牵拉变位或引起狭窄,以及憩室发生炎症时,才出现吞咽困难及疼痛。如果憩室出现炎症、溃疡、坏死穿孔,则可引起出血、纵隔脓肿、食管支气管瘘等合并症及相应的症状和体征。

【辅助检查】

1. **食管钡剂造影检查** 食管 X 线钡剂造影检查是诊断食管憩室的主要方法。由于小憩室有可能被充盈钡剂的食管所掩盖,因此宜行正、侧位及双斜位摄片以变动体位进行详细观察,如 Zenker 憩室好发于左侧壁,因此,采取左侧位时更易于发现。膨出型憩室一般为向外突出的圆形囊袋影,早期呈半月形,后期往往呈球形,巨大憩室可表现为悬垂于纵隔内的囊袋影。憩室内壁一般光滑规则,由于黏膜炎症变化,内壁可表现为粗糙紊乱以及轻度的不规则阴影;若有明显的内壁或对侧壁不规则或伴有充盈缺损,应考虑憩室内有异物或合并肿瘤的可能,须进一步检查。食管中段憩室则可见漏斗状、圆锥状或帐篷状光滑的膨出物。膈上食管憩室多为单发,少数为双发,3 个以上的憩室非常少见。食管憩室的 X 线钡剂造影检查具有特征性,不易与其他病症相混淆(图 4-1)。

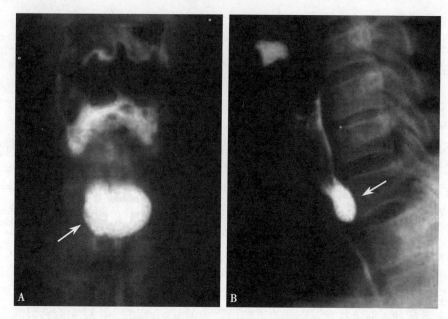

图 4-1　Zenker 憩室的食管钡剂造影

注:A. 后前位摄片显示呈囊袋状的憩室(箭头)与食管走行重叠;B. 左侧位摄片显示自咽食管后
壁突出下垂的憩室(箭头),内有造影剂潴留。

2. 食管镜检查　在食管镜检查前,应首先行食管钡
剂造影检查以获取初步诊断,并指导食管镜检查的进行。
食管镜检查可直观观察憩室大小、形态、部位及开口情况,
如见食管黏膜伸入憩室,可辅助诊断;如见黏膜有充血、水
肿、糜烂及溃疡等改变,必要时可取病理活检以鉴别炎症、
溃疡及有无癌变,但有引起憩室穿孔的风险,要慎重或需
要经验丰富者来操作。对 Zenker 憩室患者检查时要格外
小心,因该憩室位置高,邻近食管入口,检查过程中内镜易
误进入憩室内并造成严重穿孔。食管中段憩室的食管镜
检查,则不但可以发现憩室的大小,而且可以准确观察其
囊壁有无并发糜烂、出血、溃疡或癌变,对治疗方法的选择
可以提供帮助(图 4-2)。

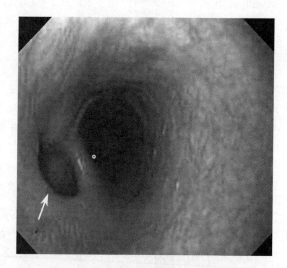

图 4-2　食管中段憩室的内镜所见

注:食管中段憩室常采用食管镜检查,不仅可显示憩室的
开口(箭头),也可以显示憩室的大小,黏膜是否有糜烂、出
血、溃疡或癌。

3. 食管功能检查　对于咽部或膈上型食管憩室,怀
疑或合并有食管运动功能障碍性疾病时,应常规行食管测
压术和食管 24 小时 pH 监测以明确憩室的病因,了解食管
功能异常的具体情况,对诊断及进一步选择手术治疗方案
也有一定帮助。食管测压通常在憩室的远段可以发现相应的食管括约肌失去协调功能及不完全松弛(图
4-3);而存在胃食管反流者,则可明确地表现为食管腔内 pH 的变化。

【诊断及鉴别诊断】

临床考虑食管憩室时,应常规进行胸部正侧位片、食管钡剂造影、消化内镜和食管测压等检查,明确
诊断通常并不难。胸片不能显示憩室,但可排除其他胸部疾病。食管钡剂造影可清晰地显示憩室的数量、
大小、位置、形态、口径以及有无梗阻。遇有黏膜形态不规则时,可能由脱屑、炎症、溃疡或恶变引起,需进
一步做内镜检查。

食管测压是食管括约肌功能不良和食管动力异常疾病的诊断"金标准",在判断食管憩室的成因及进
一步的治疗措施选择上有重要意义。如存在胃食管酸性反流时,则还应做 24 小时食管 pH 监测。

1. 咽食管憩室的诊断　临床体格检查阳性体征不多,部分患者在吞咽数口空气后,反复压迫环咽肌

水平胸锁乳突肌前缘,可听到响声。诊断的主要手段是胸部X线片及钡剂造影检查。X线平片上偶见气-液平面,口服钡剂检查可见食管后方的憩室,若憩室巨大明显压迫食管,可见到钡剂进入憩室后,再有一条钡剂影自憩室开口流向下方食管。造影时反复变动体位,有利于憩室的充盈和排空,便于发现小憩室及观察憩室内黏膜是否光滑,可以除外早期恶变。内镜检查有一定危险性,不作为常规检查,只在怀疑恶变或合并其他畸形(如食管蹼或食管狭窄)时方考虑进行。内镜检查前,可嘱患者吞下1根黑丝线作为内镜的导引线,以增加检查的安全性。检查时镜端见不到丝线或见到成团丝线均说明镜端已进入憩室。

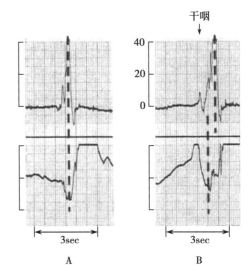

图4-3 食管测压检查结果图示

注:A正常食管上括约肌,显示UES开放协调、松弛完全(咽喉收缩峰与USE舒张谷在同一时相,且USE舒张压力近于0mmHg,虚线显示);B. Zenker憩室患者:显示USE开放失协调,且松弛不完全(咽喉收缩峰与USE舒张谷不在同一时相,且USE舒张压力远大于0mmHg,虚线显示)。

2. **膈上憩室的诊断** 膈上憩室常由胸部X线检查确诊。胸部X线平片有时可看到含气-液平面的憩室腔,应当与食管裂孔疝进行仔细鉴别;食管钡剂造影往往在膈上数厘米处见到憩室(膈下腹段食管出现憩室的情况极为罕见),常突向食管右侧,亦可突向左侧或前方。憩室可以同时合并裂孔疝,造影时需多方位观察,以免漏诊或误诊。内镜检查有一定危险,并不作为常规检查,只在怀疑恶变和合并畸形时进行。

3. **食管中段憩室的诊断** 食管中段憩室主要依靠食管钡剂造影确诊。因为食管中段憩室的开口都比较大,造影剂很容易从憩室内流出,不易在内存留,因此服钡造影时要采用卧位或头低足高位,并左右转动体位,才能清晰地显示憩室的轮廓。内镜检查对浅小的食管中段憩室帮助不大,只在怀疑憩室恶变时进行。

4. **鉴别诊断**

(1) 食管裂孔疝:食管裂孔疝是指胃的一部分(或全部)经膈肌的食管裂孔突入纵隔或胸腔。它的临床症状多为非特异性的消化道症状,常规胸片或胸部CT显示膈肌上方的含气-液平面的空腔,有时与膈上型食管憩室不易区分。但根据解剖定义还是比较好鉴别的。食管钡剂造影显示食管全程管腔正常,囊性突出物为异常移位的胃,可见胃黏膜通过膈肌食管裂孔向膈上疝囊内延伸。胃镜检查可见疝囊开口下方为橘红色的胃黏膜,并向胃的方向直接延续,鳞柱状上皮交界(Z线)在疝囊开口的上方。

(2) 贲门失弛缓症:为最常见的食管运动功能障碍性疾病,以食管体部蠕动功能减弱、食管下括约肌弛缓不良为特征。当吞咽梗阻病史较长,食管腔明显扩张、迂曲(Ⅲ期)时,应当注意与膈上型食管憩室鉴别,有时贲门失弛缓症患者也可并发膈上食管憩室。单纯的贲门失弛缓症食管钡剂造影显示食管腔整体扩张且失去正常蠕动,食管远端多见典型的鸟嘴状狭窄;食管镜检查可见食管腔扩张、食管下括约肌开放不良而看不到膈上憩室的开口;食管测压发现失弛缓症的典型压力特征(食管体蠕动波消失、食管下括约肌静息压增高及松弛不完全)可资鉴别。

(3) 自发性食管破裂:又称Boerhaave综合征。见于剧烈呕吐但环咽肌因醉酒、昏迷等原因而未能协调性开放,急剧增高的胸腹内压作用于食管导致管壁撕裂,多发生于远段食管。当穿孔症状不典型,穿孔周围形成脓肿时,可与膈上型食管憩室混淆。但食管破裂患者多有明显的酗酒暴食史,呕吐后突发胸部或上腹疼痛,伴有明显的纵隔炎症表现。胸部X线可见纵隔气肿,食管造影显示管壁破口及不规则的纵隔脓腔壁,如果行食管镜检查,可见食管壁黏膜缺口不整,充血及出血,与之相连的空腔内壁未衬黏膜上皮,可资鉴别。

(4) 食管癌:最常见的食管疾病,食管上段或颈段的恶性肿瘤阻塞食管腔,造成梗阻部位上方食管扩张,有时需与咽食管憩室相鉴别。前者有典型的进行性吞咽梗阻,有时可扪及颈部淋巴结增大。食管钡剂造影显示病变部位食管黏膜破坏,管腔扩张受限。食管镜检查可见管腔内新生物或管腔阻塞,管壁僵硬,镜身不能通过,而其上方食管腔扩大。

【治疗】

1. 手术适应证　食管憩室虽为良性疾病,但一些患者有突出症状和严重合并症,病程长者亦有恶变可能,故需积极实施外科治疗。目前公认的手术适应证如下。

(1) 膨出型憩室:咽食管憩室及膈上型憩室应手术。

(2) 牵出型憩室:病变小、症状轻,可内科保守治疗。若有下述情况,则应积极手术:①有出血、穿孔倾向;②合并癌变;③憩室巨大;④症状明显,经内科保守治疗无效;⑤继发严重疾患,如食管支气管瘘等。

(3) 合并食管裂孔疝、贲门失弛缓症等。

(4) 患者精神负担重。

2. 手术方法的选择

(1) 食管憩室外科相关术式:常见的有单纯憩室切除术(使用最多、效果亦肯定)、憩室黏膜内翻缝合术、憩室悬吊术以及辅助性手术(如环咽肌切开术、食管肌层切开的 Heller 手术及抗反流 Nissen、Belsey Ⅳ 手术等)。

咽食管憩室和膈上型食管憩室多合并食管运动功能异常,对于这类患者,在行憩室切除的同时,需要加行憩室下肌层切开术,即憩室切除加环咽肌切开术或食管下段肌层切开术(Heller 术)。膈上型憩室单纯行食管下段肌层切开术易引起胃食管反流性疾病,需加做抗反流的 Nissen 或 Belsey Ⅳ 手术,可以防止酸反流及其导致的狭窄形成。凡憩室合并胃食管反流疾病时,抗反流手术应列为常规。

憩室黏膜内翻缝合术、憩室悬吊术多适用憩室较小、无严重并发症的中段牵引型憩室;术中不切开食管黏膜,无术后发生食管瘘之虞。较大的牵引型憩室可行黏膜切除后内翻缝合,食管肌层或局部胸膜、肋间肌瓣缝合加固。为防止复发,牵引型憩室需尽量将牵引之淋巴结一并切除。

对憩室癌变或憩室壁上皮重度不典型增生,则按食管癌手术原则处理。对合并食管裂孔疝、贲门失弛缓症者,行食管裂孔疝修补、Heller 及抗反流的 Nissen 或 Belsey Ⅳ 手术。

(2) 胸腔镜微创手术:随着胸腔镜手术技术与器械的快速发展,胸腔镜手术已成为食管良性疾病的首选治疗方法,而微创方法治疗食管憩室无疑是有效、可靠的。胸腔镜下解剖和切除食管憩室仍然是有相当难度的,但是通过食管镜的密切配合来协助食管憩室的定位、解剖,并在食管镜引导下通过内镜下直线切割缝合器于食管憩室根部完成食管憩室的完整切除,对于有经验的胸外科大夫而言,已经并不困难。此类胸腔镜手术有不增加手术风险及时间短且创伤小、并发症少、恢复快、食管创口无污染等优点,已经成为食管憩室切除术的主流术式。

(3) 消化内镜手术:消化内镜治疗食管憩室,目的在于切开憩室下缘与食管壁交汇折叠部分,即憩室间脊,从而扩大憩室引流路径,使憩室和食管腔融为一体,从而消灭憩室。既往消化内镜下手术报道多见于对于咽食管憩室(Zenker 憩室)的治疗。Zenker 憩室的标准治疗为在环咽肌延伸至食管与憩室之间的间脊进行肌切开术,国外学者利用软式憩室镜(带有前、后唇的特殊食管镜)辅助内镜切除憩室间脊被证实可有效治疗 Zenker 憩室,降低穿孔风险并改善止血效果,但长期复发率仍有 25% 左右。

传统消化内镜下治疗是将形成憩室间脊的黏膜和肌纤维共同切开,由于视野的限制,出现食管穿孔的概率较高,文献报道超过 6% 的患者伴有穿孔。近年来,最早由复旦大学中山医院的学者报道并开展应用的内镜经黏膜下隧道憩室间脊切开术(submucosal tunneling endoscopic septum division,STESD)是一种新的内镜下食管憩室微创治疗方法。该技术基于黏膜下隧道技术,在隧道内完成间脊的切开,保留了黏膜的完整性,能显著降低严重并发症(如穿孔和纵隔炎等)的风险。其次,与传统的内镜治疗相比,STESD 能更充分暴露并切开间脊,有时切开范围甚至可延伸至食管正常肌层,这是传统内镜治疗所无法达到的,能有效减少因不完全切开导致的憩室复发。该方法已逐渐被应用至膈上型憩室及食管中段憩室的治疗。但不可否认的是该术式的安全性及疗效目前仍缺乏大样本系统分析报道,其规范合理应用尚有待进一步探索。

3. 并发症的诊断、治疗和预防　手术治疗最常见的并发症是切除憩室部位出现食管瘘,从而引起纵隔感染。术中黏膜缝合要准确,肌层修补要牢靠,术中、术后充分胃肠减压,术后使用抗生素;如果是内镜治疗,应该更加谨慎,电凝应该不超过 2/3 层食管壁,这些措施可以在一定程度上避免出现此种并发症。

食管狭窄和憩室复发是另外两种常见并发症。影像学检查发现的憩室复发患者不一定有症状,患者存在轻度吞咽困难并不需要进一步处理,但如果复发的憩室较大,患者症状较明显,则需要外科手术进一步处理;预防憩室复发主要是要充分处理食管憩室的合并症如贲门失弛缓症、食管裂孔疝等。对于术后食管狭窄应尽量避免再次外科手术治疗,可以通过内镜下食管扩张来解决,但如果出现严重狭窄,则可能需行消化道重建术;预防主要是注意憩室切除不可过多。其他一些少见并发症包括出血、喉返神经损伤麻痹等。喉返神经暂时性损伤多可恢复,永久性损伤少见。

【预后】

咽食管憩室及膈上食管憩室患者通常都伴有食管运动功能紊乱,单纯憩室切除术后复发率较高。Payne 及 King 报道 888 例咽食管憩室患者施行 I 期憩室切除术后复发率达 3.6%。根据合并疾病类型,在憩室切除同期妥善施行相关辅助性手术(如环咽肌切开术、食管肌层切开的 Heller 手术及抗反流 Nissen、Belsey IV 手术等)可在一定程度上降低复发概率。中段食管憩室一般合并食管动力学紊乱较少见,术中切除憩室同时解除相应的牵引因素(如一并切除粘连食管的淋巴结),预后较颈部和膈上食管憩室要好些。

(陈应泰)

第四节　食管化学灼伤

食管化学灼伤(chemical burn of the esophagus)亦称为食管腐蚀伤(corrosive injury of the esophagus),是由于吞服腐蚀剂(如强碱或强酸等)引起的食管组织损伤和炎症,是食管损伤中一种较为常见的类型。

【流行病学】

食管化学灼伤虽然发生率不高,但后果极为严重,最终可导致食管瘢痕性狭窄。成年人与儿童均可发生,儿童多为误服,而成年人除误服外,因企图自杀而故意吞服腐蚀剂者亦占相当比例。在美国,每年可见 5000~15 000 例食管化学灼伤患者。在我国,其确切发生率无明确报道,但鉴于我国家庭对腐蚀剂的保存规范欠妥及普通人群对腐蚀剂的认知性欠缺,食管化学灼伤是一个应引起重视的问题。近年来,因吞服腐蚀剂造成的食管灼伤有增多趋势,考虑主要原因可能与家用卫生器皿清洁剂的广泛使用有关。

【病因病理】

1. **病因**　吞服腐蚀剂的原因主要有以下三种。

(1)误服:多为儿童。由于多数腐蚀剂外观无色,常被儿童误当作饮料服下;或被成年人误当作白酒而饮用。一般情况下,误服的患者常常服用一口即止。

(2)工伤:常发生于生产条件差、防护不力的工厂、作坊等。

(3)自杀:这类患者多有明确的自杀企图,以吞服氢氧化钠为主,企图自杀者吞入腐蚀剂的量一般较大,损伤由口咽部下延及食管,甚至达胃和十二指肠。

酸性腐蚀剂以硫酸、盐酸、石炭酸等为主,碱性腐蚀剂以氢氧化钠、碳酸氢钠为主。川渝地区人们常用"烧碱"泡制火锅用的牛肚、黄喉等食材,引起的误服发生率较高;某些口服药物与食管黏膜长时间接触后也会引起黏膜的灼伤,如苯妥英钠、多西环素、硫酸亚铁等;儿童玩具中的纽扣电池也有引起儿童误服致食管灼伤的报道。

2. **病理**　食管灼伤的病理变化与腐蚀剂的种类及性质有关。吞服碱性腐蚀剂较常见,且损伤强度是酸性腐蚀剂的 10 倍以上。强碱能对食管组织产生液化性坏死,除能引起组织水肿外,强碱还向食管深层扩散,使组织蛋白变性、溶解、脂肪皂化及组织脱水,并在组织溶解时产生大量热量,从而进一步加深组织损害。强酸可导致食管腔表面组织的凝固性坏死,这些凝固物一旦形成坚硬的焦痂,能够限制腐蚀剂向食管壁深层穿透,因而损伤常较表浅,较少侵蚀肌层。但由于不像碱性腐蚀剂那样能被胃酸中和,酸性腐蚀剂可造成严重的胃损伤。此外,固态腐蚀剂易黏附于黏膜表面,造成较小但深在的灼伤,而液态腐蚀剂进入食管,散布面积广,损伤也严重。

3. **损伤程度分级**　食管腐蚀性灼伤的严重程度除与吞服腐蚀剂的性质有关外,还与腐蚀剂的剂量、剂型和浓度有密切关系。

根据食管组织的损伤程度,可将食管灼伤分为以下三度。

Ⅰ度:食管黏膜表浅充血、水肿,不累及肌层,经过黏膜上皮脱屑期以后 7~8 天而痊愈,一般不遗留瘢痕。

Ⅱ度:灼伤累及食管肌层。在急性期组织充血、水肿、渗出,组织坏死脱落后形成深溃疡。3~6 周内发生肉芽组织增生。以后纤维组织形成瘢痕,食管因此失去弹性和蠕动,大多形成瘢痕性食管狭窄。

Ⅲ度:灼伤累及食管全层及周围组织,食管坏死穿孔而发生纵隔炎症,可因大出血、全身中毒反应等死亡;幸存者常出现重度食管狭窄,难以进食。

4. 食管腐蚀性灼伤的病程

(1) 急性坏死期(1~4 天):伤后最初几天内食管壁发生炎症改变、黏膜水肿或坏死,常出现早期食管梗阻症状;若腐蚀食管全层,可致食管穿孔、食管周围脓肿及并发纵隔炎、感染性休克;更严重者,可累及邻近器官,如可引起主动脉破裂,患者死于无法抢救的大出血;也可发生胃穿孔等。

(2) 亚急性期 (5~14 天):坏死区黏膜等组织脱落,形成溃疡并伴"红、软"的肉芽组织形成,患者吞咽困难反而减轻,进入症状缓解期。这时食管壁最为薄弱,有时候此病程阶段可持续 3~4 周。

(3) 瘢痕形成期 (15 天~3 个月):食管损伤区纤维组织形成,胶原进一步沉积,进入瘢痕形成期,肉芽组织逐渐转化为瘢痕,此阶段食管狭窄呈进行性加重。此病理演变过程可进行数周至数月,通常至 3 个月左右,瘢痕形成基本完成,超过 1 年后再发生狭窄者少见。

食管灼伤常为节段性,通常腐蚀剂与食管三个生理狭窄处接触时间最长,因此,瘢痕狭窄的好发部位常在此三处。按发生概率分别是食管主动脉弓水平、食管入口、食管下段近膈肌裂孔处。

【临床表现】

食管灼伤的症状轻重与腐蚀剂的种类、浓度、食管组织与之接触时间长短有关。

1. 急性期表现

(1) 局部疼痛:吞服腐蚀剂后可立即引起唇、口腔、咽喉、颈、胸乃至腹部中度或重度疼痛,伴有大量流涎、呕吐、拒食。

(2) 吞咽疼痛和吞咽困难:因食管痉挛、水肿所致。患者饮水困难,唾液也难以下咽。

(3) 呛咳、呼吸急促或呼吸困难:由于腐蚀剂反流,可累及声门,引起声门水肿,甚至误吸导致化学性肺炎。

(4) 呕血:灼伤严重可致呕血,少量呕血多由创面渗血或坏死组织脱落出血,大量呕血一般因为溃疡穿透至邻近大血管所致。因主动脉腐蚀所致的致死性大出血常发生在伤后 1~2 周。

(5) 食管穿孔相关症状:强碱较强酸更容易引起食管穿孔,穿透至纵隔可引起纵隔炎、纵隔脓肿,亦可穿透胸腔引起脓胸,穿透气管或支气管引起食管气管/支气管瘘。

2. 亚急性期表现　在此期间,由于肉芽组织逐渐形成,食管水肿减轻,吞咽困难有所好转,全身炎症反应减轻,体温可降至正常,灼伤轻者症状可消失而恢复正常。

3. 瘢痕形成期表现　症状可持续数月至数年之久,食管狭窄可为局限性、多发性,甚至全食管狭窄,所致症状以吞咽困难为主,患者多表现为营养不良、体重减轻,部分患者会因此背负沉重的思想压力。因食管狭窄而导致的其他并发症,如吸入性肺炎、咽炎等,亦可出现。

【诊断】

1. 病史和症状　患者有明确的吞服腐蚀剂经历,患者唇、舌、口腔及咽部有灼烧伤,主诉咽部、颈部及胸部等部位疼痛或吞咽困难,则诊断基本确立。有时口咽部无灼伤表现也不一定就证明食管无灼伤,应予以重视。病史采集的要点包括:①详细了解吞服腐蚀剂的原因(误服或企图自杀),吞入腐蚀剂的时间,腐蚀剂的性质、浓度、数量和黏稠度;②了解有无合并吞咽困难、呕吐、胸骨后疼痛、高热;③了解有无出现咳嗽、呼吸困难等呼吸道症状。需注意部分儿童患者不能清楚叙述误服过程,而家长仅知所服何物,并不知服入多少量。

2. 体格检查　对于来诊患者进行快速而细致的查体至关重要,应注意神志、体温、呼吸、血压、脉搏及可能出现的全身中毒症状及体征,有液气胸和腹部刺激征的体征均为食管和胃灼伤最严重的表现。

3. 辅助检查

(1) 食管 X 线造影检查:食管腐蚀性损伤影像学检查首选 X 线造影,检查的意义在于确定病变的部位、范围及有无并发症,追踪病变的发展变化,帮助临床确定治疗方案。食管腐蚀性损伤的 X 线造影表现与不同病程的病理改变是相吻合的。基本 X 线表现有管腔不规则狭窄并呈进行性加重,黏膜紊乱或消失,狭窄部位管壁僵硬、蠕动消失,可见多发小刺状龛影或呈锯齿状改变,部分狭窄段呈串珠状扩张,病变上方食管有不同程度扩张等。

虽然有学者认为食管 X 线造影应于损伤后即时实施,但多数学者认为 X 线造影应避免在急性期进行,除了容易引起或加重相关并发症,还由于急性期黏膜水肿并产生痉挛性狭窄,容易出现管腔狭窄的假象,难以肯定为器质性狭窄。因此,检查应在患者经过紧急救治,伤后 1 周左右急性炎症消退、病情稍微缓解后进行。X 线造影一般采用稀钡或水溶性碘剂,若疑有高位狭窄或完全梗阻时,造影剂量勿过多,以免呛入气道引起误吸感染;如怀疑有食管或胃穿孔,应绝对禁用钡剂检查,而采用水溶性碘剂;对于重度狭窄的病变采用水溶性碘剂,造影剂可渗透进入管腔,通过多个角度和体位观察,能详细显示腔内情况。

总之,上消化道 X 线造影能明确上消化道腐蚀性烧伤的部位、范围及其动态发展,安全且易于实行,可为临床提供及时、准确的资料,是本病的首选检查方法。

(2) 内镜检查:食管化学性灼伤后是否应早期进行内镜检查,过去存在争议。反对者认为内镜检查可能会造成食管进一步的医源性损伤,且常常难以窥及食管全段的损伤情况,也难以明确食管灼伤累及的深浅。现在越来越多地倾向于早期进行内镜检查,但不适于已经证实存在食管穿孔的患者。同时为了尽可能避免医源性损伤的发生,需要由有经验的高年资内镜医师进行操作。内镜检查的目的在于对损伤部位进行定位,观察损伤范围,对伤情分级,同时评估残余食管的情况及胃部情况,为后期手术提供参考。此外,疾病后期进行的内镜检查还可一并施行食管狭窄扩张治疗。

Andreoni 等(1997 年)介绍的食管化学灼伤内镜分级法如下。

0 级 食管黏膜正常,蠕动存在,贲门和幽门开放正常。

1 级 食管黏膜充血水肿,蠕动消失,贲门开放无张力,幽门痉挛。

2 级 食管黏膜充血水肿,并有浅表坏死及糜烂,幽门开放无张力。

3 级 食管黏膜深度坏死、出血、黏膜腐蚀脱落,有溃疡形成。

4 级 食管黏膜深度坏死、严重出血,食管壁有全层溃疡形成,行将穿孔。

【治疗】

1. 急性期的治疗 食管化学灼伤的重点在于早期处理,以尽最大可能减轻瘢痕狭窄的严重程度和患者的痛苦。食管腐蚀性损伤患者多在伤后 1~2 小时来医院就诊,进行急救之前应向患者或家属详细询问病史,准确的病史了解可指导医师按食管和胃烧伤的轻重及全身中毒反应的轻重进行紧急处理。常用的救治措施如下。

(1) 禁食水、下鼻胃管,尽早建立静脉通道。通过鼻胃管行肠内营养支持或静脉营养支持。同时,留置的胃管亦可作为日后行食管扩张及黏膜修复的导向。

(2) 视吞服腐蚀剂性质及患者情况尽早吞服植物油或蛋白水,无条件时可吞服生理盐水,以吸收、中和部分腐蚀剂并保护食管及胃黏膜。

(3) 积极防治并发症,包括休克、喉头水肿、胃穿孔、纵隔炎等。

(4) 全身应用广谱抗生素基础上,可考虑早期应用糖皮质激素。可预防并控制感染,减轻炎症反应,延缓纤维组织增生及瘢痕形成,减轻食管瘢痕狭窄。对于高度疑似或确诊食管、胃穿孔患者,应避免使用糖皮质激素。

(5) 常规应用抑酸药,减轻对胃黏膜的进一步损伤。

(6) 胃或空肠造口术,目的在于保证后续营养治疗的跟进。食管灼伤严重,无法经鼻留置胃管者,可行胃造口术;食管和胃均损伤严重者,可行空肠造口术。

(7) 急诊探查手术。食管或胃坏死、穿孔、大出血等情况下需要急诊手术;腹膜刺激征是急诊剖腹手术的指征。但是在急性坏死期施行此类手术,危险性极大。

2. 食管灼伤急性期后的治疗

(1) 食管扩张治疗:食管扩张对于预防和减轻食管灼伤后瘢痕狭窄的疗效已得到公认。在瘢痕组织形成早期行食管扩张的效果较好,但严重、多发及广泛狭窄则效果不佳。一般情况多在食管灼伤后 10~14 天以后开始进行扩张治疗,通常扩张时间需要半年至 1 年。目前有水银探子、球囊扩张器及沙氏扩张器等,其中以沙氏扩张器应用最多。食管狭窄段较短、瘢痕不很坚硬的病例,还可考虑暂时性安置可回收型腔内支架,以达到持续扩张的效果。

(2) 食管瘢痕狭窄的手术治疗:食管瘢痕狭窄是一种严重的疾病,由于患者不能经口进食而异常痛苦,对扩张或其他方法治疗失败的食管狭窄病例,需要行外科手术治疗以解决患者的经口进食问题。手术时机一般在腐蚀伤后半年以上,食管瘢痕稳定后,以便于判定切除和吻合的部位。食管重建术是主要的治疗方法,常用的食管替代器官有胃、结肠、空肠。

手术适应证:①广泛重度食管狭窄,扩张治疗有导致食管穿孔危险者;②短而硬的狭窄经扩张疗效不佳者;③食管多段狭窄,管腔明显不规则,有憩室形成;④伴幽门梗阻者;⑤患者不愿意长期反复扩张,要求手术。

手术方法:①局限性食管、幽门瘢痕狭窄多仅需行局部成形手术即可。②广泛食管狭窄扩张无效均需手术治疗。但瘢痕狭窄段食管是否切除,目前仍有争议。主张切除者认为,瘢痕段食管癌的发生率超过普通人群 1000 倍,切除瘢痕段食管也并非想象那样困难;主张旷置者认为,切除瘢痕段食管易损伤邻近器官,且即使发生癌变也多在数十年之后,旷置的获益大于手术切除狭窄段食管。目前欧美国家多采用切除而国内多旷置瘢痕段食管。不论瘢痕段食管是否切除,多采用胃或结肠替代食管,少数用空肠代胃者。

1) 胃代食管术:采用胃代食管重建术。手术简便易行,是较理想的一种方式。尤其在国内,多数医院在平时食管癌根治术中多采用胃代食管,手术技术较为成熟,吻合方法与食管癌切除的食管胃吻合方法相同,而且管状胃应用也不断增多。需要注意的是,有时胃或幽门均遭受化学腐蚀损伤或已行胃造口术,难以用胃重建食管,这在手术前应予以明确。

2) 结肠代食管:结肠较胃、空肠及皮瓣等而言具有诸多优点,如结肠系膜长、血管弓恒定,其血管粗大,可保证有良好、充分的血供;保留一支血管弓即可保证所选择结肠段的血液供应;左、右半结肠的血管均可采用;可不经胸完成食管重建;结肠延伸性较好,有足够的长度在颈部与颈段食管、下咽、口底吻合,因而可以较为彻底地切除或旷置病变的食管;结肠有较强的抗酸能力,不易发生反流性炎症;胃保留于正常部位符合生理,保存了消化功能,对胃有损伤或已行胃造口无法应用胃代食管的患者更适合用结肠重建食管。虽然结肠代食管术技术较成熟,但一旦发生结肠坏死,处理上也非常棘手。为避免发生此种严重并发症,应着重注意移植段结肠的血运情况。

3) 结肠代食管、空肠代胃术:适用于食管广泛狭窄伴胃挛缩者,临床此类病例不多。

【并发症】

食管化学灼伤的早期并发症为休克、喉水肿、肺部病变(包括气管支气管炎、吸入性肺炎、食管气管瘘或食管支气管瘘),食管穿孔至纵隔、心包或大血管等。其中食管黏膜出血、食管炎、食管周围炎是食管腐蚀性损伤最常见的并发症。

晚期并发症为食管狭窄、营养不良、贫血和感染等,也可发生肺部病变、食管穿孔、裂孔疝和癌变等。

严重并发症主要有以下几种。

1. **食管穿孔**　可发生于食管壁全层组织坏死后,是食管化学灼伤中最严重的并发症,治疗不及时则危及患者生命。一般水溶性碘剂造影有助于诊断。穿透性食管损伤的特征包括纵隔气肿、纵隔积液及液气胸。

2. **食管气管瘘**　食管气管瘘的患者可出现发热、胸痛、呛咳和呼吸困难。治疗应及时采用足量的广谱抗生素控制感染,禁食并行肠内营养支持,保持水、电解质平衡。穿孔较小者通过非手术治疗有希望愈合,穿孔较大者需开胸行瘘管修补术。

3. **纵隔脓肿**　食管周围纵隔脓肿是由于食管黏膜感染未得到控制,感染扩散到食管周围组织形成的。X 线检查对诊断有帮助。患者可出现高热、胸痛,常不能进食,除积极地应用抗生素和营养支持外,可考虑外科行经颈部脓肿引流、脓腔对口冲洗等措施。

4. 气胸及纵隔气肿　气胸及纵隔、皮下气肿是食管穿孔、破裂的严重并发症之一。其治疗原则是禁食、抗感染、积极地营养支持。有气胸者应放置胸腔闭式引流管。

(陈应泰)

第五节　食管裂孔疝

食管由后纵隔通过膈肌后部的孔进入腹腔,此孔称为膈食管裂孔。食管裂孔疝(hiatus hernia)是指食管腹段及胃的一部分或其他腹腔脏器通过膈食管裂孔及其旁突入胸腔所致的疾病。

【流行病学】

食管裂孔疝在国外是一种常见的食管良性疾病。一般认为,亚洲、非洲国家的发病率远低于欧美国家。因本病多无症状或症状轻微,故难以得出其确切的发病率。Postlethwait 统计了两组共 17 027 例 X 线资料,发现食管裂孔疝 963 例,平均发病率是 5.7%(4.5%~15%)。Vesby 报道食管裂孔疝的发病率是 20%~100%。国内关于食管裂孔疝的报道较少,发病率明显低于国外报道,相关研究报道发病率仅为 3.3%。食管裂孔疝的发生,女性多于男性,50 岁以后发病率增多。近年来,由于 X 线检查技术的不断提高,发病率逐渐升高。

【解剖学】

1. 膈食管裂孔　是膈肌的 3 个较大的裂孔之一,是一个呈矢状位的椭圆形孔,位于膈肌的后部,膈主动脉裂孔的左前方,高度平对第 10 胸椎。有食管、迷走神经、血管和淋巴管通过。裂孔的组成形式,个体之间不尽相同,其肌纤维主要来自膈的左、右内侧脚,它们向上在第 1 腰椎和第 12 胸椎处,从腹主动脉起点的上方跨过腹主动脉,互相交错会合,形成主动脉裂孔。然后左、右内侧脚肌纤维继续向前上方包绕食管,特别是右内侧脚的纤维,分裂成浅、深两个肌束,浅层者弯向右前侧,绕行于食管的右侧,形成食管裂孔的右缘,深层者弯向左前侧,在腹主动脉的上方,越过腹主动脉的前面,绕行于食管的左侧,形成食管裂孔的左缘,深、浅两肌束包绕食管,在裂孔前缘相交,形成膈食管裂孔。

2. 膈与食管间的固定结构　在膈食管裂孔处,膈与食管壁之间由胶原纤维和弹力纤维构成的一种膜状结构,将食管连接于膈上,对食管起固定作用,这种膜状结构被称为膈食管膜(Laimer-Bertelli 膜)。该膜的组成主要来源于膈肌上、下面的筋膜(胸内筋膜和腹内筋膜覆盖于膈肌上、下面的部分),两者在食管裂孔边缘融合在一起,随即分为升、降两层。升层较薄,围绕在食管周围,向上延伸,达食管裂孔以上 2~3cm 处,附着于食管壁上,此膜的弹力纤维与食管外膜的弹力纤维相混合,并穿过外膜和肌层,达黏膜下层,牢固地附着于食管上;降层厚而短,包绕着食管下行,与胃壁浆膜层融合,其附着点接近于食管末端的鳞状和柱状上皮的移行部。在膈食管膜的胸腔侧有膈胸膜覆盖,腹腔侧有腹膜覆盖,因而在膈食管裂孔处,胸、腹腔之间达到完全隔绝。据 Dillard(1964)观察,包绕于膈食管膜内的食管,随着膈肌运动和胸、腹腔压力的变化,在食管裂孔内向上、下均有一定的活动度。年轻而肌肉发达的人,膈食管膜则十分坚韧;反之,老年人或体质弱者,此膜较薄弱,因而可导致裂孔疝的发生。

【病因病理】

1. 病因学分析　食管裂孔疝的病因尚有争议,一般认为形成食管裂孔疝必须要有三个因素:①膈肌脚结构改变,膈肌脚肌纤维萎缩薄弱,肌张力减弱,造成深呼吸时对膈肌的钳夹牵拉作用减弱,食管关闭张力减弱,食管的滑动幅度受胸腹腔压力梯度影响也随之增大;②支持结构上有萎缩变弱,膈食管膜松弛薄弱,支持食管的机械力下降,食管上移,胃食管角(His 角)变钝;③腹腔内压力增加,胸腹腔压力梯度失去平衡。

按照上述三个因素的变化,临床常见的食管裂孔疝的病因主要可以分为以下几方面。

(1) 食管发育不全的先天因素。

(2) 食管裂孔部位结构(如肌肉)有萎缩或肌肉张力减弱。

(3) 长期腹腔压力增高的后天因素,如妊娠、腹水、慢性咳嗽、习惯性便秘等,可使胃体疝入膈肌之上而形成食管裂孔疝。

(4) 手术后裂孔疝,如胃上部或贲门部手术,破坏了正常的结构亦可引起疝。

(5) 创伤性裂孔疝。

少数发病于幼年的患者由于先天发育性障碍导致形成较大的食管裂孔,同时裂孔周围组织薄弱,最终引起食管裂孔疝。近年来随着研究的深入,多认为后天性因素是食管裂孔疝的主要病因,与肥胖及慢性腹内压力升高有关。

2. **病理学改变**　食管胃结合部的生理作用机制仍未明确。食管胃结合部功能正常时具有活瓣作用,液体或固体物下咽入胃,但不反流;只有在呃逆或呕吐时,才能少量反流。保证此正常功能的因素有:①膈肌对食管的夹挤作用;②食管胃结合部黏膜皱襞的作用;③食管与胃底在解剖上呈锐角状相接;④腹内食管段参与了食管下段的瓣膜作用;⑤食管下段生理性高压区的内括约肌作用。

多数人认为,上述因素第5项是防止反流的主要因素,附近的正常解剖关系对此有支持作用。防止胃液反流的作用受迷走神经的支配,切除迷走神经后此作用即消失。胃内压力增加时,胃液易反流入食管。

在食管裂孔疝的患者中,由于食管胃结合部正常解剖关系的改变,其抗反流的作用受到影响,胃内容物反流,导致了反流性食管炎的发生。食管黏膜的鳞状上皮细胞对胃酸无抵抗力,长期受反流的胃酸侵蚀可引起反流性食管炎,轻者黏膜水肿和充血,重者形成表浅溃疡,呈斑点分布或融合成片,黏膜下组织水肿,黏膜受损而为假膜覆盖,较易出血。炎症可浸透至肌层及纤维外膜,甚至累及纵隔,使组织增厚,变脆,附近淋巴结增大。在后期食管壁纤维化,瘢痕性狭窄,食管变短。在某些病例发现膈食管膜被牵拉至主动脉弓下,达第9胸椎水平。

反流性食管炎的严重程度可因下列因素而异:胃液的反流量、反流液的酸度、存在时间长短和个体抵抗力的差异。反流性食管炎的病理改变多数是可以恢复的,矫正食管裂孔疝后,黏膜病变有可能修复。

然而,食管裂孔疝与反流性食管炎是不能混为一谈的两种疾病,即食管裂孔疝和反流性食管炎可同时存在,也可分别存在。食管裂孔疝不一定同时有胃食管反流的病理表现,由于疝内容物的不同,还可以出现潴留性胃炎、胃溃疡、胃壁受压坏死、出血、穿孔等病理学变化。

【临床分型】

按照食管胃结合部的位置,食管裂孔疝在形态上主要有以下四种临床分型。

1. **滑动性食管裂孔疝(Ⅰ型)**　又称Ⅰ型食管裂孔疝,简称滑疝或Ⅰ型疝,是临床最常见的类型,占食管裂孔疝的90%。它是指食管胃结合部位于膈上胸腔内,部分胃底通过膈食管裂孔进入纵隔,His角消失。这是由于膈食管裂孔肌肉张力减弱,食管裂孔口扩大,对贲门起固定作用的膈食管韧带和膈胃韧带松弛,使贲门和胃底部活动范围增大,在腹腔压力增高的情况下,贲门和胃底部经扩大的食管裂孔突入胸内纵隔,在腹腔压力降低时,疝入胸内的胃体可自行回纳至腹腔。由于它可以随体位及压力的变化而上、下滑动,疝内容物可自行复位,故称之为滑动性疝。滑动性疝常伴有胃食管反流,这是因为食管下括约肌与膈食管裂孔的解剖关系发生了改变,括约肌升至膈上,负压使疝成为一容器来储存酸,在括约肌松弛时很容易发生反流,并使食管清除能力减退。

2. **食管旁裂孔疝(Ⅱ型)**　又称Ⅱ型食管裂孔疝,较少见,仅占食管裂孔疝的5%~10%。它是指食管胃结合部仍在腹腔的正常位置,胃底甚至全胃经食管裂孔进入胸腔,紧邻于未发生移位的食管胃结合部的左方。表现为胃的一部分(胃体或胃窦)在食管左前方通过增宽松弛的裂孔进入胸腔。有时还伴有胃-结肠大网膜的疝入。由于食管胃结合部仍位于膈下并保持锐角,故很少发生胃食管反流。如果疝入部分很多,包括胃底和胃体上部(巨大裂孔疝)则胃轴扭曲并翻转,可发生潴留性胃炎、胃溃疡、胃壁受压坏死、出血、穿孔等严重后果。

3. **混合型食管裂孔疝(Ⅲ型)**　又称为Ⅲ型食管裂孔疝,是指滑动性食管裂孔疝与食管旁裂孔疝共同存在。常见于随着食管旁裂孔疝(Ⅱ型裂孔疝)的增大,膈食管膜通常变薄,扩张的胃不断变形,向上拖拉胃贲门部,一旦使其疝出食管裂孔,达到膈肌之上时,则发展成为混合型食管裂孔疝(Ⅲ型裂孔疝)。其特点是除胃食管结合部自腹腔滑入后纵隔外,胃底乃至主要的胃体小弯部常伴随膈食管裂孔的增大而上移。由于胃小弯侧比较固定,胃大弯侧比较游离,因此疝入的胃大弯可移向后纵隔的较高位置,并绕食管向右发生不同程度的扭转。受胃大弯极度上移的影响,部分大网膜和横结肠可进入胸腔。由于疝囊的扩大及疝入的内容物不断增加,可使肺和心脏受压产生不同程度的肺萎缩和心脏移位,若胃受压嵌顿,则可以引起胃梗阻、胃壁坏死、穿孔、出血等并发症。

4. **巨大食管裂孔疝(Ⅳ型)** 又称为Ⅳ型食管裂孔疝,是指胃食管结合部可在正常位置或在胸腔内,通常伴有结肠、小肠、脾或胰腺等腹腔脏器疝入胸腔。由于疝内容物对肺组织的压迫作用,可以引起呼吸功能障碍,特别是在进食后、有梗阻或急性胃扩张时尤为显著。

【临床表现】

食管裂孔疝患者大多病史较长,可长期无任何症状或症状轻微。滑动型裂孔疝患者常常没有症状;若有症状,往往是由于胃食管反流造成的,小部分是由于疝的机械性影响。食管旁裂孔疝的临床表现主要由于机械性影响,患者可以耐受多年;混合型裂孔疝在两个方面都可以发生症状;巨大食管裂孔疝以机械影响表现为主。症状归纳起来有以下三方面。

1. **胃食管反流症状** 尤以滑动性食管裂孔疝多见。

典型的反流症状表现为胸骨后或剑突下烧灼感、疼痛、反酸、嗳气及腹胀。约90%的患者有烧灼样不适症状,常位于剑突下、胸骨后,甚至颈部。进食刺激性食物、饮酒等可诱发或发作加剧,胃烧灼感或反酸症状在平卧或加大腹压的各种动作,如弯腰、举重物或用力排便时可加重。

疼痛性质多为烧灼痛,偶有绞痛或针刺样痛,主要是由于酸性消化液刺激食管黏膜和有一定程度的反流性食管炎相关,疼痛可放射至背部、肩部、颈部等处,是炎症侵及食管周围组织以及引起食管痉挛所致。裂孔疝的疼痛有一定规律性,多发生在夜间以及弯腰和卧位等体位变化时,坐位或站位可缓解症状。

嗳气及腹胀是由于患者习惯性地试图对抗反流而咽下气体的结果,嗳气及肛门排气可使腹胀减轻,患者感到舒适。反流物进入咽部可反复引起咽喉部疼痛及烧灼感,声带反复遭受刺激后可以出现声音嘶哑。

此外,由于反流所引起的咳嗽及误吸也非常常见。由于胃液对支气管有强烈的刺激作用,可以导致急性支气管炎、肺炎,也可以引起慢性支气管炎及支气管扩张等不可逆性损害。尤其在夜间入睡后,因全身松弛,咳嗽反射受到抑制容易发生误吸。

2. **并发症症状**

(1) 出血:裂孔疝有时可出血,少量隐匿性的出血多数是由于食管炎、疝囊炎或充血性胃炎所致,可致贫血,大量急性失血常由胃溃疡出血所致。

(2) 吞咽困难:在有反流症状患者中,少数发生器质性狭窄,以致出现吞咽困难、吞咽疼痛、食后呕吐等症状。主要是由于食管壁长期发炎、纤维化或瘢痕形成造成食管狭窄所致。一般病史较长。

(3) 疝囊嵌顿:一般见于食管旁裂孔疝。裂孔疝患者如突然剧烈上腹痛伴呕吐,完全不能吞咽并且出现呕吐或同时发生大出血,提示发生急性嵌顿。这是由于胸腔内胃扭转引起食管胃结合部和幽门完全梗阻,致使患者完全不能进食并出现呕吐。嵌顿胃可以发生绞窄、坏死,并且形成溃疡穿孔而破入胸腔或纵隔,导致患者出现严重疼痛或休克症状。

3. **疝囊压迫症状** 当疝囊较大而压迫邻近的心、肺及纵隔组织时,产生胸闷、气短、心悸、咳嗽、发绀等症状,甚至引起心肺功能障碍。压迫食管时可感觉在胸骨后有食物停滞,甚至吞咽困难。

【辅助检查】

1. **放射学检查** X线检查是目前诊断食管裂孔疝的主要方法。大的食管裂孔疝的诊断并不困难,在胸部X线片上左心缘可显示液气相,侧卧位则位于心脏之后,如果钡剂充盈满意,很容易看见在膈上有胃泡,并有典型胃黏膜相,在膈下反而无胃泡,说明有食管裂孔疝。小的食管裂孔疝需要特别体位,加腹压,采用不同的对比剂显示胃黏膜。对于一次检查阴性的患者不能排除本病,临床上高度可疑者应重复检查,并取特殊体位,如仰卧头低足高位等,其钡剂造影可显示直接征象及间接征象。

(1) 直接征象:①膈上出现一扩张的囊状影,内可见充盈钡剂;②食管下括约肌环(CA环)升高和收缩;③疝囊内有粗大迂曲的胃黏膜皱襞影;④食管胃环(B环)的出现,正常人食管胃环位于膈下,不易显示,但当有食管裂孔疝时,它可以出现于扩大的疝囊上;⑤膈下无贲门影像;⑥食管旁裂孔疝可见食管一侧(左前方)有疝囊(胃囊),而食管胃结合部仍在横膈裂孔下;⑦混合型可有巨大疝囊或胃轴扭转。

(2) 间接征象:①横膈食管裂孔增宽(>4cm);②钡剂反流入膈上疝囊;③横隔上至少3cm外有凹环,食管缩短。

(3) 在实际临床工作中,小的滑动型疝复位后,X线检查难以发现。可以采取吞钡后头低足高位检查或采取压腹,将膝贴于腹部或做 Valsalva 动作等加大腹压,可使疝进入纵隔从而明确诊断。

2. 内镜检查   对食管裂孔疝的诊断率较前提高,内镜可与X线检查相互补充旁证,协助诊断。食管裂孔疝的患者应行内镜检查,以进一步明确诊断和并发症的性质。患者内镜下有如下表现:①食管下段鳞、柱状上皮交界(Schatzki 环)升高;②食管腔内潴留较多的分泌物;③贲门口扩大和/或松弛;④食管胃交角(His 角)变钝;⑤食管炎;⑥膈食管裂孔宽大而松弛;⑦膈下部位的胃黏膜。

食管裂孔疝的患者,如果存在食管炎,内镜下表现为黏膜充血水肿,颜色鲜红,重者表皮脱落、糜烂,散在表浅溃疡,组织变脆触之易出血,同时可以看到一个环形狭窄区。肉眼可见鳞状、柱状上皮交界是参差不齐的锯齿缘(在正常情况下,食管黏膜平滑淡红,略发白,胃黏膜皱褶粗大、色暗红,两者界限分明,交界线呈环形狭窄,即 Schatzki 环)。如辨认有困难,可用 1% Lugol's 碘液染色,胃黏膜呈蓝色。内镜通过 Schatzki 环进入胃疝腔可见暗红色粗大的胃黏膜,有时充血水肿,有淤血斑。再下行到胃的膈下部分有一个轻度狭窄环,即胃通过裂孔处,此环即进入膈下胃腔内,与膈上胃相反,在最大呼气时胃腔扩张,最大吸气时略收缩,可依此与疝鉴别。

3. 食管测压检查   食管测压有助于了解食管裂孔疝时食管运动和括约肌的功能情况,因此,对诊断食管炎引起的食管运动障碍和原发食管运动性疾病及其反流程度有重要价值。患者在食管测压时可有异常图形,从而协助诊断。食管测压图形异常主要有以下表现。

(1) 单纯食管裂孔疝的患者,多在高压区近胃侧出现第2个高压区,从而形成食管下括约肌(LES)的双压力带;食管运动紊乱不明显,食管下括约肌张力正常。

(2) 合并反流性食管炎时,测压显示食管下段蠕动消失,或低幅度地运动收缩,食管下括约肌压力(LESP)下降,低于正常值,吞咽后括约肌松弛减弱。

4. pH测定   对反流性食管炎的诊断、治疗效果的评价有重要意义。这类试验包括24小时 pH 监测、酸灌注试验、酸消除试验、酸反流试验等,尤其以24小时 pH 监测对反流性食管炎的诊断最为可靠。

【诊断及鉴别诊断】

要准确诊断食管裂孔疝,除了证实有无裂孔疝存在以外,还应进一步明确有无胃、食管反流及反流性食管炎的严重症状、食管裂孔疝可能引起的各种异常。病史询问在食管裂孔疝的诊断中较为重要,患者的病史往往很长,而且无特异性症状和体征,应当仔细询问,尤其是对于有胃食管反流症状,年龄较大,肥胖,且症状与体位明显相关的可疑患者应予以重视,将询问重点放在食管胃反流和食管裂孔疝所引起的各种并发症的表现上,并结合辅助检查对食管裂孔疝做出准确的诊断。

食管裂孔疝主要是其并发症引起的临床症状需与其他疾病进行鉴别。

1. 疼痛与心绞痛等心血管系统疾病的鉴别   食管裂孔疝的发病年龄也是冠心病的好发年龄,伴有反流性食管炎患者的胸痛可与心绞痛相似,可放射至左肩和左臂,含服硝酸甘油亦可缓解症状。一般反流性食管炎患者的胸痛部位较低,同时可有烧灼感,饱餐后和平卧时发生。心绞痛常位于心前区胸骨后,常在体力活动后发生,很少有烧灼感。不稳定型心绞痛也可在夜间发生,但此时心电图改变对两者的诊断更有帮助。有时上述两种情况可同时存在,因从疝囊发出的迷走神经冲动可反射性地减少冠状动脉循环血流,诱发心绞痛。所以,在做临床分析时应考虑上述可能性。

2. 疼痛与常见消化系统疾病的鉴别   呃逆、烧灼感、反胃等症状最容易误诊慢性胃炎、消化不良等消化系统疾病。所以,一旦发现这些症状,应进一步做必要的检查,如上消化道钡剂检查、食管镜、食管压力测定和 pH 测定。消化性溃疡则一般表现为抑酸治疗效果明显,与有症状的食管裂孔疝治疗后反应相似,上腹不适、反酸、胃烧灼感等症状通常于空腹时发生,与体位变化无关。内镜检查可以明确诊断。

3. **出血症状的鉴别** 食管裂孔疝时的出血症状应当与胃溃疡、十二指肠溃疡、食管静脉曲张、上消化道癌症以及 Mallory-Weiss 综合征相鉴别,可以通过内镜检查来明确诊断。

4. **吞咽困难症状的鉴别** 食管裂孔疝患者可以出现吞咽困难,应当与食管癌、贲门癌、贲门失弛缓症、弥漫性食管痉挛相鉴别。可以通过内镜检查明确患者有无占位性病变的发生。对于贲门失弛缓症及弥漫性食管痉挛等食管运动功能障碍性疾病的鉴别,可以通过食管测压等功能检查来进行。

【治疗】

1. **内科治疗** 对于无症状的滑动性食管裂孔疝患者,无须任何治疗。对有症状的患者可以采取内科保守治疗,治疗原则主要是消除导致食管裂孔疝形成的因素,控制胃食管反流,促进食管排空以及缓和或减少胃酸的分泌。

(1) 消除导致食管裂孔疝形成的因素:①调节饮食,减少食量,以高蛋白质、低脂肪饮食为主,限制饮食的总热量和糖类(碳水化合物)的摄入量,增加活动,从而减轻体重;②避免弯腰、穿紧身衣,避免束紧腰带或弹性围腰带,少做较长时间下蹲或弯腰体位的劳动,以免导致腹压增加;③慢性咳嗽、长期便秘者应积极治疗,去除引起腹压增加的因素。

(2) 控制胃食管反流:应当注意以下方面。①避免餐后平卧和睡前进食,尤其晚餐勿过饱,应在餐后4 小时后再卧床;②睡眠时取头高足低位,床头抬高 15~25cm,卧位时抬高床头;③咖啡、巧克力、吸烟、饮酒、高脂饮食以及抗乙酰胆碱药物的应用,都会降低食管下括约肌压力,避免弯腰、穿紧身衣、呕吐等增加腹内压的因素;④肥胖者应减轻体重,积极治疗慢性咳嗽、便秘等疾病,去除引起腹压增加的因素。

(3) 药物治疗:对于已有胸痛、胸骨后烧灼、反酸或餐后反胃等胃食管反流症状者,除以上预防措施外,再给予抗反流及保护食管黏膜药物,目的是消除反流症状,治疗反流性食管炎,预防食管溃疡、Barrett 食管及食管癌等并发症。常用药物如下。①抑酸药:可以缓解症状及治疗食管炎和溃疡。H_2 受体拮抗药,如雷尼替丁 150mg,2 次/d 或法莫替丁 20mg,2 次/d。质子泵抑制药,如奥美拉唑 20mg,1 次/d;兰索拉唑 30mg,1 次/d;雷贝拉唑 10mg 或 20mg,1 次/d。②黏膜保护药:此类药物可以保护食管黏膜,常用药物有硫糖铝、氢氧化铝凝胶、甘珀酸钠(生胃酮)、枸橼酸铋钾等。③促动力药:主要作用在于促进胃排空,减少胃食管反流。常用药物有多潘立酮 10~20mg,3 次/d;5-羟色胺调节药如莫沙利 5~10mg,3 次/d。与 H_2 受体阻断药或质子泵抑制药合用效果更佳。

2. **外科治疗**

(1) 手术适应证:①食管裂孔疝合并反流性食管炎,内科治疗症状无好转者;②食管裂孔疝同时存在并发症,如严重的食管炎、溃疡、出血、狭窄、幽门梗阻、十二指肠溃疡、胆石症者和肺部并发症以及出现疝内容物嵌顿、绞窄或扭转者;③食管裂孔旁疝和巨大裂孔疝,引起呼吸、循环功能障碍者;④食管裂孔疝不能排除恶性病变者。

(2) 手术原则:①复位疝内容物,使腹段食管恢复到膈下正常位置,对抗腹腔压力,恢复贲门的关闭机制;②将扩大的膈食管裂孔缩窄,修补松弛薄弱的食管裂孔;③将胃固定在腹腔,使膈下食管有足够的长度和锐利的 His 角,防止胃食管反流;④保持胃流出道通畅;⑤兼治并存的并发症。

(3) 手术方法:根据以上手术原则,治疗食管裂孔疝的手术方法很多,目前主张对食管裂孔疝应用综合性手术,主要包括修补松弛的食管裂孔,延长并固定膈下食管段,重建抗反酸的活瓣机制等步骤。常用的术式如下。①裂孔成形术:即经腹径路将裂孔牵拉,用 2~3 根丝线间断缝合食管前面的裂孔边缘,示指伸入裂孔前缘和食管之间,示指可自由出入(即裂孔间隙约 1cm,腹腔镜手术下以腔镜血管钳尖部通过为宜)说明松紧度适宜。②膈食管韧带缩短固定术、胃底膈下固定术、胃腹壁固定术、胃后固定术。③抗反流手术。胃底折叠术是防止胃食管反流的必需步骤,也可有效避免食管裂孔疝的复发。因为食管裂孔修补成形会损坏食管胃结合部周围的支撑结构,从而引起或加重胃食管反流病。目前研究表明,胃底折叠的方式,应当根据食管 pH 测定、食管下段括约肌的压力进行选择。常见胃底折叠术式包括:Nissen 胃底折叠术(胃底 360° 包绕食管下段);Dor 胃底折叠术(部分前壁或半胃底折叠术);Toupet 胃底折叠术(270° 胃底后壁折叠术)。近年来由于腔镜手术的迅速发展,上述手术可通过腹腔镜完成。④磁括约肌增强术(magnetic sphincter augmentation,MSA):MSA 多在腹腔镜下完成,其作用机制是磁珠与钛金属丝组成环形结构,通过磁珠之间的磁力增加食管下括约肌压力,以防止胃食管反流的发生,在保留原有食管胃结合部解剖结构的基础上,增强天然抗反流屏障。有临床研究表明该技术与腹腔镜下胃底折叠术相比,两者均安全有效,且疗效相似,MSA 在减少腹胀症状,预防呃逆、呕吐等方面更有优势。

【并发症】

1. **反流性食管炎**　与食管裂孔疝互为因果,可以引起 Barrett 食管、食管狭窄及食管缩短。

2. **吸入性呼吸道感染**　胃食管反流可以引起误吸,反流物可以导致吸入性感染,引起急性支气管炎、肺炎,也可以引起慢性支气管炎及支气管扩张等不可逆的损害,以及咳嗽、支气管哮喘等呼吸道症状。

3. **上消化道出血**　由疝入的胃和肠发生溃疡所致,可以导致呕血、黑便以及贫血。

4. **溃疡穿孔**　破入胸膜腔、心包,引起胸痛和呼吸困难。

【预后】

1. **一般治疗**　急性期患者通过胃肠减压可缓解症状。通过胃肠减压,可以为患者术前抢救及相关准备赢得时间。如果胃肠减压效果欠佳,提示预后不良。

2. **手术治疗**　无论何种术式,必须注意尽量将胃还纳腹腔,胃底折叠部分应尽量避免留在胸内,以防止术后发生胃穿孔的可能。此外,必须缝缩膈脚以防止术后复发。

3. **预防**　通过预防长期增高腹腔压力的因素,如妊娠、腹水、慢性咳嗽、习惯性便秘等,可减少食管裂孔疝的发生。

(刘俊峰)

第六节　巴雷特食管

巴雷特食管(Barrett esophagus,BE)是指食管下段正常的复层鳞状上皮被化生的单层柱状上皮所替代的一种病理现象。目前国内专家共识意见正逐渐采用巴雷特食管这一称谓,取代 Barrett 食管。巴雷特食管是胃食管反流病的并发症,内镜下可见食管鳞状上皮与胃柱状上皮的交界线[齿状线,又称Z 线、SCJ(squamous-columnar junction)]相对于胃食管结合部上移 ≥1cm,病理证实食管下段的正常复层鳞状上皮被化生的柱状上皮所取代。其化生可为胃底上皮样化生、贲门上皮样化生以及特殊肠型化生(specific intestinal metaplasia,SIM),其中伴有肠上皮化生的巴雷特食管发生癌变的风险更大。

【流行病学】

本病变由英国病理学家 Barrett 于 1950 年首先描述,1957 年被正式命名为 Barrett 食管(BE)。以往认为 BE 是一种少见的疾病,但研究发现其并不少见,特别是在胃食管反流病高发的西方国家更为多见。其发病年龄自出生 1 个月至 92 岁,平均年龄为 35 岁,男性多发。然而在普通人群中 BE 的发病率尚不清楚,因为很多患者并无临床症状,很少因食管原因而就诊,所以临床很难发现、确诊。另一方面由于诊断标准和研究人群的不同,导致 BE 在人群中的患病率差别很大。研究发现,在常规尸检中,BE 的发现率为0.95%~12%。一项对 1000 名瑞典人的临床研究显示,BE 的患病率仅为 1.6%;也有研究显示,不论是否存在反流症状,行内镜检查的老年人中 BE 患病率为 16%。胃食管反流病(GERD)是 BE 的最高危因素,在拟行内镜评估 GERD 的患者中,BE 的发现率为 10%~15%。

【病因病理】

1. **病因学分析**　BE 的病因至今尚不完全清楚。长期以来一直存在着两种学说,即先天性学说和获得性学说。

(1)先天性学说:从胚胎学角度来讲,人体胚胎发育至 3~34mm 时(4 个月以前),原始前肠(食管的前身)黏膜被覆柱状上皮;发育至 130~160mm(18~20 周)时,鳞状上皮开始替代柱状上皮。这种变化由食管的中央开始逐渐向胃和口腔两端发展,至出生前全部完成。这种延伸如受到任何阻挡,都能导致食管下段被覆柱状上皮及食管上段残留柱状上皮细胞。流行病学研究发现,部分 BE 患者无胃食管反流,BE常发生于儿童。另外,在一项尸检研究中发现新生儿食管被覆柱状上皮,甚至可以发现全食管被覆柱状上皮,以及胃黏膜异位,在 BE 上皮细胞内存在壁细胞和主细胞。这些研究均支持先天性学说,即 BE 是由于人体胚胎发育过程中柱状上皮没有被鳞状上皮完全替代所致,因此食管下段遗留下胚胎时期的柱状上皮。

(2)获得性学说:随着临床研究的不断深入,越来越多的动物实验和临床研究证据表明,BE 是一种获得性疾病。流行病学研究发现,BE 常常发生在中年以后,而且大部分 BE 与胃食管反流有关。内镜检查证实 BE 上皮向上端发展,病理检查发现 BE 上皮细胞中存在小肠型杯状细胞和硫酸黏液,未发现含有胃泌素的细胞,而且还成功地制成 BE 动物模型,并通过抗反流手术,实现了鳞状上皮的逆转。在临床工作中发现一些病例在外科手术后,如食管肌层切开术、全胃切除加食管空肠吻合术以及胃食管侧-侧吻合术等手术后均可发生 BE。以上研究均支持获得性学说,即 BE 与胃食管反流密切相关,食管下段长期暴露于酸性溶液、胃酶和胆汁中,造成食管黏膜的炎症和破坏,导致鳞状上皮为耐酸的柱状上皮所替代。

(3)BE 与 Barrett 癌:BE 患者中 Barrett 食管癌的发生率为 4.8%~46.5%,是一般人群的 30~52 倍,研究发现在 3 种类型的 BE 柱状上皮化生中,特殊形状上皮(肠型)的异型增生最多见,所有 Barrett 食管癌变均位于异型增生灶中或其附近,提示 BE 上皮重度异型增生是 BE 癌变的先兆。一般认为 Barrett 食管癌变的演变过程为:慢性胃食管反流→鳞状上皮增生→食管炎、食管溃疡→BE →低级别异型增生(低级别上皮内瘤变)→高级别异型增生(高级别上皮内瘤变)→腺癌。和其他消化道肿瘤一样,BE 癌变涉及多种癌基因、抑癌基因变化,有关的基因包括细胞周期调控基因、染色体 17p 和 5q 等位基因的缺失、*p53* 基因突变、*APC* 基因突变、*p16* 基因失活等。最近研究表明,微卫星 DNA 不稳定性(MSI)在肿瘤发生过程中扮演重要角色。这些研究结果提示 BE 癌变的发生除饮食、反流和化学致癌物等外部致癌因素外,还有其内在的分子生物学基础。

2. **病理学改变** BE 的本质是食管黏膜的胃上皮化生或肠上皮化生性变化,Paul 按上皮病理组织学特点将其分为三种类型(表 4-5)。

表 4-5 Barrett 食管分型的标准

分型	表层特点		腺上皮特点			
	绒毛	小凹	杯状细胞	黏液细胞	壁细胞	主细胞
胃底型	−	+	−	+	+	+
交界型	−	+	−	+	−	−
特殊型	+	−	+	+	−	−

(1)胃底型上皮:临床最为少见,其特点是与胃底腺黏膜上皮相似,有胃小凹、黏液腺、壁细胞、主细胞,可分泌胃酸和胃蛋白酶,与胃底腺黏膜的区别是上皮比较萎缩,腺体较少且短小。

(2)交界型上皮:交界型上皮与贲门上皮相似,又称贲门型上皮,与贲门腺黏膜上皮相似,有胃小凹和黏液腺,但无壁细胞和主细胞。

(3)特殊型上皮:最常见,而且癌变率高,与肠型黏膜上皮相似,表面有绒毛和凹陷,杯状细胞是特征性细胞,但此型上皮化生无小肠吸收功能。

由于胃底型黏膜表面细胞和杯状细胞以及特殊型 BE 黏膜可以分泌不同的上皮黏性蛋白或称黏液,因此,可以采用黏液组化进行鉴别。①过磺酸雪夫染色(PAS 染色):可将中性黏液染成红色或品红色;②奥辛蓝染色(AB 染色):可将杯状细胞染成蓝色;③高铁二胺(HID)染色:此法对硫酸黏液呈特征性反应,染成深紫色或棕色。正常结肠中的杯状细胞因分泌硫酸黏液可着色,而小肠中的杯状细胞因缺乏硫酸黏液不能着色。

这 3 种染色方法可联合应用,例如采用 PAS 和 AB 染色时,假如染色只呈品红色,说明细胞仅分泌中性黏液;如染色呈紫红色,则提示该细胞既分泌中性黏液,又分泌酸性黏液。利用 AB 与 HID 两种染色方法可以鉴定在酸性黏液中是否存在硫酸黏液。

总之,以上三种病理类型大多单独存在,但也有 2 种或 3 种混合存在的情况。除此之外,BE 还有反流性食管炎的病理特点,即大量炎症细胞浸润。

【临床表现】

BE 的发病年龄自出生 1 个月至 92 岁均有报道,年龄分布曲线呈双高峰,第一高峰在 0~15 岁,另一高峰在 48~80 岁。临床上多见于中、老年人。男性多发,男女比例为(3~4):1。

BE 本身并无症状,主要临床表现为胃食管反流及并发症所引发的症状。其症状主要表现为反酸、疼痛。随着炎症及溃疡发展,可出现吞咽困难、胸闷、呕血、黑粪,甚至贫血。严重者因溃疡穿孔甚至可以出现急腹症症状。

患者吞咽困难主要有以下几方面原因。①食管鳞状-柱状上皮交界处的狭窄;②慢性食管炎引起食管管壁纤维化,导致食管蠕动功能减退;③食管急性炎症引起的食管痉挛;④发生于柱状上皮的腺癌造成食管管腔狭窄。

【辅助检查】

1. **内镜检查**　由于 BE 的临床表现无特异性,因此诊断必须依靠内镜和病理学检查来确定,二者是诊断 BE 的简单、可靠的方法。国际上多采用白光内镜结合西雅图随机活检诊断 BE,并根据 Prague C&M 描述其可疑病变范围。

巴雷特食管的诊断标准如下:内镜下可见食管鳞状上皮与胃柱状上皮的交界线(齿状线、Z 线、SCJ)相对于胃食管结合部上移≥1cm,病理证实食管下段正常的复层鳞状上皮被化生的柱状上皮替代,可伴有或不伴有肠上皮化生;内镜医师在诊断巴雷特食管时要应用 Prague CM 分型描述化生改变的范围,C 即全周型病变距离胃食管结合部的长度,M 即非全周型病变距离胃食管结合部的最大长度,活检取材推荐四象限活检法,从胃食管结合部开始纵向每隔 1~2cm 在 4 个壁各取 1 块活检。有研究证实当每个间隔活检数增加到 8 块时,Barrett 食管伴肠上皮化生的检出率可达到 67.9%,继续增加活检数,检出率无明显增加,当增加到 16 块时,其检出率达到 100%。目前《Barrett 食管诊治共识》(2011 修订版,重庆)建议每个间隔至少取 8 块活检以提高肠上皮化生的检出率。对 BE 但缺少肠上皮化生者,3~5 年内应再次予以内镜检查并活检。

BE 内镜分型如下。

(1) 按化生的柱状上皮长度分型。①长段 BE:化生的柱状上皮累及食管全周且长度≥3cm;②短段 BE:化生的柱状上皮未累及食管全周或虽累及全周,但长度为 1~3cm。

(2) 按内镜下形态分型。①全周型:齿状线呈环周型上移或消失;②岛型:齿状线 1cm 以上鳞状上皮中出现斑片状橘红色胃黏膜;③舌型:鳞状上皮中出现舌状或半岛状橘红色胃黏膜。

当食管黏膜的炎症很严重时,往往使诊断困难,此时可通过内镜活检孔向可疑的食管黏膜区喷洒卢戈液(Lugol's 液),正常鳞状上皮黑染,但柱状上皮不染色,由此可以鉴别鳞状上皮和柱状上皮。

2. **食管功能检查**　研究表明,BE 常常合并有食管运动功能障碍。其病变范围与食管下括约肌压力的下降呈线性关系,食管下括约肌压力下降幅度越大,Barrett 食管的病变范围越广。但是食管测压检查对于诊断 BE 的作用非常有限,该检查的另一意义是确定食管下括约肌的位置,为正确放置 pH 导管做准备。这是因为 BE 患者大多数有胃食管反流病的病史,因此 pH 测定、酸反流试验对于 BE 的诊断有较大的意义。大多数患者表现为不同程度的胃食管反流,部分患者甚至同时合并有碱反流。

3. **放射学检查**　放射学检查对 BE 的诊断无特异性。对于无症状的 BE 患者,钡剂造影检查无任何阳性发现。但约 50% 的 BE 患者可以显示胃食管反流征象,如合并食管溃疡、狭窄或食管裂孔疝,均可以显现出来。典型的 BE 钡剂检查是在食管中段发现溃疡或狭窄,狭窄多位于主动脉弓附近,也可发生于食管下段。溃疡常位于食管的后壁,呈较深的长形火山口状,直径多>1cm,其壁轮廓清晰,边缘规则,可单发或多发。由于食管黏膜改变常难以辨认,因此,气钡双对比检查技术可以发现一些浅表黏膜的结节样改变。尽管如此,临床仍有 72% 的 BE 患者无典型的 X 线表现。

4. **核素照相**　^{99m}Tc 可选择性浓集柱上皮区。于静脉注射 ^{99m}Tc 后,进行闪烁照相,可以发现食管下段放射性吸收率增高。但因 BE 常常合并食管裂孔疝,故此项检查特异性较低。

5. **食管黏膜电位差**　通过食管黏膜电位差检测可以识别食管内有无柱状上皮。因为柱状上皮的电位差>−25mV,鳞状上皮的电位差为(−15±5)mV,柱状上皮的电位差明显高于鳞状上皮,因而 BE 患者的食管黏膜电位与胃黏膜相似。

6. 其他方法 有研究表明,细胞角蛋白(CK)7 型和 20 型为 BE 所特有。有学者对 49 例长段 BE 和 43 例短段 BE 的活检标本进行了 CK7 和 CK20 的检测,结果发现 98% 的长段 BE 的 CK7 和 CK20 呈阳性,83% 的短段 BE 也呈阳性,对照组中则无 1 例阳性。由此可以认为,CK7 和 CK20 阳性是 BE 黏膜化生的一个客观标志,结合其他临床资料有助于诊断 BE。

【诊断及鉴别诊断】

由于 BE 本身并无症状,主要临床表现为胃食管反流及并发症所引发的症状。故要正确诊断 BE,应当充分重视内镜及病理学检查的重要性,对于长期食管胃反流的患者,特别是食管高位溃疡或狭窄的患者,应当高度怀疑 BE 的可能,必须行内镜检查以明确诊断。

国内、外食管腺癌相关危险因素及流行病学调查研究显示,BE 的危险因素包括:①年龄>50 岁;②男性;③有 BE 家族史;④长期胃食管反流症状(>5 年);⑤重度吸烟史;⑥肥胖(BMI>25kg/m² 或腹型肥胖)。而 BE 腺癌的危险因素包括:①年龄>50 岁;②BE 长度进行性增加;③向心性肥胖;④重度吸烟史;⑤未使用质子泵抑制剂;⑥未使用非甾体消炎药以及他汀类药物。

推荐在食管鳞癌调查问卷的基础上:①对需要进行食管鳞癌胃镜筛查的患者,应注意有无 BE 以及可疑食管腺癌的病变;②对于不在鳞癌筛查范围内但具有 3 条及以上 BE 或食管腺癌危险因素者,应进行胃镜筛查。

BE 需要同以下疾病进行鉴别。

1. 胃食管反流症状的鉴别 由于 BE 的临床表现主要为胃食管反流症状,因此临床诊断上极易误诊为食管裂孔疝、反流性食管炎等疾病。所以,对于存在胸骨后烧灼感、胸痛以及反胃等症状的患者,必须行内镜检查以明确诊断。内镜下鉴别诊断最困难的是 BE 和食管裂孔疝,原因是两者的黏膜均为柱状上皮。一般来讲,食管裂孔疝患者可以看到粗大的胃黏膜皱襞,在呼吸相期间亦可以滑入腹腔或回到膈肌裂孔上方。进行内镜检查时应着重观察以下情况:①胃食管结合部(鳞、柱状上皮交界)位置及形态的变化;②胃食管结合部有无炎症、狭窄或溃疡;③有无反流情况,反流物的性质;④贲门与膈裂孔的关系。

2. 出血症状的鉴别 BE 的出血症状应当与胃溃疡、十二指肠溃疡、食管静脉曲张、上消化道癌症等疾病进行鉴别,可以通过内镜检查来明确诊断。

3. 吞咽困难症状的鉴别 BE 患者可以出现吞咽困难,应当与食管癌、贲门癌、贲门失弛缓症、弥漫性食管痉挛鉴别。可以通过内镜检查明确患者吞咽困难的性质及原因。而且,由于 BE 自身存在着癌变的可能性,癌变率为 10%,因此在内镜检查时,组织活检对于明确疾病的诊断是非常必要的。

【治疗】

BE 的治疗目的主要是控制胃食管反流、缓解症状、防治并发症及减少恶性病变的危险。

1. 内科治疗 是 BE 的首选治疗方法。传统的内科治疗包括一般治疗、药物治疗和内镜治疗等方法。

(1) 一般治疗:避免平卧位,尤其餐后不宜平卧,应取直立位或餐后散步,睡眠时左侧卧位(胃内容物积聚于胃底不易进入食管)或抬高床头。减少摄入刺激性饮食,戒烟、戒酒,忌吃抑制食管下括约肌张力的食物,如浓茶、咖啡、巧克力、高脂食物及抗胆碱能药物等。肥胖患者应当减肥。治疗慢性咳嗽、便秘等疾病。

(2) 药物治疗:长期胃酸及胆汁反流是 BE 及食管腺癌的最大危险因素,所以药物治疗 BE 的主要目的是控制胃食管反流症状。抑酸药物是治疗反流症状的主要药物,目前尚无证据说明哪一类药物可以使化生的柱状上皮逆转或者有确切的证据证明可以预防其癌变,因此不推荐预防性使用质子泵抑制剂来预防食管异型增生(上皮内瘤变)和食管腺癌,只限于通过抑酸治疗改善患者胃食管反流的症状。BE 伴有糜烂性食管炎以及反流症状者,建议应用大剂量抑酸剂治疗,另外,BE 的治疗可以辅以黏膜保护剂、促动力药等。

在常用抑酸药物中,H₂ 受体拮抗药(H₂RA)较为经济,常用西咪替丁每次 400mg,4 次/d,雷尼替丁每次 150mg,2 次/d,或法莫替丁每次 20mg,2 次/d,但作用短暂,抑酸时间为 4~8 小时,不能阻断餐后迷走神经兴奋引起的胃酸升高,对 24 小时胃酸抑制仅为 70%,而餐后反流在反流性食管炎中具有重要意义。此外,在使用 H₂RA 类药物 2 周后即可出现受体耐受现象使抑酸作用减低。质子泵抑制剂(PPI,奥美拉唑每次 20mg,1~2 次/d)对空腹及餐后的酸分泌均有较强的抑制作用,长期使用无耐受现象。因此,对于抑酸药的选择,PPI 类药物虽然价格稍高,但其抑酸作用效果要明显好于 H_2 受体拮抗药。大量研究表明,通过 PPI 的应用能更好地控制 BE 患者胃烧灼感、反酸、胸痛及吞咽困难等反流症状。

胃肠动力调节药主要选择增强上部胃肠动力的药物,如甲氧氯普胺、多潘立酮。也可选用全胃肠道促动力药物——苯甲酰胺类,其代表药物为西沙必利、莫沙必利等,可缓解上腹饱胀不适或隐痛,以及胃烧灼感等症状。

食管黏膜保护药等对控制症状和治疗反流性食管炎亦有一定疗效。有研究证实,非甾体类抗炎药能减少食管癌(尤其是食管腺癌)的风险。

(3) 内镜治疗:适应证为有重度异型增生(上皮内瘤变)的 BE 及癌变局限于黏膜层的早期 BE 腺癌。通过超声内镜检查可排除淋巴结转移。低度异型增生 BE 可行内镜切除或内镜随访,不伴异型增生的 BE 可内镜随访观察。

内镜治疗方法又可以分为以下几种。

1) 内镜下根治切除治疗:包括内镜下根治切除治疗(包括经内镜下高频电圈套器切除术)、内镜下黏膜切除术(endoscopic mucosal resection,EMR)和内镜黏膜下剥离术(endoscopic submucosal dissection,ESD)。EMR 是目前治疗 BE 伴有异型增生或早期食管腺癌的一线治疗方式,不但具有高效、安全性高、耐受性好、并发症少等优点,且切除的病变可行病理组织学检查,以指导下一步治疗方案,既是治疗手段也是诊断方法。ESD 在 EMR 的基础上发展而来,其操作基本流程包括:标记病灶范围—黏膜下注射—黏膜层切割—黏膜下层剥离—剥离后创面处理。两者治疗效果相当,虽然 ESD 更为耗时且并发症相对较多,但其可以整体切除直径≥2cm 的病变,因此被广泛应用于临床治疗。

2) 内镜下毁损治疗:即消融技术,主要包括射频消融(radiofrequency ablation,RFA)、光动力疗法(photodynamic therapy,PDT)、冰冻疗法(cryotherapy)、氩离子束凝固术(argon plasma coagulation,APC)等方法。

大量文献报道证实 RFA、PDT 对于伴有或不伴有高级别异型增生(高级别上皮内瘤变)的 BE 有较好疗效,但近来的研究却提示 PDT 对食管癌的长期疗效并没有预料中的效果,而且有研究提示 PDT 在治疗伴有异型增生(上皮内瘤变)的 BE 后有大约 1/3 患者会发生食管狭窄。

冰冻疗法利用液态 CO_2 或液氮诱导病变组织损伤,随后组织愈合形成新生正常鳞状上皮。对于伴有或不伴有高级别异型增生(高级别上皮内瘤变)的 BE、早期 BE 腺癌患者是一种安全而又易于耐受的治疗方法,具有高效、安全、耐受性好等优点。目前,作为 EMR 及 RFA 的补救性治疗方式在某些治疗中心使用。

2. **外科治疗**　BE 的外科治疗适应证:①青年或体质良好的 BE 患者均应首选外科治疗方法;②顽固性 BE 老年患者,经内科非手术治疗无效,应选择外科治疗方法;③BE 伴有高度异型增生的老年患者,应选择外科治疗。

BE 外科治疗的目的是控制反流,防止柱状上皮继续发展和向上扩延。目前,首选 Nissen 胃底折叠术。具体术式选择见表 4-6。

表 4-6　Barrett 食管外科治疗手术方式的选择

病变情况	手术方式选择
1. Barrett 食管+酸性反流	抗反流手术(Nissen,Hill,Belsey,Angelchik)
2. Barrett 食管+碱性反流	抗反流手术(迷走神经切除、幽门成形、胆汁分流)
3. Barrett 食管+十二指肠溃疡	迷走神经切除+抗反流手术
4. 食管狭窄	食管扩张+抗反流手术
5. 食管狭窄较长或扩张失败	食管切除、胃或结肠代食管
6. Barrett 食管溃疡	抗反流手术+迷走神经切除
7. 穿透性 Barrett 溃疡	食管切除、胃或结肠代食管
8. Barrett 食管腺癌(浸透黏膜层)	食管切除、胃或结肠代食管

【并发症及治疗】

1. **Barrett 溃疡**　发生于严重的 BE 基础上,国内报道发生率为 23.8%,主要表现为胃烧灼感、吞咽困难加重,可有明显的吞咽疼痛。溃疡可穿破食管壁,侵入纵隔及邻近脏器。如穿入呼吸道,则有慢性咳嗽、咳痰症状或咯血,咳出物含有胃液和胆汁等消化液成分。急性穿孔的病情凶险,可致患者出现休克状态。亦有溃疡浸透主动脉而引起致命性大出血的报道。Barrett 溃疡的治疗首选内科药物,但当药物治疗不能使溃疡愈合时,应考虑外科手术治疗。如出现急性大出血或溃疡穿孔时,应行紧急手术,切除病变食管。

2. **Barrett 狭窄**　发生率较高,据报道约为 54.7%。主要表现为顽固性持续性吞咽困难,常发生于主动脉弓水平,狭窄位置越高,梗阻症状出现越早。大多数 Barrett 狭窄对扩张疗法和药物治疗有良好的反应。特别是在反复扩张后,吞咽困难的症状可得到缓解。然而假如这些措施无效,应行抗反流手术。如果出现以下几种情况应行病变食管切除术:①狭窄由结构致密的瘢痕构成;②扩张治疗无效;③扩张治疗虽然有效,但扩张后迅速复发。

3. **Barrett 食管癌**　在 BE 的基础上发生的食管腺癌(极少数情况下为鳞状细胞癌)统称为 Barrett 食管癌。临床诊断标准:①肿瘤原发于食管,如果肿瘤位于食管、胃交界处,则>75%的肿瘤组织位于食管侧;②肿瘤近端食管黏膜存在柱状上皮。符合以上两点,均可诊断为 Barrett 食管癌。主要是由于食管存在慢性损伤,食管鳞状上皮长期暴露于酸或酸碱混合的环境中,加上饮酒、吸烟等因素,导致鳞状上皮严重受损而化生为柱状上皮,首先形成 BE。如果这种状况长期存在,进一步发展为柱状黏膜异型增生,产生严重的退行性变,最终导致癌变。研究表明,BE 是一种癌前病变,Barrett 食管癌一经确诊,应考虑内镜切除或外科手术切除。

4. **上消化道出血**　主要见于 Barrett 溃疡侵蚀食管壁或周围血管壁所致,表现为呕血和黑粪。

【预后及随访】

鉴于 BE 有发展为食管腺癌的危险性,因此应对 BE 患者定期随访,目的是早期发现异型增生和早期癌。内镜检查的间隔时间应根据异型增生的程度而定。对不伴异型增生者应每 2 年复查 1 次,如果 2 次复查后未检出异型增生和早期癌,可将复查间隔放宽为 3 年。对伴轻度异型增生者,第 1 年应每 6 个月内镜复查 1 次,若异型增生无进展,可每年复查 1 次。对重度异型增生的 BE,有两个选择:①建议内镜或手术治疗;②密切监测随访,每 3 个月复查内镜 1 次,直至检出黏膜内癌。

规范内镜诊断标准和内镜治疗方法以及随访时间;寻找能更加灵敏、特异地检测 BE 发生和发展的实验室指标;进一步明确酸反流和碱反流在 BE 形成中的确切地位和相互间的作用,有助于我们制订 BE 的治疗策略和评价 BE 的预后。

(刘俊峰)

参 考 文 献

[1] 中华医学会消化病学分会.Barrett 食管诊治共识(2011 修订版,重庆).中华消化内镜杂志.2011,31(8):555-556.

第七节　贲门失弛缓症

贲门失弛缓症(achalasia)是一种原发性食管动力障碍性疾病。特征性表现为食管下括约肌(lower esophageal sphincter,LES)不能松弛或松弛欠佳,LES 张力增高;食管体部正常蠕动消失。临床表现为吞咽困难、胸痛和胃烧灼感等,严重影响患者生活质量。1674 年 Thomas Willis 首次对该疾病做了报道,至今已有 300 多年历史。因当时未发现解剖异常,故认为本病为功能性疾病。直到 1937 年,Lendrum 指出这种功能性的食管梗阻是由于 LES 的不完全松弛而引起的,故而将此疾病命名为贲门失弛缓症。

【流行病学】

在欧美等西方国家,贲门失弛缓症的发病率为(0.5~1)/10 万人口,与年龄、性别种族无明显相关性。我国学者的研究资料显示贲门失弛缓症占食管疾病的 2%~20%。临床上除食管癌及贲门癌外,贲门失弛缓症居食管疾病的第 2 位,在食管良性疾病中占第 1 位。临床中本病一般见于成年人,主要集中于 25~60

岁,男女发病基本相等,任何年龄段均可发病。

【发病机制】

食管体部的正常蠕动和 LES 的松弛由中枢迷走神经、交感神经和食管肌间神经丛共同调节完成,是食管兴奋性和抑制性神经元协同调节的结果。

刺激因素在中枢神经系统整合,传递至迷走神经背核,通过迷走神经的输出神经末梢与位于食管肌层及 LES 肌层的肠道运动神经元形成突触,构成神经信号通路。这些肠道运动神经元按照功能分为兴奋性运动神经元和抑制性运动神经元,抑制性肠道运动神经元可以释放一氧化氮(nitric oxide,NO)引起 LES 舒张,兴奋性肠道运动神经元可以释放乙酰胆碱引起 LES 收缩。这两种神经元同时存在于 LES 肌层,各种激素和神经递质及自身肌源性因素就是通过作用于 LES 肌层固有的神经元,形成不同的神经信号传导通路,从而完成对食管体部收缩、LES 收缩与舒张以及 LES 静息压力等功能的调节。

研究证实,贲门失弛缓症的病理改变主要在神经而不是肌肉,主要是支配 LES 的肌间神经丛中的抑制性神经减少或缺乏引起,导致 LES 松弛障碍和食管蠕动异常,进而导致贲门失弛缓症的发生。

通过对尸检或肌层切开标本的研究,目前已经对贲门失弛缓症的组织学异常改变有了初步的认识。该病最先受到损坏的部位为食管壁间神经丛,表现为大量的 $CD3^+$、$CD8^+$ 的 T 淋巴细胞及数量不等的嗜酸细胞和肥大细胞混合浸润的炎症反应,壁间神经丛的节细胞明显减少和纤维化。疾病的早期主要表现为炎症反应,壁间神经丛的节细胞尚未受损,而晚期则表现为壁间神经丛的节细胞几乎完全消失并被胶原所取代。即便在炎症反应的早期阶段,也会有分泌 NO 和肠血管活性多肽(VIP)等递质的节后抑制性神经元的选择性丢失。由于支配 LES 的壁间神经丛中松弛 LES 的抑制性神经减少或缺乏,不能有效拮抗胆碱能神经元介导的 LES 收缩的兴奋作用,从而导致 LES 静息压升高。抑制性神经元的丢失导致了 LES 不能松弛或松弛不完全以及部分食管平滑肌缺乏蠕动,这种现象可由各种刺激所诱发,包括对该病患者的食管肌肉电刺激、静脉注射胆囊收缩素以及食管扩张等。

【病因】

贲门失弛缓症的病因尚未彻底明了。目前仅有部分继发性贲门失弛缓症病因明确(如恶性肿瘤、食管和 LES 淀粉样变、Allgrove 综合征以及南美洲锥虫感染等),大部分患者病因未明,称为原发性贲门失弛缓症,通常认为可能与以下因素相关。

1. **神经肌肉学说**　Rake 在 1927 年首先证明贲门失弛缓症患者的食管肌肉内 Auerbach 神经丛有亚急性炎症及变性,而且仅在贲门并局限在一段食管上,进而首次提出了贲门失弛缓症的名称。1929 年 Rieder 等通过动物实验和临床观察,发现高位结扎迷走神经支可导致食管排空缓慢,甚至加重贲门失弛缓症病情,进一步证实贲门失弛缓症与食管壁内神经丛的神经节细胞变有关。因此,得出结论:①贲门的生理功能是防止胃内容物向食管反流;②贲门静止时呈关闭状态,仅在吞咽动作影响下引起反射性开放;③动物行迷走神经切除后产生食管排空缓慢,钡剂透视证实为贲门反射性松弛障碍所致;④食管迷走神经分支在较高水平切断时,也产生同样情况,原因是在吞咽时,食管蠕动可以引起贲门反射性开放;⑤实验性迷走神经切除后,贲门功能也可以再次出现,原因是食管节细胞变成自主性;⑥本病不是一种痉挛,而是贲门在餐食之间的生理性闭锁紊乱,进行吞咽动作时,贲门不能开放所致。进一步的研究证实贲门失弛缓症与迷走神经的改变有一定关系。

2. **自身免疫及遗传学说**　近些年有学者证实贲门失弛缓症的发生可能与自身免疫及遗传因素相关。

一方面,自身免疫因素作为贲门失弛缓症的病因越来越受到重视。研究证实 90%~100% 的贲门失弛缓症患者食管肌间神经丛存在炎症细胞浸润,起初人们认为贲门失弛缓症的发病与食管肌层神经丛慢性非特异性炎症有关,但随着研究的深入有学者认为肌间神经丛的炎性浸润可能是由抗神经元抗体引起的。也有研究证实,贲门失弛缓症患者的血清抗肌间神经抗体不具有特异性,而且并非所有患者均表达同一种抗肌间神经抗体,该类抗体在其他疾病(如胃食管反流病)中亦有表达。因此,自身免疫因素是贲门失弛缓症的起始病因还是其疾病发展过程中的表现,还需要更深入地研究进行探讨。

另一方面,有研究表明贲门失弛缓症的发生与某些基因多态性有很大的相关性。该病与人类白细胞抗原(human leukocyte antigen,HLA)Ⅱ类基因显著相关,但深入研究发现这种家族性发病方式罕见,且并非所有贲门失弛缓症患者都存在 HLA 相关抗原,因此,还不能断定该病是一种遗传性疾病。

3. 病毒感染学说　有学者研究发现单纯疱疹病毒、麻疹病毒以及水痘带状疱疹病毒感染引起的免疫反应可能是贲门失弛缓症的诱因之一。初始病毒感染,可通过分子拟态的调用介导损伤发生,但目前尚未有充分证据加以证实。

4. 炎症反应学说　目前研究发现,贲门失弛缓症发病过程中的食管壁内神经元损伤是由于炎症反应而导致的。大多数患者食管肠肌间神经丛存在炎症细胞浸润,以 T 细胞为主,其他尚有嗜酸性粒细胞、浆细胞、B 细胞等;肌间神经丛浸润的 T 细胞中有大量细胞毒性 T 细胞。同时在患者的食管肌层还存在 IL-22、IL-17、干扰素-1(IFN-1)等大量的炎症因子,表明贲门失弛缓症的发生、发展过程均有炎症反应的参与,但具体的作用机制,目前尚不明确,有待进一步研究。

5. 精神心理因素　国内学者研究发现,除自身免疫、遗传、病毒感染以及炎症因素外,精神、心理因素等也可能参与了贲门失弛缓症的发生。情绪障碍、工作压力、应激事件等均可诱发甚至加重贲门失弛缓症患者的症状。

【病理学】

贲门失弛缓症的局部肉眼观察,可见贲门部有 2~5cm 狭窄区域,其上部食管有不同程度的扩张,病史较长的患者不仅有高度扩张,而且食管可以屈曲、延长,个别的扩张可达到环状软骨水平。早期食管壁的肌肉增厚,而晚期因食管高度扩张,则管壁的肌肉变薄,极少数可合并黏膜膨出,形成膈上膨出型憩室。

由于患者 LES 松弛不良,贲门上方食管扩张,食物长期潴留,导致出现食管黏膜充血、水肿、糜烂及溃疡等食管炎现象。在病理解剖时发现扩张的食管壁呈环形肌肥厚。显微镜下见食管下段肌肉肥厚,黏膜下有炎性细胞浸润,个别病例有食管周围炎。在镜下可见 Auerbach 神经节细胞变性或消失,以及神经节细胞膜肿胀和萎缩,胞质内空泡形成,并有 Nissel 小粒的堆积或溶解,而细胞核偏移或破坏及小圆细胞增加。对贲门失弛缓症手术切除的食管标本进行研究发现,所有标本壁间神经丛的节细胞均明显减少,所有标本均有广泛存在的壁间神经破坏,其唯一的活动成分为壁间炎症,但目前尚无法确定此种炎症是进行性神经破坏的一种表现,或是一种继发性征象。

【临床表现】

贲门失弛缓症的主要症状有吞咽困难,呕吐或反流,胸骨后闷胀或胸痛、上腹部疼痛等症状。根据病程的长短及病变发展的不同阶段,其所产生的症状以及轻重程度也不同。

1. 吞咽困难　是最早、最多见也是最突出的症状。疾病初期吞咽困难间歇性或一过性发作,不经治疗可自行缓解。随着病程的延长,由间歇性发作逐渐变为持续性,常伴胸骨后不适或食物滞留感,到患者就诊时可能已经发展到每天甚至每餐都会出现吞咽困难。通常固体吞咽困难占 99% 以上,液体吞咽困难占 90%~95%,早期可能仅仅表现为固体吞咽困难,随着病情的发展,进食固体或液体食物时均会出现吞咽困难,尤其在暴饮暴食或进食过冷食物时会发作,与精神情绪有一定关系。部分患者采取用力下咽、喝碳酸饮料、改变体位等方法增加食管内压力,以促进食管排空,缓解症状。

2. 呕吐或反流　随着疾病的进展,食管体部不断地扩张,引起患者不同程度的反流或呕吐。反流是指潴留在食管内的食物,在食管收缩时受到向上挤压而反流到口腔内,刺激环咽肌发生吞咽动作,将食物再咽到食管内。呕吐则是指食物从口腔内排出口外。呕吐在开始发作时,呕吐物常为不消化的无臭味的食物。而在食管高度扩张迂曲延长之后,潴留在食管内的食物发酵,导致反流或呕吐时具有强烈的腐败味。患者仰卧位(特别是夜间睡眠)时,夜间反流引起呛咳常迫使患者猛醒坐起。少数可引起肺部并发症,如反复发作肺炎、慢性支气管炎、支气管扩张症或肺脓肿等,也可能成为支气管哮喘的原因。

3. 胸痛　贲门失弛缓症早期阶段由于食物滞留于食管内,刺激迷走神经可引起食管肌肉收缩而导致疼痛。随着疾病进展,伴随着食管扩张,约有 60% 的患者出现与饮食无关的胸骨后或剑突下闷胀隐痛或绞痛样感觉。少数患者出现进食时胸痛,可能与食管无效蠕动有关。胃烧灼感占 40%~60%。胃烧灼感的发生可能由于胃食管反流或者其他一些原因,比如滞留的食物、药物或者细菌发酵产生的乳酸对食管黏膜的直接刺激,最终可导致潴留性食管炎,久之可发生食管糜烂,甚至溃疡或者瘢痕狭窄。

4. 贲门失弛缓症患者长期吞咽困难,可能会导致体重减轻和消瘦。

【诊断和鉴别诊断】

(一) 诊断

贲门失弛缓症的诊断主要依靠患者病史、临床表现,同时结合 X 线检查、食管测压以及内镜检查等辅助检查。

Henderson 等按照贲门失弛缓症患者食管的直径将此病症区分为:

Ⅰ期:食管直径小于 4cm(轻型)。

Ⅱ期:食管直径 4~6cm(中度)。

Ⅲ期:食管直径在 6cm 以上(重型)。

1. X 线检查　贲门失弛缓症患者的胸部 X 线片中一般可见由于食管扩张造成的纵隔增宽和液气平面,近半数患者可出现胃泡缺如。一旦怀疑为此病,应首选食管钡剂造影。典型的造影结果可显示食管体部扩张,下端呈鸟嘴样或萝卜根样狭窄,食管扩张进一步加重,可呈乙状扭曲。

实时食管钡剂造影,通过比较直立体位下定量吞咽钡剂后第 1 分钟、第 3 分钟、第 5 分钟食管钡柱的高度来定性和定量地评估食管排空情况。相对于普通食管钡剂造影灵敏度更高。有学者认为,通过实时食管钡剂造影可以进行疗效的评估和预测。

2. 食管测压　是诊断贲门失弛缓症的金标准。目前广泛应用的是高分辨率食管测压(high-resolution manometry,HRM)。与传统液体灌注的测压方法相比,HRM 采用密集分布压力传感器的测压导管,能实时动态地采集从咽到胃的连续高保真的压力数据,提高了诊断的灵敏度和准确性。同时,采用地形学的方法,将单纯压力数据以立体的食管压力分布图(esophageal pressure topography,EPT)的形式动态呈现,更加直观和细致。

通过 HRM,采用芝加哥分型将贲门失弛缓症分为三个临床亚型。

(1) Ⅰ型(经典型):食管体部无明显增压;食管体部有效蠕动缺失;综合松弛压力(intergrated relaxation pressure,IRP)>15mmHg。

(2) Ⅱ型(食管同步增压型):食管体部有效蠕动缺失,≥20% 的吞咽出现因同步收缩引起的食管增压,且食管内压力>30mmHg;IRP>15mmHg。

(3) Ⅲ型(痉挛型):食管体部有效蠕动缺失,≥20% 的吞咽伴痉挛性收缩,可伴有食管节段性增压,食管远端收缩积分(distal contractile integral,DCI)>450(mmHg·s·cm);IRP>15mmHg。同时芝加哥分型也可用来预测贲门失弛缓症疗效:Ⅱ型对治疗有效率高,Ⅰ型次之,而Ⅲ型效果最差。

3. 内镜检查是贲门失弛缓症患者必不可少的检查,疾病早期阶段食管黏膜可大致正常,内镜检查结果甚至可能没有异常发现。但随着疾病进展,食物潴留于食管腔内,食管黏膜层呈现糜烂、溃疡或充血水肿。贲门口紧闭,虽食物不易经食管进入胃内,然而内镜却往往能够相对比较容易地通过胃、食管交界处进入胃内而没有明显阻力,从而可排除器质性狭窄。内镜检查主要用来排除食管狭窄和假性贲门失弛缓症,特别是对于病程短、症状严重及体重下降明显的老年患者。检查中,应仔细观察贲门及胃底,必要时结合超声内镜和胸、腹部 CT 检查进行鉴别诊断。根据其不同表现,我国学者令狐恩强教授制定了贲门失弛缓症内镜下分型(Ling 分型)(表 4-7),指导内镜下食管肌切开术的安全开展。

表 4-7　贲门失弛缓症内镜下 Ling 分型

Ling 分型	内镜下表现
Ⅰ	管腔轻度扩张,管壁平滑无迂曲
Ⅱ	管腔扩张,充分注气后出现环状或半月形结构
Ⅱa	呈细环状,无半月形结构
Ⅱb	出现半月形结构,不超过管腔 1/3
Ⅱc	出现半月形结构,超过管腔 1/3
Ⅲ	管腔扩张明显,伴有憩室样结构形成
Ⅲl	憩室样结构位于左侧
Ⅲr	憩室样结构位于右侧
Ⅲlr	左、右侧均可见憩室样结构

（二）鉴别诊断

1. **弥漫性食管痉挛**　是一种病因不明的原发性食管神经肌肉紊乱疾病之一,多见于中年人或有神经质的女性,我国较少见。其发病特点和贲门失弛缓症相似,病变范围常累及食管下 2/3 部分,并引起严重的运动障碍,但胃食管结合部功能正常,吞咽运动松弛反应良好。食管造影显示食管中下 2/3 部分呈节段性痉挛收缩,无食管扩张现象。发作时食管可呈念珠状或螺旋状。食管测压检查的特点是食管上 1/3 蠕动正常,而下部蠕动波被一个延长的升高波代替,大部分患者食管上、下括约肌在吞咽运动后松弛良好。

2. **食管硬化症**　临床上的各种结缔组织病,如硬化症、系统性红斑狼疮、多发性肌炎等疾病均能合并食管运动障碍。上述疾病一旦累及食管时,可以引起食管平滑肌及纤维组织的萎缩。所以,食管下 2/3 的运动缺如,部分甚至全部食管张力减弱,而 LES 的松弛反应相对正常。

3. **老年性食管**　系指发生于老年人中的功能性食管疾病。其病因是器官的组织退行性变在食管上的表现。临床可表现为吞咽困难、胸痛或胃食管反流症状,食管测压检查表现为食管功能不全,包括原发蠕动的起始及传递有缺陷,继发性蠕动起始受到损害,吞咽后或经常自发地发生无蠕动性收缩。LES 松弛的次数减少或不出现。

4. **迷走神经切断术后吞咽困难**　施行高选择性迷走神经切断术后,约 75% 的患者出现暂时性吞咽困难,其病因是胃食管手术迷走神经切断术后引起食管运动无力,食管下段痉挛。常见表现为术后 1~2 周患者感到食管通过缓慢,有时也有吞咽困难,偶有反流或胸骨后疼痛。食管测压检查发现两种情况:①吞咽动作后 LES 弛缓不良,部分食管无张力;②LES 正常松弛,食管张力正常或有增加,食管镜及上消化道造影检查均提示正常。

5. **食管锥形虫病（Chagas 病）**　系南美洲和南部非洲的一种寄生虫病。常累及全身平滑肌而导致巨食管、巨胃、巨结肠等疾病。鉴别诊断主要依据病史,而且 Chagas 病患者常合并其他内脏的改变,Mackado-Guerreiro 试验及动物接种实验均呈阳性反应。

6. **假性贲门失弛缓症**　食管、胃结合部的肿瘤浸润至黏膜下层和肌间神经丛时,可伴有类似贲门失弛缓症样的 LES 高压和吞咽时松弛不良的状态,称之为假性贲门失弛缓症。这是一种吞咽困难综合征,X线检查有食管扩张,食管下段括约肌不能松弛,食管测压检查可发现贲门失弛缓症的特点,如食管体部蠕动较小时。此外,其他肿瘤如淋巴瘤、前列腺癌及肝癌等也可发生此现象,内镜检查及病理活检具有重要鉴别意义。

【治疗】

贲门失弛缓症的病因并未明确,因此关于该病的有效治疗方法仍无定论。目前的方法旨在通过减低食管下段括约肌高压状态,改善其松弛能力,加速食管排空以达到解除和缓解患者症状的目的,并预防巨食管发生。部分轻微症状患者,可以通过改变饮食习惯、调整情绪、做扩胸运动以及加深呼吸等方法,来不同程度地缓解症状。

目前药物治疗、内镜治疗[包括肉毒毒素注射、球囊扩张、经口内镜下食管肌层切开术（peroral endoscopic myotomy,POEM）]等方法以及外科手术等已被广泛用于贲门失弛缓症临床治疗之中。

1. **药物治疗**　贲门失弛缓症患者的初期治疗以药物治疗为主,最常用的是硝酸酯类及钙通道阻滞类药物。这两类药物可以通过松弛平滑肌,达到降低 LES 压力的作用,通常于餐前 10~30 分钟舌下含服。但是,研究发现,上述两类药物可以降低 LES 压力,减少吞咽困难持续时间,但并不能缓解吞咽困难症状,而且对食管蠕动功能的改善作用微弱,还会产生药物不良反应,如头痛、低血压、恶心呕吐、心动过速、面色潮红等症状。因此,药物治疗通常仅适用于轻症贲门失弛缓症患者,不能耐受有创治疗的患者,或用于球囊扩张、手术治疗前后的辅助治疗。

2. **内镜下肉毒杆菌毒素注射治疗**　A 型肉毒杆菌毒素（botulin toxin type A,BTA）是肉毒杆菌产生的一种高分子蛋白的神经毒素,具有嗜神经性,可以特异性地作用于胆碱能运动神经元的突触前神经膜,通过裂解 SNAP-25 膜蛋白来抑制乙酰胆碱从囊泡中释放,于神经肌肉接头处,能抑制胆碱能运动神经末梢释放乙酰胆碱,从而引起肌肉松弛。内镜下 BTA 注射治疗贲门失弛缓症的近期疗效确切,BTA 注射后 1 个月,超过 80% 的患者症状可明显缓解;但由于神经轴突的芽生作用,症状易复发,疗效维持时间较短,术后 1 年的症状缓解率仅为 35%~41%。患者往往需每隔 6~12 个月反复注射治疗。反复地注射,黏膜下层会因炎症反应发生严重粘连,从而显著增加外科手术治疗的风险难度。BTA 注射的并发症较少,可能会有短暂的胸痛(25%)、胃烧灼感(5%)。胸痛是主要的并发症,使用镇静药可以得到控制。因此,目前多用于不宜行手术治疗的患者或扩张治疗的高风险患者,如老年人以及合并多种疾病、体质衰弱的患者。

3. 内镜下球囊扩张治疗　球囊扩张疗法治疗贲门失弛缓症的机制是应用扩张的球囊,使 LES 黏膜和部分肌层纤维撕裂,降低 LES 静息压,改善 LES 松弛能力,从而缓解症状,达到治疗目的。

临床最常用的公认效果最好的是不透 X 线的聚乙烯球(Rigiflex 扩张器)。常用 Rigiflex 扩张器球囊直径有 30mm、35mm、40mm 三种规格。一般在 X 线透视下或内镜下初始从 30mm 开始逐级扩张,逐渐加压,直至内镜下球囊到达最大直径或透视下球囊腰部凹陷消失,持续 15~60 秒,其有效率达 50%~93%。通过球囊扩张术可有效缓解吞咽困难等症状,具有较好的短、中期疗效,长期疗效不佳。通过研究发现,经内镜下球囊扩张后 1 年内有效率约为 82.8%,扩张后 2~7 年有效率为 66.9%,10~12 年为 50.0%~51.4%。研究发现长期疗效可能与年龄(>45 岁者疗效较好)、性别(女性优于男性)、食管直径(与疗效呈负相关)和疾病亚型(Ⅱ型优于Ⅰ型和Ⅲ型)等因素密切相关。

食管穿孔是球囊扩张治疗最为严重的并发症,其发生率约 1.9%(0~16%),常见于初次扩张,与球囊位置放置不佳、球囊松弛及扩张程度相关。对于≤1cm 的小穿孔,通过内镜下钛夹或全覆膜支架放置,以及内科保守治疗(禁食水、胃肠减压、抗感染等)可成功处理。对于穿孔较大、症状明显或疑似合并纵隔感染的穿孔,须外科处理。此外,经球囊扩张治疗后,有 15%~35% 患者可能会出现胃灼热、反酸等胃食管反流的症状,经 PPI 治疗后可缓解。

4. 内镜下支架植入术　通过内镜在 LES 位置置放镍钛合金的可膨胀性金属支架,支架随着体温升高缓慢展开,均匀压力使 LES 的肌组织较完全地断裂,使 LES 压力下降。与内镜下球囊扩张术相比,支架使 LES 的肌纤维更为均匀地撕裂,修复时瘢痕相对较小,再发生率低。但该方法容易出现支架移位、阻塞、胸部疼痛、炎性狭窄甚至食管瘘等并发症。因此,目前只适用于短期治疗,有效期 3~30 天。目前支架植入术在我国应用尚少,其远期疗效还有待确定。

5. 经口内镜下食管肌层切开术(peroral endoscopic myotomy,POEM)　属于消化道内镜隧道技术的重要分支,建立食管黏膜下隧道技术,通过自然管腔切断 LES,缓解压力,从而达到治疗的目的。该技术 2008 年由日本学者 Inoue 首次临床报道。POEM 适应证为食管管腔无明显扭曲或憩室(Ling Ⅰ、Ⅱa、Ⅱ型),且影响生活质量的贲门失弛缓症患者。POEM 的大致步骤:在食管近端,距胃食管结合部约 14cm 处食管壁做一黏膜小切口,切开食管黏膜;分离黏膜下层,建立黏膜下隧道;在胃食管结合部上方约 10cm 处开始行食管环肌束切开,直至胃食管结合部远端约 2cm 处;最后金属钛夹封闭黏膜隧道口。多项研究证实,POEM 的短、中期疗效较好,可改善贲门失弛缓症患者的临床症状和 LES 压力。在 2014 年,Inoue 再次报道了一项纳入 500 例贲门失弛缓症患者的大样本临床研究,表明 POEM 的近、远期疗效均较显著,术后 2 个月 Eckardt 症状评分和 LES 压力显著降低,并可持续至术后 3 年。POEM 的并发症包括气体相关不良事件(皮下、纵隔气肿、气胸及气腹等)、胃食管反流、黏膜穿孔,极少数患者会出现纵隔或肺部感染,甚至消化道瘘等严重并发症;尤其是术后反流发生率较高(可达 46%)是 POEM 技术的一大缺陷。目前POEM 已得到广泛临床应用,其长期疗效以及与其他治疗方法的比较分析仍然有待于进一步研究。

6. 外科手术治疗　1913 年德国医学家 E.Heller 首创传统的 Heller 术。常规做法:在 LES 肌层切口4~5cm,贲门肌层切开 2~3cm,并剥离肌层范围超过食管周径的一半,注意保留黏膜层的完整。Heller 术后的长期疗效较佳,有效率可达 80%~90%。但随访发现患者在术后会出现严重的胃食管反流事件,可达34%。

Heller 术式最初的手术方式为经胸开放切口手术,经胸腔于胃食管结合部切开食管前壁及后壁浆膜层和全层肌肉,由于严重的胃食管反流的发生,进行了多次改良,取消了食管后壁切开,缩短食管前壁切开长度,改为经腹手术。通过不断地改良,发现 Heller 术式联合部分胃底折叠术可使胃食管反流的发生率下降至 10% 左右。胃底折叠术分为食管前式(Dor 术式)、食管后式(Toupet 术式),而 Dor 术式可减少食管穿孔的发生,得到了大多数专家的推荐。

Heller 联合 Dor 术式一度成为治疗贲门失弛缓症的有效手段。Heller 手术的理论也成为之后出现的经腹腔镜 Heller 手术(laparoscopic Heller myotomy,LHM)和 POEM 等方法的基本原理。

Shimi 在 1991 年首次报道了 LHM。该术式经腹腔镜切开食管全层肌肉,切口由食管中 1/3 前壁起向下,超过胃食管结合部,并继续向肛侧延伸 1cm,切口长度约 5cm,保留黏膜层完整。

LHM 避免了对食管裂孔大范围的游离,减少了对膈食管韧带的损伤,使抵御反流性食管炎的机制得到保护,与常规开胸 Heller 术式具有相同的效果,并且具有创伤小、恢复快、疗效佳的优点。LHM 并发症少,长期效果更好。多项腹腔镜下 Heller 肌切开术伴/不伴胃底折叠术的随机对照研究显示,两种方案症状改善率无明显差异,行胃底折叠术者术后胃食管反流症状发生率较低。

LHM 术式不受年龄因素影响,但既往接受过内镜治疗会影响 LHM 效果,特别是既往接受过内镜下球囊扩张术、肉毒杆菌毒素注射等治疗,LHM 术中、术后并发症发生率以及手术失败率较未曾接受过内镜治疗患者明显升高。

近些年,为了提高手术操作精准性,使手术更加直观,又有学者提出了机器人辅助的 Heller 手术(robot-assistant Heller myotomy,RHM)。研究表明,RHM 和 LHM 比较,同样具有较好的长期疗效,且不易损伤食管黏膜,但术后发生胃食管反流的概率增加。

总之,贲门失弛缓症的治疗以缓解症状为主,通过单一或综合治疗,大部分患者的症状可以得到较好的缓解。但并不能完全治愈,每一种治疗方案的中远期疗效都会随时间出现下降,所以对患者要进行终身随访,长期疗效及病情发展的综合评测,观察对比各种治疗方案的远期疗效。相信随着科技的不断进步,一定有更为实用、简单易行、安全可靠的新技术应用到临床实践以提高和改善贲门失弛缓症患者的生活质量。

【并发症】

1. **肺部并发症**　贲门失弛缓症患者在扩张的食管内常有大量潴留液,由于反流或呕吐后误吸入呼吸道内,导致肺部并发症,包括支气管炎、肺炎、肺脓肿、肺纤维化及支气管扩张等。其发生原因可能有以下三种:①食管腔内潴留液吸入支气管内;②扩张的食管压迫呼吸道,致使气管、支气管内分泌物引流不畅;③食管与气管或支气管瘘。贲门失弛缓症患者并发肺部并发症后,将引起支气管炎、肺炎、肺脓肿、肺纤维化或支气管扩张等,临床表现为咳嗽、咳脓痰、咯血、发热、气短以及呛咳等。此时患者贲门失弛缓症的症状表现不明显,往往会误诊为单纯肺部疾病。诊断主要依靠病史、临床症状及 X 线检查,必要时可行电子支气管镜检查。治疗除积极抗炎和对症支持治疗外,解除食管本身梗阻非常必要,一旦梗阻解除,肺部并发症随之好转。

2. **食管癌**　贲门失弛缓症并发食管癌的发病因素有以下几种可能:①食管黏膜受到潴留物的刺激;②黏膜溃疡;③黏膜修复;④上皮增生;⑤乳头状瘤样增生;⑥恶性肿瘤。曾有国外文献报道贲门失弛缓症并发食管癌的发生率平均为 3.3%。国内报道的发生率约为 4.5%。

贲门失弛缓症并发食管癌的发病年龄比一般单纯食管癌患者年轻。癌肿的范围较广,常合并溃疡,以食管中段发生率最高,约占 80%。由于患者有贲门失弛缓症病史,因此诊断常被延误,确诊时多为中、晚期食管癌。最常见的提示症状是吞咽困难由间歇性变为进行性加重,反流物或呕吐物中含有血液,还可出现黑粪和贫血以及明显的体重下降。手术切除率较低,预后较差。

3. **膈上憩室**　贲门失弛缓症并发膈上憩室者较少。其发生机制系由于长期的贲门失弛缓,食管体部扩张,使食管腔内的张力增加而发生食管黏膜的膨出。膈上憩室常发生于膈上 5cm 的右后侧壁,呈食管膨出型憩室。

贲门失弛缓症并发憩室,除贲门失弛缓症的症状外,因憩室内滞留食物引起憩室炎时常出现反酸,偶有呕血。诊断主要依据食管钡剂造影和食管镜检查。治疗上可随 Heller 手术同时行憩室切除术或食管部分切除术及食管胃吻合术。

4. **其他并发症**　除上述较为常见的并发症外,有报道由于咳嗽及呕吐引起食管张力性破裂,还有食管支气管瘘、食管心包瘘以及食管溃疡穿破主动脉等少见但极为严重的并发症。

(刘俊峰)

第八节　弥漫性食管痉挛

弥漫性食管痉挛(diffuse esophageal spasm,DES)是一种以食管平滑肌异常运动为特征的疾病,病变主要局限于食管中下段,以高压型非蠕动性食管强烈收缩为特点的原发性食管运动功能障碍性疾病。Osgood 于 1889 年通过 X 线所见首先对此症加以描述,直到 1934 年才由 Moersch 和 Camp 正式命名为弥漫性食管痉挛。1958 年 Creamer 首次提出 DES 的食管测压特点。由于 DES 的病因及发病机制尚未明确,对该疾病的认识不够深入,导致名称也不统一,如"症状性、特发性、弥漫性食管痉挛""串珠状食管""螺旋形食管"等。目前认为它是一种非共济食管运动亢进性疾病,研究发现有 3%~5% 患者可以发展为贲门失弛缓症。

【病因及发病机制】

DES 的病因及发病机制目前尚未明确。它是单独一个病或是多种原因的临床综合征,抑或是贲门失弛缓症发展过程中的一个阶段,尚有争议。目前认为可能与食管神经-肌肉变性、精神心理因素、感觉异常、食管黏膜刺激、炎症和衰老等因素有关。发病机制有如下学说。

1. 食管肌间神经丛神经元功能障碍学说　正常食管蠕动是通过兴奋性神经元和抑制性神经元的共同调节。一方面,近年研究发现 DES 与远端食管的抑制性神经系统损伤而导致的神经抑制功能降低密切相关。有研究通过高频腔内超声检查发现 DES 患者的食管平滑肌厚度增加,即使没有食管收缩,DES 的固有肌层比对照组和非特异性运动障碍患者肌层更厚。研究表明,抑制性神经支配的缺乏可能会增加肌层的固有厚度。另一方面慢性炎症损伤肌间神经丛,导致神经细胞的退行性变,从而引起继发性 DES。

2. NO 调节机制学说　有学者提出 NO 在 DES 的发病机制中发挥着重要作用。NO 是介导食管抑制和 LES 松弛的主要抑制性神经递质,它对食管动力调节的作用体现在以下方面:①NO 通过调节吞咽后食管体部推进性收缩时间,控制食管动力;②DES 患者可能存在内源性 NO 合成或降解障碍;③临床应用作为 NO 供体的三硝酸基甘油酯治疗 DES 可以改善症状,提示 NO 在 DES 发病机制中可能发挥着重要作用。

3. 心理因素　研究发现心理,情感因素可以影响食管动力,心理状态可以影响感觉神经元。DES 患者常常伴有焦虑、抑郁或者精神创伤病史,在处于情绪激动状态时易于发病。

4. 其他因素　老年性食管、胃食管反流等也有可能参与 DES 的病理生理过程。

【临床表现】

DES 可以发生在任何年龄,随着年龄的增长,其发病倾向有所增加,多见于 50 岁以上的患者,男女发病概率相等。临床分为轻、重两型,轻者可无症状,只有通过食管钡剂造影或食管压力测定才能发现。重者临床表现为慢性反复发作性、间歇性胸骨后疼痛和吞咽困难。

1. 胸痛　为食管源性胸痛。临床表现为胸骨后疼痛,80%~90% 的患者有胸痛症状,轻者仅感胸骨后不适,严重者呈胸骨后阵发性绞痛,放射至颈、肩、背及上肩,有时易与冠心病心绞痛相混淆。DES 食管源性疼痛常由精神刺激或进食不当诱发,餐后疼痛可减轻,部分患者服用硝酸甘油可缓解症状。

2. 吞咽困难　吞咽困难症状多与胸痛症状同时存在,发生率占 30%~60%。患者自觉食管中下段有进食梗阻感或下咽困难。DES 的吞咽困难常呈间歇性发作,发作时与食物性状无关,无论是进食液体还是固体食物,均会产生吞咽困难症状。

3. 伴发症状　一方面,食管内潴留的食物以及唾液可以反流至口中,引起呛咳甚至吸入性肺炎;另一方面,由于食管与心脏有共同的神经支配,所以食管运动失调可引起心脏的改变。除前述的心绞痛样胸痛外,还可伴有心律失常,如窦性心动过缓或结性心律等,甚至发生食管性晕厥,可能与迷走神经反射有关。

【辅助检查】

DES 的诊断主要依据详尽的病史调查,同时给予相关的实验室检查。常见的检查包括食管钡剂造影、食管内镜检查、食管压力测定以及激发试验等。

1. 食管钡剂造影　是 DES 患者的首选检查。尽管 DES 轻症患者无相关临床症状,而且症状也不会持续存在,食管钡剂造影检查可以出现假阴性,即便是阳性检查结果也仅占 DES 患者的 50% 左右,食管钡剂造影对 DES 的确诊还是有着重要意义。其典型 X 线特征如下：①食管下段蠕动减弱；②食管下段外形呈波浪状或明显的对称性收缩，即无推动力的第三收缩伴纵行缩短；③严重典型病例食管外形呈弯曲状、螺旋状和串珠状；④大多数病例食管并无扩张，一旦钡剂到达食管下段，即能正常排空，但观察食管运动可以发现在正常蠕动波的同时伴有食管下段有非推进性的第三收缩，钡剂呈节段性滞留或逆向流动。因 DES 是一发作性疾病，在发作间歇期，食管钡剂检查可阴性，加入刺激物能激发 DES 发作，可以提高诊断阳性率。

2. **食管压力测定**　食管测压是诊断 DES 的重要方法之一，特别是高分辨率食管测压的应用，可准确监测到 DES 发作或间歇期食管运动的变化。DES 测压的特征性变化：①高幅、非推进性地收缩，收缩波的振幅大于 24.0kPa，持续时间大于 6 秒，为典型的 DES 表现；②食管中下段出现非传导性、多发性、反复性的同步收缩，不伴有吞咽动作，收缩波可为高幅，也可为正常幅度，其发生率大于 30% 时有诊断意义；③食管上括约肌、下括约肌压力和功能正常；④食管体部的蠕动传导速率减慢，小于 1.5cm/s。

3. **食管内镜检查**　内镜检查对 DES 的确诊意义不大。主要检查目的是除外其他器质性因素导致的吞咽困难或胸痛等。多数 DES 患者可以观察到食管痉挛征象，食管蠕动频繁、环状收缩而无器质性病变。

4. **激发试验**　对于一些临床症状典型的患者，临床上已完全除外心源性疾病，并高度怀疑 DES，而常规食管动力学检查及食管钡剂造影均不能确定诊断时，可以采用激发试验。激发药物有拟胆碱能药物（包括乙酰甲胆碱、乌拉胆碱等）、胆碱激发剂，临床常用且比较安全的为腾喜龙激发试验。在测压同时给予激发药物可观察到患者胸痛发作，症状积分增加；测压可见食管收缩波幅增高大于 12kPa，收缩时间延长大于 6 秒，第三收缩（即同步收缩）的发生率大于 30% 则为激发试验阳性，提示有 DES 的可能。但该试验对贲门失弛缓症及有癌性浸润 Auerbach 神经丛的患者也可以出现阳性，因此无鉴别意义。除了药物试验，还可以通过气囊扩张食管体部或给予过冷、过热的食物激发食管收缩，通过胸痛积分或 X 线摄片观察食管运动的变化。

5. **其他检查方法**　除了应用上述检查方法，还可以应用食管核素闪烁法，检查食管排空状态。大部分 DES 患者食管排空是正常的，部分患者减慢。24 小时食管 pH 监测、标准酸灌注试验可以提示胸痛症状与食管运动功能障碍的关系，但不能作为诊断 DES 的直接依据。

【诊断及鉴别诊断】

DES 临床特征是慢性间歇性胸痛和吞咽困难，因此其诊断是相对困难的。临床中需要通过食管钡剂造影和/或食管压力检测来确诊 DES，并与胃食管反流病、贲门失弛缓症、冠心病、心包炎、胸膜炎等疾病进行鉴别诊断。典型症状与可靠 X 线和测压检查的表现，对确诊 DES 同等重要，但二者又常无一致性。对于具有典型 DES 临床症状的患者，应进行全面仔细检查，首先内镜下排除器质性病变，从结构上识别症状发生的病因，然后行食管钡剂造影或测压检查，明确有无食管运动功能障碍，从影像形态和食管运动的病理生理上反映 DES 的变化特征，是确诊的关键因素。如果检查未发现食管运动功能障碍，激发试验阳性也可确诊 DES。特别是对于症状不典型者，激发试验有助于诊断，有研究显示 DES 与食管其他动力障碍性疾病可以相互转化，因此对于可疑患者，应进行随访观察。

1. **DES 诊断标准**　①患者临床表现为反复、间歇发作性的胸痛伴吞咽困难；②食管钡剂造影可见食管体部呈串珠或螺旋状；③食管测压可见到宽大畸形的收缩波，同步收缩大于 30%，LES 和 UES 压力与功能正常；④激发试验阳性。在内镜检查无器质性疾病的基础上，如果满足以上 4 项中任何 2 项，就能确立 DES 的临床诊断。

2. **鉴别诊断**　DES 鉴别诊断可以从患者临床症状和食管运动功能障碍两方面分别予以鉴别。患者反复出现的胸痛症状，应当鉴别明确是心源性胸痛还是食管源性胸痛；吞咽困难患者应除外器质性疾病。同时还应注意 DES 与其他类型的食管运动功能障碍性疾病的鉴别诊断，尤其是与可以引起食管源性胸痛的疾病进行鉴别诊断，包括贲门失弛缓症、胡桃夹样食管等疾病，其鉴别如下。

(1) 贲门失弛缓症：是一种原发性食管神经肌肉病变所致的食管运动功能障碍性疾病。患者临床表现为吞咽困难、反食、胸痛等。食管钡剂造影检查可见食管体部扩张，延长或迂曲；食管下段呈鸟嘴样改变,蠕动消失。食管测压可见吞咽后 LES 松弛障碍,常伴有 LES 静息压升高;食管体部无正常蠕动收缩或小波幅的重复性和/或同步收缩。

(2)胡桃夹样食管:是一种原因不明的原发性食管运动障碍性疾病。临床表现食管下段高幅收缩,同时亦伴有正常的原发性蠕动,患者主诉为慢性、反复性和间断性发作性胸痛,偶有吞咽困难。可发生在任何年龄,40~50 岁以后多见,女性多于男性。食管钡剂造影偶有食管排空受阻表现,食管测压可见食管下段呈高幅度蠕动性收缩,平均波幅≥16.0kPa,持续时间>5.5 秒。LES 压力和功能无异常。药物激发试验阳性。有学者认为,胡桃夹样食管可能是 DES 的前驱病变。

(3)老年性食管:是发生于老年人的功能性食管病。常见的临床症状为吞咽困难、胸痛或胃食管反流症状。食管测压可发现吞咽后收缩改变多样化。原发性和继发性蠕动减少;非传导性的重复收缩;波幅可为低幅或高幅;多伴有食管上括约肌和 LES 压力及功能等方面的改变。

(4)继发性食管痉挛:胃食管反流病、食管炎和肿瘤浸润等因素均可导致食管下段痉挛,虽然食管测压时出现宽大畸形的收缩波,但患者常有原发病的表现,易与 DES 鉴别。

【治疗】

DES 的治疗原则是排除疾病的诱发因素,解除食管平滑肌痉挛,缓解胸痛及吞咽困难症状,对于药物治疗无效的患者,可以采用食管扩张术及食管肌层切开术。

1. 钙通道阻滞药　可有效地减低食管 LES 压力和食管体部的收缩幅度、频度,但并不能恢复食管运动紊乱的正常蠕动功能。常用药物:硝苯地平(心痛定)10mg,3 次/d。硝苯地平较其他钙通道阻滞药更为有效,耐受性则以地尔硫䓬更好。因此,服用硝苯地平后出现血管扩张、头痛、颜面发红的患者可以选用地尔硫䓬。也有学者建议,可选用高选择性胃肠钙通道阻滞药,如斯巴敏 40mg,3 次/d;匹维溴铵(得舒特)50mg,3 次/d;马来酸曲美布汀片(舒丽启能)100mg,3 次/d。

2. 硝酸酯类药物　可以松弛血管和食管平滑肌,尤其在急性胸痛发作时可显著缓解患者胸痛症状。舌下含服硝酸甘油 0.6mg,或异山梨酯(消心痛)10mg,3 次/d。其应用方法决定临床效果,与治疗心血管疾病相似,用药间隔 12~16 小时,以避免产生头痛、心动过速等不良反应。

3. 三环类抗抑郁药　丙米嗪 100mg,3 次/d;阿米替林 150mg,2 次/d。由于 DES 患者多存在躯体焦虑、抑郁心理、恐惧以及特异性内脏高敏感性,因此应用精神类药物可以增加患者痛觉阈值,改善其临床症状,但并不能改变患者食管动力异常状态。

4. 肉毒杆菌毒素　是一种非常有效的类杆菌毒素,可以选择性干扰胆碱能神经元从而抑制乙酰胆碱在突触前释放。通过胃镜从 LES 开始沿食管壁行多点注射,注射间隔 1~1.5cm。研究发现,通过在食管不同平面注射肉毒杆菌毒素,可以有效缓解 DES 的症状,若症状再次出现,可重复注射。

5. 球囊扩张　在食管痉挛性疾病患者中表现出良好的效果,研究发现,通过球囊扩张,可以改善食管痉挛性疾病患者的吞咽困难及反流症状,但对于伴有吞咽困难的 DES 患者,球囊扩张还需要谨慎选择。

6. 外科治疗　内科治疗及扩张治疗均失败的症状严重的 DES 患者,食管钡剂造影及食管测压均明显异常,特别是伴有明显肌层肥厚者,可以考虑行肌层切开术治疗。手术可经胸/经腹,与贲门失弛缓症 Heller 术式相似。也有学者研究表明,可以选择食管切除术。

【预后】

DES 是一种罕见的食管运动功能障碍性疾病,为良性疾病,一般不影响寿命,严重的 DES 影响患者的生活质量。在临床上容易误诊为冠心病,甚至食管肿瘤疾病,可对患者的身心造成不必要的压力。所以,要正确地认识、准确地诊断 DES。治疗上应重视精神、心理治疗和口服药物相结合,内科药物治疗无效时可以选择介入治疗以及外科手术治疗,积极改善患者临床症状,提升生活质量。

(刘俊峰)

第九节　食管穿孔与食管破裂

食管穿孔及食管破裂(esophageal perforation and rupture)是指食管壁全层结构在内、外因作用下遭到损伤破坏,导致食管内容物外溢的灾难性病理事件,是严重的外科急症。两者间没有严格的尺寸或层次区分。一般把外伤或食管本身病变造成食管小的穿破称为食管穿孔,食管壁缺损为 5mm 甚至更小,可由尖锐性食管异物、医源性小损伤、化学或自身炎症点状灼伤后破损引起等;而食管腔内压力突然急骤升高而至一段食管壁全层裂开,称为食管破裂,多有食管黏膜层及纵行肌层超过 6mm 甚至更大的破口,常见于 Boerhaave 综合征、外伤、医源性大面积治疗损伤等。两者病因不尽相同,但治疗上有一定的共性,故一并综述。

【流行病学】

食管穿孔及食管破裂发生率较低,美国食管穿孔的发生率为 3/10 万,其中胸段食管穿孔最常见(占 55%),其次是颈段(占 25%),腹段最少(占 20%)。

【病因分类及特点】

随着创伤性内镜诊断治疗技术的发展与普及,食管穿孔的病因由以往的自发性或外伤性为主逐步转变为目前的以医源性为主。

1. **医源性食管穿孔**　在医疗诊断或治疗过程中导致的食管穿孔占各类食管穿孔的首位,约 60%。

医源性食管穿孔常见于下咽部及食管下段。由内镜检查引起的穿孔,多发生在食管入口环咽肌下的 Killian 三角,此处前有环状软骨,后有颈椎,周围有环咽肌,是食管入口最狭窄且最薄弱的位置。配合不佳、镇静不足、颈椎过度后伸或骨赘形成、暴力进镜等均可导致此处穿孔破裂。食管下段及贲门附近穿孔,多发生于食管基础疾病者,远端可有狭窄或梗阻,内镜通过或实施治疗时在食管薄弱区发生穿通损伤,报道显示基础病变以食管裂孔疝最多,其次为食管狭窄、贲门失弛缓症、食管痉挛及食管肿瘤等。

球囊扩张、止血、组织活检、支架植入、取异物、肿瘤姑息性减症治疗、内镜消融等内镜操作时,食管穿孔风险明显升高。食管旁手术(包括甲状腺、颈椎手术、纵隔手术、食管裂孔疝修补术、迷走神经切断术)、胃底折叠或食管肌层切开、气管内插管、放置胃管、三腔管气囊压迫、经食管超声心动检查甚至食管动力学检查等,均有引起食管穿孔病例报道。在能量器械、介入治疗、主动脉支架等新医用技术引入后,热损伤或支架应力腐蚀等也可引起迟发食管穿孔。

医源性穿孔虽占病因首位,但相关病死率约为 19%(7%~33%),明显低于其他原因所致穿孔。可能原因:①约 40% 为颈段食管穿孔,预后明显优于胸内及腹段食管穿孔;②治疗前有禁食准备,污染较轻;③部分损伤能在术中或术后早期及时发现,可得到及早的干预治疗。

2. **自发性食管破裂**　是非医源性食管穿孔的主要原因,是胸段食管穿孔的第二大原因。多见于中年男性,发生率约 1/6000,占所有食管穿孔的 15%,病死率高达 36%(0~72%)。多有剧烈呕吐、分娩、举重等行为,是腹压急剧升高与胸腔负压联合作用的结果。常导致食管纵行裂伤,长度可在 0.6~8.9cm 不等,多见于膈肌上方的胸段食管(80%~90%)或近胸段食管下 1/3(10%~20%)的左后外侧壁。1946 年 Barrette 首次综述了自发性食管穿孔,其中收录了 Leyden 大学 Hermann Boerhaave 教授最早关于自发性食管穿孔的详细报道,即 1723 年荷兰海军上将 Boran van Wassenaer 在过量进食与饮酒后使用催吐剂诱发剧烈持续性呕吐后发生的压力性食管破裂,患者死于食管破裂后的第 18 小时。自发性食管破裂因此得名为 "Boerhaave 综合征"。Barrett 本人更在 1947 年完成了首例自发性食管穿孔后 10 小时的外科修复。

3. **异物性食管穿孔**　约占食管穿孔的 12%。引起食管穿孔的多为尖锐、不规整或体积较大的异物,如枣核、鱼刺、义齿、骨头、别针等,或有腐蚀性的电池(特别是纽扣电池)等(参见"食管异物"一节)。异物嵌顿首先压迫食管黏膜,引起黏膜水肿或溃疡,尖锐部分可刺入黏膜并进一步加重黏膜及食管壁的缺血坏死,电池如放电或漏液也可引起食管黏膜或肌层灼伤,导致穿孔进一步发生。如患者未及时就诊取出异物,甚至采用强行吞咽饭团等不当方法试图将异物推下,可致食管黏膜撕裂或穿孔加重,内镜取异物不当亦可造成或加重食管穿孔。异物引起的食管穿孔常见于食管的 3 个生理狭窄区,其中以主动脉弓处穿孔尤为严重,延迟就诊者有刺破及腐蚀主动脉引起致死性大出血的危险。目前硬质喉镜和消化内镜技术及手段有了很大程度的优化和改进,在食管异物嵌顿早期,绝大多数异物可通过内镜顺利取出。对于内镜取出确有困难或危险者,可考虑手术切开食管取出异物,但往往损伤较大,需术中定位配合。对于嵌顿时间长、考虑食管穿孔发生纵隔脓肿形成甚至食管主动脉瘘者,应多专业协作保障下取出异物,甚至联合清创引流及血管手术。

4. 外伤性食管穿孔 约占 9%，分为开放性食管穿孔和闭合性食管穿孔两类。开放性食管穿孔主要是由枪弹、弹片及刃器引起。由于食管解剖位置深在，包绕在脊柱、心脏、主动脉、肺之间，继发于穿通伤或钝挫伤的外伤性食管损伤少见，但病情多复杂且死亡率高。枪伤或刀刺伤较钝挫伤多见，后者往往合并更严重的心包填塞、主动脉夹层等掩盖食管损伤的相关表现。开放性食管损伤多为颈部食管穿孔，闭合性食管穿孔可由于胸骨与脊柱直接突然遭受挤压而引起胸段食管广泛破裂，这类损伤较为罕见。

5. 应激性食管穿孔 多发生在神经系统病变、外科手术及烧伤以后的食管穿孔。其发生原因不清。在应激状态下，全身性改变或激素调节异常为原因之一。恶心、呕吐，昏迷患者胃内容物反流引起食管炎致食管壁薄弱也可能是其原因。开颅术、烧伤或任何大手术后发生的应激性食管穿孔诊断困难，其原因在于原发病病情严重，全身麻醉等掩盖食管穿孔的症状和体征。而治疗上的困难在于早期常未能认识食管穿孔的存在及其复杂性，加之原发病危重妨碍食管穿孔的治疗。对此种病例，在患者条件允许的情况下，可予胸腔引流，可能时修补食管裂口。

【病理生理】

从解剖学上看，食管无浆膜层，血供呈节段网状分布，淋巴引流网丰富，抗穿透、抗破裂、感染局限能力及自愈能力都较弱。食管上段以骨骼肌为主，不易撕裂，而中、下段以平滑肌分布为主，纵行纤维逐渐减少，直到胃壁上肌层变薄，结果使该区域（贲门上方 6~8cm）比较薄弱，容易发生破裂。故胸内食管穿孔破裂以中、下段多见。剧烈呕吐时，由于咽环肌收缩，改变食管的松弛状态而进入到高压状态，同时胃内的气体及内容物通过松弛的贲门强行进入食管腔内，加之食管原处于负压的胸腔，导致食管内、外压差急剧升高，发生食管全层破裂，破口多为纵行的单一裂口，长度为 2~9cm，偶有两处撕裂者，故如行手术应全面探查。

纵隔一旦出现炎症，扩散迅速，原因包括：①纵隔内结缔组织疏松，除胸廓入口处上方颈深间隙筋膜对感染液体有一定的阻隔作用，并无其他的脏器组织足以阻挡感染的扩散，一旦食管穿孔后空气进入纵隔内形成纵隔气肿，为含有多种细菌的消化液进入纵隔及脓肿形成创造了有利条件；②呼吸动作产生的纵隔和胸膜腔负压，心脏搏动、食管蠕动及吞咽活动等，对食管破口进一步破溃、纵隔及胸膜腔感染的扩散均起促进作用；③口腔内多种细菌（特别是厌氧菌）的移位，可促进脓肿、气肿及败血症的发生。

尽管病因不同，食管穿孔或破裂后的病理生理变化基本一致，食管一旦发生穿孔或破裂，唾液、食管胃内容物、胆汁及其他分泌物会进入纵隔引起化学性纵隔炎，继而出现纵隔气肿、感染及纵隔坏死性筋膜炎。在食管壁全层撕裂发生数小时内，即可出现口腔及消化道多种菌群移位和入血，一旦胸膜被侵蚀穿破后，在胸膜腔负压作用下，可将消化液等刺激性液体吸入该侧胸腔，可产生大量胸腔积液和/或液气胸，进而出现胸痛、胸闷、呼吸困难、虚脱、低血压等败血症及感染性休克的表现。若未能及时诊断、采取恰当的治疗措施，病情进展迅速，可在 12~24 小时死亡。

【临床表现】

食管穿孔的临床表现取决于病因、穿孔部位、纵隔感染程度、邻近纵隔器官受累情况及病程。

颈段食管穿孔几乎所有患者的首发主诉都是颈痛伴吞咽困难，吞咽和颈后伸时疼痛加重。颈部触诊可及皮下气肿导致的握雪感或局部脓肿形成的红、肿、热、痛。

胸段食管穿孔多为医源性或自发性破裂。医源性破裂者往往有基础病，在内镜治疗中或治疗后发生；非自发性食管破裂的胸段食管穿孔的症状常不典型，早期主要主诉是胸骨后或上腹部突发疼痛，体征上可能仅有上腹部肌紧张与轻压痛，易与其他严重疾病的症状如急性心肌梗死、主动脉夹层等相混淆，从而极易延误诊断。典型的自发性食管破裂往往继发于 40~60 岁男性过量饮食、饮酒后的剧烈呕吐。醉酒状态下呕吐反射不完整会导致食管下括约肌开放后上括约肌持续痉挛，剧烈升高的腹内压完全作用于胸段食管，造成胸段食管纵行撕裂。典型症状为反复呕吐中突发的胸骨后或上腹部的撕裂样疼痛，可向左胸或肩背部放射。疼痛常在吞咽或体位移动时加剧，呕血少见。与严重症状相反的是发生早期几乎无体征或仅有上腹部的肌紧张与轻压痛，需要与急性心肌梗死、主动脉夹层、消化道穿孔、急性胰腺炎、肾梗死、绞窄性肠梗阻或嵌顿性食管旁裂孔疝鉴别诊断。大量酸性胃内容物进入纵隔后引起暴发性纵隔炎和出血坏死，如局限纵隔，患者会出现与初步影像检查不符的异常疼痛主诉、新发并难以纠正的循环异常（如心律失常）等,如纵隔胸膜破溃,污染物进入胸腔,可致该侧呼吸音减弱甚至消失,或可闻及胸膜摩擦音;也可表现为上腹部压痛,肠鸣音减弱或消失,患者迅速出现呼吸窘迫和休克。急诊情况下,多数患者首诊于心内科或普外科,常在完善心脏或腹部相关检查过程中病情急转直下。故临床接诊胸痛(特别是有内镜治疗或剧烈呕吐史)患者,应考虑胸段食管穿孔的可能。

【诊断】

早期诊断,及时而正确地处理是降低本病死亡率的关键。医源性或异物引起的食管穿孔,病史指向性明确,诊断较容易。自发性食管破裂的典型病史及临床症状应高度重视。

由颈部开始的皮下气肿应怀疑食管穿孔,纵隔气肿是食管穿孔的早期征象,50% 以上的病例在颈部及面部有皮下气肿。X 线检查可见纵隔积气或纵隔影增宽,单侧或双侧液气胸是诊断食管破裂的重要依据。自发性食管破裂时心缘左侧由于化学性肺炎而出现片状不规则阴影,Naclerio 称之为 V 征。

液气胸侧行诊断性穿刺或胸腔闭式引流液见食物残渣可明确诊断,也可以口服亚甲蓝(美蓝)溶液,观察胸水颜色。胸水 pH 低于 6.0 或淀粉酶水平增高,应考虑下段食管穿孔。脓性胸腔积液应除外胸膜炎、肺炎等其他疾病。

水溶性造影剂的食管造影是诊断食管穿孔的首选确诊手段,特异性 100%,颈段穿孔敏感度 80%,胸段穿孔敏感度 90%。不宜用钡剂造影,以免漏至纵隔引起并发症。见造影剂外溢即可确诊,同时可明确破口的位置、大小及方向,有利于制定恰当的治疗方案。这种方法可识别 50% 的颈段食管穿孔以及 75%~80% 的胸段食管穿孔,造影阴性不能完全排除食管穿孔。对可疑病例应重复检查,部分穿孔较小的病例,可谨慎考虑稀钡造影,患侧卧位提高黏膜相的检出率。

CT 是目前常规检查及疗效评估的有力手段。食管穿孔的 CT 表现包括:①食管周围软组织的积气征;②食管壁的增厚;③食管周围纵隔内脓肿形成;④胸腔积液或液气胸。能综合提示穿孔的位置、纵隔或胸腔污染的情况,为保守治疗时病情进展的判断提供比较基础,为脓液引流提供定位指导。增强 CT 在异物性穿孔的优势更为明显,能确切显示异物与纵隔内大血管的关系,成为是否内镜取异物的判断依据。

食管镜检查可对食管破口位置、大小、层次及严重程度进行可视性检查,同时观察有无潜在食管基础病变,甚至可以进行内镜下治疗,故可在有诊疗条件的中心开展。但因内镜操作可能会加重食管破损甚至纵隔感染,因此疑诊食管穿孔或破裂时急诊评估流程中不常规包含食管镜检查。

【治疗】

食管穿孔或破裂一旦发生,病情凶险,死亡率可高达 36%~50%。病情迁延可引起纵隔炎、纵隔脓肿、主动脉破裂、支气管纵隔瘘等严重致死性并发症。治疗能否成功取决于穿孔的部位、破口的大小、入院的迟早和治疗措施的选择以及患者的身体基础等诸多因素。就诊时往往不存在"最优方案",应根据每个患者的具体情况综合制定个体化治疗。大的原则是减少或阻断感染蔓延,尽早闭合破口。

(一) 初始治疗

1. 高风险、病情不稳定、合并症多的患者收入重症监护单元。

2. 安顿患者,监测血流动力学,积极充分液体复苏。

3. 严格禁食、禁水。

4. 全肠外营养(TPN)。

5. 静脉应用广谱抗菌药物和抗真菌药物。

6. 静脉应用质子泵抑制剂(PPI)。

7. 充分引流脓腔,胃肠减压。

8. 评估手术与保守治疗的可行性。

9. 放置空肠营养管。

(二) 治疗目标

1. 充分清创引流颈部脓肿以及被污染的纵隔与胸腔。

2. 旷置或封闭食管破口,尽可能恢复消化道的完整性,减少消化液溢出。

3. 防治胃内容物反流。

4. 合理有效的抗生素治疗。

5. 积极的营养支持,以肠内营养通道的建立为首选。

6. 积极的呼吸支持,保证肺的充分扩张。

7. 对术后可能残存的脓腔进行有效地定位与引流。

(三) 保守治疗

小的食管器械性穿孔,或食管穿孔不久即确诊的病例。无明显主观症状,无发热、白细胞增高以及纵隔炎或胸腔受累等证据,可行保守治疗。任何食管穿孔有大量内容物外漏,且出现明显感染表现,则不应当采取保守疗法。

所有保守治疗都应有胸外科及重症管理医师参与评估,反复评价影像学及感染指标(每 6 小时复查血常规,必要时复查 CT),一旦感染进展应及时行手术干预。

(四) 手术治疗

积极合理的外科治疗策略有助于降低绝大多数食管穿孔及破裂患者的病残率和病死率。

1. 颈部食管穿孔的手术治疗　约 80% 颈部食管穿孔可保守治疗成功。破口较大、贯通伤或脓肿进行性加重并有下行扩散风险时,应积极手术治疗。手术关键在于实现颈部脓肿的彻底引流,防止下行性纵隔感染,而非破口的修补。因颈部组织空间致密,血运丰富,充分引流即可促进破口愈合。选择症状、体征较重或 CT 显示颈深部脓肿形成侧的胸锁乳突肌前缘下 1/3 切口,充分暴露颈段食管全长,应充分游离颈深间隙并注意保护纵隔胸膜,到达 CT 可见脓腔最低点,充分廓清颈部脓肿与感染物、彻底冲洗并将负压引流管放置在最低点以防感染源破入纵隔下行。如能找到食管破口,可修剪坏死边缘后用可吸收线间断分层缝合。如不能发现破口不必刻意翻找,避免副损伤。术后需密切关注负压引流是否通畅,必要时可开放引流。怀疑合并气管损伤者,应修补后在气管与食管间置入加固带蒂肌瓣。

颈段食管穿孔恢复快,术后 1~2 周可行食管造影或口服亚甲蓝判断是否愈合。

2. 胸部食管穿孔或破裂的手术治疗　胸部食管穿孔或破裂病情重、预后差,故治疗应更积极。保守治疗指征需严格把握。常用的手术治疗方法包括清创引流+漏口修补加固、食管切除、食管转向、T 管转流等。

手术目的同样是为了实现胸腔内感染性液体的充分引流,修补食管裂口,防止纵隔重要脏器被感染侵蚀。经胸入路根据穿孔或重点清创部位来确定,下段食管穿孔,多破入左侧胸腔,可行左侧进胸;中段食管以上,多行右侧进胸。进胸后充分显露纵隔,将坏死及炎性组织彻底清除。

无保守治疗指征的胸段食管穿孔应及时手术治疗,黄金时期是穿孔后 24 小时内,即使超过 24 小时,可能情况下仍要首选一期手术修补,以分层、对拢缝合为主,组织条件不足时,可应用自体加固补片(如肋间肌瓣)宽松包绕破口。有远端梗阻基础疾病的患者应同期进行解除梗阻并抗反流手术。

如为食管癌检查过程中穿孔、穿孔合并反流性食管炎导致的长段食管狭窄、反复扩张后仍严重的贲门失弛缓症、延迟诊断的穿孔伴较长段食管阶段性坏死者,应考虑食管切除,同期或分期消化道重建取决于纵隔受污染程度,必要时可走胸骨后颈部吻合方法。

随着技术的进步及重症支持的发展,食管旷置、转流的方法已很少使用,适用于无其他手术方式可选的食管广泛损伤的患者。

胸段食管穿孔术后治疗的重点是保持胸腔及纵隔的引流通畅,术中应充分清创并合理放置引流(穿孔部位、最低点及流出道)。在造影证实食管壁完整性恢复、胸膜腔完全封闭后才能像慢性脓胸一样先开放引流后逐步退管。若术后 CT 发现任何包裹积液等引流不满意情况,应尽量并可多次 CT 引导下穿刺引流。

【预后】

食管穿孔与食管破裂的总病死率接近 20%。预后取决于从发病到确诊并开始合适治疗的时间,也取决于患者身体基础,延误诊治被认为是引起死亡的主要原因。

预后最差的为自发性食管破裂,病死率高达 36%(报道区间 25%~100%),主要原因是早期症状不典型,超过 80% 的病例诊断被延误,从而引发了严重的脓毒血症及感染性休克,使病死率明显升高。位于病死率第二位的是医源性穿孔,病死率 19%(7%~33%)。第三位是外伤性穿孔,病死率 7%(0~33%)(存在识别偏倚,多为颈部食管穿孔的报道)。

从穿孔部位上,颈部、胸部、腹部食管穿孔的病死率分别为 6%(0~16%)、27%(0~44%)、21%(0~43%),与颈部穿孔后感染易引流控制有关。

穿孔发生与治疗干预开始间的时长是影响食管穿孔预后的重要因素。治疗延迟 24 小时将导致病死率成倍升高,文献报道 24 小时以内开始治疗病死率为 9%~14%,而超过 24 小时者病死率可上升至27%~86%。发病 24 小时内实现一期修补是食管穿孔和食管破裂的最佳治疗选择。

（崔玉尚）

参 考 文 献

[1] Kassem MM,Wallen JM. Esophageal Perforation And Tears.Treasure Island(FL):StatPearls Publishing,2023.
[2] 胡盛寿.心胸外科学高级教程.北京:人民军医出版社,2012:452-462.
[3] 赵珩,高文.胸外科手术学.北京:人民卫生出版社,2017:788-797.
[4] 国家卫生计生委人才交流服务中心.消化内镜诊疗技术.北京:人民卫生出版社,2015:386-397.
[5] 张志庸.协和胸外科学.2 版.北京:科学出版社,2010:621-627.

第十节　食　管　异　物

食管异物(esophageal foreign body)是指未经咀嚼处理的食物团块或非食用物体停留或嵌顿于食管内的临床情况,常见于不能自理的幼儿和老年人,以及醉酒状态、自杀倾向的成年人或有特殊目的的罪犯。食管异物是常见消化内镜急症,在非胆系急诊中,仅次于上消化道出血和下消化道出血,近年报道逐渐增多。80%~90% 的食管异物可顺利排下(如肉块、药片、糖块,意外吞咽果核、瓜子、石子等)。常见就诊的食管异物包括果核、枣核、鱼刺、骨头、硬币、电池(纽扣电池)、义齿、首饰、刀片甚至毒品包等,在吞咽动作不协调时或有意为之者可嵌顿于食管生理狭窄或病理梗阻部位,从而导致一系列病理生理改变。

【流行病学】

食管异物可发生于任何年龄,最多见于 6 个月至 6 岁儿童,其次为戴义齿的老年人、精神病患者,痴呆、酗酒等成年人,还有一些故意反复摄入的罪犯。随着社会发展,食管异物男女比例从 3∶1 逐渐至1∶1。食管异物的发病率与饮食习惯、食物种类、烹调方式及不良生活习惯有关。随着人口流动和迁移,食管异物的地域性特征不再明显,而社会性问题逐渐凸显,如无人悉心照顾的儿童和生活不能自理的患者,义齿缺乏维护或更新的老人,酗酒、涉毒等不良生活习惯者,成为食管异物及并发症的高危人群。

Aiolfi 等系统回顾了 61 篇成年人食管异物文献,共纳入了 13 092 例食管异物患者(病例数 10~1164,年龄 15~70 岁,男性 52%,精神障碍者占比 0~85%),其中 54 篇(共 10 535 例)报道了异物的类型,尖锐异物 4014 例(38.1%),钝圆异物 2576 例(24.5%),长条形异物 270 例(2.6%),以及毒品小包 43 例(0.4%),尖锐异物中绝大多数为鱼刺或鸡骨(80.7%,n=3242)。食物团块哽噎发生率位居第二(36.2%,n=3624),仅有的一项流调称每年"首次被食物噎住"事件多达 25/10 万。异物嵌顿位置在颈段狭窄处 66.9%,胸段狭窄处 24.7%,仅 8.4% 位于第三狭窄。常见食管基础病为食管狭窄(33.9%),食管裂孔疝(20.2%),食管蹼或缩窄环(17.1%),约有 9.5% 的患者就诊时存在嗜酸性食管炎。有 44 篇文章报道了食管异物的成功处理情况(n=9648),其中,分别有 65.1% 及 16.8% 的患者应用了纤维内镜或硬质食管镜取出,有 325 名(3.4%)患者因食管穿孔、食管瘘、内镜取出失败行手术治疗,1691(17.5%)采用药物或保守治疗好转。30 篇研究报道了并发症情况(n=6871),异物相关穿孔 1.4%,医源性穿孔 0.3%,感染相关 0.6%,出血 15.4%。

【病理生理改变】

当异物嵌顿到食管某一部位后,局部即产生炎症反应,其轻重与异物有无刺激性、边缘是否锐利以及异物存留时间长短有关。光滑无刺激的异物如硬币等,可以在食管内存留数月甚至数年之久,而食管仅有轻度肿胀及炎症。若为枣核、骨刺等尖锐性异物,则可能刺破食管黏膜,食管局部可迅速出现炎症肿胀,继而发生溃疡或穿孔,形成食管周围炎、脓肿和纵隔炎。纽扣电池作为特殊类型食管异物,应结合电池电量、电池直径等综合考虑,因电池漏电、破裂可导致食管灼伤和化学伤,后果严重,应积极取出。如果异物嵌顿毗邻大血管,严重者可腐蚀并穿透血管壁,发生致死性大出血。长期存留在食管内的异物因长时间的刺激,可产生食管狭窄,其上段食管可扩张或形成憩室。少数病例可逐步破溃进入气管,形成气管-食管瘘。

【临床表现】

与异物所在部位、大小、性质有关。多数发生后即有症状,症状的严重程度与异物的特征、位置及食管壁的损伤程度有关,尤其是异物有无穿破食管壁。主要症状如下。

1. **吞咽困难**　与异物所造成的食管梗阻的程度有关。完全梗阻者症状明显,流质难以下咽,多在吞咽后立即出现恶心、呕吐;异物较小者,仍能进食流质或半流质饮食。

2. **异物梗阻感**　异物偶然进入食管后,患者有异物梗阻食管内的感觉,若异物在颈段食管则症状更为明显,患者通常定位在胸骨上窝或颈下部;若异物在胸段食管可无明显梗阻感,或仅有胸骨后异物哽咽感。

3. **疼痛**　异物嵌顿在上段食管疼痛最为明显,吞咽时疼痛加重,甚至不能转颈;异物嵌顿在中段食管疼痛可在胸骨后,有时放射到后背;异物嵌顿在下段食管疼痛更轻,可引起上腹部不适或疼痛。疼痛程度常表示异物对于食管壁的损伤程度,较重的疼痛是异物损伤食管肌层的信号。通常光滑的异物引起钝痛,尖锐的异物引起剧烈锐痛,食管黏膜损伤常为持续性疼痛,且随吞咽运动阵发加重。有时疼痛最剧烈处可提示异物的停留部位,但其定位的准确性有限。

4. **涎液增多**　儿童及卧床老年人此类症状明显。与吞咽痛、消化道梗阻和反射性唾液分泌增加有关,异物嵌顿于颈段食管时更为明显,严重者出现血性涎液。

5. **反流症状**　异物存留食管后可发生反流症状,其反流量取决于异物阻塞食管的程度和食管周围组织结构的感染状况,少数患者会出现反射性呕吐。

6. **其他**　呼吸困难、咳嗽、发绀等呼吸道症状,主要见于婴幼儿,尤其是在食管入口处及食管上段的异物。异物较大或尖锐带刺者,可压迫喉或损伤黏膜引起炎症。呕吐物的误吸或异物刺伤喉、气管壁,使部分异物从食管排到气管,形成所谓的迁移性异物,引起上述的呼吸道症状。

【并发症】

食管异物并发症发生率为3%~7%,死亡率低于1%。异物穿破食管可形成各种并发症。食管内并发症最为常见,主要包括食管炎、Zenker憩室、食管瘢痕性狭窄等;食管外并发症包括食管穿孔、食管周围脓肿、颈间隙感染、纵隔感染及脓肿、食管-气管瘘、脓气胸及大血管破裂出血等。其中食管穿孔最为常见,是其他各种食管外并发症的病理基础。合并食管外并发症时,患者可出现相应的全身症状和局部表现,特别值得警惕的是可以引起致死性大出血的食管-主动脉瘘。食管穿孔致纵隔感染可有高热、白细胞升高、感染性休克等多种表现。

【诊断】

吞咽异物的病史对于诊断非常重要。凡患者有明确食管异物病史,随即出现吞咽困难、疼痛或其他症状,应疑诊食管异物,可靠性甚至优于X线检查。

但婴幼儿和部分生活不能自理者无法提供病史,不能表达主诉,进食流食可无症状,可不出现吞咽困难,或合并呼吸道症状而延误诊断。当此类人群出现拒食、涎液突然增多、进食后不明原因的呕吐、烦躁不安,用手搔抓颈部等,应想到本病。

尖锐异物嵌顿于颈部食管者,吞咽痛明显,晃动甲状软骨症状加重,声嘶不明显,需与会厌炎鉴别。不建议饮水等,以免加重纵隔感染(参见“食管穿孔”章节)。

1. **X线检查**　可初步判断有无食管异物及异物停留部位,对X线不透光的异物如金属异物,具有重要诊断意义。某些骨片因投影角度需加行X线侧位检查。对于X线完全不显影异物,首选水溶性对比剂进行食管造影,避免食管穿孔相关并发症,如无穿孔且显影不良,可再应用稀钡造影。

2. **CT检查**　可见椎前软组织肿胀增厚、气管和食管移位、Zenker憩室、上纵隔增宽等间接影像,有助于异物的诊断。食管穿孔初期可见食管旁气影。CT重建技术可更好地识别食管细小异物。目前逐渐取代 X 线的首诊地位。

3. **食管镜检查** 包括硬质食管镜和纤维食管镜检查,是最为可靠的检查及治疗手段。检查时可发生恶心或呕吐,食管腔因此扩张,部分横位的尖锐异物如枣核等,可脱落而咽入胃内,使食管镜检查时看不到异物存留,但若发现食管局部有损伤或充血肿胀则说明曾有异物存留。通常镜下所见的异物类型为阻塞型、刺入型和混合型,检查时一经发现即予以取出。婴幼儿检查时应注意气道保护及呼吸维持。

【治疗】

异物诊断明确,应及早行内镜检查,以改善症状、防治并发症,嵌顿时间越长局部炎症水肿越重,检查和取出操作风险越大。

多数 24 小时内就诊、即刻实施取物者,并发症及损伤发生率很低。如患者就诊时异物梗阻时间超过 24 小时,全身情况较差,怀疑食管穿孔,局部或纵隔出现感染时,可积极稳定病情、液体等支持治疗并控制感染后再行异物取出。食管异物合并颈段食管周围脓肿或咽后脓肿且积脓较多时,按颈部食管穿孔手术治疗。合并纵隔脓肿甚至与大血管关系密切者,应积极考虑胸部手术治疗(参见食管穿孔章节)。

1. **内镜下食管异物取出** 内镜是食管异物的首选确诊和治疗的手段,疑诊食管异物患者都应行内镜检查。目前有硬质食管镜和纤维消化内镜两种,早期因纤维内镜支持力不足,抓持工具有限,首选硬质食管镜取异物;近年随着纤维内镜技术的发展,抓钳、套索、网兜、套袋等捕捉工具以及切开、射频等治疗工具的出现,纤维内镜因其舒适、安全、有效逐渐成为食管异物取出的首选。取出方法与首诊科室的业务习惯亦有相关性,颈段异物多由耳鼻喉科首选硬质食管镜完成。

可在局麻下初次完成检查并尝试取物,若局麻内镜取物失败、精神紧张、无法配合、并发症风险高者,应考虑全身麻醉下内镜取异物。患者配合不佳会出现食管痉挛,加重异物嵌顿,增加取异物副损伤的风险。全身麻醉下可使食管肌肉松弛,解除食管痉挛,有利于异物的取出,同时充分的气道保护可避免误吸或其他气道意外的可能。

食管上段异物多横位卡顿在环咽肌水平(Killian 三角),尖形异物两端卡于食管壁上,硬币等扁圆形异物则常紧贴于食管后壁。婴幼儿食管异物,如枣核、杏核等大多停留在环咽肌入口之上,采用直达喉镜下夹取较方便。食管镜检查时须逐步深入,保持食管内正中位,全面探查食管前、后、左、右四壁,避免速度过快超越异物而漏诊。异物上方常有食物潴留,可提示异物位置,应吸净食物残渣,减少误吸风险并充分暴露异物的位置及周围组织条件。胸部食管周围组织较松,食管有伸缩性,所以,停留于食管第二狭窄部位异物多较大、不整齐,嵌顿于主动脉弓或隆突水平。

横亘异物可先游离异物安全侧(未破溃侧或右侧),使其松脱并转至纵行,然后与食管镜或置入取物袋中一并取出。遇到大而不能转位的异物,须牢牢夹住异物中间部位,并用镜头挤压固定异物,一并拔出。减少退出环咽肌入口部脱落的可能。高度怀疑异物刺入主动脉者应开胸取出异物。食管异物进入胃者,有中毒或损伤风险,不便自行排出者,如电池、刀片、毒品包等,可消化内镜或腹腔镜下切开胃壁取出。有报道用 Foley 管水囊法拖取食管异物的方法,适用于不便钳取的较大光滑异物。

2. **食管异物的相关手术治疗(参见"食管穿孔"章节)** 虽然大多数食管异物可经食管镜取出,但仍有少数病例经食管镜难以取出,或因异物所导致的并发症(如食管周围脓肿、食管穿孔及食管动脉瘘等)需要外科手术治疗。

(1) 食管异物继发脓肿的清创引流术:①食管镜内切开引流术。主要用于胸段食管周围较小的脓肿,通过食管镜切开引流,亦可引流后在脓腔放入细导管进行灌注。术后可取头低足高位以利于引流。②颈侧切开术。异物穿孔所引起的颈段食管周围脓肿和后上纵隔脓肿,可采用颈侧切开术。沿胸锁乳突肌前缘切开,逐层解剖至食管间隙,切开脓腔,吸尽脓液,探寻异物并取出,尽量不扩大食管破口。手术关键在清除脓肿、彻底引流、预防下行性纵隔感染。③纵隔切开引流术。脓肿如破入胸腔可引起脓气胸,也可从气管前间隙、食管后间隙下行,形成局限性纵隔脓肿。可根据清创需求选择手术入路及引流方式,以达到清除脓肿、彻底引流、预防纵隔感染的致死性并发症。

(2) 食管切开异物取出术:早年对于巨大异物或食管镜下难以取出的异物,无论是否发生食管穿孔,均会考虑手术切开食管取出异物。随着麻醉配合内镜技术的发展,微创理念的推广,食管切开取异物的手术方式逐年减少,因为切开食管本身增加了愈合不良相关的风险。此种方法主要应用于病情迁延,食管组织感染损伤严重,内镜禁忌或增加出血或感染播散风险时,往往患者病情危重。异物引起食管穿孔甚为常见,在引起食管穿孔的原因中,食管异物仅次于医源性穿孔而位居第 2 位。异物引起的穿孔多由尖锐异物所致,特别是异物吞入后强吞饭团企图迫使异物进入胃内容易引起穿孔,可在食管异物吞入后即刻或延迟发生。有关手术及治疗可参阅"食管穿孔"章节。

(3) 食管主动脉瘘的手术治疗:食管主动脉瘘是食管异物少见而最为凶险的并发症,多发生在主动脉弓狭窄部,发生率在 2% 左右。多由异物诊治迁延、异物穿破食管后继而穿破主动脉,或继发慢性纵隔感染侵蚀所致。患者可有食管主动脉瘘的 Chiari 三联征——胸骨后疼痛、信号性呕出动脉血和无症状期后的大出血,如不能得到及时诊治,死亡率极高,因而邻近主动脉的食管异物应高度重视。

患者如有少量呕血,多为大出血的前兆,应积极抢救,在低温麻醉下做好阻断主动脉及左心转流的准备,一般采用左胸径路行瘘修补术、血管移植或主动脉旁路手术,但往往出血迅猛。此类患者往往存在血行播散感染,血管修补或植入物的再感染、再漏风险亦很高,预后极差。近年来大血管介入技术更加普及和成熟,若考虑主动脉出血风险大,可先内置覆膜支架再手术,降低即时大出血风险,此种方案需严格警惕术后置入物及纵隔感染的风险。

【预防】

1. 加强"吃饭不说话、细嚼加慢咽"的健康科普,宣教食管异物可致的灾难性并发症。

2. 加强育儿宣教及玩具安全性告知义务的落实,婴幼儿看护人应注意保管细小物品并教育儿童不要把玩或含耍。

3. 行动不便或生活不能自理者的看护人需注意膳食管理,尽可能避免枣核、鱼刺等尖锐异物的摄入。

4. 活动义齿或牙齿松动者应注意口腔健康的管理和维护,睡前、全身麻醉或昏迷患者,应将活动的义齿取下。

5. 误吞异物后,可适当观察等待,切忌应用"土办法"强行吞咽大块食物推挤异物,以免加重损伤,增加风险,症状持续不缓解者应立即赴医院诊治。

(崔玉尚)

参 考 文 献

[1] Aiolfi A,Ferrari D,Riva CG,et al. Esophageal foreign bodies in adults:systematic review of the literature. Scand J Gastroenterol. 2018,53:1171-1178.
[2] 胡盛寿. 心胸外科学高级教程. 北京:人民军医出版社,2012:463-470.
[3] 国家卫生计生委人才交流服务中心. 消化内镜诊疗技术. 北京:人民卫生出版社,2015:386-397.

第五章 纵 隔 疾 病

纵隔(mediastinum)指的是左、右纵隔胸膜之间的全部器官、结构和结缔组织的总称。纵隔稍偏左,为上窄下宽、前短后长的矢状位。纵隔的前界为胸骨,后界为脊柱胸段,两侧为纵隔胸膜,下界为膈肌,上界为胸廓上口。纵隔常以胸骨角水平面将其分为上纵隔和下纵隔两部分,下纵隔又以心包为界将其分为前纵隔、中纵隔和后纵隔三个部分。纵隔内有许多重要的脏器位于其中,上纵隔内有胸腺、出入心脏的大血管、膈神经、迷走神经、食管、气管和胸导管等。前纵隔内主要是结缔组织和淋巴结。中纵隔内有心包、心脏及出入心脏的大血管根部。后纵隔内有胸主动脉、奇静脉、食管、主支气管、迷走神经、胸交感干、胸导管和淋巴结。

纵隔的边界:上方到胸腔入口,下方到膈肌,前方为胸骨,后方为脊柱。一般将纵隔分为 4 个区域:上、前、中和后(图5-1,彩图见书末)。上纵隔:胸腔入口到胸骨角与第 4 胸椎下缘水平线。下纵隔:从上述水平线到膈肌。下纵隔再分为前、中和后三部分。前-中纵隔的分界为前心包。中-后纵隔的分界为气管分叉、肺血管和心包的后部。

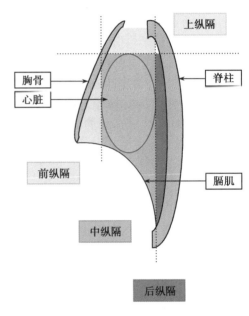

图 5-1 纵隔分区示意图

第一节 纵 隔 炎

【分类】
根据发病原因和时间间隔的不同,纵隔炎可以分为两类。

1. **原发性纵隔炎** 是一种病因不明,慢性隐匿起病,以纵隔内纤维组织异常增生为表现的疾病。原发性纵隔炎早期患者症状轻微,后期可出现纵隔内重要器官压迫症状。

2. **继发性纵隔炎** 急性起病,有明确诱因,多见于胸骨劈开术后、呼吸道或消化道穿孔,少数见于口咽部感染(也称下行性纵隔炎)。一般伴有高热、寒战、心动过速等全身中毒症状。

本章后面内容将讨论临床常见的纵隔炎的诱因、临床特点、诊断和治疗原则。

一、胸骨切口深部感染

胸骨切口深部感染(deep sternal wound infection,DSWI)最常见于心脏手术后,发生率一般为 0.2%~3%。目前明确的危险因素包括以下三方面。①术前因素:肥胖、糖尿病、吸烟、慢性阻塞性肺疾病,充血性心力衰竭或射血分数降低,身体其他部位存在感染灶和肾功能不全等;②术中因素:双侧乳内动脉搭桥,二次手术,延长的体外循环和主动脉钳夹时间,急诊手术,胸骨固定不当和止血不佳等;③术后因素:输血、呼吸衰竭、长期机械通气,术后早期气管切开和住院时间长等。

金黄色葡萄球菌和表皮葡萄球菌是最常见的病原菌,占50%~80%;其次是革兰氏阴性菌,如假单胞菌、沙雷氏菌和克雷伯菌。真菌相对罕见,常规治疗无效或者长时间使用抗生素的情况下应考虑。

【临床表现】

症状包括发热(>38℃)、白细胞增多和败血症表现。体征有伤口红肿或裂开,脓性分泌物和胸骨不稳定。当胸骨存在不稳定时,呼吸或侧卧位时可导致切口处疼痛,对胸骨处的加压可使疼痛加重。

【影像学检查】

胸部X线提示纵隔积气、增宽,部分可以见到气-液平。胸部CT扫描是首选方法,既可明确诊断,也可以评估纵隔炎的严重程度并指导下一步治疗。CT征象包括:①胸骨错位;②纵隔内积气、积液和脓肿形成;③病程超过30天,可以显示胸骨骨质和纵隔软组织受累情况。PET-CT也可用来评估感染的位置和范围,指导治疗。

【诊断】

DSWI的诊断包括手术史、临床症状、实验室检查和影像学证据。DSWI的诊断标准如下。

术后30天内出现下列其中一项。

1. 胸部切口有脓性分泌物。

2. 血或纵隔引流液培养阳性。

3. 手术探查、术后病理检查或影像学证实有脓肿形成或感染的证据。

同时有下列症状之一:

发热>38℃。

胸痛。

胸骨不稳定表现。

应当注意,术中使用人工材料情况下,DSWI可在术后1年内出现。

【分级】

1996年,EI Oakley和Wright提出胸骨伤口感染严重程度的分级标准(表5-1)。

表5-1 胸骨伤口感染严重程度分级

胸骨伤口感染	类型	累及组织	分级
伤口浅表感染	1	皮肤和皮下组织	浅表伤口感染
伤口深部感染	2a	超过类型1,未累及胸骨后组织和骨质	深部切口感染(DSWI)
	2b	超过类型1,累及胸骨后组织	纵隔炎
	2c	超过类型1,累及胸骨后组织和骨质	
	2d	骨髓炎	

【预防】

预防是减少DSWI发生最重要的方法。推荐以下预防措施:①所有心脏手术患者术前筛查鼻腔内的金黄色葡萄球菌;未进行筛查的患者常规接受5天的莫匹罗星局部治疗。②术前淋浴减少细菌定植。③优化术前状况,包括纠正低蛋白血症(要求ALB>30g/L)、治疗身体其他部位感染、控制血糖(要求GLU<10mmol/L)、戒烟等。④术中预防应用抗生素。⑤优化手术技术细节:胸骨固定技术改进;仔细止血;限制电刀使用;避免过度分离组织等。

【治疗】

治疗原则:早期发现、及时合理应用抗生素、积极地外科清创和应用组织瓣等。

外科治疗是DSWI治疗的中心环节。外科清创后没有明显感染的伤口,如果胸骨无明显缺损,可以I期缝合伤口。清创后无感染的伤口,如果由于胸骨缺损大不能直接缝合,可以采用组织瓣(大网膜瓣、胸大肌瓣、前锯肌瓣或腹直肌瓣等）覆盖。如果伤口感染重，需要反复清创处理，可以暂时采用真空辅助闭合装置（Vacuum-assisted closure，VAC）。VAC 是一种由聚氨酯制成密封良好的装置，可以覆盖在胸骨伤口上连续或间歇地施加低于大气压的负压。其作用机制包括：通过负压作用，促进局部血流；减少组织水肿；减少细菌量；排除积液、坏死组织和蛋白质，通过加速肉芽形成促进伤口愈合。Obdeijn 等用 VAC 治疗 3 例 DSWI 患者，均避免了二次手术。Sjogren 等研究表明，DSWI 患者采用 VAC 治疗后的长期生存率与无纵隔炎的患者类似。

2014 年，van Wingerden 提出根据 DSWI 严重程度确定治疗策略，即 AMSTERDAM 分级（表 5-2）。

表 5-2 DSWI 外科治疗的 AMSTERDAM 分级

分级	胸骨稳定性	骨活性及骨量	重建方法	胸骨重建时机
1	稳定	少量骨损失	VAC	—
2a		有活性；充足	局部肌肉覆盖	I 期闭合
2b			肌肉瓣或网膜瓣	延迟闭合
3a	不稳定	有活性；充足	胸骨重新固定	I 期或延迟闭合
3b			胸骨重新固定+肌肉或网膜瓣覆盖	I 期或延迟闭合
4a		坏死；不足	肌肉瓣覆盖	
4b			网膜瓣覆盖	
4c			肌肉瓣和网膜瓣覆盖	

注：DSWI：胸骨深部切口感染；VAC：真空辅助闭合装置。

【预后】

DSWI 显著增加住院时间和费用、围手术期死亡和 1 年死亡率。DSWI 的院内死亡率可达 1.1%~19%。而 Braxton 等报告，并发 DSWI 的冠状动脉搭桥患者的 1 年生存率为 78%，远低于不合并 DSWI 的患者（95%）。术后 4 年后死亡率则增加 3 倍。早期诊断、治疗可以减轻这种负面影响。

二、下行性坏死性纵隔炎

下行性坏死性纵隔炎（descending necrotizing mediastinitis，DNM），为口咽部感染引起的急性化脓性纵隔炎。这种纵隔感染比较罕见，但致死率高。

【病因】

下行性坏死性纵隔炎的发病原因依次为牙源性感染（占 36%~47%）、咽部感染（33%~45%）和其他头颈部感染（5%）。其他少见的原因包括颈部外伤，颈部或纵隔手术。

病原菌包括需氧和厌氧菌，主要是由革兰氏阳性菌[如链球菌（43%~62%）和厌氧菌（46%~78%）]引起，少量是由革兰氏阴性肠杆菌引起，如克雷伯菌（4%~8%）。患者的危险因素包括糖尿病（13.3%）、酒精中毒（17.7%）、肿瘤（4.4%）、放射性坏死（3.3%）和高龄（>70 岁）等。

【临床表现】

早期症状轻微，后期的典型表现包括上身区域皮肤僵硬、肿胀和颈部疼痛。部分患者出现脑神经麻痹、喘鸣或吞咽困难。体检可见颈部和上前胸壁弥漫性红肿、变硬，局部可能出现水肿。患者常伴有胸骨后疼痛，吞咽困难，还可能会出现咳嗽和呼吸困难。随着累及范围扩大，可以出现胸膜炎、心包积液、胸腔积液，非特异性心电图改变，甚至导致腹膜后感染。严重者可导致急性呼吸窘迫综合征、心脏压塞和脓胸。症状可出现于颈部感染后 12 小时至 2 周内，最常见 48 小时内。

【影像学检查】

首选 CT 扫描，典型特征：①纵隔增宽（100%）；②纵隔积气（19%~54%）；③气-液平（30%~55%）；④胸腔积液（67%~85%）；⑤其他征象，包括气管前移、颈椎失去正常的脊柱前凸、心包受累等。

【诊断】

口咽部感染的患者一旦出现胸痛、发热、呼吸或吞咽困难，应考虑 DNM 的可能。Estrera 提出 DNM 的诊断标准：①严重全身感染的临床表现；②纵隔炎的典型影像学特征；③手术或尸检证实；④口咽部感染和 DNM 存在联系。

【治疗】

治疗原则包括外科引流、抗生素和气道管理。ENDO 等提出应用 CT 评估纵隔炎的严重程度、纵隔脓肿的位置和制定外科手术方案。他将 DNM 分为三型，Ⅰ 型：脓肿位于气管分叉以上，选择颈部入路进行引流；Ⅱa 型：脓肿位于隆突水平以下的前纵隔，采用颈部+胸部或剑突入路引流；Ⅱb 型：脓肿位于隆突水平以下后纵隔，采用颈部+胸部入路引流。Marty-Ane 则提出无论脓肿位置如何，选择颈部+标准开胸入路引流。随着微创外科的进展，有报道表明纵隔镜或胸腔镜可以达到与开胸类似的引流效果。不推荐经皮穿刺引流，但危重患者紧急减症处理时可以采用。选择蛤壳式入路时应慎重，其缺点是不能充分引流后纵隔，且存在术后骨髓炎及不愈合的风险。术后推荐使用无菌或含抗生素溶液进行持续冲洗，可提高成功率。早期应使用广谱抗生素（比如碳青霉烯类），必要时多种抗生素联合使用；在获得培养结果后，有针对性调整抗生素。如果出现气道受压或预计需要长期呼吸机支持，建议气管切开。但气管切开可能加剧感染的扩散，应慎重开展。

【预后】

DNM 死亡率曾经高达 40%~50%。高死亡率的原因，包括诊断和治疗的延迟，以及感染迅速蔓延导致的脓毒血症。死因包括暴发性败血症、感染侵蚀血管导致的大出血、误吸、转移性颅内感染、脓胸和化脓性心包炎伴填塞等。目前，因为采取了更积极的方法，死亡率已降至 15.4%。

三、消化道穿孔

【病因】

消化道穿孔（digestive tract perforation，DTP）会导致纵隔感染。食管自发破裂、医源性创伤导致的食管穿孔和食管胃切除术后吻合口漏，是引起急性纵隔炎最常见的原因。但是，纵隔炎也可能是由于气管破裂和气管损伤所致。

【病原菌】

DTP 最常见于食管穿孔，其病原菌类型取决穿孔部位、患者的临床状况、肠内营养和胃酸抑制的使用、免疫抑制的程度以及抗生素使用情况。近期未接受抗生素治疗的健康成年人中，常见病原菌是链球菌、奈瑟菌属、嗜血杆菌、厌氧菌和镰刀嗜血杆菌等。在那些病情危重且已经接受抗生素治疗的患者中，常见需氧革兰氏阴性菌、金黄色葡萄球菌和假丝酵母菌。

【临床症状】

发热、胸痛、寒战和心动过速等全身感染表现。白细胞、C 反应蛋白和降钙素原增高。

【影像学检查】

推荐胸部 CT 扫描。CT 表现可以参见 DNM。

【诊断】

根据病史、症状、体征、辅助检查和影像学不难确诊。

【治疗原则】

1. 消除感染源　进行食管修补或外置。

2. 纵隔充分引流，减少纵隔脓肿形成。

（1）放置胃管减压，以减少胃反流和进入纵隔。

（2）应用广谱抗生素。

3. 营养支持。

4. 在合适的条件下，恢复消化道的连续性。

【预后】

报道的消化道穿孔死亡率曾经高达 20%。目前随着早期诊断、支持和治疗手段的提高，死亡率已经明显下降。

四、纤维化纵隔炎

纤维化纵隔炎(fibrosing mediastinitis,FM)是一种罕见的良性过程,表现为致密的纤维组织在纵隔内广泛沉积,后期可以包裹和压迫一些重要的纵隔结构(如腔静脉、食管、气管以及肺动、静脉)而出现症状。

【病因】

病因不十分明确。在美国,最常见于荚膜嗜血杆菌感染后。其他病因包括曲霉菌、隐球菌、非结核分枝杆菌感染、恶性肿瘤(特别是淋巴瘤和间皮瘤)、自身免疫性疾病(如白塞病、风湿)、放疗、创伤和服用马来酸二甲麦角新碱等。FM 常合并其他纤维炎症反应性疾病和自身免疫性疾病,例如抗中性粒细胞胞浆抗体(ANCA)相关血管炎和白塞氏病、特发性腹膜后纤维化、硬化性胆管炎、眼眶假瘤、IgG4 相关性疾病等。10%~20% 的 FM 患者未发现明确诱因,被称为特发性纵隔炎(idiopathic mediastinitis)。

【病理表现】

主要病理特征是纵隔内弥漫且边界不清的纤维组织浸润,偶尔可累及颈部的软组织、后纵隔和肺部。组织学上,可见纤维结缔组织包裹纵隔结构,浸润纵隔内脂肪组织;纤维组织包含有单核细胞,常与相邻的神经、静脉和淋巴管融合。

【临床表现】

年轻人多见,但 40~50 岁患者也占很大比例。男、女发病率类似。患者中大约 40% 无任何表现,其他 60% 会出现不同的症状。临床症状取决于炎症所累及的纵隔结构,可以表现为大气道,上腔静脉,肺动、静脉和食管受压或阻塞的体征和症状。心脏、心包、主动脉、主动脉分支和冠状动脉一般较少受到累及。最常见的症状包括咳嗽、呼吸困难、胸膜炎、发热、喘息、反复发作肺部感染、咯血和吞咽困难。少数患者可能会出现全身症状,如发热或体重减轻。上腔静脉受压和闭塞可导致上腔静脉综合征(SVCS),是 SVCS 最常见的良性病因。中央气道受累表现为咳嗽、呼吸困难以及反复发作或持续性肺炎病史。静脉受累表现为进行性或劳力性呼吸困难以及咯血。慢性肺静脉阻塞可导致继发性肺动脉高压,是 FM 患者最常见的死亡原因。肺静脉阻塞也会导致肺栓塞。喉返神经受压引起的嘶哑则十分罕见。

【影像学检查】

1. **胸部影像学检查**　包括胸片和 CT 扫描,首选 CT 增强扫描。影像特征包括:①肺门肿块(100%);②纵隔肿块(100%);③钙化(86%);④气道狭窄(71%);⑤肺实变(57%)。CT 还能准确评估静脉受累的程度、位置和受压长度,并显示侧支血管。Sherrick 将 FM 分为两种类型。①局限型:占82%,病变累及右侧气管和隆突下,其中 63% 有组织胞浆菌病或结核感染的证据;②弥漫型:占 18%,累及纵隔内多个器官,这些患者此前没有感染证据,其中 50% 合并后腹膜纤维化。

CT 是诊断特发性肺纤维化的重要依据。Worrell 等提出特发性纤维化的诊断标准中最重要的依据是 CT 未发现钙化灶。如果 CT 表明有钙化征象,往往提示为继发于感染性疾病的纵隔炎。

2. **其他辅助检查**　当患者不能进行 CT 增强扫描时,可以考虑 MRI。在 T_1 加权像上表现为中等信号强度不均质、边界不清的肿块;在 T_2 加权像上表现为同时有信号增强和信号减少的混合密度肿块。信号增加代表活动性炎症,而信号减少则代表钙化或纤维组织。当纵隔炎累及食管时,建议做食管造影或胃镜。肺动脉造影适合疑似肺血管受累的患者。

【诊断】

CT 扫描是主要诊断手段。推荐活检明确病理,多数情况下支气管或纵隔镜下活检可以明确纵隔炎性病变的性质,但有时需要开胸和电视胸腔镜手术。合并 SVCS 的患者,经颈纵隔镜检查可能会有较高风险,应当慎重。当吞咽困难为主要症状时,建议进行食管镜检查。

组织活检、培养和病理检查对于明确是否为真菌和抗酸杆菌感染十分必要,尽管结果常为阴性。可进行针对分枝杆菌和真菌感染的皮内试验,或者检测血清内针对组织胞浆菌病、球孢子菌病和芽孢菌病的补体水平,滴度水平的升高提示有感染的可能性。

【鉴别诊断】

需要鉴别的疾病,包括纵隔肿瘤、淋巴瘤、恶性肿瘤的广泛纵隔淋巴转移。鉴别的依据有病史、体征和影像学特征,必要时应通过活检或手术获取组织明确诊断。

【治疗】

FM 病程通常难以预测,既可以出现自发缓解,也可以出现症状加重。大多数患者,特别是 SVCS 的患者,随着时间延长,侧支静脉循环建立而症状得以改善。无症状的患者可以进行密切观察,但是推荐组织活检明确病理并针对病因进行治疗。有临床症状的患者应给予积极治疗,措施包括:①全身性抗真菌药或糖皮质激素治疗;②手术切除;③并发症的局部治疗。有小样本研究支持全身性抗真菌药或皮质类固醇治疗,但缺乏前瞻性、随机对照试验的支持。酮康唑有可能稳定疾病进程或最大程度地改善症状。相反,也有研究不支持这个观点。除了个案报道,大多数研究表明,激素几乎没有益处。手术切除局部疾病可以治愈或改善体征和症状,但总体效果令人失望。在需要进行肺切除术的患者中,其术后并发症发生率高,且死亡率高达 50%。对于无法自行缓解的 SVCS,建议行旁路手术。当患者出现气道、肺动脉或腔静脉阻塞或狭窄时,可以通过手术切除减轻气管或食管受压,也可以应用局部治疗缓解症状,如激光疗法、球囊扩张、血管内或支气管内植入支架等。

【预后】

Loyd 等报道纤维化纵隔炎的死亡率>30%。通常死因包括反复感染、咯血或肺心病。出现症状后生存期大约为 6 年。当纵隔炎累及隆突下或双侧纵隔时,患者的死亡率较局部疾病要高。

(林　钢)

参 考 文 献

[1] Pastene B,Cassir N,Tankel J,et al. Mediastinitis in the intensive care unit patient:a narrative review. Clin Microbiol Infect,2020,26:26-34.

[2] Phoon PHY,Hwang NC. Deep Sternal Wound Infection:Diagnosis,Treatment and Prevention. J Cardiothorac Vasc Anesth,2020,34:1602-1613.

[3] Prado-Calleros HM,Jimenez-Fuentes E,Jimenez-Escobar I. Descending necrotizing mediastinitis:Systematic review on its treatment in the last 6 years,75 years after its description. Head Neck,2016,38(Suppl 1):E2275-2283.

[4] Wu Z,Jarvis H,Howard LS,Wright C,Kon OM. Post-tuberculous fibrosing mediastinitis:a review of the literature. BMJ Open Respir Res,2017,4:e000174.

[5] Thomas W,Shields A.General thoracic surgery,7th edition. philadelphia:lippincott williams & wilkins,2009,2183-2193.

第二节　纵 隔 气 肿

纵隔气肿(mediastinal emphysema)即纵隔内存在气体的异常聚集。多数患者由于积气量不多,症状轻微,但有少数患者因合并张力性气胸或支气管断裂、食管破裂等,突然发生或大量气体进入纵隔,压迫纵隔内器官,可导致呼吸、循环障碍,病情危重且进展迅速,甚至危及生命。纵隔气肿根据发病原因,可分为自发性和继发性;根据有无张力情况,分为张力性和非张力性。

【病因及发病机制】

1. **自发性纵隔气肿**　指的是非胸部外伤、手术或其他基础疾病等明确病因,而导致纵隔内出现游离气体。其发生机制目前认为是由于炎症、机械阻塞等因素长期作用下,肺内压升高导致肺泡壁变薄、破坏,肺大疱形成;某些诱因(如剧烈咳嗽、哮喘发作、分娩、便秘)导致气体经破裂的肺泡壁进入肺间质,引起肺间质气肿;随着压力增高,气体进一步沿支气管、血管间隙经肺门进入纵隔而形成气肿,即所谓 Macklin 效应。如果肺的脏层胸膜也发生破裂,则气体进入胸膜腔形成气胸。自发性纵隔气肿可由多种原因引起,多见于慢性肺疾病患者,如慢性阻塞性肺气肿、肺结核、肺间质病变等;另外,小儿肺炎患者因纵隔结缔组织疏松,以及高原缺氧环境下肺内压异常升高导致的自发性纵隔气肿也不少见。

2. **创伤性纵隔气肿**　多见于由颈、胸部挤压伤,锐器伤,穿通伤等引起肺、食管、气管破裂导致气体进入纵隔,常常合并有肋骨骨折、肺挫裂伤、血气胸等;偶见于腹部、会阴部及直肠外伤穿孔后气体由伤口经腹膜后间隙、食管裂孔处向上升至纵隔引起纵隔气肿。

3. **医源性纵隔气肿**　指的是由于一些医疗操作或手术造成的纵隔气肿,常见于以下情况。①内镜检查:如纤维支气管镜、胃肠镜、腹腔镜、纵隔镜等;②胸部及颈部手术:可导致气体沿颈部深肌膜间隙进入纵隔;③人工气腹及腹部手术:使得气体经腹腔及腹膜后膈肌裂孔进入纵隔;④机械通气:也是较为常见的原因之一。机械通气所用的压力或潮气量过高时,易引起肺气压伤,可导致气体进入纵隔,引起纵隔气肿。

【临床表现】

纵隔气肿的临床表现症状与纵隔间隙的气体量、压力高低、发生速度和原发病等因素有着密切的关系。

1. **临床症状**　积气少、起病缓慢者可无明显症状,或有一过性胸骨下疼痛和胸闷、颈部不适感。若起病急、积气多者常因纵隔受压而出现胸闷气促、吞咽梗阻以及胸骨后疼痛并向肩臂部放射。当出现张力性纵隔气肿或伴有张力性气胸时,心脏及大血管(上腔静脉)严重受压,患者可出现烦躁不安、脉速而弱、血压下降、意识模糊,甚至昏迷。当合并有继发性纵隔炎症时,可出现相关中毒症状,如高热、寒战、呼吸困难。此外,患者常伴有引起纵隔气肿的一些原发病的相应症状。

2. **体征**　①皮下气肿:张力性气肿时可累及颈部、胸腹部、双上肢甚至阴囊区域,形成广泛皮下气肿,触之有捻发感。②望诊心尖搏动消失;触诊在纵隔内张力较小时无明显异常,当张力较大时触诊则显示语颤减弱;叩诊心界缩小、心音遥远、心前区可闻及与心搏同步的特殊摩擦音(即 Hamman 征,左侧卧位时听诊较明显)。③当上腔静脉被压迫时可出现呼吸困难、发绀、颈静脉怒张、奇脉等体征。

【辅助检查】

1. **胸部 X 线检查**　胸部正位片显示,在后前位可见纵隔影增宽,纵隔两旁可见狭长的气体阴影,纵隔胸膜内的结缔组织中有多发的不规则的透亮区或条索状透亮气带,以纵隔左上缘最为明显,与心脏间有纵行线条样透亮气带相隔开。在侧位像上,可见胸骨后、心脏后以及上纵隔有游离气体,后纵隔结构(尤其是主动脉弓影)异常清楚。注意当积气量少时,X 线检查可能会漏诊。

2. **胸部 CT 检查**　胸部 CT 的诊断准确率高,可显示环绕纵隔内的气体密度线条状影,纵隔胸膜向肺野方向推移。纵隔内空气常向上沿颈筋膜间隙向胸部皮下扩散,产生皮下气体密度影。

3. **上消化道碘剂造影**　当怀疑食管破裂导致纵隔气肿时,需要完善该项检查,以明确食管破损部位以及程度。

【诊断及鉴别诊断】

1. **诊断**　纵隔气肿的诊断除临床表现外,主要依据影像学检查。当纵隔积气少或伴有气胸时,容易被肺部原发疾病所掩盖而漏诊。对于临床上突然出现的胸骨后疼痛、呼吸困难、发绀,胸、颈部出现广泛皮下气肿时,应考虑纵隔气肿的可能,应及时行影像学检查。X 线检查显示纵隔两侧出现透亮带可做出诊断,胸部 CT 检查更能明确诊断。继发性纵隔气肿要结合外伤史、接受何种医疗操作以及其他病因进行判断。

2. **鉴别诊断**　自发性纵隔气肿患者易误诊为心绞痛、心肌梗死、肺栓塞、胸膜炎、纵隔肿瘤、夹层动脉瘤等疾病,应仔细检查,心电图、心脏彩超有助于鉴别诊断。心绞痛者也可做冠状动脉造影,其他疾病经 X 线或 CT 等影像学检查可鉴别。

【治疗】

治疗原则:根据纵隔气肿的进展和严重程度,有针对性地采取不同的治疗方法。

目前常采用的治疗方法如下。①密切观察:大部分自发性纵隔气肿无症状或症状轻微,只需密切观察,予以休息、吸氧、镇痛、消炎、平喘等对症处理即可。后续可密切复查胸部 CT,了解气肿发展程度。②积极治疗原发疾病:如控制肺部感染、支气管哮喘的发作,对于外伤引起的气管、支气管、食管或腹部胃肠破裂等则予以相应治疗。③若纵隔积气量大,压力高,产生广泛皮下气肿,或为张力性纵隔气肿,导致纵隔内器官受压严重出现呼吸及循环系统障碍时,可予以纵隔切开引流,即在胸骨柄上窝 2~3cm 处做一横切口,剥离气管前筋膜,排气减压。紧急情况下,也可紧贴胸骨左缘第 2 肋间针刺排气,待症状缓解后,应积极治疗原发病,防止气体继续进入纵隔。④部分患者合并气胸或液气胸时,可予以胸腔闭式引流。

（林　钢）

参 考 文 献

［1］Caceres M,Ali SZ,Braud R,et al. Spontaneous pneumomediastinum:a comparative study and review of the literature. Ann Thorac Surg,2008,86(3):962-966.

［2］Meireles J,Neves S,Castro A,et al. Spontaneous pneumomediastinum revisited. Respir Med CME,2011,4:181-183.

［3］Koullias GJ,Korkolis DP,Wang XJ,et al. Current assessment and management of spontaneous pneumomediastinum. experience in 24 adult patients. Eur J Cardiothorac Surg,2004,25(5):852-855.

［4］Sakai M,Murayama S,Gibo M,et al. Frequent cause of th Macklin effect in spontaneous pneumomediastinum:demonstration by mulidetector-row computed tomography. Comput Assist Tomogra,2006,30(1):92-94.

［5］黄海涛,拜军,姜俊杰,等 . 高原训练官兵自发性纵隔气肿分析 . 解放军预防医学杂志,2020,38(2):70-71.

［6］邓玲,方华盛 . 纵隔气肿的解剖学基础及 X 线、CT 征象分析 . 淮海医药,2014,32(1):22.

［7］李东旭,李旭,马建强 . 自发性纵隔气肿的诊治及管理流程 . 临床肺科杂志,2019,24(4):747.

第三节　纵 隔 囊 肿

【流行病学】

纵隔囊肿是纵隔常见疾病,占纵隔原发肿物的 20%~32%。绝大多数为先天性病变;非先天性纵隔囊肿如纵隔包虫囊肿、纵隔假性胰腺囊肿,均罕见。纵隔囊肿中气管支气管囊肿、食管囊肿、心包囊肿较为常见,其他均少见。Takeda 等回顾 95 例纵隔囊肿患者,其占成年人纵隔原发肿物的 14%,其中支气管囊肿 47 例,食管重复囊肿 4 例。尽管此类囊肿有的在婴幼儿或儿童阶段被发现,但是 5% 以上病例是在 30~40 岁确诊的。St-Georges 等总结在非儿童专科大学附属医院发现的所有纵隔囊性病变,结果显示,32% 的病例年龄<20 岁,而 68% 的病例年龄>20 岁。

【解剖学】

纵隔囊肿在前、中、后纵隔均可出现。在纵隔各部分原发肿物中纵隔囊肿所占比例分别为前纵隔约 10%、中纵隔 60%、后纵隔 30%。

支气管囊肿沿气管支气管树分布,多数位于隆突水平以下。Maier 根据位置分为五类:气管旁、隆突周围、肺门、食管旁及其他。在 Ferraro 等报道支气管囊肿病例中,77% 位于隆突下,23% 位于隆突上方;86 例支气管囊肿中 66 例位于纵隔,20 例位于肺内。有报道支气管囊肿完全位于腹腔,在胰尾区域。大多数食管囊肿位于食管下半部分的壁内。心包囊肿常位于心膈角,右侧多于左侧,心膈角以外的位置通常位于心脏上方,右侧多于左侧,常见的位置在上腔静脉和奇静脉之间、紧邻气管壁的位置。胸腺囊肿沿胸腺发育经过的轨迹分布,位于颈部或者前纵隔内,通常位于前纵隔,即使位于颈部,50% 以上也延伸至纵隔。胸导管囊肿可位于胸导管在纵隔内走行的任一位置。

【病因病理】

1. 病因

(1) 前肠囊肿:亦称为肠源性囊肿,是由胚胎期的前肠异常出芽或者分支形成的。根据胚胎发生和组织学特点分为支气管囊肿和食管囊肿。

胚胎发育过程中支气管树的异常出芽导致异常的气管或支气管囊性肿物,称之为支气管囊肿。孕早期异常出芽造成的囊肿位于纵隔内,很少与支气管树交通,纵隔支气管囊肿占比约 85%。在胚胎发育较晚阶段出现的支气管囊肿多位于肺实质内,通常与支气管交通,肺内支气管囊肿占比约 15%。

有学者认为,食管囊肿源自食管发育过程中前肠壁内空泡结构,空泡结构不与发育中的管腔融合,保持独立,形成囊肿。另一种理论认为,食管囊肿是由于早期前肠异常出芽形成的。

囊肿形成后,囊肿上皮具有分泌功能,囊液分泌、潴留、浓缩,逐渐增大形成闭合囊腔,囊液成分可以有较大变化,如浆液、黏液、脓液甚至血性液体等性状。

(2) 心包囊肿:心包由胚胎早期多个互不相连的腔隙发育而来,随着胚胎发育,上述腔隙融合形成心包腔;如果这些腔隙中的一个没有融合到心包腔中就形成心包囊肿。研究发现,胚胎发育时心包发育过程中会出现腹侧和背侧壁层心包隐窝。腹侧壁层心包隐窝为位于心包囊肿常见位置的憩室样结构。有学者认为,心包囊肿继发于腹侧壁层心包隐窝。隐窝结构的颈部阻塞或者闭合形成了间皮被覆的囊肿。单发心包囊肿中约有5%与心包相通,存在上述交通时,亦可称为心包憩室。

(3) 胸腺囊肿:单房性胸腺囊肿通常认为是先天性病变,多房性胸腺囊肿是获得性病变,继发于感染、创伤、免疫性疾病以及肿瘤等。

(4) 胸导管囊肿:可分为两类,退行性囊肿和淋巴管瘤样胸导管囊肿。退行性囊肿通常在老年人尸体解剖时偶然发现。淋巴管瘤样囊肿出现在40~50岁的成年人,继发于胸导管壁的先天性薄弱,导致动脉瘤样扩张进而形成囊肿。这类囊肿通常与胸导管相通。

2. 病理

(1) 前肠囊肿:支气管囊肿,囊内为灰白色黏液样物质,但也可以是褐色浓缩物质。囊内通常被覆单层的呼吸道内皮、纤毛柱状上皮,同时伴有不同程度的鳞状上皮化生。囊壁的固有层通常包含支气管腺体、结缔组织、平滑肌组织和软骨。如果囊肿发生感染,囊内容物则成为脓液。感染发生后,囊肿的上皮层可能消失。

食管囊肿可以被覆鳞状上皮、纤毛柱状上皮或两者均有。完全位于食管壁内以及囊壁有明确的双层平滑肌结构和肠肌层神经丛,是确定食管囊肿最好的依据,但很多时候区分支气管囊肿与食管囊肿是困难的。

(2) 心包囊肿:心包囊肿被覆间皮,内含水样清亮的液体。

(3) 胸腺囊肿:为单房性病变,具有光滑纤维囊壁,被覆立方形、柱状(有或没有纤毛)、移行或者鳞状上皮细胞。囊壁内常可见胆固醇裂隙和肉芽肿,这些在其他纵隔囊性病变中是很少见的。囊壁中存在胸腺组织对于确定胸腺囊肿的诊断是必要的。

(4) 胸导管囊肿:胸导管囊肿单房性与胸导管相通,囊壁仅被覆上皮细胞,内含乳糜样液体。

【临床表现】

1. 前肠囊肿

(1) 支气管囊肿的临床表现:发病男性多于女性,直到成年期许多病例仍无症状出现,但50%以上的病例会因为压迫气道或食管,或者出现囊内出血、感染而出现症状。虽然支气管囊肿通常不与气管、支气管或者食管相交通,但支气管囊肿感染可能由于穿入上述结构造成。

支气管囊肿常见的临床症状,包括咳嗽、呼吸困难、吞咽困难和胸痛。St-Georges等总结66例支气管囊肿病例,66.6%有症状,其中2/3有2种或2种以上症状。当囊肿位于纵隔时,胸骨后疼痛是最常见的症状。这可能是囊肿对周围组织或者纵隔胸膜的刺激或炎症反应引起的。吞咽困难、呼吸困难以及咳嗽是囊肿压迫或刺激气道或食管引起的。咳出脓性痰见于7.5%的纵隔囊肿病例,这一症状提示存在(气管或者食管)瘘造成囊肿感染,或者囊肿周围受压迫的肺组织出现肺炎,后者更为常见。

St-Georges等报道27.3%病例出现并发症,18.1%出现囊壁的炎症和溃疡(通常伴有胸痛),4.5%有气管瘘,1.5%有出血,1.5%无瘘感染,1.5%有支气管闭锁。另外,尚有报道囊肿较大压迫心房引起心律失常(如心动过速或者心房颤动),压迫上腔静脉引起上腔静脉综合征等。

(2) 食管囊肿的临床表现:50%以上食管囊肿没有症状。食管囊肿的症状取决于囊肿的位置和大小,囊肿对食管、支气管以及肺的压迫是引起症状的主要原因,胸骨后疼痛、吞咽困难及呼吸道症状是最常见的主诉。

2. 心包囊肿

仅有20%心包囊肿存在临床症状,通常是憋气和胸壁不适。应当注意的是除非囊肿非常大,手术切除后症状可能不缓解。囊肿内急性出血可能导致心脏压塞;右心室和上腔静脉侧壁侵蚀的情况也有报道。

3. 胸腺囊肿

症状根据其位置不同差别很大。颈部胸腺囊肿如果没有出现快速增大(如继发于出血),症状通常不显著。局部压迫可以出现疼痛,甚至声带麻痹。纵隔胸腺囊肿通常没有症状。较大的胸腺囊肿可以引起憋气、咳嗽、胸痛等症状。自颈部延伸至纵隔的胸腺囊肿通常有临床症状。

4. 胸导管囊肿

与其他纵隔囊肿不同,胸导管囊肿多数有症状。胸导管囊肿压迫邻近器官如气管、食管而产生症状。有些患者可以出现吞咽困难,甚至进油腻食物后出现急性呼吸功能不全。

【辅助检查】

纵隔囊肿,尤其是没有显著症状的病例,通常是在例行体检或检查其他疾病时由胸部 X 线或 CT 检查所发现。进一步检查可根据情况采用 CT、MRI 或超声等。

CT 扫描通常可以显示病变的囊性特征。许多支气管囊肿 CT 影像显示较高的 CT 值,与软组织肿物相似,而不是水样的低密度。常可见到囊壁部分钙化。MRI 特征性的表现有助于确定病变内部的含水结构。超声检查也有助于确定囊性结构特征。

对于纵隔囊肿进行穿刺,尤其是经过纤维支气管镜或食管镜下囊肿穿刺应慎重。应对穿刺后可能的并发症予以充分重视。这样的操作可能造成囊肿内细菌或念珠菌感染,进而导致显著的纵隔炎和严重的菌血症。

【诊断及鉴别诊断】

纵隔囊肿临床诊断需要根据 X 线检查、CT、MRI、超声以及气管镜和食管镜等辅助检查判断病变位置、确定其囊性特征。其准确的病理诊断往往只有在手术切除后才能获得。

【治疗】

即使没有症状,对于几乎所有影像学检查发现异常纵隔肿物的患者而言,手术探查都是需要的。手术不仅可以明确诊断,而且可以缓解症状,防止并发症。

手术方式可以选择开胸手术或者 VATS 手术,机器人手术亦可用于治疗纵隔囊肿。

目前首选 VATS 囊肿切除术完整切除囊肿。在相当一部分病例,囊肿与邻近器官(气管支气管树、食管、心包或肺)紧密粘连,但是这些粘连通常不影响完整切除。如果完全切除非常困难或者不必要,可以切开囊肿并将上皮部分完全去除以避免复发。如果上皮部分无法确保完全切除时,可使用碘酊涂抹清除感染并使残留上皮丧失分泌功能。

在切除不同部位纵隔囊肿时,应注意避免不必要的损伤,尤其是纵隔内一些重要的结构。在切除胸导管囊肿时,应注意辨别囊肿与胸导管的关系,确切结扎囊肿与胸导管交通的淋巴管。

【预后】

虽然有零星关于原发纵隔囊肿发展为恶性疾病的病例报道,纵隔囊肿发生恶性变的概率很小。完整手术切除可以确保良好的治疗效果。部分切除或单纯穿刺可能导致复发。

(林　钢)

第四节　胸腺瘤及重症肌无力

一、胸腺瘤

【流行病学】

胸腺瘤是前纵隔最常见的原发性肿瘤,起源于胸腺上皮细胞。其发病率约占成年人纵隔肿瘤的 20%,前纵隔肿瘤的 50%。根据最新的美国国家癌症研究所的统计数据显示,胸腺瘤在人群中的年发病率是 0.13/10 万,其中亚裔人群发病率尤其较其他人群高,为 0.17/10 万。胸腺瘤可发生于所有的年龄段,发病高峰在 40~60 岁。男、女患病率相近。

【解剖学】

胸腺分为不对称的左、右叶,呈扁条状,上部可伸入颈部,位于气管前方,下端有时扩展至前纵隔。胸腺组织是在孕 6 周主要由第三咽囊(pharyngeal pouch)(偶尔也会由第四咽囊)发育而来。胸腺的左、右两叶分别发育,随着它们向尾侧移动,两叶逐渐相连,但并不融合。胸腺有明显的年龄变化,新生儿时重 15~20g,至 2 岁时相对体积最大,至青春期时可达 30~40g。青春期后胸腺组织逐渐退化萎缩,多为脂肪组织代替,至老年期仅余 10~15g。

胸腺是一个淋巴器官,兼有分泌胸腺素的功能。胸腺素可将来自骨髓、脾等处的原始淋巴细胞转化为具有免疫能力的 T 淋巴细胞,参与细胞免疫应答。

胸腺的血供主要来自胸廓内动脉,另外也可以有部分血供来自无名动脉、甲状腺下动脉、心包膈动脉,大的胸腺静脉汇入左侧头臂静脉,小的静脉支汇入胸廓内静脉。一些发自颈交感神经节和迷走神经的小分支进入支配胸腺两叶,而胸腺表面结缔组织包膜由膈神经分支支配。

除了胸腺的两叶之外,异位胸腺可以位于从甲状腺到膈肌的胸腔内任何部位。这一解剖学特点决定了重症肌无力患者需行胸腺扩大切除,方能将肌无力症状控制率达到最高。

【组织学分型和临床分期】

早在1961年,Bernatz就提出胸腺瘤最初的分型方法。他根据上皮细胞和淋巴细胞的比例及上皮细胞形状将胸腺瘤分为上皮细胞型、淋巴细胞型、混合细胞型和梭形细胞型等。Bematz分类被称为胸腺瘤传统分型。1985年,Marino和Müller-Hermelink(MM-H)根据光学显微镜下上皮细胞的特点把胸腺瘤分为皮质型、髓质型、混合型。皮质型胸腺瘤的上皮细胞与正常皮质上皮细胞在形态学上相似,肿瘤中含有淋巴细胞;髓质型胸腺瘤以上皮细胞为主,很少有淋巴细胞;混合型胸腺瘤兼有以上两种类型的组织学特征。当混合型胸腺瘤组织中超过75%的部分呈现为单纯皮质型或者单纯髓质型的组织学特征时,被称为混合型胸腺瘤带有皮质优势或者髓质优势。1989年Kirchner等对该分类进行了修订,皮质优势的混合型胸腺瘤被命名为皮质为主型胸腺瘤,同时增加分化良好胸腺癌型。

1999年,世界卫生组织(world health organization,WHO)为规范胸腺瘤的分型,以Müller-Hermelmk分类为基础,根据胸腺瘤上皮细胞形态及组织中淋巴细胞与上皮细胞的比例提出一套新的组织学分型方法:A型由梭形或椭圆形上皮细胞组成,缺乏核异型性,不含典型或肿瘤淋巴细胞;B型由圆形上皮样细胞组成;AB型为两者的混合表现,与A型类似,但含有肿瘤淋巴细胞;B型又按照淋巴细胞与具有异型性的上皮细胞数目的比例及上皮细胞异型性的程度进一步分为B1、B2和B3型;C型表达明显恶性肿瘤细胞学特征。2004年WHO对该分型方法进行修订,明确将C型胸腺瘤称为胸腺癌,并引入一些少见的胸腺瘤类型。2004 WHO分型认为,A型和AB型为良性肿瘤,B1型为低度恶性,B2型为中度恶性,B3型与胸腺癌均为高度恶性,侵袭性强。WHO于2015年再次对上述分型进行了更新,更新的新分类增加了新的肿瘤分型,对各亚型的诊断标准更为细化,废弃"混合型胸腺瘤"的名称,纠正胸腺瘤是良性肿瘤的观点,新分类认为除伴有淋巴样间质的微结节型胸腺瘤(micronodular thymoma with lymphoid stroma,MNT)和微小胸腺瘤(microscopic thymoma)以外,其他所有胸腺瘤都视为恶性肿瘤(表5-3)。

表5-3　2015 WHO胸腺瘤组织学分型

A型胸腺瘤	对应MM-H分类中髓质型胸腺瘤,由梭形细胞和极少量淋巴细胞构成
AB型胸腺瘤	一定程度上对应MM-H分类中的混合型胸腺瘤,由2种成分构成
B1型胸腺瘤	对应MM-H分类中皮质为主型胸腺瘤,由含有泡状细胞核和小核仁的上皮细胞及丰富的淋巴细胞群构成
B2型胸腺瘤	对应MM-H分类中皮质为主型胸腺瘤,淋巴细胞为主,伴有泡状细胞核
B3型胸腺瘤	对应MM-H分类中分化良好的胸腺癌,由有轻度异型性的多边形或圆形上皮细胞构成,侵袭性较强
伴有淋巴样间质的微结节型胸腺瘤	
化生性胸腺瘤	
其他罕见类型胸腺瘤	

多项回顾性研究表明,不同中心或者同一中心不同病理科医师对于同一例胸腺瘤的Müller-Hermelmk分类或WHO分类结果相差很大,尤其是B型胸腺瘤进一步再细分为B1型、B2型和B3型时,各中心之间差异更大。可见Müller-Hermelmk分型法和WHO分型法临床可重复性较低,但不可否认两种分型为胸腺瘤的研究作出了巨大贡献,尤其自WHO分类方法提出后,胸腺瘤杂乱的组织学分型得到了目前最广泛的统一。

1978年Bergh等最早提出了一个分为三期的分期系统:Ⅰ期,肿瘤位于包膜内;Ⅱ期,肿瘤侵犯纵隔脂肪;Ⅲ期,肿瘤侵及周围器官或胸廓内转移,此方法曾经得到广泛应用。1年以后Wilkins等提出了相似的分期系统,不同之处在于Ⅱ期中包括了纵隔胸膜或心包的侵犯。1981年Masaoka等提出了手术所见与显微镜所见相结合的分期系统,称之为胸腺瘤Masaoka分期,该分期强调以下两点:①虽然肉眼观察肿瘤可能在包膜内,但镜下所见已超出胸腺包膜,分期应该有区别;②将具有恶性行为的胸腺瘤进一步细化。1994年Koga等对Masaoka分期进行了修订,修订后的分期系统得到了广泛应用。实际上对声称应用Masaoka分期的许多机构和作者再核查时,发现实际上应用的是Koga修订后的Masaoka-Koga分期(表5-4)。

表5-4　胸腺瘤Masaoka-Koga分期系统

Ⅰ期	肉眼及镜下肿瘤包膜完整
Ⅱa期	镜下浸透包膜
Ⅱb期	肉眼可见侵犯正常胸腺或周围脂肪组织,或肉眼可见粘连但未浸透纵隔胸膜或心包
Ⅲ期	肉眼可见侵犯邻近组织或器官,包括心包、肺或大血管
Ⅳa期	胸膜或心包转移
Ⅳb期	淋巴或血行转移

随着病例数量的积累,许多学者发现部分胸腺瘤在切除的纵隔脂肪组织中发现转移的淋巴结,并与预后有一定相关性,有必要对胸腺瘤提出TNM分期。Yamakawa和Masaoka等率先在1991年推出了胸腺瘤的(Y-M)TNM分期。2004年,世界卫生组织(world health organization,WHO)发表了胸腺瘤的WHO分期。为了促进对于胸腺瘤的研究,国际胸腺恶性肿瘤兴趣小组(international thymic malignancy interest group,ITMIG)和国际癌症研究协会(international association for the study of lung cancer,IASLC)为了建立以证据为基础的胸腺瘤TNM分期,组建了全球共105个研究机构的10 808例患者的全球数据库,其研究成果发表于2014年9月份的JTO杂志上,也就是目前采用的胸腺肿瘤TNM分期系统(表5-5)。

表5-5　胸腺肿瘤TNM分期系统(AJCC第8版)

Ⅰ期	T1N0M0
	T1a:肿瘤局限在胸腺内或浸润到前纵隔脂肪
	T1b:直接浸润纵隔胸膜
Ⅱ期	T2N0M0
	T2:肿瘤侵犯心包
Ⅲa期	T3N0M0
	T3:肿瘤浸润邻近组织器官,如胸壁、上腔静脉、头臂静脉、膈神经及肺
Ⅲb期	T4N0M0
	T4:肿瘤侵犯心包内动脉、心肌、主动脉、气管、食管
Ⅳa期	TanyN1M0,TanyN0,1M1a
	N1:肿瘤侵犯胸腺前淋巴结
	M1a:孤立的心包或胸膜结节
Ⅳb期	TanyN2M0,1a,TanyNanyM1b
	N2:肿瘤侵犯胸腔内深方或颈部淋巴结
	M1b:肺实质内结节或远处脏器转移

既往临床和文献中应用最广泛的分期方法是胸腺瘤Masaoka-Koga分期系统,但是新的TNM分期提出以后,逐渐得到广大学者的认同。Nakagawa等对胸腺瘤的组织学分型与Masaoka临床分期相关性进行研究发现:WHO分类中的A型(髓质型)和AB型(混合型)因为较少发生局部浸润而与MasaokaⅠ期和Ⅱ期对应;B型胸腺瘤(皮质型)因常发生浸润和转移而多处于MasaokaⅢ期和Ⅳ期,胸腺瘤组织学分型和Masaoka分期有良好的相关性。Park等的研究也表明,WHO组织学分型与Masaoka临床分期显著相关,

两者均是胸腺瘤独立的预后因素。

【临床表现】

胸腺瘤的自然病程通常较长。约 30% 的患者是没有症状的;当肿瘤较大发生局部压迫,或出现外侵时,可以出现相应的临床症状,如胸痛、咳嗽、声音嘶哑、呼吸困难等,并可产生一些非特异的体征,如上腔静脉综合征等。

相当一部分胸腺瘤患者会合并有副肿瘤综合征,其中最常见的是重症肌无力(myasthenia gravis,MG),文献报道 30%~45% 的患者会出现重症肌无力;相应地,有 10%~15% 的重症肌无力患者会发现有胸腺瘤。其次最常见的是纯红细胞再生障碍性贫血和低丙球蛋白血症。

纯红细胞再生障碍性贫血是由自身免疫介导的骨髓红细胞前体增殖力低下所导致的。这种副肿瘤性疾病发生于 5%~15% 的胸腺瘤患者,更常见于年龄较大的女性。纯红细胞再生障碍性贫血常见于有梭形细胞形态的肿瘤。尽管较早期的报道表明胸腺切除术可以使多达 40% 病例的骨髓正常化,但随后的观察结果显示,单纯手术切除后骨髓完全缓解不常见。尽管如此,如果发现纯红细胞再生障碍性贫血,通常还是会手术切除胸腺瘤。

胸腺瘤患者中低丙种球蛋白血症和纯白细胞再生障碍发生率不到 5%,最常见于年龄较大的女性。然而,多达 10% 的获得性低丙种球蛋白血症患者伴发胸腺瘤(Good 综合征),患者通常有反复感染、腹泻和淋巴结肿大。腺切除术不能可靠地使免疫球蛋白水平恢复正常。

另外 4%~7% 合并有重症肌无力的胸腺瘤患者可以同时存在其他副肿瘤综合征。胸腺瘤患者临床常见的副肿瘤综合征详见表 5-6。

表 5-6　胸腺瘤合并的副肿瘤综合征

神经肌肉综合征	重症肌无力、Eaton-Lambert 综合征、强直性肌营养不良症、边缘性脑病、僵人综合征
胃肠道疾病	慢性溃疡性结肠炎、局限性肠炎
胶原蛋白和自身免疫疾病	系统性红斑狼疮、结节病、类风湿关节炎、多发性肌炎、皮肤肌炎、心包炎、干燥综合征、雷诺病、甲状腺炎
皮肤疾病	天疱疮、脱发、慢性念珠菌感染
内分泌系统疾病	库欣综合征、甲状腺功能减退症、艾迪生病、肥大性骨关节病,泌尿系统疾病(肾病、微小病变型肾病)
造血系统疾病	红细胞再生障碍性贫血、红细胞发育不全、恶性贫血、红细胞增多症、粒细胞缺乏症、多发性骨髓瘤、溶血性贫血、急性白血病、T 淋巴细胞增多症
免疫缺陷综合征	低丙种球蛋白血症、T 淋巴细胞缺乏症

【诊断】

胸腺瘤的临床诊断主要根据病史和影像学检查。

胸部 X 线检查仅仅能提示纵隔增宽,其诊断价值不高;而胸部 CT 可以确认纵隔肿物的存在,并且能较好描述纵隔肿物的解剖位置、大小、密度、侵犯情况以及远处转移。因此,胸部增强 CT 是诊断纵隔内肿物的首选方法。

大多数非侵袭性胸腺瘤在 CT 上表现为边界清楚的圆形、卵圆形或分叶状肿物,可位于心脏大血管前正中部位,但大部分生长不对称,而居于前纵隔的一侧。有 10%~20% 的患者可见肿瘤内有钙化,但这并非意味着良性特征。由于肿瘤内的囊状变形,可使其密度不均。增强扫描时肿瘤的 CT 密度仅有轻度增强,大多均匀一致。侵袭性胸腺瘤 CT 表现为边缘不清的不规则肿块,多位于血管前纵隔间隙内。其密度较非侵袭性者更不均匀,增强扫描时增强较明显。最易受侵犯的纵隔器官是大血管、纵隔胸膜和心包。增强扫描可以提示肿瘤对周围组织尤其大血管的外侵情况,主要征象是肿瘤与纵隔器官之间的脂肪间隙消失,但会存在 7% 的假阴性和 20% 的假阳性。肿瘤侵犯胸膜面时可向前胸壁和后纵隔胸膜发展。肿瘤也可直接侵犯肺和膈肌,甚至通过主动脉裂孔和食管裂孔进入腹腔,较为少见。

除了评估肿瘤对大血管侵犯状况,磁共振成像并不比 CT 更有优势。而一些研究评估了 PET-CT 在胸腺瘤诊断中的作用,发现其虽然对于鉴别胸腺瘤和胸腺癌是有意义的,但是不能有效评估胸腺瘤有无外侵。

胸腺瘤治疗的关键是能否完整完全手术切除,肿瘤包膜的完整性有着非常重要的意义。以前较普遍的观点是活检有可能引起胸腺瘤的胸膜播散或针道种植,所以对临床考虑诊断是胸腺瘤的患者术前一般尽量避免活检,除非患者不宜手术或术前新辅助治疗要求明确诊断。但目前较权威的观点是因为没有数据证实术前活检(无论是细针穿刺还是切开活检)可以引起播散种植,而且还有研究发现术前行活检的患者甚至存在生存优势,所以不反对对胸腺瘤患者行术前活检明确病理诊断。而实际上,无论国内还是国外,很多中心已经把包括可疑胸腺瘤在内的巨大前纵隔肿物穿刺活检作为术前的常规处理流程。

活检方法主要有经皮细针穿刺活检(fine needle aspiration,FNA)和切开活检。文献报道 FNA 对于明确诊断的成功率约 60%,而切开活检可达到 90%。FNA 得到的组织标本较少,细胞学诊断与淋巴瘤不易鉴别。有研究发现,FNA 的敏感性和特异性分别可达到 71% 和 94%,假阳性率和假阴性率分别是 8% 和 23%。

【鉴别诊断】

1. **淋巴瘤**　胸腺瘤的鉴别诊断中最常遇到的是恶性淋巴瘤。非侵袭性胸腺瘤一般包膜完整,肿块多呈膨胀性生长,偏向一侧生长;淋巴瘤患者一般发病年龄较轻,CT 显示一般为多区域淋巴结增大、融合,无包膜,呈浸润性生长,经常可以跨越纵隔两侧。对于胸腺瘤和淋巴瘤,均可见肿瘤内囊变,囊变不具有特异性,而淋巴瘤内极少有钙化,所以钙化是胸腺瘤相对于淋巴瘤一个较为特异性的征象。淋巴瘤中纵隔或者周围淋巴结增大极为常见,当发现有纵隔或者周围淋巴结增大时,应首先考虑淋巴瘤;少数恶性程度较高的侵袭性胸腺瘤或胸腺癌亦可见到,但发生率较淋巴瘤明显减低。而且淋巴瘤除纵隔外常伴颈部及其他部位淋巴结增大,呈多发结节或融合成块,增强后多轻度不均匀强化,其中有结节样明显强化区,环形强化对淋巴瘤定性诊断有帮助。

2. **胸腺癌**　除非病理学证据,影像学检查很难准确区分胸腺瘤和胸腺癌,但是影像学可提供一些初步证据。胸腺癌常常含坏死、囊性或钙化区域,与胸腺瘤相比,胸腺癌的轮廓往往不规则。此外,MRI 信号差异和 PET 扫描表现也可初步区分胸腺瘤与胸腺癌。

前纵隔肿块关键的鉴别诊断不仅包括胸腺瘤和胸腺癌,还包括胸骨后甲状腺瘤、淋巴瘤和纵隔生殖细胞肿瘤。因此,术前评估建议包括甲状腺功能测定、肺功能测定,以及 β-人绒毛膜促性腺激素(human chorionic gonadotropin,hCG)和甲胎蛋白。

【治疗】

1. **外科手术**　对于能够完全切除(R0)的患者,即肿瘤包膜完整或肿瘤侵及易切除的结构,如纵隔胸膜、心包或邻近肺组织,外科手术切除作为首选初始治疗手段。全胸腺切除仍是目前公认的标准切除范围。手术是否完全切除肿瘤(R0 切除)与患者的预后密切相关,为了实现组织学切缘阴性的 R0 切除,有时需要切除心包以及相邻肺实质。虽然发生率很低,但胸腺瘤切除后有可能出现重症肌无力,而且胸腺瘤可以多是原发的,有时在正常胸腺中显微镜下可以发现微小的胸腺瘤,所以胸腺瘤手术应当行全胸腺切除。

(1) 手术指征:对于术前评估提示为胸腺瘤且肿瘤可完全切除的所有患者,若没有手术禁忌证,初始治疗采用完全手术切除。对于较小的前纵隔占位,影像学无法与囊肿鉴别时,可以考虑密切观察随访。

(2) 手术方式:目前不同的中心手术方式选择多样,都是可以接受的,最为常见的为胸骨正中切开入路,由于可以达到充分的显露,目前仍然是胸腺瘤切除的金标准。颈部横切口入路仅适用于无胸腺瘤的纯胸腺切除或者胸腺瘤较小者。侧开胸切口虽然在切除同侧叶内包膜完整的胸腺瘤时比较方便,但要行全胸腺切除则显露比较困难。

微创术式:传统的胸腺瘤切除开胸手术为胸骨正中切口,创伤大、术后并发症较多且疼痛较为明显,给患者带来心理和生理上的痛苦,且对于年轻女性而言,也远远达不到美观的要求。此后发展起来的胸腔镜手术对于 I 期和 II 期胸腺瘤患者,其彻底清除前纵隔肿瘤和脂肪组织的效果与传统开胸手术相当。

研究数据表明,机器人辅助手术与传统胸腔镜手术近期效果相当,与胸腔镜手术相比,机器人辅助手术可获得较人手更大范围的关节活动度,从而能通过小切口在狭小的纵隔空间内切除胸腺瘤及清扫周围大范围脂肪。但机器人辅助手术在操作过程中缺少触觉反馈,在处理血管过程中可导致过度牵拉撕裂血管壁从而引起出血。

虽然许多研究者已经反复证实运用胸腔镜技术完全可以行全胸腺切除及胸腺扩大切除术,但是其远期效果,尤其是对于重症肌无力的治疗还有待于进一步研究。只有在积累了大量手术资料和获得长期生存随访结果后,才能将胸腔镜手术与开胸手术进行比较。由于目前微创手术已经逐渐普及,且胸腺瘤发病率较低,很难开展大规模随机对照临床试验对比微创手术和开放手术的远期疗效。

2. **全身治疗**　胸腺瘤对化疗敏感,化疗是潜在可切除胸腺瘤或不可切除胸腺瘤患者的重要治疗手段。以铂类为基础的联合化疗可达到60%~100%的缓解率。潜在可切除病变的新辅助治疗与不可切除病变方案相同。胸腺瘤最常用的方案为环磷酰胺+多柔比星+顺铂(CAP)方案。其他可以选择方案包括ADOC(顺铂+多柔比星+长春新碱+环磷酰胺)或PE(顺铂+依托泊苷)方案。检查点抑制剂免疫治疗正迅速成为各种恶性肿瘤的主要治疗方法,但是胸腺瘤患者接受检查点抑制剂免疫治疗常出现严重的免疫相关反应,因此基于目前的证据,不推荐胸腺瘤患者采用免疫治疗。

3. **放疗**　虽然尚无随机对照前瞻性研究来验证放疗在胸腺瘤治疗中的生存获益,但由于胸腺瘤是放疗敏感型的肿瘤,目前普遍接受的观点是对于侵袭性的病变,放疗作为辅助治疗有非常重要的作用。探讨术后放疗(post-operative radiotherapy,PORT)对胸腺瘤和胸腺癌作用的一项最大型回顾性病例系列研究,来自日本胸腺研究会(Japanese Association for Research on the Thymus,JART)。这项研究分析了1265例Masaoka Ⅱ期或Ⅲ期的胸腺瘤或胸腺癌患者,结果显示,虽然PORT可改善胸腺癌患者的无复发生存期(RFS),但未见总生存期(OS)的获益;胸腺瘤患者RFS和OS均没有获益。一项研究纳入了国际胸腺恶性肿瘤协作组(ITMIG)数据库登记的1263例Masaoka Ⅱ期或Ⅲ期的胸腺瘤患者,其中55%的患者接受了PORT,结果显示,PORT接受者的5年(95% vs 90%)和10年(86% vs 79%)OS改善。另一项研究纳入了美国国家癌症中心数据库(NCDB)中超过4000例任何分期的胸腺瘤患者,其中一半的患者接受了PORT。结果表明,PORT可改善OS,尤其是Masaoka ⅡB期或Ⅲ期胸腺瘤或者切缘阳性的患者,Masaoka Ⅰ-ⅡA期患者的PORT获益未达到统计学意义。

一般对于Masaoka Ⅰ期肿瘤完全切除即可达到满意的治疗效果,术后不需要进行辅助治疗。但对于Masaoka Ⅱ期患者,由于完全切除术后的复发风险增高,一些研究显示术后行辅助放疗可以显著降低复发率,但是另一些研究提示,术后放疗并不能降低胸膜播散的发生率。所以,目前对于Ⅱ期患者行完全切除术后是否需辅助放疗尚存在争议。而对于Ⅲ期和Ⅳ期患者,目前一般建议行完全切除术后均需行辅助放疗。辅助治疗时,或对于术后切缘较近的患者,一般来讲,在总共5周时间内给予瘤床和邻近的纵隔45~50Gy,每日1.8~2Gy。如果部分切除后存在镜下或肉眼可见的残余病变,放射剂量可最高达60Gy(每日2Gy)。

4. **治疗策略**

(1) 可切除的病变:对于适合R0完全切除术的患者,初始治疗首选手术。切除标本的病理学检查对明确诊断和分期十分必要,还能决定是否推荐术后放疗或化疗。由于手术切除范围略有不同及手术相关风险的存在,术前应评估患者有无重症肌无力;如果有相关体征或症状,应在术前接受内科治疗,外科及麻醉团队应在术中和术后注意这些表现,以避免重症肌无力导致呼吸衰竭。

(2) 潜在可切除的病变:若认为直接手术无法实现完全切除,如肿瘤侵及无名静脉、膈神经或心脏/大血管,则需要联合术前化疗和PORT的多学科治疗。新辅助化疗后,应再次评估,以确定病变是否足以考虑为可切除。如果病变可切除,应手术。若手术时无法完全切除,应接受最大程度的减瘤术;若条件允许,还要接受PORT。PORT可控制残留病变,部分患者可获得长期无病生存。研究表明,联合化疗之后行根治性切除,根据术后病理情况加或不加术后辅助放疗或化疗,可延长最初无法切除肿瘤患者的无病生存期(DFS)。但是胸腺瘤新辅助化疗的最佳时机、持续时间及药物目前尚无共识,化疗方案的选择一般同于不可切除肿瘤。

(3) 不可切除的病变:若患者有广泛的胸膜和/或心包转移,无法重建的大血管、心脏或气管受累,或者有其他技术上无法切除的病变,包括远处转移灶,则需要全身性治疗、放疗或放、化疗。另外,因高龄或共存疾病而不适合手术的患者,也采用这样的治疗方案。

(4) 膈神经受累患者的处理建议:肿瘤侵及单侧或双侧膈神经时,处理较棘手,因为术中膈神经损伤会影像呼吸功能。所有此类患者都应在术前常规进行肺功能检查,以估算膈神经受损后呼吸功能损害的程度。若仅有一侧膈神经受累,为达到根治性切除,可以切除肿瘤和膈神经。若双侧膈神经受累,则需要多学科讨论制定综合治疗策略。若条件允许,建议切除一侧受累的膈神经,随后将另一侧膈神经与周围肿瘤分离开,予以保留,以减少术后呼吸功能受损。或者,可保留两侧膈神经,将双侧膈神经与周围肿瘤分离开,均予以保留。无论采用哪种方法,术后均需放疗有残留病变的区域,但若保留两侧膈神经,放疗野更大。需要注意,不能行双侧膈神经切除术,否则术后会导致严重呼吸功能损害,甚至死亡。

(5) 复发性肿瘤:建议对可切除的复发肿瘤尽量再次行手术切除;手术完全切除复发病灶可延长总生存期。若复发病变范围较广泛,则可采用化疗或姑息性放疗,类似于不可切除病变的治疗方案。

【预后】

大部分研究证实,影响预后的主要因素为疾病分期和是否完全切除肿瘤,其中是否完全手术切除是胸腺瘤患者最重要的预后因素。肿瘤组织学的预后价值较具争议性,主要是因为 WHO 肿瘤组织学分型重复性差。有研究报道,对于胸腺瘤 Masaoka Ⅰ期、Ⅱ期、Ⅲ期、Ⅳa 期的患者,其 10 年生存率分别约为 90%、70%、55% 和 35%,而其术后复发率分别为 3%、11%、30% 和 43%。然而,对于 Ⅰ~Ⅱ 期患者,只有非常少比例的患者最终是死于胸腺瘤本身,所以使用无瘤生存期能更确切地反映出治疗效果。一些文献显示,胸腺瘤 Masaoka Ⅰ期、Ⅱ期、Ⅲ期、Ⅳa 期的患者,其 10 年无瘤生存率分别可以达到 94%、88%、56% 和 33%。此外,有资料显示,在诊断胸腺瘤后的 10 年中,有 10% 的患者会发生胸腺外的恶性肿瘤,但没有特定的肿瘤类型,而且发生风险与是否合并重症肌无力无关。

【术后随访监测】

尽管没有临床试验表明胸腺瘤的治疗后监测有明显获益,但鉴于早期干预可能更有效,需要定期进行胸部影像学检查监测复发。NCCN《胸腺瘤及胸腺癌临床实践指南》推荐:术后 2 年内每 6~12 个月做 1 次增强 CT 扫描,之后每年复查 CT,连续 10 年。

二、重症肌无力

【发病机制】

重症肌无力(myasthenia gravis,MG)是一种发生在神经-肌肉接头处,表现为神经肌肉接头功能障碍导致的骨骼肌无力和易疲劳的获得性自身免疫性疾病。其发病机制与遗传因素、致病性自身抗体、细胞因子、补体参与及胸腺肌细胞等复杂因素有关。约 80% 的患者乙酰胆碱受体(AChR)自身抗体阳性,导致 AChR 数量减少、功能丧失,进而使神经肌肉传递障碍而致肌无力。另 20% 血清 AChR 抗体阴性患者发病机制虽尚不甚清楚,但有证据提示其也是抗体介导的功能紊乱,例如肌肉特异性受体酪氨酸激酶(MuSK)抗体。血清阴性重症肌无力(SNMG)也称抗体阴性 MG,是指 AChR 抗体和 MuSK 抗体均为阴性的患者,占 MG 的 6%~12%。异常的胸腺淋巴细胞在抗体的形成中起主要作用。

【流行病学】

国外流行病学调查显示,MG 年发病率为 0.7~2.3/10 万,可见于任何年龄。一般认为,有 2 个高峰年龄,第 1 个高峰年龄为 10~30 岁,女性多见;第 2 个高峰年龄在 50~80 岁,以男性多见,多合并胸腺瘤。其中华裔的胸腺瘤患者合并有重症肌无力的比例较西方白种人群明显要高,有研究统计可高达 48%。且华裔患者中严重病例较少,抗乙酰胆碱受体抗体滴度水平显著偏低。合并重症肌无力的胸腺瘤患者男女比例相当,相比较不合并重症肌无力的患者更为年轻。按照 WHO 组织学分型,B2 型、B1 型和 AB 型胸腺瘤患者中重症肌无力的发生率最高;而 A 型和 B3 型患者中发生率只有 10%,甚至更少。胸腺癌患者极少合并重症肌无力。重症肌无力患者中有 15% 合并胸腺瘤,约 60% 合并胸腺淋巴样增生,25% 的患者表现为腺体萎缩。其中女性患者更常见胸腺增生,而 50 岁以上胸腺增生极为少见。

【临床表现及分型】

临床特征为骨骼肌活动后易疲劳,休息或使用胆碱酯酶抑制剂可以缓解。肌无力通常表现为晨轻暮重,波动性明显。超过50%病例累及眼外肌,表现为上睑下垂、复视、视物模糊等眼部症状。常为早期症状,在有眼部表现的患者中,约50%会在2年内进展为全身型MG。约15%的患者会表现出延髓症状,包括构音障碍、吞咽困难和咀嚼易疲劳。本病病程迁延,期间可缓解、复发或恶化。感染、疲劳等常使病情加重,甚至出现危象。

1958年Osserman首次提出MG临床分型,简便直观,后来经过改良,在临床上得到了广泛应用:Ⅰ型(眼肌型)是指病变仅在眼外肌;Ⅱ型(全身型)中Ⅱa型(轻度全身型)表现为四肢肌轻度受累,常伴眼外肌受累,Ⅱb型(中度全身型)表现全身无力伴有咀嚼、吞咽、构音困难;Ⅲ型(急性重症型)是指急性起病,出现球麻痹及呼吸肌麻痹;Ⅳ型(迟发重症型)是指隐性起病,进展较慢,常由Ⅰ型或Ⅱ型在2年内发展至球麻痹和呼吸肌麻痹;Ⅴ型(肌萎缩型)是指出现肌萎缩。随着认识的深入也同时发现Osserman分型的局限性:各临床分型并非绝对;MG存在类型的转化;病情加重与临床分型不一定相关。为此,2000年美国MG协会(MGFA)推出了基于定量测试的临床分型(表5-7)与重症肌无力定量评分(quantitive MG score,QMG)。定量评分是分别对主要受累肌群的肌力做量化测试。这样的分型更能合理地反映患者的临床特征。

表5-7　美国MG协会的MGFA临床分型

Ⅰ型	任何类型眼肌无力,可伴有眼闭合无力,其他肌群肌力正常
Ⅱ型	无论眼肌无力的程度如何,有其他肌群轻度无力
Ⅱa	主要累及四肢肌和/或躯干肌,可有同等程度以下的咽喉肌受累
Ⅱb	主要累及咽喉肌和/或呼吸肌,可有同等程度以下的四肢肌和/或躯干肌受累
Ⅲ型	无论眼肌无力的程度如何,有其他肌群中度无力
Ⅲa	主要累及四肢肌和/或躯干肌,可有同等程度以下的咽喉肌受累
Ⅲb	主要累及咽喉肌和/或呼吸肌,可有同等程度以下的四肢肌和/或躯干肌受累
Ⅳ型	无论眼肌无力的程度如何,其他肌群重度无力
Ⅳa	主要累及四肢肌和/或躯干肌,可有同等程度以下的咽喉肌受累
Ⅳb	主要累及咽喉肌和/或呼吸肌,可有同等程度以下的四肢肌和/或躯干肌受累
Ⅴ型	气管插管,伴或不伴机械通气(除外术后常规使用),无插管的鼻饲病例为Ⅳb型

【诊断】

重症肌无力的诊断首先应明确症状和体征符合重症肌无力而非其他疾病,可辅助确诊的最可靠的实验室方法是自身抗体血清学检查和电生理检查,即重复神经电刺激(RNS)检查和单纤维肌电图(SFEMG)。自身抗体血清学检查中AChR-Ab对MG特异性较高,建议所有患者都应行此项检测。80%~90%的全身型MG患者,AChR-Ab为阳性,如果AChR-Ab为阴性,则应检测MuSK-Ab,38%~50%的AChR-Ab阴性重症肌无力患者MuSK-Ab阳性。重复神经电刺激(RNS)检查和单纤维肌电图(SFEMG)诊断全身型重症肌无力的敏感性分别为75%和95%。一旦MG确诊,应常规行胸部CT或MRI明确是否伴胸腺异常。胸腺CT虽然能以其良好的组织学特性及早发现病变,但难以完全准确地区分胸腺瘤和胸腺增生的细微差别。

【治疗】

1. 内科非手术治疗

(1)胆碱酯酶抑制剂:只能起到对症治疗作用,并不能改变其根本的免疫病理过程,适用于发病早期与轻症MG病例。临床常用的是溴化吡啶斯的明,其作用温和平稳,作用时间较长。

(2)糖皮质激素:在20世纪70年代以后糖皮质激素已成为MG主要和常用的免疫治疗药物,适用于以下几种情况。①眼肌型或全身型MG;②胆碱酯酶抑制剂疗效不理想MG;③病情恶化又不适于胸腺摘除的MG。通常选择口服泼尼松,起始剂量20mg/d,逐渐加量至常规目标剂量1mg/(kg·d),最大剂量

80mg/d。建议采用逐渐加量的方法,以避免大剂量糖皮质激素导致的早期短暂恶化。一旦获得临床疗效,就应将糖皮质激素逐渐减至维持量,通常每月减 5~10mg,直至 30mg/d,之后每月减量不超过 5mg。

(3) 其他免疫抑制药:适用于难治 MG 病例、发生危象病例,胸腺切除术后疗效不佳者,因有高血压、糖尿病、溃疡病时不能应用肾上腺糖皮质激素或不能耐受肾上腺糖皮质激素病例。需注意血象和肝、肾功能的变化。一线免疫抑制剂包括硫唑嘌呤、吗替麦考酚酯、环孢素和他克莫司,通常需要 6~12 个月才能产生临床疗效,常需治疗 1~2 年才能获得最大疗效。

(4) 静脉大剂量丙种球蛋白(IVIG)与血浆交换:目前 IVIG 推荐用法是 0.4g/(kg·d),静脉滴注,连续 5 天为 1 个疗程;血浆交换用法是交换量平均每次 2.5L,连用 3~8 次(平均 5 次)。适用于 MG 危象或胸腺摘除术前的准备,安全有效,获益可持续 3~6 周。注意用后需及时加用其他治疗。

2. **手术治疗**　早在 1911 年 Sauerbruch 就为一名重症肌无力患者做了第 1 例经颈部横切口胸腺切除术,切除的胸腺组织只是增生,没有胸腺瘤。而 1936 年 5 月 26 日 Blalock 为 1 位 19 岁重症肌无力女性患者成功地切除了胸腺瘤,这成为手术治疗重症肌无力的里程碑。而由 Blalock 开创的正中胸骨切开入路,也成为切除前纵隔肿瘤的标准术式。目前胸腺切除仍然是 MG 的重要治疗方法,其适应证:①全身型 MG,药物疗效不佳或难以耐受药物治疗者;②伴有胸腺瘤的各型 MG。眼肌型 MG 是否行手术治疗,目前还存在争议。另外,有人建议手术治疗应限制在 65 岁以下,因为高龄患者通常会有一个萎缩的胸腺;而且一系列回顾性研究还发现手术在 MG 诊断后越早进行,患者受益就越大。所以,建议在诊断明确后 3 年以内行手术治疗。

由于纵隔内异位胸腺组织分布部位较广泛,手术应在安全的情况下,尽可能多地切除胸腺组织。除了胸腺本身,纵隔和颈部的脂肪组织也应切除。目前临床 MG 胸腺切除手术的径路较多,有经颈部切口、全胸骨劈开切口、胸骨部分劈开切口、颈部切口加胸骨正中劈开的扩大胸腺切除,以及近年来采用的在电视胸腔镜下行胸腺切除与机器人辅助胸腺切除术。这些手术均可切除胸腺,但在切除纵隔和颈部脂肪组织的范围上存在差异,目前没有令人信服的资料显示上述任何一种手术方式在 MG 治疗方面的优势。虽然关于哪种术式治疗 MG 更有效尚存在争议,但侵入性更小的微创手术无疑比创伤性更大的术式并发症发生率低,且术后住院时间更短。

3. **围手术期准备**　对于全身型 MG 患者,原则上应调整溴吡斯的明剂量至最小、效应最佳、使肌无力症状有明显改善,患者能生活自理,控制每日用药时间、间隔及剂量相对恒定,患者症状呈最轻、最稳定状态。严格按 6~8 小时间隔口服溴吡斯的明以控制肌无力症状,症状暂时加重时可间断肌内注射新斯的明。抗胆碱酯酶药物用量过大或剂量调整过频均可因胆碱能危象而加重无力症状,调整剂量的间隔时间应为 2~3 天。服用激素的患者亦应逐渐将用量调整至可控制症状的最低用量。术晨对于症状轻微的患者可服用半剂量,但对于症状较重的患者,仍应服用全剂量。对Ⅱb 型、Ⅲ型患者,抗胆碱酯酶药物和激素无法控制症状时,术前可采用血浆置换疗法,或者术后使用丙种球蛋白。

MG 患者由于乙酰胆碱受体大量减少,神经-肌肉接头传递障碍,且术前服用抗胆碱酯酶药治疗,进一步改变了患者对肌松药的敏感性,一方面影响去极化肌松药,如氯琥珀胆碱水解而易出现Ⅱ相阻滞;另一方面 MG 患者对非去极化肌松药高度敏感,使用肌松药会导致其术后呼吸功能的恢复明显延长。所以,手术麻醉应避免使用肌松药,或者选用中、短效非极化类肌松药,禁用箭毒,慎用氯琥珀胆碱(司可林)、吗啡、巴比妥类等中枢抑制药。

术后视病情延长呼吸机辅助呼吸时间,待患者肌力恢复、神志清醒后拔除气管插管。术后早期应用抗胆碱酯酶药物,有助于患者肌力的恢复,促进主动排痰,减少呼吸道感染。拔管困难者应及时行气管切开术。术后 72 小时为肌无力危象高发期,一旦出现危象应气管内插管并尽早气管切开,调整抗胆碱酯酶药物和激素的用量,待病情完全稳定后逐渐脱离呼吸机。术后应选用对神经肌肉接头传递功能无阻滞作用的青霉素、头孢菌素类抗生素预防和控制感染,并加强营养支持,及时改善患者的营养状况,促进术后恢复。

术后当患者发生呼吸乏力或低氧血症时,不管是肌无力危象还是胆碱能危象,处理上都要果断给予气管内插管辅助通气,以改善患者通气功能。目前,多数学者认为,及时采用机械通气治疗是降低肌无力危象死亡率的主要手段。

【预后】

不同的研究显示,胸腺瘤患者的长期生存率与是否伴有重症肌无力的关系不甚明确,是否伴有重症肌无力并不影响胸腺瘤患者的复发率、复发间隔和复发后的生存期。而对于重症肌无力症状的控制,合并有胸腺瘤的患者行胸腺切除术后 5 年的肌无力完全缓解率仅 10%~20%,明显低于不合并有胸腺瘤的患者(30%~60%)。总体来说,合并 MG 对胸腺瘤的生存率并无明显不良影响,但 MG 患者合并胸腺瘤则会导致其生存率下降。

(李　晓)

第五节　胸　腺　癌

胸腺癌是来源于胸腺上皮的一种罕见的恶性肿瘤。具有与其他器官恶性肿瘤细胞类似的形态,容易出现包膜的侵犯和远处转移。

【组织学分型】

1. **发展史**　胸腺肿瘤的组织学分类一直是个难题,主要原因是胸腺肿瘤细胞的形态多种多样。历史上学者们曾提出过多种胸腺瘤组织学分类方法,比较有代表性的分型包括以下几方面。

(1) 1961 年,美国 Mayo Clinic 的 Bernatz 提出一种组织学分类方法,他以胸腺肿瘤中上皮细胞与淋巴细胞的比例以及上皮细胞的形态将胸腺肿瘤分为四型,即淋巴细胞为主型、上皮细胞为主型、混合型和梭形细胞型。Bernatz 分类获得广泛认可,被认为是胸腺瘤经典组织学分类方法。这种分类的缺点是在临床中发现胸腺瘤细胞的形态与临床观察到肿瘤生物学性质不相符,评估患者预后时作用不大。

(2) 1976 年,Levine 和 Rosai 提出胸腺肿瘤包膜的完整性与其生物学表现关系密切。他们因此提出以胸腺瘤包膜完整性作为分类标准,分为两型:良性胸腺瘤,即包膜完整;恶性胸腺瘤,即包膜受侵犯。又根据胸腺瘤细胞形态将恶性胸腺瘤分两型:Ⅰ型,即侵袭性胸腺瘤,细胞形态与良性胸腺瘤类似;Ⅱ型,即胸腺癌,细胞具有恶性细胞表现。Levine 和 Rosai 分类方法也获得学界广泛认可。1985 年,Marino 和 Muller-Hermelink 提出胸腺肿瘤细胞可能起源于胸腺的皮质、髓质或者同时来自两者,提出将胸腺瘤分为皮质型、髓质型和混合型。随后 Kirchner 和 Muller-Hermelink 对这种分类方法进行修改,加入两种新的组织类型,即皮质为主型和高分化胸腺癌。他们认为,根据这种形态分类可以估测肿瘤的侵袭性。

(3) 1985 年,Verley 和 Hollmann 提出的分型,包括梭形细胞胸腺瘤、淋巴细胞为主型胸腺瘤、分化型上皮型胸腺瘤(differentiated epithelial thymoma,即上皮细胞为主型胸腺瘤)和未分化上皮型胸腺瘤(即胸腺癌)。这种分类方法在法国采用较多。

(4) 1999 年,世界卫生组织(WHO)指定一个专家组为胸腺肿瘤制定统一的组织学分类方法,将胸腺肿瘤分为三大类型:A 型、B 型和 C 型,B 型又分为 B1、B2 和 B3 三个亚型(表 5-8)。

表 5-8　WHO 胸腺肿瘤分型

WHO 分型	描述
A	髓质型,梭形细胞胸腺瘤
AB	混合型胸腺瘤
B1	淋巴细胞为主型胸腺瘤;皮质为主型胸腺瘤;淋巴细胞型胸腺瘤
B2	皮质型胸腺瘤
B3	高分化胸腺癌,上皮型胸腺瘤,鳞状胸腺瘤
C	胸腺癌

(5) 1999 年,Suster 和 Moran 根据胸腺肿瘤细胞分化程度将其分为三类:高分化胸腺瘤、中分化胸腺瘤和低分化胸腺瘤(即胸腺癌)。

2. **目前常用分类的比较**　目前临床用得比较多的临床病理分型方法包括 Bernatz 分型,Marino 和 Muller-Hermelink 分型,WHO 分型,Suster 和 Moran 分型,它们之间的异同见表 5-9。

表 5-9　几种临床常用的组织学分类方法的比较

Bernatz	Kirchner-Muller-Hermelink	WHO	Suster-Moran
梭形细胞	髓质型	A 型	分化好胸腺瘤
—	混合型	AB 型	分化好胸腺瘤
—	皮质为主型	B1 型	分化好胸腺瘤
淋巴细胞为主	皮质型	B2 型	分化好胸腺瘤
混合型	皮质型	B2 型	分化好胸腺瘤
上皮细胞为主	分化好的胸腺癌	B3 型	不典型胸腺瘤
—	恶性胸腺癌	C 型	胸腺癌

3. 胸腺癌组织学分类方法　如上所述,胸腺癌一般作为胸腺肿瘤的一种类型进行统一的组织学分类,但胸腺癌又包括许多种不同病理类型的肿瘤。Levine 和 Rosai 将胸腺癌按照肿瘤细胞分化程度分为两类:低度恶性肿瘤(low-grade)和高度恶性肿瘤(high-grade)。低度恶性肿瘤包括高分化鳞状细胞癌、黏液表皮样癌和类基底细胞癌;高度恶性肿瘤包括淋巴上皮癌(lymphoepithelioma-like carcinoma)、低分化鳞状细胞癌、未分化癌、腺鳞癌、透明细胞癌(clear cell carcinoma)、乳头状腺癌、黏液腺癌、肉瘤样癌、退化性/未分化癌(anaplastic/undifferentiated)。

4. 病理学免疫组化特点　在各类型的胸腺癌中,对上皮膜抗原和细胞角蛋白呈免疫阳性反应,对 α-AFP、β-HCG、碱性磷酸酶、白细胞共同抗原反应(CLA)不反应,这是胸腺癌与其他相关疾病最重要的鉴别方法。

5. 胸腺癌临床分期　历史上,胸腺肿瘤曾出现过许多种分期方式,比较有代表性的分期方法包括:Bergh 分期(表 5-10)、Wilkins 和 Castleman 分期(表 5-11)、TNM 分期(表 5-12)、Masaoka 分期(表 5-13)、Masaoka 改良分期(表 5-14)和 GETT 分期(表 5-15)。

表 5-10　Bergh 分期(1978 年)

分期	描述
Ⅰ期	包膜完整或陷于包膜内生长
Ⅱ期	浸透包膜到纵隔脂肪
Ⅲ期	侵犯周围器官,胸内播散或两者均有

表 5-11　Wilkins 和 Castleman 分期(1979 年)

分期	描述
Ⅰ期	包膜完整或陷于包膜内生长
Ⅱ期	浸透包膜到纵隔脂肪、周围胸膜或心包
Ⅲ期	侵犯周围器官,胸内播散或两者均有

表 5-12　TNM 分期(1991 年,Yamakawa,Masaoka)

分期		描述
T	T1	肉眼观察在包膜内,显微镜下无包膜侵犯
	T2	肉眼观察与周围脂肪组织、纵隔胸膜粘连或侵犯,或显微镜下可见包膜侵犯
	T3	侵犯周围器官,如心包、大血管和肺
	T4	胸膜或心包播散
N	N0	无淋巴转移
	N1	前纵隔淋巴转移
	N2	除前纵隔淋巴结外,其他胸内淋巴转移
	N3	胸腔外淋巴转移
M	M0	无血行转移
	M1	血行转移

表 5-13　Masaoka 分期

分期	描述
Ⅰ期	肉眼观察与显微镜检查显示肿瘤完全位于包膜内
Ⅱa 期	显微镜检查显示肿瘤侵犯包膜
Ⅱb 期	肉眼观察肿瘤侵犯周围纵隔脂肪或侵及纵隔胸膜但未穿透
Ⅲ期	侵犯周围器官
Ⅳa 期	胸膜或心包播散
Ⅳb 期	淋巴或血行转移

表 5-14　Masaoka 改良分期

分期	描述
Ⅰ期	肉眼观察肿瘤完全位于包膜内;显微镜下肿瘤未侵犯包膜
Ⅱ期	显微镜下肿瘤侵犯包膜或肉眼观察肿瘤浸透包膜到周围纵隔脂肪或纵隔胸膜
Ⅲ期	肉眼观察肿瘤侵犯周围器官(如心包、大血管或肺)
Ⅳ期	a. 胸膜或心包播散 b. 淋巴或血行转移

表 5-15　Groupe d'Etude des Tumeurs Thymique staging system（GETT）分期

分期	描述
Ⅰ期	
Ⅰa	完全位于包膜内的肿瘤彻底切除
Ⅰb	肉眼观察肿瘤位于包膜内彻底切除;有纵隔粘连/侵犯或显微镜检查怀疑侵犯包膜
Ⅱ期	肿瘤有外侵,彻底切除
Ⅲ期	
Ⅲa	肿瘤有外侵,部分切除
Ⅲb	肿瘤有外侵,单纯活检
Ⅳ期	
Ⅳa	锁骨下淋巴转移或远处胸膜种植
Ⅳb	远处转移

Masaoka 认为 Bergh 分期、Wilkins 和 Castleman 分期方法存在以下缺陷:①胸内转移部位不清楚;②侵犯程度描述不正确;③Ⅲ期所包含疾病种类太广泛;④血行转移和淋巴转移描述不清楚。

TNM 分期的缺点是不适合预测侵袭性胸腺瘤的预后。

Masaoka 分期特点是根据肿瘤是否侵犯包膜及周围脂肪和组织器官,有无远处转移进行分期的,是目前临床广为认可的分期方法。

在一些欧洲国家,采用的是 GETT 分期方法,根据肿瘤是否侵犯包膜和周围组织(这点与 Masaoka 分期类似),以及手术切除范围和彻底程度进行分期。特别是手术切除范围和彻底程度,可能对预后的预测有帮助。但由于手术前无法事先确定切除情况,因此,临床手术前采用 GETT 分期对治疗方法的选择指导作用不大。

【流行病学】

胸腺癌占所有胸腺恶性肿瘤的 1%,5 年生存率为 30%~50%。与胸腺瘤不同,胸腺癌副肿瘤症状(如重症肌无力)不常见,但在分化较好的胸腺癌,副肿瘤症状曾有报道。胸腺癌的发病年龄为 47~60 岁。男性多见。

【临床表现】

胸腺癌临床多有症状,表现为胸闷、胸痛、憋气、咳嗽、气短,甚至声音嘶哑、颈部和颌面部肿胀。体格检查以上腔静脉综合征常见,其余阳性体征少。最常见的症状包括咳嗽、胸闷、胸痛、膈神经麻痹、上腔静脉阻塞综合征。也有体检时偶然发现。

【扩散方式】

胸腺癌进展的主要方式是局部侵犯。据报道,胸腺癌患者就诊时 80% 的患者可出现局部侵犯或在胸部影像学检查时发现与纵隔组织关系不清。40% 的患者就诊时可出现淋巴或血行转移,常见的转移部位是肺、骨、肝、肾上腺、胸膜、胸腔外淋巴结(图 5-2)。

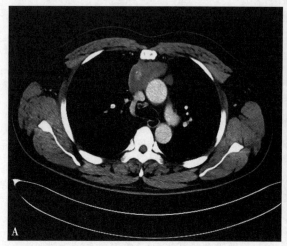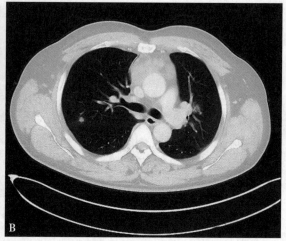

图 5-2　活检病理证实为胸腺癌伴肺内转移

【辅助检查】

1. CT　是首选的检查手段,可以发现前纵隔肿物,肿瘤区域可见坏死、囊性变或钙化。侵犯周围组织时,肿物与周围器官的脂肪间隙消失。偶尔可见侵犯胸膜、心包和膈肌的现象。Tomiyama 的研究显示肿瘤外形,有无外侵,有无淋巴增大,对胸腺肿瘤性质的诊断有提示意义。如外形光滑主要见于 A 型胸腺瘤;外形多不规则者,多见于胸腺癌(75% 以上),但 AB、B1、B2、B3 型胸腺瘤也有一部分是这种表现。研究还发现,胸腺癌患者常见到淋巴增大(40%~44%)。侵袭性胸腺瘤时尽管也可以见到增大的淋巴肿,但比例低得多(0%~10%)。此外,胸腺癌与侵袭性型胸腺瘤(B3)多可见到肿瘤不均匀强化。

2. MRI　日本学者的研究显示,MRI 可用于区分胸腺瘤与胸腺癌。他发现胸腺瘤 T_2WI 与脂肪信号相同或为极高信号,而 60% 的扁平上皮癌患者 T_2WI 是低信号,因此可用于区分。对于胸腺肿瘤侵犯大血管的情况,MRI 比 CT 观察得更清楚。此外,当肿瘤侵犯大血管或心脏时,MRI 可以为手术方法的制订提供帮助。

3. PET/CT　可用于胸腺癌的诊断、预后判断以及复发监测。研究显示,胸腺癌时氟代脱氧葡萄糖摄取值明显升高,可用来区分胸腺瘤与胸腺癌。Adams 和 Kubota 还发现 FDG 摄取值高低与胸腺癌的恶性程度相关。

4. 细针穿刺(fine needle aspiration biopsy,FNA)或手术活检　胸腺肿瘤的最佳治疗是根治性手术切除,因此,FNA 不是临床常规检查手段。但是,对于无法手术切除的胸腺肿瘤,或高度怀疑淋巴瘤的患者或不能耐受手术的患者,应采用 FNA 或手术获取组织学类型。

【鉴别诊断】

1. 胸内甲状腺肿　除少数先天性迷走甲状腺外,一般是指后天性胸骨后甲状腺肿,是由颈部甲状腺肿向下延伸至前上纵隔所致。胸内甲状腺肿的特点:①患者年龄常为中年女性居多。②颈部可扪及增大的甲状腺,随吞咽而活动。但由于其下极进入胸内,常不能被扪及。③除个别伴甲状腺功能亢进症状外,多无临床症状。若胸内甲状腺肿明显增大,则可出现程度不等的胸骨后不适、呼吸困难、呼气时喘鸣等。若一侧明显增大则可造成气管向对侧移位表现。④X 线表现为卵圆形或梭形块影,一般较致密而均匀,边界清晰,偶可见钙化影。块影常位于前上纵隔部位,较一般的胸腺瘤位置略高。⑤核素 ^{131}I 扫描可清晰显示其胸内的位置。⑥颈胸部 CT 片示颈部甲状腺阴影与胸内肿块阴影相连成一体,无中断现象。

2. 纵隔霍奇金淋巴瘤　发生在纵隔的霍奇金淋巴瘤几乎均为结节硬化型,过去称之为肉芽肿性胸腺瘤。目前,多数学者认为是发生在胸腺的霍奇金淋巴瘤,约 90% 的病例存在有前纵隔淋巴结受累,胸部 X 线片显示前上纵隔块影以及上纵隔阴影明显增宽。纵隔霍奇金淋巴瘤的特点:①发病年龄有 2 个高峰现象,即 10~20 岁与 50~70 岁。在中国、日本等国家和地区以中年以上妇女多见。②虽有近 50% 的患者仅有纵隔占位的症状与表现,但较多数患者常常伴有全身淋巴结增大,以颈部、腋下、腹股沟等处多见。有文献报道,约 70% 的患者有颈部淋巴结被侵犯的表现。③25% 的患者常伴有临床症状,如发热盗汗、体重减轻及皮肤疼痛。④17%~20% 的患者在饮酒后 20 分钟,出现病变局部疼痛(又称酒精瘙痒)。其症状可早于其他症状及 X 线表现。⑤早期常可伴有轻度或中度贫血,少数患者可有轻度中性粒细胞增多。⑥CT 及 X 线检查常显示肿块边缘不规则,密度不均。70% 的患者在 CT 检查中可发现气管旁、肺门、隆突下等区域淋巴结被侵犯的表现。⑦经皮颈部、腋下淋巴结活检是其确诊的常用方法。必要时可行经颈部切口前纵隔切开活检。⑧一旦确诊,放疗加化疗对该病的疗效十分乐观。

3. 畸胎瘤　除发生在性腺外,纵隔也是其好发部位。绝大多数位于前纵隔,尤其是前下纵隔;位于后纵隔者仅为 3%~8%。X 线检查多表现为胸骨后方单发的块状阴影。畸胎瘤的特点:①常见于青壮年。②良性畸胎瘤一般无明显症状,常在胸部 X 线检查时被发现。恶性者则可出现胸痛、刺激性咳嗽、呼吸困难等不适。③若肿瘤破裂穿入气管或支气管,则可咳出囊内容物(豆渣样皮脂毛发、牙等);若穿破纵隔胸膜则出现胸腔积液;若穿破心包则可造成心脏压塞。④若肿瘤巨大而突入一侧胸腔,则会造成肺不张、上腔静脉综合征等。⑤X 线检查表现为块影密度均匀不一,含脂肪组织部位密度明显降低,部分囊壁可出现钙化甚至可出现骨或牙的阴影。⑥良性者肿瘤标记物检测为阴性,恶性者则可出现不同的阳性表现,如 AFP、LDH、CAH-S 等。若含神经成分,则 S-100 蛋白阳性;若含平滑肌肉瘤成分,则肌球蛋白阳性;若含鳞腺癌成分,则角蛋白染色阳性。

4. 胸腺瘤　两者都位于前纵隔,需要鉴别。胸腺瘤患者 30% 可出现 MG 症状,胸腺癌患者多没有副肿瘤症状,但分化程度好的胸腺癌患者也可出现副肿瘤症状。CT 表现上,胸腺瘤外形相对规则,淋巴转移罕见。胸腺癌外形则多不规则,淋巴转移常见。CT 增强时胸腺癌不均匀增强,可见坏死、囊性变区域。但侵袭性胸腺瘤有时与胸腺癌难以区分,需要术后做病理检查以明确。

5. 纵隔型肺癌　纵隔型肺癌表现为纵隔旁肿块,需要与纵隔肿瘤鉴别。CT 表现鉴别要点如下。①纵隔型肺癌大部分在肺内,与纵隔呈锐角相交。纵隔肿瘤最大径线或肿瘤中心在肺内。②肿瘤形状:纵隔型肺癌外缘多呈分叶状,纵隔肿瘤分叶少见。③纵隔型肺癌边缘多可见毛刺。④纵隔型肺癌邻近肺野,可有肺气肿、肺不张或阻塞性肺炎。⑤纵隔型肺癌受累支气管可见阻塞、狭窄表现。

【治疗】

1. 胸腺癌发病率很低,只占胸腺恶性肿瘤的 1%,因此,关于胸腺癌治疗的文献较少,所报道的研究病例数也多是小样本的回顾性研究。所以,胸腺癌的最佳治疗手段仍在探索中。但目前学界公认,以手术为基础,辅助放疗和含铂类的化疗是胸腺癌治疗的最佳手段。对于术前评估认为能够切除的胸腺癌,手术切除无疑是首要选择。但对于侵犯过于广泛而无法手术的胸腺癌采取放、化疗是合理的选择。

根治性手术切除仍是胸腺癌的最佳治疗手段。手术的范围和切除彻底程度是影响胸腺癌预后的最重要因素,R0 切除患者 5 年生存率约为 60%。手术时常用的切口为正中经胸骨切口入路,侧切口也可以采用,主要取决于肿瘤的位置、外侵程度以及医师的喜好和经验。操作时应打开双侧纵隔胸膜,在胸腔内探查了解肿瘤侵犯范围。应尽可能做到整块切除。单侧的膈神经侵犯可一并切除加同侧膈肌折叠术,但有些医师倾向于保留膈神经,术后进行辅助放疗。此种情况下,在胸内保留钛夹便于术后定位。如果双侧膈神经均受侵犯,多数医师倾向于保留左侧膈神经。研究显示,即使不能进行肿瘤的完整切除,只能进行减瘤术(debulking),术后辅助放疗仍可以达到良好的远期效果。对于其他受侵犯的组织器官,如腔静脉、胸骨、动脉、肺组织,均可以安全地进行切除和/或重建术,前提是手术医师在此方面具有充分的经验。

2. 放疗是常用的辅助治疗手段。对于 Ⅰ 期的术后患者不推荐辅助治疗。对于肿瘤毗邻手术切缘的推荐剂量为 45~50Gy,对于显微镜下切缘阳性的推荐剂量为 54Gy,肉眼可见肿瘤残留的推荐剂量为 60~70Gy,对于不能手术切除的胸腺癌推荐剂量为 60~70Gy(每次 1.8~2.0Gy)或行同步放、化疗。术后放疗可以提高局部控制率,降低复发率。尽管有延长生存期的趋势,但没有达到统计学差异(表 5-16)。

表 5-16　胸腺癌放疗疗效:部分为近期胸腺癌治疗的研究结果

作者/年份	患者例数	治疗措施	放疗剂量(Gy)	局部控制率(%)	5 年 OS(%)	结论
Blumberg 等,1998	43	TR/SR+/–chemo/XRT	—	52(CR)	65(10 年 OS 率 35%) 68(TR) 62(SR)	Masaoka 分期不是预后因素;无名血管侵犯是预后因素
Chang 等,1992	16	TR/SR/BX+/–chemo/XRT		77	31(中位 30 个月)	鳞状细胞癌生存期长
Hsu 等,2002	26	TR/SR+/–XRT	40~70	91(全部)	77(全部) 82(TR) 66(ST)	Masaoka 分期是预后因素。手术+XRT 局部控制率高
Kondo 等,2003	186	TR/ST/BX+/–chemo/XRT	—	49(TR)	50.5(全部) 66.9(TR) 30.1(SR) 24.2(BX) 亚组 72.2(单纯 TR) 73.6 TR+XRT 46.6 TR+chemo/XRT 81.5 TR+chemo	来自日本的一项多中心研究,病例数最多。根治性切除是生存最重要的因素。XRT 不能提高肿瘤根治切除后的生存期
Liu 等,2002	38	TR/SR/BX+/–chemo/XRT			27(中位 24m)	分级、分期和可切除性是生存预后因素
Lucchi 等,2001	13	TR/SR+/–chemo/XRT	45~60	46(全部)	61(中位 38m)	诱导化疗后,全部(100%)肿瘤出现客观缓解,但样本小
Nakamur 等,2000	10	BX+chemo+/–XRT	6~56	0	0(中位 11m)	不可切除肿瘤的生存差。化疗后缓解中位时间 6 个月
Cgawa 等,2002	40	TR/SR/BX+/–chemo/XRT	10~70(平均 50Gy)	100(TR+XRT)	38(10 年=28%)	长期生存研究,完全切除+XRT 后,生存及局部控制率较好

注:摘自 T. Eng 等.TR:完全切除;SR:部分切除或减瘤;BX:活检或不能切除;XRT:放疗;Chemo:化疗;OS:总生存期;f/u:随访;DSS:疾病相关生存期。

引自:Tony Y. Eng,Charles R Thomas,Jr. Radiation Therapy in the Management of Thymic Tumors. Semin Thorac Cardiovasc Surg. 2005,17(1):32-40.

3. 化疗是胸腺癌常用的辅助治疗手段,主要应用于术前的新辅助化疗和术后辅助化疗。对于考虑局部晚期的胸腺癌患者推荐先行术前新辅助化疗,再行手术切除和术后放疗,无法切除的患者行放疗或同步放、化疗。对于不能手术者,放、化疗是其有效的治疗手段。目前认为卡铂/紫杉醇可作为胸腺癌的一线治疗方案,其余方案如 CAP(顺铂/多柔比星/环磷酰胺)、ADOC(多柔比星/顺铂/长春新碱/环磷酰胺)、PE(顺铂/依托泊苷)、依托泊苷/环磷酰胺/顺铂等,治疗方案多数是含铂的方案,其他常用的药物有多柔比星、环磷酰胺、长春新碱、氟尿嘧啶以及四氢叶酸等(表 5-17,表 5-18)。

4. 免疫治疗。已有研究将帕博利珠单抗(pembrolizumab)应用于胸腺癌的治疗,但免疫相关不良事件的发生率要高于大多数其他接受 PD-1/PD-L1 抑制剂治疗的恶性肿瘤,目前仅推荐为二线治疗方案。

【预后】

影响胸腺癌预后的最主要因素:

表 5-17　胸腺癌辅助化疗疗效:联合方案化疗治疗侵袭性胸腺瘤

化疗方案	患者类型	患者数目	总有效率	完全缓解率	缓解中位时间
CAV 环磷酰胺 800mg/m² 第 1 天 多柔比星 50mg/m² 第 1 天 长春新碱 1.4mg/m² 第 1 天	复发或不完全切除胸腺瘤患者	5 例(3 例肿瘤可测量)	1 例完全缓解,2 例部分缓解,肌无力症状改善,剩余 2 例仍有骨痛		NR
ADOC 多柔比星 40mg/m² 第 1 天 顺铂 50mg/m² 第 1 天 长春新碱 0.6mg/m² 第 3 天 环磷酰胺 700mg/m² 第 4 天	Ⅲ期或Ⅳ期胸腺瘤	37 例	91.8%	43%	12 个月
PAC 顺铂 50mg/m² 第 1 天 多柔比星 50mg/m² 第 1 天 环磷酰胺 500mg/m² 第 1 天	复发或转移性胸腺瘤或胸腺癌	30 例(1 例胸腺癌)	50%	10%	11.8 个月
EP 顺铂 60mg/m² 第 1 天 依托泊苷 120mg/m² 第 1~3 天 每 3 周 1 次×6 次	复发或转移性胸腺瘤或胸腺癌	16 例	60%	33%	3.4 年
VIP 异环磷酰胺 1.2gm/m² 第 1~4 天 依托泊苷 75mg/m² 第 1~4 天 顺铂 20mg/m² 第 1~4 天	晚期胸腺瘤或胸腺癌。非神经内分泌肿瘤	28 例(8 例胸腺癌)	32%(25% 胸腺癌,35% 胸腺瘤)	0	11.9 个月
PACE 顺铂 80mg/m² 第 1 天 多柔比星 45mg/m² 第 1 天 环磷酰胺 800mg/m² 第 1 天 依托泊苷 80mg/m² 第 1、2、3 天	晚期胸腺瘤或胸腺癌	14 例(7 例胸腺癌,2 例术前化疗)	42.9%(42.9% 胸腺瘤,42.9% 胸腺癌)	0	

注:NR= 未报道。

引自:Tracey L. Evans,Thomas J. Lynchs Role of Chemotherapy in the Management of Advanced Thymic Tumors. Semin Thorac Cardiovasc Surg. 2005,17(1).

表 5-18　胸腺癌诱导化疗疗效:局部晚期胸腺肿瘤诱导化疗方式

化疗方案	患者类型	患者数目	化疗有效率(影像学)	完全缓解率	病理完全缓解率	总生存	无疾病进展生存
诱导化疗+手术+术后放疗							
顺铂 75mg/m² 第 1 天 表柔比星 100mg/m² 第 1 天 依托泊苷 120mg/m² 第 1、3、5 天 每 3 周×3 疗程 随后手术及放疗	Ⅲ 期胸腺瘤/胸腺癌	7 例(3 例胸腺癌)	100%	57%	29%	80% 2 年	80% 2 年

续表

化疗方案	患者类型	患者数目	化疗有效率（影像学）	完全缓解率	病理完全缓解率	总生存	无疾病进展生存
ADOC 顺铂 50mg/m² 第 1 天 多柔比星 40mg/m² 第 1 天 长春新碱 0.6mg/m² 第 3 天 环磷酰胺 700mg/m² 第 4 天 每 3 周×3 疗程 随后手术,对于不完全切除患者进行放疗	Ⅲ 期胸腺瘤/胸腺癌	16 例	100% （43% 完全缓解）	69%	31%	70% 3 年	NR
顺铂 75mg/m² 第 1 天 多柔比星 100g/m² 第 1 天 依托泊苷 120mg/m² 第 1、3、5 天 每 3 周×3 疗程或 顺铂 50mg/m² 第 1 天 多柔比星 50mg/m² 第 1 天 诱导化疗+根治性放疗	Ⅲ 期胸腺瘤/胸腺癌	45 例（11 例胸腺癌）	66.6% （10/15）	87% （13/15）	7% （1/15）	78% 10 年	53% 10 年
顺铂 50mg/m² 第 1 天 多柔比星 50mg/m² 第 1 天 环磷酰胺 500mg/m² 第 1 天 每 3 周 1 次,2~4 疗程,随后放疗及巩固化疗	不可切除的局限期胸腺瘤或胸腺癌	23 例（2 例胸腺癌）	69.6% （22% 完全缓解率）	N/A	N/A	52.5% 估计 5 年	54.3% 估计 5 年

引自:Tracey L. Evans,Thomas J. Lynchs Role of Chemotherapy in the Management of Advanced Thymic Tumors. Semin Thorac Cardiovasc Surg 17:41-50.

1. **手术切除的彻底程度**　见图 5-3。
2. **Masaoka 分期**　见图 5-4。
3. **WHO 组织学分型**　见图 5-5。

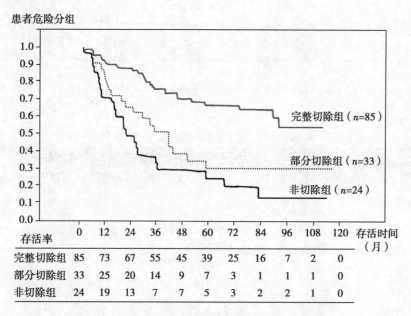

图 5-3　手术切除的彻底程度对胸腺癌生存的影响

患者危险分组

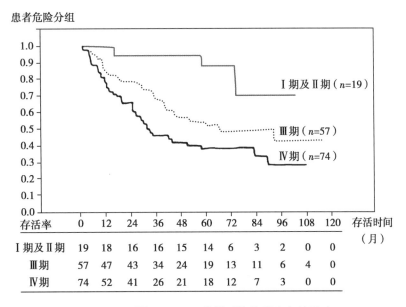

存活率	0	12	24	36	48	60	72	84	96	108	120
Ⅰ期及Ⅱ期	19	18	16	16	15	14	6	3	2	0	0
Ⅲ期	57	47	43	34	24	19	13	11	6	4	0
Ⅳ期	74	52	41	26	21	18	12	7	3	0	0

图 5-4　不同 Masaoka 分期对胸腺癌生存的影响

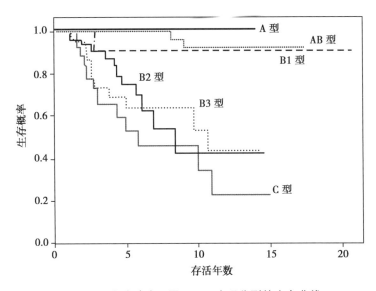

图 5-5　胸腺肿瘤不同 WHO 病理分型的生存曲线

（卜　梁）

参 考 文 献

［1］Masatsugu Hamaji,Rohan M Shah,Syed Osman Ali,et al. A Meta-Analysis of Postoperative Radiotherapy for Thymic Carcinoma.The Annals of thoracic surgery,2017,103(5):1668-1675.

［2］Giaccone G,Kim C,Thompson J,et al.Pembrolizumab in patients with thymic carcinoma:a single-arm,single-centre,phase 2 study.Lancet Oncology,2018,19(3):347-355.

［3］Hiroshi Yabuki.Long survival and recurrence of thymic carcinoma 10 years after resection. Asian Cardiovascular and Thoracic Annals,2019,27(5):407-409.

［4］Lim Y J,Song C,Kim J S.Improved survival with postoperative radiotherapy in thymic carcinoma:A propensity-matched analysis of Surveillance,Epidemiology,and End Results(SEER)database. Lung Cancer,2017,108:161-167.

［5］Thierry Berghmans,Valrie Durieux,Stphane Holbrechts,et al.Systemic treatments for thymoma and thymic carcinoma:A systematic review.Lung cancer(Amsterdam,Netherlands),2018,126(1):25-31.

第六节　纵隔神经源性肿瘤

【流行病学】

神经源性肿瘤是后纵隔最常见的肿瘤。其总体发病率较低,占原发性纵隔肿瘤的25%~30%。好发部位多为后纵隔或椎旁沟(63%~96%)。其流行病学特征和患者的年龄相关。在儿童中,超过1/3的纵隔肿瘤是神经源性的;在成年人中,这一比例只占12%~14%;恶性病变的比例在儿童中较多,约为60%,远高于成年人(5%~10%);在儿童中,多数此类肿瘤是自主神经节源性肿瘤,如神经母细胞瘤;而在成年人中,则大部分是神经鞘源性肿瘤,如神经鞘瘤。

【分类与病理】

从胚胎起源来说,纵隔神经源性肿瘤发生于原始胚胎的神经嵴细胞所分化成的外周神经系统、交感神经系统及副神经节系统。目前根据肿瘤的组织起源,可将它们分为四类:神经鞘源性肿瘤、副神经节源性肿瘤、自主神经节源性肿瘤和罕见的原始神经外胚层肿瘤。

1. **神经鞘源性肿瘤**　纵隔的神经鞘源性肿瘤几乎全部发生于肋间神经,主要分为神经鞘瘤(neurilemmoma)、神经纤维瘤(neurofibroma)和恶性外周神经鞘瘤(malignant peripheral nerve sheath tumor, MPNST)。

神经鞘瘤是由施万细胞构成的包膜完整的良性肿瘤。一般呈圆形,包膜完整,切面淡棕色或黄色。

神经纤维瘤是一种神经内界限清楚或神经外弥漫性生长的肿瘤,主要由施万细胞、神经束膜样细胞和纤维母细胞构成。尽管大多数其他部位的神经纤维瘤无包膜,但在纵隔内却经常有完整的纤维性包膜,或认为是假包膜。因此,包膜不能作为术中鉴别这种外周神经肿瘤良、恶性的特征。

恶性外周神经鞘瘤多合并有I型多发性神经纤维瘤病。肉眼观察呈球形或纺锤形,可有质硬的假包膜,常与大或中等大小神经相连,切面呈奶油或灰色,常伴有灶性出血和坏死。

2. **副神经节瘤(paraganglioma)**　副神经节瘤的发生与主动脉-肺动脉间的副神经节有关,部分位于前上纵隔邻近心脏基底部;或来源于纵隔主动脉交感神经副神经节,多位于后纵隔的椎旁沟。关于副神经节瘤的命名和分类一直存在争议。有的学者根据其对铬酸的反应将其分为嗜铬细胞瘤和非嗜铬细胞瘤。其共同的形态学特征是胞质内存在大量的含有儿茶酚胺的神经内分泌颗粒,主细胞排列成界限清楚的细胞巢,周围环绕一薄层S-100蛋白阳性支持细胞。也有学者根据其是否分泌神经肽类或儿茶酚胺类物质,分为功能型或无功能型两大类,纵隔的副神经瘤多为无功能型。还有学者基于肿瘤的解剖位置来分类。传统上认为,副神经节瘤是良性的,但亦有文献报道约26%的副神经节瘤可表现出恶性的生物学行为。

3. **自主神经节源性肿瘤**　可分为节神经瘤(ganglioneuroma)、节神经母细胞瘤(ganglioneuroblastoma)和神经母细胞瘤(neuro-blastoma)。神经母细胞瘤大多有包膜,质软,为灰-棕褐色包块,常有出血,可有或无钙化;节神经母细胞瘤和节神经瘤大多质硬,呈棕褐色或白色。

4. **原始神经外胚层肿瘤(primitive neuroecto-dermal tumor,PNET)**　此类肿瘤极为罕见。文献报道过两种肿瘤,一种是婴儿黑色素神经外胚瘤(melanotic neuroectodermal tumor of infancy)或称为黑色素突变瘤(melanotic progonoma);另一种是肺部恶性的小圆细胞肿瘤,又称为Askin瘤。

【临床表现】

纵隔神经源性肿瘤通常没有特异性的临床表现。大部分患者无临床症状,常因查体或其他原因行胸部影像学检查偶然发现。有症状者中,常见的症状包括胸痛、肩背部放射痛、咳嗽、胸闷、气促等;肿瘤较大时可出现各种压迫症状,如胸部闷、喘憋、上腔静脉综合征、Horner综合征等。肿瘤发生于椎间孔神经根时,瘤体可穿过椎间孔向内、外扩展,形成哑铃形肿瘤,可伴有脊髓压迫症状,患者可出现肢体感觉异常、无力,甚至括约肌功能紊乱及截瘫。有神经内分泌功能的肿瘤可出现阵发性或持续性高血压、代谢亢进、腹泻或糖尿病症状等。

【辅助检查】

1. **胸部 X 线检查**　在胸部 X 线正位片上可见纵隔肿块向一侧突出，圆形或类圆形密度均匀的阴影，靠近脊柱，有时存在分叶，边缘多光滑。恶性神经鞘瘤及神经母细胞瘤的边缘往往较为弥散而且欠规整，邻近的骨结构常有侵袭征象。

2. **胸部 CT 及 MRI 检查**　CT 检查可清晰地显示肿瘤轮廓、与周围组织的关系和骨质改变，并可通过 CT 值估计肿瘤的囊实性。MRI 检查可确定椎管内病变，有利于显示肿块全貌及其与脊神经根，脊髓与椎骨等邻近结构的关系，对诊断哑铃形肿瘤有特殊价值。但是，CT 或 MRI 很难明确肿瘤的良、恶性。有学者认为，肿瘤>10cm、骨质破坏、胸腔积液等表现提示恶性。副神经节瘤通常血供丰富，增强后可见明显强化伴液化坏死或囊变区。

3. **PET-CT 检查**　PET-CT 有助于明确肿瘤良、恶性，判断有无转移灶。

4. **尿儿茶酚胺及其代谢产物检测**　怀疑神经母细胞瘤及功能性副神经节瘤时，可检测尿液中儿茶酚胺及其代谢产物高香草酸（HVA）和香草扁桃酸（VMA）的升高程度。

5. **骨髓检查**　对怀疑神经母细胞瘤的患者，需要行骨髓检查以明确是否累及骨髓。

6. **组织活检**　术前对后纵隔肿瘤行组织活检存在较高风险。对有临床需求、且可能有意义的组织活检，要依据肿瘤的范围、症状等全面评估。活检的方法可以考虑行 CT 引导下细针穿刺活检、胸腔镜小切口手术等。

【诊断及鉴别诊断】

由于患者大多无症状或非特异性症状，初步诊断主要依赖于影像学检查。定性诊断主要依靠术后病理检测。纵隔神经源性肿瘤多数位于后纵隔脊柱旁沟区，肿瘤边缘光整、界限清楚。肿瘤长期压迫可造成瘤体周围骨质改变，如肋间隙增宽、椎体和肋骨后端出现压迹或破坏，以及椎间孔扩大等。位于后纵隔脊柱旁沟的神经源性肿瘤，诊断准确率很高；一旦肿瘤生长较大超出后纵隔或位于中、前纵隔，易与其他类型的纵隔肿瘤相混淆。

【治疗】

纵隔神经源性肿瘤无论良性还是恶性，最主要的治疗方法是外科手术切除。多数纵隔神经源性肿瘤是良性的，手术的目的是防止其继续生长压迫局部组织产生症状，避免其恶变，以及进一步明确诊断。延迟治疗可能出现肿瘤恶变，或向椎间孔内生长，会为后续治疗带来困难。对于包膜不完整或可疑恶性的肿瘤，有学者建议适当扩大切除范围，扩大切除肿瘤周围的胸膜、脂肪、肌肉组织，以防止局部复发。

VATS 手术是后纵隔神经源性肿瘤常见的手术方式。对累及椎管的哑铃形肿瘤，可以请神经外科或脊柱外科医师协助处理。先经俯卧位后路径完成椎管内肿瘤分离和椎间孔扩大，然后再翻转体位，采用 VATS 或开胸手术切除肿瘤。

神经母细胞瘤的治疗方法比较多，I 期、Ⅱ 期神经母细胞瘤主要以手术切除为主，通常可以达到完整切除。Ⅲ 期、Ⅳ 期病变不易切除，可给予术前放疗或化疗使原发肿瘤缩小，转移灶得到理想控制后再行手术治疗。对于 Ⅱ 期以上的患者术后给予化疗、放疗等可明显提高患者生存率。常用化疗药物有环磷酰胺、异环磷酰胺、顺铂、多柔比星（阿霉素）等。

放疗主要应用于控制切除不完全的局限性肿瘤或切除后局部有残余的肿瘤。有时亦可作为对无法手术切除的肿瘤姑息治疗的一种手段。但应注意放疗可能引起的并发症，如脊柱侧弯、腹泻、生长发育异常等。

【并发症】

纵隔原发神经源性肿瘤由于与脊髓和脊神经关系密切，手术容易造成损伤。哑铃形肿瘤侵及硬脊膜者术后有发生脑脊液外漏的可能，因此对硬脊膜切开或部分切除的病例，应严密缝合硬脊膜，尽可能避免术后脑脊液外漏。术中应注意保护喉返神经、交感神经干等结构，避免术后出现 Horner 综合征和声音嘶哑。较大的肿瘤，由于切除创面较大，止血一定要彻底，以免术后发生血胸。由于纵隔肿瘤常生长缓慢，巨大的肿瘤使肺长期受压，一旦切除肿瘤后容易出现复张性肺水肿或肺不张，术后早期应适当限制液体入量,必要时行利尿、脱水等治疗。

【预后】

神经鞘瘤、神经纤维瘤和节神经瘤预后良好。恶性外周神经鞘瘤、节神经母细胞瘤、神经母细胞瘤和原始神经外胚层肿瘤预后不良。

（喻风雷）

第七节　纵隔干细胞肿瘤

纵隔干细胞肿瘤即原发于纵隔的干细胞肿瘤。干细胞是存在于机体组织的一类原始状态细胞,它们能够进行自我复制并具有多向分化潜能。纵隔干细胞肿瘤实际是以前所谓的生殖细胞肿瘤(germ cell tumors),是一大类具有不同组织学特征和病程演变的肿瘤。国际上常分为三类:①良性生殖细胞肿瘤(benign germ cell tumors),包括表皮样囊肿(epidermoid cysts)、皮样囊肿(dermoid cyst)和良性畸胎瘤(benign teratomas);②精原细胞瘤(seminoma);③非精原生殖细胞瘤(non-seminoma germ cell tumors)。

一、良性生殖细胞肿瘤

【分类】

表皮样囊肿、皮样囊肿和良性畸胎瘤三者的区别在于所含的胚胎胚层不同:表皮样囊肿含外胚层;皮样囊肿含外胚层和中胚层;良性畸胎瘤含外、中、内 3 种胚层。

【流行病学】

良性生殖细胞肿瘤发病占所有纵隔肿瘤的 5%~10%,没有性别差异,年轻人多见,50% 的病例发病年龄在 11~30 岁。绝大多数分布在前纵隔,仅 3%~8% 发生于脊柱旁区域。

【病理学】

肿瘤大体表现为囊性、实性或囊实性肿物,多有包膜,但与周围组织粘连紧密。肿瘤因所含具体胚层的数量不同可包含相应胚层发育的组织,如头发、牙——外胚层,骨骼、脂肪、肌肉——中胚层,呼吸道或胃肠道上皮——内胚层。若发现肿瘤含有未分化成熟的组织成分,则诊断考虑为恶性,不能诊断为良性生殖细胞肿瘤。

【临床表现】

良性肿瘤生长缓慢,多数没有症状,常在体检时发现。有症状者,肿瘤体积通常较大,突入一侧或双侧胸腔。由于肿瘤压迫周围组织可出现相应症状,最常见的症状为胸痛,其次为呼吸困难、咳嗽等。肿瘤可穿透周围组织,如肺、胸膜和心包,甚至极少数情况下咳出毛发、皮脂。

【辅助检查】

X 线胸片表现为前纵隔肿物,较大,边界清楚,少数情况下可发现其内有钙化。胸部 CT 发现肿瘤囊实性,壁厚,多种密度混杂。由于肿瘤内存在骨、软组织、脂肪和牙齿,增强 CT 可见肿瘤包膜和隔膜不均一强化。若发现有规律的钙化和脂肪密度,则有利于此症的诊断。

【诊断及鉴别诊断】

胸部 CT 发现前纵隔囊实性肿物,较大,壁厚,多种密度混杂,或有规律的钙化灶,则可高度怀疑此类肿瘤。

与其他前纵隔肿瘤鉴别:①胸腺肿瘤:位置多在上纵隔,很少侵入肺,少数有重症肌无力;②恶性生殖细胞肿瘤:AFP、HCG、CEA 升高,外侵纵隔明显;③淋巴瘤:肿物结节感明显,多发淋巴结增大。

【治疗】

此类肿瘤首选手术切除。应根据患者全身情况、肿瘤大小、位置及感染粘连程度选择适当的手术切口。需切除肿瘤和受累及的组织。肿瘤较大或反复感染,与周围组织脏器常粘连紧密。特别是如果肿瘤与纵隔大血管粘连或直接包绕大血管,手术难度相对较大,术中需细心解剖避免损伤。注意保护纵隔、肺门的重要血管、神经组织,如膈神经。

二、精原细胞瘤

【流行病学】

纵隔精原细胞瘤占全身精原细胞瘤的 3%~5%,占纵隔恶性生殖细胞肿瘤的 40%~50%。

【病理学】

大体形态典型表现为缓慢生长的特点,肿瘤质地柔软,均匀,分叶,其内可有坏死、出血。约 50% 有包膜,钙化少见。含有囊性结构者罕见。

显微镜下表现为单一的睾丸精原细胞瘤细胞,但细胞被膜呈现为相互分离的巢状结构。细胞体积较大(15~30μm),呈圆形或多角形,细胞间界限不清。细胞质轻度嗜酸性,细胞核向一侧突起,核仁圆形或椭圆形。纤细的结缔组织膜将细胞分隔成小叶状。核分裂象很少见,但可伴有淋巴细胞等炎症细胞浸润。

免疫组织化学显示胎盘碱性磷酸酶(placental alkaline phosphatase)高表达,极少表达 β-人绒毛膜促性腺激素(β-human chorionic gonadotropin,β-HCG),不表达甲胎蛋白(alpha-fetoprotein,AFP)。尤其是 AFP,对于排除非精原生殖细胞瘤是十分重要的。

【临床表现】

绝大多数见于 30~40 岁男性。80% 有症状,但非特异性,可有胸痛、咳嗽、呼吸困难、发热,或体重减轻,多因肿瘤压迫周围器官所致。60%~70% 患者发现时即有远处转移,如骨、肺、肝、脾、脊柱或脑转移。

【辅助检查】

X 线胸片首先获得前纵隔肿物的整体印象,但可能漏掉小的肿瘤。胸部 CT 显示前纵隔大而均匀,无包膜,边界清晰的肿块,有时呈分叶状,伴有少量胸腔或心包积液。它通常表现为均质的软组织衰减,静脉注射造影剂后有轻微强化,但偶尔可出现囊肿、出血、坏死和不同类型的轻度钙化灶。肿瘤侵犯邻近结构可出现脂肪界面消失,也可能出现肺、骨和纵隔淋巴结转移。含囊肿的精原细胞瘤可能难与囊性胸腺相鉴别。MRI 可用于区分治疗后的残余肿瘤和纤维化。PET-CT 能显示治疗后肿瘤大小、有无复发或残留肿瘤,在治疗后随访过程中很有价值。

血浆肿瘤标记物的测定对于精原细胞瘤的诊断、治疗和随访是非常重要的。如果是年轻男性,发现前纵隔肿物,应常规检测 β-HCG 和 AFP 水平。仅 10% 的精原细胞瘤有 β-HCG 水平的轻度升高;若β-HCG 高度升高,则怀疑混合型精原细胞瘤。而乳酸脱氢酶水平对于此症的诊断无关紧要。

【诊断及鉴别诊断】

年轻男性前纵隔大的、质地均匀的实性肿物,首先考虑此症。结合血浆 β-HCG 和 AFP 水平,诊断基本成立。治疗前需行组织病理学检查明确诊断。

鉴别诊断需考虑:①良性畸胎瘤,质地不均,多含有囊性成分;②恶性胸腺瘤,位置更高,肿瘤似有结节融合感,外侵较压迫症状明显;③非精原生殖细胞瘤或混合型精原细胞瘤,血浆 β-HCG 和 AFP 水平升高;④淋巴瘤,发热,淋巴结融合感。

【治疗】

化疗效果很好,通常不需要手术切除或放疗。化疗完全缓解率在 90% 以上,方案以铂类为主,与博来霉素、依托泊苷(足叶乙苷)或长春新碱联合使用。5 年生存率通常可达 70%~85%。放疗效果不如化疗,通常不作为一线治疗手段。当化疗、放疗效果不佳且估计能完整切除时,可选择手术切除治疗。

三、非精原生殖细胞瘤

【流行病学】

非精原生殖细胞瘤绝大多数见于青年男性,约占纵隔恶性生殖细胞瘤的 50%。

【病理学】

组织类型按发生率从高至低排列依次为畸胎癌(teratocarcinoma)、内胚窦瘤(卵黄囊瘤)、绒毛膜癌和胚胎癌。可有少数混合类型。

与睾丸的非生殖细胞瘤鉴别:后者很少有纯的内胚窦瘤,胚胎癌的发生率较高。

【临床表现】

非精原生殖细胞瘤的特点是局部生长快和早期发生远处转移。诊断时多有纵隔受压或受侵症状。85%~95% 的患者全身有多部位远处转移。常见的转移部位为肺、淋巴结（锁骨上、腹膜后），转移至肝、骨、脑较少。含有绒癌成分者可出现严重的颅内出血或大咯血。少数患者有乳房发育、体重减轻、发热或虚弱。

【辅助检查】

X 线胸片表现为前纵隔巨大肿物。胸部 CT 通常表现为一个大的、无包膜的、不规则的、边界不清的肿块。可出现因坏死、出血或囊肿形成而导致的不均匀衰减，常合并出现因继发于侵犯邻近纵隔和/或胸壁组织引起的脂肪界面消失。MRI 能更好地显示肿瘤的外侵情况。肿瘤的扩散转移经常发生。

近 90% 患者有 HCG 或 AFP 升高。AFP 升高时，即便活检病理认为是纯精原细胞瘤，也应按非精原细胞瘤治疗。纯精原细胞瘤很少 HCG 高于 100ng/mL，若出现此类情况，也应按非精原细胞瘤处理。

【诊断及鉴别诊断】

根据前纵隔的巨大肿物，纵隔受压或远处转移及血 HCG 或 AFP 升高（与纯精原细胞瘤鉴别），诊断多可成立。少部分患者并发血液系统恶性肿瘤。

【治疗】

以化疗为主，采用含铂类的方案，如博来霉素、依托泊苷和顺铂联合应用化疗 4 个周期。化疗后有必要复查胸部 CT 及血 HCG、AFP。

对于有残余肿瘤且血 HCG 和 AFP 正常的患者，外科手术切除是必要的。化疗后肿瘤缩小较慢，手术治疗时机多在化疗结束后 2~3 个月。手术切除的标本中仍可见肿瘤细胞，均需再化疗 2 个周期。

对于血 HCG 或 AFP 仍然升高者，是否考虑外科手术切除仍有争议。

（喻风雷）

第八节　纵隔间质性肿瘤

纵隔间质性肿瘤（mesenchymal tumors）通常是指来源于间叶组织的一大类肿瘤，包括纤维、脂肪、平滑肌、骨骼肌、间皮、血管、组织细胞来源等，它们是一大类在胚胎学上有共同起源的组织的总称。尽管它们来自同一个胚层，但具有不同的解剖学和形态学特点，镜下组织学类型很多。总体来讲，纵隔间质性肿瘤相对少见，发病率较低，按其来源分为脂肪源性、淋巴管源性、血管源性、纤维源性以及肌源性肿瘤等。

【分类】

1. **纵隔脂肪源性肿瘤**　脂肪瘤和脂肪肉瘤是最常见的纵隔脂肪源性肿瘤。①脂肪瘤为良性肿瘤，可发生于任何年龄，成年男性稍多，肿瘤体积通常比较大，质地柔软，包膜通常完整，多为球形、结节形或不规则形，切面淡黄色，可由纤维组织分割为多个小叶。组织学上主要由成熟的脂肪组织组成。病理诊断时应该在脂肪组织中寻找胸腺组织，以除外胸腺脂肪瘤的诊断，还应与脂肪过多症相鉴别，脂肪过多症表现为弥漫性成熟脂肪组织堆积，可能与过度肥胖、库欣病或者激素治疗有关。纵隔脂肪瘤因具有完整的包膜，切除并不困难，预后良好。②脂肪肉瘤是常见的纵隔内间质性恶性肿瘤，有时可以伴发腹部和腹膜后的脂肪肉瘤，为多中心性疾病的一种表现。脂肪肉瘤通常体积较大，呈结节状或分叶状，多位于前中纵隔下部及心膈角处，分化程度有不同，一般不会出现淋巴结转移，肺、肝和骨是最常见的转移部位，纵隔脂肪肉瘤诊断后，如果可能，应彻底手术治疗。但手术治疗后仍容易复发，预后较差。

2. **纵隔淋巴管源性肿瘤**　纵隔淋巴管瘤是另外一种常见的纵隔肿瘤，多发生于儿童，前上纵隔多见，常与颈部肿瘤成分相连接，大体结构通常为囊性，并形成内壁光滑的大腔隙。淋巴管肌瘤仅发生于女性，可能与女性激素水平有一定关系，病变表现可为局限性或者弥漫性，常与胸导管及其分支有一定关系，可导致乳糜胸的发生。纵隔淋巴管瘤和淋巴管肌瘤手术治疗效果较好。

3. **纵隔血管源性肿瘤**　纵隔血管源性肿瘤罕见，其中纵隔血管瘤最为常见，在成年人多表现为海绵状血管瘤，多发生于内脏区或椎旁沟，肿瘤可有薄层包膜，多为紫红色，质软，不定形态，镜下是一组分化成熟的血管组织，常由内衬薄层内皮的扩张的管腔组成，管腔之间有纤细的纤维组织分割。纵隔海绵状血管瘤在 X 线下可形成特征性的静脉石表现。治疗以手术为首选,彻底切除者预后良好。纵隔内也可发生血管内皮瘤及肉瘤、血管中膜肿瘤及平滑肌肉瘤、外皮细胞瘤,分别有血管内、中、外膜细胞起源,均较为罕见。

4. 纵隔纤维组织源性肿瘤　原发性纵隔纤维组织源性肿瘤非常罕见,只有散在病例报道。习惯上将这类肿瘤分为纤维瘤病、纤维肉瘤、恶性纤维组织细胞瘤和孤立性纤维性肿瘤等几种类型。①纵隔纤维瘤病是一种纤维组织增生性疾病,由胶原纤维和成熟纤维细胞组成,生物学行为介于良性与恶性之间,大体形态无明显边界,呈弥漫性结节样增生,该病多见于中年人,不发生转移,但如果切除不彻底会局部复发。②纵隔纤维肉瘤多位于后纵隔,圆形或椭圆形肿块,体积较大,一般有假包膜,镜下主要由梭形的成纤维细胞组成,细胞呈现不同的异型性,肿瘤一般生长迅速,以局部浸润扩散为主,少有转移,发现时一般较大,局部压迫症状明显,预后较差,治疗以外科为主。③纵隔恶性纤维组织细胞瘤多见于老年人,男女发病无差异,后纵隔多见。肿瘤可生长较大,通常称结节状,镜下组织形态见其主要成分为成纤维细胞和组织细胞,还存在不同形态的过渡细胞。治疗首选手术,尽可能完整切除,辅助治疗的疗效尚待证实。④孤立性纤维性肿瘤发生于纵隔者罕见,多见于成年男性,其中 50% 为恶性。起源于间皮下未分化的间叶细胞,发病与石棉无关。肿瘤孤立、局限,一般有蒂,常有包膜,表面附有胸膜,超微结构显示肿瘤细胞本质上是成纤维细胞,免疫组化波状蛋白阳性。治疗采用外科手术治疗,良性者预后好,很少复发;恶性者生存率低,容易复发。

5. 纵隔肌源性肿瘤　包括平滑肌肉瘤、骨骼肌瘤、骨骼肌肉瘤等,均较少见。平滑肌瘤可发生于血管,以下腔静脉、肺动脉常见,病变也可见于小血管,较难确定原发血管部位。骨骼肌瘤可发生于任何部位,甚至无骨骼肌部位,非常罕见,手术预后良好。纵隔骨骼肌肉瘤可发生于任何年龄,病理上分为胚胎型、梭形细胞型、腺泡型和多型性四种,其中胚胎型最多见,该病恶性程度较高,生长迅速,早期不易发现,发现时多已有淋巴或血行转移。

6. 其他　纵隔间质性肿瘤还包括滑膜肉瘤、脑脊膜瘤、软骨肉瘤、恶性间叶瘤等。

【临床表现】

纵隔间质性肿瘤的临床表现缺少特异性,可存在多年而没有症状,50% 以上为偶然发现,也可在体检时发现。最常见的主诉为胸痛、咳嗽、气短、吞咽困难、声嘶、Horner 综合征、上腔静脉受压综合征及气管、心脏受压等。还有一些非特异性症状,如发热、盗汗、全身不适、食欲减退、体重减轻等。这些症状同肿瘤的部位、大小、性质以及生长方式有关,良性肿瘤症状较少,囊性肿瘤较实性肿瘤产生的压迫症状少,膨胀性生长会产生压迫性症状,而浸润性生长常出现受累脏器的相应症状。

【诊断】

由于纵隔间质性肿瘤的来源各异,症状少且缺乏特异性,术前诊断有一定困难,依赖病理支持。临床病史结合体格检查,再辅以合适的辅助检查手段,有利于提高术前诊断的准确率。

1. X 线胸片诊断价值有限,但依然是重要的临床诊断方法之一。它可以提供病变所在纵隔内的位置、大小、解剖结构有无移位和改变、肿瘤的相对密度是实性还是囊性,有无钙化等。

2. CT 的诊断价值较高,特别在纵隔内无大量脂肪衬托下能很好地显示纵隔内的结构和占位性病变的形态特征,能对病变位置、大小与数目、范围以及病理性质做出判断,增强扫描可以显示肿瘤与血管间的关系。例如脂肪源性肿瘤 CT 显示均匀低密度影,呈脂肪组织影,如纵隔肿块呈巨大团块状,呈脂肪与液体混杂存在,考虑脂肪肉瘤,CT 值常介于脂肪和水的密度之间,较良性脂肪瘤高。

3. MRI 具有很好的软组织分辨率和对比分辨率,在留空血管的衬托下,可清楚显示纵隔解剖结构,并且无辐射、无须造影,非常清晰,对血管畸形或与血管相关疾病有优势。

【治疗】

对于良性肿瘤,手术为首选治疗方案,手术途径及手术技术问题应按照纵隔肿瘤的手术原则,争取完整切除。对于恶性纵隔间质性肿瘤,有时还需放疗、化疗等综合治疗。

【预后】

纵隔间质性肿瘤的预后与肿瘤的性质、大小,侵犯邻近器官的情况,手术是否完整切除,术后是否出现复发及转移,以及患者自身的一般情况等有关。

(喻风雷)

第九节　淋　巴　瘤

淋巴瘤(malignant lymphoma,ML)是淋巴结和/或淋巴结外组织或器官的免疫细胞肿瘤,是源于淋巴细胞或有关细胞恶变的肿瘤。淋巴瘤在病理学上分为非霍奇金淋巴瘤(non-Hodgkin lymphoma,NHL)和霍奇金淋巴瘤(Hodgkin lymphoma,HL)两大类。

【流行病学】

从全球来看,恶性淋巴瘤每年的新病例数占全部肿瘤的 4%~5%。在我国,恶性淋巴瘤的调整死亡率为 1.56/10 万,占我国恶性肿瘤构成比的 1.13%。每年新发病例超过 25 000 例。而在欧洲、美洲和澳大利亚等西方国家的发病率达 11/10 万~18/10 万,占所有恶性肿瘤死亡位数的第 11~13 位。淋巴瘤可发生于任何年龄,男女之比为 1.5∶1。在我国,霍奇金淋巴瘤少见,霍奇金淋巴瘤只占淋巴瘤的 10%~15%,欧美国家则占 40%~45%;40 岁左右是我国霍奇金淋巴瘤的一个发病高峰,欧美国家则有两个发病高峰,分别在 30 岁左右和 50 岁以后。

【病因学】

淋巴系统是人体的重要防御系统,它可以帮助人体抵抗病毒、细菌等有害外来物的侵害。当病菌等有害物质入侵人体时,淋巴组织就容易脱离人体的控制,加上不良环境等因素的作用,淋巴细胞就可能在生长过程中发生变异,形成淋巴瘤。但恶性淋巴瘤的确切病因至今尚未完全阐明,有如下相关因素。

1. **EB 病毒感染**　与伯基特(Burkitt)淋巴瘤、HD 有关。如人类嗜 T 细胞病毒,HTLV-1 成年人 T 细胞淋巴瘤/白血病、HTLV-2 毛细胞白血病、HTLV-3(HIV)-A1DS/NHL,卡波西肉瘤。

已经证实伯基特淋巴瘤与 EB 病毒感染有关。人类 T 淋巴细胞病毒 I 型(HTLV-I),被证明是成年人 T 细胞白血病/淋巴瘤的病因。HTLV-I 被认为与 T 细胞皮肤淋巴瘤的发病有关。Kaposi 肉瘤病毒也被认为是原发于体腔的淋巴瘤的病因。

2. **免疫缺陷**　有此问题者属高危人群,多为 NHL。90% 为结外型,以中枢神经系统和胃肠道发生多见。干燥综合征、免疫性溶血性贫血等可并发恶性淋巴瘤。胃黏膜淋巴瘤是一种 B 细胞黏膜相关性淋巴样组织(MALT)淋巴瘤,幽门螺杆菌与其发病有密切关系。淋巴瘤的发生与免疫功能下降密切相关,与理化因素有一定的相关性。

3. **电离辐射**　可引起淋巴瘤的发生。

4. **遗传因素**　有时可见明显的家族聚集性。

【病理分类】

恶性淋巴瘤在病理学上分为霍奇金淋巴瘤和非霍奇金淋巴瘤两大类。根据瘤细胞大小、形态和分布方式可进一步分成不同类型。

1. **霍奇金淋巴瘤**　霍奇金淋巴瘤是一种特殊类型的恶性淋巴瘤,组织学诊断主要依靠在多形性炎症浸润背景上找到特征性 R-S 细胞。1965 年,Rye 国际会议确定分为以下四型。

(1) 淋巴细胞为主型:以中、小淋巴细胞增生为主,有时以组织细胞增生为主;典型 R-S 细胞不易找到,但常存在较多 L-H 细胞。

(2) 结节硬化型(NS):以双折光宽胶原纤维束将存在腔隙型 R-S 细胞的淋巴组织分隔成大小不一结节为特征,典型 R-S 细胞罕见。

(3) 混合细胞型(MC):典型 R-S 细胞和 H 细胞多,炎性细胞明显多形性,伴血管增生和纤维化。

(4) 淋巴细胞消减型(LD):除存在典型 R-S 细胞外,还可出现许多多形性 R-S 细胞(网状细胞型)或弥漫性非双折光纤维组织增生,反应性炎性细胞显著减少。

2. **非霍奇金淋巴瘤的病理分类**　NHL 是一组异质性疾病,瘤细胞显然由不同形态、不同免疫特征的恶性细胞组成,瘤组织的组织学结构亦不同。其治疗效果及预后也有较大差异,因此,组织病理学分型是非常需要的,以便做出正确的诊断,订出治疗计划。

1994 年国际淋巴瘤研究组提出了新的欧美淋巴瘤分类(REAL)方案,REAL 分类原理根据形态学、免疫表型、基因特征、肿瘤的相应正常组织来源和临床特点,免疫组织化学在 REAL 分类中起非常重要的作用。它的应用能够改善套细胞淋巴瘤、浸润性大 B 细胞淋巴瘤和 T 细胞淋巴瘤的诊断。

淋巴瘤新的分类方案 REAL/WHO 方案及 REAL 分类特点如下。

(1) 非单一疾病,包含不同的病理类型。

(2) 每一病理类型属于一种独立疾病并具有各自的形态学、免疫表型、基因特点、相应的正常组织细胞来源,临床病程和预后等特点。

(3) 为综合治疗和个体化治疗原则提供了理论基础。

修订的欧美淋巴瘤分类(1994 年),见表 5-19。

表 5-19 修订的欧美淋巴瘤分类

B 细胞肿瘤	T/NK 细胞肿瘤
Ⅰ. 前 B 细胞肿瘤 前 B 淋巴母细胞白血病/淋巴瘤 Ⅱ. 外周 B 细胞肿瘤 　1. B 细胞性淋巴细胞性白血病/前淋巴细胞性白血病/小淋巴细胞淋巴瘤 　2. 淋巴浆样细胞淋巴瘤(免疫母细胞瘤) 　3. 套细胞淋巴瘤 　4. 滤泡中心淋巴瘤 　　滤泡型:细胞学分级 　　　一级:小细胞 　　　二级:小、大细胞混合 　　　三级:大细胞为主 　　弥漫型:小细胞为主 　5. 边缘带 B 细胞淋巴瘤 　　a. 结外(黏膜淋巴瘤型+/−单核样 B 细胞) 　　b. 结内(+/−单核样 B 细胞) 　6. 脾边缘带淋巴瘤(+/−绒毛状淋巴细胞) 　7. 毛细胞白血病 　8. 浆细胞瘤/浆细胞骨髓瘤 　9. 弥漫性大 B 细胞淋巴瘤 　　亚型:原发性纵隔(胸腺)B 细胞淋巴瘤 　10. 伯基特淋巴瘤 　11. 高恶性 B 细胞淋巴瘤,伯基特样	Ⅰ. 前 T 细胞肿瘤 前 T 淋巴母细胞淋巴瘤/白血病 Ⅱ. 外周 T 细胞/NK 细胞肿瘤 　1. T 细胞慢性淋巴细胞性白血病/前淋巴细胞性白血病 　2. 大颗粒淋巴细胞白血病(LGL) 　　T 细胞型 　　NK 细胞型 　3. 蕈样真菌病/Sézary 综合征 　4. 外周 T 细胞淋巴瘤,非特殊型 　　细胞学类别中等细胞、中等和大细胞混合、大细胞、淋巴上皮细胞 　　肝脾 γδT 细胞淋巴瘤 　　皮下脂膜炎性 T 细胞淋巴瘤 　5. 血管免疫母细胞性 T 细胞淋巴瘤(AILD) 　6. 血管中心性淋巴瘤 　7. 肠 T 细胞淋巴瘤(+/−伴随肠病) 　8. 成年人 T 细胞淋巴瘤/白血病,HTLV1+ 　9. 间变性大细胞淋巴瘤,T 细胞和 N 细胞型 　10. 间变性大细胞淋巴瘤,霍奇金样

世界卫生组织(WHO)淋巴瘤分类(2011 年),见表 5-20。

【分期】

1989 年 Cotswald 会议对原有的 Ann Arbo 分期进行了修改,着重强调了巨块病变、大纵隔、淋巴结受侵区域数目(Ⅱ期),即纵隔肿瘤最大横径与在第 5、6 胸椎水平间的胸廓横径之比>1/3 或淋巴结肿块≥10cm。

Ann Arbor 分期系统/Cotswalds 分期见表 5-21。

各期的标注见表 5-22。

1. B 症状　①不能解释的发热>38℃;②在过去的 1 个月内反复,夜间盗汗;③6 个月内不明原因体重<10%;④是一个不良预后因素。

虽然瘙痒不再认为是 B 症状,但全身瘙痒应考虑为不良预后因素。

表 5-20 世界卫生组织淋巴瘤分类

B 细胞肿瘤	T/NK 细胞肿瘤
前 B 细胞肿瘤	前 T 细胞肿瘤
前 B 淋巴母细胞白血病/淋巴瘤	前 T 淋巴母细胞淋巴瘤/白血病(前 T 细胞急性淋巴母细胞白血病)
成熟(外周)B 细胞肿瘤	成熟(外周)T 细胞/NK 细胞肿瘤
慢性淋巴细胞白血病/小淋巴细胞淋巴瘤	T 细胞前淋巴细胞白血病
B 细胞前淋巴细胞白血病	T 细胞颗粒淋巴细胞白血病
淋巴浆细胞淋巴瘤(免疫母细胞瘤)	进展性 NK 细胞白血病
滤泡淋巴瘤	成年人 T 细胞淋巴瘤/白血病
套细胞淋巴瘤	结外 NK/T 细胞淋巴瘤,鼻腔型
结外结膜相关淋巴瘤	肠病型 T 细胞淋巴瘤
淋巴结边缘带 B 细胞淋巴瘤	肝脾 γδT 细胞淋巴瘤
脾边缘带 B 细胞淋巴瘤	皮下脂膜炎型 T 细胞淋巴瘤
毛细胞白血病	蕈样真菌病/Sézary 综合征
浆细胞瘤/浆细胞骨髓瘤	原发皮肤间变性大细胞淋巴瘤
弥漫大 B 细胞淋巴瘤	外周 T 细胞淋巴瘤,非特异型
原发纵隔大 B 细胞淋巴瘤	血管免疫母细胞 T 细胞淋巴瘤
血管内大细胞淋巴瘤	原发全身性间变大细胞淋巴瘤(T 细胞/裸细胞型)
原发渗出性淋巴瘤	未分类 T 细胞肿瘤
伯基特淋巴瘤/白血病	淋巴瘤样丘疹病
未分类 B 细胞肿瘤	
淋巴瘤样肉芽肿病	
移植后淋巴增生病变	

表 5-21 Ann Arbor 分期系统/Cotswalds 分期

分期	定义
Ⅰ 期	病变位于 1 个淋巴结区或单个结外病变,如脾、胸腺、韦氏环
Ⅱ 期	病变位于膈肌同侧的 2 个或 2 个以上的淋巴结区域,同时伴有局限性的结外病变。侵犯的解剖部位数目以下标注明
Ⅲ 期	病变位于膈肌两侧的淋巴结区或伴脾受侵或同侧有局限性结外器官受侵
Ⅲ1	有脾、肺门、腹腔或肝门淋巴结受侵
Ⅲ2	有腹主动脉旁、髂窝、腹腔淋巴结受侵
Ⅳ 期	除了标明 E 以外的结外部位受侵

表 5-22 各期的标注

A	无症状	E	已知肿块部位的邻近单个结外部位受侵
B	有症状,发热、盗汗、体重减轻	CS	临床分期
X	巨块病变>1/3 纵隔宽;淋巴结肿块最大径≥10cm	PS	病理分期

某些 B 症状的同时出现更影响预后,如发热伴体重减轻比单纯盗汗要更为不良预后。

2. 分期检查

(1) 活体组织检查:取得病理组织学诊断。①外周增大淋巴结活检或肿块活检。②纵隔镜检查:全身麻醉下经颈部或胸骨旁局部切口,直视下对气管周围、隆突下淋巴结做组织活检。纵隔镜取材量大,诊断准确率高,如临床需要,应积极采用。③支气管内超声引导针吸活检术(endobronchial ultrasound-guided transbronchial needle aspiration,EBUS-TBNA):通过气管镜,在超声引导下,对纵隔淋巴结进行细针穿刺针吸活检。与纵隔镜检查相比,它具有更加微创的优势。④胸腔镜活检:全身麻醉下经胸腔镜探查胸腔内情况,针对纵隔淋巴结进行活检,明确诊断。

(2) 详细病史:包括有无发热、盗汗、消瘦、瘙痒、神经系统、肌肉、骨骼或胃肠道的症状。

(3) 全面体检:注意各淋巴结区、Waldeyer环、脾大、小骨骼压痛。

(4) 实验室检查:全血细胞常规检查、红细胞沉降率、血清碱性磷酸酶、乳酸脱氢酶、肝功能、肾功能、尿酸、尿常规;生化常规检查还包括 LDH,β_2 微球蛋白检查;HIV 血清学检查;皮肤 T 细胞淋巴瘤的患者要检查 HTLV-1 血清学。

(5) 影像学检查:胸部 X 线检查(后前位、侧位)、胸部 CT、腹部 B 超检查和 CT 扫描检查。

(6) PET 检查。

(7) 选择性检查:骨 X 线检查、核素扫描(骨、肝、脑)、全身扫描、脑脊液检查、分期剖腹探查及脾切除。原发于胃肠道的患者要做钡剂造影或肠胃镜等消化道检查;有肌肉、骨骼的症状及碱性磷酸酶升高,给予骨扫描;有脊髓神经症状的要行 MRI 检查以排除脊髓硬膜外疾病。

【临床表现】

1. **淋巴结有进行性、无痛性增大**　多见于颈部,其次为腋下或腹股沟等处。有些病例仅有深部淋巴结增大,如膈肌上、下等,而浅表的颈部、腋下及腹股沟处的淋巴结并不增大、疼痛。80% 淋巴结病变位于膈上,10%~20% 淋巴结病变限于膈下。常常累及前纵隔,累及外周淋巴结常在颈部、锁骨上、腋窝区域,腹股沟较少,广泛淋巴结受累少,韦氏环、枕部、滑车、后纵隔和肠系膜受累少。

结外受侵:可通过直接侵犯结外组织,也可通过血行扩散,最常见结外部位,如脾、肺、肝和骨髓。

2. **脾、肝大**　脾大较为常见,约有 2/3 的病例脾有病变。肝受累可引起肝大、肝区疼痛及黄疸等。

3. **发热、夜间盗汗和体重减轻**　一般为不规则的中等程度发热,有时可呈周期性发热,一次发热可持续数日或数周,继以长短不一的无热期,往后无热期逐渐缩短,并发展到持续高热。

30% 的患者有全身症状,包括发热、盗汗、体重减轻、长期皮肤瘙痒。老年患者易有全身症状,是不良预后因素之一。皮肤瘙痒在霍奇金淋巴瘤较非霍奇金淋巴瘤多见,通常用抗组胺药物治疗无效。霍奇金淋巴瘤患者偶尔发生饮酒后疼痛,疼痛部位局限于受累区域。

除淋巴结增大外,体检尚可发现脾大,且脾大的患者常伴有肝大。晚期患者因纵隔淋巴结增大可出现上腔静脉受阻。患者如出现上腔静脉阻塞或引起骨髓功能不全、白细胞和血小板减少,是由于纵隔淋巴结增大及骨髓浸润所致,已是晚期淋巴结恶性肿瘤的症状。

可以有病变扩散与转移的表现:NHL 的病变扩散与转移并不像 HD 那样开始发病仅限于 1~2 个淋巴区域,随疾病进展顺序向邻近淋巴区域扩展,而往往一开始发病即为全身性或广泛分布的病变,其病变进展缺乏规律性。较常侵犯的部位为韦氏咽环、胃肠道、睾丸及腹腔内淋巴组织,也常侵犯骨髓组织而出现白血病样的血象改变。

【诊断及鉴别诊断】

淋巴瘤的诊断包括:①定性诊断(包括鉴别诊断);②病理分类诊断;③定位(分期)诊断;④预后因素的确定。

淋巴瘤诊断主要依靠病理活检,在淋巴瘤诊断中,应以组织细胞形态学诊断为基础;进行蛋白水平的免疫组化检查、基因水平检查和染色体检查。

淋巴瘤应与以下疾病进行鉴别。

1. 急、慢性淋巴结炎。

2. 淋巴结结核:必要时应进行切除活检。在临床上也就注意淋巴结结核与恶性淋巴瘤可以并存,或先后发生。

3. 结节病:是一种病因不明,以多个系统的非干酪性肉芽肿为主要病理改变的疾病。病变最常侵犯纵隔和体表淋巴结、肺、肝、脾、皮肤等。病程经过缓慢。轻者无症状,病变局限,且可自然消退;重者病情缓慢进展,侵犯多个器官,预后不良。多见于 30~50 岁。因此,对肺门、纵隔淋巴结增大者尤应注意与淋巴瘤鉴别,有赖于病理学检查。抗原皮肤试验有助于诊断。

4. 淋巴结转移癌。

5. **淋巴结反应性增生**:化学治疗、放射治疗后,机体免疫力有所下降等所致。

【治疗】

1. 霍奇金淋巴瘤的治疗原则

Ⅰa、Ⅱa 期:病变位于膈上,放射斗篷野加锄形野;病变位于膈下,侵犯盆腔及腹股沟淋巴结,应放射至主动脉旁淋巴结;如侵犯盆腔及主动脉旁淋巴结,应行全淋巴结放射。

Ⅰa、Ⅱa 期:如有大的纵隔肿块,应采用化疗与放疗综合;病理为淋巴细胞削减型,应用全淋巴结放射。如有 B 症状者应先化疗 2~4 周期。

Ⅱb 期:一般采用全淋巴结放射,也可单用联合化疗。

Ⅲ1a 期:单纯放射治疗。

Ⅲ2a 期:放射与化疗综合治疗。

Ⅲb 期:单用化疗或化疗加放射。

Ⅳ期:单用化疗。

霍奇金淋巴瘤常用化疗方案:ABVD、MOPP(MOPP、ABVD 为经典一线治疗方案),见表 5-23。

表 5-23　霍奇金淋巴瘤化疗方案

化疗方案	药物	剂量(mg/m^3)	给药途径	给药时间(第几天)	周期(天数)
ABVD	多柔比星	25	静脉	1,15	28
	博来霉素	10	静脉	1,15	
	长春碱	6	静脉	1,15	
	达卡巴嗪	375	静脉	1,15	
MOPP	氮芥	6	静脉	1,8	21
	长春新碱	1.4	静脉	1,8	
	丙卡巴肼	100	口服	1~14	
	泼尼松	40	口服	1~14	

2. 非霍奇金淋巴瘤(NHL)　早期非霍奇金淋巴瘤,化疗和放疗综合治疗疗效优于单纯化疗,而且不良反应较少;对于晚期滤泡型非霍奇金淋巴瘤,化疗合并干扰素的疗效优于单纯化疗。CHOP 为一线化疗方案,CHOP 仍是临床各期 NHL 的首选治疗方案。

非霍奇金淋巴瘤的治疗原则如下。

惰性淋巴瘤(低度恶性):Ⅰ期、Ⅱ期——外科手术或放疗 ± 化疗 ± 免疫化疗;Ⅲ期、Ⅳ期——化疗 ± 放疗 ± 手术。

侵袭性淋巴瘤(中度恶性):化疗 ± 放疗,Ⅱb 期、Ⅲ期和Ⅳ期以化疗为主 ± 放疗。

高度侵袭性淋巴瘤(高度恶性):化疗 ± 放疗。

儿童 NHL:化疗为主 ± 半量放疗。

NHL 的首选化疗方案:CHOP 方案仍然是 NHL 化疗的首选方案。

(徐志飞　唐　华)

第十节　结　节　病

结节病(sarcoidosis)是一种原因不明的多系统器官受累的肉芽肿性疾病,又名肉样瘤病、Boeck 肉样瘤、Schaumann 良性淋巴肉芽肿病等。在临床上,最常受累的部位是肺及双侧肺门淋巴结,也可侵犯几乎全身所有器官。在结节病患者中,约有 50% 的病例呈自限性,仅 10% 左右的患者可出现严重的功能障碍。

【流行病学】

结节病的发病情况,世界各地颇有不同,在寒冷的地区或国家较多,热带地区较少。瑞典年发病率最高,为 64/10 万,尸检实际患病率可达 267/10 万~641/10 万。其他北欧地区年发病率为 17.6/10 万~20/10

万。美国年发病率为 11/10 万~40/10 万,以黑种人居多。但由于部分病例无症状,并可以自然痊愈,所以没有确切的流行病学数据。

结节病多见于中青年人,儿童及老年人亦可罹患。据统计,19 岁以下患者占发病人数的 12.9%,20~40 岁患者占发病人数的 55.4%,60 岁以上患者占 8.3%。发病率女性略多于男性(女∶男 =7∶5)。

【病因】

目前病因及其发病机制不明。感染、免疫系统功能紊乱、基因相关、甲状腺疾病等因素可能与其发病有关。

1. **感染因素** 多个感染因素(如分枝杆菌、丙酸杆菌、病毒、衣原体等)曾被认为与结节病发病有重要的关系。有研究发现,约有 70% 的患者通过支气管肺泡灌洗检查可以发现抗酸杆菌阳性与该病的活动有关,然而,在 23% 的对照中也发现抗酸杆菌阳性。近期的 meta 分析发现有 26.4% 的结节病患者出现分枝杆菌阳性,但是研究也检测到一个可能的偏差,所以,仍需要进一步研究证实。

2. **免疫系统功能紊乱** 细胞和体液免疫功能紊乱被认为可能是结节病的重要发病机制。炎症反应的发生、结节的形成以及肺纤维化,均与多种炎症细胞的激活、细胞因子的活化、炎症介质的释放有关。致病因素首先激活肺泡内巨噬细胞和 T 辅助细胞(CD4$^+$)。被激活的巨噬细胞释放白细胞介素-1(IL-1)及 TNF-α、IL-12 等细胞因子和炎症介质,趋化和激活淋巴细胞,启动一系列的细胞免疫和体液免疫反应。因此,早期病变以 T 细胞、单核细胞、巨噬细胞浸润为主要细胞。随着疾病的发展,上皮样细胞大量产生,形成典型的结节性肉芽肿。疾病后期,成纤维细胞增生,最后出现广泛的纤维化。

3. **基因相关** 目前,最受关注的基因是 BT-NL2,等位基因 HLA-DR 也被寄予希望。在持续性结节病中,HLA 基因的亚型 HLA-B7-DR15 与疾病有相互关联。在非持续性结节病,则 HLA DR3-DQ2 基因表达异常。但是,在疾病的发展过程中这些基因亚型只有轻度的异常变化,提示基因的易感性只是起到少量的作用。

4. **甲状腺疾病** 在女性中,大量的甲状腺疾病和结节病的关系已经被报道。虽然它们的相关性不是非常显著,但是与男性患者相比,仍然有统计学差异。

此外,高催乳素血症、过敏及自身免疫反应也被认为与结节病的发生有必要的联系。

【病理改变】

非干酪坏死性类上皮样肉芽肿是结节病的典型病理特点(图 5-6,彩图见文末)。该肉芽肿常以巨噬细胞为中心,淋巴细胞、单核细胞及成纤维细胞围绕其周围组成,但无干酪样变。在巨噬细胞的胞质中可见绍曼小体(schaumann body)或星状小体(asteroid body)。绍曼小体为卵圆形或圆形,并有钙化。由于含钙,因此染色呈深蓝色。星状小体用磷钨酸苏木素染色,中心为褐红色,星芒为蓝色。初期病变可见有较多的单核细胞、巨噬细胞和淋巴细胞等炎症细胞浸润,累及肺泡壁和间质,随着病程的进展,炎性细胞逐渐减少,非特异性的纤维化逐渐加重。

类上皮肉芽肿的组织形态学并非结节病的特异性表现,在其他肉芽肿(如结核病、麻风病)中也可见到,可见于铍肺、第三期梅毒、淋巴瘤和外源性变态反应性肺泡炎等。

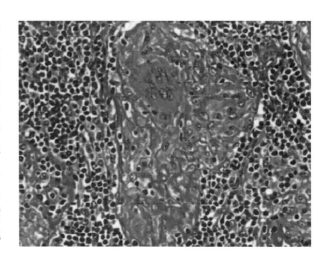

图 5-6 结节病肉芽肿

注:结节主要由类上皮细胞组成,中央无干酪样坏死,周围淋巴细胞少,边界清楚。

【临床表现】

结节病可以只侵犯一种器官或组织,也可多种器官或组织同时受侵。肺是最常受侵的器官,超过 90% 的患者累及肺和胸内淋巴结。约有 50% 的病例无症状,只是在胸部 X 线检查时发现。早期常见的呼吸道症状有咳嗽、无痰或少痰,偶有少量血丝痰;可有乏力、低热、盗汗、食欲减退,体重减轻等;病变广泛时可出现胸闷、气急,甚至发绀。肺部体征不明显,部分患者可有少量湿啰音或捻发音。

结节病尚可累及以下器官,出现相应的症状和体征。

1. **皮肤**　此型较少见,表现呈多种形态,常为丘疹、结节、斑块、红皮病、瘢痕性肉样瘤、色素减退、秃发等。皮损不对称地分布于面部及四肢,常为淡红色至紫色,不溃破,无自觉症状。皮肤结节病临床上应与寻常狼疮、结节性红斑、结核样型麻风病、红斑狼疮、环状肉芽肿等鉴别。

2. **眼**　在结节病患者中,眼部病变的发生率为25%~60%,主要累及葡萄膜,其次为视网膜、视神经、泪腺及结膜下组织,最常见的临床表现为葡萄膜炎和结膜小结。眼部症状虽然不是结节病诊断的唯一依据,但19.0%~54.7%的患者因眼部症状而首诊,继而检查并明确诊断。也有文献报道在最终诊断为结节病的患者中,最主要的两种首发表现为异常X线胸片和眼部症状,占总患者数的2/3。日本弥漫性肺疾病研究委员会2006年制定的《结节病眼部损害诊断指南》指出,有以下6种类型眼部表现中的2种及2种以上者可被认定为临床可疑结节病。①前房肉芽肿性浸润:羊脂状角膜后沉着物或虹膜小结;②小梁网结节和/或帐篷样周边虹膜前粘连;③团块状玻璃体混浊,如雪球样或串珠样;④伴血管瘤的视网膜血管周围炎(主要是静脉周围炎);⑤多发性蜡样脉络膜视网膜渗出和/或激光斑样脉络膜视网膜萎缩;⑥视盘小结和/或孤立的脉络膜结节。

3. **外周淋巴结**　全身淋巴结大者占50%。结节病的早期往往仅限于颈部或腋部淋巴结大,逐渐发展至全身淋巴结大,特别是纵隔和肺门淋巴结大。

4. **关节**　结节病患者发生关节损害的平均年龄为40岁,男女比例为1∶2.25,从发病到出现关节表现的时间为0.1~2.4年,平均为(0.4±0.8)年。多数结节病患者表现为关节炎,也可表现为关节痛。在结节病关节炎中,多数患者病程中发生关节炎的关节数≤4个,少数患者病程中发生关节炎的关节数≥5个。结节病的关节表现常与皮肤病变并存,特别是皮下结节和结节性红斑。

5. **神经系统**　少于1%的患者会出现中枢神经系统症状。当脑膜基底部有肉芽肿形成时,往往影响到脑神经的功能。脊髓病也是结节病侵犯髓内神经系统最早出现的临床表现。

6. **心脏**　虽然20%~30%的患者有心脏受累,但是只有约5%的患者会出现心脏症状。心脏结节病的症状和体征多变,依据心脏被累及的部位或累及的程度而不同。轻者可无任何症状和体征,或仅有心电图改变。常见的临床表现如下。

(1) 心力衰竭:可出现左心衰竭、右心衰竭、全心衰竭。表现为气急、端坐呼吸、下肢水肿等。心力衰竭主要与较大范围的心肌受累使心肌收缩力下降有关,也可能与瓣膜反流有关。大范围心肌受累还可形成室壁瘤,使心肌收缩力更趋下降,但室壁瘤较少引起心室破裂。肉芽肿样病变可累及所有瓣膜,但最常累及二尖瓣。当肉芽肿样病变累及肺血管时,可出现继发性肺动脉高压和右心衰竭。

(2) 心律失常:可出现各种快速性和缓慢性心律失常。快速性心律失常可见房性期前收缩、房性心动过速、心房扑动、心房颤动、室上性心动过速、室性心动过速。房性心律失常的发生率低于室性心律失常。房性心律失常的发生机制是左心功能不全引起的心房扩大或肉芽肿病变直接累及心房。室性心律失常的发生机制是肉芽肿病变直接累及心室肌。缓慢性心律失常可见窦性停搏、房室传导阻滞、束支传导阻滞,以房室传导阻滞最常见。室性心动过速可为持续性或非持续性。缓慢性心律失常的发生机制是心脏结节病累及起搏细胞或心脏传导系统。

(3) 猝死:发生机制与室性心律失常或完全性房室传导阻滞等有关。在心脏结节病中24%~65%的死亡与猝死有关。

(4) 心包积液:可为少量心包积液,也可为大量心包积液,甚至引起心脏压塞。心脏结节病中心包积液的发生率约为19%。

7. **肾**　肾钙质沉着症和肾结石是结节病的常见并发症,较多并发高钙血症和高钙尿症。结节病患者约10%可出现高钙血症,62%的患者尿钙增加,且继发肾损害。

结节病高钙血症临床表现主要取决于钙代谢异常的持续时间、肾钙质沉着的严重程度及同时存在的肉芽肿累及等。其临床表现可以很轻微,也可表现为多尿、乏力、呕吐、肌肉软弱、便秘等,少数患者还可发生肾结石,不易和其他原因所致肾结石相区别。

结节病可导致肾小球损害,临床表现为肾功能不全和肾性高血压,尚可见肾原性尿崩症。

此外,约 20% 的患者肝受累,主要表现肝结节、肝大、血清碱性磷酸酶增高、胆汁性肝硬化、肝门静脉高压等。

【实验室及其他检查】

1. **血液检查** 无特异性变化,可有红细胞沉降率加快、血清球蛋白部分增高(IgG 多见)、C 反应蛋白增高等。在活动期可有淋巴细胞中度减少、血钙增高、血清尿酸增加、血清碱性磷酸酶增高、血清血管紧张素转化酶(sACE)活性增加、血清中白介素-2 受体(1L-2R)和可溶性白介素-2 受体(slL-2R)增高,对诊断和判断活动性有参考意义。也可见 α_1-抗胰蛋白酶、溶菌酶、α-微球蛋白、血清腺苷脱氢酶(ADA)、纤维连接蛋白(Fn)等升高,在临床上有一定参考意义。

2. **结核菌素试验(PPD)** 约 2/3 的结节患者对 5U 结核菌素试验呈阴性或极弱反应。

3. **结节病抗原(kveim)试验** 以急性结节病患者的淋巴结或脾组织制成 1:10 生理盐水混悬液体为抗原。取混悬液 0.1~0.2mL 做皮内注射,10 天后注射处出现紫红色丘疹,4~6 周扩散到 3~8mm,形成肉芽肿,为阳性反应。切除阳性反应的皮肤行组织诊断,阳性率为 75%~85%,有 2%~5% 假阳性反应。因无标准抗原,故应用受限,近年逐渐被淘汰。

4. **X 线检查** 异常的胸部 X 线表现常是结节病的首要发现,约有 90% 以上的患者伴有胸部 X 线片改变。肺门、气管旁、纵隔淋巴结大和肺部浸润影是主要表现。典型的改变是双侧对称性肺门淋巴结明显增大,呈土豆状,边界清晰,密度均匀。肺部病变多数为双侧弥漫性网状、网结节状、小结节状或片状阴影。后期可发展成肺间质纤维化或蜂窝肺。

目前普通 X 线片对结节病的分期仍未统一。结节病分为 5 期(0 期,Ⅰ~Ⅳ期),其中 Ⅰ 和 Ⅱ 期最多见。

0 期:肺部 X 线检查阴性,肺部清晰。

Ⅰ 期:双侧肺门和/或纵隔淋巴结大,常伴右支气管旁淋巴结大,肺内无异常,约占 51%。

Ⅱ 期:肺门淋巴结大,伴肺浸润。肺部病变广泛对称地分布在两侧,呈 1~3mm 的结节状、点状或絮状阴影。少数病例可分布在一侧肺或某些肺段。病灶可在 1 年内逐渐吸收,或发展成肺间质纤维化,约占 25%。

Ⅲ 期:仅见肺部浸润影,而无肺门淋巴结大,约占 15%。

Ⅳ 期:肺纤维化、肺大疱和肺囊肿的改变。

以上分期是相对的,也不一定按照顺序发生,Ⅲ 期不一定从 Ⅱ 期发展而来。

5. **CT(尤其是 HRCT)** 已经广泛应用于结节病的诊断,能较准确地估计结节病的类型、肺间质病变的程度和淋巴结增大情况。结节病的淋巴结增大通常无融合和坏死,也不侵犯邻近器官,有助于淋巴瘤、淋巴结结核等疾病的鉴别。

6. **活体组织检查** 是诊断结节病的重要方法。如果皮肤和浅表淋巴结受累,则是首选的活检部位。胸内型结节病,可以选择支气管黏膜和经纤维支气管镜肺活检,即使在直视下或 X 线胸片没有明确病变的部位取活检,阳性率也可以达 70%~90%。取多处组织活检,可提高诊断阳性率。

支气管内超声内镜引导下的经支气管细针活检(EBUS)是近年来一种新的微创检查方式,诊断阳性率约为 85%。同时,可以显著减少患者的痛苦。

7. **支气管肺泡灌洗液检查** 结节病患者的支气管肺泡灌洗液(BALF)检查,在肺泡阶段淋巴细胞和多核白细胞增多,主要是 T 辅助细胞增多,$CD4^+/CD8^+$ 比值明显增高,对提示病变活动有一定的意义。

8. **镓(^{67}Ga)肺扫描检查** 肉芽肿活性巨噬细胞摄取 ^{67}Ga 明显增加,肺内结节病肉芽肿性病变和肺门淋巴结可被 ^{67}Ga 所显示,可协助诊断和判断活动性,但特异性不高。

9. **肺功能检查** 初期无变化,但病变发展可出现肺弹性减退、限制性通气功能障碍(肺活量、肺总量下降)和弥散功能障碍。喉、气管和支气管受累或肺囊性纤维化时,可出现阻塞性通气障碍,从而产生混合性通气功能障碍。

【诊断】

结节病的诊断应符合 3 个条件:①患者的临床表现和 X 线表现与结节病相符合;②活检证实有非干

酪样坏死性类上皮结节;③排除其他原因引起的肉芽肿性病变。

建立诊断后,还需要判断累及器官的范围、分期(如上述)和活动性。活动性判断缺乏严格的标准。起病急、临床症状明显、病情进展较快、重要器官受累、血液生化指标异常(sACE 活性增高、高血钙、高尿酸血症、血清或 BALF 中 sIL-2R 升高、BALF 中淋巴细胞>10% 等)和镓(^{67}Ga)肺扫描阳性,提示属于活动期。

【鉴别诊断】

1. **肺门淋巴结结核** 患者较年轻,常有结核中毒性症状,如午后低热、盗汗等,结核菌素试验多为阳性,肺门淋巴结大,一般为单侧性,有时伴有钙化。可见肺部原发病灶。CT 可见淋巴结中心区有坏死。

2. **淋巴瘤** 常见的全身症状有发热、消瘦、贫血等,胸膜受累,出现胸腔积液,胸内淋巴结大多为单侧或双侧不对称增大,淋巴结可呈现融合,常累及上纵隔、隆突下等处的纵隔淋巴结。肿瘤组织可侵犯邻近器官,如出现上腔静脉阻塞综合征等。结合其他检查及活组织检查可鉴别。

3. **肺门转移性肿瘤** 肺癌和肺外癌肿转移至肺门淋巴结,皆有相应的症状和体征,另外,其往往有原发灶,对原发灶做进一步的检查可进行鉴别。

4. **其他肉芽肿病** 如外源性过敏性肺泡炎、铍肺、硅沉着病、感染性、化学性因素所致的肉芽肿,应与结节病相鉴别,结合临床资料及有关检查综合分析判断。

【并发症】

肺动脉高压是结节病常见的并发症。此外,肺内病变者还可出现肺大疱、气胸和支气管扩张,并发展成纤维化,引起肺功能不全和心力衰竭。眼部病变可造成严重的视觉障碍,还可并发尿崩症,出现艾迪生(Addison)综合征,偶见蛋白尿、脓尿、血尿、高钙血症、肾衰竭等。

【治疗】

因部分患者可自行缓解,对于胸内结节病,病情稳定、无症状且肺功能正常的 I 期、II 期和 III 期患者无须立即治疗,每 3 个月复查胸部 X 线片和肺功能等,无进展则不需治疗。随诊中出现恶化或症状明显的胸内型结节病及胸外型结节病(如眼部结节病、神经系统有结节病侵犯,皮肤、心肌受累等)患者,可用糖皮质激素治疗。有累及重要器官者,常用泼尼松 40~60mg/d,每 4 周将每天量减少 10mg,减量至 20mg/d,缓慢减量。可以采用隔天一次顿服方法。总疗程 1 年以上。没有累及重要器官或单纯的胸内型结节病,起始剂量为泼尼松 30~40mg/d,在 2 个月内逐渐减量至 20mg/d,随后缓慢减量(如上述)。长期服用糖皮质激素者,应密切观察激素的不良反应。其他免疫抑制药和细胞毒药物,如甲氨蝶呤、硫唑嘌呤等,没有成熟的治疗经验,仅用于糖皮质激素治疗效果欠佳的病例。凡能引起血钙、尿酸增高的药物(如维生素 D),禁用于本病。

【预后】

与结节病的病情有关。急性起病者,经治疗或自行缓解,预后较好;而慢性进行性,侵犯多个器官,引起功能损害、肺广泛纤维化等,预后较差。死亡原因常为肺源性心脏病或心肌、脑受侵犯。有报道平均 5 年随访中 34% 的病例完全恢复,30% 改善,20% 无变化,病情恶化和死亡各占 8%。

(徐志飞 唐 华)

第十一节 纵隔巨大淋巴结增生症

纵隔巨大淋巴结增生症(mediastinal giant lymph node hyperplasia)是一种罕见的、原因不明的淋巴结增生性良性病变。该病最早由 Castleman 等在 1954 年首次报道,故又称为 Castleman's disease(CD)。本病为单纯性淋巴结增生、增大,可沿淋巴链发生在人体的任何部位,但是最常发生的部位是胸内,特别是纵隔区域。Fiore 等(1983)研究发现,约 70% 的患者发生于纵隔中,其次是颈、腋、腹部等部位。由于该病较罕见,人们对其尚缺乏足够的认识,目前对淋巴结增生组织起源仍旧存在分歧,故无法完全统一命名。临床习惯称其为巨大淋巴结增生症。

【病因及发病机制】

有学者认为,以浆细胞增生为主的 CD 与感染(主要是病毒感染)有关。目前被证实与该病相关的病毒为人疱疹病毒8(HHV-8)。此外,免疫调节异常也被认为是CD的始发因素,已有较多学者报道IL-6参与CD的发病过程,如IL-6基因转入小鼠的造血干细胞,可成功获得类似于CD的病理模型。另外,已证实CD的淋巴结生发中心的B淋巴细胞可分泌产生大量的IL-6,病变切除后,随临床病情的改善,增高的血清IL-6水平也随之下降。总之,目前对于该病的病因和发病机制尚不明确,有待进一步研究。

【病理及分型】

该疾病的共同病理学特征:增大的淋巴结基本结构保持完整,滤泡增生明显,血管增生(浆细胞型仅见滤泡间质)。除上述共同特征外,透明血管型CD突出表现为滤泡血管呈玻璃样变,伴滤泡生发中心萎缩;浆细胞型CD则突出表现为滤泡间质中心以浆细胞为主,而滤泡生发中心增生。CD虽然在组织学上有特征性表现,但其并非为肺特异性病变,药物反应、干燥综合征和霍奇金淋巴瘤亦也可出现类似表现。

根据不同的病理表现,CD分为以下两型。

1. **透明血管型**(hyaline vascular variant,HVV)　单发型CD(unicentric Castleman's disease,UCD)最常见,占90%。增长慢,58%~97%的患者无症状,为局限性疾病。多为偶然查体发现的中、后纵隔或肺门肿物,以支气管旁或肺门部多见,30岁以下占70%。病理特征为病变淋巴结内广泛毛细导管增生,小生发中心周围以淋巴细胞为主的浸润。个别病例并发Kaposi肉瘤或霍奇金淋巴瘤。

2. **浆细胞型**(plasma cell variant,PCV)　多发型CD(multicentric Castleman's disease,MCD),少见。淋巴结受累常为多中心、范围较广(胸、肠系膜和腹膜后)。所谓的多中心Castleman病多为此种类型,也常累及浅表淋巴结。仅10%的病例病变局限。组织学表现:滤泡组织内成熟浆细胞层状排列,环绕着正常或大于正常的生发中心,看不到像透明血管的毛细导管增生,目前已注意到IL-6异常与此型有关。全身症状重,可有发热、体重减轻、中度贫血、肝脾大、红细胞沉降率(ESR)增加、免疫球蛋白增高、清蛋白低等。合并非霍奇金淋巴瘤和Kaposi肉瘤相对多见,以50~60岁多见,预后差,死亡率超过50%,中位生存期26个月。

【临床表现】

在临床上CD又可分为局限型CD(local Castleman's disease,LCD)和多中心型CD(multicentric Castleman's disease,MCD)两种类型。以局限型CD为主,多中心型CD较少见,但多中心型CD诊治较困难,预后差。在胸内淋巴结增生症患者中,局限型CD占60%~70%,可发生在胸腔任何部位,最常见于中纵隔和肺门,其次为前纵隔和后纵隔,少数位于叶间裂内,也可见于胸膜及胸壁。

纵隔巨大淋巴结增生症发病以青、中年为主。发病无明显性别差异。本病无侵袭性,亦不发生远处转移,但极个别病例的病变可发生恶变,多中心浆细胞型病例发生恶变的概率较高。

90%胸内局限型巨大淋巴结增生症患者多无明显临床症状,病变常在体检或胸内器官受到压迫产生症状后,X线胸片检查时发现。因此,如出现症状,主要是肿块压迫气管可能会出现咳嗽、胸闷、呼吸困难或呼吸道感染等症状。多中心型患者约50%可出现贫血、乏力、全身关节疼痛、夜间盗汗或低热等症状。

【实验室检查】

1. **外周血**　轻度至中度正细胞正色素性贫血,部分病例有白细胞和/或血小板减少,也可表现为典型的慢性病贫血。

2. **骨髓象**　部分患者浆细胞升高2%~20%,形态基本正常。

3. **血液生化及免疫学检查**　肝功能可异常,表现为血清转氨酶及胆红素水平升高,少数患者肾功能受累,血清肌酐水平上升,血清免疫球蛋白呈多克隆升高,较为常见,少数血清出现M蛋白,红细胞沉降率也相应增快。部分患者抗核抗体类风湿因子及抗人球蛋白试验阳性。

4. **尿常规**　尿蛋白轻度升高,如伴发肾病综合征,则出现大量尿蛋白。

5. **胸部X线摄片**　纵隔淋巴结增生症病变位置可位于胸腔中线的一侧或两侧,多呈孤立性块影,常为椭圆形,偶有分叶,好发于前上纵隔。同时该病变与气管、奇静脉、主动脉弓、心脏或支气管关系密切,胸部X线片上易误诊为胸腺瘤或前上纵隔肿瘤。

6. **血管造影**　对纵隔巨大淋巴结增生的诊断有一定价值,可以显示出该病变的解剖特点和血管供应情况。其中透明血管型巨大淋巴结增生有许多滋养血管,血管造影对其诊断帮助较大,但对浆细胞型的诊断意义较小。此外,利用血管造影技术可对巨大淋巴结增生患者进行滋养血管的术前栓塞,减少病变内的血液供给和术中出血,有利于手术操作。

7. 胸部 CT 增强扫描 有利于巨大淋巴结增生和纵隔囊性肿块的鉴别诊断。血管滤泡型巨大淋巴结增生在 CT 的增强扫描中可见到其肿块影得到迅速地增强,而浆细胞型则缺乏此征象。同时对于起源于心膈角的巨大淋巴结增生的鉴别诊断有帮助,尤其对位于心膈角的心包囊肿的诊断价值更大。另外,胸部 CT 检查有助于显示患者后纵隔左、右侧的巨大淋巴结增生,同时对后纵隔的体积较小、在普通 X 线片上未能显示的病变,通过胸部 CT 检查,可以帮助与纵隔内其他的实质性肿瘤及囊肿鉴别,但最后确诊需依靠组织学检查。

【诊断】

局限型纵隔巨大淋巴结增生症多无明显的临床症状,影像学多表现为边界清楚、密度较均匀一致的纵隔肿物,术前很难与纵隔其他良性肿瘤相鉴别。多中心型纵隔巨大淋巴结增生症常伴有外周淋巴结大和多系统功能损害,因此,当临床上遇见患者出现纵隔肿物和外周淋巴结大,同时伴有多系统功能受累时,要想到该症的可能,可尽快行外周淋巴结穿刺活检证实。特征性的淋巴组织增生性的病理改变在诊断中起关键作用。

【鉴别诊断】

1. 淋巴瘤 虽然两者都有淋巴结大,但表现各有不同。淋巴瘤可有持续或周期发热、全身瘙痒、脾大、消瘦等表现。而本病临床症状轻微,仅有乏力或脏器受压后产生的症状。最主要的是病理上的不同,本病组织学特点是显著的血管增生。

2. 血管免疫母细胞淋巴结病 是一种异常的非肿瘤性免疫增殖性疾病。临床上多见于女性,表现为发热,全身淋巴结增大,可有皮疹及皮肤瘙痒;辅助检查可见白细胞增多,红细胞沉降率加快;抗生素治疗无效,激素可改善症状。淋巴结病理表现为淋巴结破坏,毛细血管壁增生为免疫母细胞。血管内皮细胞间 PAS 阳性,无定形物质沉积,细胞间有嗜伊红无结构物质沉积。活检可鉴别。

3. 原发性巨球蛋白血症 该病主要为淋巴样浆细胞增生分泌大量单克隆巨球蛋白,并广泛浸润骨髓及髓外脏器。血清中出现大量单株 IgM,无骨骼破坏,无肾损害,临床上有肝、脾、淋巴结大,约 50% 的患者伴高黏滞血症。

4. 多发性骨髓瘤 是浆细胞疾病的常见类型,骨髓内增生的浆细胞(或称骨髓瘤细胞)浸润骨骼和软组织引起一系列器官功能障碍,临床表现为骨痛、贫血、肾功能损害及免疫功能异常、高钙血症。骨髓瘤细胞多浸润肝、脾、淋巴结及肾。CD 淋巴结增大明显,淋巴结活检可鉴别。

5. Crow-Fukase 综合征 又称 POEMS 综合征,是以多发神经病变、器官增大、内分泌病变、M-蛋白、皮肤病变、刚毛等症状为主要特征的一种累及多系统的疾病。该病的发病机制不详,有人推测可能与异常浆细胞分泌的某些细胞因子(如 IL-6)有关,其病理组织学改变与 CD 难以鉴别,应结合临床鉴别诊断。

6. 胸腺瘤 发生于纵隔的 CD 易与胸腺瘤混淆。要注意胸腺瘤呈现上皮细胞巢并伴有鳞状细胞分化,较少见浆细胞浸润,另外,胸腺瘤患者往往还伴有重症肌无力症状。鉴别主要依靠病理。

7. 套细胞淋巴瘤(MCL) 结节增生型 MCL 常呈现围绕原淋巴滤泡生发中心的套细胞高度增生,可与 CD 混淆,但套细胞淋巴瘤瘤细胞组成相对单一,结节内无增生的小血管,CD5、CyelinD1 阳性。

【并发症】

1. 自身免疫病(autoimmune disease,AID) 文献报道 MCD 或 UCD 均可发生 AID,AID 发病可先于、同时或滞后于 CD。

2. POEMS 综合征(polyneuropathy,organmegaly,endocrinopathy,M-protein,skin changes syndrome) 文献报道 50% 以上 POEMS 综合征患者可合并 CD,甚至有报道把 CD 作为诊断 POEMS 综合征的次要标准之一。

3. 副肿瘤性天疱疮(paraneoplastic pemphigus,PNP)和闭塞性细支气管炎(obliterans bronchitis,OB) CD 合并 PNP 者多见,亦可同时合并 OB。CD 同时合并 PNP 和 OB 者死亡率较高。

4. 蛋白尿或肾功能不全 肾病理改变可以是淀粉样变性、膜增生性肾炎和血栓性微血管病等。

5. 淀粉样变性 系统性淀粉样变性及心肌淀粉样变性,均属 MCD 患者。

【治疗】

由于 CD 较为少见且存在异质性,目前难以确定统一、标准的治疗方案。LCD 通过手术或放疗可能治愈;MCD 预后较差,中位生存期为 14~30 个月,严重感染、多脏器功能衰竭及向恶性肿瘤(特别是非霍奇金淋巴瘤)转化是该类患者死亡的主要原因。近年来,抗 CD20 单抗或抗 IL-6 受体的单抗单药或联合化疗治疗 MCD 已成为研究的热点。

1. **外科切除或局部放疗** 对于 LCD,无论是 HVV 还是 PCV,手术切除几乎均可治愈,包括腹部病变。若局部病变不适合手术切除,可选择放疗,有效率高达 72%。MCD 需要全身治疗,具体治疗方法应结合患者的自身意愿和一般状况而定,手术切除受累淋巴结或脾可以改善部分 MCD 患者的全身症状,其原因可能与肿瘤细胞的"减灭"效应有关,但是疗效短暂;少数没有症状的患者可能只需观察,不需干预。

2. **糖皮质激素** 糖皮质激素的应用可以迅速缓解 CD 的临床症状,尤其是改善淋巴结增大和纠正实验室检查异常,但是作用短暂,减量或中断治疗后可反复,持续缓解者少见。长期使用激素可增加严重细菌感染的风险。因此,只有当最终治疗方案尚未确定或延迟时,方可单独使用激素。

3. **化疗** MCD 大多具有侵袭性,与淋巴瘤同属于淋巴组织增殖性疾病,因此,治疗可选择非霍奇金淋巴瘤的治疗方案,目前推荐多药联合化疗,但尚无统一化疗方案,常根据疾病侵袭程度进行选择。联合化疗方案如 CVP(环磷酰胺+长春新碱+泼尼松)或 CHOP(环磷酰胺+多柔比星+长春新碱+泼尼松)效果较为明显。由于联合化疗时感染的风险升高,因此需要密切监测。HIV 相关 MCD 患者是联合化疗的高危人群,尽管高效抗反转录病毒(highly active antiretroviral therapy,HAART)治疗提高了患者对化疗的耐受性,但可能存在药物之间的相互作用,此外,HAART 的应用可促进 MCD 恶化。对于 HIV 相关 MCD 患者,若一般情况较差或无须迅速起效的患者,可选择单药化疗,包括口服苯丁酸氮芥、环磷酰胺、长春碱类或依托泊苷,干扰素也有一定疗效。

4. **利妥昔单抗** 是抗 CD20 的单克隆抗体,对伴或不伴 HIV/HHV-8 感染的 CD 患者有效,该药治疗经验目前仍然有限。Marcelin 等采用利妥昔单抗治疗了 5 例 HIV 阳性患者,结果显示其中 3 例达到完全缓解,缓解持续时间为 4~14 个月。Casquero 等报道 12 例接受利妥昔单抗治疗(初治或复发后治疗)的 MCD 患者(其中 2 例 HIV 阴性),9 例(75%)完全缓解,3 例死于原发病;另有 3 例 HIV 相关的 MCD 使用利妥昔单抗治疗后,Kaposi 肉瘤恶化,具体机制不明确。一项前瞻性 II 期临床试验显示,24 例联合化疗后复发的 HIV 相关 MCD 患者采用利妥昔单抗治疗($375mg/m^3$,每周 1 次,持续 4 周)后,1 例患者死于疾病进展,23 例(95.8%)达完全缓解(CR)。治疗结束后 60 天内持续缓解率为 92%;治疗结束后 1 年内,1 例死于原因不明的急性呼吸衰竭,4 例复发,17 例(71%)持续缓解,总体生存率 92%。患者对利妥昔单抗耐受性良好,主要不良反应是轻度至中度感染,8/12 例患者 Kaposi 肉瘤轻度恶化。总之,利妥昔单抗单药治疗 CD20$^+$ 的 MCD 前景广阔,是否可以与治疗非霍奇金淋巴瘤的疗效相媲美还需进一步观察。

5. **抗病毒治疗** 体外试验表明,更昔洛韦、西多福韦等多种抗病毒药物能够明显抑制 HHV-8 DNA 复制,使部分 HHV-8 感染的 MCD 患者得到不同程度缓解。目前用于患者的临床试验仅为个例报道,且疗效存在差异。Casper 等报道 3 例 MCD 患者给予更昔洛韦治疗后,HHV-8 DNA 复制减少,缓解时间达 12~18 个月。Berezne 等报道 8 位与 HHV8 相关的 MCD 患者接受西多福韦或更昔洛韦联合化疗后血清中的病毒负荷和临床症状均无改善。

6. **IL-6 拮抗药** 动物实验显示,抗 IL-6 受体的抗体治疗转基因鼠模型效果明显。2005 年 6 月,日本批准 Tocilizumab(抗人 IL-6 受体的人源化单克隆抗体)治疗 CD。Nishimoto 等进行的该项 II 期研究中,28 位 Castleman 病患者接受了 2 周/次、每次 8mg/kg、共 16 周的 Tocilizumab 治疗。结果发现,淋巴结肿大及炎症指数有所改善,CRP、免疫球蛋白 G、清淀粉样蛋白 A 等均明显下降,且患者对 Tocilizumab 耐受性良好。

7. **新的靶向治疗药物** CD 的重要病理特点为新生血管形成,而沙利度胺能够抑制血管生成,尽管沙利度胺单药治疗 CD 的经验有限,但是已经在伴或不伴 HIV 的患者中表现出持久的效果。

硼替唑米是一种蛋白酶抑制药,可抑制 IL-6 自分泌,同时也可减少输血和降低前炎症因子水平,已经有硼替唑米联合利妥昔单抗治疗 HIV 相关的 MCD 达到完全缓解的个例报道。这些病例报道为未来治疗提供了方向。

综上所述,CD 是一种异质性疾病,可表现为连续的疾病谱或不同疾病的集合。疾病的异质性和少见性对治疗提出了挑战。然而,该病的病理生理基础为治疗提供了干预机会。未来针对 CD 病理生理机制的新式治疗将发挥重要作用。

【预后】

本病为局灶性病变,预后较好。而多中心性并伴单克隆高丙球蛋白血症时,预后较差,易发生恶变转化或淋巴瘤等。

（徐志飞　唐　华）

参 考 文 献

[1] Rappaport H.Atlas of tumor pathology. Washington DC:AFIP,1966.

[2] Lukes R,Butler J,Hicks E. Natural history of Hodgkin's disease as related to its pathological picture. Cancer,1966,19:317-344.

[3] Lennert K,Mohri N. Histological classification and occurrence of Hodgkin's disease. Internist,1974,15 (2):57-65.

[4] National Cancer Institute sponsored study of classifications of non-Hodgkin's lymphomas:summary and description of a working formulation for clinical usage. The Non2Hodgkin's Lymphoma Pathologic Classification Project. Cancer,1982,49 (10):2112-2135.

[5] Harris NL,Jaffe ES,Stein H,et al. A revised European-American classification of lymphoid neoplasms:a proposal from the International Lymphoma Study Group. Blood,1994,84 (5):1361-1392.

[6] Jaffe ES,Harris NL,Stein H,et al. World Health Organization classification of tumours. Pathology and genetics of tumours of haematopoietic and lymphoid tissues. Lyon:IARC Press,2001.

[7] Swerdlow SH,Campo E,Harris NL,et al. World Health Organization classification of tumours. WHO classification of tumours of haematopoietic and lymphoid tissues. Lyon:IARC Press,2008.

[8] 朱军,宋玉琴. 淋巴瘤的治疗与病理分类. 进展与困惑. 中华病理学杂志,2009,(11):724-725.

[9] 石远凯. 淋巴瘤. 北京:北京大学医学出版社,2007.

[10] Elias L,Portlock CS,Rosenberg SA. Combination chemotherapy of diffuse histiocytic lymphoma with cyclophosphamide,adriamycin,vincristine and prednisone (CHOP) Cancer,1978,42 (4):1705-1710.

[11] Coiffier B,Haioun C,Ketterer N,et al. Rituximab (anti-CD20 monoclonal antibody) for the treatment of patients with relapsing or refractory aggressive lymphoma:a muhicenter phase Ⅱ study. Blood,1998,92 (6):1927-1932.

[12] Wright G,Tan B,Rosenwald A,et al. A gene expression-based method to diagnose clinically distinct subgroups of diffuse large B cell lymphoma Proc Natl Acad Sci USA,2003,100 (17):9991-9996.

[13] 石远凯,于燕霞. 非霍奇金淋巴瘤治疗进展. 临床肿瘤学杂志,2006(7):481-485.

[14] DeVita VT Jr,Canellos GP,Chabner B,et al. Advanced diffuse histiocytic lymphoma:A potentially curable disease.Lancet,1975,1:248.

[15] Fisher Rl,Gaynor ER,Dahlberg S,et al. Comparison of a standar regimem (CHOP) with three intensive chemotherapy regimens for advanced non-Hodgkin's lymphoma. N Engl J Med,1993,328:1002.

[16] Linch DC,Vaughan Hudson B,Hancock BW,et al. A randomized comparison of a third-generation regimen (PACE-BOM) with a standard regimen (CHOP) in patients with histologically aggressive non-Hodgkin's lymphoma:A British National Lymphoma Investigation report Br J Cancer,1996,74:318.

[17] Pfreundschuh M,Truemper L,Kloess M,et al.2-weekly vs 3-weekly CHOP with and without etoposide for patients>60 years of age with aggressive non-Hodgkin's lymphoma (NHL):Results of the completed NHL-B-2 trial of the DSHNHL. Blood,2004,104:634.

[18] Li YX,Fang H,Liu QF,et al. Clinical features and treatment outcome of nasal-type NK/T cell lymphoma of Waldeyer ring. Blood,2008,112:3057-3064.

[19] Coiffier B,Lepage E,Briere J,et al.CHOP chemotherapy plus rituximab compared with CHOP alone in elderly patients with diffuse large-B-cell lymphoma. N Engl J Med,2002,346:235.

[20] Feugier A,Van Hoof A,Sebban C,et al. Long-term results of the R-CHOP study in the treatment of elderly pa-tients with diffuse large B-cell lymphoma;A study by the Groupe d' Etude des Lymphomes de I'Adulte. J Clin Oncol,2005,23:4117.

[21] Li YX,Yao B,Jin J,et al. Radiotherapy as primary treatment for stage iE and HE nasal NK/T cell lymphoma Journal of Clinical Oncology,2006,24:181-189.

［22］Wilson W,Grossbard M,Pittaluga S,et al. Dose adjusted EPOCH chemotherapy for untreated large B-cell lymphoma:A pharmacodynamic approach with high efficacy. Blood,2002,99:2685.

［23］Tilly H,Lepage E,Coiffer B,et al. Intensive conventional chemotherapy（ACVBP regimen）compared with standard CHOP for poor-prognosis aggressive non-Hodgkin's lymphoma. Blood,2003,102:4284.

［24］Vose JM,Link BK,Grossbard ML,et al. Phase Ⅱ study of rituximab in combination with CHOP chemotherapy in patients with previously untreated,aggressive non-Hodgkin's lymphoma. J Clin Oncol,2001,19:389.

［25］Vose JM,Link BK,Grossbard ML,et al. Long term follow-up of a phase Ⅱ study of rituximab in combination with CHOP chemotherapy in patients with previously untreated aggressive non-Hodgkin's lymphoma（NHL）. Blood,2002,100:36A.

［26］王维虎,李晔雄,宋永文,等.早期霍奇金病综合治疗中受累野照射的临床疗效.中华肿瘤杂志,2006,28:218-221.

［27］姚波,李晔雄,房辉,等.129例原发胸腔非霍奇金淋巴瘤的预后分析.癌症进展,2006,25:465-470.

［28］李晔雄.早期霍奇金淋巴瘤的综合治疗(综述).癌症进展,2004,2:152-158.

［29］周立强.侵袭性B细胞淋巴瘤新的标准治疗方案.癌症进展,2006,5:398-401.

［30］李晔雄.胃黏膜相关淋巴瘤(综述).中华放射肿瘤学杂志,2004,13:138-142.

［31］李晔雄,姚波.鼻腔NK/T细胞淋巴瘤的临床病理特征及预后(综述).中华放射肿瘤学杂志,2004,13:172-176.

［32］杨建良,石远凯.原发中枢神经系统淋巴瘤的诊断和治疗进展.白血病淋巴瘤,2002,11(2):118-120.

［33］鲍萍萍,金凡.恶性淋巴瘤流行病学.白血病淋巴瘤,2002,11(3):162-166.

［34］陆再英,钟南山.内科学.7版.北京:人民卫生出版社,2008.

［35］Hiramatsu J,Kataoka M,Nakata Y,et al. Propionibacterium acnes DNA detected in bronchoalveolar lavage cells from patients with sarcoidosis. Sarcoidosis Vase Diffuse Lung Dis,2003,20(3):197-203.

［36］Gupta D,Agarwal R,Aggarwal AN,et al. Molecular evidence for the role of mycobacteria in sarcoidosis:a meta-analysis. Eur. Respir. J,2007,30 (3):508-516.

［37］Iannuzzi MC. Advances in the genetics of sarcoidosis. Proc Am Thorac Soc,2007,4 (5):457-460.

［38］Grunewald J,Eklund A and Olerup O. Human leukocyte antigen class I alleles and the disease course in sarcoidosis patients. Am. J. Respir. Crit. Care Med,2004,169 (6):696-702.

［39］Barbour GL,Coburn JW,Slatopolsky E,et al. Hypercalcemia in an Anephric Patient with Sarcoidosis:Evidence for Extrarenal Generation of 1,25-Di-hydroxyvitamin D. N Engl J Med,1981,305:440-443.

［40］Subramanian P,Chinthalapalli H,Krishnan M,et al. Pregnancy and sarcoidosis:an insight into the pathogenesis of hypercalciuria Chest,2004,126 (3):995-998.

［41］Antonelli A,Fazzi P,Fallahi P,et al. Prevalence of Hypothyroidism and Graves Disease in Sarcoidosis Chest,2006,130 (2):526-532.

［42］Anna M,Mc Divit,Arman T. Askari A middle-aged man with progressive fatigue. Cleveland Clinic Journal of Medicine,2009,76(10):564-574.

［43］张效公.外科学.北京:中国协和医科大学出版社,2001.

［44］王波,周乃康.Castleman病研究进展.临床医药实践,2006,15(6):403-405.

［45］Keller AR,Hochholzer L,Castleman B.Hyaline-vascularand plasma-cell types of giant lymph node hyperplasia of the mediastinum and other locations. Cancer,1972,29(3):670-683.

［46］Sheung FK,Shu HN,Ming JH,et al. Castleman disease of the pleura:experience with eight surgically proven cases. Ann Thorac Surg,2003,76:219-224.

［47］Nicolas Dupin,Tim L. Diss,Paul Kellam,et al. HHV-8 is associated with a plasmablastic variant of Castleman disease that is linked to HHV-8-positive plasmablastic lymphoma,Blood,2000,96:1614-1616.

［48］Ali SM,Francois JA,Marie CH,et al. Human Herpesvirus 8 Infection in Patients With POEMS Syndrome-Associated Multicentric Castleman's Disease.Blood,1999,93(11):3643-3653.

［49］Ming QD,Tim CD,Hong XL,et al. KSHV-and EBV-associated germinotropic lymphoproliferative disorder. Blood,2002,100(9):3415-3418.

［50］Hsu SM,Waldron JA,Xie SS,et al. Expression of interleukin-6 in Castleman's disease. Hum Pathol,1993,24 (8):833-839.

第六章 膈肌疾病

第一节 膈肌肿瘤

膈肌肿瘤属于少见疾病,以继发性恶性肿瘤为主,原发性膈肌肿瘤在临床上非常少见。良性、恶性膈肌肿瘤发病率大致相等。

【病因及发病机制】

基于膈肌的胚胎来源,膈肌肿瘤以间质肿瘤为多见。其中原发性膈肌肿瘤大多起源于膈肌腱部或前方的肌层部分,生长方式以向胸腔和腹腔双侧生长为主,少数可仅向单侧体腔生长。根据膈肌肿瘤的发病原因,我们将其分为六种类型。①原发良性肿瘤:以脂肪瘤、纤维瘤、血管纤维瘤、神经纤维瘤及神经鞘瘤为主。良性肿瘤除非体积巨大而引起症状,或在体检中发现,否则较小体积的良性肿瘤通常仅见于尸检。②原发恶性肿瘤:主要来源于间叶组织,以纤维肉瘤、纤维肌肉瘤、纤维血管内皮瘤或未分化肉瘤为主。③继发恶性肿瘤:来自胸腔内和腹腔内的恶性病变均可直接侵及膈肌,任何侵犯或转移到胸膜、腹膜的病变也可累及膈肌,主要的继发恶性肿瘤包括间皮瘤、肺癌、侵袭性胸腺瘤、肝癌、食管癌及卵巢癌等。④囊肿:分为先天性与后天性两种。先天性囊肿主要见于肺源性囊肿、畸胎样囊肿及有间皮细胞的囊肿等;后天性囊肿主要包括外伤性囊肿及单纯性囊肿等。⑤炎性病变:多因胸腹部邻近器官的炎症波及所致,另外,包囊虫病及结核也偶可造成膈肌炎性肿块。⑥子宫内膜异位症:当子宫内膜异位于膈肌,在月经期可以发生异位子宫内膜的自发性脱落,从而引起自发性气胸。

【临床表现】

膈肌肿瘤的临床表现无特异性,除非肿瘤特别巨大,多数患者并无明显症状,尤其良性肿瘤和囊肿等主要在体检及尸检中发现。恶性肿瘤常见的继发症状是胸痛或上腹痛,尤其在深呼吸及变动体位时可有加重,肿瘤较大挤压肺时可以引起呼吸困难,侵犯膈神经时疼痛可放射至肩部和上腹部,肿瘤侵犯肺组织可导致咳嗽、咯血或气短。肿瘤向腹腔生长时可产生胃肠道不适和肝区疼痛等症状。子宫内膜异位症则主要是以月经期周期性出现的自发性气胸为主要表现,通常以右侧气胸为常见。

【辅助检查】

以影像学检查为主。X线表现不特异,多数情况下,膈肌不光滑是因膈肌分叶或局部膨出等正常变异所致;邻近膈肌的胸内及膈下病变常使膈升高或变形也较为常见,而这种 X 线下的不典型表现由于膈肌肿瘤所导致则较为罕见,致使真正肿瘤的发现更为困难。诊断膈肌病变,既往 X 线片的连续阅读非常重要,同时可以加做造影透视,观察膈肌与邻近器官的关系、膈肌运动时与肿物的关系、呼吸及体位改变时膈肌形态的变化等影像学表现。

CT 是目前诊断膈肌肿瘤的主要方法,大部分病例经 CT 及增强 CT 检查可以确诊,尤其在区别与肺部肿物之间的关系时作用较为确切。MRI 及超声检查能帮助判断肿瘤与肝等实质器官之间的关系,尤其对于膈肌囊肿这种液性病变有较好的提示和鉴别作用,因囊内浆液占据大部分空间,故其在 T_1 加权像显示为低密度影,T_2 加权像则为高密度影。

【诊断】

横膈区解剖较为复杂,邻近器官较多,膈肌病变容易与肺、纵隔病变(特别是肝脏病变)相混淆。膈肌肿瘤常以其发生点为中心,向各个方向均可发展,进而累及周围的组织、器官,故有时很难与膈上、膈下、肺脏基底段、心脏、纵隔等处的病变相鉴别。影像学是诊断纵隔肿瘤的主要依据,X 线、透视、CT、MRI 等都有比较好的诊断及鉴别作用。人工气胸、人工气腹等方法近些年已极少使用,而采用创伤较小的胸腔镜与腹腔镜等微创手术方式能同时兼顾诊断与治疗的目的,已经广泛应用于膈肌肿瘤的诊治。

【治疗】

膈肌良性肿瘤的诊断明确后,手术治疗通常为其首选治疗方法,尤其近年来由于胸腔镜、腹腔镜的应用,大大减少了手术创伤,并且术野较之前的开放手术更为清晰,术野内可以不留死角,进行手术较为便利。一般说来,大多数肿瘤较小,切除和重建膈肌并不困难。但当需要扩大切除膈肌导致无法完全缝合时,可以采用补片缝合缺损,重建膈肌。修补左侧膈肌缺损时应注意修补后的膈肌张力不宜过小,以免腹腔内脏器疝入胸腔;右侧则由于肝脏的保护,发生疝的可能性较小。

原发性膈肌恶性肿瘤多为间叶组织来源的肉瘤,即使切除后进行放疗或化疗,也容易出现复发转移。近年来的靶向治疗及免疫治疗为膈肌原发性恶性肿瘤的治疗带来了新的希望,但目前缺乏较为确切的临床证据。继发性膈肌恶性肿瘤的治疗主要以针对原发病的治疗为主,必要时也可采用手术进行诊治。

【预后】

良性肿瘤和囊肿切除后,效果良好,随诊多年基本无复发。原发性膈肌恶性肿瘤即使手术及放、化疗后,也容易出现复发转移,预后往往不佳。继发性膈肌恶性肿瘤的预后则主要取决于原发病的控制情况。

(邵国光)

参 考 文 献

[1] Cattaneo,Stephen M. Pearson's Thoracic and Esophageal Surgery. 3rd. London:Churchill Livingstone,2008,1367-1467.
[2] 吴孟超,吴在德.黄家驷外科学.7版.北京:人民卫生出版社,2008,2110-2116.
[3] 张志庸.协和胸外科学.2版.北京:科学出版社,2010,948-952.
[4] Brodeck DJ,Johnson JR.Benign diaphragmatic tumor. Calif Med,1954,80(5):406-408.

第二节　膈 肌 麻 痹

膈肌麻痹是指由于单侧或双侧膈神经受损,神经冲动传导被阻断,导致膈肌异常上升和运动障碍的疾病。

【病因及发病机制】

膈肌麻痹按解剖部位可分为:中枢性(颈$_{3-5}$)神经损伤和周围性神经损伤。按病因可分为:①传染病,如急性炎症性脱髓鞘性多发性神经病、白喉、伤寒等。②创伤,如颈$_{3-5}$外伤、心脏手术时心包使用冰块等原因。③肿瘤,如转移性纵隔淋巴结肿大侵犯膈神经等原因。④炎症,如心包炎、纵隔炎、纵隔结核等原因。另外,在应用臂丛神经阻滞麻醉时,麻醉用药量过大或时间过长,也可因药物直接浸润至颈$_{3-5}$而出现同侧膈肌及呼吸肌的麻痹。

【临床表现】

膈肌麻痹的临床表现通常轻重不一。单侧膈肌麻痹症状通常较轻,以胸闷、气短为主;双侧膈肌麻痹则可以出现较重症状,包括活动后呼吸困难、发绀甚至腹部矛盾运动,通常卧位症状加重,立位由于重力作用,膈肌下移,症状可部分减轻。有些患者可表现出异常的胸部体征,包括患侧呼吸音减低、肺下界上移或湿啰音。另外,同侧肺不张、胸腔积液、低氧血症及呼吸机撤离困难是心胸手术后并发膈肌麻痹的常见症状。

【辅助检查】

影像学检查:患者在 X 线胸片上均可见单侧(与对侧比较)或双侧(与之前比较)的膈肌抬高;胸透检查可见膈肌运动减弱及膈肌矛盾运动;胸部 CT 检查可见患侧下肺膨胀不全、膈肌抬高。

血气分析：动脉血氧分压在坐位时可保持正常或轻度下降，卧位时显著下降，这是膈肌麻痹特征性检验结果之一。

肺功能检查：膈肌麻痹主要体现为限制性通气障碍，其变化主要体现在两方面：一是由于膈肌抬高而使肺容积减少，包括肺总量（TLC）、功能残气量（FRC）、残气量（RV）及深吸气量（IC）的下降；二是与吸气肌力量有关的指标下降，如肺活量（VC）、用力肺活量（FVC）、一秒钟用力呼气容积（FEV1）及最大自主通气（MVV）等，上述指标在卧位时较立位可以有 50% 左右的下降。

其他检查：膈神经刺激检查可显示膈神经动作电位下降，同时传导时间延长甚至缺失；跨膈压测定可显示为压力明显下降。

【诊断】

膈肌麻痹与膈膨升都属于膈肌运动障碍类疾病，两者在临床表现及诊断上容易混淆。狭义的膈膨升仅指膈肌先天缺陷引起的膈肌膨出，广义的膈膨升指膈肌纤维因发育不良、萎缩而异常地抬高，包括膈神经不明病因、不明部位的损伤所造成的膈肌抬高；而膈肌麻痹则仅指由于一侧或两侧的膈神经受损，神经冲动传导被阻断，导致膈肌异常上升和运动障碍。可见两者存在区别，但也存在一定的重叠。

膈肌麻痹的诊断应结合患者的病史、症状、体征、血气分析、肺功能检查、膈神经刺激检查及跨膈压测定等方法进行符合判定，同时还需与膈膨升等疾病进行鉴别。

【治疗】

膈肌麻痹的治疗主要应针对原发病进行对因治疗，如为感染性疾病所导致，可选择抗感染治疗；如为肿瘤侵犯转移所导致，应进行系统抗肿瘤治疗。针对中枢神经损伤导致的膈肌麻痹患者，可以应用膈神经起搏装置，通过放置在胸颈部的电极刺激无损的膈神经而引起膈肌运动，也可以通过将电极直接放置在膈肌内以达到起搏目的。

另外，对症治疗也是治疗膈肌麻痹所引起症状的重要手段。呼吸体操：可通过各种锻炼，如增加吸气负荷、缩口吸气以加强其他辅助吸气肌力量，从而达到增加通气目的。BiPAP 呼吸机应用简便而无损伤，疗效可靠，对各原因引起的膈肌麻痹都可以有较好的支持效果，对于夜间平卧后出现呼吸困难的患者尤其适合应用。有创机械通气也是治疗膈肌麻痹所导致的呼吸衰竭的有效手段。但是由于应用机械通气时间往往较长，常需行气管切开以减少无效腔，同时便于分泌物排出；部分患者可经过锻炼逐步间断应用或停用呼吸机，但也有很多患者难以脱机，最后死于呼吸机相关性肺炎或其他感染相关疾病。

手术治疗对于单侧膈肌麻痹患者往往效果较好，而对于双侧膈肌麻痹患者则需要谨慎选择。术中通常采取膈肌折叠术，将因麻痹而抬高的膈肌采用多层折叠的叠瓦式缝合，以降低膈肌位置（防止平卧位腹腔脏器疝入胸腔减少呼吸面积，从而改变膈肌位置），使其处于较低的且有利于呼吸的位置，增加膈肌作为压力泵的能力。近来也有应用手术进行神经吻合治疗膈神经受损导致的膈肌麻痹的成功病例。

（邵国光）

参 考 文 献

［1］Cattaneo, Stephen M. Pearson's Thoracic and Esophageal Surgery.3rd. London：Churchill Livingstone, 2008, 1367-1467.

［2］Baskaralingam A, Nicod L, Manzoni R.Diaphragmatic paralysis and paresis：review.Rev Med Suisse, 2020, 16(705)：1646-1651.

［3］Rizeq YK, Many BT. Diaphragmatic paralysis after phrenic nerve injury in newborns.J Pediatr Surg, 2020, 55(2)：240-244.

［4］Goldberg L, Krauthammer A. Predictors for plication performance following diaphragmatic paralysis in children. Pediatr Pulmonol, 2020, 55(2)：449-454.

第三节   膈   疝

膈疝是指腹腔内或腹膜后器官通过膈肌裂孔或膈肌缺损的部位疝入胸腔而出现的疾病。膈疝是膈肌疾病中较为常见的类型。由于腹腔内压力大于胸腔，同时腹腔内脏器游动度大，因此膈疝形成后，膈下的腹腔器官即疝入膈肌上方的胸腔内。

1. **分类**　膈疝根据其发病原因通常可以分为先天性膈疝、创伤性膈疝和食管裂孔疝。

(1) 先天性膈疝：主要包括胸腹膜疝及胸骨旁疝。

(2) 创伤性膈疝：主要包括膈肌非穿透伤或穿透伤所造成的疝、手术后并发的疝及膈下感染所引起的疝。

(3) 食管裂孔疝：主要包括滑动性食管裂孔疝、食管旁裂孔疝及混合型食管裂孔疝。膈肌各组成部分发育或连接不完全均可以形成膈疝。

2. **病因**　以下解剖学上的缺失或发育不良是膈疝的主要发生原因。

(1) 胸腹裂孔：可以由于患者胎儿期胸腹膜与横膈之间的融合不够完全，导致其在膈肌的肋骨部与腰部之间往往形成较大的膈肌缺损，故而腹腔内的胃、大网膜、小肠、结肠、脾、肾脏上极等器官均可以通过胸腹裂孔疝入胸腔内。

(2) 胸骨旁裂孔：是指起源于剑突的肌束出现发育不全或未能与起源于肋骨部的膈肌相交接，会在胸骨旁形成裂孔，因其所形成的裂孔通常不是很大，故部分胃及结肠等可收缩的空腔器官可经胸骨旁裂孔疝入胸腔内。

(3) 食管裂孔：主要由右侧膈肌脚的肌纤维组成，肌纤维与食管壁之间为食管韧带，此处组织通常比较松弛薄弱，易形成食管裂孔疝。

一、先天性膈疝

先天性膈疝(congenital diaphragmatic hernia)以发生在左侧者较为多见。其中食管裂孔疝比较常见，将另行描述。本段内容主要探讨胸腹膜疝及胸骨旁疝。

先天性膈疝常见于婴幼儿，其中胸腹膜疝是指腹腔内脏器通过膈肌后外侧的胸腹膜孔疝入胸腔，疝的内容物主要有小肠、结肠、肾、脾、胃、肝和胰腺。胸腹膜疝是胎儿期发生的一种膈疝，同时可以合并其他畸形，而成年后罕见发生，其男、女发生率为2∶1。胸腹膜疝多发生于左侧，约占90%，因胚胎发育期右侧 Bochdalek 孔闭合较左侧为早，且右侧有肝脏保护，故而较少发生该疾病。

胸骨旁疝的病因主要是在横膈的胸骨部与肋骨部之间有一小的三角形区域，该区域的膈肌缺损可以导致胸骨旁疝的发生。疝出物包括大网膜、横结肠、胃、小肠以及肝的左叶，临床上以大网膜、横结肠的疝入为多见，常可伴有完整的疝囊。绝大多数的胸骨旁疝发生在右侧，少部分发生在左侧，另有极少部分为双侧。本病常合并有先天性心脏病、胃肠道旋转等其他先天性疾病。除先天因素外，成年患者可因创伤发生此病，女性则可因怀孕发生此病。

【病因及发病机制】

膈肌的胸腹膜裂孔位于左、右膈肌的后外侧部，为三角形，其顶端朝向膈的中央部，底端位于肾之上，缺损面积可大小不等。因疝内容物疝入胸腔，挤压同侧肺及纵隔，并同时挤压对侧肺，影响气体交换，从而造成严重缺氧。尤其新生儿以腹式呼吸为主，病情更为严重，易产生呼吸性酸中毒和代谢性酸中毒，严重时可危及生命。

胸骨旁疝主要是由于胸肋三角处缺乏肌纤维，两层浆膜之间往往只有部分结缔组织，从而造成该处膈肌缺损或组织异常薄弱，另外，胚胎期膈肌发育不全、成年后肥胖、创伤或怀孕等原因都可导致该疾病。

【临床表现】

胸腹膜裂孔疝及膈肌部分缺失初期可无明显症状，通常症状推迟很久才逐渐出现，这是因为疝孔被肝、脾等实质性脏器拦阻未导致疝的发生，或者由于疝入组织为大网膜而无明显症状发生，当器官转位或腹压增高时，实质性器官及空腔脏器可以陆续疝入胸腔，故而逐渐产生临床症状。此时由于疝孔较大，大量腹腔脏器疝入胸腔，患侧肺受压通气功能受到影响，心脏被推向对侧，而对侧肺也同时受到挤压，故而临床上可出现胸闷、呼吸困难、心率快、发绀等症状。另外，由于疝入的器官不同，胸部叩诊可分别呈浊音或鼓音，呼吸音可减弱或消失，有时可听到肠鸣音。部分患者可发生心脏移位，从而导致叩诊时心界的变化。腹部通常无明显症状，但当发生绞窄性膈疝时可出现腹部剧痛、呕吐和急性胃肠道梗阻以及发热、休克、中毒等症状。

胸骨旁疝的患者中，新生儿及儿童患者多有呼吸窘迫或肺部感染症状，胃肠道症状较少见，常发现合并有脐突出或心包膜畸形。成年人患者多在 40 岁后才逐渐出现症状而诊断该病。由于疝孔较小，多数患者无明显症状，仅在进行 X 线检查时偶然被发现。有症状的患者常主诉上腹部或下胸部隐痛、食欲不振、消化不良、间歇性便秘和气胀等症状。由于疝囊颈较小，小肠或结肠可在疝入胸腔后发生嵌顿，进而产生急性肠梗阻及绞窄性疝的症状。

【诊断】

胸部 X 线检查通常可以显示心脏和纵隔移位，患侧胸部含有充气的胃腔或肠袢。腹部 X 线检查则可显示肠腔或胃含气量减少。CT 可见腹腔脏器进入胸腔，必要时做食管钡剂或钡剂灌肠检查也可明确诊断。

【治疗】

先天性膈疝诊断明确后即应尽早施行手术治疗，以免日后形成粘连或并发绞窄性疝。如有腹腔内脏器发生嵌顿或绞窄，则应立即手术。经胸部手术优点多，可作为首选推荐，其术野显露较为充分，修补疝囊也较为方便，并发症很少，且容易处理心包粘连。如有粘连，先分离粘连，同时将大网膜或腹腔内脏器还纳入腹腔。修剪裂孔周围组织后，可以继续进行膈肌缺损的修补。膈疝较小者，可直接缝合膈肌缺损，较大者则需使用补片缝合。近年来，除开胸手术外，胸腔镜下修补也逐渐成为新的可靠术式，无论在胸骨旁疝还是胸腹膜疝的修补中，均能取得满意效果。

二、创伤性膈疝

胸腹部创伤可导致创伤性膈疝的发生，闭合性创伤可导致膈肌压力升高，从而产生膈肌破裂而出现膈疝；开放性创伤如刀、锐器及枪弹可导致膈肌的穿透性破裂从而发生膈疝，开放性损伤是创伤性膈疝的主要原因，另外，手术损伤及膈下感染也可造成膈肌破裂，进而腹腔内脏器疝入胸腔形成创伤性膈疝。由于右膈有肝脏保护，故左侧创伤性膈疝多见于右侧。

【病因及发病机制】

引起创伤性膈疝的原因包括：①直接外伤，如胸腹或背部贯穿伤（刀刺伤、枪弹伤）、医源性损伤（肺切除或食管贲门手术后，左下胸安置的闭式引流管压迫膈肌，造成糜烂，膈肌切口缝合不严密遗留间隙）、膈下炎症、脓肿侵蚀导致膈肌破裂等原因；②非直接外伤：如胸腹钝性闭合伤（挤压伤、爆炸伤）、胸腔和腹腔压力突变致使膈肌破裂，以及减速伤（下坠及交通事故）等原因。

【临床表现】

创伤性膈疝中闭合性损伤的患者往往并非立即发现该疾病，通常在受伤后数月或数年始可出现食欲不振、消化不良、恶心、胃胀、胸腹痛及便秘等症状，并自觉胸部出现气过水声，才到医院就诊。而开放性损伤患者，则由于胸腹部存在伤口，患者通常立即就诊，可以立即诊断。由于患者膈肌破裂存在缺损，特别是缺损较大时，因胸腔内压力为负压，腹腔内脏器很容易疝入胸腔。患侧肺可受压萎陷，心脏也被推向对侧产生移位，从而出现呼吸困难及循环系统功能障碍等症状。患者可出现呼吸急促，心率加快、发绀以及休克等症状。体格检查根据疝入胸腔内实质性器官及空腔性器官的不同，胸部叩诊可有浊音和鼓音，听诊呼吸音可减弱或消失，有时可闻及肠鸣音。值得注意的是，膈肌损伤病例常可有身体其他部位和器官的损伤，因此应格外注意，避免漏诊。

【诊断】

胸部 X 线检查显示胸腔内胃泡或多个肠袢内的液气平面即可明确诊断；另外，在胃肠道内放入胃管后行胸部 X 线检查，或做食管钡剂、钡剂灌肠检查，均有助于进一步明确诊断。超声检查可明确肝脾等实质性器官是否疝入胸腔内，胸部 CT 则更加清晰明确。

【治疗】

创伤性膈疝诊断明确后，需进行手术修补。术前可放置胃管排气减压，防止术中大量气体进入胃肠道，加重呼吸、循环系统功能障碍。术中可经胸部或腹部切口还纳疝入胸腔内的腹腔器官，同时缝合膈肌裂口。同时应仔细检视除膈肌外其他胸腹腔脏器有无损伤，必要时同时进行修补，避免漏诊。近年来，除开胸开腹手术外，胸腔镜或腹腔镜下修补也逐渐成为新的可靠术式，无论对膈肌直接的缝合、加垫片缝合以及对邻近器官的探查、修补，都可以得到更加清晰的术野，同时减少手术创伤，多能取得满意效果。

三、食管裂孔疝

食管裂孔疝(hiatal hernia)是指部分胃囊经膈食管裂孔进入胸腔所导致的疾病。临床上可分为滑动性食管裂孔疝、食管旁裂孔疝和混合型食管裂孔疝三种类型。其中以滑动性食管裂孔疝最为多见,约占食管裂孔疝的 75%~90%。食管裂孔疝在各类膈疝中也是最为常见的疾病类型。

【病因及发病机制】

食管下段由膈食管膜包绕,膈食管膜是一层较薄弱的弹力纤维膜,连接食管下段与膈食管裂孔。此外,下段食管与胃相连接,分别由上、下膈食管韧带、胃膈韧带固定于食管裂孔处。形成食管裂孔疝的原因既有食管裂孔发育不良导致解剖结构上具有弱点的先天因素,又有体质肥胖、多次妊娠、慢性便秘以及其他导致腹腔内压力长期增高的后天因素。

食管裂孔疝可发生于全年龄段的患者,以 40 岁以上为多见,其中老年人发病率较高。随着食管裂孔的逐渐扩大,食管韧带也随之伸展、松弛,食管下段括约肌功能减弱,在平卧或头低位,以及咳嗽、屏气等动作时可使腹腔内压力增高,贲门和胃体上部可以经扩大的食管裂孔,连同膈肌的食管韧带疝入膈肌上方的后纵隔。

起立和腹腔内压力降低时,疝入的胃可以自行回纳,这类可上、下自由滑动的膈疝称为滑动性食管裂孔疝,最为常见。有的病例在贲门处保持其原有位置,胃底部经扩大的食管裂孔在食管旁疝入胸腔内,疝入的胃仍覆盖以食管韧带,这种类型称为食管旁裂孔疝。少数病例兼有上述两种类型的特征,称为混合型食管裂孔疝。

【临床表现】

食管裂孔疝多见于中老年男性,其临床症状可因病情的严重程度而轻重不等,主要取决于疝的大小和胃液反流的程度。滑动性食管裂孔疝极少发生嵌顿、梗阻或绞窄;食管旁裂孔疝则可能并发疝入的胃形成溃疡、出血以及嵌顿、梗阻、胃扭转、坏死和穿孔;食管裂孔疝常见的症状有胸骨后或上腹部饱胀、胃灼热感,恶心,体位性胃液反流以及嗳气等症状,平卧、弯腰俯伏或入睡后症状可加重;胃液反流入呼吸道可引起呛咳以及吸入性肺炎,部分患者可出现反复发生的中耳炎;食管黏膜糜烂和形成溃疡可引致食管炎,进而出现呕血、便血和贫血等情况,病情持续较久者可形成下段食管瘢痕及狭窄,出现吞咽困难等症状。

【诊断】

诊断该病主要依靠 X 线食管钡剂检查。检查时,需观察平卧位与上腹部加压时贲门与胃的位置改变情况以及反流的程度,以判断是否存在疝以及疝的类型,同时注意了解食管下段有无炎变、溃疡及狭窄。口服造影剂后行 CT 检查可进一步帮助诊断。胃镜检查可直观窥见食管及胃的病变情况,具有确诊价值,必要时还可获取组织学证据。特别是检查过程中患者如出现恶心、呃逆反应,造成腹压一过性增高,能将隐匿的食管裂孔疝显现出来。

【治疗】

大多数食管裂孔疝患者症状较轻,可首先考虑内科治疗,以降低腹压和减少胃液反流为主要目标,具体可调整饮食、减重、着宽松衣裤,不做增加腹压动作等。夜间睡眠时可半卧位以减少胃液反流,必要时可服用抑酸药物。

内科治疗如效果不好,可反复发作吸入性肺炎甚至中耳炎,胃液反流程度严重者可导致食管炎以及食管黏膜形成溃疡,同时可伴有呕血、便血等症状,另外还可导致下段食管形成瘢痕性狭窄。如已出现上述情况,则需考虑行外科手术治疗。手术操作除疝修补之外,尚需防止胃液反流入食管。修补包括解剖性修补、应用韧带肌瓣修补及使用补片修补等方法。抗反流手术包括胃底折叠术、部分胃底折叠术等。传统开胸途径手术操作简单容易,疗效确切,长期随访效果良好。但近年来腹腔镜食管裂孔疝修补及抗反流手术已经积累了丰富的经验,创伤小而疗效可靠,很多情况下已经可以取代传统开胸手术。

(邵国光)

参 考 文 献

［1］Cattaneo, Stephen M. Pearson's thoracic and esophageal surgery.3rd. London: Churchill Livingstone, 2008: 1367-1467.

［2］吴孟超,吴在德.黄家驷外科学.7 版.北京:人民卫生出版社,2008:2110-2116.

［3］顾恺时.顾恺时胸心外科手术学.上海:上海科学技术出版社,2003:1001-1009.

［4］张志庸.协和胸外科学.2 版.北京:科学出版社,2010:940-958.

［5］孙玉鹗.胸外科手术学.2 版.北京:人民军医出版社,2009:462-472.

［6］余秉翔,黄念秋.跨膈压测量方法及临床意义.国外医学·呼吸分册,1990,10:62.

［7］Jancelewicz T, Langham MR Jr.Survival benefit associated with the use of extracorporeal life support for neonates with congenital diaphragmatic hernia. Ann Surg, 2022, 275 (1): e256-e263.

［8］Cochius-den Otter SCM, Horn-Oudshoorn EJJ.Routine intubation in newborns with congenital diaphragmatic hernia. Pediatrics, 2020, 146 (4): e20201258.

［9］Moawd SA, Azab AR.Impacts of respiratory muscle training on respiratory functions, maximal exercise capacity, functional performance, and quality of life in school-aged children with postoperative congenital diaphragmatic hernia. Dis Markers, 2020, 2020 (3): 8829373-8829379.

第七章 交感神经疾病

第一节 手汗症

手汗症(palmar hyperhidrosis)又称原发性手汗症(primary palmar hyperhidrosis),是以双手发作性出汗,形成明显汗珠或汗滴为主要症状的良性疾患。广义上讲,多汗症按是否有基础病因分为原发性多汗症和继发性多汗症;又按病症范围分为全身性多汗症和局部性多汗症。原发性多汗症病因不清,可能与先天性遗传素质有关。继发性多汗症常继发于一些神经、内分泌或其他系统疾病。手汗症属于原发性多汗症中的局部性多汗症。1920年,Kotzareff首次报道开胸胸交感神经切除术成功治疗手汗症。由于开胸创伤大,此后手术入路历经多种改良。1992年,Landreneau首次报道电视胸腔镜下的胸交感神经切除术治疗手汗症。胸腔镜技术的应用极大降低了手术创伤,使该技术在国际上广泛开展。

【临床表现】

手汗症常见于少年及青年人。一般于8~12岁起病,30岁以前症状最为明显,多数患者40岁以后症状逐渐减轻,也有少部分患者症状持续终身。男、女患病率接近。临床就诊的以15~30岁患者居多,表现为双手发作性出汗伴皮温减低,轻者手掌潮湿,重者形成明显汗珠,汗如滴水,每次发作持续5~30分钟,每日发作次数不等,睡眠状态下无发作。发作间期手掌完全干燥无汗。绝大多数手汗症患者同时合并有足多汗,约30%的患者同时合并腋窝多汗。少数患者有手脱皮和皮疹。

由于手掌湿淋淋,所有需要手参与的工作、学习及日常生活均受到明显影响,涉及诸多方面。比如,写字握笔时打滑,汗水常打湿稿纸,尤其在考试中影响最著;开车、敲键盘、弹琴、理发、电焊或精密仪器维修等职业均因手湿而难以胜任;由于手掌湿冷,汗水滴淋,患者在社交场合不敢同人握手,羞于同恋人牵手。患者的学业、工作、生活、社交和婚恋等均受到显著影响。由此引发一系列压抑、消沉和自卑情绪,部分患者有明显的社交恐惧和被歧视感,严重者引起抑郁状态或焦虑状态,即便手汗症治愈后仍不能改善,需心理及精神专科医师配合治疗。

【生理及应用解剖】

汗腺是人体最主要的皮肤附属组织之一,包括两种类型:①外分泌腺(eccrine gland),分布于全身各处,并且在手足的分布最为密集,其分泌的汗液除含有大量的水之外,还含有钠、钾、氯、乳酸盐和尿素,主要作用是通过汗液排泌调节体温。手汗症患者的多汗症状就是由该种汗腺过度分泌引起的。该类汗腺的分泌由胆碱能的交感神经支配。②顶浆分泌腺(apocrine gland),仅存在于腋窝、乳晕和外生殖区,又称大汗腺。其分泌的液体为较稠的乳状物,其中含有水、蛋白质、碳水化合物和脂类,分泌物被细菌分解后产生特别的气味。分泌过盛而致气味过浓时,可引起腋臭,又称狐臭。这种汗腺分泌受性激素影响较大,目前对其生理作用尚未确知。

支配汗腺分泌的交感神经,其节前神经元胞体位于脊髓中间外侧核,节前纤维在脊神经前根中出椎间孔,后离开脊神经,经白交通支进入相应节段的交感神经链。交感神经链(又称交感干)位于脊柱两旁,肋骨头附近。交感干由神经节、节间束纤维以及灰白交通支构成。在上胸段,神经节多位于相应肋间隙水平,即 T_3 神经节位于第 3、4 肋间隙。达到交感神经链的节前神经纤维有三种去向:①与相应节段的节后神经元形成突触连接;②在神经链中上行或下行,与不同节段的节后神经元形成突触连接;③穿过交感神经链,形成内脏大神经和内脏小神经,到椎前神经节,与椎前节内的神经元形成突触。

神经节从交感链神经节(又称椎旁神经节)发出的节后神经纤维也有三种去向:①返回到相应节段的脊神经,随脊神经分布于头、颈、躯干、四肢的血管、汗腺和立毛肌。这些由交感神经节发出再加入脊神经中的神经纤维称为灰交通支。②攀附动脉走行,形成植物性神经丛,由丛分支至所支配的器官。③形成交感神经的分支直接到达所支配的器官。

颈段脊髓没有交感节前神经元。支配头面、颈部及上肢的交感神经来源于脊髓上胸段($T_{1～5}$),节前纤维进入交感神经链之后上升至星状神经节及颈神经节换元,发出节后纤维到达以上靶器官。其中,支配手掌汗腺的交感神经来源于 $T_{2～5}$ 节段,具体尚不完全清楚。从临床手术效果看,T_2 至 T_5 段脊髓可能都有支配手掌的交感节前神经元。

【诊断与鉴别诊断】

手汗症的诊断主要依据典型的临床表现,目前尚无确凿的诊断标准。患者病史符合上述特点,症状严重,且影响日常生活、工作和学习,患者因此而苦恼,并有强烈的求治需求时,即可诊断为手汗症。临床上需要与其他基础疾病,如甲状腺功能亢进症、糖尿病、结核病等引起的继发性多汗相鉴别。后者常表现为全身多汗,而原发性手汗症患者没有明显躯体多汗。可疑有基础疾病者,应行相应检查进一步明确。

【治疗】

1. **药物治疗**　手汗症目前尚无理想的药物疗法。临床尝试过的药物有局部外用氯化铝、明矾、甲醛、乌洛托品,口服抗胆碱药等,均无持久疗效,且有明显不良反应。也有尝试用电离子透入疗法,以及手掌皮内注射肉毒素法,可明显改善多汗症状,但停止治疗数周或数月后症状又恢复,无法取得持久疗效。

2. **手术治疗**　胸腔镜交感神经切断术是目前手汗症治疗唯一有持久疗效的方法。手术适应证为形成明显汗珠或汗滴的中、重度手汗症。禁忌证包括:既往有胸膜炎,尤其是结核性胸膜炎,或有开胸史,可疑有严重胸腔粘连者;合并心动过缓,或其他严重心律失常者;合并有精神疾患,或明显人格障碍者。

手术采用全身麻醉,单腔气管插管或喉罩辅助通气。切口通常取在双侧腋下,单孔操作。切开胸膜前临时停止通气,置入胸腔镜及电钩后可低潮气量通气。传统的术式是交感神经切除术(sympathectomy),即切除特定的一段交感神经链,由于不良反应大,已被淘汰。目前采用的是在一个特定肋骨表面切断神经链的交感神经切断术(sympathicotomy)。按照 2011 年发布的美国胸外科医师协会(STS)手汗症专家共识以及同年早些时间公布的中国手汗症专家共识,手汗症治疗适宜的手术方式是 R3 或 R4 切断术,即在第 3 或第 4 肋骨表面切断交感神经链,一般也称为 T_3 或 T_4 切断术(STS 共识中以 R 代替 T,主要是考虑到神经节与肋骨的位置关系有时存在变异)。这两种术式效果稍有区别,R3 切断术后手掌干燥明显,但代偿性躯体多汗这一不良反应较为严重;R4 切断术后效果满意,但有约半数患者手掌在高温或紧张时仍会有少量出汗,多数患者对此满意,该术式代偿性躯体多汗发生率低,且症状较轻。近年来有多项对照研究显示,R4 切断术患者满意度更高,是手汗症治疗的优选术式。合并有腋汗者,需同时加做 T_5 切断。手术对手多汗改善的有效率为 95%～100%,腋窝多汗改善的有效率约 85%,足多汗改善不明显。

代偿性躯体多汗是交感神经切断术最突出的一个不良反应,目前机制尚不明确,表现为胸背、腰腹以及臀部出汗较前增加。症状严重程度因人而异,多数能够耐受。个别严重者可经常湿透衣服,令患者苦恼,甚至后悔手术。在过去几十年,随着对术式的不断改良优化,将神经切断位置由 R2 降到 R3,再到 R4,这一不良反应的发生率和严重程度已明显减小,但仍未能完全避免。对此,术前应向患者及家属重点强调。

第二节　长 QT 间期综合征

长 QT 间期综合征(long qt syndrome)是由于编码心脏离子通道的基因发生突变而引起的一种罕见心血管疾病,是年轻人心源性猝死的主要原因之一,主要临床表现包括静息心电图上明显的 QT 间期延长和 T 波异常,反复发作的晕厥或心脏骤停。这些症状常由情绪激动或过度体力活动所诱发。根据致病基因的不同,目前至少已确认了 17 个亚型,其中 15 个是常染色体显性遗传病,2 个是常染色体隐性遗传病。有症状患者若不经有效的治疗,多数会因反复的晕厥发作或心脏骤停而死亡。

【临床表现】

长 QT 间期综合征的临床表现包括心律失常事件和心电图异常。心律失常事件通常表现为尖端扭转型室性心动过速(torsade de pointes,TdP),持续时间长者可引起晕厥,或转化为室颤,引起心脏骤停或猝死。心律失常事件的诱发因素与基因型有很大关系。Ⅰ型患者多数发生在运动时,Ⅱ型患者主要发生在突然声音刺激或情绪激动时,Ⅲ型患者主要发生在睡眠中。心电图上,QT 间期延长是特征性改变,但有时可不明显。心电图其他异常包括 T 波电交替、T 波切迹、窦性停搏等。

临床诊断长 QT 间期综合征主要依据 QTc 延长。在排除继发性因素下,12 导联心电图 QTc≥500ms,或 QTc 在 480~499ms,同时有不明原因的晕厥,即可诊断。对于 QTc 在 450~479ms 者,需要结合患者的临床表现、家族史以及心电图其他异常,综合评分(Schwartz 评分标准)诊断。

【治疗】

1. **药物治疗** 长 QT 间期综合征的首选治疗是口服足量的 β 受体拮抗药如普萘洛尔(心得安)、倍他乐克缓释片等,这种疗法可使 75%~80% 的患者获得长期疗效。但有部分患者由于严重的窦性心动过缓或房室传导阻滞而无法使用足量的 β 受体拮抗药。约 13% 的患者在应用 β 受体阻断剂治疗中仍发生心脏骤停,30% 患者仍有晕厥发作。

2. **外科治疗** 对药物治疗效果不佳,或有心脏骤停者,可考虑置入式体内除颤器(ICD)。应用 ICD 的患者建议继续服用 β 受体拮抗药,或行左心交感神经切除术(left cardiac sympathetic denervation,LCSD),以尽量避免患者因除颤应激造成肾上腺素剧增而引发的电风暴。

1969 年,美国医师 Moss 首次采用切除交感神经的方法治疗长 QT 间期综合征。此后至今出现了多种手术方式。如左侧星状神经节切除术,左侧颈、胸交感神经切除术等,但均因治疗效果不够理想及并发严重的 Horner 综合征而被弃用。目前认为,切除包括左侧星状神经节下 1/3 及 T$_{2-4}$ 或 T$_{2-5}$ 交感神经节的左胸高位交感神经切除术(high thoracic left sympathectomy,HTLS),既可达到治疗目的,又可有效预防出现 Horner 综合征,是长 QT 间期综合征治疗的标准术式。

(1) 交感神经链手术的理论依据:左侧交感神经链切除手术治疗长 QT 间期综合征的原理与应用 β 受体拮抗药相似,即抑制交感张力而防止室速或室颤的发作。在动物和人体的实验中都发现,切除右侧星状神经节会大大降低室颤阈值而易引发室颤,而切除左侧星状神经节可明显提高室颤阈值,二者作用恰好相反。Schwartz 等认为,长 QT 间期综合征患者左、右交感神经之间存在先天的不平衡,且常常是右侧的原发性活动降低,从而导致左侧活动的相对过度,加上心肌细胞膜离子通道的变异降低了心电的稳定性,使心脏对交感神经释放冲动的敏感性增加,若遇交感神经活动突然增强,就可诱发严重心律失常。这是左侧交感神经切除的理论基础。

(2) 手术适应证:先天长 QT 间期综合征,反复发作晕厥,β 受体拮抗药无效或有禁忌,或有致命性心律失常发生,尤其是肾上腺素能依赖型者,采用左侧交感神经切除术。

(3) 手术方法:左侧胸腔置入胸腔镜后,即可见到纵向走行于脊柱旁的胸交感神经链,首先用电钩沿交感链走行表面切开壁层胸膜,游离出交感神经链主干。提起主干,电灼切断神经节的灰、白交通支,向上解剖至第 1 肋骨下缘处,辨认左星状神经节。于该节下 1/3 处剪断。注意此处不宜使用电刀,以防术后出现 Horner 综合征。钳夹切断的交感神经链,向下逐渐游离,至 T$_4$ 或 T$_5$ 水平,切除 T$_1$~T$_4$(或 T$_5$)神经节及其间的神经链。最后以电刀烧灼创面,破坏可能残余的神经分支。这是目前公认的长 QT 间期综合征治疗的标准术式。

(4) 手术效果:2004 年,一项荟萃了世界范围内 7 个国家的 162 例交感神经链切除手术治疗的长 QT 间期综合征患者的远期效果,是迄今为止关于该治疗最经典、最有说服力的结果。这组患者中有 75% 是术前接受药物治疗效果不好的,术前有症状者占 99%。结果显示,交感神经链切除手术能显著降低长 QT 间期综合征患者出现晕厥和可复性心搏骤停等心脏事件的发生率和发生频度,手术后 QTc 明显缩短。有 48% 的患者在术后平均 7 年多的随访期内没有出现过任何心脏事件。术前仅表现为晕厥而没有心搏骤停的患者其术后发生各类心脏事件的概率和频率都低于术前有过心搏骤停发生的患者;另外,术后QTc明显缩短,小于500ms者,其发生心脏事件的概率明显低于手术前后QTc变化不明显的患者。这提示,患者术前症状的严重程度以及术后QTc的变化水平可能是预测手术效果和患者预后的重要参考。需要注意的是,手术未能完全避免这些心脏事件,包括心源性猝死的发生。31%的患者在术后随访期间都曾有晕厥发生,16%的患者出现过可复性心搏骤停,7%的患者出现了心源性猝死,手术后5年生存率为95%。

(刘彦国)

参 考 文 献

[1] 刘彦国,王俊.从交感链切除术简史看外科微创化艰辛历程.中华医史杂志,2004,34(1):43-45.

[2] 刘彦国,石献忠,王俊.上胸段交感神经链切断手术的应用解剖研究.中华胸心血管外科杂志,2005,21(2):75-77.

[3] Cerfolio RJ,De Campos JR,Bryant AS,et al. The Society of Thoracic Surgeons expert consensus for the surgical treatment of hyperhidrosis. Ann Thorac Surg,2011,91:1642-1648.

[4] Liu Y,Yang J,Liu J,et al. Surgical treatment of primary palmar hyperhidrosis:a prospective randomized study comparing T3 and T4 sympathicotomy. Eur J Cardiothorac Surg,2009,35:398-402.

[5] Turhan K,Cakan A,Cagirici U. Preserving T2 in thoracic sympathicotomy for palmar hyperhidrosis:less tissue trauma,same effectiveness. Thorac Cardiovasc Surg,2011,59:353-356.

[6] Mahdy T,Youssef T,Elmonem HA,et al. T4 sympathectomy for palmar hyperhidrosis:looking for the right operation. Surgery,2008,143(6):784-789.

[7] Ishy A,de Campos JR,Wolosker N,et al. Objective evaluation of patients with palmar hyperhidrosis submitted to two levels of sympathectomy:T3 and T4. Interact Cardiovasc Thorac Surg,2011,12(4):545-548.

[8] Abd Ellatif ME,Hadidi AE,Musa AM,et al. Optimal level of sympathectomy for primary palmar hyperhidrosis:T3 versus T4 in a retrospective cohort study. Int J Surg,2014,12(8):778-782.

[9] 李剑锋,王俊,胡大一,等.经胸腔镜切除左胸交感神经治疗先天性QT间期延长综合征.中华外科杂志,2003,41(9):660-661.

[10] Shah SR,Park K,Alweis R. Long qt syndrome:a comprehensive review of the literature and current evidence.Curr Probl Cardiol,2019,44(3):92-106.

[11] Schwartz PJ,Crotti L,Insolia R. Long-QT syndrome:from genetics to management. Circ Arrhythm Electrophysiol,2012,5(4):868-877.

[12] Jianfeng Li,Yanguo Liu,Fan Yang,et al. Video-assisted thoracoscopic left cardiac sympathetic denervation:a reliable minimally invasive approach for congenital long-QT syndrome. Ann Thorac Surg,2008,86(6):1955-1958.

第八章 先天性心脏病

第一节 房间隔缺损

房间隔缺损（atrial septal defect, ASD）是指房间隔在发生、吸收和融合过程中出现异常，导致房间隔上出现异常孔状缺损，其位置、形状、大小不定，但都会造成左、右心房腔直接相通。本节主要叙述继发孔型房间隔缺损，此类房间隔缺损较为常见，占先天性心脏病的 10%~20%。约 10% 的继发孔型房间隔缺损可以合并部分型肺静脉异位连接（partial anomalous pulmonary venous connection, PAPVC），指两侧肺静脉中任何 1 支或 2~3 支未与左心房连接，而与体静脉或直接与右心房连接。

【病理解剖】

继发孔型房间隔缺损位于冠状静脉窦口的后上方，根据房间隔缺损部位的不同将其分为五型。

1. **中央型** 或称卵圆孔型，是房间隔缺损中最常见的一种类型，约占 70%。位于房间隔的中部，相当于卵圆窝的部位，缺损四周边缘大多较为完整。

2. **上腔型** 又称静脉窦型缺损（sinus venosus ASD），位于房间隔上方，缺损与上腔静脉入口没有明确的界限，卵圆窝仍在正常位置。这类缺损常并发右上肺静脉异位，连接到上腔静脉，或连接到上腔静脉和右心房交汇处。

3. **下腔型** 缺损位于房间隔的后下方，缺损下方大都没有完整的边缘，它和下腔静脉入口相延续，下腔静脉瓣和缺损边缘相连。

4. **冠状静脉窦型**（coronary sinus, ASD） 此类缺损较为罕见。通常是无顶冠状静脉窦综合征（unroofed coronary sinus syndrome）的一部分，当冠状静脉窦上壁完全缺如时，冠状静脉窦口也就成为房间隔缺损的一部分。

5. **混合型** 兼有上述两种以上类型的巨大房间隔缺损，常见的有卵圆孔型缺损与下腔型缺损融合成一个大缺损。

【病理生理】

房间隔缺损血流动力学改变的基础是心房水平存在左向右分流。分流量大小主要取决于房间隔缺损的大小和左、右心房之间的压力阶差，以及体循环和肺循环血管阻力。由于肺循环可容纳大量血流，因此，即使肺循环血量达到体循环的 2 倍，也仍能维持正常的肺动脉压力。患者在儿童期可无明显症状，活动亦不受限。单纯继发孔型房间隔缺损患者并发严重肺血管病变较少，如果患儿较早出现严重肺动脉高压，应该考虑合并肺动脉高压持续的可能性。

随着患者年龄增长，分流时间延长，肺小动脉逐渐产生内膜增厚和中层肥厚，肺动脉压力逐渐升高，右心室负荷加重。一般患者会在青年期以后出现症状，病情进展也往往加速。有些病例病变进一步发展，肺小动脉发生闭塞性病理改变，肺动脉阻力逐步增加，肺动脉压力越来越高，右心负担不断加重，最终导致心房水平经房间隔缺损的右向左分流，甚至右心衰竭。进入此阶段后，患者症状明显加重，有可能出现咯血、发绀、心房颤动、慢性右心衰竭等表现,称为艾森门格(Eisenmenger)综合征。

合并部分型肺静脉异位连接病变,肺血管病变比单纯房间隔缺损发展得快,且较严重。合并单支肺静脉异位连接时,对血流动力学影响较小,但合并多支肺静脉异位连接存在时,有较大量的左向右分流则会产生明显血流动力学改变,肺动脉高压发生早,且严重,甚至在较小年龄发生艾森门格综合征。

【临床表现】

1. 单纯继发孔型房间隔缺损在婴幼儿期多数可以无任何症状,部分患儿易患呼吸道感染。但也有部分患儿在婴儿期即出现哭闹或喂奶后气促,在幼儿期出现活动耐力低,剧烈活动后心悸、气促等表现。巨大房间隔缺损,特别是合并有部分肺静脉异位引流者,由于左向右分流大,患者在婴儿期就可能出现心力衰竭表现。

2. 多数患者在青少年期以后开始出现症状,表现为劳力性心悸、气促,伴有严重肺动脉高压患者,可出现阵发性心动过速、心房颤动等表现,进一步加重可以出现发绀、右心衰竭,表现为下肢水肿、肝大、心源性恶病质等。

3. 个别患者会因为早期出现发绀就诊,这类患者多数是下腔型房间隔缺损,由于血液层流原因,当胸腔内压增高时,大部分的下腔静脉回流血液会直接进入左心房,导致没有明显肺高压的情况下,发生发绀症状。

4. 体格检查 房间隔缺损的患儿多数较为瘦小,胸骨右缘心前区隆起伴收缩期抬起,第2、3肋间可闻及轻度吹风样收缩中期杂音,肺动脉瓣区第2心音亢进伴呼吸周期固定分裂。左向右分流量大的患者,可在心尖区闻及轻度舒张中期杂音。

【辅助检查】

1. **心电图** 多数患者心电轴右偏,伴有不完全性右束支传导阻滞,右心室肥厚伴劳损。

2. **X线检查** 肺野充血,右心房、右心室增大,肺动脉段突出,主动脉结小。透视下可见肺门舞蹈症。有心力衰竭患者可表现肺间质水肿。右肺静脉与下腔静脉异位连接,则可见弯刀样阴影。

【诊断】

上述临床表现均能提示房间隔缺损诊断,临床确诊主要依靠彩色多普勒超声心动图检查,可明确右心房、右心室增大,房间隔连续中断,并可见跨房间隔左向右血流分流频谱。彩色多普勒超声心动图检查还可以明确或提示心脏合并畸形,评估肺动脉高压的严重程度。经食管超声心动图检查,对于明确部分分流不明显房间隔缺损诊断,以及了解缺损周围结构和发现合并畸形,明显优于经胸心脏超声检查。

单纯继发型房间隔缺损患者,通过彩色多普勒超声心动图检查多数可以获得确诊,并不一定需要心导管检查和选择性心脏造影。但是对于合并重度肺动脉高压的患者,心导管检查仍是判断手术可否进行以及远期预后的重要依据。心导管检查和选择性心脏造影对于明确肺静脉异位连接的部位及分流的程度,以及有无其他合并畸形具有重要的意义。40岁以上的成年患者,术前应该进行冠状动脉造影。

【鉴别诊断】

1. **轻型肺动脉瓣狭窄** 需与继发孔型房间隔缺损鉴别。肺动脉瓣狭窄的患者,胸骨左缘第2肋间杂音较响,肺动脉瓣第二音减弱,X线检查显示肺血管稀少,彩色多普勒超声心动图显示肺动脉瓣口狭窄而无房间隔缺损。右心导管检查显示右心室与肺动脉间有收缩压差而无心房水平的分流。

2. **原发性肺动脉扩张** 肺动脉扩张在肺动脉瓣区有收缩期喷射音,心电图异常,X线检查显示肺动脉干扩张,但无肺充血,心导管检查显示无心房水平分流,超声心动图可助确诊。

3. **原发性肺动脉高压** 体征及心电图类似房间隔缺损,特别需要与房间隔缺损并发肺动脉高压持续状态鉴别。X线检查均可见右心房、右心室增大,肺动脉及肺动脉干扩张,远端肺动脉变细、变小,心电图示右心室肥厚,心导管检查显示肺动脉压升高。彩色多普勒超声心动图可直接显示房间隔缺损有无回声中断及跨房间隔分流而确诊。

4. **注意并发心脏畸形的存在** 常见的并发畸形包括动脉导管未闭、主动脉缩窄、部分肺静脉异位连接、二尖瓣关闭不全、三尖瓣关闭不全。另外,继发孔型房间隔缺损约1%的患儿可并发二尖瓣狭窄(又称Luternbacher综合征)。应警惕这些并发畸形的存在,超声心动图仔细检查均可发现。

【自然病程和预后】

房间隔缺损患者的自然预后相对是比较好的,只有1%左右患儿在1岁以内出现心力衰竭的表现,仅约0.1%患儿可能因心脏情况恶化在1岁以内死亡。在10岁以内发生明显肺动脉高压(肺血管阻力>4U/m²)的患者约为5%。但在20岁以后,发生肺血管病变比例明显增高,患者开始出现劳力性心悸、气促症状,甚至发展成为艾森门格综合征,而失去手术矫治机会。

合并部分肺静脉异位引流的患儿出现症状早,发生肺动脉高压也早,且较严重。有报道称,居住在高原地区的房间隔缺损患儿,肺血管病变出现较早,且严重。约15%的患儿在10岁前即发生严重肺动脉高压。

分流量较小的卵圆孔型房间隔缺损可能在1岁以内自行闭合,有报道称此类缺损1岁以内自行闭合的比例可达20%左右。在1岁以后很少有自行闭合。

【治疗】

房间隔缺损是心脏外科最先开展的心内直视手术之一,近年来又有了新的发展。经皮心导管介入封堵已成为中央型小直径房间隔缺损的有效治疗手段。经胸小切口非体外循环下心脏超声引导下直接封堵房间隔缺损也已获得成功。有报道,采用全胸腔镜或机器人成功进行房间隔缺损修补。

尽管有很多进展,但是在全静脉复合麻醉气管插管、经胸前正中切口纵劈胸骨入路、浅中低温体外循环心脏麻痹液灌注心肌保护下手术修补,仍然是房间隔缺损外科治疗的规范和常规技术,近、远期疗效确切,利于术中异常情况处置和合并畸形的发现和处理。以下仍以此为基础,分别叙述不同类型房间隔缺损的修补技术。

1. **适应证**

(1) 房间隔缺损患者有明显右心室容量负荷加重的情况,就应该手术治疗。以往手术治疗的最佳年龄是5岁以内,近年来主张在1~2岁手术治疗,可以避免长期右心室负荷过重导致的不良影响。

(2) 一些患儿房间隔缺损大,左向右分流量大伴明显肺动脉高压,出生后反复患感冒、肺炎或心力衰竭,应积极进行药物治疗,控制肺部感染和心力衰竭后,尽早进行手术治疗。但房间隔缺损的病儿很少需要在新生儿期进行手术治疗,建议等到出生3个月以后,肺血管阻力从胎儿高阻力状态有所下降以后,进行手术治疗。

(3) 成年人发现房间隔缺损,中等量以上左向右分流,即使无明显症状,也应该及时手术治疗。

(4) 对于卵圆孔未闭的治疗是非常有争议的。近年来,对于18~60岁的患者,如果有明确卵圆孔未闭存在,分流直径大于2mm或呈夹层状,造影显示有明显分流,患者有偏头痛或脑梗死风险,建议行经皮导管封堵术。

2. **禁忌证**　房间隔缺损患者的手术禁忌证是不可逆的严重肺动脉高压。右心导管检查肺血管阻力明显升高达8~12U/m²,且不随运动降低,Qp/Qs<1.3,为手术禁忌。

3. **术前准备**

(1) 大多数房间隔缺损患者临床症状不明显,诊断明确后,只需按一般心脏直视手术准备。

(2) 呼吸道感染是婴幼儿期常见的表现之一。术前应给予较好的控制,以利术后顺利康复。并发肺动脉高压而又未形成手术禁忌者,术前应视病情给予治疗。可口服或静脉滴注血管扩张药物。

4. **手术切口**　经胸前正中切口纵劈胸骨是常规的和最常用的入路。近年有多种切口探索,如胸前正中低位部分纵劈胸骨切口、右前外侧经肋间开胸切口、右侧腋下直切口等,这些切口的优点是较美观和可能减少患者创伤,但共同的不足是增加建立体外循环的难度和风险,或者需要经股动、静脉插管建立体外循环,对于一些合并畸形的处理较为困难,有一定的学习曲线和风险。创新技术和方法的探索,应该始终以患者的安全为中心,在熟练掌握常规手术和积累一定经验基础上,谨慎开展。

5. **体外循环建立和心肌保护**　采用正中切口,剪开心包悬吊后,应先行心外探查。观察心脏大小、形态,各房、室大小及比例,主、肺动脉直径及比例,有无异常冠状动脉、肺静脉异位连接和永存左上腔静脉及回流部位。肺动脉干若能触及粗糙收缩期细震颤,可能提示并发肺动脉瓣狭窄;短暂用手指阻断肺动脉血流,肺动脉干远端仍可触及细震颤时,提示有可能存在动脉导管未闭。近年来,术中经食管心脏超声的普及,对于明确合并畸形和保障手术安全有重要意义。

肝素化后,先插主动脉灌注管,对于婴幼儿房间隔缺损患儿,由于心房水平左向右分流导致主动脉相对较细小,要细心选择合适大小的灌注管。插管时也要格外注意,以免插管位置不当,或者反复插管时,出血过多,导致低血压,甚至心脏停搏,同时也要防止损伤主动脉后壁。我们主张上、下腔静脉均采用直角管直接分别插管,以利于合并畸形的处置。应该常规放置左心房引流管,既可作为探查肺静脉回流的标志,也防止术中心脏膨胀和肺淤血,利于心肌保护和防止术后肺部并发症,对于完善心脏排气和防止栓塞并发症有意义。

开始体外循环后,在升主动脉根部置放心脏麻痹液灌注管,适度降温后,钳闭主动脉,灌注心脏麻痹液使心脏停搏,以保护心肌。

心脏停搏后,做右心房斜切口,牵开切口行心内探查。明确房间隔缺损类型、大小;是否并发肺静脉异位连接;冠状静脉窦位置、大小;三尖瓣关闭不全情况;经三尖瓣口探查有无并发右心室流出道狭窄、室间隔缺损和肺动脉瓣狭窄;经房间隔缺损还可探查是否并发二尖瓣关闭不全狭窄和三房心等畸形。

房间隔缺损修补也可以在不使用心脏麻痹液灌注、不阻断主动脉、心脏跳动下进行,可以避免或减轻心肌缺血和再灌注损伤,但要注意防止气栓并发症。

6. 手术方法

(1) 中央型房间隔缺损修复术

1) 直接缝合房间隔缺损:适用于中央型缺损,直径较小,且周围房间隔组织发育好。

采用 4-0(成年人)或 5-0(儿童)涤纶线先在缺损下缘做一 8 字缝合,向上做连续缝合,至最上针时,停左心房引流,可以灌注心脏麻痹液,利用回心血充盈左心,膨肺排除左心气体,收紧缝线关闭房间隔,再向下做双层连续缝合,结扎,完成心内修补。

2) 房间隔缺损补片修补术:如果中央型房间隔缺损直径较大,或周边组织较薄弱,或左心房发育较小,以及对于儿童患者,应该采用补片修补。

多选用不经处理的自体心包片修补,也可以采用涤纶补片。先于缺损周边缝牵引线固定补片,然后采用 4-0(成年人)或 5-0(儿童)涤纶线连接缝合将缺损缘与补片缝合,最后一针收紧前先排除左心房内积气。

3) 中央型房间隔缺损并发右肺静脉异位连接矫正:中央型房间隔缺损可并发右肺静脉异位连接(如右心房),手术中部分切除肺静脉开口附近的房间隔残余组织,扩大房间隔缺损,然后剪取较缺损口面积稍大之自体心包或涤纶补片进行连续缝合修补。于肺静脉开口前方,可用数针带垫片无创缝线做间断褥式缝合,缝于右心房壁,以免单纯连续缝合线撕脱。缝线需与肺静脉开口保持 0.5cm 以上距离,以防肺静脉回流不畅。

(2) 上腔型房间隔缺损修复术:上腔型房间隔缺损也称静脉窦型房间隔缺损。往往并发右上肺静脉异位连接到上腔静脉或者上腔静脉与右心房结合处。建立体外循环时,上腔静脉采用直角管插管,插管位置应高于右肺静脉异位连接处。套上腔静脉阻断带,应该避开和防止损伤右上肺静脉。

为防止损伤窦房结,可从右上肺静脉根部做小切口,向下延伸至右心房上部后外侧做纵行切口。按缺损情况修剪补片成葫芦形,上端伸入上腔静脉。补片后缘缝于肺静脉开口前方,保证肺静脉导入左心房途径通畅。为防止修复房间隔缺损补片影响上腔静脉回流,在上腔静脉与右心房切口上部加用心包片以加宽,补片前方进针切勿过深,以免损伤窦房结。也有作者提倡采用 Warden 术式矫治此类畸形。

(3) 下腔型房间隔缺损修复术

1) 补片修补下腔型房间隔缺损:此类房间隔缺损直径较大,与下腔静脉入口处无组织残余,且其后缘也多数仅残余薄弱组织,甚至直接为心房壁,因此,我们主张对于此类缺损应该采用补片修补。修复方法已如前述,但要注意,在下腔静脉缘,组织较为薄弱,缝针要确切,避免残余缺损。缝线可适当偏向左心房侧,避免收紧缝线时,发生荷包效应,导致下腔静脉开口狭窄。还要注意避免将下腔静脉开口隔入左心房的发生。

2) 合并右肺静脉异位连接入下腔静脉的矫正:此类畸形少见,但手术处理比较复杂,根据不同病变,有以下矫正方法供选择。由于吻合期间须阻断肺静脉，可能引起严重的右肺淤血，手术应在体外循环降温至25℃时，低流量灌注或体循环下临时拔除下腔静脉插管进行。

肺静脉异位连接膈上段下腔静脉矫治术：由于肺静脉开口位置较高，可将右心房下部切口向下腔静脉延长，进一步分清肺静脉开口，向下扩大房间隔缺损，根据肺静脉开口情况修剪长条补片一块，补片下缘缝于肺静脉开口下方，将肺静脉开口经下腔静脉内侧壁经扩大的房间隔缺损下方隔离入左心房，在经下腔静脉入口时，注意防止造成梗阻。待补片下半两侧均缝至房间隔缺损中部时，重新插入下腔静脉管并恢复正常流量体外循环，并复温，应用连接缝合继续完成房间隔缺损上半部缝合。在修补缺损前下缘时，应避免伤及冠状静脉开口前区，为了防止心内补片造成下腔静脉梗阻，缝合心房壁切口时，在下腔静脉至右心房段切口需应用补片加宽。

肺静脉异位连接膈下段下腔静脉矫治术：由于肺静脉开口位置较远，或开口于肺静脉，经右心房切口不能修复，则可在低温低流量体外循环下于膈肌上结扎右肺静脉干，然后离断，将右肺静脉干与左心房后壁左侧吻合，或将右肺静脉干切断，近端剪成斜面与左心房做端-侧吻合。也有学者将右肺静脉干切断，与右心房侧壁吻合，然后按右肺静脉引流入右心房扩大房间隔缺损后，应用补片覆盖右肺静脉在右心房开口，经房间隔缺损，隔入左心房。

(4) 冠状静脉窦型房间隔缺损修复术：此型房间隔缺损非常罕见。其前缘紧靠房室结区，应采用补片修补，在前缘缝合时，避免进针过深，可以偏向冠状窦内缝合，避免损伤房室结。

【并发症】

继发孔型房间隔缺损和/或部分肺静脉异位连接术后恢复多较平稳，可按心脏直视手术常规处理，一般很少出现严重并发症。主要并发症如下。

1. **心律失常**　以室上性心律失常多见，如房性期前收缩、结性期前收缩、窦性心动过缓或心房颤动等。多为短暂发作，及时治疗后多能恢复。

2. **急性左心功能不全**　继发孔型房间隔缺损，尤其是缺损大，左向右分流量大的患者，左心发育相对较差，围手术期容量负荷过重，如输血、输液过多、过快等，均有引发肺水肿的可能。术中、术后应适当限制输血、输液量。对术前有心功能不全，特别是年龄较大的患者，术后应给予强心（地高辛）和正性肌力药物支持，包括多巴胺、多巴酚丁胺微泵输注。

3. **右心功能不全和肺静脉高压**　多见于成年人和手术前即并发肺动脉高压的患者。术中，特别是停止体外循环后和关胸前，常规测量肺动脉压并及时处理，对这类患者，即使术后肺动脉压有明显下降，仍应给予适量扩血管药物治疗，重症肺动脉高压的高危患者，术后应注意安静，充分给氧，预防肺动脉高压危象的发生。

【疗效评价】

单纯继发孔型房间隔缺损手术疗效良好，且随着外科麻醉、转流技术的进步，手术死亡率已降至1%以下。手术死亡原因与年龄、心功能及肺动脉高压程度有关，年龄小于1岁或大于45岁、肺血管阻塞性病变伴肺动脉高压及心力衰竭者，是增加手术危险性的主要因素。

（肖颖彬）

第二节　室间隔缺损

先天性室间隔缺损是由胚胎期原始室间隔发育障碍而在左、右心室之间形成异常交通，引起心室水平左向右分流的一种最常见的先天性心脏病，占先天性心脏病的12%~20%。

【病理解剖】

室间隔按解剖分为膜部、流入道部、肌部和流出道部，按组织类型系由纤维膜性间隔和肌性间隔两部分组成，肌性间隔又包括流入道间隔、心尖小梁部间隔和流出道间隔（或称圆锥间隔）。室间隔缺损主要发生于膜部间隔和肌性间隔及其交界处。室间隔缺损多为单发性，也可见多发性。

虽然室间隔缺损是最为常见的先天性心脏畸形，本文对室间隔缺损按解剖分型叙述。

1. **膜部室间隔缺损** 约占手术治疗单纯室间隔缺损病例的 80%,可细分为以下几种。

(1) 单纯膜部室间隔缺损:仅限于膜部间隔的缺损,缺损边缘由纤维结缔组织组成,缺损边缘可与三尖瓣隔瓣组织粘连。由于三尖瓣在室间隔上的止点位置较二尖瓣止点平面低,一部分膜部室间隔位于左心室和右心房之间,如果这部分缺如,就形成左心室-右心房通道。

(2) 膜周型室间隔缺损:这类缺损通常较大,邻近三尖瓣前瓣与隔瓣交界,与中心纤维体、三尖瓣前瓣、隔瓣和主动脉瓣都有复杂的毗邻关系。

2. **流入道部室间隔缺损** 位于三尖瓣隔瓣下方,又称房室管型或隔瓣下室间隔缺损。后缘直接由三尖瓣环构成,前缘是肌肉,呈新月形。

3. **肌部室间隔缺损** 缺损的边缘完全为肌肉组织构成,可以发生于室间隔肌部的任何部位,但常见于中部、心尖部和前部。常为多发性,甚至呈乳酪状缺损。希氏束行径距这类肌性室间隔缺损边缘较远。

4. **流出道部室间隔缺损** 又称圆锥室间隔缺损,或漏斗部室间隔缺损,分为两个亚型。

(1) 动脉干下型室间隔缺损:位于两大动脉瓣下,其上缘仅是一纤维组织缘将主动脉和肺动脉瓣隔开。邻近主动脉右冠状动脉瓣下方,可合并主动脉瓣右冠状动脉瓣脱垂。

(2) 嵴内型缺损:占室间隔缺损的 5%~10%。位于圆锥间隔内,缺损均为肌肉缘,其上缘和后下缘常有一肌束将其与肺动脉环和三尖瓣环分隔开。这类缺损缘远离希氏束,手术时一般不会损伤传导组织。

5. **混合型室间隔缺损** 指巨大的室间缺损不限于一个部分,而可能是多个部分或几种类型的室间隔缺损融合在一起。

【病理生理】

室间隔缺损血流动力学变化主要取决于缺损大小、两侧心室压力阶差和肺血管阻力变化。

室间隔缺损大小变异很大,习惯上按室间隔缺损大小大致分成三类。

1. **大型室间隔缺损** 缺损大小等于或大于动脉口,称为大型室间隔缺损。这类室间隔缺损阻力小或无阻力,阻力指数 $<20U/m^2$,所以又称非限制性室间隔缺损。右心室收缩压接近或等于左心室收缩压,肺/体血流比率的高低取决于肺血管阻力状况。

2. **中等大小室间隔缺损** 缺损大小大约为主动脉口的 2/3,血流经室间隔缺损阻力增大,右心室收缩压升高,不超过左心室收缩压的 1/2,肺/体循环血流比率在 2.5~3.0。

3. **小型室间隔缺损** 缺损小于主动脉口的 1/3,右心室收缩压一般无明显变化,或稍有升高。肺/体循环血流比率增高较少,分流量不大,经室间隔缺损阻力指数 $>20U/m^2$,又称限制性室间隔缺损。多发性小缺损面积相加可类似大缺损的血流动力学变化。

大型室间隔缺损分流量取决于肺血管阻力的高低。肺血管阻力的产生开始是由于肺动脉痉挛,当压力逐渐升高,肺小管内膜和肌层逐渐肥厚,发生器质性变化,阻力增加,最终由动力型肺动脉高压发展成为阻力型肺动脉高压。右心室压力继续升高,最后接近或超过左心室压力。与此同时,左向右分流量逐渐减少,出现双向分流,最后甚至形成右向左的分流,此时肺血管已发生不可逆性变化。

肺动脉高压程度一般按肺动脉收缩压与主动脉收缩压的比值分为 3 级,轻度肺动脉高压的比值 ≤0.45;中度肺动脉高压比值为 0.45~0.75;严重肺动脉高压比值 >0.75。肺血管阻力也可以分为 3 级,轻度增高者肺血管阻力 $<7U/m^2$,中度为 $8~10U/m^2$,重度 $>10U/m^2$。

【临床表现】

1. **症状** 小型缺损,分流量小,一般无明显症状。缺损较大,分流量较大者,常有劳力性心悸、气急,活动受限。

大型室间隔缺损,可反复发生肺部感染。重者在婴幼儿期,甚至新生儿期可死于肺炎或心力衰竭,多数病例经过药物治疗,肺炎和/或心力衰竭得到控制,肺血管阻力随之增高,分流量减少,肺部感染和充血性心力衰竭发生的次数逐渐减少,但心悸、气急仍持续存在,活动耐力下降。一旦发生右向左分流,临床可出现发绀,此时已至病变晚期。

2. **体征** 分流量较大的患者,左胸向前凸出或呈鸡胸样,这是由于扩大的右心室将胸壁向前方顶起所致。心尖搏动区能触到有力的冲击感,在心底部和心前区的不同部位能听到收缩期吹风性杂音和触及细震颤。

杂音多于出生后 1 周内发现,少数于出生后 2~3 周才出现。分流量大者尚可在心尖听到一短促舒张期隆隆性杂音,系大分流量引起二尖瓣相对性狭窄所致。肺动脉压升高者,肺动脉瓣区有第二音亢进和分裂。出现右向左分流时除口唇发绀外,上述心杂音和细震颤可减轻甚至消失。但肺动脉瓣区第二音更加亢进,甚至出现舒张期肺动脉瓣反流性杂音。

3. 胸部 X 线检查 缺损小,分流量少者,心脏和大血管形态正常,中等大小的室间隔缺损,左心室扩大,肺血流量增多,肺动脉圆锥隆凸。大缺损大分流量病例的左、右心室均可扩大,肺动脉段明显扩张,肺野充血。大型室间隔缺损合并严重肺动脉高压和肺血管阻力严重升高者,左、右心室扩大程度反而较轻,周围肺血管影变细,但肺门血管影浓而增粗。

4. 心电图 小型室间隔缺损,心电图大致正常,左心室扩大者在左侧心前区导联 R 波电压增高,T 波高耸,右心室负荷增大时可见双心室肥厚,或右心室肥厚、右束支阻滞。

5. 彩色多普勒超声心动图 这是一项非常重要的无创性常规检查方法。不仅能够显示室间隔缺损部位、大小,而且能发现合并畸形。应用彩色多普勒对小型室间隔缺损和多发性肌部缺损诊断的敏感性更高,但是一个大的膜周型室间隔缺损合并肌部缺损时有时容易漏诊肌部缺损,值得注意。

6. 心导管和心血管造影 术前通过心导管检查计算心室水平分流量肺/体循环血流比值和肺/体动脉收缩压比值,对较大儿童和成年人室间隔缺损合并肺动脉高压病例明确手术适应证、指导围手术期处理及判断手术疗效及预后仍有重要价值。

【诊断及鉴别诊断】

依据典型的临床症状和体征,诊断室间隔缺损并不困难。彩色多普勒超声心动图检查可以确定室间隔缺损的类型,而且可以鉴别诊断有无其他心内畸形,为手术提供可靠依据。儿童大型室间隔缺损伴重度肺动脉高压者,应进行心导管检查,以便进一步了解肺循环高压程度和肺血管阻力。

室间隔缺损伴艾森门格综合征时出现发绀,需要和法洛四联症及其他先天性发绀型心脏病鉴别,依据发绀出现时间、肺动脉瓣区第二音强弱、胸部 X 线肺纹理变化和有无肺动脉干凸出等做出初步判断,确诊需靠超声心动图和彩色多普勒检查。疑难病例可同时进行心血管造影以协助诊断和鉴别诊断。

【病程演变和自然预后】

室间隔缺损的病程演变和自然预后,主要决定因素是缺损的大小和出生后肺血管阻力变化。胎儿期由于肺没有膨胀,肺血管阻力高。出生后随着肺膨胀,肺小血管伸张,氧分压升高,使肺血管内产生缓激肽促使肺血管扩张和阻力下降,但由于中层肌肉仍肥厚,肺阻力可保持中等度升高。出生后几周,肺血管阻力变化的快慢与幅度大小,直接影响新生儿生存。

1. 患儿早期死亡 新生儿在出生后 1~2 周很少须手术处理,大型室间隔缺损病例出生后,一般于 2~3 周肺血管阻力逐渐下降到正常,左、右心室内压力阶差加大,自左向右分流量增加,肺循环血流量增加,左心容量负荷加重,婴儿可于出生后 2~3 个月因肺静脉高压肺水肿和急性左心衰竭死亡。婴幼儿如在出生后 6 个月内出现心力衰竭,反复上呼吸道感染和心力衰竭,生长发育迟缓,1 岁内病死率大约为 9%,2 岁内死亡者可高达 25%。有的患儿可能与基因缺陷有关,出生后肺血管阻力不下降,肺血管保持胎儿型,表现为肺高压持续状态,患儿很快出现右向左分流而丧失手术机会。

2. 晚期发展为艾森门格综合征 大型和一些中等大小室间隔缺损患者,肺血管阻力逐渐升高,而且随着年龄增长,肺血管病变逐渐加重,自左向右分流逐渐减少,肺血管阻力严重升高,超过体循环血管阻力,出现心内双向分流,进而转变为以右向左分流为主,口唇明显发绀,出现慢性右心衰竭、红细胞增多症、大咯血、脑脓肿、脑梗死等临床表现,称为艾森门格综合征。多数在 10 岁以后出现,但也有报道在 2 岁前后,甚至更早就可能发生。患者多在 40 岁以前死于顽固右心衰竭和其他严重并发症。

3. 缺损自然闭合 小型室间隔缺损有一定自然闭合的可能,多发生在 1 岁以内,4 岁以内闭合率约为 34%,96% 的自然闭合发生在 6 岁以前。室间隔缺损自然闭合的机制:①膜部缺损边缘与三尖瓣隔瓣和部分前瓣叶贴近,进而粘连而逐渐闭合;②肌性缺损随着间隔肌肉发育而逐渐缩小,或边缘因血流的冲击而纤维化或内膜增生;③血栓形成或细菌性心内膜炎治愈,缺损由赘生物闭塞。大型缺损合并肺动脉高压则鲜见自然闭合。

4. 主动脉瓣脱垂和关闭不全　约 5% 室间隔缺损病例可发生主动脉瓣关闭不全,多见于膜周型和动脉干下型室间隔缺损。多在 10 岁以内逐渐出现,到成年进一步恶化。当主动脉瓣关闭不全加重时,由于室间隔缺损被脱垂的主动脉瓣叶部分堵闭,心室水平左向右分流常可减少。

5. 继发右心室漏斗部狭窄　有 5%~10% 大型室间隔缺损病例合并大量左向右分流,在婴幼儿期可出现右心室漏斗部狭窄,主要为漏斗部肌肉肥厚所引起,其程度随年龄增长而加重。

6. 感染性心内膜炎　单纯室间隔缺损患者感染性心内膜炎的年发生率为 0.15%~0.3%,多见于 15~20 岁病例,赘生物常位于右心室内,脱落后可造成肺梗死。

【治疗】

在全静脉复合麻醉气管插管、经胸前正中切口纵劈胸骨入路、浅中低温体外循环心脏麻痹液灌注心肌保护下进行外科手术修补,仍然是室间隔缺损最为确切和可靠的治疗手段。但近年来不断进行着新的技术方法探索,有学者报道了经皮心导管介入封堵室间隔缺损,经胸小切口非体外循环下心脏超声引导下直接封堵室间隔缺损获得了成功;采用全胸腔镜或机器人成功进行室间缺损修补也获得成功。这些技术的适应范围比较局限,扩大应用和远期疗效尚有待进一步观察。

1. 手术适应证

(1) 新生儿和婴儿期大型室间隔缺损:反复感冒、肺炎,表现为严重难治性充血性心力衰竭或肺功能不全时,应积极进行手术。如无明显心衰表现,或药物治疗有效,可推迟到 3~6 个月进行手术治疗。当患儿左向右分流 >2:1,或肺血管阻力 >4U/m^2 时,应及时手术治疗。多发性肌部缺损伴肺动脉高压者,手术修复困难,死亡率高,主张先行肺动脉环缩术,待 2~3 岁后二次手术解除环缩,修补缺损。

(2) 限制性室间隔缺损:临床无明显症状,胸部 X 线片和心电图无明显改变,随访过程无肺动脉压增高趋势,1 岁以内尚有自然闭合的机会,手术可以延迟进行,随着技术进步,现在主张在 1~2 岁进行手术矫治。

(3) 动脉干下型缺损:即使症状不明显,因可能发生主动脉瓣脱垂,手术应该在 2 岁以内进行。

(4) 室间隔缺损合并重度肺动脉高压:肺血管阻力 >8U/m^2,肺/体循环血流比值休息时为(1.5~1.8):1,或当中度运动时下降为 1.0:1(因体循环周围血管扩张和体循环血流增加,而固定的肺血管阻力妨碍了肺循环血流的增加),有静息时发绀,或运动时发现动脉血氧饱和度明显下降(右向左分流增加),不宜进行手术治疗。对于这类患者有必要进行心导管检查,给予异丙肾上腺素 0.14mg/(kg·min) 静脉滴注并测定肺血管阻力,假如肺血管阻力下降到 7U/m^2 以下,可慎重考虑手术治疗。

(5) 肌部多发性室间隔缺损:尤其是乳酪型合并严重肺动脉高压、低体重、心功能差的病例,应在婴儿期积极行肺动脉环缩术。

2. 术前准备　室间隔缺损患者术前除按一般心脏直视手术准备外,对反复出现肺炎和充血性心力衰竭者,特别要加强准备。

(1) 伴有充血性心力衰竭者,可应用地高辛、利尿药等药物治疗,以纠正心力衰竭,改善心功能;有喂养困难和生长迟缓者,必须给予营养支持。

(2) 对伴有重度肺动脉高压者,应常规应用扩血管药物减轻前、后负荷,首选硝普钠,以每分钟 2~31g/kg 的速度静脉滴注,成年人 25mg/d,根据病情应用 7~10 天后手术,可以降低肺血管阻力,提高手术安全性。

(3) 如有咳嗽、咳痰及肺部啰音者,应在控制心力衰竭的基础上,选用适当的抗生素治疗,以防治呼吸道感染。

(4) 如果药物治疗效果不明显,决定立即手术前尚需注意检查有无并发动脉导管未闭、主动脉瓣下狭窄和主动脉缩窄等畸形,以便采取相应治疗方案。

(5) 伴有感染性心内膜炎者,原则上先选用敏感的抗生素,给予有效的治疗,感染控制后进行手术。对感染难以控制的病例,在应用高效广谱抗生素治疗 1~2 周后,限期手术。对伴有赘生物随时有脱落危险,或已脱落,造成大面积肺梗死时,即使在感染活动期也必须进行急症手术。

3. 手术方法　尽管有多种切口可采用,但常规采用正中切口进胸。首先进行心外探查,注意有无动脉导管未闭或其他心脏畸形。当伴有较大直径的动脉导管未闭时,必须在体外循环开始前予以游离阻断,以避免转流后发生窃流和严重的肺部高灌注性肺水肿。手术一般在全麻中度低温体外循环和含血心脏麻痹液灌注心脏停搏下进行。

心脏切口的选择取决于室间隔缺损程度和医师的经验及习惯,通常有右心房径路、肺动脉径路、右心室径路和左心室径路。在个别复杂病例,如有混合型和多发性室间隔缺损时,需做多个切口。我们主张按室间隔缺损类型选择心脏切口,当无法确定缺损的解剖位置时,可以先做一个右心房小切口,探明缺损位置,再确定合适的径路手术修复。

(1) 膜部室间隔缺损修补术:膜周型缺损经右心房切口进行修补,显露清楚,方便操作,对右心室功能影响也较小。

1) 膜部小缺损,周边纤维环较完整,可采用直接缝合,即应用间断带小垫片褥式缝合。如缺损邻近三尖瓣隔瓣,带垫片缝线一侧可缝于距三尖瓣环 1~2mm 的隔瓣根部,另一侧缝于缺损的对侧缘上。心脏传导组织在此型缺损后下缘左心室侧走行,注意避免损伤。

2) 膜周型缺损补片修补术:牵开三尖瓣前瓣和后瓣后,膜周型室间隔缺损多可得到较好显露。若缺损显露欠佳,可从隔瓣游离缘向三尖瓣环方向切开瓣叶,直至离瓣环 3~4mm。补片可略大于缺损。新生儿、婴幼儿用 5-0 或 6-0 缝线,年长儿童用 4-0 带小垫片缝线进行缝合。第一个缝线可从圆锥乳头肌止点开始,顺时针方向缝合,距缺损肌肉缘 5~7mm 进针,由缺损缘的右心室面出针,缝线应有一定深度,但应不超过间隔厚度的 1/2,避免损伤走行于缺损后下缘左室心内膜下的传导束。缝合至三尖瓣环时,带垫片褥式缝线可置于隔瓣根部距瓣环 2mm,注意将缝线置于腱索下方。在缺损后上缘邻近主动脉瓣,即三尖瓣隔瓣与前瓣交界处,有时仅有很少的组织与主动脉瓣环隔离,缝线可从三尖瓣前瓣根部和心室漏斗皱褶处进针,此时可从主动脉根部灌注少量心脏停搏液,看清主动脉瓣后再进针,避免损伤瓣膜组织,然后缝针转至室上嵴缝合。缝线分别穿过补片相应部分,将补片送下后结扎缝线。剩余室间隔缺损边缘可应用往返连续缝合。也有学者提倡使用连续或间断褥式结合连续缝合修补技术。

(2) 流入道型室间隔缺损修补术:流入道型室间隔缺损又称房室管型或隔瓣下型室间隔缺损。该类缺损常被三尖瓣隔瓣掩盖,后缘为三尖瓣环,缺损呈半月状,直径较大,均需补片修补。修补时先在三尖瓣隔瓣缘置两根牵引线牵开三尖瓣隔瓣和腱索,一般可显露其下方缺损。若遮盖室间隔缺损的瓣膜和腱索无法牵开,可于三尖瓣隔瓣根部距瓣环 3mm 处环形切开三尖瓣,并将切开瓣叶牵开,隔瓣下方缺损即可得到良好显露。应用 3~5 个带小垫片间断褥式缝合,缝于缺损后下缘,缝线只能置于右心室面,如前所述,顺时针方向缝合抵达三尖瓣环时,缝线穿过三尖瓣隔瓣根部,然后转向缺损上缘。缺损前上缘已远离传导组织。在这个部位缝线可穿透肌缘进行缝合,直至完全闭合缺损。

(3) 流出道型室间隔缺损修补术:动脉干下型室间隔缺损宜采用肺动脉切口径路,距肺动脉瓣环 1.5cm 做横切口,牵开切口,即可显露缺损。干下型室间隔缺损比较大,上缘紧接肺动脉瓣环下方主动脉右冠瓣窦或脱垂的瓣叶可覆盖缺损,甚至凸向右心室流出道。必须进行补片修补,切忌将主动脉瓣作为室间隔缺损上缘进行直接缝合。要细心修剪补片,使其与缺损形状和大小相适应。缺损上缘应用 4-0 或 5-0 带垫片聚丙烯线做间断褥式缝合,缝于肺动脉瓣窦内的瓣环上,缝线穿过补片上缘并结扎。其余边缘,可进行连续缝合,也可一周都用带垫片聚丙烯线做间断褥式缝合。然后缝合肺动脉切口。嵴上型嵴内肌性缺损全为肌肉缘,可经右心室流出道做横切口,应用补片修补。

(4) 肌部室间隔缺损修补术:肌性间隔前部缺损只能经右心室切口显露,且有时不容易发现,因为这类缺损常被隔束和粗大肌小梁掩盖,切断连接于隔束和右心室前壁的肌束,方能清楚显露。这类缺损,一般主张应用补片修复和带垫片间断褥式缝合方法,值得指出的是室间隔缺损前缘预置平行褥式缝线时进针不宜过深,避免损伤冠状动脉前降支。为了防止上述并发症,Breckenrdige 等对靠近右心室前壁室间隔多发性缺损提出了另一种修复方法,先经右心房通过三尖瓣口初步探查和确定这类缺损部位和数目,于缺损相应部位做右心室纵切口,切口距离冠状动脉左前降支最好在 1cm 以上,牵开右心室切口,再经右心室面观测缺损数目和大小,采用 2 条聚四氟乙烯条或涤纶条,1 条放在心内,另 1 条放在右心室前壁外侧近室间隔部位,应用多个褥式缝合从心内穿过涤纶条和缺损后缘,再在相应部位穿出右心室前壁和心外的垫条,一般缝上 3~4 个褥式缝合,收紧缝线,结扎后即可将缺损牢固闭合。挤压呼吸囊,检查缺损缝合处有无漏血或残余缺损,心内操作完毕,应用 3-0 缝线连续或间断缝合右心室切口,缝线必须贯穿右心室壁全层,并可应用 2~3 个带小垫片褥式缝线加固缝合。

心尖部多发性缺损。若经右心室切口修复,常常遗漏小缺损,造成修补不完善,主张采用左心室切口径路。手术可先通过右心房切口经三尖瓣口探查缺损部位,然后将纱布垫置入心包腔内将心尖垫高,于左心室尖部少血管区距左前降支 1cm 处做短的鱼嘴状切口,长为 25~30mm。向上延长切口时要防止损伤二尖瓣前乳头肌。应用拉钩牵开室壁切口,显露室间隔缺损。缺损缘在光滑的左心室面很容易辨认,从左心室面观多为单一缺损,也须注意是否有多个或高位缺损存在,以防遗漏。此类缺损均须应用补片修补,假如为多个缺损,而且彼此很邻近,亦可应用一块大补片覆盖全部缺损上,应用 4-0 无创缝线做间断褥式缝合。由于左心室腔内压力高,闭合左心室壁切口时,应加用带小垫片无创缝线做间断褥式缝合,或应用聚丙烯无创缝线进行双层连续缝合和涤纶垫条加固,缝线必须穿过心室壁全层。

对于乳酪状多发肌部室间隔缺损婴儿,可采用肺动脉束带术。于肺动脉绕带上端的主、肺动脉上做一个荷包缝线,将测压针头或导管分别插入肺动脉远端和近端。主、肺动脉束带缩窄程度可参考以下指标:①将束带远端肺动脉收缩降低到正常范围(30mmHg)。②根据体循环压变化来决定,随着束带收紧,远端肺动脉压力下降,体循环压力开始上升,当体循环压达到平稳时适可而止。③肺动脉主干缩小到原来直径的 1/3~1/2,使右心室与肺动脉压力阶差达到 50mmHg,或使肺动脉压降至体循环压的 50%。当束带收缩到适当程度后,立即将束带在原位间断缝合,并将束带牢固地固定在肺动脉主干上。拔除肺动脉上测压针头,结扎预置荷包线彻底止血。术中注意要点:①在做肺动脉环缩术前应先放置好中央静脉测压管和动脉测压管,以监测动脉压及评估束带术的效应;②若体循环压力过低,可静脉滴注儿茶酚胺类药物,因在低心排血量下难以精确估计肺动脉合适的束窄程度;③营养不良的婴儿在成功的肺动脉环缩术后,病情好转,生长发育迅速,环缩程度会变得过紧。对这类婴儿术后必须定期随访观察。

(5) 合并心脏畸形手术处理

1) 室间隔缺损合并动脉导管未闭:发生率约为 10%,多数患者可以在术前明确诊断。但合并较细小的动脉导管,尤其是严重的肺动脉高压患者,动脉导管分流不明显,可能会遗漏较大的动脉导管(所谓"哑型"导管)。漏诊较大直径动脉导管,在术中会导致严重的后果。因而,对每个接受室间隔缺损修补的手术患者都应该警惕有无合并动脉导管未闭。

切开心包后,应该注意探查肺动脉有无震颤,如果开始体外循环转流,肺动脉张力不下降,甚至更加膨胀,同时伴有静脉回流减少,心脏膨胀,动脉压难以维持;或者切开右心房或右心室时,有大量动脉血液回流,这些情形都高度提示并发动脉导管未闭,应该及时明确和加以处理。

对于术前明确合并有较大直径的动脉导管未闭时,必须在体外循环开始前予以游离阻断,以避免转流后发生窃流和严重的肺脏高灌注性肺水肿,如果术中体外转流后才发现合并动脉导管未闭,可以降低灌注流量,从心外手指压迫导管,直接切开肺动脉,用带气囊尿管或专用器械封堵导管,用带垫片 4-0 涤纶线从肺动脉内间断褥式封闭导管。

经正中切口结扎动脉导管,应该避免损伤喉返神经和损伤导管后壁发生大出血,尤其应该明确解剖关系,避免误扎或误伤左肺动脉或降主动脉。

2) 室间隔缺损合并主动脉缩窄:并不少见,有报道发生率高达 15%~20%,且经常合并主动脉弓发育不良。术前查体时注意准确测量上、下肢血压,详细的心脏多普勒超声检查,必要时可以进行 CT 或磁共振血管造影,多数可以明确诊断。

如果室间隔缺损直径较小(<0.5mm),无明显肺动脉高压,可以考虑经左侧开胸仅纠治主动脉缩窄,室间隔缺损可能自行愈合,或者后期经介入手段封堵室间隔缺损。

对于较大室间隔缺损合并主动脉缩窄患儿,目前治疗策略是一期矫治,主张采用胸前正中切口同期纠治室间隔缺损和主动脉缩窄,应用深低温停循环或深低温低流量灌注技术,切除缩窄段主动脉后行扩大端端吻合,或者加宽缩窄段和发育不良的弓部主动脉。

在早年,一些学者认为,对于有大量左向右分流和严重心力衰竭的婴幼儿患者,可以采用左侧开胸纠治主动脉缩窄,同时做肺动脉束带环缩。也有学者主张采用2个切口同时纠治室间隔缺损和主动脉缩窄,先经左外侧开胸矫治主动脉缩窄,然后正中切口修补室间隔切口,认为可以避免深低温停循环,左侧开胸也利于充分显露和纠治缩窄畸形。

3)室间隔缺损合并主动脉瓣关闭不全:主动脉瓣脱垂和关闭不全多见于膜周型和动脉干下型室间隔缺损,膜周型缺损多见无冠状动脉瓣脱垂,而动脉干下型缺损以右冠状动脉瓣脱垂常见。

对于轻度主动脉瓣脱垂和轻度主动脉瓣反流者,应该尽早补片修补室间隔缺损。室间隔缺损补片可以对主动脉瓣环起到支撑和加强作用,防止瓣叶进一步脱垂和关闭不全加重对于中度以上主动脉瓣关闭不全,则应该先修补室间隔缺损,然后经主动脉切口,精确折叠脱垂的主动脉瓣叶,紧缩固定,必要时可部分关闭瓣膜交界。手术中应该在体外循环开始后,尽早放置左心引流,防止左心室膨胀。

对于一些严重的病例,主动脉瓣叶重度发育不良或者继发严重的瓣叶卷曲、纤维化,甚至钙化,可能需要进行瓣膜替换,对于儿童患者,应尽可能进行瓣膜成形手术,确实需要瓣膜替换者,要做好同时加宽主动脉根部的预案和技术准备。

【并发症及防治】

1. 完全性房室传导阻滞 发生率为1%~2%,多与手术损伤传导束有关。从解剖上准确界定各类缺损,掌握房室传导束行径,是防止发生传导阻滞的关键。术中应避免对其钳夹、牵拉、吸引和缝合。术中可拆除可疑缝线,重新修补缺损。心表面安装临时起搏导线,进行临时起搏。如果术后1个月后仍未能恢复,应安放永久起搏器。

2. 室间隔缺损残余漏 发生率据统计为1%~5%。多见于以下几种情况:缝线撕脱或组织割裂;术中显露不良;转移针位置不当;留有缝隙,或为多发性室间隔缺损被遗漏。因此在缺损修补完后要膨肺,于直视下确认修补完善;心脏复跳后及时扪诊右心室细震颤是否消失,术中经食管超声心动图可提高残余室间隔缺损检出率,争取在术中及早发现和及时处理。

部分室间隔缺损残余漏是术后早期发现的,心前区收缩期杂音未消失或再度出现,经胸部超声心动图和彩色多普勒检查可确立诊断。如撕裂较小,患者无症状,可暂时密切观察,有时可自行闭合。如果残余左向右分流量较多(Qp/Qs>1.5∶1),或出现心力衰竭症状,应及时再次手术修复。随着介入性室间隔缺损封堵技术的发展及经验积累,对于较大儿童或成年患者,有学者认为应用介入封堵技术是治疗室间隔缺损残余漏的首选方法。

3. 三尖瓣或主动脉瓣反流 室间隔缺损补片或介入性治疗的封堵伞如果压住三尖瓣腱索,使其活动受限,会引起三尖瓣反流。主动脉瓣损伤则多由于缝合膜周型或干下型缺损缝针误伤瓣叶所致,应以预防为主。如反流严重,应及时手术修复。

4. 肺动脉高压危象 是术后严重并发症,可发生在反应性较强的肺血管病患者,主要表现为肺动脉突然急剧升高,超过体循环水平,右心房压亦上升,左心房压下降,体循环压下降和休克。诱发因素包括气管吸痰、低氧和高碳酸血症、代谢性酸中毒、高浓度正性肌力药物应用和烦躁不安等。处理方法可给予镇静药和肌松药,吸入高浓度氧和过度通气。如$PaCO_2$维持35mmHg以下,前列环素静脉滴注,可能是治疗肺动脉高压危象的最佳药物。NO吸入被认为特别有效。

【疗效评价】

1. 手术效果 室间隔缺损修补术手术死亡率目前在许多医学中心已逐渐下降到1%以下,大龄单纯室间隔缺损手术死亡率已接近于零。多发性室间隔缺损和有心脏畸形并存的室间隔缺损手术死亡率仍较高,此类室间隔缺损手术死亡率为5%~10%。早期死亡原因,主要是急性心力衰竭,可能与重症婴幼儿手术前已存在心功能不全,加上手术对心肌创伤和保护不良有关。术前反复呼吸道感染和严重肺功能不全,是造成少数婴幼儿术后死亡的主要原因。影响手术死亡率的因素如下。

(1)年龄:手术患者年龄越小,病情越重,特别是新生儿,手术死亡率越高。

(2)室间隔缺损类型:单纯室间隔缺损手术死亡率很低,多发性室间隔缺损是增加手术死亡的重要因素,因为病情重,修复困难,可能残留缺损。

(3) 肺动脉压力和阻力:肺动脉压力轻度及中度增高者手术死亡率低,伴有严重肺动脉高压者手术死亡率明显增高,主要死于进行性肺血管病变。

(4) 室间隔缺损伴心血管畸形:合并动脉导管未闭、主动脉瓣关闭不全,均会增加手术复杂性和延长体外循环时间,因而术后并发症和手术死亡率亦增加。

(5) 术后严重并发症:包括完全性房室传导阻滞和室间隔缺损残余漏,并发完全性房室传导阻滞者死亡率甚高。

室间隔缺损修补术后晚期病死率在 2.5% 以下,少数死亡病例与严重心律失常有关,主要为心室纤颤和完全性房室传导阻滞。在术前肺血管阻力明显升高者,术后部分病例的肺血管病变可能进行性恶化,最终造成右心衰竭和死亡。

2. 存活质量分析

(1) 生长发育:儿童(特别是婴幼儿)大型室间隔缺损修复术后,术后前 10 个月内生长发育明显改善,体重增加,症状也随之消失。Weintraub 等指出出生后 6 个月内修复大型室间隔缺损,大多数病例 5 岁以前的体重、身高和头围都发育正常,出生时低体重婴儿除外。

(2) 心脏功能:儿童特别是 2 岁以内的婴幼儿,室间隔缺损修补术后晚期心功能均基本恢复正常。Graham 等报道室间隔缺损修补术后 1 年检查,发现左心室终末舒张压、每搏排血量、射血分数均恢复正常。大儿童室间隔缺损修补术后症状虽然消失,左心室扩大和左心室功能有的难以完全恢复正常,提示大型室间隔缺损应该在 1~2 岁进行手术。

(3) 肺动脉高压:术前的肺血管阻力和年龄是影响室间隔缺损修补术后晚期肺动脉压恢复的两个决定因素,手术时肺血管阻力越低,年龄越小,术后肺血管病变越容易恢复或接近正常。2 岁以上进行手术者,25% 的病例手术后 2~11 年肺血管病变仍进行性发展和造成过早死亡。另有报道,术前肺动脉高压和高肺血管阻力($>10U/m^2$)病例中大约有 25% 于术后 5 年内死于肺动脉高压。然而有部分患者随访了 20 年,肺动脉高压和高肺血管阻力既不发展,也不改善,仅日常活动量受到一定限制。术前肺血管阻力轻至中度升高($<8U/m^2$),不同年龄组预后都比较好。

(4) 心律失常

1) 室性心律失常:室间隔缺损修复术后晚期发生严重室性心律失常和猝死者不多见。Houye(1990)报道应用动态心电图随访一组术后晚期病例,室性期前收缩发生率为 40%,但全部患者均无症状,未观察到 1 例发生室性心动过速,手术经心房切口病例发生率比经心室切口者少,年轻手术病例发生率也较低。

2) 右束支传导阻滞:经右心室切口修复室间隔缺损,术后右束支传导阻滞的发生率有报道高达 80%。Gelband 等认为与右心室切口有关。Rein 等报道经右心房切口修复膜周型缺损,新的右束支传导阻滞发生率为 34%~44%,部分病例可能与手术缝合膜周缺损后下缘时损伤右束支有关。右心房切口比右心室切口发生率低。右束支传导阻滞临床重要性一直有争议,有待进一步研究。

3) 双束支传导阻滞:室间隔缺损修复术后有少部分患者术后出现右束支传导阻滞伴左前半束支阻滞,其发生率为 8%~17%。这类并发症的预后如何尚有不同认识,有的学者认为可能与晚期发生完全性房室传导阻滞及猝死有关,因为双束支传导阻滞损伤的部位可能比完全性右束支传导阻滞更靠近主干,危险性自然更大。

4) 完全性房室传导阻滞:单纯室间隔缺损修复术后完全性房室传导阻滞发生率在有临床经验单位现已下降到 1% 以下,这与对传导束在各类室间隔缺损中的行径有了深入的了解和改进修复技术有关,但在多发性室间隔缺损修复病例中仍稍高。

(5) 室间隔缺损残余漏:小的残余分流临床随诊报告为 3%~11%。在血流动力学上虽无明显影响,但因为这类患者有发生感染性心内膜炎倾向,应严密随诊,有条件者可考虑导管介入封堵术。

(6) 医源性三尖瓣和主动脉瓣损伤:这类并发症虽不多见,仍有散在报道。有的在术后立即发生,也有报道在术后几个月后杂音才逐渐出现。术后三尖瓣或主动脉瓣出现轻度关闭不全,对血流动力学无明显影响,可随诊观察。严重者明显影响预后。

(肖颖彬)

第三节　房室隔缺损

房室隔缺损既往也称为房室通道缺损和心内膜垫缺损,是由于心内膜垫组织发育障碍导致房室孔分隔不全,并伴有房室瓣形态和功能异常的一组心脏畸形,约占先天性心脏病的4%。

【病理解剖】

对于房室隔缺损的病理和发生机制争议非常多。房室隔缺损病理形态差异极大,又因为同属程度不同原始心内膜垫发育障碍,而具有以下共同的病理特征:①房室隔组织缺损或完全缺如,包括房间隔前下内侧部分和室间隔流入道部分,室间隔流入部缺损表现为室间隔在房室瓣隔叶附着处呈勺状凹陷,隔叶瓣环距心尖距离和左心室隔面长度短缩;②房室瓣畸形,表现为形态、数目、结构和瓣下结构位置及形态异常,左、右房室瓣环融合;③主动脉根部由于左、右房室瓣环融合而发生前上位移,失去了与左右房室瓣环的楔嵌位置,左心室流出道延长呈鸦颈状畸形;④房室结易位到右心房下壁,房室束经由三尖瓣隔瓣和二尖瓣后下桥瓣结合处进入室间隔左心室侧;⑤冠状静脉窦口形态和位置异常等。

临床上通常将房室隔缺损分为部分性、过渡性和完全性三种病理类型。

1. **部分性房室隔缺损**　主要包括原发孔房间隔缺损伴有或无房室瓣畸形、无室间隔缺损。原发孔房间隔缺损呈半月形,位于房间隔的前下方,部分病例可并发继发孔房间隔缺损,甚至整个房间隔缺如,形成单心房。部分性房室隔缺损有两个完整的房室瓣环,房室瓣直接附着在室间隔上缘,其左侧房室瓣通常呈三瓣叶结构,以往称之为二尖瓣前瓣裂,发生裂缺的两个瓣叶边缘常常增厚和卷曲,有时可有异常腱索存在。三尖瓣隔瓣常发育不全,如瓣裂或部分缺如。

2. **完全性房室隔缺损**　其病理特征主要包括:①原发孔房间隔缺损,可同时合并有继发孔房间隔缺损;②左、右房室瓣环和房室瓣叶融合,形成一组复杂的多瓣叶房室瓣结构,融合的瓣叶称为前后共同瓣叶,也有称之为前桥瓣叶和后桥瓣叶;③流入部室间隔缺损;④主动脉瓣向前上移位、房室结和传导束异位。

Rastelli根据前桥瓣叶形态及其腱索附着点将完全性房室隔缺损分成三型:A型临床最常见,约占75%。其病理特点是前桥瓣完全分隔为左上及右上两个瓣叶,各自借其相应的腱索附着于房室隔嵴上,左上瓣完全位于左心室上方,右上瓣完全位于右心室上方。C型约占25%,其前桥瓣叶呈漂浮状态,瓣下无腱索附着于室间隔嵴上,瓣下形成巨大的室间隔缺损。B型临床罕见,其病理形态介于A型和C型之间,左上瓣跨越室间隔嵴,通过腱索与室间隔右侧的乳头肌相连。

3. **过渡性房室隔缺损**　介于部分性与完全性房室隔缺损之间的病理类型。病变包括原发孔房间隔缺损,有两组分开的左、右房室瓣结构,房室瓣一部分直接附着,另一部分靠腱索间接附着于室间隔,在腱索之间形成限制性流入部室间隔缺损。

在完全性房室隔缺损病理分析中,双侧心室的均衡性对于手术治疗方式的选择具有重要意义。Bharati和Lev等根据前后桥瓣跨越室间隔,以及共同房室瓣与左、右心室发育的关系,将完全房室隔缺损分为双侧心室均衡型、右心室优势型和左心室优势型。以双侧心室均衡型为多见,但有10%左右的患者存在左心室或右心室发育不全。严重者类似单心室病理变化。

4. **合并畸形**　完全房室隔缺损合并心脏畸形非常多且复杂。完全性房室隔缺损患者中5%~10%可合并法洛四联症。其解剖具有完全性房室隔缺损和法洛四联症的特征,有四联症的漏斗部狭窄和主动脉横跨、完全性房室隔缺损的房室瓣畸形以及此两种畸形的室间隔缺损融合而成的泪滴形缺损。完全性房室隔缺损多为C型,少数为A型。3.1%~6.7%完全性房室隔缺损合并右心室双出口,其解剖特征为右心室出口合并完全性房室隔缺损的房室瓣畸形和两者融合的室间隔缺损;3%~4%完全性房室隔缺损合并完全性大动脉转位,其解剖特征为完全性大动脉转位合并完全性房室隔缺损的房室瓣畸形和室间隔缺损。

　　其他合并心脏畸形包括继发性房间隔缺损,双上腔静脉、肺动脉异位连接,多发性室间隔缺损、动脉导管未闭、主动脉弓畸形和无顶冠状静脉窦等。房室隔缺损可以是一些复杂心脏病的一部分,可合并内脏异位综合征。

【病理生理】

　　房室隔缺损的病理生理取决于心房间交通、室间交通和房室瓣关闭不全程度,以及合并畸形等。

　　部分性房室隔缺损无室间隔交通,往往有大的房间左向右分流。小到中度房间交通的病例,仅有左心房与右心房压力阶差。如有大的心房间左向右分流和/或轻度二尖瓣关闭不全时,则引起右心室容量超负荷,与继发孔房间隔缺损的病理生理相同,严重者可有心排血量和动脉血氧饱和度下降。如有严重二尖瓣关闭不全时,二尖瓣反流从左心室直达右心房,从而心房间左向右分流增加,因左心室和右心室容量超负荷,可在 1~3 岁儿童甚至婴儿产生充血性心力衰竭。产生心力衰竭的主要原因为左心室发育不全、左侧房室瓣(特别左下瓣)叶缺如、主动脉下狭窄和肺动脉高压。成年人部分性房室隔缺损可产生心房颤动或扑动和心功能不全。

　　完全性房室隔缺损有大的房间交通和室间交通,其中 15%~20% 合并中至重度左侧房室瓣关闭不全。在婴儿时期由于大的心室间左向右分流,往往引起左心室为主的容量超负荷和充血性心力衰竭。同时肺动脉压力升高达到体循环压力水平,文献报道平均肺血管阻力(PVR)在出生至 3 个月时为 $(2.1 \pm 0.9)U/m^2$,4~6 个月时增加到 $(4.1 \pm 2.6)U/m^2$,7~17 个月后已是 $(5.7 \pm 3.0)U/m^2$。在 1 岁时可产生 Health-Edward 分级的 3~4 级肺血管病变,2 岁时产生 3~5 级肺血管病变,80% 死于 2 岁以内。如合并主动脉下狭窄、主动脉狭窄或先天愚型,则充血性心力衰竭发生更早,肺血管病变更重。

　　完全性房室隔缺损合并法洛四联症或右心室双出口和完全性大动脉转位的全部或大多数病例均合并肺动脉狭窄或闭锁,出生后有不同程度的发绀,很少在婴幼儿时出现充血性心力衰竭。

【临床表现】

　　1. 症状　部分性房室隔缺损的临床表现与继发房间隔缺损患者相似。有大的原发孔房间隔缺损和轻度二尖瓣关闭不全患者,在 10 岁以内可无明显症状,也可以表现为发育迟缓,活动耐力较差。

　　有中度和重度二尖瓣关闭不全者,临床症状出现较早,有运动性心悸、气短,以及进行性充血性心力衰竭等症状。Manning 报道 115 例部分性房室隔缺损的心内修复,其中 11 例(占 10.5%)在婴儿时因充血性心力衰竭手术。40 岁以上部分性房室隔缺损病例,往往出现心功能减退、心房颤动和肺动脉高压。

　　完全性房室隔缺损患者往往在出生后就可能出现进行性充血性心力衰竭,1 岁以内几乎都会有症状,内科治疗难以控制。在临床上出现呼吸困难和呼吸加快,周围循环灌注不良和生长发育差。少数病例在出生后心力衰竭并不明显,但在 1~2 岁后出现静息时发绀,产生肺动脉高压和严重阻塞性肺血管病变,即 Eisenmenger 综合征。

　　完全性房室隔缺损合并法洛四联症、右心室双出口和完全性大动脉转位的病例,全部或大部分合并右心室流出道阻塞或肺动脉闭锁,出生后有发绀,很少出现充血性心力衰竭。少数右心室双出口无肺动脉狭窄者,则在新生儿时出现充血性心力衰竭,在 1 岁左右产生严重肺血管病变。

　　2. 体征　部分型房室隔缺损的患者,大多数生长和发育正常,或相对偏小。在胸骨左上缘听诊有相对肺动脉狭窄后的收缩期柔和杂音和固定性心音分裂,在心尖区可有二尖瓣关闭不全引起的收缩期反流性杂音。婴儿有重度二尖瓣关闭不全时,可出现心跳快和肝大等充血性心力衰竭体征。

　　完全性房室隔缺损的患者,在婴儿时往往出现呼吸快、呼吸困难和肝大等进行性充血性心力衰竭的症状,生长发育迟缓。在心尖部亦可听到大量血流(包括房间和室间左向右分流和二尖瓣关闭不全的血流)通过房室瓣产生的舒张期隆隆样杂音。在 4~5 岁后往往伴有严重肺动脉高压和阻塞性肺血管病,静息时可出现发绀,胸骨左上缘听诊有收缩期杂音和肺动脉关闭不全引起的泼水性舒张期杂音。完全性房室隔缺损合并法洛四联症、右心室双出口和完全性大动脉转位的患者,大多数在生后出现发绀,但很少出现心力衰竭体征。

　　部分病例有先天愚型,在胸骨左上缘可闻及收缩期射血性杂音,第二心音固定性分裂和亢进,从心前区到心尖有室间隔缺损的房室瓣关闭不全产生的收缩期反流性杂音,较早发生严重肺动脉高压。

对成年尤其是40岁以上的患者,可发生因房性心律失常产生的心悸和心功能减退等症状。

【诊断及鉴别诊断】

依据临床表现和辅助检查,房室隔缺损的诊断并不困难,重要的是深入和详细分析患者的病变特征,全面掌握患者的病理生理进程,把握正确的手术时机和制定个性化的手术方案。主要诊断依据如下。

1. **临床症状和体征**

2. **心电图**　部分性房室隔缺损病例具有典型的心电图表现:PR间期延长(一度房室传导阻滞),电轴左偏,aVF导联主波向下。其他非特异性改变包括右心房增大、右心室肥大或双心室肥大。

3. **胸部X线片**　可表现为肺血流量增多,右心房、右心室增大,左心房、左心室增大,肺动脉凸出和主动脉结变小。出现艾森门格综合征时,肺血流量减少。

4. **超声心动图**　二维彩色多普勒超声心动图检查对明确诊断房室隔缺损具有非常重要的价值,而且通过超声心动图检查还可以明确瓣膜异常的性质、室间隔缺损和房间隔缺损的大小、形状、并发畸形及房室瓣反流的程度,以上信息将有助于外科医师制定手术方案和评估疗效。超声心动图的征象包括心腔扩大、左心室流出道变窄变长、房室瓣环下移,二、三尖瓣环等高级瓣膜分裂等。新近的三维实时动态超声心动图检查,对于术前房室瓣的形态分析和成形设计具有重要的参考意义。

5. **心导管和选择性心血管造影**　多普勒超声心动图检查的进步,能无创明确诊断,并能提供非常有价值的外科治疗信息,因此,大多数部分性和过渡性房室隔缺损病例已经无须进行心血管造影检查。对于完全性房室隔缺损者,有学者提出应对6个月以上的患儿常规进行导管检查,目的是测量和计算出肺血管阻力,为能否进行根治手术和判断预后提供重要参考依据。完全性房室隔缺损的左心室流出道变狭窄且拉长,选择性心血管造影可显示典型的鹅颈征,分析手术对左心室流出道的影响。

根据一般临床表现,包括心电图和胸部X线片表现,多可提示房室隔缺损诊断。二维超声心动图检查即可确立诊断。需和继发孔型房间隔缺损、肺动脉瓣狭窄、单纯室间隔缺损等进行鉴别。房室隔缺损患者合并心脏畸形较多,应该重视。

部分性房室隔缺损患者预后较好,对于部分性房室隔缺损伴有轻度二尖瓣关闭不全者,其疾病自然发展历史与大的继发孔型房间隔缺损患者相仿,年轻时无症状。40岁以后,约有30%的患者出现心房颤动和心功能不全;60岁以后则多数产生心房颤动和心力衰竭。文献报道有生存至79岁而手术者,术后活到89岁。有10%~20%患者在婴儿时期出现心力衰竭和严重症状,多数由于二尖瓣双瓣口、左侧单一乳头肌、主动脉下狭窄或主动脉缩窄而致的严重二尖瓣关闭不全,如不早期手术,多死于10岁以内。

完全性房室隔缺损患者预后极差,如不早期外科治疗,多在幼儿时死亡,主要原因为婴儿时期出现充血性心力衰竭,1岁以后产生阻塞性肺血管病。Berger等报道39例完全性房室隔缺损的尸解,发现未手术者中65%死于1岁以内,85%死于2岁以内,96%死于5岁以内。出生后1~2岁婴幼儿死亡的主要原因为大的心室间左向右分流和中至重度二尖瓣关闭不全引起的充血性心力衰竭和肺部感染。完全性房室隔缺损患者的严重肺血管病从出生1岁后开始发现,在2岁时就可能较为普遍。

【治疗】

1. **适应证**　由于房室隔缺损没有自行愈合可能,且病情发展的结果是进行性心功能恶化和继发肺血管病变,因此,原则上一经诊断明确均应进行手术治疗。手术时机的选择需参考病变类型及自身的技术条件。

(1) 部分性房室隔缺损:大多数患者症状出现较晚,多在体检时发现,既往主张在学龄前进行治疗。近些年来随着体外循环技术及监护技术的进步,心内直视手术渐趋低龄化并且手术的安全性大大提高,因此,多主张早期在2岁以内手术,可减轻房室瓣受损的程度,有利于瓣膜的修复重建和功能恢复。如存在明显的二尖瓣反流、主动脉缩窄、二尖瓣畸形及主动脉瓣下狭窄者,更应提前手术,对于少数伴有严重的二尖瓣关闭不全且有充血性心力衰竭表现者,需要急诊手术。

(2) 过渡性房室隔缺损:与部分性房室隔缺损相似,若心室水平分流量大,手术应尽早进行。另外,小型室间隔缺损发生心内膜炎的概率高,因此,也主张早期手术。

(3) 完全性房室隔缺损:此类患儿较早发生肺动脉高压和肺血管梗阻并不少,文献报道1岁以内有

65% 的患儿死亡,而 96% 的患儿已有肺血管病变。因此,一般主张在 1 岁以内进行根治手术,但关于此年龄段的最佳手术时机尚存在争议,多数学者提议在 3~6 个月手术。近些年有关新生儿期进行根治手术的病例报道逐渐增加。有学者认为,尽早进行手术干预,不仅可以阻止肺血管梗阻性病变的发展,而且更有利于瓣膜的修复和功能恢复。

2. 禁忌证　患儿发绀明显往往提示肺血管发生严重的梗阻性病变,心导管检查发现肺血管阻力(PVR)>10U/m², 吸氧以及降压实验无效时,被列为手术禁忌。完全性房室隔缺损合并法洛四联症或右心室双出口,肺动脉发育极差者,不适合心内修复,仅做姑息性手术。

3. 术前准备

(1) 改善心脏功能:有充血性心力衰竭,先用洋地黄和利尿药等内科治疗,如短时间内科治疗无效,亦应早期手术。

(2) 对于伴有严重肺动脉高压的患者:进行吸氧治疗,并选用扩张血管药物,如硝普钠、前列腺素 E_1 或一氧化氮等,降低肺血管阻力。

(3) 防止呼吸道感染:如患者咳嗽、咳痰以及肺部有干、湿啰音,应在控制心力衰竭的基础上,选用适当抗生素,防治呼吸道感染。

4. 手术方法　对于房室隔缺损患者,术前综合分析临床、超声心动图和心血管造影等资料,详细分析和准确掌握患者的病变特点,尽可能完全明确合并畸形,特别是要分析房室瓣病变形态、瓣下结构、房室瓣组织缺失情况,心室发育均衡和主动脉下狭窄等严重畸形,制定个体化的手术方案和计划。然后根据病情,尤其是患者心力衰竭程度和肺动脉高压进程,适时进行手术治疗,对于降低手术死亡率和减少并发症具有重要意义。

房室隔缺损的主要手术方式:双心室矫治术;心室发育不均衡者进行 1 个半心室矫治或按单心室方式纠治;危重新生儿患者肺动脉束带术等姑息性手术。

房室隔缺损心内修复术目的在于闭合原发孔型房间隔缺损和/或室间隔缺损而不产生心脏传导阻滞,以及将房室瓣分为二尖瓣和三尖瓣两部分而尽量减少和不发生术后二尖瓣关闭不全。

全身麻醉、气管内插管维持呼吸,仰卧位。胸部正中切口,保留一大块心包准备修复原发孔型房间隔缺损用。在无名动脉下方插入主动脉灌注管,直接插入直角上、下腔静脉引流管,经未闭卵圆孔或继发孔型房间隔缺损插入左心减压管。部分性房室隔缺损多在 1 岁以上儿童时手术,采用中度低温(25~26℃)体外循环。完全性房室隔缺损应在出生后 3~6 个月施行心内修复,应用深低温(18~20℃)低流量体外循环,个别病例需要在深低温停止循环下手术修复。应用冷血心脏停搏液间断冠状动脉灌注保护心肌。

(1) 部分性房室隔缺损修复术:平行右侧房室沟做右心房切口。牵开心房切口,探查心内有无其他畸形。明确二尖瓣、三尖瓣和原发孔型房间隔缺损的病理解剖结构,按下列步骤实施手术。

1) 探查二尖瓣:向左心室内注入冷生理盐水测试二尖瓣闭合状况,了解瓣膜发育情况及瓣膜反流的部位。

2) 修复二尖瓣裂缺:先缝合二尖瓣裂缺,从瓣叶根部直至邻近瓣口中心第一组腱索附着处,应用 4-0 或 5-0 聚丙烯线间断缝合。特别注意要在自然状态下将二尖瓣裂隙完全对齐缝合,防止扭曲和变形。小婴儿由于二尖瓣瓣叶菲薄,则应用带心包片的间断褥式缝合,防止撕裂。如有二尖瓣脱垂,则做缩短腱索术。再次左心室注水了解瓣膜闭合是否满意。同时测量二尖瓣开口的大小,防止二尖瓣狭窄。

双孔二尖瓣畸形在部分性房间隔缺损者术前易漏诊,是影响手术近、远期效果的重要因素。病理特征表现为两孔不等大,中间有纤维组织分隔,每孔均有各自对应的瓣叶,并通过腱索与相应的乳头肌相连。较小的孔称为副孔,其瓣膜功能一般正常。术中应注意不能切断两孔之间的纤维分隔,否则会造成二尖瓣严重反流。如果二尖瓣膜开口面积较大,可缝合裂缺;若瓣口面积较小,裂缺可不缝或部分缝合。

3) 二尖瓣瓣环成形:二尖瓣裂缺修复后,若左心室注水发现瓣膜中心处有反流,多为瓣环扩大所致。此时需要在一侧或两侧瓣环交界处进行瓣环成形术,以缩小瓣环。可用 3-0 带垫片涤纶缝线在交界处做瓣环折叠褥式缝合。

4) 修补原发孔型房间隔缺损:用自体心包片修补房间隔缺损,光滑面位于左心房,用 4-0 或 5-0 聚丙烯缝线连续缝合固定。有两种缝合方法。①McGoon法：从二尖瓣大瓣裂基底部中点开始，逆时针方向沿其瓣环根部连续缝合，逐渐过渡缝至房间隔缺损的上缘；将另一头缝线继续沿瓣环根部顺时针缝合，避过窦房结危险区，经由二尖瓣根部直接转移至房间隔缺损边缘顺时针方向缝至房间隔缺损上缘，会合后结扎，将冠状静脉窦口隔入右心房。②Kirklin法：从二尖瓣和三尖瓣交界处开始，沿三尖瓣隔瓣根部下行，经瓣环向后绕过冠状静脉窦至右心房游离壁过渡到房间隔缺损，顺时针方向缝合，到房间隔缺损上缘会合、结扎，将冠状静脉窦口隔入左心房。一般认为，缝合位置在二尖瓣基部，可以有效避免损伤传导束造成三度房室传导阻滞。

5) 三尖瓣成形：术中应常规探查三尖瓣膜，部分病例因三尖瓣环扩大、隔瓣裂缺或缺如而发生反流，需要同期进行三尖瓣成形。

6) 合并左上腔静脉引流至冠状静脉窦者，如有大的无名静脉时可以结扎。左、右上腔静脉之间无交通者，应将冠状静脉窦口引流至右心房，其方法有二。①Pal方法：如上法缝合不经冠状静脉窦口后方，而是缝在窦口与房室结之间，经扩大的窦口内缘缝至缺损边缘。②McGoon方法：将心包直缘缝在左下瓣叶根部至缺损下缘。后一方法比较安全，可防止房室结和心脏传导束的损伤。

(2) 过渡性房室隔缺损修复术：手术步骤及方法与部分性房室隔缺损相同，修补室间隔缺损时可采用3-0涤纶缝线带垫片间断褥式缝合，需要注意的是应仔细探查三尖瓣隔瓣下的缺损，注意多发性室间隔缺损，以免遗漏。

(3) 完全性房室隔缺损修复术：完全性房室隔缺损的纠治方法较前两种复杂，手术一般在中度（28℃）低温体外循环下进行，对于新生儿可采用深低温体循环方法。手术成功的关键是精确修复房室瓣，尤其是左侧房室瓣；避免损伤传导束和防止左心室流出道梗阻。纠治方法包括单片法、改良单片法和双片法。

1) 单片法：修补的材料有自体心包片、膨体聚四氟乙烯、聚四氟乙烯（polytetra-fluoro ethylene，PTFE）以及涤纶补片等。通过右心房切口进行修补。根据室间隔缺损的大小和形状、房室瓣环前后径、房间隔缺损的大小，剪裁成相应大小的心包片。如前、后桥瓣未分隔，则需要在室间隔嵴上方相对应的桥瓣部位预定分割线，在其右侧剪开前、后桥瓣，尽可能地保留左侧房室瓣面积，并应用褥式缝合将二尖瓣前、后瓣裂拉拢。应用3-0涤纶线带垫片间断褥式缝合将补片结扎固定在室间隔嵴上，注意在室间隔缺损的后下缘宜采取远离或超越缝合方法，以免损伤房室束。然后采用简单褥式缝合法将左房室瓣上、下瓣叶悬吊固定于补片上间断缝合修复二尖瓣裂缺，左心室注水了解是否有反流，必要时需进行二尖瓣环成形。将贯穿左心房室瓣和心包片的间断褥式缝线分别穿过右房室瓣根部，收紧这些缝线，将瓣膜固定于室间隔上方适当高度。用同一补片修补原发孔型房间隔缺损。间断缝合修补三尖瓣裂，注水了解是否有反流，部分病例需要做三尖瓣环成形。

2) 改良单片法：也称为简化单片法或直接缝合法，即将共同房室瓣直接缝合在室间隔嵴上以关闭室间隔缺损，可采用自体心包片修补原发孔型房间隔缺损。有两种方法可供选择。一种是"三明治"法：即采用3-0涤纶线带垫片间断褥式缝合，从室间隔缺损的右心室面进针。对于Rastelli A型病例，缝线穿过房室瓣的二尖瓣部分后，再穿入心包片；对于Rastelli型病例，缝线穿前、后桥瓣后再穿心包片，第一针的缝合位置是在室间隔缺损的中点，然后沿其前后缘依次缝合，室间隔缺损后下缘采取远离缝合方法，以避免损伤传导束。布线完毕后依次打结固定，将桥瓣压向室间隔嵴的右侧面，然后用5-0聚丙烯线连续缝合心包片以修补原发孔型房间隔缺损。另一种方法是先采用间断褥式缝合法将桥瓣压向室间隔嵴的右侧面，并打结固定，然后再用自体心包片修补原发孔型房间隔缺损。二尖瓣前瓣裂缺均采用1号丝线间断缝合修补，术中采用注水试验探查房室瓣修复情况。

3) 双片法：根据室间隔缺损的大小和形状裁剪相应的涤纶或聚四氟乙烯补片置入室间隔右侧，以3-0涤纶线带垫片间断褥式缝合固定。将左上、下桥瓣在中心对合后悬吊于室间隔缺损补片上，采用1号丝线间断缝合修补二尖瓣裂缺，并根据注水试验决定是否行二尖瓣环成形术。用5-0聚丙烯缝线将二尖瓣根部缝合于室间隔缺损补片上缘及心包补片之间类似于"三明治"。连续缝合心包补片，修补原发孔型房间隔缺损。

(4) 完全性房室隔缺损并发法洛四联症修补术：做平行右心房切口。观察房间隔缺损和室间隔缺损以及房室瓣的病理解剖,大多数病例为 C 形完全性房室隔缺损。经右心室纵切口,切除漏斗部肥厚肌肉,偏向室间隔嵴的右侧切开前桥瓣到瓣环,显露室间隔缺损全貌。剪裁聚四氟乙烯补片呈泪滴形,上部为半圆形,下部为三角形。将补片下部弧形缘缝合至缺损损下缘右心室面,从后瓣环下部室间隔开始缝合直达缺损上部,均用间断带垫片的褥式缝合。环绕主动脉瓣口将补片缝至缺损上部应用 5-0 聚丙烯线将心包片连续缝合或间断缝合至前、后桥瓣至房室瓣环之间的室间隔缺损补片的直缘上,此处缝合必须缝在前、后桥瓣最佳对合点,平行室间隔至瓣环;而且在此处的室间隔缺损补片长度应相当于测试房室瓣环前后直径,否则会产生二尖瓣关闭不全或狭窄。测试左侧房室瓣的闭启情况,间断缝合左上瓣叶和左下瓣叶裂隙应用心包片闭合原发孔型房间隔缺损,将冠状静脉窦口放在左侧。最后做右心室流出道补片和缝合右心房切口。

此畸形如有右心室发育不全,其容量约为正常的 2/3 时,可同时施行此畸形的心内修复和双向腔肺动脉分流术。遇有左心室和/或右心室发育不全时,如符合丰唐手术(Fontan 手术)的标准,可做双向腔肺动脉分流术或全腔静脉与肺动脉连接手术。

(5) 合并右心室双出口的心内修复:右心室双出口合并主动脉下和靠近两大动脉室间隔缺损的手术方法,基本上与合并法洛四联症相同。有肺动脉狭窄应做右心室流出道补片或右心室到肺动脉的心外管道。合并肺动脉下室间隔缺损者,可施行完全性房室隔缺损心内修复和闭合室间隔缺损以及大动脉转位术。合并远离两大动脉室间隔缺损者,多合并肺动脉闭锁或严重狭窄,可考虑应用双向腔肺动脉分流术或全腔静脉与肺动脉连接。

(6) 左心室流出道阻塞的修复:在完全性房室隔缺损中,左心室流出道阻塞并不多见,有时为术后并发症。应根据其阻塞类型,选用不同的手术方法。由于过多的瓣膜和腱索凸至左心室流出道或隔膜,引起局限性主动脉下狭窄,可经主动脉瓣口切除。如为广泛性隧道式狭窄,则做改良 Konno 手术。将示指通过主动脉瓣口放入左心室,经右心室纵切口平行左心室流出道切开漏斗部室间隔,经室间隔切口切除左心室面肥厚肌肉,并用补片扩大和修复此切口。

【并发症】

1. **室间隔缺损残余分流**　多发生在室间隔缺损的后下缘,细束分流可以允许观察,绝大多数可以闭合。如残余缺损较大,引起血流动力学改变并导致心功能不全时,应立即修补。

2. **心房水平的残余分流**　多由于缺损修复不全或补片撕脱所致,应再次手术修复。

3. **二尖瓣关闭不全**　房室隔缺损手术远期效果取决于有无残余二尖瓣反流。少部分患者术后存在不同程度的二尖瓣关闭不全。术中左心室注水试验的可靠性较差,停机后采用经食管超声评估二尖瓣修复情况,能有效提高二尖瓣修复的成功率。大多数术后早期轻至中度的二尖瓣反流患者长期随访病情无明显变化,若存在中度以上的反流,则病情会进行性加重,心脏进行性扩大,容易出现心力衰竭,需要再次手术进行二尖瓣成形或瓣膜置换术。

4. **心律失常**　房室隔缺损患者术后可以出现多种类型的心律失常,包括窦性心动过缓、结性心律、室上性心动过速及完全性房室传导阻滞等。若心律失常对血流动力学有影响,可用抗心律失常药物治疗。完全性房室传导阻滞是一种严重的心律失常,采用 Mc Goon 法和 Kirklin 法修复部分性房室隔缺损时,两者发生完全性房室传导阻滞的概率无差异。由于完全性房室隔缺损病例的传导束是沿室间隔缺损的后下缘走行,因此,后下缘采用远离和超越的缝合方法可有效避免完全性房室传导阻滞的发生。当术中发生完全性房室传导阻滞时,大多数是暂时性的,多为术中牵拉所致。一般首先采用普鲁卡因和冰生理盐水刺激房室沟,部分病例可以恢复,若无效,则应该拆除后下缘数针重新缝合,并启用心脏临时起搏器,40%~50% 的病例术后 2~4 周可恢复窦性或结性心律。4 周以上未恢复者,应考虑置入永久起搏器。

5. **术后肺动脉高压危象**　术前肺动脉高压程度、患儿年龄、是否并发 Down 综合征、术后残余尖瓣反流程度及室间隔缺损残余分流等都是引发术后肺动脉高压的重要因素,甚至可以导致肺高压危象。一旦患儿脱机困难,应及时检查心脏畸形纠治是否彻底,若发现残余病变应立即手术修复。另外,应采取充分镇静、适当过度通气、血管扩张药(如硝普钠、米力农、一氧化氮)以及加强呼吸道护理等措施。并发 Down 综合征患儿术后容易发生肺高压危象,且难以治疗,死亡率高。

【疗效评价】

部分性房室隔缺损术后早期死亡率为 0.6%~4%,完全性房室隔缺损术后早期死亡率为 5%~13%,三种手术方法的效果大体相同。单片法的最大优点在于操作简便,主要适用于大龄儿童,不适用于婴幼儿,因为单片法需要切开前后共同瓣,然后再缝合于补片上,可损失瓣膜面积 25%。而双片法的主要优点是利用相应大小和形状的室间隔缺损补片可以将左侧房室瓣抬高至合适高度,从而降低了左心室流出道梗阻发生率,尽可能保留房室瓣功能。另外,"三明治"式的夹缝法将左侧房室瓣置于室间隔和房间隔缺损补片之间,将补片撕裂的危险性降到最低。但对于 Rastelli B 型和 Rastelli C 型病例,无论是单片法还是双片法,术中往往需要分割共同瓣,影响瓣膜的完整性。Fortune 指出,桥瓣的分割是导致术后瓣膜反流的危险因素,保留桥瓣的完整性能改善瓣膜的功能,降低再手术率和死亡率。合并复杂畸形和肺动脉高压是术后早期死亡的最主要原因。

改良单片法最早由 Wilcox 提出,适用于过渡性房室隔和室间隔缺损较小的完全性房室隔缺损,以后 Nicholson 对 Wilcox 方案进行了改进,他在心包补片上加用一条涤纶片,其目的不仅在于提高修补的强度,减轻瓣膜组织的张力,而且能够使前后共同瓣靠近以增加中心汇合区的瓣膜面积,最大限度地保证新的房室瓣的功能,尤其是二尖瓣,降低术后瓣膜反流概率。另外,还可以提升二尖瓣的前瓣,避免发生左心室流出道梗阻。该小组报道自 1995 年用此法连接手术纠治 72 例,平均年龄 4 个月,手术死亡率 2.5%(2/72)。20% 的患者有轻微残余室间隔缺损,不需再手术。66% 左心房室瓣功能正常,轻度反流 29%,中度反流 5%。术后早期无左心室流出道梗阻。平均随访 3.3 年,远期无须房室瓣修复或置换。无远期左心室流出道梗阻,无远期死亡。波士顿儿童医院 Mora 一组 34 例手术病例中,患儿包括新生儿,平均体重 5.6kg,其中左心室优势型 3 例,右心室优势型 6 例。术前室间隔缺损小型 6 例,中等 9 例,大型 19 例。并发心脏畸形,包括右心室双出口、法洛四联症者,术后无死亡,无左心室流出道梗阻,没有因房室瓣反流而须再手术者,术后无重度二尖瓣反流。

与传统双片法和单片法相比,改良单片法最主要的特点如下:①手术操作简便,体外循环转流及心肌缺血时间短。②不需要剪开共同瓣,保证了瓣膜结构的完整性,改善了瓣膜功能,术后反流发生率很低。有学者提出直接将桥瓣缝合在室间隔嵴上会降低左侧房室瓣环的高度,有造成左心室流出道梗阻的可能性,因此,目前对改良单片法的适应证意见分歧较大。多数学者认为,改良单片法主要适用于小至中等大小、新月形的室间隔缺损,尤其适用于新生儿及婴幼儿。

(肖颖彬)

第四节　三尖瓣下移畸形

三尖瓣下移畸形又称 Ebstein 畸形(Ebstein's anomaly),是指三尖瓣瓣叶下移至右室腔、发育异常、瓣环扩大、关闭不全和房化右心室形成,也可合并其他心内畸形,是最常见的先天性三尖瓣畸形,发病率占先天性心脏病的 0.5%~1%。

三尖瓣下移畸形病理解剖变化范围大,严重程度不一,轻者仅有隔瓣轻度下移(以 >0.8cm/m² 为标准),瓣叶发育好;重者瓣叶下移至右心室流出道,瓣叶黏附着心内膜,或仅有纤维性残迹。轻者基本不影响生活质量和寿命,重者出生后死于新生儿早期。轻者不需要治疗,大部分患者需要根据病变程度采用不同手术方法治疗。

【病理解剖】

目前认为,Ebstein 畸形绝不仅仅是三尖瓣的病变,往往累及右心室,造成不同程度的右心室功能不全。这些解剖特点不一定同时出现。依据分型不同、疾病轻重不同、疾病发展的阶段不同,这些解剖变化程度会有明显的差异性,轻者瓣膜改变接近正常,重者隔叶、后叶缺如,前叶亦受影响,并可有裂隙和穿孔。一般前叶位置正常,面积较大,腱索可能数量多、细小,乳头肌多不正常。病变多累及后叶,后叶明显发育不全,且明显地呈螺旋形下移,也可缺如。隔叶也常受到影响,发育畸形或为一残迹,也可能缺如。腱索和乳头肌发育异常,乳头肌短小,数目增加,有时可见局部瓣叶直接附着于右心室壁上,前叶游离缘可直接附着在乳头肌上,前叶与隔叶交界部分下移到右心室流出道,或由与乳头肌相连的异常肌束牵拉产生狭窄,三尖瓣环扩大显著导致三尖瓣关闭不全。

下移的三尖瓣叶将右心室分成房化心室和功能右心室两部分,三尖瓣叶与正常瓣环之间形成房化心室,房化心室范围大小与病变轻重有关。房化心室在心脏收缩期产生矛盾运动,舒张期亦扩张,其壁薄,有较少心肌。功能右心室包括右心室流出道、心尖小梁部分和前叶下方的心室壁,心室腔小,右心室流出道扩张,心室壁亦比正常人明显变薄。可能为发育异常,并非血流动力学结果。右心房壁厚,明显扩大,一般有卵圆孔未闭或房间隔缺损。房室结和希氏束位置正常,患者可能存在 Kent 束,表现为预激综合征。左心室可异常,二尖瓣可脱垂、增厚。可合并室间隔缺损、动脉导管未闭、肺动脉瓣狭窄、法洛四联症、主动脉弓缩窄、二尖瓣狭窄、大动脉转位、右心室双出口等。在矫正性大动脉转位左侧心室,三尖瓣也可能下移。

Carpentier 分型是目前比较常用的分型方法,几乎囊括了所有 Ebstein 畸形的病理表现。但就是因为描述得比较全面,往往会出现同一患者兼有不同分型的瓣叶、右室的病理特点,这也是 Ebstein 畸形这个疾病病理复杂多样性的原因之一。

A 型:真正的右室腔足够大,房化右室较小并具有一定的收缩功能。前叶发育好,活动正常。隔瓣和后瓣仅轻-中度向下移位,并且瓣叶保留部分活动度。

B 型:存在大的房化右室,且房化右室不具备收缩功能。前叶大活动自如。隔叶和后叶有更明显的下移,隔瓣瓣叶发育不良。

C 型:房化右室非常大,室壁菲薄,不具备收缩能力。功能右室明显变小,并且收缩力严重下降。房化右室和功能右室间可能存在狭窄。前叶可能局部肌化,并有纤维性或肌性条索将瓣膜固定于右室壁上,使前叶活动明显受限。后瓣和隔瓣显著下移并且可能极度发育不良呈条索状附着于心室壁或室间隔。

D 型:右室几乎完全房化,仅有漏斗部保存了右室的收缩功能。没有传统意义上的瓣叶组织,由一个连续的纤维组织囊附着于漏斗部旁的右室壁上,纤维囊和心室漏斗部通过一个狭小的孔洞相交通,这一通道通常位于正常三尖瓣解剖的前隔交界处。附着有纤维囊的心室壁菲薄且收缩力差。

【病理生理】

由于 Ebstein 畸形病理解剖的多样性,决定了 Ebstein 畸形病理生理的多样性。这里需要强调的是 Ebstein 畸形有两种完全不同病理生理表现,即新生儿或小婴儿危重 Ebstein 畸形和年长儿童或成年 Ebstein 畸形。

新生儿期严重患儿可以表现出明显的心脏扩大,三尖瓣下移程度和反流程度与患儿病理生理的严重程度并不一致,但右室功能不全常常表现非常严重。除此之外,新生儿 Ebstein 畸形患者的肺部发育要明显差于正常的新生儿,往往伴随较高的肺阻力。功能差的右室不能克服固有较高的肺阻力,肺动脉的前向血流减少甚或中断,出现功能性的肺动脉闭锁。如果患儿能够存活,要完全依赖动脉导管的开放,大部分或所有的静脉血通过房间隔缺损或较大的卵圆孔未闭形成右向左分流,造成低氧血症和严重的发绀。右心扩大而且张力很高,室间隔明显偏移,造成对左室的压迫,伴随肺血减少和左室回血减少,共同造成严重的低心排。发绀、低心排、难以纠正的代谢性酸中毒,直接威胁患儿生命。如果新生儿时期,患儿解剖畸形不严重,有较好的右室功能,肺动脉狭窄较轻,随着患儿生理肺阻力的降低,右室有望能够提供足够的肺动脉前向血流。当然,在此之前保持动脉导管的开放为患儿提供了安全的过渡期。

年长儿童和成年 Ebstein 畸形的病理生理改变较新生儿要相对简单。有一部分 Ebstein 畸形患儿长大以后仅有轻度或中度的三尖瓣关闭不全,右室功能良好,很少有临床表现,往往体检时或有室上性心律失常时被发现。大部分就诊的患儿或成年人表现为中-大量三尖瓣反流,此时往往合并有右室容积减小以及较大的房化右室。心房反向收缩使右房压升高。如果右心功能减退,伴或不伴有房间隔交通,可能会出现发绀。长期三尖瓣大量反流,腔静脉压力升高,可以出现右心衰竭的临床表现。如果较早出现发绀、右心功能不全、心律失常,往往预示患者有较重的病理解剖和病理分型。

【临床表现】

1. **症状** 因畸形程度不等,表现不一,可无症状,或表现为心悸、气短。成年患者易疲劳,可有心律失常或有预激综合征导致心动过速。由于心房水平右向左分流出现发绀,多数为中度发绀。右心功能不全时,静脉压升高,肝大,下肢水肿。

2. **体征**　可见左前胸隆起,可触及收缩期震颤,听诊可闻及三尖瓣前叶开瓣音,第一心音分裂,第四心音、肺动脉第二心音减弱。

【辅助检查】

有上述临床表现而疑为本病的患者,须进行下列检查。

1. **ECG**　可为室上性心动过速、一度房室传导阻滞、完全性右束支传导阻滞、右心室肥厚及预激综合征。

2. **X线胸片**　肺血少,肺动脉段凹陷,卵圆形心或形如烧瓶,右心房巨大,右心室亦增大,也可变化不大或中度扩大。

3. **超声心动图**　仍然是目前诊断 Ebstein 畸形的重要手段。超声对瓣叶的描述较为准确。典型的 Ebstein 畸形瓣叶描述为前瓣叶没有移位,瓣叶扩大呈风帆样改变,隔叶、后叶向心尖部移位,其下移程度不一,隔、后叶瓣叶发育程度有明显的差异性,可以基本正常或可发育不良成纤维嵴样。超声另一个作用就是显示合并畸形,房间隔缺损最为常见,占42%~60%。要观察心房水平分流方向,这可以解释发绀的发生,也可以用于评估右室功能。室间隔缺损并不少见,较大的室间隔缺损会增加肺动脉压力,如果要做一个半心室手术会有一定困难。所幸的是,大部分室间隔缺损是限制性室间隔缺损。

4. **CT检查**　对畸形的了解更加直观,是超声检查的有益补充,但似乎并没有增加更多的诊断细节。二次的 Ebstein 畸形手术,CT 是必备的检查项目。MRI 对右室功能的判断更加准确,现在被认为是判断右室功能的金指标,但目前对临床并没有提出更有指导性的建议。

5. **右心导管和造影检查**　一般不需要。右心房造影可见隔瓣和后瓣下移,右心房巨大,右心房、右心室造影剂排空延迟,肺血管影稀疏和三尖瓣反流,有房间隔缺损或卵圆孔未闭,可见心房水平右向左分流征象。

【诊断及鉴别诊断】

确诊须经超声心动图检查。超声心动图检查不仅可以判断病情的轻重程度,还可以明确合并的心内畸形。

本病需与以下疾病进行鉴别。

1. 先天性三尖瓣反流超声心动图检查三尖瓣没有移位。

2. 房间隔缺损合并三尖瓣反流三尖瓣没有移位,瓣膜发育正常是鉴别要点。

【治疗】

由于 Ebstein 畸形新生儿早期与婴儿期以后的病理生理不同,Ebstein 畸形的手术治疗分两部分:①新生儿早期急症的抢救性治疗;②婴儿、儿童、成年人的择期手术治疗。

(一) 新生儿早期重症三尖瓣下移畸形抢救性治疗

首先吸入 NO,前列腺素持续静脉注射,纠正酸中毒,有心力衰竭者用正性肌力药物。如患儿症状改善,随肺循环阻力下降,患儿会趋于稳定,则不须急诊手术;如患儿不能缓解,不手术难以存活,则急诊手术。手术适应证:新生儿经上述治疗无效,不能脱离前列腺素,不能脱离呼吸机。

术式有以下两种。

1. **体肺动脉分流术**　适用于无右心衰竭的低血氧患儿。

2. **Starnes手术**　适用于低血氧,或低血氧加右心衰竭患儿。手术包括房间隔切除、三尖瓣带孔心包片闭合、建立体-肺动脉分流。

(二) 婴儿、儿童、成年人的择期手术治疗

1. **婴儿、儿童和成年人 Ebstein 畸形的手术指征**　对于出现症状患者,如劳力或进展性活动受限,发绀,初发或进展性心律失常,手术指征明确。应该在有意义右室失代偿以及随后发展的左室失功能之前进行三尖瓣手术。对于无症状三尖瓣存在有意义反流患者的手术指征还有争议。现在主流趋势认为,如果心脏增大明显、本中心有较好矫治 Ebstein 畸形的经验,也应该尽早手术治疗。而且手术越早,Ebstein 畸形的继发改变越轻,可以提高瓣膜成形的成功率。

2. **手术目的**　针对不同病理改变,通过不同手术方法,尽量恢复三尖瓣既无反流又无狭窄的单相阀门功能,同时保持右心室形态、容量和功能,消除房化右心室,将体静脉回流血液泵入肺动脉。

3. **手术方法**

(1) 三尖瓣成形术:三尖瓣成形效果明显优于瓣膜置换,矫治中应尽量选用三尖瓣成形术。Ebstein 畸形三尖瓣成形技术有多种,目前常用以下方法。

1) 水平房化心室折叠三尖瓣成形术:由 Danielson 首先报道。手术的要点是必须有一个足够大的前瓣叶。术中将房化心室的游离壁部分折叠,通过三尖瓣环成形以缩小三尖瓣口径及右心房,利用前瓣做三尖瓣的单瓣重建。如有房间隔缺损,同期缝闭。这种成形手术方法简单,适用于下移较轻的 Carpentier A、B 型的患者。而对于下移较重的 Carpentier C、D 型患者,此方法可减小右心室容积,使心室形态改变,甚至影响右冠状动脉血流。三尖瓣成形效果不佳。

2) 垂直房化心室折叠三尖瓣成形术:由 Carpenter 首先报道,后又经过不断改良。自附着处切下并充分游离下移瓣叶后,自附着处至正常瓣环处垂直折叠房化右心室,同时环缩三尖瓣环。后将切下的瓣叶顺时针旋转缝合固定于正常瓣环处,最后用 Carpentier 环成形三尖瓣环。该方法的优点是保留了右心室的形态和容积,操作相对简单,但该法没有发挥隔瓣的作用,折叠的右心室可导致心律失常。

3) Danielson 三尖瓣成形技术:现在已很少应用,除非三尖瓣病变和分型较轻(如 Carpentier A 型)。目前应用最为广泛的方法是 Carpentier 成形技术和锥形成形技术(Cone repair)。锥形成形是 Carpentier 成形的改良和延伸,大部分三尖瓣操作仍然沿用了 Carpentier 的手术方法。手术技术主要包括:游离三尖瓣瓣叶,仅仅保留部分三尖瓣前叶附着,尤其对隔叶游离更加小心,充分保留所有瓣叶。游离的同时确保瓣叶的活动度,这一点尤为重要,剪除限制瓣叶活动的腱索、瓣下组织、肌性链接,仅保留瓣尖部的一级腱索,有时还需要瓣叶开窗和腱索开窗。将连接在一起的前瓣、后瓣顺时针旋转,这时可将隔叶组织与后叶组织间断缝合在一起,形成瓣叶的圆锥样结构。注意要求间断缝合,否则会使瓣叶皱缩失去瓣叶面积。然后纵向折叠房化右室同时环缩瓣环,将新形成的圆锥样瓣叶按比例重新固定在新瓣环上,同时关闭房间隔缺损或卵圆孔。对于成年人患者,也可以加用三尖瓣成型环,提高三尖瓣成型效果,减少远期反流。

4) 一个半心室矫治术:如果患儿合并固有右心室发育不良,当 50%<RV(右心室容积)<80%,可行一个半心室矫治术,即三尖瓣成形术 + 双向 Glenn 手术。可减轻右心室负荷,减少三尖瓣反流,还保留了右心室一定的功能参与血液循环。该方法适用于 Carpentier C、D 型的患者。

(2) 三尖瓣置换术:若畸形严重,如隔瓣、后瓣和室间隔融合,腱索和乳头肌附着异常以及前瓣细小,或有多发性穿孔、交界融合、形成狭窄,瓣膜成形后,右心血流受限,或成形失败,则须施行瓣膜置换术。

(三) 手术结果

手术疗效与患者术前心功能状态、病变严重程度和手术技术有关。2008 年 Brown 报道 Mayo 医院 539 例三尖瓣下移畸形的手术治疗结果,其中三尖瓣成形术 182 例,替换术 337 例,术后 30d 死亡率为 5.9%,2001 年后死亡率为 2.1%,术后 10 年、20 年生存率分别为 84.7%、71.2%。2003 年 Chavaud 报道 Carpentier 手术组 191 例,三尖瓣成形术 187 例,60 例加双向格林术,三尖瓣替换术 4 例,住院病死率为 9%。

阜外心血管病医院 1997—2002 年手术治疗 86 例,其中三尖瓣成形术 82 例,替换术 4 例,围手术期死亡 2 例,死亡率 2.33%。

【并发症及防治】

(一) 手术并发症

1. **三尖瓣反流**　成形术后需要即刻在手术室里进行食管超声评估,如果反流少量,以下无须进一步处理;如果存在中-大量反流,通常需要再次阻断重新成形或换瓣。随访期间瓣叶出现中度反流会有较长时间代偿期,可以进行严密的随访观察,如果再次出现症状或在右室失功之前行再次手术,再次手术三尖瓣仍然有成形的机会。

2. **右室失功**　Ebstein 畸形本身是瓣叶和心室的畸形。无论新生儿、儿童、成年人患者都可能面临术后右室失功问题,只是程度不同而已。如果术前右室失功严重或停机后右室失功不能维持循环,可以加做 Glenn 手术和保留房间隔交通。目前,大部分中心并不主张对于任何 Ebstein 畸形患者常规加做 Glenn 手术。

3. 三度房室传导阻滞　随着手术技术提高,三度房室传导阻滞的发生逐渐减少,但不能完全避免。手术中识别传导束位置、选用较细的针线可以尽量避免出现三度房室传导阻滞的发生。三尖瓣瓣膜置换是发生三度房室传导阻滞的高危因素。还有一种术后迟发三度房室传导阻滞的现象,但都需安装永久起搏器。

（二）术后处理

应注意减轻右心室负荷。在动脉血压平稳、组织灌注好的情况下,中心静脉压应维持在低水平。尽量在辅助呼吸时不用 PEEP,必要时加用强心、利尿药物和控制入量。严密观察心律变化。可酌情静脉使用正性肌力药。

【小结】

三尖瓣下移畸形是最常见的先天性三尖瓣畸形,该病病理解剖变化范围大,轻者不需要治疗,但大部分患者需要根据病变程度采用不同手术方法治疗。Carpentier 分型是目前比较常用的分型方法,几乎囊括了所有 Ebstein 畸形的病理表现。Ebstein 畸形有两种完全不同的病理生理表现,即新生儿或小婴儿危重 Ebstein 畸形和年长儿童或成年 Ebstein 畸形,其临床表现和治疗策略都不相同。超声心动图仍然是目前诊断 Ebstein 畸形的重要手段。

新生儿早期重症三尖瓣下移畸形抢救性治疗手术方式包括:①体-肺动脉分流术,适用于无右心衰竭的低血氧患儿;②Starnes 手术,适用于低血氧,或低血氧加右心衰竭患儿。婴儿、儿童、成年人的择期手术治疗目前应用最为广泛的方法是 Carpentier 成形技术和锥形成形技术(cone repair)。手术效果与患者术前心功能状态、病变严重程度和手术技术有关。

（李守军）

第五节　三尖瓣闭锁

三尖瓣闭锁(tricuspid atresia)是由于先天性三尖瓣未发育,使右心房与右心室之间无直接通路,仅有一些纤维或肌性隔膜样组织代替应有的三尖瓣结构。同时伴有房间隔缺损或卵圆孔未闭、右心室发育不良、二尖瓣和左心室扩大。大多数病例为心房正位和心室右袢,少数为心房反位和心室左袢,心室与大动脉关系可一致也可不一致。此外,尚可伴有肺动脉瓣狭窄、室间隔缺损、动脉导管未闭、大动脉转位等畸形。三尖瓣闭锁为较少见的先天性心血管畸形,患病率为活产婴儿的 0.039%~0.1%,占先天性心血管畸形的 1.2%~3%,为先天性心脏病发病率的第 14 位,在发绀型先天性心脏病中为第 3 位,仅次于法洛四联症和完全型大动脉转位。

【病理解剖】

由于三尖瓣未发育,只有二尖瓣一组房室瓣连接于左心房与左心室之间,左、右心房经房间隔缺损交通,右心室通常发育较小,通常为心房正位并心室右袢(即右心房、右心室位于右侧)。大动脉与心室的连接关系正常或转位,在三尖瓣的位置仅有一凹窝或局部性纤维增厚或呈薄膜状,无三尖瓣瓣膜组织和三尖瓣孔,右心房扩大、肥厚,左、右心房之间保留胚胎期房间隔的交通,其中 2/3 病例未闭的卵圆孔为一裂隙或可容纳指尖,其余病例则为大小不等的房间隔缺损,多为继发孔型,偶尔为原发孔型,可伴有二尖瓣大瓣裂。因全部体静脉和肺静脉回血均汇集于左心,故左心房和左心室都肥厚和扩大,尤其是房间隔通道大、血流通畅者。右心室发育不良,右心室腔多为数毫升大小或呈裂隙状。室间隔完整者,右心腔常变成一由心内膜衬垫的裂缝样间隙,埋藏在左心室的右壁,甚至已闭塞;室间隔缺损较大者则右心室腔中度缩小。有 1/3 的病例合并大动脉转位,多为右型转位,少数为左型转位,室腔中度缩小。凡肺动脉闭锁或室间隔完整者,多合并有细小的动脉导管未闭。三尖瓣闭锁病变复杂而且差异很大,根据心室与大动脉的关系分为三型,每一型再按肺动脉发育和室间隔的状况分为 2 个或 3 个亚型。

1. I型　特征为大动脉关系正常,在三尖瓣闭锁中占 70%~80%。升主动脉起源于左心室,左心室血流通过室间隔缺损到肺动脉,右心室漏斗部内壁光滑呈囊状,有 20% 的肺动脉瓣为二叶瓣,冠状动脉分布和心脏传导系统基本正常,但由于左心室增大而左冠状动脉前降支右侧移位,传导束穿过异常的中心纤维体至室间隔的左心室面,在室间隔缺损后下缘分支,右束支在室间隔的右心室面沿缺损下缘到漏斗部。

（1）Ⅰa型：室间隔完整合并肺动脉闭锁，在Ⅰ型中占10%，其肺部血流来自动脉导管未闭或主动脉到肺动脉的侧支循环动脉。其漏斗腔呈一裂隙，无室间隔缺损。

（2）Ⅰb型：合并肺动脉狭窄，在Ⅰ型中占75%，占总数的50%以上。肺动脉发育不良，瓣下狭窄，极少数为肺动脉瓣及瓣环狭窄，同时伴小室间隔缺损。25%合并有细小的动脉导管未闭。

（3）Ⅰc型：肺动脉发育正常，无漏斗部狭窄，室间隔缺损大，在Ⅰ型中占15%，因室间隔缺损大和无肺动脉狭窄，肺部血流正常或增多。由于漏斗部肌肉肥厚和室间隔缺损缩小，Ⅰc型可以转变为Ⅰb型。

2. **Ⅱ型**   右旋大动脉转位类，约占28%。主动脉由右心室发出，肺动脉由左心室发出。一般主动脉位于肺动脉的右前方，其位置关系符合完全性大动脉转位的标准。

（1）Ⅱa型：肺动脉闭锁，室间隔缺损很大，合并有小的动脉导管未闭。

（2）Ⅱb型：肺动脉瓣和/或肺动脉瓣下狭窄，合并大的室间隔缺损，偶有主动脉骑跨。

（3）Ⅱc型：粗大肺动脉，合并大的室间隔缺损。在Ⅱ型三尖瓣闭锁中最为多见，占70%以上。

3. **Ⅲ型**   左旋大动脉转位类，约占3%。主动脉位于左前，肺动脉在右后，心室可正常或转位。

（1）Ⅲa型：肺动脉瓣或肺动脉瓣下狭窄。

（2）Ⅲb型：主动脉瓣下狭窄。

【病理生理】

由于右心房的血液必须通过房间隔缺损至左心房，从而左心房就成为体、肺循环静脉血液混合心腔，因此所有患者均有不同程度的动脉血氧饱和度降低，其降低程度取决于肺血流阻塞的轻重。肺部血流减少的患儿，如Ⅰa、Ⅰb、Ⅱa、Ⅱb和Ⅲa型，肺静脉回心血量少，则动脉血氧饱和度明显下降，70%出现低氧血症，临床上有明显发绀。在肺部血流正常或增多的病例，如Ⅰc型和Ⅱc型，肺静脉回心血量正常或增多，则动脉血氧饱和度仅较正常稍低，临床上可无发绀或轻度发绀。由于室间隔缺损的自发减小或闭合或由于右心室流出道狭窄加重，致使进入肺循环血流进行性降低，发绀及缺氧随之加重。如房间隔缺损小，右向左分流受限，出生后即出现严重体循环静脉高压和右心衰竭的表现。

室间隔缺损大多无肺动脉狭窄者，肺血流明显增多，发绀轻，但可较早发生肺动脉高压。

由于必须接受体循环和肺循环的全部静脉血液回流，造成左心房、二尖瓣的扩大及左心室的扩大肥厚，长期的血流超负荷造成左心室舒张容积增加，二尖瓣反流，左心室收缩功能降低直至心功能衰竭。

【临床表现】

1. **症状**   患儿通常在出生时就发现发绀并进行性加重，常伴有缺氧发作，表现为呼吸困难或晕厥，较大儿童会出现明显的杵状指（趾），但较少有蹲踞现象。

2. **体征**   胸骨左缘常可闻及粗糙响亮的收缩期杂音，心尖区可能闻及舒张中期隆隆样杂音。肺动脉第二音可能减弱或亢进。

【辅助检查】

有上述临床表现，疑为三尖瓣闭锁的患者，须进行下列检查。

1. **心电图**   多为窦性心律，P波高并有切迹，电轴左偏，左心室肥厚。

2. **胸部X线片**   三尖瓣闭锁的X线片表现与病理解剖类型及肺血流多少有关，肺血减少者，右心室小，左心室圆隆，肺动脉段凹陷，肺血增多者，肺动脉段突出，左心室增大。

3. **超声心动图**   通常可经此检查明确诊断。一般应确定主动脉及肺动脉的位置及大小、室间隔缺损的位置和大小、右心室的位置及发育情况、二尖瓣的情况、心房间的交通及其大小、室腔大小、室壁厚度、心室功能情况以及合并畸形等。

4. **心导管和造影检查**   适用于：①超声心动图诊断不明确者；②疑肺动脉发育不良或异常者；③术前需测定肺血管阻力者；④需导管介入治疗者，如房间隔缺损球囊扩张术。

【诊断及鉴别诊断】

确诊须经超声心动图检查。超声心动图检查还可以了解二尖瓣及左心室功能。但对病情复杂或超声不能明确诊断者，须经心导管及心室造影来明确诊断。

本病需与以下疾病进行鉴别。

1. 其他发绀性心脏病,如法洛四联症等。

2. 艾森门格综合征。

【治疗】

(一) 手术适应证

如不接受手术治疗,三尖瓣闭锁患者的预后极差。肺血流极度减少(如Ⅰa型、Ⅱa型)和肺血严重增多(如Ⅱc型)的患者,一般在3个月内死亡。对此类患者应争取在出生后1个月内行姑息性手术。对肺部血流较接近正常的Ⅰb型、Ⅱb型患者,可择期进行姑息性或生理性矫治手术。

患儿一旦确诊,即应根据患儿就医时的病理改变,制定不同的最适个体治疗计划,达到最后单心室生理矫治的目的。一般分三个治疗阶段。

第一阶段:新生儿期。主要为保持体肺动脉血流平衡,使肺血管正常发育,既防止肺血过多导致肺血管梗阻性病变和心力衰竭;又不使肺血过少、氧饱和度太低影响生长发育;氧饱和度维持在75%~85%,为后续治疗创造条件。

(1) 血氧饱和度<70%或肺动脉发育细小的新生儿,行体-肺动脉分流术,以促进肺血管发育,改善氧合状态。

(2) 肺血流明显增多,应行肺动脉束带术,以保护肺血管。

(3) 肺血管发育尚好,肺血流量平衡者,不需治疗,待3个月后可直接进行第二阶段的治疗。

第二阶段:3~12个月或以上行双向格林手术或者半Fontan手术,以维持适度血氧饱和度和减轻心脏容量负担,等待Fontan类手术。

第三阶段:2~5岁或以上行Fontan类手术。

(二) 手术方法

1. **房间隔切开术**　由于大部分患者均存在ASD,一般不需要行此手术。只有ASD小的新生儿,需要心内介入治疗,即导管气囊扩大房间隔缺损,使体静脉血流更容易进入左心室,有利于心内血液的混合和患儿循环的稳定。

2. **体-肺动脉分流术**　可由正中切口或胸部侧切口完成此类手术,手术有利于肺血管床发育和增加肺血流量,减轻发绀等症状。在各种分流手术中,锁骨下动脉与肺动脉分流术(Blalock-Taussig手术,简称B-T分流术)分流量易于掌握,新生儿及小婴儿期手术效果较好,但随着患儿年龄的增长,分流量则相对减少,甚至需要再次施行分流手术。近年来,利用Gore-Tex人造血管施行改良的Blalock-Taussig分流术日益增多,逐渐取代了Ports、Waterston分流术。

此分流手术常规采用膨体聚四氟乙烯管(Gore-Tex管道),新生儿期采用直径3.5mm或4mm的管道,婴幼儿可选用5mm或更粗的管道。

胸骨正中径路后,打开心包,显露心脏后,充分游离显露无名动脉右锁骨下动脉和右肺动脉,如非体外下进行吻合,必须在做动脉钳夹前静脉注入1mg/kg肝素。取适宜长度的Gore-Tex管道分别与无名动脉或右锁骨下动脉和右肺动脉(或左锁骨下动脉与左肺动脉)切口行端-侧连续吻合(7.0或8.0 prolene缝线)。术后注意体、肺血流平衡,维持适宜的血压和氧饱和度,根据氧饱和度和脉压差调节肺循环阻力,一般术后2~4小时无出血倾向者用小剂量肝素24小时静脉维持抗凝血。

3. **肺动脉Banding手术**　适用于少数三尖瓣闭锁合并VSD,无肺动脉瓣狭窄而肺动脉高压的患者,以预防肺血管病的发生和心力衰竭。新生儿早期肺动脉Banding手术仅用于肺血流多足以导致心力衰竭者,否则,须等待肺血管阻力降低,如肺血管阻力未降低前行肺动脉Banding术,随肺动脉阻力下降肺血流会增加,可能须再次行肺动脉Banding手术。理想的Banding手术时机应在肺血管阻力已降低和肺血流高时,肺血管阻力降低时间有个体差异,一般在出生后2~4周。方法是在肺动脉主干充分游离后,用涤纶条或其他束带绑扎使肺动脉压尽量降低,肺血流量减少。术后维持血氧饱和度在75%~85%,右心室肺动脉压差一般为40mmHg,要注意将环扎带固定好,避免滑脱和移位。

4. **双向格林手术**　手术的目的是增加肺血流和减轻心室负荷,尽早手术可避免左心室肥厚,有益于房切手术的远期疗效。3~6月龄时手术获益最大。适用于有或无第一阶段手术而肺血管发育好者。双向格林手术的禁忌证为年龄 <6 周,肺动脉平均压 >19mmHg,肺血管阻力 >4U/m²,肺静脉梗阻。

此手术可在心脏跳动并行体外循环下或非体外循环下完成。非体外循环下完成,可避免体外循环所带来的炎性反应、渗出、短期内肺阻力升高等影响,利于术后恢复。少数情况下因缺氧或阻断上腔静脉压过高,或心脏不能耐受时,须在并行体外循环下进行。手术一般经正中切口切开心包后,探查心脏是否并存左上腔静脉、PDA 或原有体-肺分流交通。充分游离上腔静脉和右肺动脉,建立临时性上腔静脉-右心房旁路。开放旁路前应将管道内空气充分排净,以免进入心腔引起气栓,并保持分流通畅。在上腔静脉入右心房处上方约 0.5cm 处横断右上腔静脉,在横断前上阻断钳,先用 5-0 Prolene 线缝闭近端,将右肺动脉充分游离后,可用侧壁钳阻断右肺动脉或用阻断钳分别阻断右肺动脉的近端和远端,并在右肺动脉前上方切开 1.5~2.0cm,将上腔静脉近端吻合在肺动脉上,一般多用 6-0 或 7-0 Prolene 线连续吻合,也可用连续加间断缝合的方法。吻合时要注意吻合方向,不可扭曲,要注意针距不可太远,以免缩窄,个别情况下可用自体心包补片加宽,吻合口如存在左上腔静脉可予以暂时阻断,以明确两腔静脉间是否有交通,如有交通则可直接阻断两侧上腔静脉,无须上腔静脉插管分流或体外循环。同上法行左上腔静脉与左肺动脉吻合,少数情况下,一侧上腔静脉较细,在完成较粗上腔静脉与肺动脉吻合后,结扎另一侧上腔静脉。可将左上腔静脉结扎。如双上腔静脉没有交通,则应在临时上腔静脉-右心房旁路下将左上腔静脉与左肺动脉吻合。

5. 改良丰唐(Fontan)类手术　丰唐手术是 Fontan 于 1968 年首先用来治疗三尖瓣闭锁的一种术式。它是将体循环静脉血不经过右心室直接引流入肺动脉,从而使体、肺循环分开,减轻左心室负荷的一种生理矫治方法。该方法在发展过程中得到不断改进,并有几种改良术式,目前常用的是心外管道全腔静脉-肺动脉连接术和心内侧管道或心内管道全腔静脉-肺动脉连接术。手术适应证的选择是保证手术疗效的基础。影响手术最重要的因素为肺血管发育、肺血管阻力、肺动脉压和左心室功能。患儿最好 2 岁以后、成年以前手术,4 岁以内手术心律失常的发生率可能低于 4 岁以上组,但年龄大不是丰唐手术的高危因素。当全肺阻力超过 4U/m²,为丰唐类手术的禁忌证。一般要求 PAP<2.40kPa(18mmHg)。肺动脉发育不良仍是改良丰唐手术禁忌证,当肺动脉指数 PAI<250mm²/m²,为丰唐手术高危因素之一。一侧肺发育良好,而另一侧肺动脉发育差,不是绝对禁忌证。EF>60%,左心室舒张末压 <1.3kPa(10mmHg),适宜行改良丰唐类手术;EF<45%,左心室舒张末压 >2kPa(15mmHg),不宜行改良丰唐类手术。左侧房室瓣的功能也不可忽视,存在中度以上反流,左心室功能良好者,可在改良丰唐手术同时施行瓣膜整形或置换术。

6. 体外循环下心外管道全腔-肺动脉吻合术　虽然存在体外循环本身对机体的影响,但并行体外循环下手术可保证腔静脉的引流通畅,避免腔静脉高压,并保持术中循环稳定,提供良好的操作环境。在上腔静脉与肺动脉充分游离后,升主动脉插管,上、下腔静脉插直角管,建立体外循环,于并行循环下阻断上腔静脉并行双向格林手术(部分患者已行过此术),结扎或切断缝闭主、肺动脉,选用 16~24mm Gore-Tex人工血管,一端与右肺动脉吻合,再切断下腔静脉,缝闭心房侧切口,人工血管另一端与下腔静脉相连,用5-0 Prolene 线连续缝合。如停机后 CVP>16~18mmHg,应在心外管道与右心房之间建立直径 4~5mm 的交通口,以利于循环的稳定。此种方法操作简便、安全,不利方面是由于体外循环本身的损害,术后早期可能肺动脉压偏高,而使 CVP 升高。非体外循环下心外管道全腔-肺动脉吻合术:常规正中切口,切开心包,充分游离上、下腔静脉及左、右肺动脉,切断动脉导管韧带,心外探查。如为第一次手术,先完成 Glenn 手术,后用 5-0 Prolene 线将直径 16~24mm 的人工血管与右肺动脉或主、肺动脉吻合,钳夹人工血管后开放上腔静脉至右肺动脉的血流,将上腔静脉的插管拔出,另以一插管建立下腔静脉,建立与右心房的临时旁路,阻断并切断下腔静脉,缝合心房侧断端,人工血管另一端与下腔静脉远端吻合。如与右肺动脉吻合,应在吻合完成后,将主、肺动脉切断,并缝合两断端。开放后 CVP>16~18mmHg,应在心外管道与右房之间建立直径 4~5mm 的交通口,以利于循环的稳定。

7. 心房内侧通道全腔-肺动脉吻合术　其手术切口和体外循环的建立与心外管道手术相同,切断主、肺动脉,用 5-0 Prolene 线缝合主、肺动脉切口远、近端。切断上腔静脉,远端与右肺动脉上缘吻合,近端与右肺动脉下缘吻合。心脏停搏后右心房壁做斜切口,切除房间隔,用 Gore-Tex 血管剪成合适长短、大小的血管片,围绕上、下腔静脉开口与心房右侧面一起形成心房内侧通道,此人工血管片边缘用 5-0 Prolene 线缝在右房侧壁上。或也可用 Gore-Tex 血管为心房内管道建立下腔静脉与右肺动脉的连接。部分医师在心房内侧通道或心内管道打孔 4~5mm,作为腔静脉至心房的分流。对于全腔静脉-肺动脉吻合是否开窗(腔静脉管道与心房交通)仍有争论。开窗可减少术后胸腔和腹腔的渗出,对患者的手术转归并无明显影响。部分医师认为应常规开窗,多数认为术后 CVP>16~18mmHg 时应开窗分流。

(三)手术结果

三尖瓣闭锁矫治中,腔肺分流术是目前主要治疗方法。由于对患者的合理选择和手术技术的进步,尤其采用分期完成丰唐手术,心室更能适应容量负荷的变化,选择应用心房内侧隧道开窗和心外管道开窗等技术,手术死亡率逐年下降。手术死亡率由 10%~20% 下降至 2%~7%。

Mair 报道 Mayo 医院的结果,1973—1998 年丰唐手术治疗 216 例三尖瓣闭锁,总存活率为 79%,且近 10 年手术死亡率逐渐步下降至 2%。

Siutwanqkui 报道了多伦多儿童医院丰唐手术治疗三尖瓣闭锁的结果,1971—1999 年 225 例患者,10 例术前死亡,203 例进行姑息治疗(151 例体肺分流、27 例肺动脉束扎、60 例静脉分流),44 例死亡,8 例等待丰唐手术,12 例有丰唐手术禁忌证,11 例失访。137 例完成丰唐手术,7 例早期死亡,11 例晚期死亡,3 例进行了心脏移植。1 个月、1 年、10 年、20 年生存率分别为 90%、81%、70%、60%。

北京阜外医院 2009 年 1 月到 2019 年 12 月行全腔静脉肺动脉连接术的三尖瓣闭锁患者共 119 例,其中男性 52.94%(63/119 例),女性 47.06%(56/119 例),平均手术时年龄 8.2 ± 6.2 岁(2.75~34 岁,中位年龄 5.67 岁),平均身高 119.4 ± 24.2cm(82~174cm,中位身高 112cm),平均体重 24.5 ± 13.2kg(11·59kg,中位体重 18.5kg)。其中一次手术 35 例,二次手术 84 例,二次手术前次手术包括双向 Glenn 69 例,BT 分流 3 例,双向 Glenn+肺动脉环缩 12 例。本次手术包括并行循环 98 例,平均体外循环时间 101.5 ± 36.2 分;体外循环阻断 21 例,平均体外循环时间 206.4 ± 175.5 分,平均阻断时间 81.4 ± 61.3 分。所有患者,平均红细胞用量 3.3 ± 7.3U,平均血浆用量 1042 ± 882.9mL,平均 ICU 停留时间 137.1 ± 273.9 小时,平均术后住院天数 22.7 ± 17.9 天,术后并发症发生率 13.45%(16/119 例),术后 30 天死亡率 0.84%(1/119 例,院内因心脏骤停死亡)。

【并发症及防治】

(一)手术并发症

1. **低心排综合征** 见于术前肺阻力较高、术中心肌保护不佳等。

2. **胸腔积液、心包积液及腹水** 术前存在丰唐类手术影响因素的患者,胸腔积液发生率及持续时间均高于矫治术。

3. **心律失常** 室上性异位心律较多见于丰唐手术后,而心外管道全腔静脉肺动脉连接术后的发生率较低。其他的心律失常有心动过速、室性期前收缩,甚至猝死发生。

4. **血栓形成、栓塞** 血栓多见于右心房内或外通道内,血栓可造成肺梗死或脑栓塞。

5. **吻合口狭窄或通道狭窄** 需二次手术。

(二)术后并发症防治

1. 术后常规强心、利尿治疗 3~6 个月,并注意补钾。

2. 心功能差的患儿应延长强心、利尿治疗的时间,并适量加用血管紧张素转换酶抑制药等血管活性药物。

3. 对术后 CVP 较高的患者,或术后存在慢性渗出或合并有并发症等恢复缓慢的患者,应常规应用华法林抗凝血治疗 6~12 周,以防止血栓形成及栓塞并发症。

【小结】

三尖瓣闭锁占先天性心血管畸形的 1.2%~3%,为先天性心脏病发病率的第 14 位,在发绀型先天性心脏病中为第 3 位,仅次于法洛四联症和完全性大动脉转位。由于三尖瓣未发育,只有二尖瓣一组房室瓣连接于左心房与左心室之间,左、右心房经房间隔缺损交通,右心室通常发育较小,通常为心房正位并心室右袢(即右心房、右心室位于右侧)。三尖瓣闭锁病变复杂而且差异很大,根据心室与大动脉的关系分为三型,每一型再按肺动脉发育和室间隔的状况分为 2 个或 3 个亚型。所有患者均有不同程度的动脉血氧饱和度降低,其降低程度取决于肺血流阻塞的轻重。患儿通常在出生时就发现发绀并呈进行性加重,常伴有缺氧发作,表现为呼吸困难或晕厥,较大儿童会出现明显的杵状指(趾)。一旦确诊,即应根据患儿就医时的病理改变,制定不同的最适个体治疗计划,达到最后单心室生理矫治的目的,一般分 3 个治疗阶段。第一阶段手术在新生儿期,主要为保持体-肺动脉血流平衡,使肺血管正常发育,既防止肺血过多导致肺血管梗阻性病变和心力衰竭;又不使肺血过少、氧饱和度太低影响生长发育。可以选择体-肺动脉分流术以促进肺血管发育,改善氧合状态或者肺动脉束带术以保护肺血管。对于肺血管发育尚好,肺血流量平衡者,不需治疗,待 3 个月后可直接进行第二阶段的治疗。第二阶段手术在 3~12 个月或以上行双向格林手术或者半 Fontan 手术,以维持适度血氧饱和度和减轻心脏容量负担,等待 Fontan 类手术。第三阶段在 2~5 岁或以上行 Fontan 类手术。三尖瓣闭锁矫治中,腔肺分流术是目前主要治疗方法。由于对患者的合理选择和手术技术的进步,尤其采用分期完成丰唐手术,心室更能适应容量负荷的变化,选择应用心房内侧隧道开窗和心外管道开窗等技术,手术死亡率逐年下降。目前手术死亡率由 10%~20% 下降至 2%~7%。

(李守军)

第六节　右心室流出道及肺动脉狭窄

右心室流出道及肺动脉狭窄是常见的心脏畸形之一,占先天性心脏病的 12%~18%。右心室流出道及肺动脉狭窄可单独存在,也可合并室间隔缺损、房间隔缺损、卵圆孔未闭,甚至其他更复杂的心脏畸形;此外,还可合并先天性侏儒痴呆综合征、心脏皮肤综合征、威廉斯综合征等疾病。狭窄的部位包括从右心室到肺之间的解剖梗阻,可发生在右心室漏斗部以下、漏斗部、肺动脉瓣、肺动脉瓣以上。有时上述两种或三种狭窄合并存在,造成肺少血和右心室射血阻力升高。严重者可导致右心功能不全。

【流行病学】

右心室流出道及肺动脉狭窄通常在儿童期得到诊断和治疗,但有些右心室流出道及肺动脉狭窄患者可以生存到成年期,偶尔会在成年后才被首次诊断出来。孤立性肺动脉狭窄大约占所有先天性心脏病的 6.233%~8.160%,是右室流出道梗阻最常见、最主要的类型。发病女性稍多于男性。

除非在新生儿期出现重度狭窄,大部分的右心室流出道及肺动脉狭窄患儿能够存活下来。轻度右心室流出道及肺动脉狭窄的患者,长期生存与正常人群没有差异。轻度右心室流出道及肺动脉狭窄不会逐渐加重,相反,肺动脉瓣开口常随着身体生长而增大。然而,重度右心室流出道及肺动脉狭窄如不处理,梗阻会逐渐加重,出现心力衰竭等症状;严重的右心室流出道及肺动脉狭窄患者,有 60% 的患者在明确诊断 10 年内需要干预治疗。

【病理解剖与病理生理】

1. **肺动脉瓣狭窄**　孤立性肺动脉瓣狭窄大约占所有先天性心脏病 6.233%~8.160%。典型的病理形态是圆锥形或圆顶穹窿形,瓣膜交界融合,瓣口收窄只留有一个小的中心孔。瓣膜其他形态还有单叶、双叶或三叶,常发育不良或凸起。单叶或双叶罕见孤立性存在,常见于复杂先天性心血管病中(如法洛四联症)。由于血流狭窄后的喷射效应,狭窄后的肺动脉可见瘤样扩张,但与狭窄程度并不一致相关,多倾向于影响主、肺动脉和左肺动脉。肺动脉前壁变薄,张力减低,用手指可触及由血流喷射所产生的收缩期震颤。

另一种少见但重要的病理改变是发育不良型肺动脉瓣,其三个瓣叶明显增厚和黏液样改变,蔓延至血管壁。瓣膜形状不规则、活动度减低,常合并有发育不全的瓣环、瓣下狭窄、瓣上狭窄和其他心脏或非心脏畸形。肺动脉主干也发育不良,没有狭窄后肺动脉扩张。大部分的先天性侏儒痴呆综合征患者会出现这类的肺动脉瓣狭窄。肺动脉瓣狭窄主要造成右心室压力超负荷,从而会引起右心室肥厚,造成漏斗部狭窄,加重右心室流出道梗阻。右心室因梗阻显著扩大,严重者呈球形。右心室肥厚和纤维化会导致右心室腔的顺应性下降,增加了右心室舒张末期压力和右心房压力,导致右心房扩张,如果合并有卵圆孔未闭、房间隔缺损或者室间隔缺损,可能引起双向分流或右向左分流,出现发绀。三尖瓣可能由此引起腱索拉长、瓣环扩张和三尖瓣反流。右心房扩张程度与三尖瓣反流程度相符,且心房壁常有增厚。非常严重的肺动脉瓣梗阻或明显的右心室肥厚可造成右心室心内膜下缺血而导致区域性心肌梗死和纤维化。

在新生儿期出现发绀的重度肺动脉瓣狭窄为动脉导管依赖性,称为新生儿危重型肺动脉狭窄,在胎儿发育过程中可造成右心生长受限,约一半的危重型肺动脉狭窄的新生儿存在三尖瓣和右心室的发育不良,且常伴有严重的右心室肥厚。少部分患者可存在右室-冠状动脉瘘,其三尖瓣 Z 值比无冠脉瘘的患者更小。

2. **右室流出道狭窄**　原发性漏斗部狭窄,约占孤立性右心室流出道梗阻的 5%,必须进行外科手术治疗。原发性漏斗部狭窄有两种类型:一种是右心室漏斗部发生纤维环或肌性增厚;另一种是漏斗部下梗阻,又称双腔右心室,它的特征是在右心室的主腔和漏斗部近端的连接部位上有纤维肌束梗阻。漏斗部狭窄是由于漏斗部发育不良和异常的肥厚肌束导致肺动脉瓣下区域梗阻,肌壁增厚,形成管状狭窄。狭窄部的形态和位置,与室上嵴及其连续的壁束和隔束的异常有关,整个漏斗部形成一条狭长的通道。狭窄部位可仅局限于漏斗部的入口处。往往肺动脉瓣环和瓣膜正常,没有明显的狭窄后肺动脉扩张。右心室壁明显增厚,右心房也可扩大。可合并室间隔缺损、法洛四联症等其他畸形,也可继发于肺动脉瓣狭窄。

双腔右心室是一种非常罕见的畸形,唯一的漏斗部下右室流出道梗阻,仅占所有先天性心脏病的 0.5%~2.0%,最多见于婴儿和儿童患者。双腔右心室的梗阻类型主要分为两种:异常肌肉组织和肥厚的内生性小梁带。狭窄发生于漏斗部的下部,右心室流出道的纤维肌束收缩变窄,形成纤维肌肉隔膜,将右心室分成两个大小不等的心腔——上方为扩大而壁薄、低压力的漏斗部,下方为肥大而厚壁、高压力的右心室。隔膜的开口径大小决定了右心室流出道梗阻的程度。肺动脉瓣和瓣环为正常大小或稍大;肺动脉干及左右分支均是粗大的,无狭窄。双腔右心室常合并有心脏疾病,最常见的是膜部室缺,其他还可合并有法洛四联症、右心室双出口、主动脉瓣下狭窄、三尖瓣下移畸形或大动脉转位等。一些研究报道了新发的双腔右心室,考虑可能是由于出生后或室缺修补后的右室血流模式改变造成了相关肥厚性改变的发生,因此,需关注到室缺修补术后医源性双腔右心室的潜在可能。

3. **肺动脉瓣上狭窄**　是指肺动脉干,左、右肺动脉及更远端分支的梗阻,狭窄可为一处,但更常见的是多处狭窄。如果肺动脉瓣上狭窄局限,常伴有狭窄后扩张;但如果狭窄段长或肺血管弥漫性发育不良,则不会发生狭窄后扩张。

肺动脉瓣上狭窄合并各类先天性和获得性疾病,包括风疹、先天性肝内胆管发育不良征、皮肤松弛症、先天性侏儒痴呆综合征、先天性结缔组织发育不全综合征和威廉斯综合征等。

【临床表现】

右心室流出道及肺动脉狭窄的临床表现与狭窄的程度有关,狭窄越重,症状越明显,也越严重。

1. **症状**　轻度狭窄患者没有症状或症状轻微。中度以上狭窄患者的常见症状有活动耐力差、易疲劳,劳累后心悸、气促和呼吸困难等。婴幼儿期可有呼吸困难、乏力、喂养困难,其症状可随年龄增长而加重。严重狭窄患者因右向左分流,也可出现发绀。晚期可出现右心衰竭症状,如静脉充盈、外周水肿和发绀等。在极少数情况下,严重狭窄的患者可出现劳力性心绞痛、晕厥或猝死。

2. **体征**　一般发育尚可,严重狭窄者发育较差。胸骨左缘心前区可扪及抬举样搏动,提示有重度的右心室流出道及肺动脉狭窄。若为肺动脉瓣狭窄,在胸骨左缘第 2 肋间可扪及明显的收缩期震颤,小儿或胸壁较薄的成年人尤其明显,是提示瓣膜狭窄的重要体征之一。在胸骨左缘第 2 肋间闻及粗糙的收缩期喷射样杂音,随吸气增强,向左锁骨下区和左腋部传导。随着瓣膜狭窄加重,喷射样杂音强度增加,持续时间延长,高峰延迟。严重狭窄时,肺动脉瓣区第二心音减弱或消失。收缩期杂音和第二心音减弱或消失,是肺动脉瓣狭窄的重要体征。如果存在右心衰竭和低心排量时,杂音变得柔和。

若为右室流出道狭窄,收缩期震颤及杂音常以胸骨左缘第 4 肋间最明显,听不到肺动脉瓣的开瓣音。

若为肺动脉瓣上狭窄,可听到连续、柔和的杂音。

如通过未闭的卵圆孔、房间隔缺损、室间隔缺损产生右向左分流,可出现发绀。

【辅助检查】

1. **心电图检查**　心电图上右心室肥厚的程度与右心室流出道及肺动脉狭窄的严重程度直接相关。轻度狭窄者,约 50% 患者的心电图正常或只有轻微的电轴右偏;中度狭窄者,可观察到电轴右偏,R_{V_1} 振幅增高;重度狭窄者,电轴极度右偏,R_{V_1} 振幅 >20mm,可出现右心室心肌劳损和肺型 P 波,还可出现不完全或完全性(少见)右束支传导阻滞。双腔右心室在心电图上可见电轴右偏、右心前区导联 R 波显著、左心前区导联 S 波加深,这些表明存在右心室肥厚。

2. **胸部 X 线检查**　正位 X 线胸片显示心脏轻度或中度增大,肺血管纹理稀少,肺野清晰。如 X 线胸片显示右心缘增大,提示右心房也扩大。有心力衰竭的婴儿,因右心房扩大,心影可呈球形。侧位片可见增大的右心室与前胸壁接触面增加。即使只有轻度的肺动脉瓣狭窄,狭窄后扩张也会导致主、肺动脉,左、右肺动脉影明显凸出。右心室流出道狭窄时,由于右心室肥大,心尖上翘。心腰低平或凹陷。

3. **超声心动图**　可明确诊断。应用二维及多普勒技术可全面评估右心室流出道及肺动脉的情况,并明确是否需额外进行心导管检查。超声心动图可判定梗阻位置、瓣膜形态和狭窄程度,还可以获悉右室流出道、肺动脉瓣环、肺动脉情况和右室的大小及功能。

通过二维成像,可以观察到增厚呈穹窿状的肺动脉瓣,反射增强,开放受限;右心室前壁及室间隔增厚,右心室流出道变窄,肺动脉呈狭窄后扩张。可测量右心室大小和收缩功能、右心房大小和肺动脉直径。

右心室流出道狭窄时,经食管超声比经胸超声更为准确。超声心动图可见右心室流出道内流速明显升高,形成收缩期射流,多普勒超声能可视化双腔间狭窄的程度、估测流出道的压差和口径,但评估双腔右心室的压差较为棘手,有时会存在低估。

肺动脉狭窄时,肺动脉瓣口处流速升高,形成收缩期射流,射血时间延长,多普勒检查可估测肺动脉瓣的跨瓣压差、瓣口面积,确定病变的位置和严重程度。

多普勒估测的压差需与临床发现相结合考虑,同时还要测量三尖瓣反流压差,以避免压差的高估或低估。

4. **心导管检查和肺动脉造影**　本病大多数可经临床检查和超声心动图明确诊断,心导管检查和造影不常规进行。如果临床检查和心脏超声结果明显不符,进行心导管检查可以明确诊断。

(1) 右心导管检查:正常人右心室收缩压与肺动脉干的收缩压一般均相等。如有压力阶差,一般不超过 10mmHg;凡右心室压力显著升高,肺动脉压力降低或正常,右心室与主、肺动脉压力阶差超过 10mmHg 者,即可诊断为肺动脉瓣狭窄。根据右心室压力升高和瓣口狭窄的程度,分为轻度、中度、重度和极重度四种(表 8-1)。

表 8-1　右心室压力和瓣口狭窄程度

瓣口狭窄程度	压力(mmHg)			瓣口直径(mm)
	收缩压	平均压	压力阶差	
轻	<60	<25	<35~40	>15
中	61~120	26~45	40~60	10~15
重	121~180	46~65	>60	5~10
极重	>180	>65	>60	<5

将心导管从肺动脉逐渐拉回到右心室,瓣膜狭窄者可显示明显压力阶差和压力曲线的改变,收缩压突然升高,波形呈高而尖的心室波,而舒张压降低;如从肺动脉至右心室连续测压,出现移行区,提示右心室漏斗部有肌性狭窄存在。

(2) 心血管造影:可显示肺动脉瓣的形态特点,包括瓣叶增厚、固定、偏移或瓣膜受限,此外还可观察到瓣环发育不良、漏斗部梗阻,主、肺动脉远端或其分支狭窄等合并症。右心室造影可显示右心室漏斗部狭窄的部位和程度,瓣口狭窄的程度,主、肺动脉及其分支狭窄的程度和位置。如为肺动脉瓣狭窄,造影显示主、肺动脉明显扩张,造影剂较淡,从狭窄的肺动脉口喷出较浓的造影剂。如为右心室流出道狭窄,可见造影剂滞留在右心室内。如有主、肺动脉或其分支狭窄,可见狭窄前后扩张的肺动脉。另外,心导管造影检查还可了解是否存在合并畸形。

5. **心脏磁共振成像**　目前,心脏 MRI 非常规需要,但可用于成人先天性心血管病的诊断检查,尤其是当超声心动图成像在成年人患者中受限时,可考虑采用心脏 MRI。电影成像、相位对比技术和磁共振血管造影可提供比超声心动图更精确的定量检查。但对于狭窄处压差的测量,还是超声心动图更优。

6. **心脏 CT**　当超声心动图无法显示肺动脉分支,患者又存在行 MRI 的禁忌证或无 MR 设备时,心脏 CT 可作为超声心动图的补充,很好地评估解剖结构。对于肺动脉异常及肺动脉单独成像,均可获得满意的评估。

【鉴别诊断】

1. **房间隔缺损**   房间隔缺损患者由于右心系统血容量增多,右心室前负荷增加,右心室收缩射血时易产生肺动脉瓣相对性狭窄。听诊时在胸骨左缘第 2 肋间可闻及柔和的收缩期杂音,超声心动图可探及肺动脉瓣血流加速,有时误诊为肺动脉瓣狭窄。依据听诊时肺动脉瓣第二心音亢进,或有分裂,X 线胸片显示肺血增多等不难鉴别。但应注意房间隔缺损合并肺动脉瓣狭窄。

2. **室间隔缺损**   小的室间隔缺损患者可无症状,听诊可闻及胸骨左缘第 3、4 肋间收缩期杂音,高位室间隔缺损的杂音部位可位于左侧第 2 肋间,有时易与肺动脉瓣狭窄混淆。但室间隔缺损往往肺动脉瓣第二心音亢进,杂音粗糙,X 线胸片显示肺血增多,双心室增大,超声心动图可见明显的跨室间隔血流,不难鉴别。

3. **法洛四联症**   有时法洛四联症患者的心脏听诊、X 线胸片等与肺动脉口狭窄者极为相似,均可闻及胸骨左缘第 2 肋间收缩期杂音,第二心音减弱;X 线胸片显示肺血减少及右心室扩大。但法洛四联症患者多有蹲踞现象及发绀,X 线胸片显示上纵隔增宽,超声心动图可见室间隔缺损及主动脉骑跨现象。法洛四联症与合并室间隔缺损的双腔右心室的超声心动图很相似,明显区别在于法洛四联症的肺血流是减少的,而双腔右心室的肺血流是增加的。

4. **三尖瓣下移畸形**   严重三尖瓣下移畸形患者表现为发绀,右心扩大及肺血相对减少,有时易与严重肺动脉瓣狭窄合并右心衰竭混淆。但三尖瓣下移畸形患者肺动脉瓣区无收缩期杂音,右心室无肥大,而以右心房扩大为主,多有右束支传导阻滞。超声及心导管检查可测知三尖瓣及肺动脉瓣情况及右心室-肺动脉有无压力阶差,两者不难鉴别。

5. **主动脉窦瘤凸入右心室流出道**   未破裂而突入右心室流出道的主动脉窦瘤有时可致右心室流出道梗阻,临床表现与单纯右心室流出道狭窄相似。但主动脉窦瘤(多见于成年人)既往无心脏杂音。合并室间隔缺损者,心脏杂音性质及部位与单纯右心室流出道狭窄者不同。超声心动图可观察到主动脉窦扩大,窦壁破坏及向右心室流出道突出的囊袋,与单纯右心室流出道肌性狭窄不同。有时需术中探查才能鉴别。

6. **特发性肺动脉扩张症误诊为肺动脉瓣狭窄**   特发性肺动脉扩张症是指肺动脉在正常动脉压力下而发生原因不明的扩张,临床表现多无症状,肺动脉瓣听诊区可闻及收缩期杂音,偶可闻及喀喇音,有时误诊为肺动脉瓣狭窄。前者右心室多无肥大,有时肺动脉瓣第二心音略亢进,无右心室-肺动脉压力阶差,可资鉴别。

【治疗】

1. **介入治疗**   历史上,右心室流出道及肺动脉狭窄均由外科手术治疗。1982 年,有报道对肺动脉瓣狭窄进行经皮穿刺球囊导管瓣膜成形术。目前,对于单纯的肺动脉瓣狭窄,经皮球囊瓣膜成形术已成为儿童、青少年及成年人患者的首选治疗方法。任何患者跨肺动脉瓣压力阶差 >40mmHg,或青少年以上患者跨肺动脉瓣压力阶差 >30mmHg,并伴有明显症状,无相关禁忌证,都应考虑经皮球囊瓣膜成形术。

也有报道使用肺血管球囊成形术,并置入可扩展的金属支架,来治疗肺动脉瓣上狭窄。金属支架可以克服阻力成功置入,但随患者年龄增长,如何再次扩张支架,仍然很成问题。近年来,新发展出可用于右室流出道的自行扩展性瓣膜和支架。

2. **手术治疗**   当球囊瓣膜成形术不足以解决问题或存在相关禁忌证时,则选择外科手术治疗。漏斗部及以下梗阻最有效也是唯一的治疗是手术切除肥厚或异常的组织。

手术一般在体外循环下进行。单纯肺动脉瓣狭窄,可直视下进行瓣膜交界切开;若瓣膜切开术不足以解决发育不良型肺动脉瓣时,则考虑行瓣膜切除术。肺动脉瓣狭窄合并右心室发育不良或伴漏斗部狭窄时,需加做体-肺动脉分流术。右心室流出道狭窄,则需要切开右心室流出道,切除肥厚心肌和隔膜,疏通右室流出道,必要时心包补片加宽,注意保留正常的乳头肌以及横跨漏斗部狭窄下方的右冠状动脉分支。若为右室流出道狭窄合并肺动脉瓣环发育不良及主、肺动脉狭窄,则须将心室切口向上延伸,经肺动脉瓣环,达主、肺动脉远端,再用自体心包加宽修补,扩大后的肺动脉瓣直径参考标准为:1 岁以内瓣环直径为

8~10mm；1~10 岁瓣环直径为 11~13mm；11~14 岁瓣环直径为 14~16mm；15 岁以上瓣环直径为 17~20mm。

对于主、肺动脉及其分支的狭窄，可沿血管长轴切开管壁，用补片加宽狭窄的管径。右肺动脉加宽时，可横断主动脉以方便显露。

其他合并畸形，在术中予以处理。

3. 药物治疗

(1) β 受体拮抗药：经皮介入球囊瓣膜成形术后，出现反应性右室流出道狭窄的，可予 β 受体拮抗药治疗。对于双腔右心室的患者，若压差未达到 40mmHg，或症状轻微且拒绝手术，使用 β 受体拮抗药治疗或可足以改善患者的一般情况。

(2) 利尿药：当出现右心衰竭的症状时，可考虑使用利尿药。

(3) 前列腺素：用于术前或术后维持动脉导管的开放，尤其是对于新生儿危重型肺动脉狭窄，以短时间内提供足够的肺血流量。

【并发症及防治】

1. 残余梗阻

(1) 原因：右心室流出道肥厚肌束切除不彻底或右心室流出道及肺动脉瓣环未用补片加宽或加宽不够等造成。解除肺动脉狭窄（尤其是重度肺动脉狭窄）后也可出现右室流出道梗阻，最常见的原因是右室反应性痉挛，也可由于瓣膜发育不良。

(2) 对策：肺动脉狭窄解除后的漏斗部梗阻通常会随着右室肥厚逆转而自行缓解，必要时可使用 β 受体拮抗药，但对于极端的梗阻也需要行手术切除。有部分术后再狭窄可因瓣环随着生长发育自行缓解。若术后肺动脉瓣跨瓣压差 >50mmHg 或右心室收缩压力 >75mmHg，应再次手术加宽肺动脉瓣环及右心室流出道。若残余梗阻合并肺动脉瓣及三尖瓣关闭不全，则易发生右心衰竭，必须处理。

2. 术后低心排血量综合征

(1) 原因：狭窄解除不彻底，或右心室流出道补片过宽影响右心室收缩功能所致，也可由于严重肺动脉口狭窄致严重右心室肥厚及心肌纤维化引起。术前心功能差者术后更易发生低心排。

(2) 对策：应给予正性肌力药物及扩血管药物。存在较重残余梗阻或补片过宽，导致心功能难以改善者，应考虑再次手术矫正。

3. 右束支传导阻滞

(1) 原因：尚不确切。可因为切除异常肌束或节制索时损伤右侧房室束、右室切开时损伤传导束或因右室扩张导致。

(2) 对策：操作尽可能细致，减少右心室损伤，降低右心室扩张的发生。

4. 肺动脉瓣反流

(1) 原因：对肺动脉瓣进行介入或手术干预治疗导致的远期并发症，但大部分耐受性好。手术瓣膜切开术术后肺动脉瓣反流的发生率更高，尤其是使用了补片扩大。

(2) 对策：行肺动脉瓣置换术或肺动脉瓣置入术，但手术指征与手术时机仍未有共识，可参考法洛四联症术后肺动脉瓣反流的手术指征，目前逐渐倾向于在发生不可逆性改变之前行瓣膜置换术。建议肺动脉狭窄手术治疗后终身随访。

【疗效评价】

婴幼儿和成年人经皮穿刺球囊扩张瓣膜成形术的主要死亡率，以及外科手术死亡率，均趋向于零。婴幼儿经皮穿刺球囊扩张瓣膜成形术的手术严重并发症及血管并发症发生率均为 1.9%，总体较低，但高于成年患者。肺动脉狭窄术后 10 年、20 年、30 年免于再次干预率为 78.6%~80%、73.3%~78%、73.3%，无心律失常率为 100%、96.5%、91.6%。手术治疗双腔右心室的效果非常好。术后随访 10 年，无心源性死亡、无心力衰竭住院。

右心室流出道及肺动脉狭窄术后，症状可减轻或完全缓解。年龄较大的患者，手术后症状也有明显改善，心功能有所提高，预后很好。将近半数患者扩大的右心室可恢复正常，三尖瓣关闭不全消失或减轻，右心室收缩压下降至正常范围。

经皮穿刺球囊扩张瓣膜成形术后,跨瓣压差及右心室/体循环压力比都即刻得到显著下降,大部分在中、长期随访中保持较低的跨瓣压差,手术效果好。中期随访的再干预治疗率为3.7%~23%,绝大多数是对再次狭窄而行干预。少数病例的压力阶差仍>50mmHg,需要外科行跨瓣环补片扩大手术。对于残余右心室流出道狭窄,如右心室压力高,压力阶差>50mmHg,也须进行再次手术,加宽流出道。影响预后的预测因素有术后较高的残余压差、瓣膜解剖类型、手术年龄较早、小肺动脉瓣环、冠状动脉瘘等。

（陈寄梅）

第七节　法洛四联症

法洛四联症(tetralogy of Fallot,TOF)是最常见的发绀型先天性心脏病。其发病率占各类先天性心脏病的4.42%~5.26%。典型的TOF有4个特点,包括对位不良型室间隔缺损、肺动脉流出道狭窄或闭锁、主动脉骑跨、右心室肥厚;也可合并房间隔缺损等其他畸形。TOF的基本病理是右心室漏斗部发育不良,导致室间隔漏斗部前向左转,引起对位不良;这种对位不良决定了右心室流出道梗阻的程度。绝大多数TOF患儿需要外科手术治疗。随着体外循环、心肌保护和手术技术的进步和完善,各大医学中心临床结果提示手术并发症和死亡率很低,远期效果良好。

早在1671年,Stensen就首次描述了该病。1888年,Fallot第一次精确地描述该病的临床表现及完整的病理特征,后人以他的名字命名该病。

尽管TOF早就可以得到临床诊断,但直到20世纪40年代,仍没有有效的治疗方法。直到1944年,外科医师Blalock在与心脏内科医师Taussig合作的情况下,为一个TOF婴儿成功完成手术,首创了锁骨下动脉和肺动脉之间的Blalock-Taussig分流手术。这项开创性的外科技术为新生儿心脏手术开启了一个新的时代。其后逐渐出现了从降主动脉到左肺动脉的Potts分流、从上腔静脉到右肺动脉的Glenn分流,以及从升主动脉到右肺动脉的Waterston分流。

Scott于1954年首次进行了TOF心脏直视手术。不到半年,Lillehei使用控制性交叉循环,第1次成功进行了TOF根治手术。第2年,随着Gibbons的体外循环的到来,Kirklin首次使用机械式心肺体外循环支持,成功实施TOF修补手术,确立了心脏手术的另一个历史时代。从那时起,外科技术与心肌保护取得许多进展,TOF治疗也取得了巨大进步。

【流行病学】

（一）发病率

TOF属于最常见的发绀型先天性心脏病。目前出生儿发病率为0.36~0.47/1000,占先天性心脏病的4.42%~5.26%。在其他哺乳类动物,如马和大鼠中,也可观察到TOF。虽然在大多数情况下,TOF呈散发性和非家族性,并且男性比女性更易罹患该病,但TOF患病父母的后代,其发病率可达6.2%。TOF可合并心脏外畸形,如唇裂和腭裂、泌尿生殖系统异常、肛门闭锁、食管气管瘘等,以及骨骼及颅面畸形。20%以上的TOF患者可合并遗传学疾病,其中最常见的是DiGeorge综合征,其次为唐氏综合征。

（二）病因学

虽然遗传研究表明有多因素在起作用,大多数的先天性心脏病病因并不清楚。TOF的产前高危因素包括孕产妇风疹(或其他病毒性疾病)、营养不良、酗酒、年龄超过40岁和糖尿病。唐氏综合征患儿更易罹患TOF。

（三）自然病史

不是所有TOF婴幼儿都需要早期手术,但如果不进行手术治疗,TOF的自然病程预后不良。病情的进展取决于右心室流出道梗阻的严重程度。

如不进行手术,TOF的死亡率逐渐增加,出生第1年死亡率为25%,40%的患者死于3岁之前,10岁之前则为70%,40岁时可达95%。出生后第1年的死亡风险最高,然后在25岁前保持恒定,之后开始升高。能活到30岁的患者大多数会出现充血性心力衰竭。也有个别患者因其畸形造成的血流动力学影响很小,其寿命与正常人相似。

据预测,TOF 合并肺动脉闭锁的患者预后最差,最差只有 50% 的机会可活到 6 个月,最好的也只有 10% 的机会活到 10 岁。如果不进行治疗,TOF 还面临额外的风险,包括栓塞造成的脑卒中、肺栓塞、亚急性细菌性心内膜炎和脑脓肿。

【病理解剖】

法洛四联症(TOF)的患者可出现范围广泛的解剖畸形。法洛四联症最初描述的 4 种畸形包括:①肺动脉狭窄;②室间隔缺损;③主动脉右旋造成的骑跨;④右心室肥厚。目前,学术界公认的 TOF 定义:①对位不良型室间隔缺损;②肺动脉流出道狭窄或闭锁;③主动脉骑跨;④右心室肥厚。

(一)右心室流出道梗阻

临床上大多数的 TOF 患者,由于右心室血流排空受阻,右心室的收缩压会不断增高。漏斗部室间隔的前移和旋转,决定了右心室梗阻的部位和严重程度。如果梗阻相邻肺动脉瓣,病变会更重。

(二)肺动脉及其分支异常

肺动脉的大小和分布差异很大,可能闭锁或发育不良。肺动脉干总是小于正常情况。肺动脉左、右分支异常更常见于合并肺动脉闭锁的 TOF。左肺动脉缺如比较少见。有些病例存在不同程度的外周肺动脉狭窄,进一步限制了肺血流量。

肺动脉闭锁造成右心室与主、肺动脉没有血流沟通。在这种情况下,肺血流依赖于未闭的动脉导管或大型主肺侧支动脉。如果右心室流出道梗阻轻微,大的左向右分流或大的主肺侧支会使肺血流量过大,造成肺血管病变。在 75% 左右的 TOF 患儿中,存在不同程度的肺动脉瓣狭窄,多为双叶瓣、增厚。狭窄通常是由于瓣叶僵硬,而不只是交界融合所造成的。绝大部分 TOF 患者的肺动脉瓣环都有狭窄。

(三)室间隔缺损

典型 TOF 中的室间隔缺损主要是非限制性大型主动脉室间隔缺损,包含圆锥隔和膜周部区域,主要是漏斗部室间隔对位不良造成的。

(四)主动脉移位或异常

主动脉向右移位和根部的异常旋转导致主动脉骑跨,即主动脉有不同的程度起源自右心室。主动脉骑跨右心室的范围可在 30%~90%,一般均骑跨 50%。主动脉骑跨和异常旋转的程度与右心室流出道发育不良及漏斗部室间隔对位不良的程度有关。在某些患者,超过 50% 的主动脉可能源自右心室。可能因此出现右位主动脉弓,导致主动脉弓分支异常起源。

(五)合并畸形

合并心脏畸形很常见。合并房间隔缺损的 TOF 又称为法洛五联症。其他合并畸形包括动脉导管未闭、房间隔缺损、多发性室间隔缺损、肺静脉异位引流、冠状动脉畸形、肺动脉瓣缺如、主-肺动脉窗以及主动脉瓣关闭不全等。

冠状动脉的解剖也可能是不正常的。其中一种情况是左前降支(LAD)发自右冠状动脉近端,在肺动脉瓣环下方,横跨右心室流出道。TOF 病例中,LAD 异常大约占 5%,这种异常增加了跨肺动脉瓣环补片的风险,有时需要使用外管道。室缺修补时,异常 LAD 容易受损。有时,右冠状动脉起源于左冠状动脉,或左冠状动脉起源于肺动脉。

【病理生理】

TOF 的血流动力学取决于右心室流出道梗阻的严重程度。一般情况下,由于存在非限制性的室间隔缺损,左、右心室的压力相等。中度梗阻情况下,循环仍能保持平衡,室间隔缺损的分流为双向。如果梗阻非常严重,心内分流是从右到左,肺血流量也会显著减少。在肺动脉闭锁的情况下,肺血流量主要依赖于未闭的动脉导管或大型主肺侧支动脉。肺动脉下狭窄有可变的部分,在应激情况下,可造成流出道梗阻急性加重,引起明显的右向左分流而出现缺氧发作的情况。

【临床表现】

(一)症状

临床表现与解剖畸形的严重程度有直接的关系。大多数 TOF 婴幼儿会有喂养困难,发育受限。合并肺动脉闭锁的婴儿,如果没有大的主肺侧支,随着动脉导管的闭合,会出现重度发绀。也有些患儿因为有足够的肺血流量,不会出现发绀;只有当他们的肺血流量不能满足生长发育的需要时,才出现症状。

刚出生时,一些 TOF 婴儿并不显示发绀的迹象,但之后在哭泣或喂养过程中,可能出现皮肤发绀,甚至缺氧发作,表现为阵发性呼吸困难,严重者可引起突然昏厥、抽搐,甚至死亡。在较大的 TOF 儿童中,最具有特征性的增加肺血流量的方式是蹲踞。蹲踞具有诊断意义,在 TOF 患儿中有高度特异性。蹲踞时,下肢屈曲,使静脉回心血量减少,同时下肢动脉受压,增加周围血管阻力,从而减少跨室间隔缺损的右向左分流量。不会行走的小婴儿常喜欢大人抱起,双下肢屈曲状。随着年龄增长,劳累性呼吸困难进行性加重。较大的儿童中,侧支血管可能破裂导致咯血。严重发绀患者,可因红细胞增加,血黏稠度高,血流变慢,而引起脑血栓,若为细菌性血栓,则易形成脑脓肿。

会加重 TOF 患儿发绀的因素,如酸中毒、压力、感染、姿势、活动、肾上腺素受体激动药、脱水、动脉导管闭合。

TOF 主要的分流是经室间隔缺损,血流从右到左进入左心室,产生发绀和血细胞比容升高。轻度肺动脉狭窄,可能会出现双向分流。一些患者漏斗部的狭窄极轻,其主要的分流是从左到右,这种现象称为粉红色 TOF。虽然这类患者可能不会出现发绀,但往往会有体循环中的氧饱和度下降。

(二) 体征

大多数患儿比同龄儿童瘦小,智力发育可能稍落后于正常同龄儿童。通常出生后就有嘴唇和甲床发绀;3~6 个月以后,手指和足趾出现杵状。

通常在左前胸可扪及震颤。肺动脉瓣区和胸骨左缘可听到粗糙的收缩期喷射性杂音。如右心室流出道梗阻严重(肺动脉闭锁),杂音可能听不到。主动脉瓣区第二心音通常是响亮的单音。在缺氧发作时,心脏杂音可能会消失,提示右心室流出道和肺动脉收缩变窄。如存在大的主肺侧支,可听诊到连续杂音。

【辅助检查】

(一) 实验室检查

红细胞计数、血红蛋白及血细胞比容均升高,与发绀的程度成正比。通常情况下,动脉血氧饱和度降低,多数为 65%~70%。由于凝血因子减少与血小板计数低,严重发绀的患者都有出血倾向。全血纤维蛋白原减少,导致凝血酶原时间和凝血时间延长。

(二) X 线胸片

最初 X 线胸片可能无异常;逐渐会出现明显的肺血管纹理减少,当体-肺侧支循环形成时,肺野内可形成网格状阴影,不要错认为是肺血增多。肺动脉影缩小,右心室增大,心尖上翘,呈现经典的靴形心。

(三) 心电图

显示右心室扩大引起的电轴右偏,常有右心房肥大,不完全右束支传导阻滞约占 20%。如果心电图没有提示右心室肥厚,则 TOF 的诊断可能有误。

(四) 超声心动图

显示主动脉骑跨于室间隔之上,内径增宽。右心室内径增大,流出道狭窄。左心室内径缩小。多普勒彩色血流显像可见右心室直接将血液注入骑跨的主动脉。目前,彩色多普勒超声心动图可以准确诊断动脉导管未闭、肌性室间隔缺损或房间隔缺损,发现主、肺动脉间侧支血管形成,还可以较为准确地提示冠状动脉的解剖,轻松观察瓣膜病变。在许多医疗机构,TOF 手术前仅用超声心动图来做诊断。

如果存在多发性室间隔缺损、冠状动脉异常或远端肺动脉图像不清楚,则需要进一步检查。

(五) 心脏 CT

多层螺旋 CT(MSCT)结合三维重建技术,可直接显示右心室流出道、肺动脉、室间隔缺损、主动脉骑跨和右心室肥厚及合并的其他心脏大血管畸形。还可以确定主动脉和肺动脉管腔内径、位置关系、动脉间侧支血管形成,以及肺内血管稀疏等改变。由于部分 TOF 患者伴有冠状动脉起源异常和走行,尤其是左前降支起源于右冠脉,通过 MSCT 评估可以避免手术误伤经过右心室流出道前方的冠状动脉。CT 检查时间较短,可采用多种图像后期处理方式显示和评价病变,但要注意检查的频率,避免过多辐射暴露。

(六) 磁共振成像

磁共振成像(MRI)可以提供主动脉、右心室流出道、室间隔缺损、右心室肥厚和肺动脉及其分支发育情况的清晰图像。磁共振成像可以测量心腔内压力、压差和血流量,结合心导管造影和三维重建技术了解肺动脉和侧支血管的相互关系。磁共振成像的缺点为较长的成像时间、患儿需要镇静以防止运动伪影。此外,在磁共振隧道成像时,无法观察到患儿的病情变化。MRI 更多用于手术后随访右心室功能评价及肺动脉瓣反流评估。

(七) 心导管检查

不是所有 TOF 患者均需要进行心导管检查。心导管检查可能会直接诱发右室漏斗部痉挛而引起缺氧发作,同时由于是有创检查,现已少用。如果超声心动图对心脏畸形描述不清楚,或肺动脉及其分支情况不明,或怀疑有肺动脉高压导致的肺血管病变,心导管检查则非常有帮助。

心导管检查通过血管造影,了解心室、肺动脉的大小,主、肺动脉间侧支血管的形成。心导管可以获得各个心腔、血管的压力和氧饱和度资料,发现任何可能的分流。如已做过分流手术,在根治手术前要进行造影。心导管造影还可以确定冠状动脉的异常。

【诊断及鉴别诊断】

(一) 诊断

TOF 有典型的临床特征,可以很快做出初步的临床诊断。如出生后早期出现发绀,呼吸困难,活动耐力差,喜蹲踞,胸骨左缘收缩期杂音及肺动脉第二心音减弱,红细胞计数、血红蛋白、血细胞比容升高,动脉血氧饱和度减低;X 线胸片示肺血减少、靴形心;心电图示右心室肥大等,即可做出诊断。确诊依据超声心动图、心导管及心血管造影检查。

(二) 鉴别诊断

主要依靠超声心动图、心导管和心血管造影检查,对其他的发绀型心脏畸形进行鉴别。

1. **大动脉转位** 完全性大血管错位时,肺动脉发自左心室,而主动脉发自右心室,常伴有心房或心室间隔缺损或动脉导管未闭,心脏常显著增大,X 线片示肺部充血,MSCT 三维及二维图像能清晰显示两大动脉的空间位置关系以及同心室的连接关系,可明确诊断。如同时有肺动脉瓣口狭窄,则鉴别诊断较为困难。

2. **三尖瓣闭锁** 三尖瓣闭锁时,三尖瓣口完全不通,右心房的血流通过未闭卵圆孔或心房间隔缺损进入左心房,经二尖瓣入左心室,再经心室间隔缺损或未闭动脉导管到肺循环。X 线检查可见右心室部位不明显,肺野清晰。有特征性心电图,电轴左偏−30°以上,左心室肥厚。选择性右心房造影可确立诊断。

3. **三尖瓣下移畸形** 三尖瓣下移畸形时,三尖瓣的隔瓣叶和后瓣叶下移至心室,右心房增大,右心室相对较小,常伴有心房间隔缺损而造成右至左分流。心前区常可听到 4 个心音;X 线显示心影增大,常呈球形,右心房可甚大;心电图示右心房肥大和右束支传导阻滞;选择性右心房造影显示增大的右心房和畸形的三尖瓣,可以确立诊断。

4. **右心室双出口伴肺动脉狭窄** 临床症状与 TOF 极相似,但本病一般无蹲踞现象,X 线检查显示心影增大,心血管造影可确诊,右心室双出口与法洛四联症主要鉴别点为主动脉瓣与二尖瓣前叶无解剖连接。

5. **肺动脉口狭窄合并心房间隔缺损** 本病发绀出现较晚,有时在数年后,蹲踞不常见。胸骨左缘第 2 肋间的喷射性收缩期杂音时限较长,伴明显震颤,P_2 分裂。X 线检查除显示右心室增大外,右心房也明显增大,肺动脉段凸出,无右位主动脉弓,肺血正常或减少。心电图右心室劳损的表现较明显,可见高大 P 波。选择性心血管造影,发现肺动脉口狭窄属瓣膜型,右至左分流水平在心房部位,可以确立诊断。

6. **艾森门格综合征** 室间隔缺损、房间隔缺损、主-肺动脉窗或动脉导管未闭的患者发生严重肺动脉高压时,使左至右分流转变为右至左分流,形成艾森门格综合征。本综合征发绀出现晚;肺动脉瓣区有收缩喷射音和收缩期吹风样杂音,第二心音亢进并可分裂,可有吹风样舒张期杂音;X 线检查可见肺动脉总干弧明显凸出,肺门血管影粗大而肺野血管影细小;右心导管检查发现肺动脉显著高压等,可鉴别。

【治疗】

(一) 药物治疗

手术是法洛四联症(TOF)发绀型患者最有效且唯一确切的治疗。药物治疗仅为辅助治疗,主要是为手术做准备,其中最有效的是使用前列腺素 E_1 将重度发绀的新生儿患者的动脉导管保持开放,增加肺血流量直至外科矫治或建立体-肺分流。大多数婴儿有足够高的氧饱和度,通常可进行择期手术。新生儿急性缺氧发作时,紧急治疗包括吸氧、镇静、容量复苏和 α 受体激动药(去氧肾上腺素)。去氧肾上腺素通过直接的血管收缩作用,提高了体循环阻力,能降低右向左分流引起肺血流量的增加。但任何需要这种治疗的 TOF 患者,应该转科进行紧急外科姑息或根治手术。此外,将其放成胸膝体位,可能是有用的。β受体拮抗药理论上可以缓解右心室流出道漏斗部的肌肉痉挛,增加肺血流量,有些心内科医师会用其缓解 TOF 患者缺氧发作时的症状,但有效性证据存在冲突。逐渐加重的低氧血症和缺氧发作是 TOF 早期手术的指征。无症状的 TOF 患儿不需要任何特殊药物治疗。

(二)外科治疗

TOF 早期手术的风险因素包括低出生体重儿、肺动脉闭锁、合并复杂畸形、以前多次手术、肺动脉瓣缺如综合征、低龄、高龄、严重肺动脉瓣环发育不良、肺动脉及其分支发育不良、右心室/左心室收缩压比值高、多发性室间隔缺损、合并其他心脏畸形等。

1. 姑息性手术 姑息性手术的目标是,在不依赖动脉导管的前提下,缓解低氧症状,增加肺血流量,使肺动脉生长,为肺动脉瓣环较小的患者创造手术根治的机会。有时,婴儿肺动脉闭锁或 LAD 冠状动脉横跨右心室流出道,无法建立跨肺动脉瓣环的右心室-肺动脉通道,而可能需要放置外管道。

虽然可以使用人工管道,肺动脉极其细小的婴幼儿或许不适合在婴儿期一期根治。对这些婴儿可采用姑息性手术。姑息性手术有各种类型,姑息分流术的效果会因患者手术年龄和分流手术类型而不同。姑息性分流术的早期死亡率为 3%~5%。目前首选的是改良 Blalock-Taussig 分流术(modified Blalock-Taussig shunt, MBTS)。

改良 Blalock-Taussig 分流术,即在锁骨下动脉和同侧肺动脉之间使用 Gore-Tex 人工血管连接,是目前首选的姑息性手术。人工血管直径根据患儿体重选择,通常为 3.5mm 或 4mm,体重 <2.5kg 的患儿可选用 3mm 管道。改良 Blalock-Taussig 分流术具有以下优点:①保留了锁骨下动脉;②双侧均适合使用;③明显减轻发绀;④根治手术时易于控制和关闭分流管道;⑤良好的通畅率;⑥降低医源性体肺动脉损伤的发生率。然而,改良 Blalock-Taussig 分流术也有一些并发症,包括血栓形成、人工管道渗血、术侧手臂发育不良、指端坏疽、膈神经损伤和肺动脉狭窄。

其他类型的姑息性手术,目前已经很少使用。Potts 分流术会引起单侧肺血流量不断增加,吻合后易造成肺动脉扭曲,而且在根治手术时拆除分流难度大,现已放弃。Waterston 分流术也存在肺动脉血流过大、不易控制的问题,目前使用较少;这种分流方法还会造成右肺动脉狭窄,通常根治手术时,需要进行右肺动脉成形,会对根治手术造成困难。同样由于会造成之后的根治手术困难,Glenn 分流术也已经不再使用。

在新生儿危重患者中,如果存在多个医疗问题,可通过导管球囊进行肺动脉瓣切开或右心室流出道支架植入,以增加血氧饱和度,从而避免急诊姑息性手术。但是,在新生儿中,这种介入操作可能引起右心室流出道痉挛而诱发缺氧发作加重病情,甚至有引起肺动脉穿孔的风险。最近研究表明,在有症状的新生儿 TOF 患者中,进行分流手术或根治手术,其死亡率和结果相近。

2. 根治手术 一期根治是 TOF 最理想的治疗方式,通常在体外循环下进行。手术的目的是修补室间隔缺损并将主动脉隔入左心室,切除漏斗部狭窄区的肌束,消除右心室流出道梗阻。在体外循环转机前,以往手术放置的主-肺分流管要先游离出来并拆除。之后,患者在体外循环下接受手术,其他的合并畸形同期处理,卵圆孔未闭可视手术情况关闭或者保留开放。

3. 手术选择 TOF 是一种进展性的心脏畸形,大多数患儿需要外科手术治疗。外科根治最佳的手术年龄仍存在争议,但多数学者主张早期根治手术,理由如下。①能促进肺动脉和肺实质的发育;②避免了体-肺动脉分流术给左心室带来的容量负担,保护了左心室功能;③避免了体-肺动脉分流不当造成肺血管病的危险;④心内畸形早期得到矫治,避免了右心室肥厚、长期发绀和侧支血管形成,避免了肺动脉血栓形成、脑脓肿、脑血栓及心内膜炎等并发症;⑤避免了右室内纤维组织增生,术后严重心律失常发生率明显降低;⑥促进心脏以外器官正常生长和发育;⑦避免二次手术的危险,减轻家属心理和经济负担。

现在大多数的外科医师建议 TOF 一期根治,目前结果很好。新生儿 TOF 应用前列腺素维持动脉导管开放,发绀可以得到控制,大大减少了 TOF 的紧急手术。无症状患儿建议出生后 6~12 个月行根治手术;若患儿肺动脉发育良好,可以在 3~6 个月期间行根治手术;对于小于 3 月龄的前列腺素依赖、发绀加重或出现缺氧发作的患儿,应尽早手术,手术方式根据患儿病情和医疗机构水平选择根治手术或姑息性手术。

一期 TOF 根治的风险因素,包括冠状动脉异常起源和走行、极低体重儿、肺动脉细小、多发性室间隔缺损、合并多种心内畸形。

4. 术后处理   所有婴幼儿心内直视手术后都转入儿童重症监护室。术后必须密切观察血流动力学指标,待心脏和呼吸功能稳定后再撤离气管插管和呼吸机。需要保持适当的心排血量和心脏起搏,来维持体循环的末梢灌注。患者应每天称重,来指导出入液体量。心脏传导阻滞患者应该安置临时的房室起搏器。如果 5~6 天后还不能恢复正常传导,患者可能需要置入永久心脏起搏器。

【疗效评价】

（一）手术结果

TOF 外科矫治的结果良好,并发症和死亡率都很低。在手术入径方面,经心室切口和经心房切口进行畸形矫治的两种手术方法,没有发现有手术死亡率的差异。

偶尔术后有些患者的右心室/左心室压力比明显升高,原因有很多种,包括室间隔残余分流、残余右心室流出道狭窄等。这些患者往往病情恶化,必须尽快通过超声心动图检查找出原因,并通过再次手术来纠正右心室高压的病因。研究表明,术中保持肺动脉瓣环的完整性,可减少再手术率。

随着技术的进步,婴儿早期一期根治的效果良好。总体而言,不论是一期矫治或是主-肺动脉分流术后的二期根治,大多数研究系列报道的死亡率为 1%~5%。同样,婴幼儿接受姑息分流手术的死亡率也很低,为 0.5%~3%。术后 20 年的生存率为 95% 左右。

低温、心脏停搏液、深低温停循环等心肌保护技术的进步,使更小的婴儿得到更精确的解剖矫治,手术效果优良。然而,新生儿患者需使用跨瓣环补片的概率更高。

（二）再手术

早期再手术的指征包括室缺残余分流、残余右心室流出道梗阻。术后 35 年内再手术率高达 44%,其中最常见的为肺动脉瓣置换术。

TOF 患者对室缺残余分流的耐受能力很差,因为这些患者不能耐受急性增加的容量负荷。TOF 矫治术后,小的室缺残余分流比较常见,通常没有临床意义。大的室缺残余分流,或者右心室流出道狭窄压差 >60mmHg,都要考虑紧急再手术。再手术的风险不大,但结果可显著改善。

残余右心室流出道梗阻常见于外科手术后,可引起残留或进展性的右室向心性肥大。由于心肌质量-体积比增加,相比重度右室扩张,右室肥大是远期出现室性心动过速和死亡的更为重要风险因子。

5 年、10 年、15 年的免于术后肺动脉瓣置换率分别为 97%、85%、75%。肺动脉瓣反流会加大,并伴有右心衰竭。出现这种情况,通常需要进行肺动脉瓣置换。肺动脉瓣置换术的手术指征一直存在争议。重度肺动脉瓣反流伴临床症状是肺动脉瓣置换术的 I 类水平证据。QRS 波时限 >180ms 预示室性心动过速,心源性猝死的可能增加,行肺动脉瓣置换术后 QRS 波时限可恢复正常。也有研究建议,应将肺动脉瓣置换术的 QRS 波标准从 180ms 提前到 150ms。此外,将右室舒张末期容积指数大于 $170mL/m^2$ 作为肺动脉瓣置换术的指征缩小到大于 $150mL/m^2$ 更为适宜。目前常用的肺动脉瓣置换术包括传统开胸置换和经导管瓣膜置入。开胸瓣膜置换时,建议首选生物瓣。

（三）并发症

早期的术后并发症包括心脏传导阻滞与室缺残余分流,而完整的修补术后早期心律失常的发生率少于 1%。

术后远期并发症中,室性心律失常较为常见,发生率约为 5%。术后晚期主要死亡原因是心力衰竭,传统心力衰竭的治疗策略并不能为成年 TOF 患者带来同样的疗效。综合多个报道,在 TOF 矫治术后中远期死亡原因中,心脏骤停或猝死占 3.53%~23.5%。室上性心律失常发生率为 4%~20%,发生率在术后 10~15 年内较低,之后逐步升高;有研究发现,持续性室上性心律失常是死亡或室性心动过速的独立预测因素。

右心系统并发症包括肺动脉瓣反流、三尖瓣反流以及右心室流出道梗阻。左心系统并发症包括主动脉根部扩张和主动脉瓣反流,而主动脉夹层在 TOF 患者中较为罕见。

同大多数的心脏术后患者一样,心内膜炎的风险是终身的,但比没有根治的 TOF 患者要小得多。

（四）预后

近年来,TOF 围手术期死亡率已经降至 1.10%~2.58%。TOF 矫治术后远期生存率很高,长期结果数据表明,虽然有些人运动能力稍差,但大多数的生存者依据纽约心脏协会心功能分类为Ⅰ~Ⅱ级。有报道称,患者晚期的室性心律失常猝死率为 1%~5%,原因不明。对于 TOF 矫治术后的患者,长期进行心脏监测是必要的。

（五）未来和争议

法洛四联症术后远期生存率很高,随着时间的推移,这也使得成人 TOF 呈现老龄化趋势,目前成人 TOF 的比例已跃升 ACHD 前五,这类人群的医疗管理方案依然成为新的问题和挑战。这些患者所遇到的主要问题是肺动脉瓣反流不断加重,其中一些需要进行肺动脉瓣置换术,但其手术时机和指征仍存在分歧,现有主流观点越发倾向于更早、更积极的手术干预,经导管肺动脉瓣置入的应用也较以前广泛。接受了肺动脉瓣生物瓣置换的患者,只有时间才知道这些瓣膜能持续多长时间。经皮穿刺技术与组织工程仍在继续进步,很有可能进一步改变外科手术干预方式。目前,TOF 术后主动脉病变需手术干预率低,但手术风险高,仍未有更高的手术干预指征和策略可供参考。

（陈寄梅）

第八节　肺动脉闭锁

肺动脉闭锁可根据心室间隔的解剖特点分为两种类型:一种是室间隔完整的肺动脉闭锁;另一种是伴有室间隔缺损的肺动脉闭锁。下面分节叙述。

一、室间隔完整的肺动脉闭锁

室间隔完整的肺动脉闭锁是较少见的发绀型先天性心脏病,占先天性心脏病的 1%~3%,占新生儿发绀型先天性心脏病的 25%。未经治疗 50% 死于新生儿期,85% 死于 6 个月,仅 2.5% 能活至 3 岁。室间隔完整的肺动脉闭锁是指肺动脉瓣闭锁同时伴有不同程度的右心室、三尖瓣发育不良,而室间隔完整的先天性心脏畸形。肺动脉瓣叶在发育时无法相互分离的胚胎学机制尚不清楚。流经三尖瓣和右心室的血流明显减少可能是导致肺动脉闭锁合并三尖瓣和右心室发育不良的原因。

【病理解剖】

肺动脉闭锁并非单纯的肺动脉病变,病理变化涉及右心室、三尖瓣及冠脉血管。室间隔完整的肺动脉闭锁很少伴有粗大的主-肺动脉侧支血管形成。

（一）肺动脉闭锁

肺动脉瓣呈隔膜样闭锁,瓣叶融合为拱顶状,漏斗部或肺动脉干闭锁少见。肺动脉瓣环和肺动脉干多近正常,亦可严重发育不良。

（二）右心室及三尖瓣

Bull 和 de Leval 将本病分为三型:Ⅰ型,右心室的流入部、小梁部和漏斗部均存在;Ⅱ型,漏斗部缺如,流入部、小梁部存在;Ⅲ型,只有流入部分,其余两部分均缺如。三尖瓣几乎都有不同程度的发育不良,从三尖瓣重度狭窄到三尖瓣环扩张,亦可呈 Ebstein 畸形样改变。可通过三尖瓣瓣环的直径来判断右心室的发育程度,借以指导选择手术方式。

（三）冠状动脉循环

约 10% 室间隔完整的肺动脉闭锁患儿有 1 支或几支主要冠状动脉狭窄或闭锁。在狭窄或闭锁段远侧的冠状动脉通常经过右心室与冠状动脉床之间的心肌窦状隙交通来获取血供。这种冠状动脉畸形最常见于三尖瓣关闭正常而右心室腔小的患儿,冠状动脉循环依赖于右心室高压的逆行灌注,又称右心室依赖型冠状动脉循环。

【病理生理】

由于心房水平存在右向左分流,故出生时即有发绀表现,而且仅在动脉导管开放时,患儿才能维持生存。患儿出生后肺血流量和动脉血氧饱和度完全取决于动脉导管的直径。血流进入存在盲端的右心室后可自三尖瓣反流入右心房,或在心肌收缩时通过心肌窦状隙或交通支进入冠状动脉循环。动脉导管出生后收缩或功能性关闭将引起肺血进一步减少,加重低氧血症和代谢性酸中毒,甚至导致死亡;而心房水平右向左分流不足(仅为卵圆孔未闭),右心房高压可导致体循环淤血和低心排血量。对于存在右心室依赖型冠状动脉循环的患儿,一旦右心室压力因流出道梗阻解除而降低时,由于冠状动脉灌注不足,将导致严重心肌缺血而死亡。

【临床表现】

出生后随着动脉导管的逐渐闭合,发绀和气促进行性加重。生长发育障碍,常有活动后心悸气促,蹲踞少见。如有主-肺动脉大侧支血管形成,则发绀表现较轻而易患呼吸道感染,甚至充血性心力衰竭。三尖瓣关闭不全时可伴有右心衰竭的表现。听诊可闻及动脉导管的杂音及三尖瓣反流的收缩期杂音,杂音强度与动脉导管的血流和三尖瓣反流的大小有关。

【辅助检查】

1. **胸部 X 线**　无明显三尖瓣反流时心影大小正常,如合并三尖瓣重度关闭不全时,则心影呈进行性增大。双侧肺血不同程度减少,肺动脉段平直或凹陷,主动脉结增宽。

2. **心电图**　右心房扩大,P 波高尖,右心室发育不良,左心室电势占优。

3. **超声心动图**　可显示右心室流出道缺如,主、肺动脉与漏斗部分离,此为首要诊断特征。不仅能显示肺动脉瓣或漏斗部闭锁以及右心室和三尖瓣的形态学,也能显示右心室腔的组成和大小、室壁厚度,三尖瓣的形态、启闭功能及瓣环大小,未闭动脉导管形态及左心室腔的大小及功能,并可测得房间隔缺损大小以及肺动脉干与其分支的发育程度。在某些病例超声心动图可提示冠状动脉瘘的存在。

4. **心导管和心血管造影**　主要用于确认有无冠脉畸形。心血管造影可显示冠状动脉狭窄或闭锁段以及心肌接受唯一右心室来源血供的区域,即依赖右心室的冠状动脉血管。同时还可显示右心室腔大小、三尖瓣的发育以及右心室漏斗部盲端。亦可显示肺动脉干盲端及左、右肺动脉状况,从而测量漏斗部至肺动脉盲端间的分隔距离,明确是单纯瓣膜闭锁还是同时涉及漏斗部闭锁。

【诊断及鉴别诊断】

(一) 诊断

患儿出生时发育正常,但第 1 天即有发绀。随着动脉导管的闭合,发绀加重并伴呼吸窘迫,继而出现难治性代谢性酸中毒,心前区杂音不明显或有连续性杂音。胸部 X 线片示肺野缺血,心影不大,临床诊断应首先考虑本病。明确诊断主要依靠多普勒超声心动图及心导管和心血管造影。诊断中应明确动脉导管的粗细,左、右心室压力,未闭卵圆孔和房间隔缺损大小、三尖瓣瓣环直径及瓣膜形态、开口大小、反流程度,右心室腔容量、右心室三部分的发育情况、右心室心肌窦状间隙及其左、右冠状动脉交通支部位,冠状动脉分布和有无狭窄等。

(二) 鉴别诊断

室间隔完整的肺动脉闭锁的鉴别诊断要点:新生儿发绀、轻柔的收缩期杂音或连续性杂音、肺纹理减少等。室间隔完整的肺动脉闭锁主要应与其他发绀型先天性心脏病相鉴别,如重度肺动脉瓣狭窄、法洛四联症、肺动脉闭锁合并室间隔缺损、三尖瓣下移畸形、三尖瓣闭锁、单心室、完全性大动脉转位、永存动脉干等。

【治疗】

(一) 手术适应证

室间隔完整的肺动脉闭锁的诊断本身即为手术指征,但目前尚无适合所有病例并获得一致认同的治疗策略,个体化的治疗经验相对有限。一期手术的处理原则主要有三个基本方式:单独解除右心室流出道梗阻;解除右心室流出道梗阻联合体-肺动脉分流手术;单独行体-肺动脉分流术。一期治疗方案必须平衡手术风险与长期功能结果。一期治疗的基本目标是在最大限度减少死亡的同时使最终双心室修补的可能性最大化。

1. 新生儿阶段应立即行体-肺动脉分流术或肺动脉瓣切开术,两者通常需同时进行。

2. 如果存在右心室依赖型冠状动脉循环,则不宜行右心室流出道成形术或肺动脉瓣切开术,以免右心室压力下降造成心肌坏死,体-肺动脉分流术是唯一的选择。

3. 三尖瓣的大小(以 Z 值表示)与右心室的发育程度接近正相关。可将三尖瓣的发育情况作为选择手术方式的依据之一。

（1）轻度右心室发育不良:三尖瓣的 Z 值在–2~0。治疗目的是促进右心室发育及行最低程度的治疗干预。初期治疗包括右心室减压和建立右心室-肺动脉连续性,房间隔缺损必须保持开放以保证早朝房内右向左减压。其中,约 50% 的病例由于术后低氧而须另行体-肺动脉分流术。

（2）中度右心室发育不良:三尖瓣的 Z 值在 –3~–2。具有双心室矫治的可能,宜行右心室流出道重建术伴体-肺动脉分流术。此术式保留了右心室发育潜能使后续双心室矫治成为可能。

（3）重度右心室发育不良:三尖瓣的 Z 值 <–3。宜单独行体-肺动脉分流术。三尖瓣的 Z 值在–4~–3,二期可行一个半心室矫治或 1¼ 心室矫治。三尖瓣的 Z 值 <–4,单心室修复则是唯一的选择。

（二）术前准备

第一时间静脉输注前列腺素 E,以保持动脉导管开放。纠正代谢性酸中毒,如有灌注不足,则需正性肌力药物支持。对重症的呼吸窘迫患儿,可在镇静、肌松下用低浓度氧进行机械通气。

（三）手术方法

1. **一期手术术式的选择**　右心室腔发育稍差但接近正常,仅为肺动脉瓣膜闭锁,可单行肺动脉瓣切开术;右心室的 3 个部分存在或仅漏斗部消失者,宜在体外循环下行右心室流出道重建术,同时行改良体-肺动脉分流术(因右心室顺应性差,单纯行右心室流出道重建术死亡率高);右心室的漏斗部和小梁部均不存在,仅做体-肺动脉分流术;对于依赖右心室的冠状动脉异常者,仅能做体-肺动脉分流术。

2. **二期手术**　目前对室间隔完整的肺动脉闭锁的治疗概念是分二期手术。二期手术的原则:经一期术后如右心室发育良好,则二期行双心室修复术或称解剖矫治术,即关闭未闭卵圆孔或房间隔缺损,解除右心室流出道残余梗阻;如一期术后右心室发育仍差,仅能做生理矫治术或一个半心室矫治、1¼ 心室矫治及分期单心室修复。

（1）双心室修复术:姑息术后密切随访超声观察右心室发育和三尖瓣环大小,如右心室发育已明显改善则再行心导管检查。二期双心室修复的年龄以 12~18 个月为宜。二期解剖矫治的手术指征:经一期术后右心室发育不良已转为轻至中度;右心室腔发育指数 RVI>11;三尖瓣周径(TVC%)和三尖瓣直径(TVD%)已达正常的 95% 以上;心房水平右向左分流从大量转为少量或双向分流;三尖瓣反流从重度转为轻度。

（2）一个半心室修复术:如用球囊导管堵闭房间隔缺损及体-肺分流管后,虽然右心室流出道是通畅的,但患儿不能忍受,右心房压 >20mmHg,心排血量明显下降,则可考虑行本术式。手术包括去除体-肺动脉分流,闭合房间隔缺损,保留右心室-肺动脉通道及行双向 Glenn 术。

（3）1¼ 心室修复术:右心室发育差,不能耐受一个半心室修复术,需保留房间隔缺损。

（4）分期单心室修复术:体-肺动脉分流术后 6 个月行双向 Glenn 术,2~4 岁行全腔静脉-肺动脉连接术。

【并发症及防治】

右心室流出道重建和体-肺动脉分流术后右心室顺应性差,需心肺支持治疗。当存在肺动脉瓣反流和三尖瓣反流时,体-肺动脉分流的血流在舒张期反流至右心室和右心房,引起循环分流,出现低心排血量表现,此时常需增加肺循环阻力并减低体循环阻力或手术干预减少体-肺动脉分流。低心排血量的另一个原因是冠状动脉供血不足,因有依赖右心室的冠状动脉循环存在,有时术前用心血管造影也很难确诊,此时可再结扎右心室流出道,以提高右心室压力,再现冠状血流。体-肺动脉分流术后出现肺血仍不足,在排除吻合口狭窄外,应保持动脉导管开放。

【疗效评价】

室间隔完整的肺动脉闭锁的右心发育程度不一,术后生存率高低相差较大。有随访研究指出,右心室发育不良、冠状动脉异位、低出生体重、三尖瓣的反流程度及右心室扩大或肥厚是影响术后远期疗效的重要因素;右心室依赖性冠状动脉循环为严重并发畸形,是影响婴幼儿手术后早期生存的重要危险因素。

二、肺动脉闭锁合并室间隔缺损

通常将合并室间隔缺损的肺动脉闭锁归入法洛四联症的最严重型,但它们的治疗和结果却明显不同。这种畸形的基本特征是肺动脉闭锁,在右心室和肺循环之间没有直接的管腔连续。这些患者存在固有肺动脉发育不良或闭锁和多发的主-肺动脉侧支血管形成。这种畸形的心内形态和法洛四联症非常相似,两者的区别在于右心室和肺动脉之间完全缺乏连续性,且肺动脉血供只能完全依靠心外途径。本病又称假性永存动脉干、法洛四联症合并肺动脉闭锁。本病约占先天性心脏病的 2%,部分患儿伴有锥-干-面部综合征。

在胚胎发育过程中,右侧和左侧第 6 对背侧主动脉弓和来自原始前肠的肺芽动脉丛融合失败且与主动脉存在持续的连接,从而导致肺动脉闭锁和主-肺动脉侧支血管形成。这种畸形常与染色体 22q11 缺失相关。

【病理解剖】

肺动脉闭锁合并室间隔缺损的病理解剖特征是肺动脉不同部位发育不良与闭锁,肺实质内的肺动脉分布不均及肺动脉血供来源的无规律性。大型膜周或对位不良型室间隔缺损位于主动脉瓣下,右心室肥厚,主动脉右旋。根据固有肺动脉的发育情况及肺血来源,分为三种类型。①Ⅰ型:有固有肺动脉,导管依赖型,无主-肺动脉大侧支血管形成;②Ⅱ型:有固有肺动脉及主-肺动脉大侧支血管形成;③Ⅲ型:无固有肺动脉,主-肺动脉大侧支血管为唯一肺血来源。

【病理生理】

肺动脉必须有心外的体动脉支供血方能生存,最常见源自动脉导管和降主动脉,但约有 10% 来自冠状动脉,尤以左冠状动脉为多见。更为复杂的是体动脉支一根或数根供应一个或几个肺叶(段),由于过度灌注而发生肺动脉高压,其中部分体动脉支与肺动脉连接处有明显狭窄,从而避免了发生肺血管梗阻性病变。但当供应肺的动脉侧支过分狭窄,则限制了肺血管和肺实质的发育。

【临床表现】

青紫的严重程度取决于心外体动脉支供应肺动脉血流的多少,以及肺血管在肺实质内的分布。临床表现类似重症法洛四联症,呈青紫、气促,活动受限。少数患儿体动脉分支粗大,与肺动脉连接处无狭窄,则症状上表现为轻度青紫或无青紫。有的甚至出现充血性心力衰竭和肺血管梗阻性病变。

【辅助检查】

（一）脉搏氧饱和度测定

侧支形成过度和处于发生充血性心力衰竭危险患儿的静息脉搏氧饱和度通常高于 85%~90%。如肺血流不足,则低于 75%~80%。

（二）胸部 X 线

正位心影似靴状,主动脉弓常在右侧。肺血流过量则表现为肺血多,如果发生充血性心力衰竭,心影则相应扩大;反之则表现为肺血少,心影正常或偏小。由于不同肺段的血供或过量或不足,故也会表现出明显的肺灌注区域性差异。

（三）心电图

出生时心电图正常,随年龄增长呈现出右心室异常肥厚,肺血多时则有双心室肥厚和左心房肥大。

（四）超声心动图

确定心内解剖,明确右心室流出道、肺动脉瓣、肺动脉干及中央共汇是否存在。导管依赖性的瓣膜性或肺动脉干闭锁,其共汇及分支发育良好,可仅依靠超声心动图确定诊断,但在确定侧支和外周肺动脉解剖方面存在限制。

（五）心导管检查

确定主、肺动脉侧支的解剖;通过逆行肺静脉楔入血管造影确定固有肺动脉的解剖,可见海鸥征;确定肺的 20 个肺段每一段的血供,即肺段是由固有肺动脉的分支供应,还是由侧支血管供应,或是否存在双重血供;确定固有肺动脉与侧支血管是否存在交通及其部位;明确侧支血管与其他纵隔结构(尤其是气管和食管)的解剖关系;根据侧支远端压力评估肺血管病变。

【诊断及鉴别诊断】

(一) 诊断

通过超声心动图、选择性升主动脉造影、逆行肺静脉楔入血管造影可明确体动脉支的来源、走向、数量及肺动脉各支分布。如果为单根体动脉支供应肺动脉。须估计其分流量和肺动脉阻力。如果为多根体动脉支供应,则肺血流动力学测定困难,其结果必然影响疗效。

(二) 鉴别诊断

严重青紫者须与法洛四联症、大动脉转位、三尖瓣闭锁、右心室双出口或单心室伴严重的肺动脉狭窄或闭锁及梗阻性完全性肺静脉异位连接相鉴别;青紫不重或肺血过多的心力衰竭者须与室间隔缺损、房室隔缺损、动脉导管未闭、右心室双出口或单心室而无肺动脉狭窄、永存动脉干及无梗阻的完全性肺静脉异位连接相鉴别。

【治疗】

(一) 药物与介入治疗

1. 前列腺素 E_1 导管依赖性的婴儿须输注前列腺素 E_1 来维持导管开放,直到通过其他有效方式获得肺血。

2. 心导管介入治疗

(1) 弹簧圈堵塞具有双重血供肺段的侧支血管。

(2) 利用球囊扩张导管扩开多发的外周狭窄或置入支架。

(二) 手术治疗

1. **手术适应证**

(1) 有固有肺动脉,导管依赖型,无主-肺动脉大侧支血管形成(Ⅰ型)。此型患者的心包内肺动脉及其共汇一般发育良好,主、肺动脉缺如者在根治时需置入人工管道,而主、肺动脉发育良好时可行 REV 或类似于法洛四联症根治术中的右心室流出道重建。当 McGoon 比值 >1.2 或 Nakata 指数 >150mm²/m² 时可考虑行根治术;当无条件行根治手术时,可考虑右心室流出道重建或体-肺动脉分流术。

(2) 有固有肺动脉及主-肺动脉大侧支血管形成(Ⅱ型)。此型的外科治疗目前主要有三种观点:①Reddy 等主张一期经正中切口行单源化手术,尽可能多地恢复肺段正常生理功能,并争取同期关闭VSD;②d'Udekem 和 Brizard 等认为单源化术后的主-肺动脉大侧支血管甚至固有肺动脉均会出现不同程度的狭窄,导致远期效果不佳,进而认为主-肺动脉大侧支血管不宜融合,而应行右心室流出道重建或体-肺动脉分流术,促进固有肺动脉发育,达到条件后再行根治术;③介于两者之间,主-肺动脉大侧支血管与固有肺动脉有交通者可将其通过手术或介入关闭,单独供血的主-肺动脉大侧支血管应行单源化手术。此型患者应通过计算新的肺动脉指数(需将侧支直径考虑在计算范围之内)来判断可否行根治术,对不满足根治条件者应行右心室流出道重建或体-肺动脉分流术和/或同期单源化手术。

(3) 无固有肺动脉,主-肺动脉大侧支血管为唯一肺血来源(Ⅲ型)。此型外科治疗目前的主要观点:①一期经正中切口行单源化手术;②尽可能多地恢复肺段正常生理功能;③尽量避免人工材料(右心室肺动脉管道除外);④尽早手术;⑤术中对新肺动脉进行流量测试。亦有学者倾向于行分期;单源化手术是否能够关闭室缺取决于新的肺动脉指数。

2. **手术方法**

(1) 体-肺动脉分流术:①中心分流,有多种方式,如 Waterston 分流术、Potts 分流术、Melbourne 分流术等;②Blalock-Taussig(B-T)分流术,目前多采用改良 B-T 分流术。

(2) 右心室流出道重建术:以管道、补片等方式重建右心室与肺动脉连接,既能作为姑息性手术,也能作为根治术的一部分。当行姑息性手术时,应注意重建后通道小于正常值,以限制肺血流。姑息性手术可使这些患者肺动脉指数明显增加,但在根治术时,仍可能需要用自体心包扩大肺动脉分支。

(3) 单源化手术:即将主-肺动脉大侧支血管连接于固有中央肺动脉(Ⅱ型)或人工管道重建的中央肺动脉(Ⅲ型)的一种手术方式。此手术变化较大,没有固定术式。单源化的原则:①尽可能行自体组织间的吻合,避免使用人工材料;②最大限度地广泛游离和延长主-肺动脉大侧支血管以及设计合理的侧支重建路线;③尽可能在非体外循环下进行大侧支单源化连接,同时将小侧支结扎,随着侧支的结扎,当氧饱和度下降至最低限时,建立体外循环,体外循环开始前必须控制所有侧支,随后将剩余的主动脉-肺动脉大侧支血管单源化。对于全肺动脉指数 >200mm²/m² 者可关闭室间隔缺损,而对于全肺动脉指数 <200mm²/m² 者可进行肺血流测试,通过建立肺循环旁路(肺动脉-左心房)测定肺动脉压力以判定可否关闭室间隔缺损,即当肺循环流量达到 2.5L/(min·m²) 时,平均肺动脉压力 <25mmHg,可关闭室间隔缺损,否则开放室间隔缺损。根治术毕必须保持右心室和左心室收缩峰压的比值低于 80%。比值 >80% 时,必须重新转机,行室间隔缺损补片开窗,一般而言开窗直径为 5~6mm。术后心导管检查可显示右心室流出道重建术或外周肺动脉树的梗阻部位,以便通过进一步手术或介入治疗加以改善,通常是直接使用导管球囊扩张技术加以矫正。

【并发症及防治】

1. **残余梗阻**　各吻合口血流通畅与否,通过二维超声心动图或肺灌注扫描了解有关肺灌注、肺段发育。

2. **残余分流**

3. **右心功能不全**　可继发于肺动脉发育不良、末梢血管狭窄或肺动脉梗阻性病变、肺内血管畸形,手术困难,药物治疗不奏效,预后差。

4. **肺功能障碍**　通常是因为肺血管树解剖畸形,发育不良,血供异常,导致相应肺段、肺泡发育异常,肺功能异常所致。治疗困难,即使手术有时亦不能彻底解决,难以达到理想或接近生理的血供。

【疗效评价】

本病预后较差,根治术后早期死亡率差异较大。根治术早期或晚期死亡的主要原因是继发于肺动脉发育不良、末梢血管狭窄或肺动脉梗阻病变,引起右心室高压、右心室衰竭而死亡。

(刘志刚)

第九节　动脉导管未闭

动脉导管未闭(patent ductus arteriosus,PDA)是一种最为常见的先天性心血管畸形,在先天性心脏病中其相对构成比为 5%~10%。PDA 的发生率大约为 1/2000 个活产儿,但随着早产月份的增加,PDA 的发生率显著增高。动脉导管是连接肺动脉和降主动脉的血管管道,胎儿期肺尚无呼吸作用,故大部分血液不进入肺内,由肺动脉经动脉导管转入主动脉。其主要功能是将含有氧气和养料的动脉血从右心室转运至主动脉,以满足胎儿代谢的需要。出生后随着肺呼吸功能的发展和肺血管的扩张,动脉导管失去其作用而逐渐闭塞。出生后如果动脉导管依然保持开放,即为动脉导管未闭。

动脉导管未闭女性发病多于男性,两者之比为 2:1,且多见于儿童和青年。妊娠初期感染病毒的母亲,其子女易患肺动脉口狭窄和动脉导管未闭;柯萨奇 B 病毒感染的孕妇易产下动脉导管未闭或室间隔缺损的婴儿。早产儿尤其是体重低于 2500g 的患儿,患动脉导管未闭和室间隔缺损的较多,这可能与没有足够的发育时间有关。高原地区氧分压低,患动脉导管未闭和房间隔缺损的婴儿较多。

近年来由于分子生物学的发展,发现越来越多的先天性心脏病有共同基因的变异或缺失。动脉导管未闭呈多基因规律,子女再显风险率为 3.4%~4.3%,同胞为 2.6%~3.5%。一致性病损占 50%。

【病理解剖】

一般而言,动脉导管未闭位于降主动脉近端距左锁骨下动脉起始部 2~10mm 处,与肺总动脉干或左肺动脉起始部相通。其上缘与降主动脉交接呈 40° 锐角,下缘则交接呈 110°~160° 钝角。导管的长度一般为 5~10mm,直径则由数毫米至 1~2cm。其主动脉端开口往往大于肺动脉端开口。其形状各异,大致可分为五型。①管形:外形如圆管或圆柱,最为常见。②漏斗形:导管的主动脉侧往往粗大,而肺动脉侧则较细小,呈漏斗状,也较多见。③窗形:管腔较粗大但缺乏长度,酷似主、肺动脉吻合口,较少见。④哑铃形:导管中段细;主、肺动脉两侧扩大,外形像哑铃,很少见。⑤动脉瘤形:导管本身呈瘤状膨大,壁薄而脆,张力高,容易破裂,极少见。

持续性未闭动脉导管,组织学表现既与两侧的大动脉不同,亦与胎儿期的动脉导管有所不同。其内膜相对较厚,有一未断裂弹力纤维层,与中层分隔。在中层黏性物质中,平滑肌呈螺旋形排列,其间尚有不等量弹性物质,形成薄层,因而其管壁接近主动脉化。此外,成年人的导管,尤其在主动脉端开口附近和近端肺动脉可有粥样硬化病变,甚至钙化斑块。长期的血流冲击,再加腔内压力增高,可使导管扩大,管壁变薄,形成动脉瘤。

【病理生理】

(一) 左向右分流

无并发症的动脉导管未闭,由于主动脉压力不论在收缩期或舒张期都比肺动脉压高,产生连续的肺动脉水平的自左向右分流,临床上产生连续性杂音,肺充血。分流量的多少取决于主动脉与肺动脉之间的压力阶差大小、动脉导管的粗细以及肺血管阻力的高低。

(二) 左心室肥大

由于未闭动脉导管自左向右分流使肺血流量增加,因而左心房的回血就相应增加,左心室的容量负荷增加,加之左向右分流使体循环血流减少,左心室代偿性地增加做功,从而导致左心室扩大、肥厚,甚至出现左心功能衰竭。

(三) 右心室肥大

未闭的动脉导管较粗时,分流至肺动脉血量大者可引起肺动脉压增高,最后导致右心室肥厚、扩张,甚至衰竭。

(四) 双向分流或右向左分流

随着病程的发展,肺动脉压力不断增加,当接近或超过主动脉压力时,即产生双向分流或右向左分流,转变为艾森门格(Eisenmenger)综合征,临床上出现差异性发绀。

(五) 周围动脉舒张压下降,脉压增宽

这是由于在心脏舒张期,主动脉的血液仍分流入肺动脉,体循环血流量减少所致。

【临床表现】

(一) 症状

动脉导管未闭导管细、分流量少者,可无症状,常在体检时发现心脏杂音;中等大小的动脉导管未闭,分流量随着出生后数月肺血管阻力下降显著增加,易有感冒或呼吸道感染,发育不良;动脉导管粗大、分流量大的婴儿,尤其是早产儿,可在出生后数周甚至数天后即发生充血性左心功能衰竭,临床表现为呼吸急促、颜面苍白、心动过速和喂养困难。

(二) 体格检查

在胸骨左缘第2肋间听到响亮粗糙的连续性机器样杂音,向左锁骨下窝或颈部传导,局部可扪及震颤;肺动脉明显高压者则仅可听到收缩期杂音。肺动脉瓣区第二心音亢进。分流量较大者,心尖部还可听到柔和的舒张期杂音。周围血管体征有脉压增宽、脉洪大,颈部血管搏动增强,四肢动脉可扪及水冲脉和听到枪击音等体征,但随肺动脉压升高,分流量下降而不显著,以致消失。值得注意的是,在新生儿阶段,由于肺血管阻力较高,主动脉与肺动脉压力阶差小,动脉导管分流量较小,可能听不到任何心脏杂音。

【辅助检查】

(一) 心电图

导管细小、分流量小者,正常或电轴左偏。分流量较大者,示左心室高电压或左心室肥大。分流量大者,有左心室肥大或左、右心室肥大的改变,部分有左心房肥大。心力衰竭者,多伴心肌劳损改变。

(二) 胸部 X 线检查

心影正常或左心房、左心室增大,肺动脉段突出,肺野充血,肺门血管影增粗,搏动增强,可有肺门舞蹈征。近50% 患者可见主动脉在动脉导管附着处呈局部漏斗状凸起,称为漏斗征。有肺动脉高压时,右心室亦增大,主动脉弓增大,这一特征与室间隔缺损和房间隔缺损不同,有鉴别意义。

(三) 超声心动图

左心房和左心室内径增宽、主动脉内径增宽,左心房内径/主动脉根部内径 >1.2。多普勒彩色血流显像可见分流的部位、方向,估测分流量大小及缺损的位置。扇形切面显示导管的位置及粗细。

(四) 右心导管检查

一般不需心导管检查。右心导管可发现肺动脉血氧含量高于右心室。右心室及肺动脉压力正常或不同程度升高。部分患者导管从未闭的动脉导管由肺动脉进入降主动脉。

(五) 选择性心血管造影

选择性主动脉造影可见主动脉弓显影的同时肺动脉也显影,有时还可显出未闭的动脉导管和动脉导管附着处的主动脉局部漏斗状膨出,有时也可见近段的升主动脉和主动脉弓扩张而远段的主动脉管径较细。

【诊断及鉴别诊断】

(一) 诊断

根据典型的杂音、X 线检查、心电图和超声心动图检查,可以准确地诊断本病。

(二) 鉴别诊断

1. **主-肺动脉间隔缺损**　连续性机器声样杂音更响,位置较低(低一肋间)且向右。超声心动图可见肺总动脉主动脉增宽,其间有缺损。右心导管检查时心导管由肺动脉进入主动脉的升部,逆行升主动脉造影见升主动脉与肺总动脉同时显影。如发生肺动脉显著高压出现右至左分流而有发绀时,其上、下肢动脉的血氧含量相等,这点与动脉导管未闭也不相同。

2. **主动脉窦瘤破入心腔**　杂音同动脉导管未闭相似,但患者多有突然发病的病史,如突然心悸、胸痛、胸闷或胸部不适、感觉左胸出现震颤等,随后有右心衰竭的表现。

3. **室间隔缺损伴有主动脉瓣反流**　本病杂音多缺乏典型的连续性,心电图和 X 线检查显示明显的左心室肥大,超声心动图和右心导管检查可助鉴别。

4. **其他**　如冠状动静脉瘘、左上叶肺动静脉瘘、左前胸壁的动静脉瘘、左颈根部的颈静脉营营音等左前胸部类似连续性机器声样杂音,超声等有助于鉴别。

【治疗】

(一) 内科治疗

主要是并发症的处理,如肺炎、心力衰竭及细菌性心内膜炎等。新生儿动脉导管未闭,可试用吲哚美辛(消炎痛)治疗,以促使导管的关闭。如不能奏效,应行动脉导管未闭手术。

(二) 外科治疗

宜在学龄前选择手术结扎或切断导管即可治愈。未闭动脉导管分流量大、心力衰竭症状重者,尤其是在早产儿或新生儿阶段,应尽早手术治疗。成年以后动脉逐渐硬化脆弱,动脉导管未闭手术危险性增大。即使肺动脉压力升高,只要仍存在左向右分流,也应施行手术,以防发展成为逆向分流,失去手术机会。并发细菌性心内膜炎者,最好在抗生素控制感染 2 个月后施行动脉导管未闭手术。

1. 气管插管麻醉,置患者右侧卧位,行左胸后外侧切口,经第 4 肋间进胸。在肺动脉干扪及震颤即可证实诊断。于迷走神经后方或膈神经之间切开纵隔胸膜,充分显露降主动脉上段和导管的前壁,再将导管上、下缘和背侧的疏松组织分离。如导管粗短,最好先游离与导管相连的降主动脉。注意保护喉返神经。结扎法适用于婴幼儿导管细长者,在未闭导管的主动脉和肺动脉端分别用粗丝线结扎。肺动脉压较高,导管较粗大者,必须在控制性降压下结扎,以免撕裂管壁出血,或未能将管腔完全闭合。亦可先在导管外衬垫涤纶片再结扎。

2. 切断法　适用于导管粗短的患者。用无创伤钳分别钳夹未闭导管的主、肺动脉侧,边切边缝合两切端。成年人肺动脉明显高压病例,尤其疑有动脉壁钙化者,最好行胸骨正中切口,在低温体外循环下阻断心脏血液循环,经肺动脉切口缝闭动脉导管内口,较为安全。

3. 电视胸腔镜钳闭导管术适用于婴儿。

对于一些特殊病例,如合并其他先天畸形需同期手术,合并肺动脉高压(尤其是成年人),亚急性心内膜炎或主动脉弓部降部钙化,窗形动脉导管未闭,合并高血压者,结扎后再通者,堵塞后栓子脱入肺循环等,可选择在体外循环支持下完成。

(三) 介入治疗

采用介入手术法,经导管送入微型弹簧伞或蘑菇伞堵住动脉导管。近年来有人经皮穿刺股动脉和股静脉,分别插入导管至降主动脉上端和肺动脉,而引入细条钢丝。然后将一塑料塞子塞入股动脉(Porstmann 法)或股静脉(Rashkind 法),由心导管顶端沿钢丝顶入动脉导管将其堵塞。这种不剖胸堵塞法对细小导管的闭合,有很高的成功率。

【并发症及防治】

(一) 术中大出血

这是最严重且常导致死亡的意外事故。发生大出血的破口较隐蔽,通常在导管后壁或上角。出现大出血,手术医师应保持镇静,迅速用手指按压出血部位。暂时止血后,吸净手术野血液,若降主动脉已先游离(切忌乱下钳夹),可牵起条带,用两把动脉钳阻断主动脉上下血流,同时钳夹导管,然后切断导管,寻找出血破口,再连同切端一并用 3-0 或 4-0 无创伤聚丙烯缝线做连续或 8 字形间断缝合。如降主动脉未先游离,用示指按压暂时止血后,立即肝素化,紧急建立体外循环,分别在左锁骨下动脉根部和降主动脉或左股动脉插入动脉供血管,切开心包于右心耳或右心室流出道插入静脉引流管,迅速建立转流,并行血液降温。然后游离导管邻近的降主动脉,钳夹降主动脉的导管两端,切断缝合导管和裂口。

(二) 喉返神经损伤

喉返神经损伤原因:①分离纵隔胸膜过程中伤及迷走神经;②分离动脉导管时直接伤及喉返神经;③结扎动脉导管时,特别是婴儿,不慎将喉返神经一并扎入;④切断缝合动脉导管时,钳夹或缝及喉返神经。熟悉局部解剖关系,操作中注意保护,少做不必要的分离,并于喉返神经表面留一层纤维结缔组织,可明显减少损伤发生。

(三) 假性动脉瘤

假性动脉瘤是极严重的并发症,由局部感染或手术损伤造成,常于术后 2 周发热,声音嘶哑或咯血,左前胸听诊有杂音,造影可确诊,及时体外循环下修补。

(四) 术后高血压

术后高血压多见于粗大导管闭合后,可持续数天。药物控制,避免脑部并发症。

【自然病程及预后】

单纯 PDA 自行闭合的概率约为 0.6% 患者/年。早产儿随着月龄逐渐成熟,PDA 常常会自行闭合;相比之下,足月儿 PDA 自行闭合并不常见。因为足月儿 PDA 每一次适当的关闭不是跟发育成熟有关,而是同 PDA 固有的反应性异常有关。PDA 自行闭合延迟有时会出现在足月儿出生后 3~5 个月内,而超出这个时间段则不常见。在婴幼儿时期,单纯 PDA 不经任何治疗其死亡率可高达 30%。主要死亡原因是充血性左心衰竭,其次是呼吸道感染。感染性心内膜炎一般发生于小型 PDA,经积极抗感染治疗预后好。度过婴幼儿时期后,PDA 每年的自然死亡率降低到 0.5%。而 30 岁以后,PDA 的自然死亡率每年会增加 1%,40 岁以后每年会增加 1.8%,50 岁后每年的死亡率增加高达 4%。换言之,60% 的 PDA 患者会在 45 岁之前死亡,而死亡的主要原因是难治性左心衰竭、感染性心内膜炎以及艾森门格综合征。

PDA 的自然预后与分流量大小密切相关,分流量小者预后好,分流量大者出生后即可发生心力衰竭。PDA 外科手术死亡率低于 0.5%,几乎无并发症。早期接受手术治疗者远期结果一般均较好。直径较大的 PDA 如不及时接受手术或介入封堵治疗,可能会发展成严重肺动脉高压、艾森门格综合征,最终导致右心衰竭或大量咯血而死亡。

(刘志刚)

第十节　主动脉肺动脉间隔缺损

主动脉肺动脉间隔缺损(aortopulmonary septal defect,APSD),又叫主-肺动脉窗(aorto-pulmonary window,APW)、主-肺动脉交通、主-肺动脉瘘等,是一种在胚胎时期主动脉和肺动脉之间分隔不全从而引起的主-肺动脉异常交通。该病在 1830 年由 Elliotson 最先报道。其发病率较低,仅占先天性心脏病的

0.1%~0.2%。

【病理解剖】

APSD 绝大多数是单一病变,且好发于主动脉左侧壁。APSD 的两组半月瓣正常,缺损直径大小不一,较大缺损可伴动脉瘤样扩张。1979 年 Richardson 提出了 APSD 的经典分类,即 I 型为近端缺损,位于升主动脉壁内,主动脉窦上方;II 型为远端缺损,位于升主动脉后壁,常靠近右肺动脉起始处;III 型实际上是一侧肺动脉异常起源于升主动脉。Mori 等对分型进行了改良,I 型和 II 型同 Richardson 分类法,III 型被定义为主、肺动脉间隔完全缺损。目前流行的 Jacobs 分型根据北美胸外科协会(The Society of Thoracic Surgeons,STS)数据库,将其分为四型,即近端缺损型、远端缺损型、完全缺损型和中间型(图 8-1)。

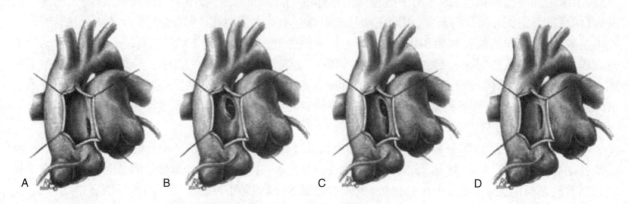

图 8-1　主-肺动脉间隔缺损分型
注:A. I 型-近端缺损;B. II 型-远端缺损;C. III 型-完全性缺损;D. IV型-中间型缺损。

APSD 常并发其他心血管畸形,如动脉导管未闭、主动脉弓离断或主动脉缩窄、法洛四联症、大动脉转位、右冠状动脉起源异常、主动脉瓣下狭窄及房间隔缺损等。

【病理生理】

APSD 的血流动力学变化与动脉导管未闭相似,左向右分流量主要与缺损大小和肺血管阻力有关。缺损较小时,分流量较少,症状不明显或无症状,此种情况并不多见;缺损较大时,存在明显的左向右分流,肺动脉血流明显增加,肺动脉扩大,此种情况较为多见。患者通常较早出现充血性心力衰竭,肺动脉高压和早期的肺血管梗阻性病变;晚期可发展成艾森门格综合征(Eisenmenger syndrome),从而失去手术机会。

【临床表现】

缺损较小患者,症状不明显或无症状;缺损较大患者,临床上可出现气促、发育迟缓、喂养困难、反复呼吸道感染,严重时可出现心力衰竭等症状。通常没有发绀,除非后期发生严重的肺血管病变。体检时发现心脏扩大,胸骨左侧第 3~4 肋间可闻及连续性机器样杂音,可触及震颤、水冲脉,脉压增大。当出现肺动脉高压时,胸骨左侧第 3~4 肋间仅可闻及收缩期吹风样杂音或杂音不明显,伴有 P2 音亢进。

【辅助检查】

1. **心电图**　无显著特异性。往往表现为右心室、左心室或双心室肥大。

2. **X 线胸片**　心影增大,肺血增加,肺动脉段突出,甚至呈瘤样扩张。主动脉结一般不大。胸片表现不具有特异性。

3. **超声心动图**　是诊断 APSD 的首选辅助检查。多数学者认为,绝大多数 APSD 的位置、大小及合并畸形,通过超声基本可以明确诊断。超声探查除常规切面外,重点应该探查高位肋间胸骨旁大动脉短轴切面,剑突下双动脉长轴切面及胸骨上窝主动脉弓长轴切面,观察主-肺动脉间隔回声缺失的部位、大小及分流情况,同时应注意检查是否合并其他心内畸形。

对于较小的 APSD,二维超声不易显示缺损,主要依靠彩色多普勒超声诊断,探及缺损部位的彩色血流则可诊断为 APSD。经外周静脉注入声振微气泡行心脏声学造影可清晰显示血流走行,是 APSD 重要的超声心动图辅助诊断,尤其是对于鉴别假性回声脱失或确定是否存在动脉间分流及分流方向起重要作用。

对于冠状动脉起源不清楚或并发肺动脉高压或提示肺血管病变的年长患儿,需行心导管检查,以评价是否适合手术。心导管检查虽然不是常规检查,但在评估 APSD 患者的肺动脉压力、肺循环阻力等血流动力学参数和评估手术指征方面有不可替代的作用,而且对于诊断和鉴别诊断也有价值。如右心导管经主、肺动脉进入升主动脉,或左心导管经升主动脉进入右心室则可提示 APSD。心血管造影对 APSD 的缺损部位、范围及并存畸形基本均能做出明确诊断。升主动脉右前斜位造影观察主、肺动脉同时显影是确诊 APSD 的直接征象。

4. MRI　随着 MRI 设备和技术的不断更新,心脏 MRI 的临床应用得到了快速发展,能够对心血管实行任意方位、多层面成像,同时可检测血流动力学情况。对于检出 APSD 合并的一些心脏畸形,MRI 也具有独特优势,可以作为超声以外的一项辅助检查手段。但 MRI 也有不足之处,其检查时间长、费用高,而且不能实际测量心脏、血管各部位的压力、阻力及血氧情况。

5. 多层螺旋 CT　随着多层螺旋 CT 及三维重组技术的发展,增强 CT 已逐步成为诊断先天性心脏病诊断的重要方法。先天性心脏病的增强 CT 可以全面、立体、直观地观察心脏结构并判断其与大血管的关系。先天性心脏病增强 CT 对复杂心脏畸形的诊断敏感性、特异性均较高,尤其对主动脉和肺血管结构异常,如 APSD、永存动脉干、主动脉缩窄、主动脉弓离断及肺静脉回流异常等具有很高诊断价值。同时结合最新的 3D 打印技术,可为先天性心脏病的诊疗提供更多的参考。

【诊断及鉴别诊断】

APSD 通过临床表现及上述辅助检查,均可明确诊断。诊断过程中应注意与动脉导管未闭、主动脉窦瘤(乏式窦瘤)破裂、冠状动脉瘘、室间隔缺损合并主动脉瓣关闭不全及永存动脉干等先天性心脏病相鉴别。

1. 动脉导管未闭　临床上多见。该病一般在胸骨左缘第 2 肋间可闻及连续性机器样杂音。行右心导管检查时,若存在动脉导管未闭,导管易由肺动脉进入降主动脉,而 APSD 则易进入升主动脉。行升主动脉造影时,若存在动脉导管未闭,则肺动脉与降主动脉同时显影,而 APSD 则为肺动脉与升主动脉同时显影。动脉导管未闭时,超声心动图、增强 CT 及 MRI 检查均可在降主动脉与肺动脉分叉处发现异常通道。

2. 主动脉窦瘤破裂　一般突发胸痛,病程进展快,易出现急性左心衰竭,胸骨左缘的连续性杂音位置较低,舒张期较响,超声心动图可见主动脉窦扩张突入心腔,并可探及分流信号。行主动脉造影时,可见升主动脉与窦瘤破入的心腔,同时显影。

3. 冠状动脉瘘　通常无肺动脉高压的临床表现;查体可闻及连续性杂音,较轻,位置较低,舒张期较响。超声心动图可见异常扩大的管状静脉窦及扩张的冠状动脉,CT 可见扩张的冠状动脉及其完整走行,主动脉造影可见扩张的冠状动脉与瘘入的心腔同时显影。

4. 永存动脉干　患儿出生可见不同程度的发绀,可通过超声心动图明确是否存在两组单独的半月瓣相鉴别。但在罕见情况下,APSD 患者存在主动脉或肺动脉闭锁,也仅能检测到一组半月瓣。这种情况下,也可通过存在两根起源于心底部的动脉干(一根有瓣膜闭锁)来鉴别。

【治疗】

1. 手术适应证和禁忌证　APSD 一经明确诊断,应尽早手术。如果病情允许,最好在出生后 3 个月内手术。如已合并艾森门格综合征则为手术禁忌。只能内科药物控制肺动脉高压,外科可心肺联合移植或肺移植同时行 APSD 矫治术。

2. 介入治疗　国内、外均有应用介入方法成功封堵 APSD 的报道。介入治疗的适应证:仅限于缺损较小,且离半月瓣较远及冠状动脉开口清晰的患者。应用介入方法治疗时需要对缺损准确定位,即能完全闭合 APSD,又不影响冠状动脉开口的血流和半月瓣的开闭。

3. 手术方法　1948 年波士顿儿童医院 Gross 首次完成 APSD 矫治手术以来,已有多种手术方式应用于 APSD 矫治。单纯结扎因周围组织脆弱有出血风险,已不建议选用。切断后缝闭,因可造成主动脉或肺动脉狭窄,现在也很少应用。因术中不易辨清冠状动脉开口的位置,目前也不主张经肺动脉补片闭合缺损。

目前更为普遍的方法是采用体外循环支持下经主动脉补片修补 APSD。常规胸骨正中开胸,充分游离主动脉,高位主动脉插管,以便放置阻断钳而不影响手术操作。根据患者的年龄和体重,可采用右心房或上、下腔静脉插管。体外循环开始后圈套控制左、右肺动脉,以避免阻断主动脉时,心脏停搏液分流到肺动脉。可在常规体外循环下进行,阻断主动脉后垂直切开开窗处的主动脉前壁,仔细检查冠状动脉开口,保证冠状动脉开口在补片的主动脉侧,选用人工材料补片,补片不能太大,以免术后凸向肺动脉内阻碍肺血流;采用"三明治"法将主动脉-补片-肺动脉缝合,关闭窗上的切口。如果有冠状动脉起源于肺动脉,亦必须将其隔在主动脉侧。同期矫治伴发的其他心脏畸形。

【术后并发症及防治】

术后常见并发症类似大的室间隔缺损或动脉导管未闭。因患者术前往往存在肺动脉高压,术后肺部并发症较常见。对于术前存在肺高压的患者应注意镇静,防治肺动脉高压危象的发生。重症患者适当延长呼吸机辅助时间,对难治性肺高压可给予一氧化氮(NO)吸入,并加强呼吸道管理,积极防治肺部并发症。

【疗效评估】

目前多数先天性心脏病治疗中心的 APSD 手术效果良好。而且由于目前普遍采用补片修补,发生主动脉瓣上狭窄和肺动脉狭窄的可能性小。若无合并畸形,长期效果良好。年龄较大的婴儿和儿童,其手术结果取决于肺血管的病变程度。Burkhart 报道,APSD 术后 5 年、15 年和 25 年的实际生存率分别达到98%、94% 和 86%,免除再手术和心导管再干预率 5 年、15 年和 25 年分别为 85%、76% 和 51%。

(安　琪)

第十一节　主动脉缩窄

主动脉缩窄(coarctation of aorta,CoA)是一种主动脉先天性狭窄。通常情况下,CoA 位于动脉导管或导管韧带连接处。CoA 是一种并不少见的先天性心脏病,患病率占先天性心脏病的 6%~8%,可单独存在或与其他心脏畸形合并存在。本章将主要讨论单纯或合并动脉导管未闭的 CoA。单纯 CoA 在男性中更常见,男女比例为(1.27~1.74):1。

【病理解剖】

关于 CoA 的形成,存在三种主要理论。①在主动脉弓形成过程中,来自动脉导管的组织可能会进入到主动脉壁中。由于动脉导管在出生后会收缩,因此峡部区域的该组织会收缩,从而导致 CoA 的形成。②在胚胎期,左锁骨下动脉和动脉导管之间的峡部区域狭窄,因为该部分几乎没有血液。该区域通常在出生后随着流经该区域的血流增加而增大,而这种无法增大的情况就会导致 CoA。③左背主动脉的一部分可能发生退行性病变,并随之在峡部区域向左移动,与左锁骨下动脉形成 CoA。

CoA 多位于左锁骨下动脉和主动脉峡部韧带动脉之间。不典型 CoA 也可发生于主动脉弓和腹主动脉分叉之间。传统认为,根据 CoA 与动脉导管的关系可将其分为导管前(婴儿多见)、导管旁和导管后(成年人多见)型。但因不能确切地反映临床与病理的联系,临床上已经很少采用这种分型方法。目前临床上更多地将 CoA 分为单纯性 CoA(伴或不伴动脉导管未闭)和复杂性 CoA(并发其他心脏畸形,动脉导管未闭除外),也有根据狭窄范围将 CoA 分为局限性 CoA 和管状 CoA。

CoA 常见的合并畸形,包括二叶式主动脉瓣、室间隔缺损、动脉导管未闭和各种二尖瓣病变,也可能合并先天性主动脉狭窄、主动脉瓣闭锁和左心发育不良综合征及大动脉转位。据报道,约 60% 的 CoA 患者可合并二叶式主动脉瓣畸形。CoA 也见于各种家族性遗传综合征,如 Shone 综合征和 William 综合征。在 Turner 综合征患者中约 18% 存在 CoA。合并严重缺陷的患者较单纯 CoA 更可能发生管状 CoA 或主动脉弓发育不良。

【病理生理】

CoA 可以明显增加左心室后负荷,导致左心室代偿性肥厚。对于新生儿期患者,动脉导管的关闭可以使左心室后负荷急剧升高,从而导致患儿迅速出现充血性心力衰竭,甚至休克。对于 CoA 较轻的患者,由于侧支血管的建立,左心室后负荷的增加也可表现为一个相对缓慢的过程,这部分患者可能没有明显症状。

如果 CoA 合并其他心内畸形,其病理生理将发生较大的变化。室间隔缺损是 CoA 最常见的合并畸形之一,它会加重左向右的分流量,导致肺血流量进一步增加,左心室前负荷也会相应增加。如果合并左心系统其他部位的狭窄,如主动脉瓣或瓣下狭窄等,会导致左心室后负荷的进一步升高。

在 CoA 中,缩窄上部血压升高,下部血压降低。血压的变化取决于缩窄程度、流经缩窄部位的血流量及缩窄上、下部位侧支血管的建立。侧支血管主要起至锁骨下动脉及其分支,包括胸廓内动脉、肩胛动脉、颈动脉、椎动脉、腹壁上动脉和脊髓动脉等。这些侧支血管持续扩张,在大龄儿童和成年人患者的胸片中可看到肋骨下缘的切迹。这些扩大的侧支动脉足以维持下半身器官的功能和发育。

【临床表现】

CoA 的临床表现差异很大,一部分患者可能没有任何明显症状,直到出现并发症(如高血压)时才得以发现;而另一部分患者在出生后不久即可表现出心功能不全、休克等临床征象。出现症状的年龄取决于缩窄的位置、严重程度,以及侧支动脉的形成和合并畸形。

新生儿期重度 CoA,其缩窄部位通常位于与动脉导管相对应的主动脉壁,可在出生后第 1 个月即表现出心功能不全。胎儿期主动脉弓部血流由左心室负担,而降主动脉的血流则由右心室通过动脉导管负担。降主动脉对于下半身的血供取决于较高的肺血管阻力和动脉导管的持续开放。出生后,如果存在严重的 CoA,在动脉导管关闭后,下半身的血供将受到限制,股动脉搏动会减弱,以至最终消失。患儿表现为苍白、倦怠等低灌注状态。胸片提示肺充血,心影扩大。心电图可呈现持续存在的右心室高电压。动脉血气分析提示进行性的代谢性酸中毒,如果酸中毒不能及时纠正,患儿可表现出继发性脏器损伤,包括肝、肾衰竭,坏死性肠炎、抽搐,严重时可致死亡。

在婴儿期,一部分轻度或中度 CoA 的患儿有可能并未被发现。儿童或成年患者可表现为运动耐力下降,也可能会有下肢疲劳。如果侧支循环丰富,即使是严重的 CoA,也可以没有明显症状。但体检可以发现患儿上肢血压较高,而股动脉搏动减弱。由于存在侧支循环,单靠测量上、下肢血压并不能确定 CoA 的严重程度,但可以发现上、下肢存在血压差。

对于年龄稍大的患儿,如果丰富的侧支循环得以建立,可通过适当的内科治疗控制病情的发展。最常见的症状为心动过速及发育迟缓。患儿常表现出烦躁、多汗、喂养困难及发育迟缓。

大龄儿童和成年患者常出现难以解释的高血压,部分患者可多年无症状,有些患者可出现脑血管意外(继发于 Willis 环动脉瘤和感染性心内膜炎等)、主动脉夹层及主动脉破裂,还有不少患者是通过对高血压评估或检查而听到心脏杂音被发现的。

【辅助检查】

1. **心电图**　婴儿患者心电图提示右心室、左心室或双心室肥厚,也可出现心动过速。大龄儿童和成年人患者,心电图可正常或提示左心室肥大伴劳损。

2. **胸部 X 线**　胸片可发现心脏增大。心力衰竭的婴儿可出现心脏显著增大和肺充血。继发于增粗扭曲的肋间血管的肋骨切迹是 CoA 特有的 X 线征象。由主动脉近端扩大、主动脉缩窄和狭窄后扩张形成的 3 字征也是 CoA 特征性 X 线表现。

3. **心血管造影**　是诊断 CoA 最经典的方法,也曾是诊断 CoA 的金标准。它可显示狭窄的部位和范围,累及大血管和侧支循环的范围,压力差和合并的心脏畸形可分别由心导管测定和评估。经导管测量缩窄处峰值收缩压差大于 20mmHg 即可诊断,但目前已经很少用于明确 CoA 的诊断。

4. **超声心动图**　新生儿及婴幼儿期的患者,因其胸腺较大,包裹主动脉弓,多可以获得高质量的主动脉弓及峡部影像。还可以利用多普勒超声检查确定缩窄段血流速度,并估测压力差。婴幼儿期过后及大年儿童,胸腺开始萎缩,降主动脉近段为肺包裹,超声心动图显示大 CoA 可能会受到干扰。

5. **多层螺旋 CT 及 MRI**　增强 CT 和 MRI 可以很精确地显示主动脉缩窄的范围和程度、主动脉弓和降主动脉近段的发育以及邻近血管发出的情况。还可以通过数据重建技术,获三维立体影像。检查时,若患者有金属支架置入史,则 MRI 显影较差。由于扫描技术的进步,CT 的辐射量明显减少,近年来的应用明显增多。

【诊断及鉴别诊断】

CoA 的症状无明显特异性。当临床上发现高血压,上、下肢收缩压存在压力差,心前区左侧和背部肩胛骨之间听到收缩期杂音,股动脉搏动减弱或消失,即可怀疑为 CoA。同时需做进一步辅助检查,包括超声心动图和增强 CT 等,以明确诊断。临床上,在先心病的查体中,均要求常规测定四肢血压,以免漏诊 CoA。

【治疗】

（一）药物治疗

药物治疗只是 CoA 术前的治疗措施之一。当患儿发生充血性心力衰竭等并发症时,药物治疗可以改善心功能。严重代谢性酸中毒和存在少尿症状的新生儿,静脉持续滴注前列腺素 E_1（PGE_1）可维持动脉导管开放,增加下半身血流灌注,尤其是肾的灌注,改善酸中毒和少尿状态。经过药物治疗和适当的术前准备,稳定并改善危重婴儿患者的术前状态,可提高手术的安全性。

（二）手术治疗

1. 手术适应证和时机

(1) 新生儿患儿,心力衰竭症状明显或进行性低灌注,且内科治疗无效,应尽早手术。

(2) 对无明显症状患儿的手术时机尚有不同的看法,可结合所在中心的具体条件选择合适的时机,但最好不要超出 3 个月,过晚手术会导致成年后持续性高血压的发生。病变较轻但具备以下条件者也应手术治疗:①上、下肢血压差大于 20mmHg 或上、下肢血压差不大于 20mmHg,但上肢血压较正常平均值高出两个标准差;②影像学资料提示主动脉直径狭窄超过 50%。

2. 手术禁忌证　CoA 合并有心、肺、肝、肾等重要脏器功能严重受损,估计无法耐受手术者。

3. 手术方式　CoA 有多种手术方式,应根据患者病变情况选择最佳的手术方式。

(1) 缩窄段切除及端-端吻合(图 8-2A):这是最经典的治疗 CoA 的手术方法。主要应用在缩窄段较局限,长度不超过 2.5cm 的患者。在缩窄段降主动脉近、远端各放置一把无创血管钳,切除缩窄段,吻合时将上、下端的血管钳靠拢,用 5/7-0 Prolene(视年龄而定)线连续缝合。

(2) 锁骨下动脉翻转片主动脉成形术(图 8-2B):完全松解左锁骨下动脉后,在其第 1 分支处结扎。椎动脉必须结扎以防治锁骨下动脉窃血现象。经缩窄段做纵行切口并延续到锁骨下动脉,以便裁制成一带蒂片,将锁骨下动脉带蒂片转向下以扩大缩窄区。带蒂片必须具有足够长度以超越梗阻。此法的优点包括无人工合成材料,同时加宽发育不良的降主动脉起始段。

(3) 补片主动脉成形术(图 8-2C):适用于缩窄段较长但缩窄不太严重,切除狭窄段后不能直接把主动脉远端血管拉上来与近端吻合者。先切断动脉导管或韧带,在缩窄近、远端主动脉上各放置一把血管钳,切开狭窄段,切除腔内膜性狭窄组织,根据情况需加宽尺寸剪裁一段长椭圆形人工血管或同种血管补片,用 4-0 或 5-0 Prolene 线连续缝合,加宽主动脉缩窄段。

(4) 缩窄段切除、人工血管植入术(图 8-2D):适用于大年龄患者或成年人、缩窄段较长且缩窄严重,切断后不能够直接吻合或不适于补片成形者。手术切除主动脉缩窄段并植入人工血管。

(5) 人工血管旁路移植术(图 8-2E):由于各种原因不能切除主动脉缩窄段,可考虑直接在升主动脉或左锁骨下动脉根部和降主动脉之间植入人工血管,为主动脉远端提供血流。

(6) 缩窄段切除加扩大端-端吻合术(图 8-3):这是目前多数学者建议的手术方式,尤其在婴幼儿期、主动脉弓远端或降主动脉起始端发育不良的患者。充分游离降主动脉、动脉导管或动脉韧带、左锁骨下动脉、左颈总动脉、无名动脉(头臂干)及主动脉弓,以避免吻合口的张力过高。在主动脉弓近心段放置血管钳,将主动脉弓及左锁骨下动脉、左颈总动脉及部分无名动脉一并阻断,在第 1 肋和第 2 肋间动脉之间置入降主动脉阻断钳。充分切除缩窄段主动脉及动脉导管组织,将主动脉弓切口向近心段小弯侧扩大;将降主动脉远心端沿外侧扩大,将降主动脉连接在主动脉弓的下方。

由于 CoA 病变的多样性决定了手术方式的不同。单纯切除缩窄段加端-端吻合术和补片主动脉成形术,因再狭窄率高,现在已较少应用。补片主动脉成形有发生术后主动脉瘤的可能,发生率为 20%~40%。锁骨下动脉翻转片主动脉成形术因未能去除残余导管组织且不能矫治主动脉弓发育不良,长期随访也有

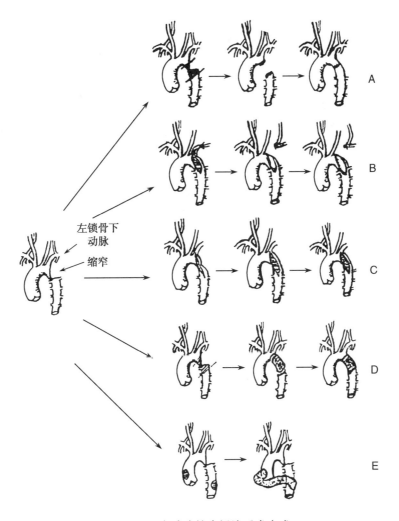

左锁骨下
动脉

缩窄

图 8-2　主动脉缩窄矫治手术方式
注:A. 缩窄段切除加端-端吻合;B. 锁骨下动脉翻转片主动脉成形术;C. 补片主动脉
成形术;D. 缩窄段切除加人工血管移植术;E. 人工血管旁路移植术。

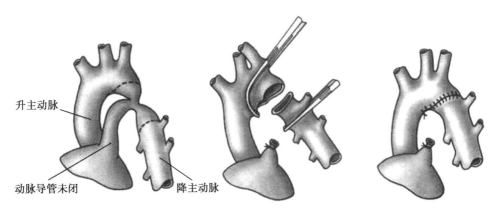

升主动脉

动脉导管未闭

降主动脉

图 8-3　主动脉缩窄段切除加扩大的端-端吻合

较高的残余梗阻发生,对患儿左上肢发育造成影响,现在已较少使用。而缩窄段切除加扩大端-端吻合术,
缩窄解除的同时矫治主动脉弓发育不良,且未用人工材料,是更符解剖和生理的术式,在婴幼儿患者中得
到了广泛的应用。而人工血管置换更适用于成年患者。

（三）介入治疗

自 1982 年 Singer 等首次应用球囊扩张以来,介入治疗逐渐应用于 CoA 患者。随着高压球囊导管和血管内支架的问世,介入治疗已成为 CoA 的重要治疗方式之一。

1. **主动脉球囊成形术**　通常采用经股动脉入路,少数情况下采用颈总动脉切开入路建立轨道,沿导丝送入高压球囊,球囊直径通常与缩窄近端正常段主动脉一致,可采取从小号球囊开始多次序贯扩张。该方式可用于 4 月龄以上,体重 25kg 以内,局限性缩窄,但尚未达到支架置入条件的儿童,作为创伤更小的选择,但再缩窄率高达 20%~30%。3 月龄以内甚至新生儿期的 CoA 多数合并不同程度的主动脉弓发育不良,单纯球囊成形存在继发主动脉夹层、主动脉瘤等多种并发症,中远期效果不佳,残余梗阻和再缩窄率相当高。手术需要考虑患者病变范围、年龄及解剖特征等多方面因素,目前临床应用比较少。但对于存在心力衰竭、休克、二尖瓣反流等病情危重的新生儿和低龄婴儿,球囊成形术可作为姑息性的治疗方式,缓解病情,过渡到平稳期。此外,CoA 外科矫治后发生的再狭窄,也常可以通过球囊成形进行治疗。

2. **主动脉支架置入术**　主动脉支架置入通常采取经股动脉入路,最适合体重 25kg 以上、局限性主动脉缩窄的患者,原发性缩窄和再缩窄均可实施。部分稍小于 25kg 的患者也有机会采用支架置入的方式,但外周动脉损伤的风险大,且随着体格生长,支架常需要再次球囊扩张才能达到成人的直径。现在一般采用覆膜支架,扩张直径应达到缩窄前段主动脉的直径,并尽可能消除支架前后的压差。支架植入术成功的关键是选择解剖条件适合的患者,存在长段缩窄、锚定区域不足、合并主动脉弓发育不良、合并动脉瘤等情况的患者仍应首选外科手术治疗。

【并发症及防治】

主动脉缩窄的外科矫治术已经较为成熟,其手术死亡率为 1%~3%,但如并发复杂心内畸形或术前病情严重者,手术死亡率仍较高。术后主要并发症如下。

1. **反常高血压**　解除梗阻后的术后早期(3~4 天内)血压的反常升高,发生率为 50%~100%。可能原因:一是主动脉梗阻解除后的压力感受器受到的张力降低而反射性升压;二是由于压力感受器张力的变化引起体内肾素-血管紧张素水平变化,导致血压升高。而年龄较大患者,术后仍可出现顽固性高血压,这可能与肾素-血管紧张素-醛固酮系统及压力感受器调定点发生改变有关。血管紧张素转换酶抑制剂(ACEI)和 β 受体拮抗药通常是一线疗法。β 受体拮抗药通常是术后 24~48 小时内的首选药物,ACEI 通常在术后 48 小时使用。

2. **脊髓缺血性损害**　表现为下肢轻度运动障碍、完全性截瘫等,发生率为 0.3%~2.6%。发生原因与术中降主动脉阻断时间长、侧支循环发育不良、脊髓血管变异及结扎多对肋间神经有关,因出血或其他因素再次阻断主动脉也是脊髓缺血性损害的高发因素。

3. **乳糜胸**　术中游离血管时可能损伤胸导管或淋巴管而导致术后乳糜胸。经非手术治疗无效时应考虑经腹结扎胸导管。

4. **主动脉再缩窄**　以婴幼儿缩窄段切除加端-端吻合术发生率最高。其危险因素包括:①患儿年龄小于 30 天;②主动脉峡部发育不全;③缩窄处术前≤3.5mm 或术后≤6mm。当再缩窄发生时,须再行球囊扩张或再次手术矫治。

5. **假性动脉瘤或瘤样扩张**　多见于补片成形术后。发生原因与主动脉内膜损伤、同种血管片的退行性变及补片感染有关。此种情况下需再次手术干预。

【疗效评估】

未治疗的 CoA 的自然病程取决于出现症状时的年龄和合并畸形。在一组 104 例 CoA 的报道中,平均死亡年龄 35 岁。最常见的死亡原因为主动脉破裂、感染性心内膜炎、充血性心力衰竭和脑血管意外。手术治疗可明显延长 CoA 患者的预计寿命。

CoA 长期预后受很多临床因素及血流动力学的影响,手术矫治的结果取决于有无主动脉弓发育不良、矫治时的年龄、矫治方式以及合并畸形。残余或再发狭窄最常发生在新生儿期手术的患者。有报道,婴幼儿行缩窄段切除并端-端吻合者再狭窄发生率可达 41%~51%。而应用左锁骨下动脉翻转片行主动脉缩窄成形术者,再狭窄发生率明显低于端-端吻合者。应用补片成形者再狭窄发生率低,但术后晚期可发生假性动脉瘤。最近的手术随访结果表明,应用扩大的端-端吻合术可以降低复发性 CoA 的发生。

（安　琪）

第十二节　头臂血管畸形

头臂血管是指主动脉弓在胸内的主要分支血管,包括锁骨下动脉、无名动脉和颈总动脉。先天性头臂血管畸形是指主动脉弓的这些主要分支的起源、大小、位置、形态、路径、连接或数量等先天性发育畸形。这类先天性畸形在先天性心脏病尸解中占3%,临床患病率0.7%~1.0%。畸形的解剖类型较多,包括双主动脉弓、迷走右锁骨下动脉、右位主动脉弓伴左侧动脉导管未闭或左侧动脉韧带、无名动脉压迫,迷走左肺动脉又称肺动脉吊带,临床上可以引起不同程度的气管和/或食管压迫症状,统称环状血管症。

头臂血管畸形的外科治疗始于1945年,波士顿儿童医院Gross对双主动脉弓进行离断手术。1948年他首次对无名动脉压迫综合征行无名动脉胸骨后悬吊术。1953年Potts首次进行肺动脉吊带的修复。1982年Idriss对复杂的肺动脉吊带伴气管环狭窄进行手术治疗。

【病理解剖】

在胚胎发育的早期,最原始的心血管系统是动脉干,绕过头肠腔的外侧,在脊索的前方形成一对原始主动脉。以后原始主动脉的头侧卷曲,形成两组背侧和腹侧主动脉,在背侧和腹侧主动脉间先后形成6对腮动脉弓。腮主动脉弓的最终演变为第1对、第2对和第5对腮动脉弓早期退化,第3对形成左、右颈总动脉,右第4对为右侧无名动脉的起始部,左侧第4对形成主动脉弓,第6对腮动脉弓的腹侧形成左、右肺动脉起始部,左侧的远端演变成动脉导管,左侧背侧主动脉演变成降主动脉,而右侧则退化。

血管环畸形是腮动脉和主动脉弓的发育过程中发生异常,产生不同类型的头臂血管畸形,出现许多类型的环状血管畸形。

(一)双主动脉弓

左、右第4腮动脉弓均留存发育,形成了双主动脉弓。升主动脉分为两个主动脉弓,左前弓按照正常走行经过气管前方至左侧,右后弓跨过右侧支气管,走行于气管和食管的右侧和后侧。然后,两个主动脉弓在动脉导管处汇合形成降主动脉,或不汇合形成双降主动脉。动脉导管或韧带可以双侧存在、单独存在(左侧较常见)。双主动脉弓可以完全通畅或部分通畅,彼此发育可以不同。左侧颈总动脉和左锁骨下动脉往往起于左前主动脉弓,无名动脉多起于右后主动脉弓。双主动脉弓绕行于气管和食管,可以压迫气管和食管,从而导致呼吸困难和吞咽困难等症状。

(二)右位主动脉弓

右第4腮动脉弓留存发育而左侧退化,就形成右位主动脉弓。分为两种类型。

1. 前位型　主动脉弓位于气管前方,与降主动脉皆位于右侧,与正常位置呈镜像反位。少数动脉导管或韧带位于右侧与右肺动脉连接。多数动脉韧带仍位于左侧,从左肺动脉绕过气管和食管的后方,与右位主动脉弓连接,形成一完全性环状组织环绕气管和食管,称为Neuhauser畸形。右位主动脉弓同时合并其他畸形,包括法洛四联症、永存动脉干等,单独存在的较少见,称为Abbott畸形。

2. 后位型　主动脉弓跨过右侧支气管,再向左绕过气管和食管后壁。降主动脉与正常走行一致。右位主动脉弓发出的分支常呈镜像反位,先是左侧无名动脉、左侧颈总动脉,随后为右侧锁骨下动脉,也可以存在两支无名动脉。

(三)肺动脉吊带(迷走左肺动脉)

正常的左肺动脉缺如,畸形左肺动脉起于纵隔右侧的右肺动脉干,绕过右侧支气管,在气管和食管间行走连接于左肺,从而压迫右侧支气管和气管、食管产生临床症状。

(四)正常主动脉弓伴分支畸形

1. 迷走右锁骨下动脉　右锁骨下动脉为主动脉弓的第4分支,起于左锁骨下动脉远端的降主动脉,根部常扩大形成憩室状。80%迷走血管绕过食管后壁,15%穿过气管和食管之间。本畸形多数无临床症状,少数压迫食管导致吞咽困难。

2. 无名动脉　起于主动脉弓的左侧,绕过气管前壁,可以压迫气管导致呼吸困难。

3. 左侧颈总动脉　起于主动脉弓的右侧,斜跨气管前方,或起于无名动脉,压迫气管导致呼吸困难。

（五）主动脉弓长度或连接畸形

1. **颈部主动脉弓**　主动脉弓从第 3 腮动脉弓发育,是罕见的畸形。多数病例升主动脉、主动脉弓和降主动脉都位于右侧,常合并无名动脉畸形。动脉韧带和食管后主动脉可以形成环绕气管和食管的血管环。

2. **主动脉弓离断**

【病理生理】

头臂血管畸形如不合并其他畸形,常不产生临床症状。但在少数病例,由于血管环或纤维血管环对气管或食管产生不同程度的压迫,可以出现一系列的呼吸困难或吞咽困难等症状,严重者可致死亡。

【临床表现】

头臂血管畸形主要表现为环状血管引起的气管或食管压迫综合征。

在婴儿期症状出现的早晚与血管环的解剖类型和压迫严重性有关,主要表现为呼吸道症状,可以出现呼吸时喘鸣,严重的伴有呼吸困难、气急、咳嗽。吸气相出现胸骨上区和剑突下区明显凹陷。呼吸困难多为持续性,常伴阵发性发作,尤其在进食时。为了减轻气管受压症状,患儿喜采取过度头后仰位,在双主动脉弓病例中较常见。容易合并反复发生的肺炎和呼吸道感染。进食时因吞咽困难出现呕吐。

在儿童期,一般压迫症状可以有所缓解,临床症状改善,但是合并感染或其他病变,可以加重吞咽困难或呼吸道压迫症状。

成年期出现症状多由于畸形动脉硬化增粗、扩张导致。呼吸困难症状较少见,主要表现为食管压迫导致的进食时间延长、呕吐和吞咽困难,可以出现严重的营养不良。

【辅助检查】

（一）X 线胸片

对怀疑头臂血管畸形的患者首先进行前后位和侧位 X 线胸片检查。依据主动脉弓的位置和气管的关系,初步评价是左位或右位主动脉弓,或是双主动脉弓。当气管位置无法确定,应考虑双主动脉的可能。右位主动脉弓或双主动脉弓侧位片可见气管压迫导致的狭窄,单侧右肺过度通气提示迷走左肺动脉(肺动脉吊带)。正常 X 线胸片可以除外血管环。

（二）钡剂食管造影

钡剂食管造影是最可靠的初步诊断血管环的方法。由于异常的主动脉弓或其分支造成食管内钡剂特殊的形态,可以诊断血管环的类型。双主动脉弓或右位主动脉弓伴左侧韧带在食管后壁显示深的持续压痕。在前后位片上显示双侧食管压痕提示双主动脉。右位主动脉弓伴食管后左锁骨下动脉常产生朝向左肩部的斜行压痕。而高的从左向右斜行压痕提示迷走右锁骨下动脉。迷走左肺动脉(肺动脉吊带)为食管前部压痕。诊断确定血管环的特殊类型,单纯依靠 X 线胸片和食管造影仍不可能。

（三）计算机断层扫描

计算机断层扫描(CT)在诊断头臂血管畸形方面非常准确。大部分病例可以根据主动脉弓和头臂动脉的形态直接诊断,然而对于某些病例,诊断需要依靠动脉分支的形态、主动脉弓的位置以及气管局部狭窄的表现。

"四动脉现象"即在横断面上显示主动脉弓头端由 2 支背侧锁骨下动脉和 2 支腹侧颈动脉构成,提示右位主动脉弓伴迷走左锁骨下动脉。

对于无名动脉压迫综合征和肺动脉吊带患者,CT 可以直接显示血管的起源和对气管的压迫程度。气管的狭窄程度有助于确定外科手术方法。

（四）磁共振影像

磁共振影像(MRI)适合纵隔血管结构成像。冠状面和矢状面成像有助于疑难病例的诊断。

（五）支气管镜检查

支气管镜检查主要应用于存在呼吸道压迫症状但尚未明确诊断的病例。不同水平的气管压迫有助于判定双主动脉弓或右位主动脉弓伴左侧韧带。支气管检查可以排除其他原因导致的呼吸压迫症。对于肺动脉吊带的病例,可以明确是否合并完全性气管环。

(六) 超声心动图

尽管超声心动图可以检查主动脉弓畸形,但是由于超声显示窗口的限制,并非诊断头臂血管畸形的主要方法。然而对于除外同时合并心内畸形有明确意义。

(七) 心导管检查

在 CT 和 MRI 检查出现后,心导管检查应用于头臂血管畸形逐渐减少,仅当患者合并先天性心脏畸形时才进行心导管检查。

【治疗】

所有有症状的患者都有手术指征。几乎所有有血管环的患者,甚至无症状的患者,将来都可以出现明显的气管症状。

(一) 术前准备

有呼吸道严重压迫症状的婴儿,术前准备非常重要,包括应用抗生素、清除呼吸道分泌物、控制呼吸道感染等。对于营养不良的患者,给予补充容量,静脉营养或输血,增加手术耐受力。

(二) 麻醉和切口

选用气管插管麻醉,插管应超越气管压迫部位。有术者主张任何血管畸形都采用左前外侧切口,经第3肋间进胸。目前,大部分术者采用左侧第4肋间后外侧切口,显露病变更清楚。胸骨正中切口适用于无名动脉或左颈总动脉压迫气管前壁。

(三) 手术基本过程

1. **双主动脉弓**　经左侧胸切口进胸,探查主动脉弓,根据两个弓及其分支的情况行左前弓切断缝合或右后弓切断缝合。约75%的病例左前弓细小,在左颈总动脉和左锁骨下动脉远端(左前弓汇入降主动脉的部位)行切断左前弓并缝合。约14%的病例左前弓粗大,需要保留,在右后弓汇入降主动脉的部位行右后弓切断缝合。术后需要充分分离气管和食管周围的纤维粘连,避免残余压迫。

2. **右位主动脉弓伴左侧动脉导管未闭或左侧动脉韧带**　经左侧胸切口进胸,切断动脉导管或动脉韧带即可解除症状。

3. **肺动脉吊带**　手术路径可以采用经右胸切口、左侧胸后外侧切口或胸部正中切口,目前临床常用的是经左侧胸后外侧切口进胸。在迷走左肺动脉起源处切断该动脉,将切断的左肺动脉远端移位到气管前,与肺动脉主干吻合。

4. **迷走右锁骨下动脉**　手术路径可以采用经右颈部切口、左侧胸后外侧切口或胸部正中切口。在迷走右锁骨下动脉的起源处切断该动脉,游离食管和血管间粘连组织,将切断的右锁骨下动脉远端移位至右颈部,与升主动脉直接吻合或用人工血管连接。

5. **无名动脉异常**　经胸骨正中切口,切断异常的无名动脉,移位至升主动脉右前方,与升主动脉直接吻合或用人工血管连接。

【并发症】

头臂血管畸形的主要并发症包括气管软化、气管和支气管损伤、肺动脉栓塞(多发于肺动脉)。

1. **气管软化**　由于气管长期受压迫,一旦血管畸形矫治,部分患者可以出现气管塌陷导致呼吸道梗阻,应及时给予处理。

2. **气管和支气管损伤**　因为畸形血管和气管、支气管粘连,术中游离时损伤气管或支气管,导致血管或支气管胸膜瘘。

3. **左肺动脉栓塞**　多发生于迷走左肺动脉行血管矫治术。其原因与左肺动脉发育不全、血管成形术后成角畸形、吻合口狭窄等有关。

【疗效评价】

先天性头臂血管畸形的手术治疗除迷走左肺动脉以外效果都较好。手术死亡率<5%,死亡原因多为肺炎或呼吸衰竭。早期迷走左肺动脉矫治手术的死亡率高达31%~50%,死亡原因多与合并气管或支气

管狭窄有关,术后左肺动脉栓塞发生率高。近年来手术效果明显提高,波士顿儿童医院报道27例手术,无手术死亡,远期死亡3例,2例死于术后肺部并发症。

（王辉山）

第十三节 完全性肺静脉异位连接

完全性肺静脉异位连接(total anomalous pulmonary venous connection,TAPVC)是全部肺静脉都连接到右心房或汇入血管上,占先天性心脏病总数的1%~1.5%。通常该类患者同时存在一个经心房间交通的右向左分流,这是患儿出生后存活所必需的。肺静脉回流的显著梗阻造成肺水肿和心源性休克,如果不经治疗,则迅速致死。在最近的30年中,完全性肺静脉异位连接的外科手术治疗结果得到了极大的改善,大多数中心的手术死亡率降低到10%以下。

【病理解剖】

完全性肺静脉异位连接有两种类型,一种是单纯病变,即不合并其他严重的心血管畸形;另一种是复合病变,即同时合并严重的心血管及其他器官畸形。

完全性肺静脉异位连接根据肺静脉异位连接的位置分为四种类型。

1. **心上型**　约占本病的45%。肺静脉及总干与心脏以上的结构相连(右上腔静脉、奇静脉、左上腔静脉,或无名静脉)。

2. **心内型**　约占本病的25%。肺静脉及总干连接至扩张的冠状静脉窦,或两侧肺静脉分别汇成共同开口与右心房连接。

3. **心下型**　约占本病的25%。肺静脉经下行的垂直静脉穿过膈肌,经肝静脉或门静脉最终间接或直接回流入下腔静脉。

4. **混合型**　约占本病的5%。肺静脉同时经上述两种不同途径分别异位连接。临床上常见的类型是左上肺静脉经上行的垂直静脉入上腔静脉,其余3支肺静脉回流入心内或其他部位。另外,肺静脉共干可分别与两处不同部位相连接,称为双连接。

肺静脉回流梗阻是本病最重要的合并病变。梗阻可发生于交通静脉水平或者心房间隔水平。心下型异位连接一般都合并静脉回流梗阻。梗阻患者的肺静脉容易出现血管壁增厚和纤维化,这类患者的手术风险增加,且远期预后不佳。

【病理生理】

完全性肺静脉异位连接的病理生理变化和病情严重程度取决于两个关键因素:肺静脉回流的梗阻程度和房间隔交通的梗阻程度。

肺静脉梗阻导致肺静脉淤血及肺循环高压,最终导致肺循环血流受限和低氧血症及肺动脉高压。

肺静脉异位连接使肺静脉回流入右心系统和肺循环,左心系统则缺乏血液来源。如果房间隔交通较大,右心系统血液容易经此分流至左心系统,而重新平衡体、肺循环的血液分布,因而病情得以缓解或减轻。反之,如房间隔交通太小,则肺循环血流过多而体循环血流不足,患者易出现低血压、代谢性酸中毒和少尿等体循环衰竭征象。

复合病变的肺静脉异位连接者,因多种合并畸形的存在,通常有着更复杂的病理生理变化。然而内脏异位综合征合并肺静脉异位连接者,肺静脉梗阻程度仍然是决定病情轻重的重要危险因素之一。

【临床表现】

完全性肺静脉异位连接的临床表现轻重不一,但多数患者早期即出现症状,其中部分病例需急诊手术治疗。该疾病的临床表现严重程度取决于肺静脉回流的梗阻程度和房间隔交通的梗阻程度。

该病的轻症状态是新生儿的肺循环完全无梗阻(通常为心上型和心内型)。这些患者表现出大型左向右分流的体征和症状。有不同程度的呼吸急促和动脉氧饱和度降低,以及右心室容量超负荷的体征。体检时常发现S2响亮且持续分裂,并有肺动脉瓣区域的收缩期喷射性杂音。如果不加治疗,这种状态会造成充血性心力衰竭。晚期后遗症包括肺水肿、肺高压和发绀。

该病的重症状态则是新生儿存在严重的肺静脉血流梗阻。在这些病例中,所造成的肺静脉和肺动脉高压会引起严重的急性肺水肿,后负荷过度升高导致右心室前向血流减少、极其严重的低氧血症和循环衰竭。存在限制性房间隔缺损,则会造成左心室前负荷降低、体循环心排血量降低和严重的心源性休克。

梗阻型 TAPVC 会迅速致死,对治疗提出了极大的挑战。

【辅助检查】

心电图通常可见心房增大、右心室肥厚、电轴右偏。胸部 X 线片可见较明显的右心房、心室增大和肺血增多,合并肺静脉梗阻者,可有明显的肺淤血改变。心上型肺静脉异位连接者,因左侧扩张的垂直静脉在胸片上显示左上纵隔影增宽,与心脏构成雪人征或 8 字征。

超声心动图是大多数患者的首要诊断方法。超声心动图可显示肺静脉汇合成共干,并不与左心房连接,而是经异常通路回流至右心房或腔静脉。超声心动图还能根据肺静脉内的血流速度和压差,评估肺静脉有无梗阻以及其严重程度。

循环不稳定的新生儿,要避免进行心导管检查,以免造成治疗延迟和造影剂相关性肾功能损伤。而在非梗阻型病例中,心导管检查能更好地判定肺静脉回流的途径、血流交通的混合状态,并查出可能伴发的畸形。可通过逐点测定体静脉系统的氧饱和度来精确判定异位连接的位置。

心脏增强 CT 是确诊本病的主要检测方法,能清晰显示肺静脉回流途径及梗阻部位,且比心导管检查更安全便捷。对非梗阻患者,可使用造影剂增强磁共振血管造影(MRA)来提供完整的解剖和功能性诊断。

【诊断及鉴别诊断】

对临床表现较轻的完全性肺静脉异位连接,需要与右心容量负荷增加的疾病相鉴别,如巨大房间隔缺损或房间隔缺损合并三房心等。其共同特点是大量左向右分流导致右心房、心室增大,肺血流增多,而引起相似的临床症状及体征。但根据超声心动图及心脏增强 CT 等检查可鉴别。

对临床表现较严重的肺静脉异位连接,则需要与其他复杂先天性心脏病(特别是动脉导管依赖的先天性心血管病)做鉴别。这些疾病都可表现为发绀及呼吸窘迫,甚至呼吸、循环功能衰竭。对复合型肺静脉异位连接,重要的是在诊断多种畸形时,不要漏诊肺静脉异位连接,它的存在对手术时机和方式的选择至关重要,也是治疗效果和预后转归的影响因素。

【治疗】

完全性肺静脉异位连接无法自愈,且一定对心肺功能造成损害。因此,一经诊断,就需要手术治疗。手术前药物治疗的目的是通过使用少量的正性肌力药物、利尿药、碳酸氢钠来治疗充血性心力衰竭、纠正代谢性酸中毒以稳定病情,等待手术时机。治疗方法有外科手术和内科介入两类。前者目的是解剖矫治,后者目的是缓解病情,特别对心房间隔水平梗阻的患者,使用球囊房间隔切开术解除梗阻,可以为手术治疗创造合适的时机和条件。手术时机选择,大致分为两种情况。

(一)限期手术或急诊手术

合并肺静脉回流梗阻者,一旦确诊,应尽早手术治疗。对于病情严重者,应给予呼吸机辅助正压通气,高浓度氧气吸入过度通气治疗。前列腺素 E_1 维持动脉导管开放,通过右向左分流来提高心排血量。必要时使用体外膜肺氧合(ECMO)改善术前心功能并作为危重患者术前准备的一个良好手段。一些中心提出对梗阻的汇总静脉使用心导管术置入血管支架,有效解除肺静脉梗阻,保证患儿的早期生存和生长,为后期外科手术赢得时间,并取得良好治疗效果。

各种手术方式见下文择期手术。

(二)择期手术

无肺静脉回流梗阻,且房间隔交通较大的病例,可根据临床状况择期手术,2~6 个月患儿手术安全性较高。

1. **心上型的手术修补**　通过胸骨正中切口、双腔静脉插管和主动脉插管来完成心上型手术修补。患者降温到 28~30℃ 的浅低温,或者在极少数情况下,进行深低温停循环。适当游离主动脉后壁并牵向左侧,暴露左心房顶空间。在垂直静脉与无名静脉连接处将其结扎,以免对吻合口和各个静脉开口造成牵拉。当存在严重的术前梗阻时,让垂直静脉保持开放,可能有利于解除术后的肺静脉高压。在肺静脉共汇和左心房后壁上做切口,将左心房和肺静脉共汇吻合起来,构建一个尽可能大的吻合口。必须注意维持吻合口的足够通畅,肺静脉各开口不能有扭曲。

2. **心内型的手术修补**　当交通静脉连接到冠状窦时,经右心房切口,切开位于冠状窦口和卵圆窝之间的房间隔,并切除冠状窦瓣。交通静脉的开口通常可见位于冠状窦的中部。然后朝着左心房对冠状窦进行去顶。当肺静脉共汇到冠状窦的交通存在梗阻时,也要经冠状窦向后切开肺静脉共汇,为肺静脉回流提供一个无梗阻的引流路径。用补片将房间隔缺损关闭,通常是使用经戊二醛处理的自体心包补片,把冠状窦和肺静脉保留在左心房。当肺静脉引流至右心房时,可通过与静脉窦型房间隔缺损一样的修补方法,使用板障修补,将肺静脉引流重新导入左心房。

3. **心下型的手术修补**　垂直静脉通常在心包外,经食管裂孔向下进入腹腔。肺静脉共汇通常呈 Y 形垂直排列。在深低温停循环下,可将心脏向右向上牵开,一旦取得进入肺静脉共汇的入路,则可结扎垂直静脉。向近心端剖开至上肺静脉水平,左心房做与垂直静脉平行的切口,将剖开的静脉共汇与左房切口吻合,构建尽可能大的吻合口。现提倡运用"非缝合"技术,将左房切口吻合至共汇静脉切口边缘 2~3mm 处,获得尽可能大的吻合口的同时,也不妨碍吻合口的生长,防止远期吻合口再狭窄的发生。

4. **混合型的手术修补**　混合型肺静脉异位连接的最常见模式是 3 根肺静脉连接到位于后方的肺静脉共汇,1 根肺静脉单独连接到体静脉系统。手术修补通常包括一个前文所述的位于左心房和肺静脉共汇之间的吻合口。若可能的话,对第 4 根肺静脉单独进行重新种植。对于无梗阻的单根肺静脉,可让其保留在原位,以避免术后再狭窄。

【并发症及防治】

1. **左心功能不全**　术前左心容量不足,加之右心室增大和肺动脉高压导致的室间隔左移,左心室较小,术后易发生左心功能不全。术后须适当加用正性肌力药物,并维持心率在较高水平。

2. **心律失常**　术后易发生房性心律失常,但对于小婴儿患者,正常的心率往往因为左室较小达不到临床要求的心排出量。因此,术后可安置临时心脏起搏器,维持较高心率。

3. **肺动脉高压危象**　易发生于术前合并肺静脉梗阻的病例,术后注意对症治疗及密切护理。

4. **肺静脉再狭窄**　长期预后受到术后肺静脉狭窄发生率的影响,5%~15% 的病例会发生术后肺静脉狭窄。此并发症可能由于吻合口的纤维化缩窄和原因不明且常累及肺静脉全长的内膜增生过程。狭窄多发生在术后最初的 6~12 个月内,术后的肺静脉狭窄是预后差的显著风险因素。术后发生的肺静脉狭窄几乎总是需要手术干预。推荐使用"非缝合"技术,此技术避免在肺静脉上进行直接缝合,并可减少术后内膜增生。

【疗效评价】

完全性肺静脉异位连接可孤立性发生或伴发其他复杂性心脏畸形。在最近的 30 年中,孤立性完全性肺静脉异位连接的外科治疗结果稳步提高,死亡率降至 5% 左右,并有良好的长期存活率。但合并单心室等严重的伴发畸形以及复发性弥漫性肺静脉狭窄,在治疗上仍然是非常具有挑战性的,死亡率仍高达 30% 左右。"非缝合"技术为术后肺静脉狭窄提供了显著的帮助,且在一期手术治疗中也是非常值得运用的。

(张海波)

第十四节　三　房　心

三房心(cor triatrium)通常是指左侧三房心,左心房被异常的纤维肌性间隔分为两部分——上部的附房和下部的真房。隔上可有开口,肺静脉回流可能有不同程度的梗阻,导致肺动脉与肺静脉高压。三房心是一类非常罕见的先天性心脏畸形,在所有的先天性心脏畸形中约占 0.1%,男女同等受累。右心房三房心极其罕见,仅见个案报道。三房心病变的胚胎学起源与完全型肺静脉异位连接(TAPVC)和肺静脉狭窄(PVS)类似,均与胎儿心脏发育期间的肺总静脉融入左心房时发生异常相关。这些病变的病理生理学常涉及肺静脉引流梗阻或肺静脉回流异常等情况。

三房心最初是 Church 在 1868 年报道的,但 Andral 在 1829 年就率先报道过一个有"三个心房腔"的心脏。在 1956 年,两位心脏外科的先驱者,John Lewis 和 Arthur Vineberg 医师各自独立完成了三房心最初的外科修补手术。

【病理解剖】

三房心的标志性特征是肺静脉汇入一个上部的副房,该近侧副房与左心房紧紧相邻。副房血流依次引流入左心房或右心房。肺总静脉未能完全并入左心房,是最广为接受的三房心胚胎发生学理论。在大多数病例中,副房和左心房之间存在一层纤维肌性隔膜,隔膜上常有开孔。开孔的大小决定了肺静脉回流是否存在梗阻。在一些病例中,这个隔膜没有开孔,副房则直接或间接引流入右心房。

目前并没有一个被广泛接受的三房心分型方案,这可能是由于每个研究的病例数都较少的缘故。Lam 分型可能是目前最常用的分型,显示在图 8-4 中。A 型三房心包括一个接受所有 4 根肺静脉的副房,而真正的左心房则包含左心耳和二尖瓣,2 个心房腔之间通过隔膜上的大小不固定的开孔进行交通(图 8-4A)。根据房间隔缺损(ASD)所在位置,可对 A 型进一步细分。A1 亚型在近端心房和右心房之间存在一个 ASD 并形成交通(图 8-4B)。A2 型的 ASD 在右心房和真正的左心房之间形成了交通(图 8-4C)。B 型即冠状窦接受肺静脉,实际上是 TAPVC 的一种类型。C 型为副房和肺静脉之间没有交通。A 型是最常见的,约占所有病例的 2/3。Lam 的分型方案有许多缺点,因为 B 型实际上是 TAPVC,这个方案将一些解剖变异排除在外,诸如单侧三房心合并部分型肺静脉异位回流。Lucas 分型,可能是三房心最全面的疾病分类学方案(表 8-2)。1 型为 4 根肺静脉都引流入副房,然后副房与左心房之间有交通。根据副房有无其他连接来进一步判定亚型。2 型为副房接受全部 4 根肺静脉,但是其与左心房无交通。3 型包括不完全型三房心,根据其连接到副房以外位置的连接变异来判定亚型。

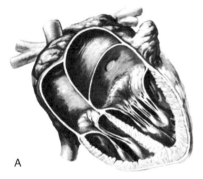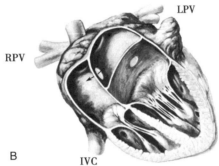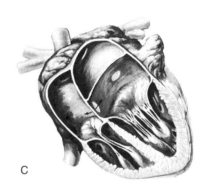

IVC. 下腔静脉;LPV. 左肺静脉;RPV. 右肺静脉。

图 8-4　三房心 Lam 分型的 A 型示意图

注:A. 三房心合并房间隔完整(A 型);B. 三房心合并位于近侧副房和右心房之间的房间隔缺损(A1 型);C. A2 型三房心,房间隔缺损连通了远侧或真正的左心房与右心房。

表 8-2　三房心的 Lucas 分型

Ⅰ 副房接受所有肺静脉,并与左心房有交通	Ⅲ 不完全型三房心
A. 没有其他连接:经典三房心	A. 副房接受部分肺静脉并连接到左心房
B. 有其他异位连接	1. 其余肺静脉连接正常
1. 直接连接到右心房	2. 其余肺静脉连接不正常
2. 合并完全型肺静脉异位引流	B. 副房接受部分肺静脉并连接到右心房
Ⅱ 副房接受所有肺静脉,且与左心房无交通	其余肺静脉连接正常
A. 直接异位连接至右心房	
B. 合并完全型肺静脉异位引流	

【病理生理】

三房心的病理生理学是由副房和左心房之间隔膜上开孔的大小所决定的。如果与右心房有交通,则这个交通的大小以及伴发病变的影响都是重要因素。当隔膜开口较大时,肺静脉血回流入左室通畅,则无肺静脉梗阻;此时如有房间隔缺损存在,其血流动力学特点类似于单纯房间隔缺损,因此常出现右心房和右心室扩大,而左心室较正常为小。当隔膜开口较小时,肺静脉回流入左室受阻,副房压力增高,如房间隔缺损较大则可产生大量左向右分流,临床可产生严重充血性心力衰竭合并肺动脉高压。如房间隔缺损也较小时则可出现肺静脉高压、肺淤血及肺动脉高压,并造成严重低心排,可使病儿早期死亡。

【临床表现】

三房心症状的严重程度和出现症状的年龄,取决于肺静脉副房和左心房或右心房之间交通的大小。如果肺静脉副房和左心房之间的交通 <3mm,且不存在其他交通,出现症状的年龄常为出生后 1 年内,临床表现为肺静脉梗阻合并低心排血量和重度肺高压。当存在肺静脉梗阻时,症状可表现为呼吸急促、发育停滞和完全性呼吸衰竭。肺高压的体征包括第二心音的肺动脉瓣音延长、右心室抬举、肺动脉收缩期喷射性咔嚓音。偶尔,在心尖部可闻及舒张期杂音。心电图显示右心室劳损的证据。胸部 X 线片显示心脏增大,肺野呈磨玻璃样,这是肺静脉梗阻的特征性表现。肺静脉副房和左心房之间的交通无梗阻的话,则可能在临床上没有任何表现,且可能直到成年期才有所表现。肺静脉副房与右心房之间存在交通,可造成右心房和右心室扩张,其临床表现类似 TAPVC。

通过超声心动图,易于建立三房心的诊断,可在左心房腔内看到一个呈弧形的隔膜。在舒张期,此隔膜向二尖瓣移动,二尖瓣的运动和外形正常。左心耳和隔膜之间的关系,区分了三房心和二尖瓣瓣环上狭窄,因为三房心时,隔膜位于左心耳上方。如果经胸超声心动图未能提供病变的确切定义时,经食管超声心动图则可提供更多的解剖细节,且可能会是一个有用的辅助手段。也可使用磁共振成像(MRI),但迄今为止,只是零散地对该病使用 MRI 进行诊断。通常不需要心导管检查,除非认为必须在治疗干预前了解血流动力学特征。如果合并诸如法洛四联症等其他使肺血流减少的病变,则可能会掩盖三房心的存在。

【治疗】

三房心的治疗方法是手术,因为三房心诊断本身就是手术的适应证。未经治疗的三房心患者,其死亡率为75%。也有报道过使用球囊扩张,心导管介入治疗方面的经验有限,且缺乏长期随访。所有病例均经胸骨正中切口建立心肺转流,根据标准技术使用低温、主动脉钳夹阻断和心脏停搏液。使用双腔静脉插管来进行静脉引流。手术可经右房切开房间隔进入左房或切开房间沟进入左房进行心内结构的暴露,这取决于具体的解剖条件和伴发病变,常采用前者。不管使用什么方法,外科手术修补的原则包括完整切除隔膜、识别全部肺静脉以及关闭心内的间隔缺损,根据需要来解除其他病变(图 8-5)。

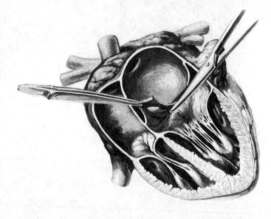

图 8-5 切除梗阻性隔膜;避免损伤二尖瓣和左心房壁

经右房切开房间隔缺损,必要时扩大缺损进入副房。在副房内仅可见肺静脉开口而看不到左心耳及二尖瓣结构。用手指或探条经隔膜开口可进入真房。切除隔膜时可采用缝线牵引或镊子提拉隔膜中点,自开口剪开至房间隔附着处,然后沿着边缘完整切除。如隔膜上无开口,则可经扩大的房间隔缺损辨明真房内结构后切除隔膜。操作时须注意避免损伤左房壁、二尖瓣环及瓣叶组织。采用这一手术径路一方面可清晰而全面地显示左房和右房解剖结构,避免房间沟进路可能造成的遗漏右心房内异常结构,同时可以修补合并存在的房间隔缺损。

据报道,三房心外科手术的围手术期死亡率为 4%~25%,但是死亡率很大程度上取决于疾病在出现症状时的严重程度以及伴发的心内和心外畸形。经典三房心术后的长期预后是良好的。术后治疗策略取决于术前肺静脉梗阻的严重程度,术前有肺高压的患者,可能必须要使用肺血管扩张药物,如一氧化氮。没有显著肺静脉梗阻的患者,则术后病程为一个良性过程。美国 Boston 儿童医院 1963—2010 年共65 例三房心患儿接受手术,中位年龄 7.2 个月。其中 49 例(75%)有房间隔缺损、室间隔缺损、肺静脉异位引流等合并畸形。1970 年前有 2 例患儿手术死亡,之后无手术死亡。随访中部分病例有左房内残余隔膜组织但无血流动力学意义,无须再干预。

(张海波)

第十五节　先天性二尖瓣畸形

　　先天性二尖瓣畸形是指二尖瓣装置,包括瓣上、瓣环、瓣叶、腱索、乳头肌的一个或几个部分发育异常,导致二尖瓣狭窄或关闭不全,有时也可两者同时存在,但不包括心内膜垫缺损、左心室发育不良、矫正型大动脉转位等畸形在内。该类畸形极少为单发,常合并其他心内畸形,尤其是左心系统及主动脉发育异常。1902 年,Fisher 首次报道了先天性二尖瓣狭窄中的先天性二尖瓣瓣上隔膜。1959 年,Starkey 首次报道了先天性二尖瓣狭窄和关闭不全的心内直视手术经验。1964 年,Young 和 Robinson 成功地报道了为1 例 10 个月大的婴儿进行了瓣膜置换术。1976 年 Capentier 阐释了先天性二尖瓣畸形的分类,并提出了先天性二尖瓣畸形的系列手术处理策略。此后,随着心外科技术的进步,二尖瓣成形及瓣膜置换手术死亡率明显降低。

　　【流行病学】

　　先天性二尖瓣畸形的发病率占先天性心脏病的 0.3%~0.6%,占临床病例的 0.21%~0.42%。60% 左右合并有其他畸形,包括左室流出道梗阻、室间隔缺损、房间隔缺损、主动脉缩窄、主动脉瓣下狭窄、右心室双出口、冠脉起源异常等。

　　【解剖学】

　　根据二尖瓣关闭不全或/和狭窄的存在与否,二尖瓣畸形分成二尖瓣关闭不全和二尖瓣狭窄两大类型。

　　(一) 先天性二尖瓣狭窄

　　先天性二尖瓣狭窄可发生于二尖瓣环上、瓣环以及瓣下三个不同水平。1976 年 Capentier 根据乳头肌是否正常提出了先天性二尖瓣狭窄的病理分型(表 8-3)。

表 8-3　先天性二尖瓣狭窄的病理分型

瓣膜狭窄、乳头肌正常

　　交界融合:瓣叶正常,瓣膜交界部融合增厚,乳头肌直接与交界部连接,可无腱索或腱索缩短。

　　瓣膜组织过多和双孔二尖瓣:二尖瓣装置正常,但腱索间空隙被异常瓣膜组织填塞,部分患者过多的瓣膜组织连接前、后叶,形成附属开口,即双孔二尖瓣。

　　瓣上环:左心耳下方,二尖瓣瓣环上方或直接附着于二尖瓣瓣环、瓣叶上的环状纤维隔膜。近年来又将二尖瓣瓣上环细分为瓣膜上型和瓣膜内型,并有研究认为两种类型的发生机制及预后存在差别。

　　瓣环发育不良:二尖瓣环较正常小 20%~50%,但二尖瓣结构及左室容积基本正常

瓣膜狭窄、乳头肌异常

　　降落伞形二尖瓣:是先天性二尖瓣狭窄中最常见的病变。二尖瓣前、后叶腱索附着于单一乳头肌或主要的一个乳头肌,而另一乳头肌发育不良。近年来,又细分为真性降落伞样二尖瓣和降落伞样不对称二尖瓣。二者发生机制及预后略有不同。

　　吊床形瓣:缺少 2 个正常的乳头肌,代之以多个乳头肌附着于左室后壁上方,乳头肌向后面及上方移位造成二尖瓣狭窄。前叶腱索跨过二尖瓣口连接于对侧乳头肌形成吊床样外观。

　　乳头肌缺如:很少引起二尖瓣狭窄,多数为混杂的腱索附着于心室壁,腱索间隙无开口

　　(二) 先天性二尖瓣关闭不全

　　对于先天性二尖瓣关闭不全常用的分类方法有两种,其中一种根据畸形的部位进行如下分类。

　　1. **瓣环畸形**　主要是瓣环(尤其是后瓣环)的扩大和变形。

　　2. **瓣膜畸形**　包括瓣叶裂隙、三叶二尖瓣、瓣叶缺如、交界处瓣膜缺如、瓣叶孔洞。

　　3. **瓣下畸形**　主要有腱索缺如,腱索、乳头肌延长。

另外一种为 Carpentiar 根据二尖瓣瓣叶的活动情况提出的,包括三种病理分型。

1. 瓣叶活动正常型　如瓣叶裂隙、瓣环扩大、交界区瓣叶组织缺损等。

2. 瓣叶活动过度型　主要指瓣叶脱垂,腱索纤细延长、腱索断裂、乳头肌延长均可导致前叶或后叶脱垂,左室收缩期瓣尖脱入左房侧。

3. 瓣叶活动受限型　瓣叶运动受限伴乳头肌正常,包括交界融合,腱索缩短;瓣叶运动受限同时伴异常乳头肌,包括降落伞形二尖瓣或吊床样二尖瓣伴瓣叶发育不良,以及乳头肌发育不良或未发育造成关闭不全。

先天性二尖瓣关闭不全的各种病理改变中,最为常见的病理改变是瓣环扩大,其次是瓣叶脱垂。

【**胚胎发育与分子生物学**】

二尖瓣是由胚胎的心内膜垫和原始左心室小梁发育而成的。在胚胎的第 4 周,背侧和腹侧心内膜垫横向内侧面生长,把房室管分为心房和心室两部分。在第 5 周和第 6 周,心房和心室完全分开,同时二尖瓣与三尖瓣也被隔开。在第 6 周和第 7 周,二尖瓣叶由心内膜垫及其附近组织生成。与此同时,乳头肌和腱索也由左心室原始小梁的肌肉生成。直到第 24 周,左心室小梁缓慢融合成 2 个明确的乳头肌。瓣叶和腱索组织逐渐改变原有的肌肉特征而变成菲薄、柔软的胶原组织。二尖瓣环是由心脏的纤维结构组成的,包括左、右纤维三角和连接二者的前瓣环,其余部分为二尖瓣后瓣环。二尖瓣环是经过一系列左侧房室沟处的分隔而形成的,胚胎心腔、房室沟处、心内膜垫表面心肌组织的沉积和压迫,导致该部心肌细胞退化,在房室口处除了希氏束外,其余心肌连接中断。上述二尖瓣装置发育过程的一个或某个成分发育异常,即可导致二尖瓣狭窄或关闭不全的发生。尚未确定先天性二尖瓣畸形的相关基因。

【**病理生理**】

对于先天性二尖瓣狭窄患者,由于二尖瓣口有效面积减小,导致左房压与肺静脉压升高,肺淤血,继而肺动脉与右室压力增高。肺毛细血管静水压升高,迫使水分进入肺间质及肺泡腔,最终导致肺水肿。支气管静脉淤血累及细支气管,引起气道阻力增加,肺顺应性下降。作为一种代偿机制而发生的肺血管收缩,导致右心室压力升高,右心室肥厚。随着病情进展,肺小动脉内膜增厚、中层肥大,导致持续肺动脉高压。最终,右心功能出现衰竭,肺血流减少,继而体循环血流减少。如果心脏排血量严重减少,将会发生合并肝、肾功能不全的终末期脏器衰竭,休克和代谢性酸中毒。右心功能衰竭,导致体循环静脉淤血、肝大、腹水、下肢水肿。

对于先天性二尖瓣关闭不全的患者,可经历慢性代偿期和失代偿期两个阶段。在前一阶段,二尖瓣反流使左室收缩期,一部分血流从左室回流到左房,而在舒张期这部分血液又回流入左室,从而左室舒张末期容量增加和左室腔扩大。同时,反流血液进入左房,使左房扩张,以适应左心房室间反流所致的左房容量增加,左房对容量负荷增大的代偿,使得肺循环和右心室的压力在这一阶段无显著变化。左房的顺应性改变降低了左室的后负荷,而且,左心室的扩张和肥厚增加了心肌收缩力,这些变化使得左心能够保持后负荷不变,尽管反流的比例可能比较高,但通过增加每搏量的代偿作用,左室维持了正常的心排血量。慢性失代偿阶段:当左室不能维持足够的前向血流时,就进入了失代偿阶段。当左室收缩性开始下降,左室收缩末期容积增加,左室舒张期压力增加,使左房压力增加,增加了左房后负荷,进一步影响左室射血,并产生了一个往复循环,使左室功能不断下降。而且,舒张末期容积和收缩末期容积增加,导致肺动脉充血。尽管左室前向射血分数较代偿期阶段降低,由于大量的二尖瓣反流,左室整体射血分数可能是正常的。随着二尖瓣反流程度的加重,左室整体射血分数下降,肺静脉压力的持续升高,导致肺动脉高压,并最终导致右心衰竭。

【**临床表现**】

二尖瓣重度狭窄患儿,在没有足够大的房间交通情况下,出生后很快将会因急性肺水肿而发生呼吸窘迫。如果合并房间隔缺损,患儿则会表现为肺血多而体循环血量减少症状。二尖瓣轻度或中度狭窄患儿,在度过新生儿期之后,会出现低心排和右心衰竭症状,如反复肺部感染、生长停滞、喂奶时疲惫、大汗、呼吸急促以及慢性咳嗽等。大龄儿童则会出现活动受限、运动耐力差、易疲劳等症状。肺淤血则表现为逐渐加重的呼吸困难症状,开始时表现为活动后呼吸困难,后期可出现夜间阵发性呼吸困难、端坐呼吸,甚至出现急性肺水肿症状。对于病史较长的大龄患儿,还可出现由于左房增大而造成的局部压迫症状,如吞咽困难、声音嘶哑、胸痛等。二尖瓣关闭不全患者临床症状的轻重取决于反流程度。轻度反流通常无症状,随着反流量的增加,患儿可出现活动耐力差、多汗、生长发育迟缓、进食困难等症状。增大的左房压迫左主支气管,可引起下呼吸道感染和心源性哮喘。儿童通常对二尖瓣反流有良好的耐受能力,直到20~30岁症状才逐步显现,但此时,可能心脏已处于失代偿期而很快出现心力衰竭。体格检查:二尖瓣轻度或中度狭窄患儿,末梢循环及脉搏正常,心尖部听诊第一心音增强,舒张期逐渐增强的低频隆隆样杂音。二尖瓣重度狭窄者,末梢循环差,脉搏细弱,心音减弱,手足发凉,心脏抬举样搏动,心尖部听诊第一音减弱,舒张期杂音可因心力衰竭而减弱。二尖瓣关闭不全患儿可见呼吸频率、心率增快,心尖搏动向左下方移位。心前区可出现由左房搏动和心尖搏动所共同构成的双搏动现象。心脏浊音界扩大。心尖部听诊可闻及典型的收缩期高调、吹风样杂音,向左腋下传导,第一心音减弱,第二心音分裂。

【辅助检查】

1. 心电图检查　先天性二尖瓣狭窄可显示左房或双房扩大、右心室肥厚波型。在儿童,出现心房颤动者很少见。先天性二尖瓣关闭不全可见 P 波增大,中度以上反流尚可出现左室肥厚,当肺动脉高压发生后可出现右室肥厚波形。

2. 胸部 X 线检查　二尖瓣狭窄可见左房扩大、肺静脉淤血、肺动脉扩张、右心室扩大。二尖瓣关闭不全见左房、左室增大,肺淤血改变,左房增大压迫左主支气管,导致左肺不张。

3. 超声心动图　是最重要的,也是必须要做的辅助检查。可提供瓣膜形态、瓣叶活动情况、瓣口面积、各心腔大小、跨瓣压差、心室腔压力以及心脏功能等重要数据,确定瓣膜反流的程度,评估左室功能,推测肺动脉高压程度,并对手术方法的选择提供参考。

4. MRI 和 CT 扫描　一般不需要此项检查,除非要明确瓣下结构的畸形改变。不适合婴儿期的患者。

5. 心导管检查　目前仅在二尖瓣球囊扩张术中使用。

【诊断及鉴别诊断】

通过询问病史、了解症状及体格检查后,可以做出初步诊断;确诊需经超声心动图检查。超声心动图检查不仅可以判断二尖瓣狭窄或关闭不全的病因、病情程度,还可以明确合并的心内畸形。

【治疗】

(一) 手术适应证

1. 二尖瓣狭窄手术适应证

(1) 症状严重或临床上出现严重肺静脉高压征象的患儿应立即进行手术治疗,若症状尚未急迫,最好在 6 月龄后手术。

(2) 症状较轻,但有严重肺动脉高压表现者,应在 18 月龄以前手术。

(3) 狭窄程度较重者可出现轻度症状,需使用利尿药物治疗、心脏中度以上增大时,建议手术治疗。

2. 二尖瓣关闭不全手术适应证

(1) 反复呼吸道感染、进行性心脏扩大、心力衰竭、严重肺动脉高压及喂养困难、生长发育受限者,应尽早手术。

(2) 重度二尖瓣膜反流患者,应及早手术。

(3) 中度反流、无症状而左室功能低下或中度左室功能障碍的患者,应手术治疗。

(4) 中度反流、无症状而轻度左室功能障碍者,应尽量推迟到 6 岁以后择期手术。

(二) 手术方法

1. 先天性二尖瓣狭窄的修复手术

(1) 交界融合:交界切开术,瓣下融合的腱索按附着瓣膜边缘分界向下切开。

(2) 瓣膜组织过多和双孔二尖瓣:多余瓣膜组织切除。

(3) 瓣上环:瓣上狭窄环切除术,切除过程中注意勿损伤瓣叶。

(4) 瓣环发育不良:目前无法手术矫治。

(5) 降落伞形二尖瓣:降落伞样二尖瓣本身不一定需要手术,但导致二尖瓣口明显狭窄的,需行交界切开,乳头肌劈开术。

(6) 吊床形瓣:交界切开,如显露左室困难,可切开后叶以充分显露瓣下结构,将多余的乳头肌和纤维组织切除,劈开乳头肌使腱索得以延长。该组畸形一般成形效果欠佳,通常需要瓣膜置换。

2. 先天性二尖瓣关闭不全的二尖瓣修复 由于儿童二尖瓣瓣叶的柔韧性及顺应性均比成人好,使得大部分二尖瓣关闭不全患儿行二尖瓣修复术成为可能。另外,二尖瓣修复术可保留二尖瓣瓣下装置以及术后无须抗凝,因此一直是先天性二尖瓣关闭不全的首选术式。

根据二尖瓣关闭不全的不同病理解剖特点,二尖瓣成形有多种手术方式。

(1) 瓣环畸形修复:对于二尖瓣瓣环扩大患者或交界增宽患者,可采用交界折叠术以及后瓣叶部分切除 + 瓣环折叠术;对 10 岁以上患者,还可以应用成形环以矫正瓣环扩大所致关闭不全。

(2) 瓣膜畸形修复

1) 瓣叶裂:包括前叶裂和后叶裂,前叶裂多见。如裂隙小可直接缝合,如裂隙较大可用经戊二醛处理的自体心包片修补裂隙。

2) 瓣叶缺损:前叶缺损处理方式同前叶裂,后叶缺损的矫正方式为滑动瓣叶成形术:将后瓣沿两侧瓣环切下,对缘缝合,相应瓣环折叠后再将后瓣缝合于瓣环上。

3) 三叶二尖瓣:手术目的为消除瓣膜反流,而不是恢复正常的二尖瓣结构,通过左室内注水试验,确定反流部位后,缝合明显反流处的瓣叶裂隙,通常还需行瓣叶前外、后内交界折叠术。

(3) 瓣下畸形修复:腱索缺如(断裂)、腱索延长、乳头肌延长,主要导致瓣叶脱垂。

1) 腱索缺如:Ⅰ级腱索缺如或断裂,可将瓣叶边缘固定于Ⅱ级腱索上,或将腱索缺如部分的瓣叶矩形切除 + 瓣环折叠以矫正畸形。

2) 腱索延长:可行腱索缩短术。在乳头肌尖端纵切出一沟,用 5-0 线在沟的双侧缝合,并绕过腱索,拉紧缝线将腱索埋在沟内,然后缝合乳头肌切口。另外,人工腱索亦可应用于腱索缺如或腱索延长的患者。

3) 乳头肌延长:乳头肌折叠或缩短术,前者室间隔乳头肌延长部分折叠并固定,后者是指在乳头肌上方心室壁做一纵沟,将延长的乳头肌部分包埋其中,然后缝合切口。

3. 二尖瓣机械瓣置换术 适用于二尖瓣成形效果不佳或成形困难的患者。一般选用双叶机械瓣。尽可能放入适当大小的人工瓣。在瓣环不能放入型号最小的二尖瓣机械瓣时,注意不要勉强放置过大型号的机械瓣。通常有两种解决方法。一是采用将机械瓣瓣环置于二尖瓣环上的方法,后方的缝线应尽可能靠近,但勿牵涉左、右下肺静脉开口,前方的缝线应从房间隔右房面进针、左房面出针,将垫片留在右房面,以保证机械瓣瓣环基座组织的强度;二是可以选用大小合适的主动脉机械瓣,将其开口方向倒置朝向左室进行置换。具体方法详见后天性心脏病,二尖瓣瓣膜置换手术。

4. Ross Ⅱ手术 1967 年,Ross 医师首次报道了 12 例自体肺动脉瓣主动脉瓣置换术,即经典的 Ross 手术同时也报道了 2 例自体肺动脉瓣二尖瓣置换术,这一术式被称为 Ross Ⅱ手术。经典的 Ross Ⅱ手术,肺动脉瓣获取方法与 Ross 手术无异,二尖瓣切除方法与二尖瓣置换术的二尖瓣切除无异,但要尽量保留瓣下结构。获取肺动脉瓣,切除二尖瓣后将肺动脉瓣倒置,肺动脉边缘缝合到二尖瓣残余瓣环上,通过一个小的涤纶环将其近端连接到左心房的壁上。为避免早期通过涤纶环将自体肺动脉瓣固定于二尖瓣位出现的血栓形成、瓣膜被左房牵拉变形以及生长受限等并发症,在自体肺动脉瓣固定的方法上出现了一些改良,包括将自体心包中间打孔,将自体肺动脉瓣固定于心包片中心,形成所谓的"礼帽样"("Top Hat")结构,自体心包片边缘固定于左房壁;将自体心包完全包裹人工血管或涤纶环以避免血栓形成;涤纶环或人工血管间断开以保留自体瓣膜生长性等。

Ross Ⅱ手术主要适用于需行二尖瓣置换,但又存在抗凝禁忌,不愿或无法接受长期华法林抗凝治疗的患者。如先天性二尖瓣疾病儿童,育龄妇女,需要行二尖瓣置换的孕妇,以及风湿性二尖瓣病变者。不适合进行 Ross Ⅱ 手术的情况,包括严重主动脉疾病、心内膜炎、严重肺动脉高压(>80mmHg)、严重二尖瓣钙化和严重左心室功能不全,以及因前次心脏手术或心包炎等原因造成术中自体肺动脉移植物获取困难的患者。与经典的二尖瓣置换术相比,采用 Ross Ⅱ 手术的优势主要在于:①新瓣膜由活体组织组成,功能良好,仅需华法林抗凝 3 个月;②瓣膜完全位于左心房,对左室射血无影响;③可部分或全部保留二尖瓣装置。该手术的主要缺点:①需要牺牲右心室流出道;②手术在技术上比标准的二尖瓣置换更困难,体外循环时间延长;③从长远来看,可能出现两个瓣膜失功,而不是一个瓣膜失效;④因将围领缝合于左房内而出现传导异常、肺静脉梗阻;⑤自体肺动脉瓣获取过程中,间隔动脉损伤而导致的心肌损伤。

【并发症】

1. **二尖瓣关闭不全**　二尖瓣修复术后,轻、中度二尖瓣关闭不全者对术后的短期和长期生存率以及生活质量影响不大,可考虑强心、利尿保守治疗。如为重度关闭不全,则应考虑再次行修复术,也应考虑改行瓣膜置换。

2. **低心排血量综合征**　为二尖瓣狭窄及关闭不全矫治术后或二尖瓣置换术后的主要并发症之一,治疗上应及时补充血容量;应用正性肌力药物增强心肌收缩力;应用扩血管药物降低心脏前后负荷;保证足够通气,防止缺氧和二氧化碳潴留;纠正酸碱失衡;治疗心律失常。二尖瓣修复术后,突发低心排,则可能发生瓣膜修复处撕脱,需及时检测瓣膜修复效果。

3. **呼吸功能不全**　主要由于合并肺血管阻塞性病变、肺部感染所致,应适当延长辅助通气时间,视病情和血气分析结果确定治疗方案,包括进一步行气管切开治疗或逐步脱离呼吸机。

4. **三度房室传导阻滞**　二尖瓣置换术二尖瓣后内侧交界进针过深或选用的机械瓣型号过大压迫所致,前者应拆除相应的缝线,重新进针;后者应改用较小型号的机械瓣。在关胸时应放置起搏导线。

5. **血红蛋白尿**　常见于瓣膜成形术后,残留二尖瓣关闭不全,早期治疗包括补充容量及利尿,并限制活动,如出现贫血需间断输入洗涤红细胞,经上述治疗,多数患者可在 2~3 周内恢复,如保守治疗效果不佳,可再次试行瓣膜成形或瓣膜置换术。

6. **瓣膜置换并发症**　如左心室破裂、瓣周漏、感染性心内膜炎、抗凝相关的出血、血栓形成等。

【预后】

对于先天性二尖瓣狭窄,手术预后根据其病理类型及合并畸形情况有较大差别,如为瓣上隔膜,远期预后良好,而合并左心多发梗阻性病变则预后较差。瓣膜成形比瓣膜置换远期结果更好。对于二尖瓣关闭不全的手术矫治,死亡率现已由早年的 20%~40% 降至目前的 5% 以下,瓣膜成形患者亦明显优于瓣膜置换的患者。Chauvaud 等报道晚期结果,10 年生存率 86%,其中瓣膜修复组 88%,瓣膜置换组 51%,瓣膜修复组再手术率 15%,再次手术主要是瓣膜成形效果不佳,更换机械瓣及因年龄增长更换更大型号的机械瓣。

二尖瓣修复手术早期死亡率从以往接近 20% 下降到 3% 左右,而瓣膜置换的死亡率 15% 左右。二尖瓣修复手术死亡原因包括左心衰竭、肺动脉高压及因瓣膜置换而出现的血栓栓塞和出血等。RossⅡ手术,由于手术病例数量有限,缺乏有价值的远期随访结果的报道。

(闫　军)

第十六节　左心室流出道梗阻

左心室流出道解剖结构包括主动脉瓣下、瓣膜和瓣上三部分,先天性左心室流出道梗阻(LVOTO)是指存在于主动脉瓣膜、瓣下、瓣上的一个或多个水平的狭窄,并导致了左心室流入道和主动脉狭窄段远端存在收缩压差的一组先天性心血管畸形,在先天性心脏病中的发生率占 3%~10%。LVOTO 多为单发,以主动脉瓣狭窄最常见,占 60%~75%,瓣上和瓣下的狭窄分别占 15%~20% 和 5%~10%。LVOTO 本身通常能够行双心室矫治,但如作为左心发育不良综合征或 Shone 综合征的一部分,则需行以 Norwood 手术为开端的单心室矫治。

一、先天性主动脉瓣狭窄

主动脉瓣狭窄是左室流出道梗阻中最常见的病理类型,是由于瓣膜发育障碍和瓣叶增厚融合所引起的,伴有瓣叶形态异常和黏液性变,瓣膜平面横截面积减小。根据主动脉瓣发育异常程度不同,主动脉狭窄患儿左室流出道的梗阻程度相应不同,而使得该类患儿的临床表现相应存在很大差异。轻度狭窄患儿在婴儿期常无症状,直到儿童期或成年后症状才逐渐显现;而重度狭窄患儿(约占10%),在新生儿期即出现体循环依赖动脉导管,当动脉导管关闭后临床症状非常危重,表现为体循环灌注不良、肾衰竭和代谢性酸中毒,需尽早治疗。

【流行病学】

先天性主动脉瓣狭窄是占全部先天性心脏畸形的3%~5%。该病男性患儿多见,男女患病比例为4:1,在白种人儿童中的发病率高于黑种人和西班牙裔儿童。

【解剖学】

先天性主动脉瓣狭窄按瓣叶数目可分为单瓣畸形、二瓣畸形或三瓣畸形等。以二瓣畸形最常见,约占67%;其次为三瓣畸形,约占30%;单瓣畸形约占3%。单瓣畸形:瓣膜呈拱顶状或隔膜样,瓣膜开口可位于瓣环中心,也可偏向一侧,仅一处交界痕迹,或无交界痕迹,瓣叶活动多受限严重,出现症状早,多见于新生儿和婴幼儿。二瓣畸形:主动脉瓣二瓣畸形为最常见的先天性心脏畸形,人群发病率1%~2%,但并非所有的主动脉瓣二瓣畸形均产生主动脉瓣狭窄,据报道约63%的主动脉瓣二瓣化瓣膜的功能基本是正常的。二瓣化多数为左右瓣叶,二瓣叶均增厚,前后交界粘连融合,瓣口呈裂缝形,长轴多为矢状面。左瓣叶通常较大,瓣叶内可有一横行嵴,为正常左冠瓣和右冠瓣间发育不全的交界残迹。少数情况下可为前后瓣叶,瓣口为冠状面。三瓣畸形:各个瓣膜大小常不相等,以右冠瓣发育不全者居多。瓣叶增厚,3个交界可分辨,瓣口狭窄位于中央,并呈圆顶状,而且随着血流的不断冲击,可使瓣膜(特别是游离缘)变厚,发生硬化或钙化,使狭窄进行性加重。

危重性主动脉瓣狭窄的新生儿,有时很难分清其瓣叶是单瓣叶还是双瓣叶。瓣膜组织原始,呈黏液或胶质状性质,外观尚未成熟且发育不完全。通常合并左心结构发育不全,也有可能有严重的心内膜纤维弹性组织增生,对左心室顺应性造成重大影响。

【胚胎发育与分子生物学】

主动脉瓣和肺动脉瓣起源于胚胎期动脉干内皮下组织,由主动脉和肺动脉的螺旋状间隔进行分割并完成发育,若主动脉-肺动脉间隔旋转分割发生障碍,动脉干根部则分隔不均。当右前嵴(腹嵴)与左后嵴(背嵴)的旋转程度不等时,发育成主动脉部分的动脉干就会比正常偏小,半月瓣发育也不充分,于是形成主动脉瓣狭窄或瓣环细小。目前尚不能确定是否有基因与主动脉瓣狭窄的发生相关,但主动脉瓣二瓣化畸形在Turner综合征患者(X染色体单体)中较常见,以及家族性主动脉瓣二瓣畸形,为今后的研究提供了参考。

【病理生理】

主动脉瓣狭窄的基本血流动力学改变为左室排血受阻,其病理改变程度取决于狭窄程度,如果左心室和主动脉的压力阶差不超过50mmHg,主动脉瓣口面积大于$0.7cm^2/m^2$体表面积,心排血量可以通过代偿机制满足机体的需要;当瓣口面积小于$0.5cm^2/m^2$体表面积时,通过瓣孔的血流即不能满足机体的需要,患者可出现临床症状。根据左室主动脉收缩压差大小可判断主动脉瓣狭窄程度:如压差大于25mmHg,即可诊断狭窄;压差25~49mmHg,为轻度;压差50~79mmHg,为中度;压差80mmHg以上,为重度狭窄。中度以上主动脉瓣狭窄的患者,即可出现血流动力学的改变。

1. 左心室向心性肥厚。主动脉瓣狭窄增加了左心室射血阻抗,造成了跨瓣压差。此时,心室内压力峰值超过了主动脉收缩压,左心室室壁张力增加,刺激了左心室室壁增厚及向心性肥厚,肥厚程度与室内压力升高程度平行。

2. 冠状动脉供血不足及左室心内膜下心肌缺血。可导致心绞痛,甚至猝死。主要原因包括:①左室向心性肥厚伴顺应性降低,导致左心室舒张末压的升高,相对于升高的左心室舒张末压,主动脉舒张末期血压相对降低,冠状动脉灌注减少;②肥厚心肌压迫心内膜下血管导致心肌灌注不足;③左心室收缩压高于主动脉收缩压,收缩期冠状血管无灌注。

3. 左室心肌纤维化。胎儿期子宫内心内膜缺血导致心肌梗死进而可造成心内膜纤维弹性组织增生。纤维弹性组织增生的范围可能非常大,在左心室腔内形成纤维层,心肌丧失,被纤维组织所代替,导致心脏收缩、舒张功能减低,收缩性及顺应性下降。主动脉瓣的狭窄程度决定了心室纤维化的程度。轻度狭窄患儿可无明显纤维化,而重度狭窄的新生儿及婴儿,在子宫内就已经发生心室肥厚并可能有一定程度的纤维化。

4. 为了对抗左心室流出道的梗阻,左心室收缩期延长,左心室舒张末期压力升高,导致左房压升高,肺淤血,进而肺动脉以及右心室的压力升高,右心室心肌肥厚,右心衰竭。

5. 重度主动脉瓣狭窄的新生儿及婴幼儿在胎儿阶段由于左心室射血减少,导致二尖瓣、左心室、主动脉瓣和主动脉弓发育不良。部分新生儿由于严重的左心室流出道梗阻、左心室发育不良及左心室功能不全,左心系统不能支持体循环,这样体循环和冠状动脉的灌注依赖动脉导管,患者可能出现不同程度的发绀,尤其是下半身。如果动脉导管出生后早期关闭,患者出现循环衰竭,包括低血压、少尿和代谢性酸中毒。

6. 升主动脉狭窄后扩张。升主动脉管壁的弹力纤维、胶原纤维遭到破坏,局部管壁变薄,形成狭窄后扩张。

【临床表现】

新生儿及婴幼儿主动脉瓣狭窄:重度主动脉瓣狭窄患儿在新生儿期就有明显的充血性心力衰竭的临床表现,包括喂养困难、呼吸增快、易激惹及外周灌注不足的临床表现,如周围动脉搏动减弱、皮肤苍白和肢体发凉、毛细血管充盈减慢。

由于心输出量降低及左室功能障碍,心前区收缩期杂音可不明显,心前区震颤也不多见。如果合并动脉导管未闭,可出现右向左分流,导致发绀。如果头臂动脉有充足的来自升主动脉的血流,腹部和下肢灌注的血来自氧饱和度较低的动脉导管,可以表现为差异性发绀。

年长儿主动脉瓣狭窄:年长患儿通常为主动脉瓣轻、中度狭窄,约3/4是两瓣畸形,生长发育较好,通常无症状,在体检时发现心脏杂音而就诊。但随着年龄增长,会逐渐出现易疲劳、心绞痛等症状,并可出现心内膜炎或瓣膜钙化。每年有0.3%的患者出现自发性细菌性心内膜炎,并与狭窄严重程度和外科手术不相关。每年有1.2%~19%的患者会发生猝死,原因是严重的主动脉瓣狭窄和心肌缺血引起的心律失常。体格检查表现为心尖搏动剧烈、主动脉瓣听诊区收缩期杂音。心前区、胸骨上窝可及震颤和收缩期杂音是收缩期射血引起的,如果有主动脉瓣反流,可以有舒张期杂音。如左心室重度肥厚还可闻及第四心音。

【辅助检查】

心电图表现为典型的左心室肥厚或双心室肥厚。肥厚程度与跨瓣压差相关。运动后心电图表现为ST段压低,对指导轻度狭窄患者的治疗有一定的帮助。胸片显示心脏轮廓增大和肺淤血表现。胸片显示心脏正常、增大或左心尖较钝,青少年阶段可以显示狭窄后扩张。对于新生儿患者,超声心动图可提供完整的解剖和血流动力学信息,包括瓣膜形态、瓣环大小、左室肥厚程度、左室收缩功能、是否有心内膜弹性纤维组织增生,以及合并畸形,通过测定压力阶差评估主动脉瓣狭窄程度。但如果存在右向左分流和心室功能下降,这种方法可能会低估主动脉瓣狭窄程度。超声心动图还能检查升主动脉和动脉导管的血流方向。这种信息对评估左心室能否承担体循环的功能和进行两个心室的修补有重要作用。近年来兴起的胎儿超声心动图还能进行宫内诊断,评估心室大小和功能,帮助预测生后主动脉瓣狭窄的程度;三维超声心动图可更清楚地了解主动脉瓣膜形态,从而对进行球囊扩张还是进行瓣膜切开提供参考。心导管检查:可直接测量左侧和右侧的压力及跨瓣的收缩压差,评估瓣叶形态、主动脉瓣环大小、主动脉和二尖瓣的功能及心室的功能等。对于准备行主动脉瓣球囊扩张的患者,心导管检查是必要的,由于在行心导管检查时,患者处于麻醉镇静状态下,因此测得的左室流出道峰值压差可能比超声心动图评估的结果低,此时需慎重考虑是否需要介入治疗。另外,心导管检查还可应用于评估继发于收缩功能障碍的左室舒张功能障碍以及合并多水平梗阻(如合并二尖瓣狭窄、主动脉瓣下狭窄)时血流动力学的准确评估。

【诊断及鉴别诊断】

本病主要应与主动脉瓣下狭窄、主动脉瓣上狭窄相鉴别。超声心动图可明确狭窄部位,心血管造影中主动脉瓣狭窄与主动脉瓣下狭窄和主动脉瓣上狭窄也有不同表现。主动脉瓣狭窄造影可见收缩期主动脉瓣穹顶样膨隆及血流喷射,并可见升主动脉狭窄后扩张。主动脉瓣下狭窄,也可见血流喷射,无瓣膜穹顶样膨隆的表现,瓣下隔膜或狭窄可在造影中发现,并通常伴有主动脉瓣轻度关闭不全。主动脉瓣上狭窄,造影可见主动脉瓣上方的狭窄带,冠状窦增大及冠状动脉扩张常见。

【治疗】

（一）手术适应证

1. **新生儿和小婴儿**　如出现严重的低心排及代谢性酸中毒,需尽早应用前列腺素 E_1 以维持动脉导管开放,改善体循环氧合,缓解代谢性酸中毒。当患儿一般状况缓解后尽早手术治疗。在进行治疗前确定患儿是否合并左室发育不良至关重要。如左室发育尚可,则行瓣膜切开的手术效果良好,但如合并左室发育不良,则行双心室矫治效果不佳,只能施行 Norwood 手术和以后的单心室矫治,并且即使先期尝试行双心室矫治后因左室难以承担体循环负荷而退回行单心室矫治手术效果依然不好,因此,一开始就做出正确的判断,至关重要。目前常用的判断标准是由波士顿儿童医院的 Rhodes 于 1991 年根据超声心动图测量左心结构提出的 Rhodes 评分,包括:①左心室长轴直径与心脏长轴直径的比值小于 0.8;②主动脉根部直径指数小于 $3.5cm/m^2$;③二尖瓣面积指数小于 $4.75cm/m^2$,④左心室质量指数小于 $35g/m^2$,如果存在两项或两项以上,单纯主动脉瓣成形手术死亡率为 100%,仅能行 Norwood 手术。如果存在一项或以下,手术死亡率小于 8%。另外,先天性心脏外科协会（CHSS）针对 320 例病例进行了一项多中心研究,并提出了预测 5 年生存的 Logistic 多元回归方程,可用来协助预测行双心室修复或 Norwood 手术的风险。

2. **年长儿童及成年人**　如果存在心绞痛、昏厥和充血性心力衰竭等临床表现,并且跨瓣收缩压差大于 50mmHg,均提示绝对的手术适应证。如果跨瓣收缩压差大 75mmHg,即使没有临床症状也应该手术介入。跨瓣压差小于 50mmHg,但心电图显示左心室肥厚及心肌缺血表现（主要是 ST 段压低）,也应该手术干预。无症状的轻度反流建议长期周期性非创伤性检查随访,如狭窄加重,需手术治疗。跨瓣收缩压差在 50~75mmHg 的患者,临床症状不明显,可继续观察,定期随访,如狭窄有加重趋势,则需考虑手术治疗。

（二）手术方法

1. **经皮球囊瓣膜成形术**　新生儿及小婴儿重度主动脉瓣狭窄的主要治疗手段之一。自 1983 年首次应用以来,技术和设备均有明显改进,但其仍是一种姑息性手术。大多数患者在儿童阶段最终还需要再次手术处理主动脉瓣。球囊导管的血管进路非常重要,新生儿可以考虑脐动脉,较大儿童可以考虑股动脉,但如果存在主动脉缩窄或弓中断,有人报道选用颈动脉。该技术也可应用于年长儿,并可进行重复球囊扩张。经皮球囊瓣膜成形术短期和中期治疗效果可以与外科瓣膜切开手术相当。如果存在瓣膜发育不良、瓣环小和主动脉反流,应当视为经皮球囊瓣膜成形术的禁忌证,成年人主动脉瓣成形再狭窄率较高,不推荐使用。

2. **瓣膜切开术**　在经皮球囊瓣膜成形术开展以前,以及球囊成形技术未普及的国家和地区,大部分患者通过外科瓣膜切开手术得到成功治疗。手术方式包括体外循环下的直视瓣膜切开术和非体外循环血流阻断下瓣膜切开以及闭式瓣膜切开术。由于非体外循环下手术技术在手术时限及手术精确度方面的限制,现已很少应用,目前的主流手术方式是体外循环直视下瓣膜切开术。主动脉阻断后注入心肌停搏液,主动脉垂直切口向无冠瓣延伸。仔细检查瓣膜的解剖切开瓣交界的融合,应该保留交界离主动脉壁 1~2mm。即使主动脉瓣开放直径轻度增加,术后跨瓣压差也明显下降。瓣膜切开应该适当保守,避免过度切开造成主动脉瓣反流。

3. **主动脉瓣置换术**

（1）主动脉瓣膜置换的适应证:①青春期后或成年患者,如瓣膜严重发育不全,继发纤维化或钙化等病变,不宜行瓣膜切开或瓣膜成形术者;②球囊扩张失败或切开术后瓣膜再狭窄者;③并发主动脉瓣严重关闭不全者,需行主动脉瓣置换术。换瓣年龄应尽量拖后,这样一方面可置换较大号人工瓣,避免再次换瓣;另一方面也减少了抗凝时间和并发症的发生。可供选择的瓣膜种类包括机械瓣、同种主动脉瓣、异种生物瓣、自体肺动脉瓣（Ross 手术）。

（2）主动脉瓣置换瓣膜类型:选择主动脉瓣置换应根据患者的状况和需求来选择瓣膜的类型。对于年龄小于 35 岁或主动脉瓣及主动脉根部存在感染的患者首选 Ross 手术;对于年龄在 35~65 岁的患者首选机械瓣;但如患者为有妊娠、分娩、哺乳要求的女性患者以及其他不能耐受抗凝治疗或难以进行抗凝治疗的患者和运动员,可选用 Ross 手术或同种主动脉瓣;对于大于 65 岁的患者来说,应考虑选择生物瓣,尤其是无架生物瓣。中期研究结果表明,无架生物瓣优于有架生物瓣,有架生物瓣可使用生物材料时,作为其次的选择。

(3) 手术方法:机械瓣、异种生物瓣置换的手术方法详见后天性心脏病主动脉外科章节。本节着重介绍同种自体肺动脉瓣-主动脉瓣置换(Ross 手术),同种主动脉瓣置换以及某些特殊情况的处理方式。

1) 自体肺动脉瓣-主动脉瓣置换(Ross 手术):1967 年由 Ross 首先报道采用该手术治疗主动脉瓣病变。因可提供优良的血流动力学性能、自体肺动脉瓣的生长潜能、无须抗凝治疗、心内膜炎再发率低等优势,目前是 35 岁以下主动脉瓣狭窄患者的首选术式,婴幼儿可应用。行 Ross 手术的条件是肺动脉瓣需功能良好,无狭窄或关闭不全,主、肺动脉瓣环直径相差≤5mm。Ross 手术包括以下主要三个步骤:①采取自体肺动脉带瓣管道;②主动脉瓣置换;③重建右心室流出道。

采取自体肺动脉带瓣管道:常规建立体外循环,分离主、肺动脉间隔,游离主、肺动脉,上至右肺动脉水平,下至主动脉根部。于肺动脉分叉前横断肺动脉主干,检查肺动脉瓣开放、关闭是否良好;在肺动脉瓣下 5mm 处横断切开右室流出道前壁。在近室间隔处,用剪刀小心剥离肺动脉和右室流出道的后壁,仔细分清层次,注意避免损伤前降支及第一间隔支;锐性分离主肺间隔和主、肺动脉根部后壁,在后壁和冠状动脉之间有一潜在疏松组织间隙,钝性分离后可达主、肺动脉根部,两侧剪开,彻底分离主、肺动脉。在摘取肺动脉瓣的过程中,应紧靠肺动脉侧分离,保护左冠状动脉主干、左前降支,防止损伤冠脉导致心肌梗死、束支传导阻滞。取下肺动脉瓣后,将其置于 4℃生理盐水中保存。

主动脉瓣置换:Ross 手术主动脉瓣置换方法大致可分为三种。①冠状动脉口下瓣膜置换:切除病变主动脉瓣,修剪肺动脉瓣下多余的脂肪及肌肉,只保留瓣下肌肉约 2mm。分别将 3 个肺动脉瓣联合顶点固定于主动脉瓣联合上 1cm 处。保留肺动脉后窦,修剪其余两瓣窦的肺动脉壁,呈弧形显露出左、右冠状动脉开口,随后自最低点向两边将肺动脉壁与残留主动脉连续缝合,缝合主动脉切口。该方法由于植入后瓣膜容易变形,发生反流,血流动力学效果不佳,目前应用较少。②主动脉内柱形瓣膜置:切除主动脉瓣膜后换将带肺动脉瓣的肺动脉移植入主动脉腔内,瓣膜与原主动脉位置相一致。左、右冠状动脉开口与肺动脉做端-侧吻合。将肺动脉包入主动脉腔内。该方法植入的肺动脉受自体主动脉壁的限制,活动性差,易造成移植物的扭曲,引起瓣叶关闭不全。另外,植入的肺动脉与原主动脉之间有一隔层,一旦隔层内出现血液充盈便可造成冠状动脉开口梗阻等严重并发症。③主动脉根部置换:现多采用此方法。因该方法保留了完整的肺动脉瓣叶及肺动脉,移植后瓣叶对合良好,术后不易发生瓣膜关闭不全,且瓣环和瓣叶的生长不受周围组织的影响。切除主动脉瓣根部保留冠状动脉有两种方法:其一,左、右冠状动脉从主动脉壁呈纽扣样切下;其二,从主动脉左、右冠状动脉之间纵行切开,左冠状动脉开门保留为舌状与主动脉远端相连,右冠状动脉开口为一纽扣样。主动脉根部水平状切除。间断或连续吻合肺动脉近端与主动脉根部,三个瓣窦的位置与原来主动脉瓣窦相一致。肺动脉端与主动脉远端吻合。行主动脉根部置换,吻合口处加用心包条,以防心脏复跳后主动脉后壁出血,同时防止术后肺动脉瓣环急性扩张。

重建右心室流出道:采用同种肺动脉带瓣管道重建右室流出道。将其远、近两端分别与右室切口、肺动脉残端吻合。

2) 同种主动脉瓣置换:手术在低温体外循环下进行,正中切口进胸,高位主动脉插管,单管引流。阻断后,行升主动脉斜切口,主动脉切口不能低于交界上方 1cm,以便于缝合。切除病变瓣叶和测定瓣环大小后,选择内径比主动脉瓣环直径小 2~3mm 的同种瓣。于同种主动脉瓣交界顶端上方 5mm 处切断同种血管,U 形剪除 3 个主动脉窦部或保留无冠窦,修剪瓣下多余组织。接着将同种主动脉右冠窦对向左冠,使同种瓣的肌肉缘与后方二尖瓣大瓣纤维组织相对,而同种瓣纤维组织部分在前右方,位于患者室间隔上方,原来的右瓣成为新的左瓣,以避免前方的肌肉对肌肉缝合,导致缝合组织隆起、尔后将同种瓣内面外翻,显露其下缘,于交界下方水平连续缝合近端。当缝至膜部间隔位置时,为了避免传导束的损伤,应紧靠瓣环下或穿过瓣环缝合。再将外翻的同种瓣拉回,使瓣脚上翻到主动脉根部,于主动脉瓣交界上方 5mm 处褥式缝合固定好瓣脚,此时应注意调整好三个瓣脚之间的距离,避免瓣膜结构变形,随后从左冠窦底部开始,依次将受体主动脉壁与同种瓣上缘做连续缝合,每根缝线与交界褥式缝线打结。一般来讲,直径 19mm 的主动脉根部可放内径 16mm 的同种瓣而无明显的血流动力学阶差。

3) 同种主动脉根部置换:对于合并左心室流出道梗阻或瓣环发育不良的患者,可选择同种主动脉根部置换术。建立切口及体外循环与主动脉瓣置换相同。行升主动脉斜切口,探查主动脉和左室流出道。先从左冠开口处切除主动脉后壁,然后切口直跨二尖瓣大瓣,至膜部间隔上方时要稍微偏高,以免损伤传导束,再向右将主动脉完全切断。注意保留左、右冠脉开口四周 3mm 以上的主动脉壁呈纽扣状,以备移植。在室间隔前方应留有一定的纤维组织以利缝合。此时任何主动脉瓣下狭窄将被充分显露,可切除梗阻的纤维组织和肌肉。小心游离冠状动脉至横窦,注意不要剪破主、肺动脉。选择合适大小的同种血管,将其下缘间断或连续缝合至左室流出道。瓣膜的置入方向可与正常解剖位置相同,或如同种主动脉瓣置换一样将同种瓣旋转 120°,使右冠状动脉开口转向患者左冠状动脉,使吻合更牢固。尔后连续缝合同种血管上端与患者主动脉远端切口。最后行左、右冠状动脉移植。

主动脉根部置换与同种瓣置换比较有两大优点:①与主动脉根部作为一个功能的统一体置入,瓣膜更容易维持其关闭功能;②根部整体移植的瓣的直径要比单纯瓣膜移植大得多。

4) 主动脉瓣环发育不全的处理:主动脉瓣环发育不全是临床上治疗较为困难的情况。主动脉瓣环狭窄由于主动脉根部细而无法置入合适的人工瓣膜。若置换过小人工瓣膜,则术后血流动力学得不到保证,出现难以克服的低心排和反复的左心衰竭,并且还容易形成血栓和造成溶血。为了克服在细小主动脉根部进行瓣膜置换的困难,目前采用较多的手术方法有主动脉后瓣环扩大的 Nicks 手术、Manoguia 手术、主动脉前瓣环扩大的 Konno 手术、Ross/Konno 手术等。

Nicks 手术:由 Nicks 等于 1970 年首先提出。纵行切开升主动脉,切口延向无冠窦或向左冠状窦/无冠状窦交界处延伸,并切开瓣环,注意切口不能切入二尖瓣的前瓣叶,但是要切入主动脉瓣和二尖瓣之间的纤维连接区域内。选择适宜大小的瓣膜进行主动脉置换,采用经戊二醛处理的自体心包片或 Dacron 补片,或自体心包与 Dacron 相重叠的双层补片,缝于扩大部分的人工瓣膜缝合缘和扩大的主动脉切口。这种手术的优点是手术操作比较简易,安全性较大。其缺点是扩大瓣环的程度有限,一般扩大主动脉瓣环 3~4mm,只适用于轻度主动脉瓣环发育不全的患者。

Manoguian 手术:由 Manoguian 等于 1979 年首先提出。经左、无冠瓣交界切开主动脉后壁和主动脉瓣环,切口延伸入二尖瓣的前瓣,将前瓣切开,其二尖瓣的切口不宜太长,一般切开 1cm 左右,因为手术使得二尖瓣上升,如果二尖瓣切口太长,则可能造成二尖瓣关闭不全。使用戊二醛处理过的自体心包来关闭二尖瓣的缺损,同时扩大主动脉瓣环和主动脉根部。Manoguian 手术可扩大瓣环 1.5cm 左右,还可根据需要切开左房,对于中度主动脉瓣环发育不全的患者,这是一种比较理想的手术方法。该手术可一并用同种异体组织进行主动脉根部置换。在这种情况下,主动脉同种带瓣管道的二尖瓣组织部分可扩大主动脉瓣环。在将患者的二尖瓣与同种异体主动脉带瓣管道的二尖瓣组织进行缝合时,应非常小心,因为这一区域的撕裂会导致二尖瓣反流。

主动脉瓣环前部扩大的 Konno 手术:由 Konno 等于 1975 年首先提出。该术式通过切开室间隔和右室流出道以扩大左室流出道和主动脉根部,从而有效地加宽瓣环。一般可使主动脉瓣环周径扩大 50%。就扩大主动脉瓣环的程度来说,Konno 手术是当前所有手术方法中最为理想的一种。但手术操作复杂,心脏创伤大,术后并发症多。切开冠状动脉右冠瓣和左冠瓣间的交界,在紧靠肺动脉瓣环近端右心室流出道做一横行切口,注意不要损伤邻近的肺动脉瓣。然后将剪刀的一叶通过主动脉切口置于左心室腔内,另一叶经右心室切口置于右心室腔,由此切口可连接主动脉与右心室,切开室间隔,切口长度视需要扩大瓣环程度而定,如合并主动脉瓣下隧道型狭窄,则室间隔切口必须足够长,以达隧道型狭窄的下方,但要终止于圆锥乳头肌上方,以免损伤传导束。剪除主动脉瓣,同时按切开瓣环的大小取 Docron 补片或心包片,用间断褥式带垫片将补片固定于室间隔的右心室面,当补片缝线缝合止于主动脉瓣环后,放入机械瓣,采用常规间断或褥式缝合将人工瓣缝合环缝于瓣环上,补片侧的缝合环则采用水平的褥式缝合线穿过涤纶片,在右心室面打结。然后,连续缝合涤纶片至主动脉瓣以上,以扩大并闭合主动脉切口。该手术存在的缺点和风险包括需要永久抗凝血,瓣周漏合并溶血,以及硬质的机械瓣突入右心室流出道。

Ross/Konno 手术:最初报道 Konno 手术是为了置入尺寸足够大的机械瓣,将 Ross 手术与 Konno 手术相结合,可对合并主动脉环发育不良的患者行自体肺动脉瓣-主动脉瓣置换术。Ross/Konno 手术技术要点同前,所不同的是应该注意所取的肺动脉漏斗部组织要比经典 Ross 手术更多一些,要用间断带垫片缝针将自体肺动脉缝合到 Konno 切口上,并需要做第二层加强缝合,以确保没有 VSD 形成。

【并发症】

1. **主动脉瓣关闭不全**　瓣膜球囊切开及直视手术瓣叶交界过度切开,可造成瓣膜撕裂、主动脉瓣关闭不全及大量反流。术中可出现停机困难和急性左心衰竭。术中不宜过分扩张或切割瓣叶,如发现瓣膜关闭不全,应考虑行成形术或瓣膜置换术。

2. **主动脉瓣交界切开后再狭窄**　主动脉瓣狭窄合并有左室流出道肌束肥厚,如手术解除不彻底可致术后再狭窄。另外,主动脉瓣球囊扩张、交界切开均为姑息性手术,约有 30% 的病例在术后 10 年内可出现再狭窄,常需二次手术。

3. **机械瓣功能障碍**　由于机械原因或血栓形成导致瓣膜功能障碍;生物瓣和同种瓣钙化、衰败。

4. **Ross 手术的并发症**　包括冠状动脉损伤所致心肌梗死、心律失常,新建主动脉瓣关闭不全、右室流出道替代物功能障碍以及远期主动脉根部(窦部和窦管交界)扩张。

【预后】

由于本病的临床表现从单纯无症状的主动脉瓣二瓣化畸形到新生儿危重症主动脉瓣狭窄,病情程度变化极大,本病的预后取决于瓣膜的解剖特点、狭窄程度及治疗的效果。

在新生儿阶段,发达国家成熟的心脏病中心经皮球囊瓣膜成形术与手术瓣膜切开术的早期死亡率和再次手术概率相当,两项技术均较好地改善了手术后左心室的射血分数和左心室质量/容积比,并且球囊扩张技术通过颈动脉穿刺可以在床边扩张严重的主动脉瓣狭窄,避免了血流动力学不稳定患儿到导管室的搬动,因此,有些成熟的心脏中心已基本弃用了瓣膜切开手术。但在大多数心脏中心,手术切开瓣膜仍是新生儿期主动脉瓣狭窄治疗的主要选择,并能够较好地改善临床症状。但两种技术均只能被视为姑息性治疗而不是最后的治愈。许多患者由于进行性主动脉瓣反流、狭窄和两者兼之而需要再次手术。关于球囊瓣膜成形与瓣膜切开术的长期效果对比,目前仍有争议。一些系列研究显示,外科瓣膜成形患者有良好的结果;另外一些研究显示,手术瓣膜成形术和球囊扩张术的结果并无差异。考虑到新生儿期治疗与非新生儿期治疗可能存在的结果差异,Herrmann 等报道了 2 个月~18 岁的非新生儿期患者接受主动脉瓣切开和经皮球囊瓣膜成形术的长期随访结果。结果提示:与主动脉瓣球囊成形相比,主动脉瓣成形术跨瓣压差降低更显著,术后早期和长期主动脉瓣反流发生率更低,以及更低的 10 年再干预率。两种方式的远期存活率和再次手术行主动脉瓣置换的比例没有差异。主动脉瓣置换术疗效肯定,加强术后维护和管理,可使疗效长期保持。自体肺动脉瓣移植的优点使得 Ross 手术 10 年存活率达 90% 以上,术后 10 年肺动脉瓣失功率为 6%~20%,而 10 年和 25 年免于因同种肺动脉瓣失功所致移植物置换率为 91% 和 84%。目前该病新生儿期手术死亡率仍很高(9%~33%),远期效果也差,15 年存活率仅 27%。1 岁以上心功能及瓣膜发育较好的患儿,手术死亡率不足 1%,15 年存活率为 90%,远期效果较好。

二、先天性主动脉瓣下狭窄

先天性主动脉瓣下狭窄是指主动脉瓣下部分(即左室流出道)的血流梗阻。临床常见解剖类型包括局限型主动脉瓣下狭窄、管型主动脉瓣下狭窄;少见的类型还包括异常二尖瓣组织附着所致左室流出道狭窄。"弥漫性主动脉瓣下狭窄"原指"肥厚性梗阻性心肌病",建议避免使用,以免造成混淆。尽管主动脉瓣下狭窄被认为是先天性心脏畸形,该病很少在新生儿或婴儿中出现,大多数患者于青少年或壮年期发病,并且该病具有较高复发率,提示其可能是一种获得性疾病。

【流行病学】

先天性主动脉瓣下狭窄发生率约占全部先天性心脏病的 1%,占左室流出道梗阻患者的 15%~20%。男女发病比例为 2~3:1,尽管男性患者与女性主动脉瓣下狭窄患者间自然病史与术后经过无明显差别,但研究显示更多的男性患者接受了再次手术。与先天性主动脉瓣狭窄不同,单发的先天性主动脉瓣下隔膜在新生儿期和婴儿期很少得以发现。一些患者是在其他先天性心脏病矫治术后随访中发现的。

【解剖学】

主动脉瓣下狭窄的病理解剖变异很大,但可分为以下三类。

1. **局限型主动脉瓣下狭窄** 占全部主动脉瓣下狭窄的 70%~80%,多为半月形或完整的纤维隔膜样组织构成左室流出道不全阻塞,位于主动脉瓣下 5~15mm 处,可分为两种类型:①隔膜型:纤维组织薄膜多数位于主动脉环的左、右冠瓣下方,少数累及无冠瓣下,并与二尖瓣根部相连;②纤维肌性狭窄:此型较多见,大部分距主动脉瓣环 5~15mm,狭窄孔直径 6~13mm,游离缘为纤维组织,基底为肌性组织,多附着于右窦下方延及二尖瓣前叶。

2. **管型主动脉瓣下狭窄** 约占 12%。由于左室流出道的纤维肌性隆起而形成流出道隧道样狭窄,并向左心室腔内延伸。室间隔/左室壁厚度比值常接近 1.0。其应与肥厚梗阻性心肌病相区别。后者有室间隔极度肥厚及动力学梗阻,同时合并有二尖瓣前叶收缩期异常活动,室间隔/左室壁厚度比值常大于 1.5。

3. **二尖瓣畸形所致左室流出道狭窄** 极少见。主要是由于二尖瓣腱索附着在室间隔上和心内膜附属组织附着在二尖瓣前瓣叶的心室面上,并在收缩期时突入流出道,造成左室流出道狭窄。

25%~50% 的患者合并其他心脏畸形,包括动脉导管未闭、室间隔缺损、房间隔缺损、主动脉瓣狭窄、主动脉瓣狭窄并关闭不全、二尖瓣关闭不全、主动脉弓中断、永存左上腔静等,也可以是左心发育不良综合征及 Shone 综合征的一部分。

【胚胎发育与分子生物学】

主动脉瓣下狭窄的胚胎发育与病因学原理尚不明确。目前认为与遗传易感性、左室流出道的解剖特点、其他心脏畸形所致的左室流出道血流动力学异常以及外科手术后所造成的流出道血流湍流均可能有关。但没有明确的相关基因,也很少存在家族性发病。

主动脉瓣下狭窄的出现可能与一些异常的解剖形态基础相关,并因此导致了异常的细胞增殖和由于异常血流模式所致的形态改变。这些解剖学特点包括:①长而狭窄的左室流出道;②主动脉-室间隔间的陡峭夹角;③二尖瓣-主动脉间的距离增加;④主动脉的骑跨;⑤局部心肌异常隆起。异常的血流模式如果又存在于具有遗传易感性的心肌细胞,就可以导致主动脉瓣下狭窄的发生。同时,上述解剖特征使得血流在室间隔处的剪切力增加,进一步刺激了心内膜心肌细胞在左室流出道的异常增殖,进而形成了纤维肌性嵴。另外,主动脉瓣下狭窄的一种可能的血流动力学基础是合并其他先天性心脏病患者术后左心系统血流动力学的改变,使得血液出现湍流及室间隔缺损承受的剪切力增大。隔膜造成更多的湍流,也会造成主动脉瓣叶的损伤。随后的增厚和扭曲会造成瓣叶无法对合或直接脱垂而导致主动脉瓣关闭不全。在一些情况下,纤维隔膜可能延伸到主动脉瓣叶的下表面,引起进一步的扭曲并加重反流。

隧道样主动脉下狭窄也是一种见于较早期切除单纯性主动脉下隔膜后的继发性病变。最初切除后造成的瘢痕以及成形异常的左心室流出道可能会造成渐进性的纤维肌性增生,并产生隧道样的左心室流出道。从室间隔延伸到二尖瓣前瓣叶心室面的纤维条索,将二尖瓣向前下方牵拉,使二尖瓣参与到隧道样左心室流出道的形成。

【病理生理】

主动脉瓣下狭窄的病理生理与先天性主动脉瓣狭窄相似。轻度主动脉瓣下狭窄可无明显血流动力学改变,一般无严重左室排血受阻,婴幼儿期也多无症状出现,大多数患者青少年或壮年期发病;中至重度主动脉瓣下狭窄可致左室射血阻力增加,引起左室收缩压升高,心肌向心性肥厚。心肌向心性肥厚反过来又进一步加重左室流出道梗阻。主动脉瓣下狭窄可将左室流出道分隔成高压腔和低压腔。如合并的室间隔缺损位置较低,位于高压腔,将产生大量左向右分流,可较早出现严重的肺动脉高压;如室间隔缺损位置较高,位于低压腔,则肺动脉高压出现较晚。

高速血流喷射所产生的震荡和涡流可导致主动脉瓣叶受损伤、瓣膜增厚、主动脉瓣关闭不全和感染。在主动脉瓣下狭窄的患者中,近 65% 的患者存在主动脉瓣关闭不全,而且即使在主动脉瓣下狭窄解除后,反流仍继续存在。当合并主动脉瓣关闭不全时,除了压力负荷增加外,容量负荷亦增加,心腔扩大,可出现肺淤血和充血性心力衰竭。另外,当合并主动脉瓣关闭不全时,主动脉舒张压降低,冠状动脉灌注减少,加之由于左心室肥厚,左室氧耗增加,将导致心肌缺血,并可能发生猝死。

另外,主动脉瓣下狭窄即使彻底切除,仍有复发的可能。

【临床表现】

1. **症状**　与主动脉瓣狭窄类同,症状发生的早晚及轻重与梗阻程度有关;与前者不同点是很少在新生儿和婴儿期出现症状,即使狭窄已经很严重。单发的主动脉瓣下隔膜由于其病程存在进展过程,以及无明显症状,因此通常诊断较迟,患者经常是在因无症状性心脏杂音就诊时得以诊断。当出现症状时,大部分已是有中、重度左室流出道梗阻的儿童、青少年或20岁以下的成年人。

2. **体征**　主动脉瓣区可触及收缩期震颤,闻及收缩期喷射性杂音(一般无舒张期杂音),向右颈部传导,伴肺动脉瓣区第2音增强,主动脉瓣区第2心音减弱或分裂。杂音位置可能较主动脉瓣狭窄低,于胸骨左缘第3~4肋间最明显。有时心尖部可听到舒张中期杂音,这是由于瓣下梗阻限制二尖瓣前叶的活动所致。

【辅助检查】

1. **X线检查**　除了没有或较少见典型的升主动脉狭窄后扩张外,与主动脉瓣狭窄X线表现相同。

2. **心电图**　多见左心室肥厚或双心室肥厚,伴左前分支传导阻滞以及室性期前收缩。

3. **超声心动图**　为诊断瓣下狭窄的首选方法,可用于确定狭窄部位及流出道受累程度、瓣膜的关闭情况,左室肥厚程度及收缩、舒张功能,主动脉狭窄后扩张的程度,以及合并畸形等,并可提供狭窄部位的流速和压差,为手术提供参考。

4. **心导管和心室造影**　从左室到主动脉连续测压可记录到压力的变化。压差大小反映梗阻的程度,左心室造影可见主动脉瓣下有带状或三角形透明区或切迹,部分患者可显示有左室肌性流出道肥厚变窄。

5. **CT和MRI**　CT和MRI对于瓣下狭窄的显示,尤其靠近瓣口较近者,均有一定限度。对距瓣口有一定距离的瓣下狭窄,CT可见小的第三心腔,并能显示左室形态、肌块以及射血分数等功能异常,有助于病变程度的判断。瓣下狭窄MRI所见与主动脉瓣狭窄相似。

【诊断及鉴别诊断】

根据特殊杂音及超声心动图检查,单纯主动脉瓣下狭窄多可明确诊断,但同时合并其他心脏畸形时易于漏诊,必要时应行心导管及心室造影等检查。

【治疗】

(一) 手术指征

单发主动脉瓣下隔膜的手术指征目前仍有争议。由于本病进展较快,并可导致主动脉瓣受损,因此有观点认为应尽早手术干预,但尽早干预却又面临术后高复发率,再次手术,甚至左室流出道狭窄解除后仍出现主动脉瓣反流的可能。因此,在进行了综合分析之后,目前认为,心导管测量左室流出道峰值压差(多普勒平均压差)<30mmHg并且无左室肥厚,则暂不处理,持续观察;当压差>50mmHg,则均应手术治疗;压差为30~50mmHg,如出现临床症状,或虽无临床症状但ECG提示ST-T改变也应考虑手术治疗。隧道样主动脉瓣下狭窄,无论压差如何,均应尽早手术干预。

(二) 手术方法

1. **经主动脉纤维隔膜切除术**　升主动脉斜切口,近端达无冠窦,牵开主动脉瓣叶显露瓣下纤维隔膜组织。先从右冠瓣底部纤维肌肉处垂直切开,深度达纤维下肌肉,然后环行向两侧将纤维隔膜切除。在右冠瓣和无冠瓣交界处仅剔除其下纤维组织,要保留其下肌肉,此处是膜部间隔,应避免损伤传导束。某些病例,纤维组织会延伸到一个或多个主动脉瓣叶的下表面,或二尖瓣前瓣叶的心室面。可通过锐性分离,在保证瓣叶不受损伤的前提下,将隔膜分离下来。

2. **经主动脉纤维隔膜切除并室间隔肌肉切开或室间隔肌肉切除术**　对于合并有流出道室间隔肌肉肥厚的患者,在切除纤维隔膜后,从主动脉左、右冠瓣交界下垂直切开室间隔肌肉,长度超过狭窄处,深度约为狭窄厚度,可解除了流出道狭窄;如能切除宽度4~10mm的一条肌肉,解除梗阻效果更佳。首先在室间隔做两个平行切口,第1个切口在左、右瓣交界下方,恰好在二尖瓣装置的右侧,第2个切口在右冠瓣中间的下方,逐渐加深切口并向下延伸,然后在右冠窦下做一横切口将两切口相连,再用剪刀或手术刀去除这块肌肉。对于在单纯性主动脉下隔膜的处理中是否切除部分室间隔心肌来重塑左心室流出道,尚有争议。一些中心认为,心肌切除通过扩大和重塑流出道而减少了流出道内的湍流,并对所有发生单发性隔膜的患者都进行心肌切除。而另外一些中心认为,肌肉切除后的手术瘢痕形成会增加复发性左心室流出道梗阻的风险,我们在实践中也支持这一观点。

　　3. 改良主动脉心室成形术(改良 Konno 手术)　重度主动脉瓣下狭窄但未合并有主动脉瓣环狭窄,无须置换主动脉瓣叶时,可采用改良 Konno 术。手术方法类同于 Konno 术。常规建立体外循环,横行切开主动脉壁,在距肺动脉瓣下 2cm 横行切开右室流出道,用直角钳或术者示指通过主动脉切口伸入左室流出道,顶住室间隔。于室间隔右侧扪诊,在钳端或示指端引导下切开室间隔,检查左室流出道,尽可能切除瓣下狭窄肥厚组织。以圆形涤纶片关闭室间隔切口右室面,从而增加了左室流出道周径,扩大左室流出道。连续缝合或用自体心包片加宽右室流出道与主动脉切口(图 8-6)。

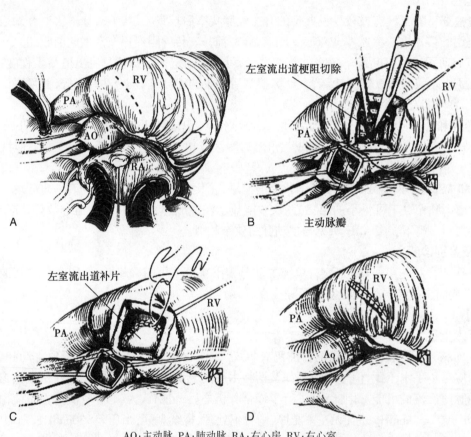

AO:主动脉,PA:肺动脉,RA:右心房,RV:右心室。

图 8-6　改良 Konno 手术

注:A. 主动脉阻断,根部灌注心肌停搏液,虚线显示右心室切口和主动脉切口;B. 主动脉切开暴露主动脉瓣,切开主动脉瓣环下室间隔,注意避开房室结和传导束;C. 切开室间隔,以补片修补并扩大室间隔缺损;D. 缝合右心室和主动脉切口。

　　4. 主动脉心室成形术(Konno 手术)　主要适用于同时合并有主动脉瓣环狭窄的隧道样主动脉瓣下狭窄患者。

　　5. 主动脉根部置换术　包括同种主动脉根部置换及自体肺动脉-主动脉置换术,同样适用于主动脉瓣环发育不良合并弥漫性左室流出道梗阻患者。该方法主动脉和心脏的切口与 Konno 手术相似。

　　6. 经主动脉 + 左心室心尖两切口或单纯左心室心尖切口行室间隔肌肉切除术　少数患者,主动脉瓣下间隔肥厚延伸至心室中部至远端(复杂的长节段肥厚)。将间隔切除的范围限制在主动脉下区域可能会留下残余的心室中部梗阻。对于这些患者,可以使用双切口手术,即通过经主动脉切口行近端肌肉切除,远端通过经心尖心室切口切除肥厚肌肉(图8-7,彩图见书末)。

经主动脉室间隔肥厚心肌切除如前所述。经心尖切除,使用2~3个湿大纱布垫将心尖向前抬高使其进入视野中间。从左冠状动脉前降支左侧开始切开心尖,长度为6~7cm。在左前降支外侧足够远的距离切开心尖是很重要的,这样可以避免在关闭心室切口时造成冠状动脉损伤。从室间隔中部切除肥厚的肌肉,并向头侧逐步切除至主动脉瓣下。通常,心内膜瘢痕可用于引导切除。肥厚的乳头肌也可以在手术中被削薄。在充分切除室间隔中部的肥厚肌肉并充分缓解梗阻后,使用两层毡片法线性关闭心室切口。上述的经心尖切口心肌切除同样适用于解除单独的室间隔中部严重梗阻。

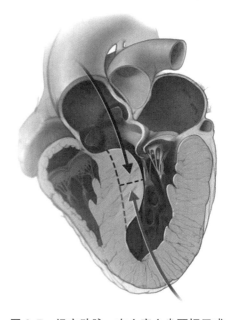

图8-7　经主动脉+左心室心尖两切口或单纯左心室心尖切口行室间隔肌肉切除术
注:合并主动脉(红色箭头和虚线)和心尖入路(蓝色箭头和虚线)是对同时累及主动脉下区和室间隔中部的长段间隔肥厚最好的治疗方法。

【并发症】

1. **主动脉瓣或/和二尖瓣损伤**　发生率<2%。主要是术中对瓣膜的牵拉用力过大,切割肌块时刀锋伤及瓣膜,造成瓣膜损伤。

2. **不同程度的房室传导阻滞**　多因第1切线过度偏右(偏向无冠瓣)所致。完全性房室传导阻滞的发生率为2%~5%。

3. **医源性室间隔缺损**　发生率<2%。原因是进刀切割轴线偏向右心室腔,对室间隔最肥厚部位的判断失误。

4. **感染性心内膜炎**　主要见于已发生主动脉瓣损伤的患者,可造成主动脉瓣反流,加重充血性心力衰竭。

【预后】

术后15年生存率为85%~95%,晚期死亡主要与左室流出道残留狭窄及再次手术有关。术前左室流出道压差>50mmHg,隧道样狭窄,主动脉瓣下隔膜去除不完全,手术时年龄小于10岁,均是术后再发主动脉瓣狭窄的危险因素,上述患者随访10年以上,再狭窄的发生率甚至高达10%~50%。Ross-Konno手术可能有助于降低隧道样主动脉瓣下狭窄的发生率。目前,在大多数心脏中心,总体手术死亡率低于3%。手术死亡原因与狭窄类型、有无合并主动脉瓣与瓣环狭窄、有无合并重度肺动脉狭窄、有无合并多水平狭窄及心内其他畸形有密切关系。

三、先天性主动脉瓣上狭窄

先天性主动脉瓣上狭窄是主动脉窦管交界以上的局限性或弥漫性狭窄导致左室流出道梗阻的先天性心脏病,在左室流出道梗阻性病变中此型最少见。

【流行病学】

先天性主动脉瓣上狭窄,占全部先天性心脏病的0.05%左右,在全部先天性左室流出道狭窄中所占比例为5%~10%。主动脉瓣上狭窄发病形式有三种:①散发性,最为常见,占全部主动脉瓣上狭窄的50%以上。②Williams综合征的心血管系统表现的一部分。1961年,Williams等描述了主动脉瓣上狭窄伴有少见的"小精灵样"面容、智力发育迟缓、高钙血症、多发性外周肺动脉狭窄等,故称为Williams综合征或"小精灵综合征"。③常染色体显性遗传病,具有家族性。

【解剖学】

(一)病理分类

本病依狭窄的程度、范围和形态,分为三种类型。

1. **隔膜型**　在主动脉窦上缘形成由纤维或纤维肌肉构成的中心有孔的隔膜,主动脉外形无改变,约占 25%。

2. 壶腹型(环状狭窄) 在主动脉瓣水平因主动脉中层和内膜增厚形成纤维肌肉嵴引起主动脉根部的环形狭窄,同时可有一段主动脉变细,占 50%~70%。

3. 发育不良型(条索样狭窄) 主动脉窦远端整个主动脉发育不全,甚至可累及主动脉弓,造成头颈部血管梗阻,少于 25%。

其中隔膜型和壶腹型又称为局限型主动脉瓣上狭窄,发育不良型又称为弥漫型主动脉瓣上狭窄,狭窄段有内膜增厚和中层肥厚,伴纤维和弹力组织增生。

(二) 冠状动脉异常

主动脉瓣上狭窄常合并冠状动脉异常,左、右冠状动脉均可受累,可表现为冠状动脉开口狭窄、冠状动脉狭窄、冠状动脉扩张和早期粥样硬化。冠状动脉开口狭窄:可由于增厚的主动脉瓣与发育不良的窦管连接处粘连,将冠状动脉开口与乏氏窦和主动脉管腔隔开所致,也可因狭窄部位的主动脉内膜增厚累及主动脉窦部,导致冠状动脉开口狭窄。左冠开口狭窄较右冠狭窄更为多见。冠状动脉本身的狭窄:多见于弥漫性狭窄和大年龄患者,因冠状动脉内膜增生、纤维化、发育不良、断裂、弹性蛋白层缺失,造成血管内膜和中层不能延续,中层增厚并且发育不良所致,近端的病变较远端严重。对于冠状动脉开口及走形均未受累的患者,由于冠状动脉开口处于狭窄近端,高压的血流灌注可引起冠状动脉明显扩张、扭曲、中层增厚以及早期的动脉粥样硬化等。

(三) 其他合并畸形

主动脉瓣上狭窄约有 1/3 合并有主动脉瓣增厚、二瓣畸形,偶有主动脉瓣环发育不全和瓣下狭窄。最常见的其他心血管畸形为多发性外周肺动脉狭窄,并可产生严重的右室高压和右室肥厚。合并肺动脉瓣狭窄不常见。弥漫性肺动脉主干狭窄主要见于弥漫性主动脉瓣上狭窄的患者,一般有家族史,并且婴儿期猝死率较高。其他少见的合并畸形,包括锁骨下动脉和颈动脉起始处狭窄、主动脉缩窄等。

【胚胎发育与分子生物学】

确切的主动脉瓣上狭窄病因至今未明。患有 Williams 综合征的患儿与 7qll.23 上的弹性蛋白基因杂合性缺失或突变有关。这也提示了弹性蛋白与该病的发生相关。对于散发的主动脉瓣上狭窄,至今无明确的危险因素,而家族性主动脉瓣上狭窄通常由常染色体显性遗传所致。

【病理生理】

对于冠状动脉开口及走形均未受累的患者,由于冠状动脉开口处于狭窄近端,冠状动脉收缩期灌注压与左室收缩压等高,高压的血流灌注可引起冠状动脉明显扩张、扭曲、中层增厚、内膜增生和早期的动脉粥样硬化表现。收缩期冠状动脉血流增加,但在心肌供血的舒张期,冠状动脉血流明显减少而造成心肌缺血。由于左室排血受阻、左室压力负荷增加、收缩压升高所致的左室心肌肥厚,则进一步加重了心肌缺血。另外,主动脉高速血流冲过狭窄部可产生 Coanda 效应,使右上肢血压高于左上肢。另外,主动脉瓣上狭窄还可导致冠状动脉开口狭窄、感染性心内膜炎。由于左心室肥厚和冠状动脉病变,发生猝死较常见。

【临床表现】

1. 症状 婴儿期很少发生症状,常在儿童期出现症状,某些患者在 20~30 岁出现症状。可有活动量下降,活动后心悸、气短等。由于冠状动脉受累,瓣上狭窄患者较其他左室流出道狭窄患者更早也更多出现心绞痛症状,并且更容易发生晕厥和猝死。

2. 体征 主动脉瓣区可触及收缩期震颤,并闻及喷射性收缩期杂音,强度比主动脉狭窄时高,一般无主动脉舒张期杂音。由于喷射性血流导致的 Coanda 效应,使右上肢血压高于左上肢,为主动脉瓣上狭窄的特有改变。不足 50% 的瓣上狭窄合并有 Williams 面容,也称小精灵脸综合征:头颅小,圆脸,额宽而前突,鼻梁宽平,眼距大,内眦赘皮,内斜视,长人中,唇厚,虹膜呈星芒状,偶有角膜及晶状体混浊,耳郭较大,牙齿形成低下,下颌发育差,发音低哑或呈金属音,智力迟钝,性格温和。在婴儿可有高钙血症,以无 Williams 面容的患儿较多见。高钙血症的发生率低于 5%。

【辅助检查】

1. X 线胸片 与主动脉瓣狭窄相似,但心脏常无增大,左室肥厚增大多较主动脉瓣或瓣下狭窄为轻,无升主动脉狭窄后扩张或升主动脉反而缩小,心右缘上段凹陷为其特征之一。

2. **心电图**　多表现为左室肥厚,如冠状动脉受累可出现左室肥厚合并 ST-T 改变,偶有室性异位心律,如出现右室流出道梗阻,可出现右心室肥厚表现。

3. **超声心动图检查**　M 型超声可见主动脉腔内膜样回声或某一部位明显变窄。二维超声心动图示主动脉瓣上冠状窦上缘水平有环形狭窄或弥漫性主动脉狭窄。多普勒超声心动图示五彩镶嵌血流,提示主动脉瓣上梗阻及冠状动脉开口狭窄。连续多普勒可通过探测狭窄部位的血流速度推算压力阶差,作为判定手术指征的依据。

4. **心血管造影和心导管检查**　左室 + 升主动脉造影可见主动脉窦上狭窄形态、范围,可见主动脉窦部及冠状动脉扩张;右室及肺动脉造影可用于明确有无外周肺动脉狭窄。心导管检查可明确狭窄前后段压差,数据较超声心动图更为精确,可作为确定手术指征的可靠依据。在心血管造影及心导管检查中,有因冠状动脉事件造成心搏骤停的报道,实施该项检查时应注意严密观察。

5. **CT 和 MRI**　CT 及重建对于瓣上狭窄,尤其是升主动脉的发育不全,诊断效果良好。MRI 适于显示隔膜型局限性狭窄和不同程度的升主动脉发育不良。

6. **基因诊断**　可通过商品化的 Williams 探针行染色体荧光原位杂交(FISH)检测,确定染色体 7qll.23 缺失,用于确诊 Williams 综合征。

【诊断及鉴别诊断】

从儿童的特征性面容、临床表现和特殊检查能做出临床诊断。但临床上鉴别主动脉瓣上、瓣下和瓣膜狭窄是较为困难的。虽然超声心动图检查有助于做出诊断,但往往对瓣上狭窄的病变估计偏轻,而且诊断合并的心血管畸形,如肺动脉狭窄、主动脉狭窄和主动脉瓣或二尖瓣关闭不全,主要依靠心血管及选择性心血管造影术。

【治疗】

(一) 手术适应证

先天性主动脉瓣上狭窄的手术适应证与其他左室排血受阻性疾病相同。跨狭窄段收缩期压差大于 50mmHg,心电图示左室肥厚和 ST-T 改变。胸部 X 线检查显示心脏增大。临床有心绞痛、昏厥和心功能不全或合并其他严重心脏畸形均为手术指征。

(二) 手术方法

1. **局限性主动脉瓣上狭窄**

(1) 单片法:适用于轻到中度主动脉瓣上狭窄患者。在狭窄部位纵行切开升主动脉,切口向无冠瓣窦延伸,切除升主动脉内狭窄的隔膜或纤维环,用泪滴形涤纶或膨体聚四氟乙烯补片做主动脉成形术。单片扩大技术有较好的远期血流动力学效果,但没有完全去除主动脉瓣上狭窄的病理解剖异常,也没有对主动脉根部的几何形态和主动脉瓣叶的正常对合进行塑形。

(2) Doty 法:也称倒置分叉补片技术。最早由 Doty 描述,适合中度或中重度主动脉瓣上狭窄,且不合并左冠窦狭窄。升主动脉前壁做倒 Y 形切口,并分别延伸到无冠瓣窦和右冠瓣窦。其中右冠瓣窦切口的延长是在右冠状动脉开口的左侧。切除内膜隆起的狭窄环后,取人形涤纶片,与升主动脉切口边缘行连续缝合,以扩大升主动脉。这项技术比泪滴状补片扩大对主动脉根部起到更对称的塑形效果。

(3) Brom 法及改良:适用于严重类型的主动脉瓣上狭窄,特别是合并左冠窦狭窄的患者。在主动脉窦管连接处横断升主动脉,然后纵向切开无冠瓣窦、左冠瓣窦和右冠瓣窦,切口在右冠状动脉开口的左侧和左冠状动脉开口的右侧。用 3 块三角形补片或自体心包片扩大瓣窦,这样主动脉瓣对合较好而且恢复主动脉根部的几何形态,窦管连接处的直径与主动脉瓣环直径一致。然后将整形好的窦管连接部与升主动脉做端-端吻合。1993 年 Myers 等对上述技术进行改良,同样是纵向切开 3 个主动脉瓣窦,升主动脉远端裁剪成 3 个三角形的悬垂片,分别与 3 个瓣窦缝合(图 8-8)。这样恢复了主动脉根部的结构,优点是采用自体组织修补,有生长潜能。手术后血流动力学稳定,但主动脉的顺应性可能不如经典 Brom 法。

2. **弥漫性主动脉瓣上狭窄**

(1) 升主动脉和动脉弓联合补片成形:需要深低温停循环或深低温低流量对主动脉弓的头臂血管进

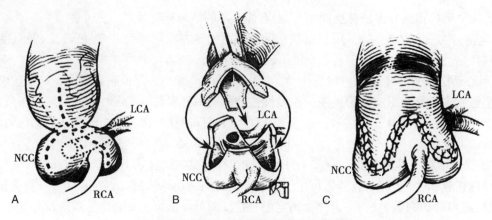

LCA：左冠状动脉；NCC：无冠瓣；RCA：右冠状动脉。

图 8-8　Myers 自体主动脉扩大 3 个主动脉窦的手术技术

注：A. 虚线示升主动脉切口；B. 主动脉根部分别向 3 个窦底部切入，升主动脉远端裁剪成 3 个三角形的悬垂片，分别扩大 3 个瓣窦；C. 完成主动脉瓣窦部扩大，不用同种血管片或人工补片。

行灌注。在升主动脉前壁做一纵切口，并成弧形转到远端升主动脉的小弯处，然后再越过主动脉弓的下表面，到达超过左锁骨下动脉开口的地方。对于较小的患儿，使用戊二醛处理过的自体心包补片；而对于较大的患儿，则使用涤纶补片。将补片缝合到跨过主动脉弓的下表面位置上。

（2）同种主动脉外管道置入或左室主动脉带瓣管道，手术技术详见本节"一、先天性主动脉瓣狭窄"。

【并发症】

1. **主动脉瓣关闭不全**　局限型补片在一个或两个主动脉窦扩大加宽部分主动脉，可能因此而改变整个主动脉瓣环的形态和力学构造，形成主动脉瓣关闭不全，采取三瓣法加宽主动脉壁可能减少此类并发症的发生。

2. **主动脉瓣上再狭窄**　局限型或弥漫型的主动脉瓣上再狭窄，增厚的纤维内膜缺乏进一步生长发育的潜力，随着年龄的增长，修复的狭窄部位并无扩张的趋势，会造成再次狭窄而影响手术的远期效果。

【预后】

瓣上狭窄的手术效果与病变的类型、严重程度以及合并的心血管畸形有密切关系。局限型主动脉瓣上狭窄手术的死亡率很低，远期手术疗效尚满意。弥漫型主动脉瓣上狭窄手术的死亡率可达 10%，对于合并外围肺动脉狭窄或瓣上狭窄严重，术后压力不能下降的病例，手术效果差。瓣上狭窄广泛的病例，术后晚期并发症的发生率高，容易产生主动脉假性动脉瘤，主动脉夹层动脉瘤和细菌性心内膜炎等，严重影响远期的成活率和治疗效果。远期再次手术主要是主动脉瓣置换术。这主要是由于主动脉瓣上狭窄矫治后主动脉根部几何形态发生改变，主动脉瓣叶不能很好地适应"新的"主动脉根部形态，从而导致主动脉瓣关闭不全。整体来看，主动脉瓣上狭窄，早期死亡率 1%~5%。随着时间的延长，远期的死亡率和再次手术率都会增加。10 年、20 年、40 年的生存率分别为 84%~95%、70%~90% 和 68%，较正常同龄人预期寿命要低。

（闫　军）

第十七节　主动脉窦瘤

主动脉窦瘤（sinus of Valsalva aneurysm，SOVA）是指主动脉瓣环和窦管结合部之间的主动脉根部区域的扩大，有先天性与后天性之分，其中先天性占大多数。其主要病变是主动脉窦中层弹性组织发育不良或缺乏，导致该处主动脉壁变薄，在长期的主动脉高压的冲击下窦瘤向心腔或心包内凸出，并最终发生窦瘤破裂。

【流行病学】

由于 SOVA 未破裂时常不会引起明显的临床症状，因此，SOVA 的实际发病率还不明确，总体人群发病率大概为 0.09%,占所有先天性心脏病的 0.1%~3.5%。据报道,东方国家的发病率高于西方国家,我国 SOVA 发病率占先天性心脏病的 1%~2%。SOVA 更好发于男性,男女发病率比例为 4∶1。SOVA 常呈风兜状,顶端有破口,窦瘤破裂多发生在右冠动脉瓣窦,次之为无冠动脉瓣窦,左冠动脉瓣窦则很少见。由于解剖学上的关系,右冠动脉瓣窦动脉瘤多破入右心室腔(约占 70%),少数破入右心房腔,而无冠动脉瓣窦动脉瘤多数破入右心房腔(约占 70%),少数破入右心室腔。未破裂的 SOVA 大多不伴随明显的临床症状,破裂后才呈现症状。发病年龄多数在 20~40 岁,约有 1/3 的患者起病急骤。

【解剖学】

主动脉瓣窦动脉瘤破裂,是一种少见的先天性心脏病,占先天性心脏病的 1%~2%。在胚胎发育过程中,由于主动脉瓣窦的基部发育不全,窦壁中层弹性纤维和肌肉组织薄弱或缺失,使主动脉壁中层与主动脉瓣纤维环之间缺乏连续性,造成主动脉瓣窦的基底部薄弱点,出生后主动脉血流压力将主动脉瓣窦的薄弱区逐渐外推膨出形成主动脉瘤样突出。最后在伴有或不伴有体力劳动或外伤的情况下发生破裂,即形成主动脉瓣窦动脉瘤破裂。破裂多发生在右冠动脉瓣窦,次之为无冠动脉瓣窦,左冠动脉瓣窦则很少见。

【病因病理】

(一)疾病病因

1. **先天性因素**　在胚胎发育时期,主动脉窦部组织发育不全,有薄弱部分,合并室缺时,右冠窦邻近的右室漏斗部失去支持,在受到高压血流的冲击时,即可发生瘤体破裂。室缺可能是窦瘤形成的一个重要因素。先天性 SOVA 发病也与马方综合征、Ehlers-Danlos 综合征等结缔组织疾病相关,二叶主动脉瓣的患者似乎更容易出现 SOVA。

2. **后天性因素**　梅毒、细菌性心内膜炎和肺结核可导致后天性 SOVA,原因可能是感染导致的组织弹力纤维破坏。动脉粥样硬化和囊性动脉壁中层坏死的慢性改变可使血管内膜损伤导致 SOVA。胸部创伤、血管炎性疾病和主动脉瓣置换术期间的医源性损伤都可能引起后天性 SOVA。

(二)疾病病理

SOVA 的解剖位置通常可以预测瘤体破裂的临床结局。主动脉窦动脉瘤膨大后可梗塞右心室流出道。位于右冠窦和无冠窦的 SOVA 破裂后可出现主动脉和右室流出道或右心房之间的交通,形成左向右分流而出现临床症状。其增加右心负担的大小随破口大小而定。分流量大者,可引起肺动脉高压和右心衰竭。由于心房压力低,破入右心房者分流量加大,肺循环血量增多,左心前负荷快速增加,破裂初期更易出现急性左心衰竭。主动脉瓣窦动脉瘤发生破裂后通常破裂入右侧低压心腔,血液从高压的主动脉分流入低压的右心室腔,产生大量的左向右分流,肺循环血流量增多,左心室前负荷加重,引致左心室扩大、左心衰竭和肺动脉高压继发的右心衰竭;主动脉瓣窦动脉瘤破入右心房腔则使右心房压力明显增加,右心房明显扩大,上、下腔静脉血液回流受阻,出现右心衰竭症状;主动脉瓣窦动脉瘤破裂入心包腔,则产生急性心脏压塞引起死亡。本病病程进展随着破口大小而异。破口越大,左向右分流量越多,则症状出现早,病情进展快。主动脉瓣窦动脉瘤常可合并室间隔缺损(占 40%~50%)和主动脉瓣反流(约占 44%),这样更加重左、右心室的负荷,亦常伴有二叶主动脉瓣、主动脉瓣关闭不全、肺动脉口狭窄、主动脉缩窄和动脉导管未闭等。

【临床表现与诊断标准】

未破裂的先天性 SOVA 患者通常是没有症状的,少数病例可出现呼吸困难、心悸或心绞痛;也可表现为心律失常、房颤或完全性心内传导阻滞。较大的 SOVA 可导致舒张压过低或产生血栓导致冠状动脉堵塞引起心肌缺血的表现。其诊断通常要依赖于主动脉造影,同时还显示并发室间隔缺损和主动脉瓣关闭不全的情况;偶尔有一些患者是通过冠脉造影发现的。少数情况下,先天性主动脉窦瘤会造成瓣膜失功能和右室流出道梗阻而使患者到医院就诊。

35% 的先天性 SOVA 患者发生破裂后产生急性症状;45% 的患者仅仅出现劳力性呼吸困难,而 20% 的患者没有症状。急性症状包括有突发呼吸急促和疼痛,通常位于心前区,有时出现在上腹部,后者可能因为急性肝充血,而前者似心肌梗死,但是它放射性疼痛的范围一般不超过剑突下方的区域。小部分患者在出现急性症状后几天死于右心衰竭,而大部分患者在所谓的潜伏期间其症状会得到逐渐改善,潜伏期可持续几周、几个月甚至几年。潜伏期后会出现复发性呼吸困难及右心衰竭的症状,而后期的特征性改变是主动脉瓣关闭不全和三尖瓣关闭不全。

在发生破裂的先天性 SOVA 中,没有出现严重症状的主要原因可能与开始时破口较小有关。Sawyers在研究狗的动物实验中发现,当破口直径大于 5mm 时,会出现比较严重的症状。但是在 Taguchi 报道的病例中提到手术中瘘口的大小与急性症状的出现关系不大。在合并室间隔缺损的患者中,急性症状的出现频率更低,而在合并主动脉瓣关闭不全时则正好相反。

重体力劳动可诱发有症状的急性窦瘤破裂,亦可能出现在车祸后或进行心导管检查时,而细菌性心内膜炎以及马方综合征也可能导致窦瘤的破裂。

先天性主动脉窦瘤破裂的临床症状包括呼吸困难、心前区疼痛,带有特征性的、浅表的响亮而粗糙的连续性杂音,在心前区可触及连续性的震颤。在过去这种杂音容易被误诊为动脉导管未闭,听诊最响亮的部位在较低位,通常在胸骨左缘第 2、3、4 肋间,当窦瘤破入右心室窦部或右房而不是右室流出道时,杂音最响的部位在胸骨的下缘或右下缘。当破口较小时,可出现收缩期杂音而不是连续性杂音,但是这种情况较为少见;在少数患者中,当破口破入压力较高的左心室或在新生儿期破入压力与左心室相当的右心室时,会出现舒张期杂音。Morch 提出在有连续性杂音的患者中,动脉导管未闭是最常见的,其次是先天性主动脉窦瘤破裂,然后依次是室间隔缺损合并主动脉瓣关闭不全、主动脉肺动脉间隔缺损、冠状动静脉瘘和肺动静脉瘘。

先天性主动脉窦瘤的其他体征还包括脉压增大、水冲脉(+)、毛细血管征(+);颈静脉压力提高并有明显的 V 波,提示有三尖瓣关闭不全,但大多数患者在出现右心衰竭之前都缺乏此症状。

【辅助检查】

胸部 X 线检查:大多显示正常的主动脉根部大小,肺血增多,提示有左向右分流。心影增大,部分病史较长的患者,肺动脉段突出,提示合并有肺动脉高压。

心电图:提示左心室肥厚或双心室肥厚,右束支传导阻滞(手术后更容易出现);极少数患者出现完全性传导阻滞。

二维超声及彩色多普勒:传统上,经胸、经食管超声心动图是首选的成像技术。在发生 SOVA 破裂的情况下,彩色多普勒超声心动图评估将显示收缩期和舒张期持续血流,当患者出现相应的急性症状和突发的连续性杂音时,我们就可以做出临床诊断,同时超声心动图可以提供窦瘤的起源部位、瘘口是否破裂、破入哪个心腔以及是否合并间隔缺损、主动脉瓣关闭不全等畸形。同时,当主动脉血流喷射入右心时,也可能会看到三尖瓣出现相应的扑动。

心脏 CT 及磁共振检查:心脏 CT、磁共振成像、主动脉造影已被用作补充或最终确诊的检查方式。磁共振成像与多平面序列重建可以评估破裂 SOVA 的心内分流。新型心脏 CT 成像能够应用宽范围旋转成像和心电门控技术,在不到一个心动周期内捕获图像,可以大大减少辐射暴露和提高诊断的精准度。

心导管和造影检查:同样可以确定窦瘤的起源、瘘口的部位以及是否合并主动脉瓣关闭不全、室间隔缺损和肺动脉狭窄等畸形;当右冠瓣脱入室间隔缺损时,通过心造影检查无法测量真实的室间隔缺损的大小。心导管检查可以计算通过瘘口左向右分流量的大小以及肺血管阻力的大小。

【诊断及鉴别诊断】

根据病史、心杂音的性质和传导方向,结合超声心动图、心电图、X 线检查、心脏 CT 和磁共振可做出诊断。需鉴别诊断的是动脉导管未闭、室间隔缺损伴主动脉瓣关闭不全、冠状动脉瘘。

1. 动脉导管未闭　主、肺动脉间隔缺损这类主动脉内左向右分流的心脏畸形没有突发病史,机械样连续性杂音位置在左第 2 肋间,杂音常向两肺及同侧锁骨下区传导。超声心动图检查在降主动脉与左肺动脉区存在左向右分流,必要时做右心导管检查或逆行主动脉造影术即可明确诊断。

2. 室间隔缺损并存主动脉瓣关闭不全　本病无突发病史。收缩期和舒张期来回性杂音部位在左侧第 3、4 肋间。超声心动图检查显示心室间隔回声段缺失和心室腔内存在左向右分流,主动脉瓣可显示瓣膜关闭不全征象。

3. **冠状动脉瘘**　指左、右冠状动脉与心腔或冠状静脉存在异常交通。在心前区下方可听到连续性杂音，以舒张期为主。超声心动图检查或逆行主动脉造影见到冠状动脉呈扩大曲张，并可见到造影剂由冠状动脉流向心腔内。

【手术指征】

已破裂的SOVA，一经诊断，尽快进行手术治疗，有心力衰竭症状时应急诊手术。未破裂的SOVA，如果造成右室流出道梗阻、影响三尖瓣或邻近组织功能，也有明确的手术适应证。但对于未破裂又没有产生梗阻症状的SOVA，虽然对血流动力学及心功能无任何影响，而且患者无临床症状，仅仅在体检时发现，但以后窦瘤可能破裂而导致心力衰竭、心肌梗死、主动脉瓣反流、完全性传导阻滞、严重心律失常、甚至猝死等情况。以上并发症增加手术风险，产生不良的预后结果。目前国外指南认为，对于未破裂的SOVA，当瘤体>5.5cm或二叶瓣畸形患者瘤体>5cm或伴随结缔组织疾病患者瘤体>4cm或瘤体生长速度>0.5cm/年时，都应该考虑进行外科手术。而随着心外科、体外循环及麻醉技术的发展，在大多数心脏中心，SOVA的手术死亡率接近零，所以，我们建议对此类患者进行积极的外科治疗，减少以后可能产生的不良后果。但是对于发生在儿童期未破裂的SOVA，因为补片可能影响主动脉窦以及瓣环的生长，甚至造成瓣环扭曲变形，所以，对于这类患者，我们主张进行密切随访，并选择合适的年龄进行外科手术。

【治疗】

（一）术前准备

术前准备同一般的心脏手术，合并急、慢性心力衰竭的患者，术前积极调整心功能，控制出入量；对合并心内膜炎的患者，术前根据细菌培养结果来用药，争取控制感染后再手术治疗。

（二）手术技术

1. **常规外科手术**　经胸骨正中切口开胸，切开心包暴露心脏后进行心外探查，首先通过触摸心脏表面的震颤部位来判断破口的位置，但通常无法直接看到窦瘤本身，主动脉根部也未见明显扩张。探查后常规建立体外循环：高位主动脉及上、下腔静脉插管，经右上肺静脉置左心引流管，温度降至28~25℃，然后阻断升主动脉。根据破口的位置和破入的心腔，我们可以选择以下几种灌注方法：①切开主动脉，经左、右冠状动脉开口直接灌注心肌保护液；②经主动脉根部灌注；③经冠状窦逆行灌注。

大部分情况下，均可选择第一种灌注方法，可以获取明确有效的心肌保护效果；如果窦瘤没有破裂而主动脉瓣无反流，或者窦瘤虽然破裂，切开右心房或者肺动脉夹住窦瘤破口后可考虑第二种灌注方法；而第三种作为备选的灌注方法。

修补窦瘤的途径有三种：①经主动脉切口；②经破入的心腔切口（心房、心室或肺动脉）；③联合切口。

早期多选择单一的切口，后期大部分外科医师选择双路径入口修补窦瘤及室间隔缺损。其优点有：①经主动脉切口直接进行左、右冠状动脉灌注心肌保护液，以获得良好的心肌保护效果；②可以直观探查窦瘤起源、破口位置、有无合并主动脉瓣脱以及室间隔缺损（室间隔缺损容易被脱垂的主动脉瓣或窦瘤覆盖而误诊）；③修补窦瘤后可直观判断手术操作有无对主动脉瓣或瓣环造成损伤、扭曲等不良影响；④必要时可通过主动脉切口进行主动脉瓣整形术或置换术。

由于先天性主动脉窦瘤存在较多的变异，如窦瘤是否破裂、破口破入哪个心腔以及是否合并室间隔缺损、主动脉瓣关闭不全等，具体的手术方法会有所不同。下面我们以最常见的两种类型来描述其修补的方法，并以此类推至其他的类型。例如窦瘤破入右房和右室（不合并室间隔缺损），其手术方法是相同的；一些罕见的病例则可通过主动脉切口修补窦口；而未破裂窦瘤的修补方法与破裂窦瘤的修补方法是一样的——切除窦瘤并以补片修补。

（1）右冠窦瘤破裂合并室间隔缺损：如果窦瘤起源于右冠窦的右侧部分，VSD可能位于室间隔漏斗部，修补VSD可通过右房进行；如果窦瘤起源右冠窦的左侧部分，合并的VSD多位于右室流出道（肺动脉瓣下），修补VSD可通过右室或肺动脉切口进行。但不管何种情况，主动脉首先被切开，左、右冠状动脉直接灌注心肌保护液，同时了解主动脉根部的情况，探查右冠瓣环与VSD的关系；修补窦瘤和VSD后还可以通过主动脉切口观察手术操作是否造成瓣叶损伤和主动脉瓣环的变形、扭曲；必要时还可以进行主动脉瓣修补或置换术。虽然小的窦瘤和VSD可以通过直接缝合修补，但是远期随访发现残余分流的发生率要比补片修补的发生率要高。现大多数外科医师选择单补片法修补窦瘤及 VSD。肺动脉或右室流出道切口，暴露呈风向袋样的窦瘤组织，其破口一般在风向袋的顶端，切除带破口的薄壁窦瘤组织，注意勿损伤主动脉瓣叶及瓣环组织，取经过处理的自体心包组织或涤纶补片，5-0 或 6-0 线连续或间断缝合修补窦瘤以及 VSD，右冠瓣环缝合至补片的适当位置。也有学者平行于主动脉瓣环，取适当长度的长条状的涤纶片，间断缝线穿过涤纶片、窦瘤上缘、下缘，最后穿过 VSD 补片上缘，三明治式夹闭窦瘤并形成 VSD 的上缘，VSD 其余部分连续或间断缝合修补。修补窦瘤以及 VSD 后，再次通过主动脉切口检查手术操作是否对主动脉瓣叶及瓣环造成损伤或扭曲。而对于术前合并主动脉瓣反流的患者，必须根据反流的程度来做出相应的处理。如果合并轻度的主动脉反流，大多数情况下不需要处理，但应进行长期随访。术前合并中度以上的主动脉瓣反流，则还需要进行 Trusler、Carpentier 或 Cosgrove 的主动脉瓣整形技术；术前主动脉瓣病变严重，估计无法进行主动脉瓣整形术的，则选择进行主动脉瓣置换术。

（2）主动脉窦瘤破入右房（不合并室间隔缺损）：破入右房的主动脉窦瘤大部分起源于无冠窦，部分起源于右冠窦，窦瘤修补一般通过主动脉和右房联合切口修补，如果能够充分排除合并主动脉瓣反流和室间隔缺损的可能，仅通过右房切口就能进行窦瘤修补。

建立体外循环的方法同上，当主动脉阻断后，先切开右心房，钳夹风向袋样的窦瘤组织，然后通过主动脉根部灌注心肌保护液，如果在灌注过程中有异常情况或心电活动不能完全停止，应及时切开主动脉进行冠脉直接灌注或通过冠状窦逆行灌注。

同样我们必须仔细地探查有无合并室间隔缺损，因为室间隔缺损被脱垂的主动脉瓣或窦瘤组织所遮盖，术前 UCG 检查容易发生漏诊。手术切除风向袋样的窦瘤组织，同时注意勿损伤主动脉瓣环，当窦瘤破口较小，而且其边缘组织较坚固时，直接缝合修补是安全的，但大多数外科医师愿意选择经过处理的自体心包补片或 Dacron 补片修补窦瘤。

2. 介入封堵治疗　近年来随着微创外科的发展，通过介入治疗 SOVA 破裂也被证明具有较好的中远期疗效。自 1994 年 Cullen 等人第一次使用 Rashkind 伞进行了介入封堵 SOVA 破裂，越来越多的封堵伞类型被应用于临床。但是该治疗方案尚处于起步阶段，临床经验大多来源于单中心的病例报道，缺少循证医学支撑的专家共识或指南。介入治疗的适应证、禁忌证、封堵器选择、并发症的预防及处理还存在较大的争议。

SOVA 破裂的介入封堵过程一般是在超声或 X 线引导下，穿刺股动、静脉，建立股动脉-升主动脉-SOVA 破口-右心室-右心房-下腔静脉-股静脉通路，可选择经股静脉顺行或经股动脉逆行操作，结合超声心动图或主动脉造影观察导丝位置，评估破口准确直径。由于目前尚无针对 SOVA 专用的封堵器，一般选择 VSD 或 PDA 封堵器以及一些改良的封堵器。

介入封堵相比于传统外科手术具有创伤小、无须体外循环、手术时间短等特点，但是外科手术适应证更宽，修补确实，可以同期矫治其他心内畸形，不易出现残余分流。具体术式还需根据患者情况进行个体化选择。

（三）术后处理

大多数患者术后血流动力学稳定，处理与一般心脏手术后处理相同。如术前合并急、慢性心力衰竭的患者，需要应用强心、利尿药物，可应用小剂量的多巴胺、多巴酚丁胺以及米力农等血管活性药。窦瘘修补后，血压会反应性增高，术后需应用硝普钠等降压药来降低心脏后负荷。

【预后】

主动脉窦瘤手术风险低，效果良好，远期随访大部分患者心功能 I 级，但是远期随访发现有小部分患者主动脉反流逐渐加重，最终需要再手术行主动脉瓣置换术。再手术率与窦瘤起源的位置、修补的类型无关，但是有报道称，术后出院时存在主动脉瓣反流是远期发生渐进性主动脉瓣反流而需要行主动脉瓣置换术的唯一危险因素，而两次手术的时间间隔在 7~10 年。所以，在同类患者中，主动脉瓣反流是长期随访的主要关注问题。而术后窦瘤或室间隔缺损再通的发生率较低，多在早期发生，这与早期较多应用直接缝合修补窦瘤或室间隔缺损有关。

对于未破裂的主动脉窦瘤的处理，仍然有争议，但是由于窦瘤破裂可能导致急性心力衰竭、心肌梗死、栓塞、完全性传导阻滞、严重心律失常以及猝死等不良后果,同时随着体外循环、心肌保护以及外科技术的发展,在多数有经验的心脏中心,其手术死亡率接近0。所以,我们同意对未破裂的主动脉窦瘤进行手术处理,以避免远期可能带来的不良影响,而这些影响有可能增加手术风险和不良的预后。

(庄　建)

第十八节　左心发育不良综合征

左心发育不良综合征(hypoplastic left heart syndrome,HLHS)是指左心系统的结构发育不良,其特征包括严重左心室发育不良,主动脉瓣、二尖瓣重度狭窄或闭锁,升主动脉发育不良等。HLHS 在先天性心脏病中相对较为少见,发病率在活产婴儿中占 0.16‰~0.36‰,占确诊先天性心脏病患儿的 1.4%~9%。目前没有有关我国 HLHS 发病率的详细报道。如得不到及时的外科治疗,HLHS 是致命的,其死亡人数占先天性心脏病患者 1 周龄内总死亡人数的 25%。

自从 1981 年 Norwood 等人首次报道采用 Norwood Ⅰ期手术成功治疗 HLHS 以来,该术式持续应用至今。Norwood Ⅰ期手术主要包括以下三方面:①房间隔切除;②近端主、肺动脉与升主动脉、弓部吻合重建体循环血流;③主动脉-肺动脉分流或右心室-肺动脉分流术重建肺循环血流(right ventricle-pulmonary artery conduit,RVPAC)。治疗 HLHS 的另一种方案是原位心脏移植术,由 Bailey 于 1985 年首先报道。原位心脏移植术能够通过一次手术治疗 HLHS 患儿,而且保留双心室功能,但缺点是供体来源严重不足,患儿术后需要终生的抗免疫排斥治疗。本文只重点阐述 Norwood 分期手术。

【解剖学】

HLHS 主要是左心系统结构(包括左心室、二尖瓣、主动脉瓣以及升主动脉、主动脉弓部)不同程度的发育不良。而根据不同的畸形组合,HLHS 可以分成四种解剖亚型:①主动脉瓣和二尖瓣狭窄;②主动脉瓣和二尖瓣闭锁;③主动脉瓣闭锁和二尖瓣狭窄;④主动脉瓣狭窄和二尖瓣闭锁。

Bharati 等人报道了一组 230 例 HLHS 的病例,其中,105 例(45%)为主动脉瓣闭锁合并二尖瓣狭窄;95 例(41%)为主动脉瓣和二尖瓣闭锁;30 例(13%)为主动脉瓣和二尖瓣狭窄。右心室明显肥厚和扩张,心尖亦由右心室所组成,三尖瓣环有不同程度的扩大,57% 的病例有三尖瓣形态异常。报道有 8%~10% 的 HLHS 患儿合并明显的三尖瓣反流,而存在三尖瓣反流是 Norwood 手术短期和长期存活率的一个重要因素。95% 的 HLHS 患儿室间隔完整,左室腔仅存一裂隙,心内膜明显增厚、纤维化。升主动脉发育细小,为 1~8mm(平均 3.8mm),55% 的 HLHS 患儿升主动脉直径小于 3mm,而升主动脉仅作为逆向灌注冠状动脉的通道,其作用相当于单支冠状动脉。80% 的 HLHS 患儿还可合并局限性主动脉缩窄或主动脉弓离断。主、肺动脉明显扩张,右心室血流通过粗大的动脉导管维持体循环。

【病理生理】

在出生前,由于胎儿循环的特点和左心出口受限,经肺循环的血流不多,右心室输出主要通过动脉导管前向性灌注降主动脉和逆向性灌注头臂血管和冠状动脉。出生后,肺血管阻力迅速下降,右心室灌注体循环的血流明显减少,如果动脉导管仍然保持开放状态,则体循环灌注依赖于体循环和肺循环阻力的平衡。多项病理学研究显示,HLHS 患儿肺血管平滑肌增加,而且对吸入氧浓度和动脉 pH 很敏感,如果患 HLHS 的新生儿吸入氧气和进行机械辅助通气,将会降低 $PaCO_2$,肺循环阻力下降,肺血流增加而体循环灌注减少,这种情况进一步加速或部分关闭动脉导管。如果动脉导管完全关闭,则患儿不能存活。

【临床表现】

HLHS 患儿通常因为出生后 24~48 小时内出现呼吸急促、发绀而获得诊断,当动脉导管开始闭合时,体循环血流迅速减少,患儿出现面色苍白、嗜睡和脉搏减弱。心脏检查:明显右室抬举征,单一的第二心音,左侧胸骨缘可闻及轻柔的非特异性的收缩期杂音,动脉导管关闭导致体循环灌注减少,最终出现代谢性酸中毒和肾衰竭。

【辅助检查】

1. **常规实验室检查**　血常规、电解质、肝肾功能和凝血指标等。定期监测动脉血气指标,这是评估体肺循环是否平衡的重要指标。

2. 胸部 X 线检查　心脏肥大,肺动脉段明显隆起,2% 患儿合并肺静脉回流梗阻的征象。多普勒和超声检查:应用二维超声和彩色多普勒就能做出准确的 HLHS 诊断和了解心脏的解剖畸形以及评估主动脉弓的发育。彩色多普勒能显示升主动脉出现特征性的反流性血流,评估动脉导管、房水平的分流及三尖瓣反流程度、心肌功能。心电图:右心房、右心室肥大。HLHS 病例很少需要进行心导管检查,除非需要评估临界性左心室的大小,以便决定最佳的治疗方案(单心室或双心室矫治)。

【诊断及鉴别诊断】

患儿出生后 24~48 小时内出现呼吸急促、发绀、面色苍白、嗜睡和脉搏减弱。心脏检查:明显右室抬举征,单一的第二心音,左侧胸骨缘可闻及轻柔的非特异性的收缩期杂音。如果动脉导管闭合,则出现代谢性酸中毒和肾衰竭,最终死亡。如有以上症状,应高度怀疑 HLHS 的诊断,进行心脏彩超检查可以得到确诊。

可疑患儿需与以下心脏畸形相鉴别。

1. 大动脉转位　发绀的程度远较本病重。心脏在早期不增大,以后出现进行性增大,且呈特殊的卵形。

2. 重度肺动脉狭窄或肺动脉瓣闭锁　发绀较轻,颈静脉搏动明显,心尖搏动在剑突下较强烈,胸骨左缘第 2 肋间可触到猫喘感及听到粗响收缩期杂音,向左颈及背部传导,肺动脉第二音减弱及分裂。X 线检查示右心房、右心室扩大,肺动脉段亦扩大,但搏动轻微或缺如,肺野异常清晰。

3. 巨大的室间隔缺损　脉搏充盈,在胸骨左缘第 3、4 肋间可听到一粗糙响亮、带喷射性、占全收缩期的杂音,并向四周传导。X 线检查示:左、右心室增大,肺野充血,肺门跳动,肺动脉段隆凸,心电图或见传导障碍。心导管检查可明确缺损情况和有无合并其他畸形。

4. 完全型肺静脉异位引流(心下型)　心脏不增大或增大不明显,肺野血管阴影不增多,可资鉴别。

【术前管理】

术前管理的目标包括生命体征稳定、充分了解患儿心脏解剖和家庭教育。患有 HLHS 的新生儿需要持续静脉滴注前列腺素 E_1(PGE_1)维持动脉导管的开放以维持足够的全身血流。初始剂量 0.05μg/(kg·min),持续静脉注入前列腺素 E_1,并根据需要边观察边增加剂量,减少发生窒息的风险。监测末梢血氧饱和度(SaO_2),静脉注射 5% 碳酸氢钠矫正代谢性酸中毒。

术前尽量避免气管插管,但出现心源性休克的患儿需要立即有效地复苏,通常需要插管、扩容、正性肌力支持。对于出生后肺血管阻力迅速下降的患儿,平衡体、肺循环灌注极为重要。通气过程中应用芬太尼静脉泵入,维持患儿镇静状态,避免呼吸急促。调整吸入氧浓度,维持 SaO_2 75%~80% 的一定缺氧状态,以防止高氧分压所导致的肺血管扩张和动脉导管闭合,避免高氧浓度通气进一步减少肺血管阻力和体循环灌注。对肺循环过度灌注的患儿,应保持适当的通气不足和轻度的呼吸性酸中毒($PaCO_2$ 45%~55%),提高肺血管阻力。通常吸入氮气或一氧化氮(NO)能够把 FiO_2 降低至 16%~18%,这有助于增加肺血管阻力。

对于未能产前诊断的患儿,家庭教育尤为重要。即使大部分中心鼓励并采取阶段性姑息治疗,但也有一些中心将重点放在初次移植上,随着预后的明显改善,姑息治疗是否还应为首选术式也被广泛讨论。

【手术指征】

诊断为 HLHS 本身就是手术指征,如果 HLHS 患儿出生后得不到有效的手术治疗,大部分患儿将在 1 个月内死亡。除非合并致死性染色体异常、其他畸形,或者一般状况极差,否则没有绝对的外科禁忌证。影响外科疗效的危险因素:HLHS 患儿生后 1 个月才进行 Norwood 手术;合并严重的肺静脉回流梗阻;合并明显的非心脏畸形(如未成熟早产儿、低出生体重、染色体异常)。

【治疗】

新生儿 HLHS 外科矫治的 3 个基本策略迄今已经应用发展超过 40 年,包括:①Norwood 分期手术;②双侧肺动脉环缩联合经导管动脉导管支架置入的杂交手术;③原位心脏移植。

每种外科矫治策略的目的都相同,即提供无梗阻的心室-体循环输出、可控的肺血流以及缓解肺静脉回流梗阻。

Norwood 分期手术的最终目的是完成 Fontan 类手术,而 I 期 Norwood 手术的目的是把患儿的 HLHS 生理转变为单心室合并肺动脉狭窄的病理生理模型,技术关键包括重建无梗阻的右心室-体循环通道,限制肺血流(合适大小的主-肺分流管道或 RV-PA 分流管道),缓解肺静脉回流梗阻(切除房间隔组织)。

对于新生儿,由于肺血管阻力相对较高,右心室需要同时对体循环和肺循环进行灌注,负荷加重,通常需要主肺分流管道来重建肺循环。RV-PA 分流管以及二期的双向 Genn 术或 Hemi-Fontan 术均有助于减轻右心室的负荷,通常 Norwood II 期手术在患儿出生后 6 个月时进行。

最近有学者建议采用 RV-PA 管道(RV-PA conduit RVPAC)替代传统的 MBTS(Modified Blalock-Taussig shunt)。2002 年 Sano 在总结他们 Norwood 手术经验时提到 Norwood I 期手术应用 RVPAC 相比于 MBTS,患儿存活率由 53% 显著提高到 89%。其他学者亦有同样的报道。但最近 Tabbatt 在一组非随机分组对比的病例研究中发现,在患儿住院存活率方面两者没有统计学差异。重建肺循环的最优术式仍有待证实。两者均有各自的优缺点,但中、远期的疗效仍无明确论证。MBTS 会导致明显的舒张压降低和潜在的冠状动脉窃血,从而可能导致心肌灌注减少,术后血流动力学没有 RVPAC 平稳。有研究认为,这种继发于 BT 分流术后冠脉窃血导致的相对冠脉功能不全可能在姑息患者的显著死亡率中起重要作用。RVPAC 能够避免这种窃血,但需要切开右心室,破坏右心室的完整性,远期可能造成心肌损伤、右心室功能不全和室性心律失常。这两种方式均能够提供足够的肺循环血流和减轻右心室负荷,直至完成 Fontan 手术。

【手术技术】

(一) I 期 Norwood 手术

通过胸骨正中切口径路开展手术。切除胸腺组织,游离、暴露主动脉弓和 PDA。通过在主、肺动脉远端进行动脉插管,右心耳进行静脉插管,建立体外循环(cardiopulmonary bypass,CPB)。CPB 转机后,结扎并切断 PDA。需要至少 20 分钟的降温时间把患儿的核心温度降至 18℃,然后停止灌注。在早期 Norwood(I 期)手术中,深低温停循环后,外周血管阻力明显增高,术后容易出现体循环灌注不足,血流动力学不稳定的现象;过长的停循环时间不可避免地增加神经系统的并发症。Imoto 首先提出用选择性脑部低流量持续灌注的方法来代替 DHCA,虽然没有随机对照试验来支持,但是临床上的观察可以看到以下几方面的手术效果。①早期肾功能的恢复;②血流动力学相对稳定;③神志恢复快,神经系统并发症少。在降温期间,需游离升主动脉、主动脉弓及其分支和降主动脉近端,并对主动脉弓的分支套圈套器。

于肺动脉分叉前横断主、肺动脉,远端缺损用自体心包片、同种血管补片或者聚四氟乙烯管(polytetrafluoroethylene,PTFE)片修补。切除房间隔组织,使左、右心房血液充分混合。完全切除残留的 PDA 组织,主动脉切口至少 10mm,直至降主动脉处的组织在外观上和口径上均正常为止;同时主动脉切口向近端延伸,沿主动脉弓下方,直至横断主、肺动脉水平的升主动脉处。采用深低温保存的同种血管,剪裁出适当的形状,吻合于主、肺动脉近端的切口及扩展的主动脉切口之间,重建并扩大主、肺动脉-升主动脉、弓部之间的通道。完成后重新插入动脉插管,开始 CPB,复温至 37℃左右。在复温期间,应用 PTFE 管道完成由无名动脉到肺动脉汇合部或者由右心室到肺动脉的吻合。人造血管吻合应吻合在肺动脉的汇合部(图 8-9)而不是邻近无名动脉的右肺动脉,因为吻合部位在肺动脉汇合部更有利于双侧肺血流的均衡。在传统的 MBTS 中,3.5~4kg 的患儿,选择 4mm 的管道;而小于 3.5kg 者,选择应用 3.5mm 的管道。而选择进行 RVPAC 的患儿,所选择的 PTFE 管道通常比 MBTS 的要大,一般选用的管道直径为 5~6mm。完成后效果见图 8-10。

(二) Norwood II 期手术:双向 Glenn 术或 Hemi-Fontan 手术

此类手术一般在患儿 3~10 个月时进行,从而缩短右心室超负荷运作的时间。术前进行心导管检查,评估肺血管阻力、肺动脉发育情况、三尖瓣有无反流以及右心室的功能。

双向 Glenn 术:仍由胸骨正中切口开胸,小心分离出(新)升主动脉,上、下腔静脉以及之前的分流管。于新主动脉弓部插入动脉插管,上、下腔静脉分别插入直角插管,建立 CPB,开始 CPB 时结扎和切断主、肺动脉分流管道。如果 I 期的分流手术导致肺动脉狭窄,则需要补片扩大。分离和结扎奇静脉,横断上腔静

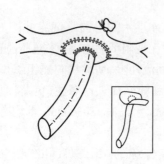

图 8-9　Core-Tex PTFE 管道
远端连接于肺动脉的汇合部

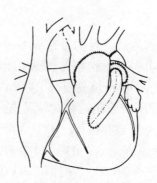

图 8-10　Norwood Ⅰ期手术效果图

注：利用同种血管片、主肺动脉近端与升主动脉、主动脉弓吻合重建左心室
流出道，PTFE 管道近端与右心室流出道切开吻合，完成右心室流出道的重
建；从病理生理的角度看，Norwood Ⅰ期手术后，HLHS 的病理生理转变为单
心室 + 肺动脉狭窄。

脉，近端予以缝闭，远端与右肺动脉上方切口行端-侧吻合。有些术者常规不应用 CPB 完成双向 Glenn 术，仅在术中建立上腔静脉-右心房的临时通道，以便减轻脑部静脉回流的压力。

Hemi-Fontan 手术：与双向 Glenn 术有同样的生理作用，但它包括肺动脉与房腔连接部的吻合和心房内板障补片使上腔静脉回血通过该吻合口进入肺动脉内，而下腔静脉回血仍然进入心腔内。Hemi-Fontan 手术的优点在于它能够缩短后期 Fontan 手术分离和体外循环的时间，它仅需去除心房内板障补片，建立心房内连接下腔静脉至肺动脉-房腔连接部的吻合口的外通道。

（三）Norwood Ⅲ期手术：Fontan 手术

Fontan 手术通常在患儿 18~24 个月内进行。同样需要在术前进行心导管检查，评估肺血管阻力、肺动脉直径大小、三尖瓣有无反流以及右心室的功能情况。Norwood Ⅲ期手术-Fontan 术实际上为应用外管道的全腔静脉-肺动脉连接术。如果Ⅱ期手术为 Hemi-Fontan 术者，则需要先切除原有的心房内板障补片，重新应用 PTFE 血管片在心房内形成板障通道，使下腔静脉回血通过板障通道、原肺动脉-房腔连接部的吻合口进入肺动脉内，从而完成Ⅲ期 Norwood 手术。这种技术有助于减少肺静脉回流梗阻的可能性；板障上开窗（fenestration）有利于防止高危患儿出现并发症和缩短胸腔液引流的时间。但最近有多个医学中心应用外管道技术替代心内外侧通道的 Fontan 手术。

【术后处理】

（一）Ⅰ期 Norwood 手术

停止 CPB 后，通过中心静脉穿刺管监测中心静脉压和输入强心药物。Michigan 大学学者建议常规静脉持续泵入米力农和小剂量的多巴胺，如果动脉血压显著性低下，则还需应用肾上腺素。

术后处理的根本目标是精确维持体肺血管阻力的平衡和相对体肺血流的平衡。调整的措施包括通气参数的调整、强心药物和舒血管药物的支持等。同时还需监测多种指标（如混合血氧饱和度、血乳酸浓度等）以评估体肺循环是否平衡。

理想状态下，动脉 SaO_2 维持在 75%~80%，结果提示体肺血流比小于 1，说明体、肺循环间保持相对平衡状态。必要时测量混合静脉饱和度（SvO_2）和肺静脉 SaO_2 来精确计算体肺血流比值（Qp/Qs），研究表明，连续监测血乳酸浓度要比静脉混合饱和度更能体现低心排的情况。

此外，由于Ⅰ期 Norwood 手术出院后和Ⅱ期手术开始前的死亡率较高，可达 8%~12%，且通常出现猝死和预期外的死亡，该阶段也逐渐被外科医师重视。有研究表明，解剖变异和社会经济学因素也是间期死亡的独立风险因素。在不伴有中到重度房室瓣反流的患儿中，BT 分流也是风险因子之一。Ghanayem 等学者认为，提供患者血氧检测仪等家庭监测设备、规律的电话和门诊随访可识别早期的恶化信号。

（二）Ⅱ和Ⅲ期 Norwood 手术

Ⅱ和Ⅲ期 Norwood 手术的术后处理要点是维持低的肺血管阻力。因为肺血流的动力主要是依赖于中心静脉压与肺动脉压的压差而不是分流管道，缺氧和酸中毒会明显增加肺血管阻力，因此需积极避免。

虽然轻度的呼吸性碱中毒有利于降低肺血管阻力,但是当 pH 大于 7.45~7.50 时,则可能降低脑血流和影响上腔静脉回流。

热点讨论:

1. 深低温停循环与选择性低流量脑灌注　早期大多数学者在重建体循环通道时均采用深低温停循环的技术,这种技术能为外科医师提供良好的手术视野,但是受到时间的限制,深低温停循环后,外周血管阻力明显增高,术后容易出现体循环灌注不足,血流动力学不稳定的现象;过长的停循环时间不可避免地增加神经系统的并发症,远期还可能造成患儿在智力及精神专注方面的障碍。Imoto 首先提出用选择性脑部低流量持续灌注的方法来代替 DHCA,虽然没有随机对照试验来支持,但是临床上的观察可以看到以下几方面的手术的效果:①早期肾功能的恢复;②血流动力学相对稳定;③神志恢复快,神经系统并发症少。

2. 改良 BT 分流术与右室-肺动脉通道连接术(Sano shunt)　前者技术成熟,应用相对小的管道就能满足肺循环灌注的要求,而且不破坏心室的完整性,能有效保护术后心室的功能,但存在舒张压降低和冠脉窃血的局限。Sano shunt 的优点包括:提高舒张压,改善心肌供血,增加心排血量,防止"窃血"现象;更好地控制肺血流,防止出现肺过度灌注和体循环灌注不足,使围手术期更加平稳;改善其他终末器官的灌注;改善远期手术疗效,降低 Norwood Ⅰ期与Ⅱ期手术之间猝死的发生率。目前,Sano shunt 是重建肺血流的主流术式。

3. 杂交 Norwood 手术与传统 Norwood 手术的对比　杂交 Norwood 手术是指经正中开胸切口,由介入治疗医师经过主、肺动脉在动脉导管内放置支架,保持动脉导管开放,同时由心脏外科医师行左、右肺动脉环缩手术,限制肺动脉血流。手术的目的是利用简单的导管操作以及非体外循环下的外科技术达到传统 Norwood 手术效果,而且避免了在新生儿期进行深低温体外循环的外科手术的巨大风险。理论上存在很多优点,但是同时也有不足的地方,在Ⅱ期手术时,需要完成传统 Norwood Ⅰ 期手术的操作,同时要处理动脉导管支架的取出,左、右肺动脉成形手术及双向 Glenn 手术,这只是把前期的手术风险延后。随着传统 Norwood Ⅰ期手术成功率的大幅提高,外科医师更愿意选择传统的方法,但对于一些极低体重、血流动力学不稳定、合并严重肝肾功能受损的患儿,仍考虑采用杂交 Norwood 手术,待患儿度过危险期后行Ⅱ期重建手术。

【预后】

大部分患者在姑息性手术后获得良好的结果,姑息性手术失败的定义为死亡、移植,双向 Glenn 术后5 年存活率为 92.4%。过去 20 年 Fontan 术后的预后得到明显改善,Ono M 的研究中该队列的患者 20 年生存率达 87%。2003 年由先天性心脏外科医师协会报道 29 个中心 1994—2000 年的 985 例患儿中,接受 Norwood Ⅰ期手术共有 710 例,术后 1 个月的生存率为 76%,1 年生存率为 60%,5 年生存率为 54%。死亡的风险因素包括患者特异性变量,如低出生体重、升主动脉细小和接受 Norwood 手术时年龄偏大等。最近多篇报道提出 Norwood 手术的结果在近 5 年内已有长足的进步。其中,2002 年起,在波士顿儿童医院开展了 Sano 分流手术,进一步降低了 Norwood Ⅰ期手术的死亡率,现已低于 10%。

(庄　建)

第十九节　右心室双出口

右心室双出口(double-outlet right ventricle, DORV)是一种先天性右心系统发育异常的心脏病,发病率约 0.09%,在先天性心脏病中占 1%~1.5%,东方国家的发病率远高于欧美等西方国家。

【病理解剖】

1. 心房和心室位置及大动脉的关系　右心室双出口患者中,心房可正位,可反位,也可有心房异构。约 86% 为房室连接一致,11% 为房室连接不一致。在大多数病例中,主动脉和肺动脉干之间的关系正常,即主动脉瓣位于肺动脉瓣的右后方,肺动脉干在延伸并发出其分支的过程中螺旋形环绕主动脉。在其余情况下,两大动脉从心底部以相互平行的方式发出,大动脉呈侧侧位排列(大多情况下主动脉在肺动脉的右侧),或呈前后位关系(即主动脉瓣直接位于肺动脉的前方)。

2. **室间隔缺损的特征**　室间隔缺损(VSD)通常是非限制性的,其直径相当于或大于主动脉瓣环的直径。10%的病例存在限制性 VSD,还有 13% 的 DORV 合并多发 VSD。另有极少数 DORV 的室间隔完整,以房间隔缺损(ASD)作为唯一的左向右分流通道,此时通常有二尖瓣和左心室发育不良。

3. **室间隔缺损与大动脉的位置关系**　根据室间隔缺损与大动脉开口的位置关系,Lev 将右心室双出口的室间隔缺损分成四类:①室间隔缺损在主动脉下;②室间隔缺损位于肺动脉下;③室间隔缺损位于双动脉下;④室间隔缺损远离两个大动脉开口。同时右心室双出口可伴有不同程度的漏斗部和肺动脉狭窄。明确 VSD 的位置和漏斗部、肺动脉狭窄的程度对手术方案有重要意义。

(1) 主动脉下 VSD:是最常见的类型。室间隔缺损通常位于室隔的后下方,与肺动脉瓣口的位置比较,室间隔缺损直接在主动脉瓣下或在主动脉圆锥下方,有的室间隔缺损位于膜部周围或在三尖瓣隔瓣与前瓣交界区域,主动脉瓣和肺动脉瓣通常可在同一水平,如果存在双圆锥结构,圆锥结构可将两个半月瓣和两组房室瓣分别隔开。DORV 合并主动脉左侧移位时,VSD 常在主动脉下,少见其他类型的 VSD。DORV 合并主动脉下 VSD 可伴有或不伴有漏斗部和肺动脉狭窄。

(2) 肺动脉下 VSD:这类疾病主要指 Taussig-Bing 畸形,约占右心室双出口病例的 24%。典型的 Taussig-Bing 畸形应该包括心房正位,心室右袢,主动脉下和肺动脉下圆锥均将主动脉瓣和肺动脉瓣与房室瓣分开。两个半月瓣并列在相同高度。大血管位置为侧侧位。主动脉完全起于右室,而肺动脉瓣骑跨于室间隔,室间隔缺损为肺动脉下,无肺动脉狭窄。

大约 50% 的 Taussig-Bing 畸形合并主动脉弓病变,包括单纯主动脉峡部缩窄,主动脉弓发育不良或主动脉弓中断。主动脉弓病变的产生原因是心室间隔到右心室前壁的圆锥隔呈矢状位,向后出现不同程度的对位不良,前壁肥大的漏斗隔和壁束引起主动脉下不同程度的梗阻,使胎儿期左心室通过室间隔缺损搏出更多的血流到肺动脉所致。

(3) 双动脉下 VSD:约占 DORV 病例的 10%。VSD 的位置偏上,一般在室上嵴的上方,并且紧挨在两个半月瓣的下方,室间隔缺损通常较大,主动脉开口和肺动脉开口并列,主动脉稍在前方。

(4) 大动脉非关联型 VSD:又称远离大动脉 VSD,指的是 VSD 位于圆锥之下,与两大动脉开口均无关联,VSD 与两个大动脉开口的距离大于主动脉直径,有双圆锥结构。此时主、肺动脉均完全从右心室发出,故有观点认为,这一型才是真正意义上的右心室双出口。VSD 的解剖位置主要在膜周部向流入道延伸、房室通道型、小梁部向流入道延伸等。室间隔缺损虽然远离大动脉开口,但双圆锥结构使主动脉开口高于肺动脉,因而室间隔缺损与肺动脉距离相对较短。

4. **传导系统**　房室连接一致的右心室双出口,房室结通常位于房室间隔肌部。无论室间隔缺损是主动脉下、双动脉下还是肺动脉下,希氏束均穿过中央纤维体的右纤维三角,并沿室间隔缺损后下缘邻近三尖瓣(膜周)行走。当室间隔缺损和三尖瓣之间有肌束,这肌束可保护传导束,此时传导束不再沿室间隔缺损后下方的游离缘行走。

5. **合并心脏畸形**　DORV 常见的合并心脏畸形有动脉导管未闭、主动脉缩窄或中断、房间隔缺损、完全性房室隔缺损或肺静脉异位引流、心室发育不良及冠状动脉起源和分布异常、主动脉瓣下狭窄、降落伞样二尖瓣或二尖瓣腱索跨越室间隔缺损、限制性室间隔缺损等。

【病理生理】

DORV 的 VSD 大小决定了由肺静脉回流至左心房、左心室的动脉化血是否及时分流至右心室,如果为限制性 VSD,使左心室经 VSD 射血受到限制,引起左心室、左心房不能及时排血,造成肺静脉、左心房压力增高,肺循环淤血;如果心房水平无足够 ASD 或未及时做球囊房隔造口术,未形成心房水平足够的左向右分流,则患儿可早期夭折。此外,VSD 和主动脉与肺动脉口的位置会影响动脉化的左心室血经 VSD 流入主动脉或肺动脉的量,这在很大程度上决定了体循环的动脉血氧饱和度,即患者发绀的程度。另外,是否伴有肺动脉狭窄决定了肺血的多少和是否有肺动脉高压的发生。根据 VSD 与主动脉、肺动脉开口之间的关系及有无肺动脉狭窄,有以下几种常见的血流动力学改变。

1. **主动脉瓣下 VSD 不伴肺动脉狭窄**　由左心室排出的动脉化血大部分经 VSD 进入主动脉而仅少量进入肺动脉,右心室的静脉血主要排入肺动脉,少量血与来自左心室的血混合排入主动脉。这种血流动力学改变类似大型 VSD,可早期发生肺动脉高压和充血性心力衰竭。

2. **主动脉瓣下 VSD 伴肺动脉狭窄**　由于肺动脉狭窄的存在,右心室的血部分进入肺动脉,而另一部分血与经 VSD 来自左心室的血排入主动脉,从而引起体循环动脉血氧饱和度降低,其血流动力学改变类似法洛四联症。

3. **肺动脉瓣下 VSD(Taussig-Bing 畸形)**　左心室的动脉化血经 VSD 主要排入肺动脉,而右心室的静脉血主要排入主动脉,因此产生明显的低氧血症及肺动脉高压,血流动力学改变类似完全性大动脉转位。

【临床表现】

主动脉瓣下、双动脉下以及大动脉非关联型 VSD 的 DORV,不伴肺动脉狭窄的患者,其症状类似大型室间隔缺损,通常发绀可以不明显,但由于肺充血存在,可表现为气急、多汗、吃奶费力、发育落后、反复呼吸道感染和婴儿期充血性心力衰竭。患儿胸骨左缘 3、4 肋间有 3 级收缩期杂音及震颤,肺动脉瓣区第二音亢进,有时心尖区可闻及第三心音,如果不及时治疗,晚期可导致肺血管器质性病变。

DORV 合并主动脉瓣下 VSD 和肺动脉狭窄,临床表现类似法洛四联症,出生 1 年内出现发绀。根据不同的肺动脉狭窄程度,表现不同程度的发绀,患儿发育落后、喜蹲踞、杵状指甚至缺氧发作,胸骨左缘 3、4 肋间有 3 级以上收缩期杂音及震颤,肺动脉瓣区第二音减弱,心尖区有时可闻及第三心音。

DORV 合并肺动脉瓣下 VSD,临床表现类似完全性大动脉转位伴室间隔缺损,在小婴儿期出现发绀、反复呼吸道感染和心力衰竭,患儿发育落后,胸骨左缘 3、4 肋间有 3 级以上收缩期杂音及震颤,肺动脉瓣区第二音亢进。

【诊断】

根据临床症状、体征、心电图、X 线检查、二维超声心动图、心导管与选择性左、右心室造影可予以确诊。结合超声心动图以及心导管检查结果,可明确大动脉的位置和关系、室间隔缺损的大小和位置、各个房室瓣和心室的功能和解剖情况、有无肺动脉狭窄及其严重程度,并最终明确血流动力学改变。

1. **心电图**　大多数右心室双出口的心电图均表现异常,为电轴右偏,右室肥大,如果存在肺动脉狭窄,右房增大,左室的电势可正常,但是如果伴有限制性室间隔缺损或肺动脉高压,左房明显增大,左室的电势增高,甚至在并发完全性房室隔缺损时出现电轴左偏,有时有一度房室传导阻滞。

2. **X 线检查**　右心室双出口无肺动脉狭窄者,X 线胸片示两肺多血,肺动脉段突出,心脏增大,如果已经有肺血管梗阻性病变,肺血反而减少;有肺动脉狭窄者,两肺少血,肺动脉段消失,心脏轻度增大。

3. **多层螺旋 CT**　有助于进一步明确房室连接是否一致和并发的心外畸形,尤其是主动脉缩窄和肺静脉异位引流等。

4. **心脏磁共振检查(MRI)**　在明确心外大血管畸形方面和 CT 有同样的效果。此外,MRI 检查还可以检测患者的左、右心室功能,并估测体循环和肺循环的血流量,是一种可靠的无创心脏检查手段。MRI 检查还可避免 X 线辐射,在新生儿和小婴儿中有一定优势。

5. **超声心动图**　二维超声心动图是诊断右心室双出口的必要手段。检查应该包括:①主动脉与肺动脉的位置和关系;②室间隔缺损的位置和大小;③有无漏斗部和肺动脉狭窄;④合并畸形,如房室连接、心室大小、冠状动脉异常、主动脉瓣下狭窄、房室瓣的异常等。

6. **心导管检查及心血管选择性造影**　右心室双出口如果室间隔缺损为非限制性,则左、右心室压力相同,如室间隔缺损小,限制左室血排出,则左室压力超过右室压力。主动脉下室间隔缺损不伴肺动脉狭窄患者,右心导管检查血流动力学与巨大室间隔缺损合并肺动脉高压者相同,肺动脉压通常和主动脉压相同,肺血管阻力增高。因血流方向为左室射血经室间隔缺损入主动脉,血氧含量主动脉高于肺动脉。右心室双出口肺动脉下室间隔缺损,血氧含量肺动脉高于主动脉。当伴有肺动脉狭窄时,可测肺动脉至右心室的连续压力曲线,获得肺动脉与右心室间的压力阶差,在严重肺动脉瓣狭窄时,应努力测得肺静脉平均楔入压,以评价肺动脉压力。

选择性右室和左室造影检查是正确诊断右心室双出口的重要方法。诊断内容应该包括:①右心室的位置及发育,主动脉和肺动脉起始部位;②主动脉和肺动脉的前、后、左、右关系;③室间隔缺损的部位、大小与大血管的关系;④肺动脉瓣及肺动脉的发育情况,合并肺动脉狭窄者应确定其部位、范围和程度,有肺动脉高压时应了解肺小血管床的形态与功能;⑤观察两大动脉下有无圆锥;⑥左室造影显示左室发育;⑦冠状动脉的起始和走向;⑧主动脉弓的发育情况。

【鉴别诊断】

1. **完全性大动脉错位**　合并室间隔缺损的完全性大动脉错位与右心室双出口肺动脉下室间隔缺损(Taussig-Bing 畸形)的主要区别是肺动脉瓣的骑跨程度,如果肺动脉瓣完全或大于 50% 发自左心室,应该诊断为完全性大动脉错位。二维超声心动图可确定心房、心室位置是否一致、大动脉有无骑跨、瓣下有无狭窄。选择性心血管造影可证实超声心动图检查结果。

2. **室间隔缺损**　巨大室间隔缺损合并肺动脉高压病例,临床症状、体征与右心室双出口无肺动脉狭窄病例类似。但单纯室间隔缺损患者临床一般无发绀,心电图常为左室肥大或左、右室肥大。右心室双出口即使无肺动脉狭窄,临床也表现有轻度发绀,而且心电图多示右室肥大。结合二维超声心动图和造影检查可判定两大动脉开口起于右室。

3. **法洛四联症**　法洛四联症与右心室双出口合并肺动脉狭窄临床上难以区别。二维超声心动图则有助于鉴别。右心室双出口选择性左、右室心血管造影显示主动脉瓣与肺动脉瓣接近同一高度;侧位片可见升主动脉根部不同程度向前移位,在肺动脉前方;左室造影左前斜位见造影剂通过室间隔缺损与右室交通,可确诊右心室双出口。即便如此,部分右心室双出口病例手术前仍被误诊为法洛四联症。

【治疗】

右心室双出口无自愈可能,在诊断建立后,原则上均应手术治疗。手术治疗不受年龄限制。如果在新生儿阶段,部分合并肺动脉狭窄的病例外管道置入困难,可以先建立体-肺分流手术,改善患者缺氧的生理状况。

(一) DORV 合并主动脉下或双动脉下 VSD,伴或不伴肺动脉狭窄

1. **手术适应证**　单纯右心室双出口、主动脉下室间隔缺损,如果无肺动脉狭窄,患儿因严重的肺动脉高压和充血性心功能不全,多在 2 岁内发生严重肺血管病变,因此主张在出生后 6 个月前手术根治。如果伴有肺动脉狭窄,临床表现类似法洛四联症,根据技术条件可以在小于 1 岁内根治,或者先施行体肺分流手术,以改善缺氧症状,2 岁时根治。心室内隧道修补术(intraventricular tunnel repair)是治疗单纯右心室双出口、主动脉下室间隔缺损的主要方法。手术治疗的目的是使功能左室血流通畅地进入主动脉,功能右室血流无梗阻地进入肺动脉,使体循环和肺循环恢复正常生理循环途径,同时矫治合并的心脏畸形。

心室内隧道修补术需在右心室腔内建立一个内隧道,连接左室与主动脉。它必须经过肺动脉瓣环与三尖瓣环之间的空间。因此,三尖瓣与肺动脉瓣之间的距离(tricuspid pulmonary distance,TPD)对选择手术方法有重要意义。如果 TPD 大于主动脉瓣口的直径,在右心室内建立左室至主动脉隧道不会发生梗阻。如 TPD 小于主动脉瓣口的直径,术后有造成左室流出道狭窄的危险,需作 Rastelli 手术。

2. **手术方法**　胸骨正中切口,常规留取心包片用 0.6% 戊二醛固定备用,通过主动脉和右心耳插管建立体外循环,在中度低温(25℃)主动脉阻断后,经主动脉根部灌注 4℃冷晶体心脏停搏液,以后每 20 分钟可重复灌注。心内手术采用纵行切开右室流出道,探察室间隔缺损大小并与主动脉瓣口直径比较、TPD、圆锥的位置、是否存在肺动脉瓣下狭窄等。然后用一补片做右心室内隧道,连接室间隔缺损与主动脉口,引导左心室血在补片下进入主动脉。心室内隧道补片可采用涤纶或膨体聚四氟乙烯人造血管。如果室间隔缺损与主动脉瓣口有一定距离,建立的内隧道较长,选用人工血管作修补材料,可利用其凸面向右心室,更容易塑成内隧道的形状。采用的人工血管口径应该大于主动脉瓣口直径,修剪两端成椭圆口,连接室间隔缺损与主动脉口。补片隆起部分形成心内隧道的前面 2/3,内隧道在缝合时,应充分利用肺动脉瓣和三尖瓣之间的空间,避免内隧道腰身短小。如果室间隔缺损为限制性,应切除部分漏斗部肌肉,扩大室间隔缺损,以免术后左室流出道梗阻。

(1) 无肺动脉狭窄:由于心室内隧道占据了一部分右心室内的空间,右室流出道一般需采用心包补片扩大。如果右室流出道足够宽敞,也可以直接缝合右心室切口。

(2) 伴有肺动脉狭窄:合并漏斗部肌肉肥厚及肺动脉狭窄的患者,需切除部分肥厚的隔束和壁束,必要时切除引起梗阻的圆锥隔,最后采用心包补片对右室流出道进行扩大成形。如肺动脉瓣环发育不良、

瓣环狭小,需做跨瓣环成形术,方法与法洛四联症矫治术相同。

(二) DORV 合并肺动脉下 VSD

1. 手术适应证　右心室双出口、肺动脉下室间隔缺损病例,大都没有肺动脉狭窄,易在早年发生充血性心力衰竭或严重肺血管病变,多数患儿在出生数月内死亡。因此,一旦确诊,新生儿期即行手术,手术年龄不应超过 6 个月,或在初次心导管检查时行球囊房间隔造口术,以改善血液混合。如果合并漏斗部和肺动脉狭窄,也应在新生儿期建立体-肺分流,1 岁内进行选择性矫治术。

2. 手术方法　包括大动脉换位术、Kawashima 手术、Damus-Kaye-Stansel 手术、Rastelli 手术、心房内血流转换术(Senning 或 Mustard)等,其中大动脉换位术是国际上用来治疗 Taussig-Bing 畸形的最主要方法。

心房内血流转换术由于将解剖右室用在体循环心室,解剖左室用在肺循环心室,现已经逐渐弃用。

(1) Taussig-Bing 畸形的大动脉转换手术(arterial switch opeartion):当两大动脉为前后位或侧侧位,而冠状血管开口仍位于两侧瓣窦时,易将冠状动脉从主动脉根部移植到肺动脉根部,此时应首选大动脉换位手术。手术采用胸骨正中切口,心内手术在深低温体外循环下进行。主动脉阻断后,心脏停搏选用晶体 4℃冷心脏停搏液经主动脉根部灌注,以后每 20 分钟可间歇灌注冷心脏停搏液。VSD 位于肺动脉下,用心包补片沿 VSD 边缘连续缝合至肺动脉上缘。部分病例由于严重肺高压,肺动脉瓣环明显增大,可通过肺动脉瓣暴露 VSD 并修补之,从而引导左心室血在补片下进入肺动脉,使之成为完全性大动脉错位的病理结构,进而通过完成大动脉转换后使肺动脉瓣成为新的主动脉瓣。

大动脉转换手术在深低温低流量下完成,在升主动脉瓣上 1cm 左右横断,探查左右冠状动脉开口,并沿瓣窦边缘剪下主动脉壁,成为带蒂的冠状动脉。肺动脉分叉前横断肺动脉干,在肺动脉根部的相应位置剪开肺动脉壁,将左、右冠状动脉在无扭曲和张力的状态下植入。对于两大动脉为前后位的病例,可将肺动脉和升主动脉做交叉换位(Lecompte 技术),使新的肺动脉在主动脉前,然后将升主动脉与新主动脉吻合,心包补片修补冠状动脉取下后的缺损,再与远端肺动脉吻合,形成新的肺动脉。如果两大动脉为侧侧位,交叉换位后缝合分叉处的肺动脉部分,并向右肺动脉延长切口,再与换位前的主动脉根部吻合。也有学者建议肺动脉和升主动脉不做交叉换位(Jetene 技术),将剪下的肺动脉远端部分在升主动脉后拖到升主动脉的右侧,然后再与换位前的主动脉根部吻合,依旧保持其大血管侧侧关系,这样可避免交叉换位导致的肺动脉牵拉狭窄。

(2) Kawashima 手术:Taussig-Bing 畸形的 VSD 虽然在肺动脉下,但在 VSD 和主动脉之间仍有机会构建一个较长的无梗阻心室内隧道,主动脉与肺动脉之间的圆锥隔作为可能引起内隧道梗阻的隐患,只要无重要的二尖瓣腱索附着,都应被完全切除。三尖瓣腱索可分离后再固定附着于内隧道补片上。右室流出道用补片加宽成形,以解除内隧道造成的肺动脉下狭窄。日本学者随访发现,Kawashima 手术不会发生大动脉换位手术后可能出现的吻合口狭窄,保留了原来的主动脉瓣,但是内隧道远期可能出现梗阻,因此该手术方法与大动脉换位手术一样常被不同的心脏中心用来治疗 Taussig-Bing 畸形。此外,因冠状血管畸形无法进行移植和肺动脉瓣无法代替主动脉瓣功能时,选择 Kawashima 手术替代大动脉转换术纠治Taussig-Bing 畸形就成为了一种合理的选择。

(3) Rastelli 手术:DORV 合并肺动脉下 VSD 时,很少情况下会出现肺动脉狭窄。对合并严重的肺动脉瓣下狭窄或肺动脉瓣狭窄的病例或冠状动脉解剖异常、左冠状动脉前降支横过右室流出道前面的病例,宜选择 Rastelli 手术。手术采用补片建立心内隧道,将主动脉和肺动脉都隔到左心室,在血流动力学上形成左室双出口。将肺动脉干横断,缝闭肺动脉近心端,使左心室血经室间隔缺损入主动脉。再用心外带瓣管道连接右室切口与肺动脉远心端,使右心室血流入肺循环。

(4) Damus-Kaye-Stansel 手术:对圆锥肌肉肥厚严重的主动脉下狭窄、主动脉瓣狭窄且伴有冠状动脉畸形,存在移植困难的病例,可选择 Damus-Kaye-Stansel 手术。用补片建立心内隧道将主动脉和肺动脉都隔到左心室,形成左心室双出口。将肺动脉干横断,吻合肺动脉近心端于主动脉侧壁,使主动脉、肺动脉根部融合成共干,如果远端的主动脉弓有发育不良或缩窄,则进一步用补片将远弓扩大成形至降主动脉。此时,左心室血通过室间隔缺损后,一路经狭窄的主动脉下圆锥和主动脉瓣,另一路经肺动脉再转入新主动脉,从而形成无梗阻的左心室流出道。最后用心外带瓣管道连接右心室与肺动脉远心端,使右室血流入肺循环。

（5）Nikaidoh 手术：将主动脉根部从其右心室发源部位切下，近端冠状动脉松解游离。紧靠肺动脉瓣交界上方横断肺总动脉，并切除肺动脉瓣。纵行切开肺动脉根部的圆锥隔组织直至 VSD。将主动脉根部向后移位，缝合于打开后的肺动脉瓣环上。再用补片将主动脉根部的前缘和 VSD 一并关闭，以重建新的左心室流出道。最后采用补片或单瓣管道重建右心室流出道至肺动脉远端。Nikaidoh 手术的优点在于重建后的左心室流出道极少发生梗阻，且特别适合于房室瓣腱索乳头肌有骑跨或限制性 VSD 的病例。

（三）DORV 合并大动脉非关联型 VSD（远离大动脉 VSD）

手术适应证：DORV 合并大动脉非关联型 VSD，一般都有两个发育完好的心室，近年来越来越倾向于采用双心室修补。绝大多数患者不合并肺动脉狭窄，容易早期发生充血性心力衰竭或严重肺血管病变，因此，如果存在建立心室内隧道而进行双心室修补手术的解剖条件，一期根治手术年龄不宜超过 6 个月；但如果存在限制性 VSD、房室瓣骑跨、共同房室瓣、心房异构等高危因素，则应考虑分期手术，即在 3 个月之前先进行肺动脉环缩手术以控制肺血量。此外，对于存在限制性 VSD 且伴有房间隔水平限制性分流的患者，应同期行房隔扩大术以解除肺静脉回流梗阻。新生儿和小婴儿期的肺动脉环缩手术也适用于心内解剖条件复杂程度较高的患儿，这类患儿未来如无双心室矫治的条件，则可接受单心室修补。

对于少数合并漏斗部和肺动脉狭窄的病例，如果在新生儿阶段出现严重低氧，可首先建立体肺分流，待 1 岁后再进行二期双心室矫治术。

双心室矫治仍以建立心室内隧道的 Rastelli 手术为主要手段，如果存在限制性 VSD，则术中需进行 VSD 扩大。VSD 扩大因为影响心功能，一般不在新生儿和小婴儿期进行。近年有学者提出，虽然室间隔缺损远离大动脉开口，但双圆锥结构使主动脉开口高于肺动脉，因而 VSD 与肺动脉距离相对较短，如果无漏斗部和肺动脉狭窄及冠状血管畸形，可以在 VSD 与肺动脉之间建立心内隧道，再进行大动脉换位手术以获得解剖矫治。对于某些病例，室间隔缺损为房室通道型，有时建立心内隧道会严重影响三尖瓣的功能，如果没有肺动脉高压，则可考虑选择改良 Glenn 或 Fontan 等单个心室的修补手术。如果存在肺动脉高压，应该在新生儿阶段做肺动脉环扎术或离断肺动脉并建立体肺分流，以后再考虑单个心室的修补手术。

（四）右心室双出口、房室连接不一致（SLD、SLL、IDD、IDL）的手术修补

1. **手术适应证** 右心室双出口、房室连接不一致较少见，通常都伴有共同房室瓣、肺动脉狭窄、心室发育不平衡、共同心房、限制性室间隔缺损、心脾综合征等，如果临床出现严重低氧，应该在 <6 个月内通过姑息性手术改善症状，1~2 岁选择二期手术，如果低氧暂时可以耐受，则 2 岁左右选择手术根治。如果没有条件作双心室修补手术，可以根据年龄一期先作体肺分流（<3 个月）或改良 Glenn 手术（6~24 个月），24 个月以后再考虑做 Fontan 类手术。单纯右心室双出口、房室连接不一致，如果心室发育平衡、室间隔缺损非限制性，可以考虑选择 Double-Switch 手术（心房内血流转换术加大动脉换位术或心房内血流转换术加 Rastelli 手术）。由于肺动脉狭窄多见，右心室双出口、房室连接不一致的双心室修补手术以 Senning 加 Rastelli 手术为主。

2. **Double-Switch 手术** 手术目的为通过 Senning 或 Mustard 手术在血流动力学上达到房室连接一致，即肺静脉血通过二尖瓣到左室，腔静脉血通过三尖瓣到右室，由于解剖上房室连接不一致，主动脉下圆锥较长，室间隔缺损与肺动脉开口距离更近，且一般 TPD 小于主动脉瓣口，因此，只能使用补片内隧道连接室间隔缺损到肺动脉，然后进行大动脉换位手术。但大部分患者同时伴有肺动脉狭窄，只能通过 Rastelli 手术建立心内隧道来重建左心室流出道，再用心外管道建立右心室流出道。Double-Switch 手术由形态学左心室承担体循环泵血功能，解剖上的彻底矫治免去了担心远期右心室和三尖瓣功能衰退的后顾之忧。另外，室间隔缺损的修补可以通过形态学右心室切口进行。Double-Switch 手术的适应证除了疾病的诊断外，还包括心房位置和大小、心室功能和房室瓣关闭情况以及室缺位置和心室内隧道建立的可能性。如右心房较小，可采用 Mustard 方法增加心房容量，采用 Rastelli 方法时，心室必须发育平衡，肺血管阻力不能太高，无房室瓣骑跨等。采用大动脉换位手术时，肺动脉流出道无梗阻或轻微梗阻，无肺动脉瓣狭窄，形态左心室收缩压大于体循环压力 70% 左右。对解剖右心室功能不全和三尖瓣反流者，应首选 Double-Switch 手术。

【并发症】

1. 右室流出道梗阻 由于漏斗部肌肉肥厚或心室内隧道占用右室腔内空间,引起右室流出道变窄。手术时应根据局部情况,用补片扩大右室流出道。如有肺动脉瓣、瓣环狭窄,做跨瓣环成形术,如果术后超声检测右室到肺动脉动脉压力阶差 >4.0kPa(30mmHg),提示有右室流出道梗阻存在。

2. 左室流出道梗阻 右心室双出口心室内修补手术的成功极大程度上取决于术后左心室流出道的通畅。术后的左室流出道梗阻可发生在不同平面:①主动脉瓣下圆锥肌肉肥厚;②限制性室间隔缺损小于主动脉直径未予扩大;③远离两大动脉型室间隔缺损,裁剪的内隧道补片太小或心内隧道扭曲。如果术后超声检测左室到主动脉压力阶差 >2.7kPa(20mmHg),提示有左室流出道梗阻存在;如果压力阶差 >6.7kPa(50mmHg),必须重新手术解除梗阻。

3. 残余室间隔缺损 多见原因是在补片缝合时心肌撕裂造成术后残余心内分流,如果肺循环血流量与体循环血流量比 >1.5,需再手术修补。

4. 完全性房室传导阻滞 右心室双出口房室连接不一致者,传导束走行异常,易发生三度房室传导阻滞,需安置起搏器,另外,如果室间隔缺损向膜部延伸,缺损后下缘有时需要超越缝合,否则可能损伤传导束。

5. 低心排综合征 以上原因均可造成术后低心排综合征,另外,内隧道补片过大影响室隔运动,内隧道占据过多右室腔也会造成术后低心排综合征。

【疗效评价】

1. DORV 合并主动脉下或双动脉下 VSD 手术结果随时代变迁而变化。据报道合并主动脉下型VSD 的 DORV 患者术后 15 年存活率为 96%。迄今为止,该型 DORV 的手术死亡率最低、总体存活率最佳,且后续并发症发生率和再次手术率最低。术后 15 年时免于再次手术的比率为 87%。包括残余狭窄和反流在内的肺动脉瓣问题,是最常见的并发症。如果使用了管道连接右心室至肺动脉,则不可避免要更换管道。左心室流出道梗阻很少发生,而一旦出现,则是非常棘手的显著问题。

2. DORV 合并肺动脉下 VSD 各研究所报道的外科纠治手术的结果不尽相同,这反映了两种手术策略的治疗结果,即 Kawashima 手术与动脉调转手术(Jatene 手术),早期手术生存率为 92%~95%。在根治手术之前,许多患者既往已经接受过姑息性手术,尤其是肺动脉环扎术和主动脉缩窄修补手术。无论手术类型如何,此患者人群的全组 15 年存活率达 90%,且有 72% 的人免于再次手术。

3. DORV 合并大动脉非关联型 VSD(远离大动脉 VSD) 根据近年来的报道,早期的手术生存率为75% 左右,而左心室流出道的 5 年免于再手术干预率为 80% 左右。由于右心室流出道通常使用管道连接,故再手术率几乎达到 100%。

(张 浩)

第二十节 左心室双出口

左心室双出口(double-outlet left ventricle,DOLV)是一种罕见的先天性心脏畸形,为主动脉和肺动脉完全或主要起源于形态学左心室。有研究认为,该疾病的发生源于主、肺动脉圆锥都被吸收到左心室的上方所致。发病率小于 1/200 000。1967 年,Sakakibara 报道了首例双心室手术纠治 DOLV。1976 年,Sharratt 报道了全腔肺吻合手术治疗 DOLV 合并右心室发育不良。

【病理解剖】

1. 室间隔缺损 绝大多数 DOLV 都伴有室间隔缺损,其位置和大小决定了患儿的症状和病理生理表现,主动脉下型室间隔缺损最为多见,同时主动脉往往骑跨于室间隔上。

2. 肺动脉狭窄及瓣下狭窄 DOLV 的右心室往往发育较差,约 85% 患儿伴有肺动脉和瓣下狭窄,从而导致进入肺动脉血流量减少,患儿出现青紫。

3. 合并畸形 DOLV 患儿往往合并有室间隔缺损和肺动脉瓣或瓣下狭窄,有部分患儿合并有三尖瓣和右心室发育不良,也有伴随 Ebstein 畸形和三尖瓣闭锁等报道。

4. 传导系统 DOLV 房室结和希氏束位置正常。室间隔缺损位于三尖瓣旁时,希氏束沿其后下游离缘走行,手术时应注意避免损伤传导束。当室间隔缺损和三尖瓣之间存在肌肉时,传导束不再沿室间隔缺损的后下游离缘走行。

【病理生理和临床表现】

DOLV 血流动力学及临床症状类似于右心室双出口,临床表现取决于室间隔缺损大小、位置和肺动脉狭窄程度等。大多数 DOLV 患儿存在肺动脉狭窄,所以往往伴有不同程度的发绀。当室间隔缺损位于主动脉下时,低氧的右心室血流直接经过室间隔缺损进入主动脉,从而会引起进一步发绀。当不存在肺动脉狭窄时,DOLV 患儿也可能会表现出充血性心力衰竭。

【诊断及鉴别诊断】

（一）诊断

DOLV 的明确诊断主要采用超声心动图。超声心动图可以实时描述心脏解剖结构,易于区分左、右心室,清楚显示两大动脉都起源于左心室。了解室间隔缺损的大小和位置、肺动脉及流出道狭窄程度、三尖瓣及右心室发育情况等。此外,CT、MRI 和心导管检查可分别了解主动脉弓发育程度、有无侧支形成和冠状动脉畸形,以及心室和血管压力测定等。

（二）鉴别诊断

青紫型心脏病:由于 DOLV 大多伴有肺动脉狭窄,患儿往往会出现青紫。当室间隔缺损位于主动脉下时,低氧的右心室血流可直接经过室间隔缺损进入主动脉,进一步加重青紫。超声等影像学检查可明确诊断。

房室连接不一致的 DORV:该类型的 DORV 右心室也位于左侧,同时发出两大动脉,易误诊为 DOLV,在做超声心动图和心血管造影等影像学检查时应注意心室内心肌小梁的粗糙程度,区别左、右心室。

【治疗】

DOLV 的治疗与 DORV 相似,往往婴幼儿期即需要实施手术。因合并不同心内畸形,手术方式差异较大。室间隔缺损位置和大小、肺动脉是否有狭窄、右心室发育情况和心房、心室连接是否一致等都影响手术方式的选择。常见手术方式有心内板障修补术、外管道手术、右室流出道补片扩大、肺动脉易位和单心室纠治等。

1. **心内板障修补术** 左右心室发育平衡的 DOLV,如果肺动脉瓣及瓣下无梗阻或梗阻局限,则可以行心内板障修补术,心内板障沿室间隔缺损将主动脉瓣和二尖瓣隔入左心室,肺动脉和三尖瓣隔入右心室,若室间隔缺损为限制性(直径小于主动脉瓣直径),可朝前上方扩大室间隔缺损后内板障修补。

2. **肺动脉移位手术** 当肺动脉下梗阻无法解除时,可选择右心室直切口,通过右心室切口关闭室间隔缺损及肺动脉瓣下流出道,将带瓣的肺动脉管道与右心室切口连接重建右心室流出道,前壁心包补片扩大。

3. **Rastelli 手术** 往往应用于左、右心室发育对称,伴有右心室流出道及肺动脉瓣狭窄患儿。经右心室入路,通过补片将主、肺动脉开口同时分隔至左室侧,关闭肺动脉近端,采用同种带瓣管道连接右心室切口及远端肺动脉。

4. **DOLV 合并三尖瓣及右心室发育不良** 该类患儿无法行双心室根治手术。建议生理性肺动脉压力下降后,于 4~6 个月行双向腔肺吻合手术,再于 2~3 岁时实施全腔肺吻合手术。若无肺动脉狭窄,需早期行肺动脉环缩术,降低肺动脉压力,为后续单心室手术做准备。

【结果和预后】

DOLV 术后 10 年生存率和无不良心血管疾病发生率分别为 87% 和 70%。文献显示,婴儿期修复 DOLV 并不会增加手术风险。早期和晚期并发症主要由于右心问题,在右室流出道补片扩大术后更常见。当然,由于其发病率较低,缺乏随访信息也可能会低估实际的晚期不良事件发生率。

（张 浩）

第二十一节 完全型大动脉转位

完全型大动脉转位(complete transposition of the great arteries,TGA)是一种心室大动脉连接不一致的

心脏解剖状态,即肺动脉发自左心室,主动脉发自右心室,导致肺循环和体循环血流成为并联循环,而不是正常的串联循环。TGA患者的存活依赖于体静脉和肺静脉血流是否能有效混合(即在ASD、VSD、PDA位置上)。

【流行病学】

TGA在每1000例新生儿中有0.18~0.3例,占先天性心脏病的2%~5%。约半数TGA患者的室间隔完整(IVS),而其余大多数存在室间隔缺损(VSD)。TGA的男女比例为2:1。一般不可能出现家族性发病,但在糖尿病母亲产下的婴儿中更为多见。

【病理解剖】

TGA是圆锥隔畸形中的一个重要疾病。其主动脉下存在圆锥(或称漏斗部)结构,将主动脉瓣向上抬升远离心脏其他三组瓣叶,并使其位置高于肺动脉瓣位置。肺动脉瓣与二尖瓣之间出现纤维连接,这种连接方式如同大动脉位置关系正常时主动脉瓣与二尖瓣之间的纤维连接。TGA一般多合并PDA、PFO或继发型ASD,也常会合并一些其他畸形。

(一)室间隔缺损

大约20%TGA的患者伴有VSD,此时主动脉与肺总动脉直径的比值通常为1:2~2:3。如因圆锥隔前移造成VSD时,即主动脉瓣环或主动脉下圆锥发育不良时,上述比值可进一步减小。此时可合并有右心室、三尖瓣发育不良、主动脉弓缩窄或主动脉弓中断。

(二)左心室流出道梗阻

TGA/IVS患者偶有合并左心室流出道梗阻(left ventricular outflow tract obstruction,LVOTO)。这类梗阻分为动力性和固定性两种。动力性左心室流出道梗阻是由于出生后肺阻力下降及右心室压力相对升高,使得室间隔凸向左心室侧而导致的。但随着病程的进展,动力性梗阻可发展为固定且纤维化的隧道样梗阻。

TGA/VSD患者的LVOTO多是由于圆锥隔后移造成的,这是一种固定性梗阻。此时存在肺动脉瓣环发育不良或肺动脉瓣下狭窄。这种情况下肺动脉比主动脉细小。

(三)冠状动脉畸形

TGA的冠状动脉最常见发自于正对肺动脉的两个瓣窦,被称为面向窦。但是,它们的起源和分支模式存在诸多变异,包括单支冠状动脉、壁内型冠状动脉,以及左冠状动脉起源于右侧面向窦等——这些特征都会使大动脉调转术(ASO)的手术死亡率增高。Yacoub分类法作为一种针对冠状动脉起源和走行的外科分类系统是有效的。

【病理生理】

患儿在出生后即刻就会出现明显的全身发绀,其程度取决于血液在解剖分流(例如PDA、PFO和VSD)位置上的"混合"程度。来自体静脉的脱氧合血被右心室射入主动脉并返回到体动脉系统,造成发绀。有效肺血流是一部分通过解剖分流位置进入肺脏的脱氧合血。同理,有效体循环血流则相当于通过解剖分流位置进入体循环的那一部分从肺脏回流而来的氧合血。在PDA水平的血液混合可能不够充足。最有效的心内混合位置是心房水平。在此位置的血流方向为双向,从而同时提供了有效的体循环和肺循环血流。存在限制性卵圆孔将导致全身发绀更严重且病情恶化更为迅速。

在过了新生儿生理转变期后,TGA的临床表现取决于肺血流量的多寡。TGA/IVS或仅有小型VSD的患者,在PDA闭合后其Qp:Qs比值接近1:1。然而由于体肺血流再循环的关系,体循环和肺循环的总血流量均增大,且全身发绀和肺循环超负荷成了主要病理因素。有效体循环和肺循环血流受限,且组织缺氧导致病情逐渐恶化是常见病程。也有可能因为存在大型VSD而造成肺血流进一步增多,或因为存在肺动脉狭窄或LVOTO而造成肺血流减少。

常见的合并畸形包括VSD、主动脉弓发育不良和肺动脉狭窄。合并大型VSD的婴儿在出生时可能只有轻度发绀,仅在哭闹时变得更明显而已。大型VSD可提供足够的心内分流以减轻全身发绀,甚至使疾病难以被察觉;然而,它却无法维持足够的有效体循环血流并使氧饱和度保持正常。因此,这些婴儿将在2~6周龄时表现出肺循环超负荷和充血性心力衰竭的体征。随着正常的出生后肺血管阻力下降,这种情况就出现了。此外,主动脉弓发育不良和主动脉缩窄也常和大型 VSD 同时存在。存在 LVOTO(无论其为动力性还是固定性)会导致肺血流受限而造成发绀程度加重。发绀程度的变化取决于肺血流梗阻的程度。

当合并 VSD 的年长婴儿得以确立诊断时,必须考虑到其肺阻力升高的可能性。未经手术的 TGA/IVS 婴儿常在数月至数年内才发生肺血管病变;而那些存在大型 VSD 且无肺动脉狭窄者,则在 6~12 个月之内就会发生肺血管病变。

【临床表现】

(一) 症状

TGA 婴儿常在出生后即出现发绀。在此阶段通过对新生儿的脉氧饱和度筛查,一些临床无明显发绀的患者也可能会被诊断出来。存在 VSD 或肺动脉狭窄者,则可能引起与之相关的杂音。这类杂音可促使进一步评估,从而建立 TGA 诊断。

(二) 体征

除了发绀和 S2 响亮单一之外,差异性反向发绀是一个重要的体格检查表现,即在 PDA 远端的肢体上测得的动脉血氧饱和度测值高于在 PDA 近端的肢体上的测值。其原因是从肺循环回流的氧合血被射回到肺总动脉,再通过 PDA 向下半身提供氧合程度更高的血液。这一过程与新生儿中更常见的差异性发绀是有区别的,新生儿差异性发绀是由于下半身的饱和度更低。收缩期杂音因人而异,取决于是否存在 VSD、心室流出道梗阻及 PDA 的开放程度。

合并大型 VSD 且无明显肺动脉狭窄的婴儿,如未经手术的话,将随着其肺阻力降低并引起肺血流增多而出现充血性心力衰竭的体征。在呼吸急促的同时,还可闻及一个因流经 LVOT 和肺动脉瓣血流增多而引起的强度逐渐增强的收缩期喷射性杂音。也有可能存在一个因流经二尖瓣的血流增多引起的舒张期隆隆音和奔马律。如果婴儿的年龄大到已发生了肺血管病变,则其肺循环超负荷程度会减轻,于是就可能闻及一个伴有第二心音窄分裂的柔和杂音。

合并肺动脉狭窄且无 VSD 或仅有小型 VSD 的婴儿将出现程度更重的全身发绀。可闻及一个因血流通过狭窄瓣膜所致的收缩期杂音,并也有可能闻及一个因瓣膜畸形所致的喷射性喀喇音。

【辅助检查】

1. ECG　正常新生儿的心电图(ECG)显示为右心室占优势,但 TGA 患者将持续存在右心室肥厚的心电图模式。合并有 VSD 的婴儿,将会有双心室肥厚的表现。心律失常在婴儿期并不常见,但有可能在球囊房间隔切开术中和术后发生心房扑动。

2. 胸部 X 线　肺动脉段位于右后方,并被升主动脉所掩盖,从而使上纵隔变窄。这种大血管排列,再加上胸腺的缩小,共同形成了鸡蛋挂线征的经典放射学表现。其他的放射学表现则取决于肺血流量。在出生时,心影和肺纹理是正常的,但随着肺循环超负荷的发生(尤其是合并大型 VSD 时),将出现心脏肿大和肺纹理增多。明显的肺动脉狭窄可表现为肺纹理减少,与诸如法洛四联症等其他发绀型心脏病的表现类似。

3. 超声心动图　是能够实时描述心脏解剖结构和生理学状态的首选检查方法,易于在多个切面上证实肺动脉起源于左心室且主动脉起源于右心室。通过观察到动脉的分叉结构而识别出肺动脉,此时肺动脉起源于左心室。在长轴切面上,大血管为平行走向,且可在同一个成像平面上观察到主动脉瓣和肺动脉瓣。应对 PFO 和 PDA 的状态加以评估,并识别出是否存在 VSD、肺动脉狭窄、双叶式肺动脉瓣,以及主动脉瓣与肺动脉瓣之间的尺寸差异,并识别出其他合并畸形。存在合并畸形可能会对姑息性或根治性手术的选择产生影响。应仔细地评估主动脉弓峡部,以排除主动脉弓发育不良或主动脉缩窄。存在粗大 PDA 可能会导致漏诊主动脉缩窄。

此外,必须充分明确冠状动脉的起源和走行,以便制定外科手术计划。当存在流入道型 VSD 时,还应该仔细查明房室瓣的附着状态,明确是否存在跨越或骑跨。许多中心在超声心动图引导下实施球囊房间隔切开术,且常经脐静脉径路操作。使用该术式,能在切开房间隔后立即测量所得房间隔缺损的大小。

4. CT 和 MRI　计算机 X 线断层摄影(CT)和磁共振成像(MRI)通常不是建立 TGA 初步诊断所必须

实施的首选检查。但作为一种补充检查手段,能明确识别出有无冠状动脉畸形和主动脉弓发育不良、主动脉缩窄等心外大血管问题。MRI还可以对双心室功能进行评估。CT和MRI具有一定的积极意义。

5. **心导管**　由于超声心动图实施方便,因此,心导管对TGA的诊断并不产生重大作用。然而,有些时候,超声心动图却无法明确冠状动脉解剖,可通过实施心血管造影来显示冠状动脉的起源及其走行路径。但随着高解析度CT的运用,一定程度上取代了通过心导管检查来明确冠状动脉解剖的必要性。此外,如果心内分流量不足,则通常可以在超声心动图引导下实施球囊房间隔切开术。如果在新生儿期过后才建立了TGA的诊断(尤其是合并大型VSD时),则可能有必要行诊断性心导管来精确测定肺血管阻力。

【诊断及鉴别诊断】

根据临床表现和辅助检查结果可建立初步诊断,但仍需与以下疾病进行鉴别。

(一) TGA/IVS 主要与其他新生儿心脏急症相鉴别

1. **梗阻性完全型肺静脉异位引流(TAPVC)**　该病患儿在生后早期即可出现严重发绀、气促,听诊肺动脉第二音明显亢进。但本病有严重肺水肿,听诊可闻及肺部湿啰音,胸部X线片显示肺野呈磨玻璃样改变。而TGA/IVS不具有肺水肿表现。

2. **室间隔完整型肺动脉闭锁(PA/IVS)**　同样可表现为出生后迅速出现的气促和发绀。其病理生理同样依赖于动脉导管的开放。但PA/IVS患儿听诊可闻及第二心音单一,而TGA/IVS患儿第二心音是分裂的。

3. **左心发育不良综合征(HLHS)**　同样为动脉导管依赖型先天性心脏病。如出生后PDA关闭,患儿即出现严重气促和发绀,危及生命。诊断主要依赖超声心动图检查。

(二) TGA/VSD 主要与其他肺充血发绀型心脏畸形鉴别

1. **右心室双出口合并肺动脉下室间隔缺损(Taussig-Bing 畸形)**　临床表现与病理生理和TGA/VSD很相似,但更早出现梗阻性肺血管病变。诊断依赖超声心动图检查。

2. **非梗阻性完全型肺静脉异位引流**　同样表现为发绀、肺血增多和肝脏增大等,严重时出现充血性心力衰竭表现。但本病为心房水平分流,故杂音较柔和,而TGA/VSD杂音较粗糙。

(三) 合并 LVOTO 的 TGA 主要与其他合并肺动脉狭窄的先天性心脏病鉴别

其发绀程度与肺血管发育程度有关,心内畸形的鉴别依赖超声心动图等影像学检查。

【治疗】

(一) 内科治疗

TGA的药物治疗目的是确保足够的全身氧合以使代谢过程正常化,让患者做好外科手术的准备。根据体肺血流混合程度的不同,可能需要输注前列腺素 E_1,以药物学方式来维持动脉导管开放,或实施球囊房间隔切开术。随着肺血管阻力的降低,使用前列腺素维持PDA开放,将使得来源于主动脉的肺血流增加。球囊房间隔切开术改善了全身氧合,且显示其尤其可改善脑的氧合。年长婴儿的房间隔可能变得更厚且纤维化,因此,有必要使用Blalock-Hanlon切割球囊来实施房间隔切开术,以便扩大房间隔切口,但这使操作风险增大。

(二) 外科治疗

TGA诊断本身即是手术适应证,需根据其解剖条件、患者年龄、合并畸形来决定手术方法。

1. **姑息性手术**

(1) 房间隔造口/切除术:随着新生儿心导管球囊房间隔切开术的普及,外科房间隔造口/切除术由于创伤较大,目前临床上此术式几乎已被弃用。

(2) 肺动脉环缩术:对合并巨大VSD或多发性VSD的患儿,早期可先行肺动脉环扎,以保护肺血管免于发生因充血引起的肺动脉高压,至6月龄或1岁以后再行纠治术。

(3) 体-肺动脉分流术:目前最常用的术式为改良Blalock-Taussig分流术。对存在严重低氧血症或合并肺动脉狭窄等原因,而不适宜早期行动脉调转术的患者,可构建改良Blalock-Taussig分流来改善低氧血症。如心房内分流少,应同时行房间隔扩大术。

2. 根治手术

(1) Mustard 或 Senning 手术:这是一种早年使用的心房调转术。多用于错过动脉调转术最佳手术年龄的年长婴幼儿。随着动脉调转术的普及,心房调转术现已很少使用。心房调转术后易发生心律失常和腔静脉、肺静脉回流梗阻。特别是术后远期由于形态右心室不能长期承受体循环压力,导致三尖瓣关闭不全,即功能性二尖瓣关闭不全,因此,目前临床上仅将 Senning 手术作为治疗先天性纠正型大动脉转位的双调转手术的一部分加以实施。

(2) Rastelli 手术:TGA/VSD/LVOTO 患儿可行 Rastelli 手术。术中需要在心内建立 VSD 至主动脉的心室内隧道,使左心室血流经 VSD 进入主动脉,并用心外管道连接右心室至肺动脉。既往考虑到心外管道不能随着年龄的增长而生长,远期并发症较多,需多次手术置换管道,且心室内隧道出现 LVOTO 的发生率较高,因此以往的手术年龄常以 3~4 岁以上为好。目前,随着手术技术的进步,更换心外管道等的技术难度并不大,因此 1~2 岁的患儿也一样可以接受 Rastelli 手术。VSD 位置远离主动脉开口和 VSD 至主动脉开口之间有三尖瓣腱索或乳头肌阻挡者,不宜行 Rastelli 手术。

(3) 动脉调转术(arterial switch operation,ASO):ASO 的手术年龄取决于左心室功能是否退化。TGA/IVS 患儿一般在出生后 2 周内手术最合适,如手术年龄超过 1 月龄,则必须明确左心室功能有无退化,并评估其心肌质量,临床上可根据心导管检查或超声心动图检查决定。超声心动图检查时要评估室间隔位置是否居中,如其偏向左侧,说明左心室压力低于右心室压力,需进一步心导管检查,一般左心室压力必须超过右心室压力的 60% 才能够耐受一期动脉调转术。否则必须通过提高左心室输出血流阻力的手术(即肺动脉环扎术)来锻炼左心室功能,待左心室准备好以后,再行二期动脉调转术。

TGA/VSD 患儿的 VSD 如果足够大,则可将其左心室压力维持在体循环压力的 2/3 以上,此类患者的左心室能在一期动脉调转术后承担起体循环心室功能。

此外,大动脉位置和冠状动脉解剖位置非常重要。如大动脉侧侧位、冠状动脉位置畸形,特别是行走于主动脉壁内(intramural)、单支冠状动脉或冠状动脉横过右心室流出道前方等,都会造成冠状动脉在移植后发生扭曲、张力增高,从而引起冠状动脉灌注不足的危象,是动脉调转术失败的主要原因。对 TGA/VSD 患儿,除了考虑解剖因素外,肺动脉高压是手术失败的另一个主要原因。一般认为手术年龄不宜超过 3 月龄,超过 6 月龄就可能出现肺血管梗阻性病变。

(4) 主动脉移位术(aortic translocation procedure)/Nikaidoh 手术:Nikaidoh 在 1984 年提出的手术方法,用来治疗 TGA/VSD/PS 患儿,但因为手术创伤较大,故并不是所有 TGA/PS 患儿都应该采用该方法。部分肺动脉瓣环发育不是太小的 TGA/PS 患者,可接受双大动脉根部移位手术(double root translocation,DRT)。

(5) 二期 ASO 手术:解剖左心室已退化的患儿不能耐受一期 ASO 手术,可通过先构建改良 Blalock-Taussig 分流并同时行肺动脉环扎来进行左心室锻炼,待左心室压力上升后再行 ASO 手术。4~8 周龄的患儿,左心室压力低于体循环压力的 60%,是需要采纳二期 ASO 手术方案的适应证。二期 ASO 手术的适应对象也包括心房调转术(Senning 或 Mustard 手术)后体循环心室功能衰竭的患儿。

【结果和预后】

(一)短期

手术的短期结果随解剖结构的复杂程度而有所不同。据报道,不合并 VSD 的 TGA 患者 ASO 手术死亡率为 2.2%;TGA 合并 VSD 者为 5.5%;而 TGA 合并主动脉弓发育不良者则为 7.7%。手术死亡率也受到各中心的病例数和手术团队经验的影响。ASO 手术后的早期死亡通常是由冠状动脉扭曲或开口狭窄所致。而肺动脉高压也可能使婴儿患者的术后病程更为复杂。Rastelli 手术后的早期存活率与法洛四联症和右心室双出口不相上下,而左心室和右心室功能不全可能影响其术后病程。对新生儿 TGA 手术后的神经系统后遗症的认识也得以加深。然而,很难分辨出这种风险到底是由 TGA 本身引起的,还是由于新生儿期发绀、球囊房间隔切开术,亦或是心肺转流副作用所致。

(二)长期

随着时间的推移,可能会发生新主动脉根部扩张和/或主动脉瓣关闭不全。原肺动脉瓣窦可能会失去弹性,导致扩张和反流。出生即存在大型 VSD 的患者,其原肺动脉根部可能因为血流增多的缘故而相对于主动脉存在扩张。与新主动脉关闭不全相关的风险因素还包括合并 Taussig-Bing 畸形、LVOTO，以及之前接受过肺动脉环扎等。此外，ASO 手术时的年龄超过 1 岁是一个需要对新主动脉瓣再次实施治疗干预的独立风险因素。在外科手术或心导管治疗干预后，其结果与那些针对其他先天性心脏病实施治疗的结果相仿。

（张　浩）

第二十二节　矫正型大动脉转位

先天性矫正型大动脉转位比完全性大动脉转位少见得多，在所有的先天性畸形中仅占 0.7%。其独特之处在于血液循环在生理上是正常的，不存在分流、压力负荷以及发绀方面的问题。在出生后早期，如果没有合并畸形，通常是没有症状的。然而右心室和三尖瓣必须承受体循环压力，且最终会发生功能衰竭。但通常伴发畸形是存在的，包括房室传导异常、肺动脉瓣和瓣下狭窄、大型圆锥隔心室型或流入道型室间隔缺损，且三尖瓣通常呈 Ebstein 畸形样。存在右位心的比率也接近 25%。

【病理解剖】

矫正型大动脉转位有两种类型，S,L,L 和 I,D,D 型，取决于心房位置为正常（正位，S）或相反（反位，I）。心房正位的类型比心房反位型更常见。心室带着相应的流入道瓣膜一起反转，冠状动脉分布也跟着一起反转。虽然按照约定俗成的方法可以标注为形态学右心室或左心室，但心室的描述更应该按照心室的基本形态来进行。

1. 合并畸形

（1）室间隔缺损（VSD）：矫正型大动脉转位的心脏中，80% 并发 VSD。其通常不是膜周型的缺损，而是一个大型的、非限制性的圆锥隔心室型缺损。圆锥隔可能有些朝向位于右侧的左心室的对位不良，可能会造成肺动脉下狭窄。VSD 一定程度上向隔瓣下延伸入流入道室间隔也并非罕见，可能会合并有多发性肌部 VSD，但这是很罕见的情况。

（2）左心室流出道梗阻（肺动脉和肺动脉下狭窄）：至少有 25% 的矫正型大动脉转位患者在血流动力学上有肺血流的梗阻，且此百分比可能高达 40%。梗阻的机制通常是多因素的，包括肺动脉瓣狭窄（双叶结构的肺动脉瓣）、肺动脉瓣环发育不良和肺动脉下狭窄。肺动脉下狭窄本身的机制也是多因素的，包括房室瓣附属组织（通常是二尖瓣，但是偶尔也会有三尖瓣塌陷嵌入 VSD）、膜性肺动脉下狭窄和因肺动脉下长圆锥合并圆锥隔对位不良引起的肺动脉下的隧道样狭窄。

（3）Ebstein 畸形样的左侧房室瓣：高达 30% 的矫正型大动脉转位患者，随着时间推移而出现三尖瓣关闭不全。而瓣膜通常被描述成 Ebstein 畸形样，但很少看到和真正的 Ebstein 畸形时所见的隔瓣有严重程度的螺旋样移位，前瓣增大或右心室心房化。

2. 传导系统

由于心室正位，主动脉左祥时（即房室连接不一致），右心房必须和左心室相连，所以传导系统是异常的。在 S,L,L 矫正型大动脉转位时，功能房室结通常位于正常位置的前上方，且通常位于二尖瓣瓣环和卵圆窝的前上缘之间。而在正常房室结的位置上，可能有一个二级房室结作为附属结存在。在二尖瓣和肺动脉瓣的纤维连续部位穿越纤维三角后，狭长而无分支的房室束部分横越过形态学左心室流出道的前壁，紧邻肺动脉瓣环，并保持在室间隔的左心室面。然后继续在心内膜下向下走行，而且仍然保持在室间隔的左侧面，在此其分成三个分支，即左前束支、左后束支和右束支。当存在圆锥隔心室型室间隔缺损时，近端的传导系统靠近 VSD 的前上缘和前下缘，这和在 S,D,S 的心脏中常见的位置关系不同，S,D,S 心脏的近端传导系统沿室间隔缺损的后下缘走行。后位的房室结处在其 Koch 三角的通常位置上，但是其通常和其余的传导组织是不连续的。然而，对于外科医师而言，应该假设在 VSD 的后下角和后上角，室间隔的右侧面（即形态学左室侧）也存在传导组织。相反，如果心房反位，即 I,D,D 型的心脏，房室束起源于后位的房室结，如果有室间隔缺损的话，则沿室间隔后下缘的常规路径走行。

矫正型大动脉转位的传导系统比正常心脏更薄弱。年长患者可见有房室结和房室束之间连接部的纤维化，有这种畸形的患者会自发性地发生完全性心脏传导阻滞，另外，房室结和 His 束之间的连接也可能存在先天性缺失的情况。

【临床表现】

如同所使用的名称是矫正型大动脉转位一样,S,L,L 型大动脉错位的生理学是正常的。没有合并畸形时,就没有异常的分流,没有压力负荷,因此,就没有杂音,没有充血性心力衰竭的症状,且病情可能数十年不会被发现。一些报道显示,仅有 1%~2% 的患者绝对没有任何畸形。现在仍不明了到底这些患者中有多少百分比的人会在晚期出现症状,如果有症状的话,又会在何时发生。虽然一些患者确实在中年出现体循环右心室衰竭,但是许多病例报道称,S,L,L 型大动脉错位是在患者 70 岁、80 岁,甚至 90 岁死亡后意外发现的。

矫正型大动脉转位患者中最常见的症状是发绀,因为有合并的左心室流出道梗阻和 VSD。左心室流出道梗阻可能随着时间而进展,大多数新生儿和小婴儿在出生后头 1 年内没有严重到需要手术的发绀。有趣的是,以 VSD 作为仅有合并畸形的患者,在出生后头 1 年内就出现难以控制的心力衰竭的患者也不常见,尽管通常 VSD 是非限制性的。可能是由于室间隔移位造成了足够的肺动脉下功能性狭窄,因此,肺血流和压力不会升高到足以引起发绀的地步。

【辅助检查】

胸部 X 线片对诊断矫正型大动脉转位会有所提示。25% 的患者有右位心,且中位心也很常见。即便是左位心,主动脉位于左前方也会造成心脏轮廓的异常。根据存在的合并畸形,胸部 X 线片也可证实有存在肺血流减少或增多的证据。

二维超声心动图可以确诊矫正型大动脉转位。必须仔细评估 VSD 的大小和位置:VSD 是否为非限制性(通常是),左心室压力是否是体循环压力,是否为承担体循环工作做好了"准备"?左心室流出道梗阻的严重程度和性质必须明确:左心室压力是否足够高,从而能够为承担体循环工作提供持续的锻炼?梗阻是否存在动力性的成分,从而允许实施真正的双调转手术?左侧三尖瓣的形态和功能必须进行评估。

心脏磁共振成像和心导管检查对评估一些患者的心脏功能、肺血管病变会有所帮助。

【治疗】

1. 药物和介入治疗   在合并 VSD 和轻微左心室流出道梗阻的情况下,对于出现充血性心力衰竭的患者,可使用地高辛和利尿药。对于那些极度发绀的孩子,可通过球囊扩张或流出道放置支架来推迟外科手术的时间。

2. 手术的适应证和时机   对于矫正型大动脉转位患儿的手术有几种可供选择的方式。这几种手术方式的适应证和手术时机目前仍不十分明了,因为尚无法获得远期随访的信息。然而,目前的手术方法可以大体上归纳如下。

(1)一期双调转手术:存在 VSD 和/或 Ebstein 样三尖瓣,并且没有严重左室流出道梗阻。

(2)二期双调转手术:青春期前合并 Ebstein 样三尖瓣且没有明显左室流出道梗阻,并且进行了一期的肺动脉环缩术。

(3)心房内调转加 Rastelli 术:存在一个合适的 VSD,从而可以通过板障将左室和主动脉相连,存在明显的左室流出道梗阻,合并或不合并 Ebstein 样三尖瓣,最好是左位心。

(4)肺动脉环缩术:青春期后不合并 VSD,三尖瓣严重反流可以通过肺动脉环缩造成室间隔移位而得到改善者。

(5)Fontan 手术:合并 VSD 和左室流出道梗阻,三尖瓣功能良好,但因为合并右位心和/或流入道 VSD,而不能进行大动脉 Switch/Rastelli 手术者。

(6)其他:单纯的 VSD 修补和右室流出道疏通术已经被摒弃使用。此外,对于出现严重心力衰竭的成年人患者,应该考虑实施心脏移植术。

3. 有症状患者的手术时机   严重发绀或者无法通过药物治疗来控制充血性心力衰竭,应该积极考虑手术。如果孩子适于做真正的双调转手术,可以提前到婴儿期早期实施。但是,如果左心室流出道有梗阻,且需要植入管道 Rastelli 术的话,应该将手术推迟至儿童阶段,但必须考虑肺血流过量和肺血压太高而引起肺血管病变。

4. 无症状患者的手术时机　对于那些被发现患有矫正型大动脉转位,但没有合并畸形,因而没有症状的孩子,手术适应证的充分信息可能要过几十年后才能取得。在中年期早期,右心室无法负担体循环压力的可能性仍有待确定。双调转手术和心房调转加 Rastelli 手术的长期结果也必须认真分析。

【疗效评价】

(一) 中短期疗效

许多大型中心对先天性矫正性大动脉转位进行解剖根治的结果是鼓舞人心的。有团队研究了双调转术和 Rastelli-Senning(RS)手术的术后生存率,其 5 年生存率分别是 83.9% 和 91.6%,但接受真正双调转术的患儿术后并发症及需要再干预的发生率高,远期左室功能不全的发生率也高,且后者与接受心室锻炼时的年龄无关;另一研究组患者也接受了类似的手术,其早期死亡率为 5.6%,9 年实际存活率为 95%(排除早期死亡率),94% 的存活者按纽约心脏协会分级(NYHA)心功能分级为 I 级,31% 的患者需要左心室再锻炼。

有些患儿为了实施双调转手术进行了的左心室再锻炼。据报道,左心室再锻炼在青春期前的患者中效果良好,但是在年长患者中的效果不好预测,且早期和晚期的死亡率都较高。

有研究者将肺动脉环缩术作为一种对矫正型大动脉转位合并三尖瓣反流患者进行长期治疗的方案,他们得出了环缩造成的室间隔偏移有助于减少三尖瓣反流的结论,左室对于高压具有很好的耐受性。因此,可以考虑将肺动脉环缩作为部分患儿最终的治疗方案,当然也不排除对左心室进行几年渐进性的再锻炼后再进行终期双调转术的可能。

(二) 长期疗效

进入青春期和成年期后的治疗结果取决于是否存在渐进性传导异常、房室瓣反流和体循环右心室的功能状况。许多此类患者仍需要继续手术治疗干预,其中部分患者因为心室功能衰竭需要心脏移植。

(张　浩)

第二十三节　单 心 室

常见情况下,心脏存在两个心房,然后每个心房分别与其自己的心室相连,而本章所讨论的心脏,则与常见情况相反,其两个心房通过两侧房室瓣或共同房室瓣与一个心室腔相连接。单心室是一种少见的先天性心脏病,占 1.3%~3%。事实上单心室的描述并不十分精确,许多情况是一个发育良好的心室加上另一个不完整的发育不全或发育不良的心室,仅在罕见情况下,心脏才确实只有唯一一个真正的心室。因此,在 2006 年,Jacobs 和 Anderson 提出了功能性单心室的概念,无论何时及何种理由,只要有一个或另一个心室无法支持体循环或肺循环,就可以定义为单心室,这大大增加了单心室生理涵盖的范畴,将三尖瓣闭锁、二尖瓣闭锁、不平衡型房室隔缺损、左心发育不良综合征等均可归入其中。根据本书的组织结构,本章所要讨论的单心室,依然以传统的定义为准,主要包括左心室双入口(DILV)和右心室双入口(DIRV)。

【病理解剖】

心室双入口是一种先天性心脏畸形,两个心房通过两组分开的房室瓣或一个共同房室瓣连接到一个心室腔上。在罕见情况下,心室结构区域仅含有一个单独的心室。在一个发育完全的心室之外,通常还有另一个发育不全的心室,可能没有房室连接,或可能通过某一个房室瓣骑跨的方式与一个心房连接。如果瓣膜在优势心室上方的骑跨超过 50%,则使用心室双入口这个名称。

单心室有不同的分类方法。Anderson 将此畸形分为三种类型:左心室型单心室、右心室型单心室和不定型单心室。Van Praagh 将此畸形分为四种类型:A 型为左心室型单心室;B 型为右心室型单心室;C 型为混合型单心室;D 型为不定型和未分化型单心室。

(一) 单心室伴体循环流出道梗阻

单心室的体循环流出道是否发生梗阻,是单心室患儿长期预后的一个最重要因素。换言之,体循环流出道梗阻与否比单心室的形态结构(即是左室型单心室还是右室型单心室)更为重要。体循环流出道梗阻可发生在主动脉弓水平、主动脉瓣水平、主动脉瓣下的圆锥水平,也可发生于功能性单心室主心腔和残腔之间的球室孔水平。梗阻如在婴儿期早期发现,并及时采取合理的姑息性措施,有可能将其造成的影响降至最低程度;否则这将成为一个重要的危险因素。

（二）肺循环流出道梗阻

通常,肺循环流出道和体循环流出道存在一个相反的关系,即在有体循环流出道梗阻时,鲜有肺循环流出道梗阻,反之亦然。在不到 10% 的患者中,体循环和肺循环同时存在梗阻。同体循环流出道梗阻一样,也有多种解剖畸形可引起肺循环流出道的梗阻。梗阻可位于左、右肺动脉起始部水平、肺总动脉水平、肺动脉瓣水平,也可能是肺动脉瓣下肌性狭窄。此外,房室瓣组织也可能会填塞肺动脉瓣下的区域引起梗阻。

【病理生理】

单心室的病理生理学变化主要取决于体、肺循环静脉血流在心室主腔内混合的程度和单心室至主动脉和肺动脉的排血阻力。在正常的双心室循环中,离开左心室的血液只能进入体循环阻力床,然后,在返回左心室前,先依次通过右心室和肺循环阻力床。这是一种串联循环。相反,未接受手术的单心室患者的体循环和肺循环是并联循环,血液离开单心室后,可以选择性地进入体循环和肺循环,体、肺循环血管床的相对阻力将决定进入各自血管床的血流量。当体、肺循环流出道都不存在梗阻,也不存在血管病变时,肺循环的血流量将比体循环多得多。

偶尔,个别患者可能恰好天生就对肺循环血流有适当的梗阻,从而使肺循环血流与体循环血流之间达到一种合理的平衡分布状态。这将导致其动脉血氧饱和度为 80% 左右,并获得令人惊讶的良好的长期生存和满意的生活质量。

（一）合并体循环流出道梗阻

在多数病例中,体循环流出道梗阻是进行性发展的。如果肺循环流出道不存在梗阻,则其结果就是增加了肺血流。于是单心室逐渐变得容量超负荷并最终导致衰竭,除非肺血管病变逆转这一切。反之,如果肺循环流出道也并发梗阻,则体循环流出道的进行性梗阻将导致单心室的压力负荷进行性增大。压力负荷增大的严重后果在于单心室将逐渐出现肥大并伴顺应性下降。

（二）合并肺循环流出道梗阻

与长期处于平衡状态的单心室相比,更多见的是肺循环流出道进行性梗阻的单心室。因此,患者逐渐呈现更严重的发绀。随着时间的推移,患者将出现严重发绀的常见后果,包括红细胞增多、脑卒中、脑脓肿、咯血等,甚至最终死亡。

（三）不合并流出道梗阻

在无肺循环流出道梗阻的病例,由于肺循环阻力低于体循环阻力,肺血流量明显增多。从肺静脉回流的大量氧合血与体循环静脉血在单心室腔内混合后,从主动脉排出较多的氧合血。患儿可无明显发绀,但可出现充血性心力衰竭。随着年龄增长,肺血管床承受体循环压力和大量肺血流冲击,产生阻塞性肺血管病。

【临床表现】

单心室患者的临床表现主要取决于体循环与肺循环的血流平衡。例如,肺循环流出道无梗阻的患者可能最初没有症状,但在出生后数日至数周内,随着肺阻力的下降,将渐渐出现充血性心力衰竭的症状,可有呼吸快、心动过速、多汗、生长发育缓慢以及反复的肺部感染。即使患者出现充血性心力衰竭的症状,肺循环和体循环的静脉回流血通常仍在心房和心室水平进行混合,所以,患者将存在一定程度的发绀。有肺循环流出道梗阻的新生儿,将在动脉导管关闭后出现发绀、气促、活动耐力差等症状,但高度发绀和缺氧发作少见。

有肺动脉狭窄的病例,胸骨左缘可听到收缩期喷射性杂音;有动脉导管未闭者,可听到连续性杂音;无肺动脉狭窄和有严重肺动脉高压者,杂音可不明显或无杂音,但第二心音亢进。有心力衰竭的患者,可出现两肺底湿啰音、肝大等表现。

【辅助检查】

1. **胸部 X 线片**　无肺动脉狭窄的病例,心脏阴影增大和肺血管纹理增多;有肺动脉狭窄的病例,心影正常大小,两肺纹理正常或偏少。

2. **心电图**　可出现电轴右偏和右心室肥厚或电轴偏左和左心室肥厚,也有双心室肥厚的。合并共同房室瓣和左侧大动脉转位时,可有电轴左偏。

3. **超声心动图**　目前单心室患者可以通过超声心动图检查确定诊断。依次检查两心房和内脏的位置、两侧房室瓣是否有骑跨、共同房室瓣有无反流、心室主腔的大小、残留心室腔位置、两大动脉起源和相互关系以及有无肺动脉狭窄或主动脉狭窄。超声心动图还可测量心室主腔的舒张末期容积、射血分数和缩短率。

4. **心导管和心血管造影**　心导管检查可测量心脏和大动脉压力,从而明确有无肺动脉狭窄和主动脉下狭窄,还可计算分流量和肺血管阻力。

心血管造影检查可确定单心室的类型、心室主腔的结构和大小、肺动脉发育情况、大动脉位置关系、体循环心室流出道有无梗阻、腔静脉和肺静脉连接有无异常以及房室瓣有无关闭不全等,也可测量心室主腔大小和收缩功能。

【诊断及鉴别诊断】

根据临床表现和辅助检查可帮助诊断,但要注意与其他疾病鉴别。

(一) 不合并肺循环流出道梗阻

需与其他肺血增多的先天性心脏病相鉴别,如室间隔缺损、伴室缺的完全性大动脉错位、右心室双出口等。须注意的是单心室听诊时杂音常不响亮,因体、肺循环的血液充分混合,故体循环的血氧饱和度一般只有 80% 左右。而其他合并室间隔缺损的双心室生理的分流听诊常有响亮粗糙的收缩期杂音,因休、肺循环间血液混合不充分,故两个心室间血氧饱和度会有差异。单纯室间隔缺损,体循环氧饱和度可达 100%;伴室缺的完全性大动脉错位,体循环氧饱和度常 <80%;而右心室双出口则根据其室间隔缺损位置的不同,体循环氧饱和度也各异。

(二) 合并肺循环流出道梗阻

需与法洛四联症等其他肺血减少的青紫型先天性心脏病相鉴别。

1. **法洛四联症**　其特点是出生后渐进性的青紫,一般在生后 6 个月时逐渐明显,且常伴有蹲踞和缺氧发作。而单心室伴有肺动脉狭窄时,青紫是出生后固有的,不随年龄增长而变化,也很少出现蹲踞和缺氧发作。

2. **其他肺血减少的青紫型先天性心脏病**　鉴别诊断通常依赖超声心动图和心导管检查。

【治疗】

目前认为,未经治疗的单心室,其自然病史多不尽如人意,所以单心室本身就是进行姑息减症手术的适应证。虽然有一小部分单心室生理的患者可长期维持体肺循环血流的平衡,但其有内在的容量负荷(约两倍于正常),所以在这种混合循环下,最终也可能导致心室过早的衰竭。

单心室的手术治疗以达成 Fontan 循环为最终目的。一般认为,一个成功的 Fontan 循环须在体静脉压力足够低的前提下,获得最佳的体循环氧合。Fontan 手术一般需满足以下标准。

1. 窦性心律,至少是房性心律。

2. 年龄最好是 2~4 岁。

3. 平均肺动脉压 <15mmHg。

4. 肺血管阻力 2~4Wood U/m^2。

5. 肺动脉发育良好　McGoon 比值 ≥1.8;肺动脉指数 ≥250mm^2/m^2。

6. 主心腔需具备良好的收缩功能和顺应性　心室射血分数 >0.6,舒张末期压力 <12mmHg,舒张末期容积指数 >30mL/m^2。

7. 主要房室瓣功能正常　房室瓣关闭不全可手术行瓣膜修复或置换,目前一般不建议与 Fontan 手术同时进行,应在 Fontan 手术前将房室瓣修复至满意的状态,否则会增加 Fontan 手术的死亡率。

由于单心室病理解剖和病理生理有很大不同,为达到上述生理特性,患儿可能需要在不同年龄时期经历多次手术。

(一) I 期手术

1. **有体循环流出道梗阻的单心室新生儿期姑息性手术**　对单心室和主动脉之间存在的体循环流出

道梗阻进行旁路分流是十分重要的,通常采用 Norwood 手术或 Damus-Kaye-Stansel 手术的原则,两种手术都涉及离断肺总动脉,并将肺总动脉与主动脉相连。

2. 有肺循环流出道梗阻的单心室新生儿期姑息性手术　此类患儿出生后当动脉导管关闭后会出现严重青紫,手术的目的是增加肺血。可应用改良锁骨下动脉与肺动脉分流术(Blalock-Taussig 分流术)。少数对于肺动脉发育尚可,体循环和肺循环血流平衡极好的患儿,可待 6 个月龄时直接行双向腔肺分流术。

3. 体循环和肺循环流出道均无梗阻的单心室新生儿期姑息性手术　此类患儿由于出生后肺血管阻力持续下降,肺血流过多,须施行肺动脉环缩术,以保护肺血管床。

(二) II 期手术-双向 Glenn 手术或半 Fontan 手术

通常在 4~8 月龄时实施手术,目的是降低单心室的容量负荷,并消除所有肺静脉回流血的再循环,使心脏从 I 期姑息性手术后的低效循环模式下解放出来。通过上腔静脉肺动脉连接的方法来完成手术,可使用双向 Glenn 手术或半 Fontan 手术。许多外科医师选择使用双向 Glenn 手术,因为其技术简便,且可在保持心跳的心肺转流下实施,或通过使用上腔静脉到右心房的分流,而不使用心肺转流,来构建吻合。在后者这种情况下,在构建上腔静脉到肺动脉吻合口的过程中,患者依赖于之前就存在的前向肺血流。在构建双向 Glenn 手术时,消除还是不消除其他来源的肺血流,是存在争议的。保持额外前向肺血流来源的支持者所声称的优点是有更高的体动脉氧饱和度和搏动性肺血流。消除腔肺连接以外的所有肺血流来源的支持者强调,手术的重要生理学目的是将心室的容量负荷降到最低,并强调更高的上腔静脉压和更高的胸腔积液及乳糜胸的发生率,是未能消除其他肺血流来源的并发症。半 Fontan 术是双向 Glenn 手术的一种改良形式,其作为准备性手术的特点,显著简化了 Fontan 手术的操作。

(三) III 期手术-改良 Fontan 手术

手术目的是使所有体静脉血回流入肺循环。临床应用最多的为心房内侧隧道、心外管道和心内管道 Fontan 手术。通常在双向 Glenn 手术或半 Fontan 手术后 12~24 个月时完成。在理论上,无论何时,只要体循环心室重构完成,且其质量和容量的关系正常化,就应该实施手术。选择性地等待超过这个标准的更长时间,延长了体动脉氧饱和度低于正常水平的时间,使发生肺动静脉瘘造成肺内分流的可能性升高。实际上,当患者约 2 岁时,通常使用心房侧隧道技术来完成终期 Fontan 手术。如果计划使用心外管道来完成终期 Fontan 手术,那么手术可能要推迟到患者体格更大一些的时候,通常约 3 岁时进行。

【主要并发症及处理】

1. 低心排血量综合征　可能的原因是单心室功能不全、肺循环阻力过高或吻合口梗阻等。需要及时明确原因,针对处理。必要时应拆除下腔静脉与肺动脉连接,保留双向腔肺分流术或加用体-肺动脉分流术。

2. 胸腔积液和乳糜胸　是此种手术最常见的并发症,早期可延长胸腔引流时间。以后再次出现胸腔积液者,可反复穿刺或胸腔闭式引流,多可治愈。

3. 心律失常　常见的心律失常为室上性心动过速,传统的 Fontan 手术后更为多见。应用洋地黄或胺碘酮治疗,必要时采取降温治疗。

4. 低氧血症　可能有肺不张和肺间质水肿引起的肺内动脉分流。采用雾化排痰,延长辅助呼吸时间或用呼气末正压等措施。

5. 心力衰竭　应用洋地黄和利尿药治疗。

6. 急性肝功能障碍　术后 1 个月内时有发生,主要与低心排血量和中心静脉压升高导致肝淤血和灌注不足有关。

7. 血栓栓塞并发症　血栓栓塞事件造成了 Fontan 术后显著的并发症发生率和死亡率。回顾性研究报道,Fontan 术后血栓栓塞事件的发生率为 3%~20%。

8. 体循环心室流出道梗阻　最常见于主动脉起于输出腔,而输出腔通过球室孔或室间隔缺损与优势心室相连。因此,在制定初期姑息性手术计划时必须考虑这个问题。有些时候,已经认识到肺动脉环扎会存在发生主动脉下梗阻进展的趋势。因此,当存在会引起体循环心室流出道梗阻的解剖基础时,必须对技术方法上简单的姑息性手术进行认真考虑。适宜的变通方法是实施 Norwood I 期手术或姑息性动脉调转术,来作为初期手术。

9. 蛋白丢失性肠病　是一种以经肠腔丢失过量血清蛋白为特征的综合征,症状表现包括水肿、低丙种球蛋白血症造成的免疫缺陷、脂肪吸收不良、丢失凝血因子造成的高凝状态,以及包括低钙血症和低镁血症在内的电解质紊乱。已知蛋白丢失性肠病会伴发特定的原发性胃肠道疾病、肠淋巴引流异常和特定的心血管病变。估测 Fontan 手术后,PLE 的发生率高达 13.4%。PLE 的病理生理学尚不明确,可能与腔静脉压力升高,以及 Fontan 术后低心排血量和低流态有关,这会造成肠系膜血管阻力升高,导致肠黏膜功能变化。在支气管黏膜水平上,也会发生与肠黏膜完整性破坏而出现蛋白丢失类似的过程,蛋白质物质会渗漏入气道内,造成支气管管型或塑形性支气管炎。

（张　浩）

第二十四节　永存动脉干

永存动脉干(persistent truncus arteriosus,PTA)又称为共同动脉干(truncus arteriosus),是一种单一动脉干起源于心脏,骑跨在室间隔上供应体、肺、冠状动脉循环的先天性心血管畸形。它没有单独的肺动脉瓣或心室-肺动脉连接,可以与法洛四联症合并肺动脉闭锁相鉴别。永存动脉干相对较少见,占先天性心脏病的 0.21%~0.34%。永存动脉干像法洛四联症和大动脉转位一样,都是共同动脉干畸形。由于通常早期就出现严重的肺动脉高压,往往患儿在婴儿期死亡,其 6 个月内的病死率为 65%,1 年内病死率达 75%。一些患者会因肺血管阻力增加而平衡体、肺血流,可以活到 10 岁以上。杂音越响,预示左向右分流越明显,越易出现充血性心力衰竭。

【胚胎学】

PTA 的形成主要是在胚胎期第 3 周末至第 4 周时,由于某种原因导致圆锥动脉干分隔完全停滞,以至于原始动脉干未能分隔成升主动脉和肺动脉。其他影响胚胎发育因素,如总螺旋形分割缺如、分割的总干因心室环转而扭曲、漏斗部闭锁、半月瓣始基异位等。鸡胚实验显示 PTA 是由于神经嵴分离的结果。神经嵴也发育成咽囊,进而形成胸腺和甲状旁腺。因此,PTA 常伴发 DiGeorge 综合征,表现为胸腺和甲状旁腺发育不良甚至完全萎缩,从而导致 T 细胞免疫缺陷和低钙血症等。由于原始动脉干间隔与心室圆锥间隔相连并参与室间隔的形成,多数 PTA 均伴有大型的室间隔缺损。此外,PTA 若同时合并第 4~6 原始主动脉弓发育变异,可能会导致主动脉弓发育不良或离断。

【病理解剖】

PTA 的解剖特点是唯一的动脉干同时接纳两个心室的排血,并发出冠状动脉、升主动脉和肺动脉。心室圆锥隔事实上完全缺失,多数病例动脉干瓣跨越在两个心室之上。

PTA 的解剖分型目前较为常用的有两种分型方法:Collett-Edwards 分型和 VanPragh 分型。Collett-Edwards 将 PTA 分为四型:Ⅰ型:有一肺动脉干起源于动脉干左侧;Ⅱ型:左、右肺动脉分别起自动脉干后方,但相距较近;Ⅲ型:左、右肺动脉分别起自动脉干两侧,相距较远;Ⅳ型:左、右肺动脉起自降主动脉。

Van Pragh 根据主动脉-肺动脉间隔形成的程度和肺动脉及主动脉弓的解剖形态将共同动脉干分为四类：①A1 型类似Ⅰ型,约占 50%。动脉干间隔部分形成,肺动脉主干起自动脉干的左背侧,约 7% 病例在肺动脉主干的起点有狭窄。②A2 型是Ⅱ型和Ⅲ型的组合,约占 21%。主动脉-肺动脉间隔和肺总动脉干缺如,两支肺动脉直接起自动脉干背侧或侧面。③A3 型约占 8%。仅有单一肺动脉起自动脉干,通常是右肺动脉,而另一侧肺叶由主肺侧支或起自主动脉弓或降主动脉的肺动脉供应,通常缺如的肺动脉与主动脉弓同侧,较少在对侧。④A4 型约 12%。动脉干合并主动脉弓发育不良或离断,大的动脉导管连接肺动脉分支和降主动脉。Van Pragh 分型还详述了存在室间隔缺损（A 型）和不存在 VSD（B 型）,因此,每例 PTA 患者的诊断命名都包括一个字母和一个数字,例如,合并主动脉弓离断的 PTA 如果合并 VSD,则 Van Pragh 分型是 A4 型。对于 Collett-Edwards Ⅳ型或假性动脉干(pseudo-truncus),由于其预后与 PTA 显著不同,应将其归类于室间隔缺损合并肺动脉闭锁,大的主、肺侧支动脉。而基于外科矫治技术和预后的异同,Van Pragh 进一步引入了大主动脉型和大肺动脉型的概念,即改良 Van Pragh 分型。

永存动脉干的室间隔缺损也可称为动脉下型室间隔缺损。因室间隔缺损位于动脉干下，通常被隔缘束后支从三尖瓣分隔开来，因此，在手术缝合室间隔缺损时发生完全性传导阻滞的可能性很小，室间隔缺损偶向膜部延伸，修补时应小心，防止传导阻滞的发生。偶尔动脉干瓣膜大部分位于右心室、室间隔缺损较小，这样手术关闭室间隔缺损时会导致左心室流出道梗阻。

共干瓣膜由于常有增厚和变形而反流，很少有狭窄，多为三瓣，占60%；两瓣畸形占5%；四瓣畸形占25%。并发主动脉弓中断和动脉导管未闭可达10%~15%。

冠状动脉的远端分支通常正常，1个或2个冠状动脉开口异常较多见，例如左冠状动脉开口非常靠近右肺动脉，尤其是左肺动脉的起始处。正如法洛四联症一样，也有起源于右冠状动脉的前降支异常，跨过右心室漏斗部。

在永存动脉干中约25%右弓，5%~10%锁骨下动脉走行异常。假如主动脉弓完整，动脉导管几乎是不存在的。10%~15%的患儿在左颈总动脉和左锁骨下动脉之间或者在远离左锁骨下动脉分叉处有主动脉弓中断，降主动脉似乎是主、肺动脉的延续。这种情况下，动脉导管不会关闭，也不需要前列腺素来维持其开放。

【病理生理】

PTA患儿在出生后数天或数周内，随着肺循环阻力的下降，大量左向右分流增加，肺循环血量迅速增加，患儿将很快出现严重的肺动脉高压和充血性心力衰竭的临床表现和体征，包括呼吸急促、肝脏增大、喂养时出汗、生长迟缓、水冲脉、左胸骨旁全收缩期杂音，如果有共干瓣反流，可以听到舒张期杂音。多数患儿在出生后1~2个月症状明显加重，在6个月内即有可能迅速进展至不可逆的肺血管阻塞性病变。由于左、右心室射出的血液同时进入动脉干，因此患儿出生后即表现出不同程度的发绀（即肺血增多型发绀）。部分共干瓣出现逐渐加重的关闭不全，将进一步加重左、右心室负担。

【临床表现】

永存动脉干患者在出生后即表现为明显的心脏杂音，呼吸急促和吸入性凹陷。部分患者发绀，但更主要为充血性心力衰竭的表现，包括呼吸急促、肝大、喂养时出汗，体检可发现水冲脉、左胸骨旁全收缩期杂音等，如果有共干瓣膜反流，可以听到舒张期杂音。

心电图表现为窦性心律和双心室肥厚。肺血流量大时，左心室更占优势；肺血管梗阻性病变时，右心室更占优势。

X线胸片显示心脏增大、肺血管影增多、肺动脉段缺如。大约1/3的患者右位主动脉弓。肺血不对称预示一侧肺动脉闭锁。双侧肺血减少说明已存在长期肺血管阻塞性病变。

超声心动图可以描述永存动脉干的类型，冠状动脉的起源及其与肺动脉近端的关系，共同瓣的特征及有无反流和程度及室间隔缺损位置、大小等。

如一侧肺动脉缺如，或伴主动脉弓中断等，可行心血管造影检查。可进一步明确肺动脉起源、主动脉弓病变、肺血管阻力以及冠状动脉分布情况等。

手术是治疗PTA的唯一方法。由于其早期产生肺动脉高压，因此一经诊断，应立即手术治疗。一般认为，出生后2~6周手术的效果最佳，Ebert报道在生后6个月内手术能取得较好的长期疗效。大部分这类患儿术前有慢性充血性心力衰竭，可以给予强心、利尿和扩张血管药物，在术前改善心功能后进行手术，以进一步提高手术成功率。

【治疗】

（一）手术相关技术

手术采用常规静脉复合全麻法，但针对本症的特点要有特殊考虑。舒张期血液从主动脉大量分流到肺动脉，可导致主动脉舒张压和冠状动脉灌注压降低，如果合并共同动脉瓣反流，会加重此种情况。此外，左心室容量超负荷可导致心室舒张末压和心内膜下压力升高。这些情况都会造成心内膜下血液灌注不足，容易导致心肌缺血和室颤。因此，在手术中体外循环前，维持一个稳定和平衡的血流动力学相对比较困难，但是非常重要。

手术采用常规胸骨正中切开开胸，要注意胸腺情况，如果发育不良，要考虑合并DiGeorge综合征的可能性。彻底切除胸腺,以使主动脉灌注插管位置尽量在升主动脉远端,以便于升主动脉的手术操作。切开心包后,首先游离左、右肺动脉并套上阻断带。体外循环可以采用常规方法或深低温停循环技术,体外循环开始后,立即将左、右肺动脉阻断,以防止动脉血液大量分流而引起心肌和全身脏器的灌注不足及灌注肺。在合并有严重共同动脉瓣反流时,可采用冠状动脉直接或冠状静脉逆行灌注。

（二）手术步骤

1. 离断主、肺动脉　可以采用在共同动脉干左后方直接切下肺动脉的方法,但操作起来相对较困难。目前多采用在肺动脉水平横断共同动脉干的方法,这样做的优点是局部显露清晰,降低误伤主动脉瓣的概率;另外,可减少由于从左侧切取肺动脉后直接修补动脉缺损而造成左冠状动脉开口牵拉扭曲,导致冠脉缺血的可能性。切断后的主动脉多可直接缝合连接,如果血管张力过大,可补片修复。

2. 室间隔缺损修补　经右心室纵切口用 Dacron 片修补,显露和操作都很方便,注意勿损伤共同动脉瓣。

3. 右室-肺动脉流出道重建

（1）外管道连接:带瓣外管道有多种材料,如同种异体肺动脉或主动脉、牛颈静脉和带猪动脉瓣的 Dacron 管道等,其中以同种异体肺动脉瓣效果最好,钙化晚,使用寿命最长。其他存在钙化早、新生内膜过度增生和管道僵硬等不同缺点。大多数新生儿或小婴儿可以应用 9~11mm 直径的管道。首先缝合远端(肺动脉端),近端与右心室切口连接。注意切勿造成吻合口狭窄,管道的前缘要另用一补片与右室切口的下缘修补连接。

（2）肺动脉-右心室直接连接（REV 术）:这种术式可以避免因使用外管道而引起的管道受压和反复更换管道的问题。将肺动脉向下牵拉,其开口后缘与右心室切口上缘直接缝合连接,前方用一带单瓣补片修补。此种手术要注意充分游离左、右肺动脉,以减小张力。

4. 并存畸形的矫治　主动脉弓中断,需要下半身深低温停循环下进行。开始体外循环后分别阻断左、右肺动脉,降温到 18~25℃,选择性脑灌注,阻断左颈总动脉、左锁骨下动脉及降主动脉,注意保护喉返神经。切除动脉导管组织,切下肺动脉开口,主动脉中断的近远端直接端-侧吻合,如果两端距离较远,可应用同种异体血管或人工血管连接。

共干瓣严重反流者需同期行共干瓣成形,包括瓣叶交界部分再造、悬吊瓣叶、切除瓣叶多余部分、瓣叶交界处瓣环整形和切除瓣叶表面的赘生物,但若脱垂严重或瓣膜严重发育不良,则需行人工瓣膜置换。

（三）术后处理

1. 加强心功能及循环支持治疗　患者在术前多有肺动脉高压,心功能差。手术复杂,阻断血流时间长,术后患者多需要应用正性肌力药物,加强心功能及循环支持治疗,必要时应用血管扩张药,以减轻心脏负荷。

2. 辅助呼吸和防治肺部并发症　术后呼吸机辅助呼吸 20 小时以上,以保证供氧,减少呼吸做功和减轻心脏负担。待呼吸循环稳定后,方可考虑拔出气管插管,并注意保持呼吸道通畅。拔出气管插管后应协助患者咳嗽、咳痰、雾化吸氧,对严重呼吸功能不全或痰多不易咳出者,应尽早考虑气管切开。

3. 防治心律失常　术中常规安置临时心肌起搏电极,术后静脉滴注利多卡因 72 小时以上,以防止心律失常,必要时应用心脏起搏。严密监护和及时处理心律失常。

【疗效评价】

术后早期生存率取决于肺血管阻力、共干瓣膜有无反流和并发畸形,而不是术中和术后出血、冠状血管受压或其他技术问题。最重要的是要早期手术纠治,能够逆转肺血管阻塞性病变和保存心功能。如能在出生后 2 周内手术,其手术存活率 1~3 年为 96%,其动脉干共干瓣的反流、术后肺动脉高压危象的发生和呼吸机应用时间均较手术年龄 3 个月以上为佳,但 2 年后同种带瓣管道置换率达 30%~40%。2000年,Jahangiri 等报道了 1992—1998 年波士顿儿童医院 50 例永存动脉干外科手术治疗的结果,平均年龄 2周,9 例患儿合并主动脉弓中断;14 例患儿术前诊断有共干瓣膜反流,其中 5 例轻度反流,5 例中度反流,4 例重度反流;5 例进行共干瓣膜成形;1 例进行同种瓣膜置换及冠状动脉再植入。总的来说,3 年实际存活率是 96%。合并动脉弓中断的无 1 例死亡;存在共干瓣膜反流的患儿有 2 例死亡,这 2 例都没进行瓣膜成形手术。进行了瓣膜成形手术的患儿术后经胸超声心动图检查显示为轻微残余瓣膜反流。尽管在平均2年后有17例患儿需要管道置换,但没有1例患儿因共干瓣膜问题或主动脉弓狭窄而需要再手术。Kalavrouziotis等报道了29例平均年龄28天,平均体重3.1kg,新生儿期及婴儿早期行永存动脉干纠治术的中期随访结果,早期死亡1例(3.4%),术后除1例外,心功能均良好。

术后中、远期生存率取决于共干瓣膜有无反流和肺动脉管道的置换率。初次手术时共干瓣膜成形或置换率较低,以后因为反流进行性加重而再手术的可能性加大。对存在共干瓣膜反流的中期随访结果支持术中瓣膜成形,尽管不是根治性的,但会改善瓣膜功能,避免机械瓣抗凝血,使瓣膜能与生长发育相适应。以后共干瓣的反流情况可以在肺动脉管道替换时或之前再评价,以决定成形或换瓣。

许多医疗中心都注意到了同种移植管道的时间问题。Perron回顾了1990—1995年波士顿儿童医院84例新生儿和年长儿使用同种带瓣移植管道进行手术治疗的效果。平均随访时间34个月,有47%的患儿需要进行移植管道的再置换,进行再置换术的平均时间为3.1年。因此,Schlicter等提出应用自体心包管道,在82例患儿中应用自体心包管道矫治永存动脉干。5年和10年免于再次手术置换者分别为92%和76%。10年后100%患儿植入的自体心包片管道比刚植入时大16mm。目前通过支架置入可延长右心室到肺动脉移植管道的使用寿命。例如,Powell等报道了波士顿儿童医院在44例患者的右心室到肺动脉管道上置入了48个支架。他们发现手术后30个月有65%的患者免于再次手术。他们认为,支架置入会使血流动力学改善,并可延长置入导管的使用寿命。尽管如此,在严重钙化的同种移植管道上置入支架的作用还需要进一步研究。

【新进展】

近10年PTA手术死亡率明显下降,不同心脏中心所报道的PTA手术死亡率差异很大,平均10.9%。术后肺动脉高压危象、动脉干瓣膜反流以及合并主动脉弓中断仍是术后早期死亡的主要高危因素。

右心室-肺动脉管道的寿命是许多研究的焦点。Weipert等认为,同种带瓣管道的替换取决于初次手术管道的大小和生长发育,如果管道直径<15mm,7年内置换率为100%;如果管道直径>15mm,10年内必须置换率为20%。Chan等的紧密随访结果显示,如果初次管道置入年龄<18个月,50%的管道在术后21.8个月内狭窄,而18个月以后的患者狭窄率仅为5%。这些数据表明,管壁的生长性是决定是否需要更换管道的重要因素。Mayer等目前应用组织工程技术,以自身内皮细胞在动物实验中"生长"出带瓣管道,显示有生长性、抗变性和抗钙化的特性,这样就存在一次性手术根治的可能性。也有报道采用自体心包的带瓣管道,手术后的远期效果较人工材料要好。如能将肺动脉直接连接至右心室切口,完全由自体组织连接,使其能生长,不引起远期梗阻或狭窄,避免了再次手术的痛苦和危险性,是最为理想的手术方法。上海儿童医学中心采用自体肺动脉连接右室手术方法,取得满意效果。其手术关键在于彻底游离左、右肺动脉,使其与右心室切口顶端吻合无张力,右心室切口尽量靠上,但避免损伤半月瓣。同时肺动脉干前壁剪开至左肺动脉开口远端,然后用心包补片覆盖扩大右心室切口至左肺动脉,防止术后流出道梗阻。由于肺血管阻塞性病变的早期出现,肺血管阻力明显增高,如患者年龄在1岁以上,不提倡采用本方法,必须采用带瓣的管道连接右心室至肺动脉,降低右心室的前后负荷,改善心功能,有利于术后康复。

永存动脉干术后应紧密随访评价共干瓣膜反流和肺动脉管道梗阻。目前管道置换的结果令人满意。以后的研究将减缓管道梗阻的发生时间,初次手术与并发症之间的间隔将越来越长,未来的新技术和研究必将带来良好的远期结果。

(董念国)

第二十五节　冠状动脉瘘

冠状动脉瘘(coronary artery fistulas,CAFs)系指冠状动脉或其分支与心腔或大血管之间存在着非毛细血管床性的异常交通。冠状动脉瘘是Ogden分类中最常见的冠状动脉畸形,是一种冠状动脉末端畸形,由Knuse于1865年首次描述,占所有先天性心脏病的0.08%~0.4%,几乎占所有先天性冠状动脉畸形的一半。在成人中CAFs的发病率尚不清楚,但心血管造影检出率约为0.2%。对于儿童,其发病率可能更高。

超声心动图检出率为 0.06%~0.2%。

【胚胎学】

冠状动脉瘘可以是先天的或获得性的(创伤、血管成形术后、移植受体心肌活检等)。先天性冠状动脉瘘的成因,为胎儿原始心脏的血流由心肌中许多内皮细胞组成宽大含有血液的小梁窦状间隙所供应,并与心外膜血管相连;在胎心发育过程中,心肌窦状间隙逐渐退化变细形成 Thebesion 静脉;若部分窦状间隙不退化而持续存在,便形成冠状动脉与心腔、肺动脉、冠状静脉窦之间的异常交通。

【病理解剖】

冠状动脉瘘的来源和部位:据文献报道,来源于右冠状动脉及其分支的瘘占 50%~55%;来自左冠状动脉的瘘占 35%;来自双侧冠状动脉者仅占 5%。瘘的部位以右心系统占多数,瘘入右心室占 40%;瘘入右心房占 25%;瘘入肺动脉占 15%~20%;瘘入冠状静脉占 7%;瘘入上腔静脉占 1%,瘘入左心系统仅占 8%;以左心房居多。瘘口通常为单个,大小为 2~5mm,少数病例可有多个瘘孔。瘘支冠状动脉常有增粗、纤曲,甚至呈瘤样扩张,但自发性破裂者甚为少见。瘘支冠状动脉管壁常呈不规则增厚,弹力纤维断裂,心内膜下层硬化及脂肪沉积,此种病理改变与冠状动脉瘘所产生的剪切力导致血管内皮细胞损伤有关。

【病理生理】

冠状动静脉瘘可单发,也可多发。单个瘘是最常见的,发生率为 74%~90%,多发瘘占 10.7%~16%。瘘最好发于右冠状动脉(50%~60%),其次为左前降支(25%~42%)、回旋支(18.3%)、对角支(1.9%),多发瘘中同时累及左、右冠状动脉的占 5%。描述冠状动静脉瘘还应注意其终止位置,以及相关血管形态学特征。从终止位置来说,90% 以上的瘘终止于静脉系统,包括右心腔、肺动脉、上腔静脉和冠状静脉窦。其中,终止于右心室的占 14%~40%,终止于右心房的占 19%~26%,终止于肺动脉的占 15%~43%,终止于左心室的占 2%~19%,终止于左心房的占 5%~6%。另外,有报道瘘入心包形成血肿的病例,瘘入降主动脉的病例属罕见情况。相关冠状动脉的扩张、扭曲很常见,扩张的程度并非总是与分流量大小相关,有些瘘口交通位置在冠状动脉末梢,相关血管内径可保持正常或稍有扩张。

冠状动脉瘘可以单独存在(55%~80%)或合并其他心内畸形(20%~45%)。合并畸形包括法洛四联症、房间隔缺损、室间隔缺损、动脉导管未闭等。

CAFs 对血流动力学的影响取决于瘘的口径、位置、异常冠状血管的阻力及其与心腔、血管之间的压力阶差等因素。瘘入压力低的右心系统可形成左向右分流,瘘口的大小在心动周期中无变化,从而引起右心房、右心室负荷过重。由于右心房壁较薄,故易致右心房扩张,右心室、肺动脉则很少扩张。瘘入心室者,收缩期瘘口缩小,分流量随之减少;舒张期瘘口扩大,分流量增加。瘘入冠状静脉窦可引起瘤样扩张,甚至破裂,且极易引起充血性心力衰竭。瘘入左心室者仅在舒张期有血液经瘘口流入左心室,左心室大小可正常,但可致左心室肥厚。

CAFs 可引起心肌供血不足,由于心肌血管床的阻力相对较高,冠状动脉血流大部分转而流向低阻力的瘘口,进入心腔、肺动脉、冠状静脉窦等处,造成瘘口远端的冠状动脉血流明显减少,即所谓冠脉窃血现象;另外,瘘远端血管发育不足或硬化、瘘近端血管由于血流量增加,易出现血管内膜损伤,发生动脉粥样硬化,血管迂曲扩张易形成血栓等因素,均可导致心肌缺血。正常状态下,在运动时冠脉血流量可增加到基础冠脉血流量的 4~5 倍,称为冠脉血流储备。对于 CAFs 患者,基础冠脉血流量增加,因此冠脉血流储备降低。平静状态下,冠脉灌注充足,但运动时,由于冠脉血流储备下降,冠状动脉灌注不足,从而引起心肌缺血症状。

【临床表现】

大部分婴儿或儿童 CAFs 患者可无临床症状,年龄大于 20 岁的患者则多出现临床症状,包括心绞痛、呼吸困难、乏力、心悸、充血性心力衰竭、心律失常等。临床表现与左向右分流量的大小相关。分流量大的患者可在儿童时期就出现症状,大部分患者症状和并发症在 20~30 岁开始出现,包括心肌梗死、细菌性心内膜炎、肺动脉高压、动脉瘤形成、死亡。冠状动脉窃血、冠状动脉粥样硬化、血栓形成可造成心肌缺血。亚急性细菌性心内膜炎和肺动脉高压是长期左向右分流的最终结果。充血性心力衰竭与长期容量负荷过重有关。冠状动脉瘤样扩张易出现破裂和心包压塞。以猝死作为第一表现的,在极少数情况下出现。

在大于 30 岁的患者中,常见肺动脉高压和冠脉血栓形成所致的冠状动脉栓塞。

体格检查常闻及连续性机械样杂音,CAFs 的杂音为持续增强的杂音,舒张期更响,此点有别于其他心脏畸形的连续性杂音(杂音于第二心音时最响)。杂音最响的位置取决于瘘口终止的位置:瘘入右心房的杂音于胸骨边缘较低位置最响;瘘入肺动脉的杂音在胸骨左缘第 2 肋间最响亮;瘘入左心室的可无收缩期杂音,或出现以收缩期为主的双期杂音,于心尖部最响。分流量大的患者可有脉压增大、水冲脉、股动脉枪击音的征象。分流量小的患者可以没有心脏杂音,或有轻的收缩期杂音。2/3 的患者可有心电图改变,表现为心肌缺血、心脏超负荷、心肌梗死和心律失常,患者胸片可见心脏肥大、肺血增多。儿童无症状患者仍可有心电图、胸片改变。二维多普勒超声可显示准确的冠状动静脉瘘解剖位置,评价分流量大小(Qp/Q>1.5)。心导管检查对多发瘘意义重大,可了解血流动力学及左向右分流程度。

【诊断】

临床诊断依据:常在胸骨旁左或右第 2 肋或第 3 肋可闻及持续的机械性杂音,需与动脉导管未闭、室间隔缺损合并主动脉瓣脱垂及主-肺动脉窗相鉴别。2/3 的患者有心电图改变:缺血、心腔超负荷、心肌梗死和心律失常[如期前收缩(11%)、房性心动过速(5.6%)、传导障碍(5.6%)]等。2/3 患者 X 线胸片可见心脏肥大,16.5% 患者肺血增多(多为左向右分流)。二维多普勒超声可通过彩色血流的位置指引冠状动脉瘘的解剖位置。多数外科医师认为心导管检查是有必要的,尤其对多发瘘,可了解血流动力学和左向右分流程度。

冠状动脉瘘的并发症包括心肌梗死(3%~11%)、细菌性心内膜炎(5%~20%)、动脉瘤形成(19%~26%)、死亡(7%~14%)。心绞痛是由于冠状动脉窃血、冠状动脉粥样硬化、血栓形成所致。充血性心力衰竭与慢性容量负荷增加有关。冠状动脉瘤样扩张易于破裂和心脏压塞。在极少情况下,猝死是冠状动静脉瘘的第一表现。亚急性细菌性心内膜炎和肺动脉高压是长久承受左向右分流的最终结果。在大于 30 岁患者中常见肺动脉高压和冠状动脉血栓形成导致冠状动脉栓塞。在未治疗的冠状动脉瘘的患者中,每人每年发生亚急性细菌性心内膜炎的概率是 0.1%~0.4%。

【手术方法】

冠状动脉瘘的手术方式:①冠状动脉瘘支结扎术。②冠状动脉下瘘口切线缝合术。③有下列情况者应在体外循环下修复瘘孔:瘘支冠状动脉明显扩张或呈动脉瘤状,行冠状动脉下瘘口切线缝合术有可能损伤血管壁引起大出血者;难以显露的瘘口,如位于左侧房室间沟、心脏后壁、右心室流入道、左冠状动脉回旋支等部位的瘘;冠状动脉有明显病变须同期行主动脉-冠状动脉旁路移植者;合并心内畸形须同期手术矫正者;多发性瘘须经心腔、肺动脉或冠状动脉径路修补瘘口者。

(一)冠状动脉瘘支结扎术

这类术式目前已很少应用,仅限用于冠状动脉分支瘘或冠状动脉主干终末支的瘘。手术步骤:①胸部正中切口,可良好地显露心脏各个部位。②纵向切开心包显露心脏,可看到心脏表面扩张的冠状动脉,震颤最明显处即为冠状动脉与心腔或血管间交通的瘘口,并须仔细确定瘘支冠状动脉的来源,如系冠状动脉分支瘘或主干终末端瘘,可行直接结扎术。③靠近瘘口处细心游离瘘支冠状动脉,瘘支血管完全游离后,紧靠瘘口处套入丝线,做阻闭试验,暂时阻闭瘘支冠状动脉 15 分钟,观察心肌色泽及心电图,若无变化,可予结扎。但术后仍有可能发生延迟性的心肌缺血甚至心肌梗死。

(二)冠状动脉下瘘口切线缝合术

本法不需应用体外循环,手术操作简单安全,且保持了瘘口远端冠状动脉的血流,适用于心室前壁瘘。手术步骤:①胸部正中切口;②纵行切开心包,心外探查可见到扩张的冠状动脉,在心室前壁扪及细震颤最明显处即为瘘口的位置;③在瘘口部位的冠状动脉下,做 2 或 3 个经心肌贯穿瘘口的带垫片褥式缝线,以免结扎时割裂心肌。缝线结扎后心室前壁的细震颤立即消失。

(三)体外循环下冠状动脉瘘修复术

手术步骤如下。

1. 胸部正中切口。

2. 纵行切开心包,心外探查确定瘘的来源及部位。

3. 经升主动脉插入动脉管,经右心耳及右心房分别插入上、下腔静脉管。上、下腔静脉分别绕以阻闭带,开始心肺转流,钳闭升主动脉,经主动脉根部灌注心脏停搏液和局部心脏降温。

4. 瘘支冠状动脉一般呈现明显扩张,可经扩张的冠状动脉径路修补瘘口。在细震颤明显部位切开冠状动脉,即可显露位于血管后壁的瘘口,可做间断或连续缝合修复瘘口,然后用 6-0 聚丙烯线缝合血管壁切口。瘘入右心室亦可经右心室切口修补瘘,瘘口大者可用补片修补。

5. 瘘支冠状动脉若有明显病变或呈瘤样扩张者,应切除病变冠状动脉,同时行冠状动脉旁路移植术。

6. 瘘入右心房、肺动脉者,可在震颤明显处切开右心房或肺动脉,自右心房内或肺动脉腔内寻找瘘口,予以修复。

寻找瘘口时,可经主动脉根部冷灌管注入少量心脏停搏液,循液体溢出处即可查见瘘口。修复后应经冷灌管再注入心脏停搏液,观察瘘口是否修补完善或有无多发性瘘。

(四) 术中注意要点

切开心包后应仔细做心外探查,确定瘘的部位及来源。瘘支冠状动脉常有明显增粗、纤曲,瘘口处常可扪到强烈的细震颤,指压瘘口近侧端冠状动脉,若震颤消失,即可确定瘘的部位及来源。

冠状动脉瘤的处理:若冠状动脉瘤位于瘘口处,可切除扩张的动脉瘤前壁,缝合血管切口后形成正常的血管腔;若动脉瘤位于血管的终末端,则可切除、缝合残端;若动脉瘤范围广,涉及冠状动脉主要分支,则可切除有病变的冠状动脉并行冠状动脉旁路移植术。

【并发症及防治】

术后应行心电图监护,严密观察心律、心肌有无缺血甚至梗死等变化,临床上有无心绞痛症状,若出现心肌供血不足等征象时,应及早给予硝酸甘油类药物治疗,出现室性心律失常应及早应用利多卡因类抗心律失常药物。

冠状动脉瘘的主要并发症包括心肌缺血及心肌梗死、残余瘘等。心肌缺血及心肌梗死:发生率约为 3%,发生原因与直接结扎瘘支冠状动脉,或伴冠状动脉瘤样扩张,血管腔内血栓脱落堵塞远端血管等因素有关。近年来由于外科技术的进展,直接结扎法已很少应用,故此类并发症甚少。对冠状动脉瘤样扩张者,术中应注意防止血栓脱落。残余瘘:发生率约为 4%,多由于术中瘘口闭合不完善,常见于冠状动脉下切线缝合者,或有多发瘘存在。若残余瘘口小,分流量小,无明显症状,对心功能无不良影响者,可予以观察,否则需再次手术闭合残余瘘。

【疗效评价】

先天性冠状动脉瘘的外科治疗已取得了良好的疗效,手术病死率已降至 0~6%。手术死亡原因多与合并先天性心内畸形或后天性心脏病有关。近年来单纯性冠状动脉瘘的手术疗效进一步提高,手术病死率已降至零。术后长期随访,患者症状消失,心功能改善,心胸比例趋于正常。术前心电图呈左心室肥厚者,部分患者恢复了正常心电图。

【新进展】

单纯冠状动脉瘘手术效果现已比较理想,所以,外科手术多集中在冠状动脉瘘伴有冠状动脉巨大动脉瘤的手术治疗。相关研究多集中在通过介入方法来治疗冠状动脉瘘,该方法在部分患者中已取得良好的效果和较低的死亡率,但由于病例数量有限和开展的时间较短,病例选择和远期效果还有待进一步研究。

(董念国)

第二十六节　冠状动脉异常起源

正常心脏通过两支血管冠状动脉系统(简称两冠状动脉系统)供血保持心肌灌注,左、右冠状动脉分别正常起源于主动脉左窦(后窦)和右窦(前窦),各有一个开口。左冠状动脉干起源于主动脉左窦,分支为左前降冠状动脉和左回旋冠状动脉,分别行经前室间沟和左侧房室间沟。右冠状动脉起源于主动脉右窦,行经右侧房室间沟,往往在十字交叉处发出后降冠状动脉。冠状动脉异常起源分为两种类型,一类为冠状动脉起源于肺动脉,80%~90%在婴儿时期产生心肌缺血、梗死和心力衰竭,应早期应用直接主动脉植入术;另一类为冠状动脉异常起源于主动脉,约有30%在成人期出现心肌缺血症状,应及时施行异常开口重塑术或冠状动脉旁路移植手术。如不及时治疗,此两种冠状动脉畸形均存在猝死的可能。

一、冠状动脉异常起源于肺动脉

冠状动脉异常起源于肺动脉(anomalous origin of coronary artery from the pulmonary artery,ACAPA)是指冠状动脉或其分支起源于肺动脉的一种先天性畸形。其中尤以左冠状动脉异常起源于肺动脉(ALCAPA)为主,占ACAPA的90%以上。右冠状动脉异常起源于肺动脉少见。

【流行病学】

ALCAPA是一种罕见的又极具生命威胁的先天性心脏畸形,是导致婴幼儿心肌缺血、心肌梗死的常见病因之一。本病发病率极低,每30万活婴中仅有1例,在先天性心脏病中占0.24%~0.46%。1885年Brooks首次报道冠状动脉干起源于肺动脉的病理解剖。1933年,Bland、White和Garland详细描述了1名3个月男婴的临床表现和尸检结果,并首次证明该畸形可在患者生存时做出诊断,故本病又称为Bland-White-Garland综合征。

【胚胎学】

冠状动脉的正常发育必须由主动脉窦长出冠状动脉芽,并与心内膜下冠状动脉血管丛连接。在胚胎发育第6~7周时,冠状动脉开始在主动脉干起源处出现2个成血管细胞芽,向心外膜伸延。与此同时动脉干内生长出一螺旋内膜隔,逐渐将动脉干分隔成2个管道,即主动脉和肺动脉。心脏上的冠状血管环发育较早,在大动脉根部形成一血管网,此后与成血管细胞芽连接,约在第9周前完成冠状动脉系统的发育。正常主动脉芽与冠状动脉血管丛连接的发生机制有二:①冠状血管丛接近动脉干时,诱导冠状动脉芽的生长;②主动脉左窦和右窦呈鞍形,此处张力最大而发出冠状动脉芽。正常左、右冠状动脉血管丛分别与主动脉左和右窦芽连接,形成两个冠状动脉系统。在正常发育过程中,肺动脉干也长出冠状动脉芽,但通常退化消失。如冠状动脉血管丛的1支或2支冠状动脉从未与主动脉芽连接而与肺动脉芽异常连接,则形成冠状动脉异常起源于肺动脉。

【病理解剖】

冠状动脉异常起源于肺动脉可发生于冠状动脉的1支或2支及其分支。Soloff将冠状动脉异常起源于肺动脉分为五种类型,包括左冠状动脉、右冠状动脉、两支冠状动脉、附加冠状动脉和左回旋冠状动脉起源于肺动脉,有时左前降冠状动脉也可起源于肺动脉。

左冠状动脉主干起源于肺动脉最多见,左前降至或回旋支也可单独起源于肺动脉。右冠状动脉及其分支走行均正常,可代偿性增粗、迂曲,可形成侧支血管以使右冠状动脉提供的血液逆行灌注到起源异常的左冠状动脉。

右冠状动脉起源于肺动脉在临床上少见,约为左冠状动脉起源于肺动脉的1/10,异常起源往往位于瓣上肺动脉干。随着左、右冠状动脉侧支循环的建立,很快右心室的血液供应得到代偿,因此其预后较左冠状动脉起源于肺动脉好,但也有少数出现心肌缺血和猝死。

两侧冠状动脉均异常起源于肺动脉的患者,由于心肌缺血和缺氧,往往在出生后立即死亡,故无临床意义。冠状动脉分支(如左前降支)异常起源于肺动脉文献罕见报道。冠状动脉异常起源于肺动脉常合并的心脏畸形有动脉导管未闭,主、肺动脉隔缺损,室间隔缺损和法洛四联症等。

【病理生理】

ALCAPA的患者,在胎儿期及生后早期,由于肺循环血管阻力较高,以及动脉导管尚未闭合,肺动脉与主动脉压力相似,异常起源的左冠状动脉内的正向血流压力足以灌注心肌。此时尽管来自肺动脉的正向血流为低血氧饱和度的静脉血,但左心室心肌仍可能得到足够氧合。在出生后的最初几周内,随着动脉导管的闭合及肺循环血管阻力下降,左冠状动脉正向血流灌注减少,左心室心肌的氧合是否足够充分,则完全依赖于左、右冠状动脉系统之间侧支循环血流的发育程度。此时,左冠状动脉内的血流变为逆向血流,即右冠状动脉、侧支循环、左冠状动脉、主动脉、肺动脉。正常起源于升主动脉的右冠状动脉成为冠状供血的主要来源,左心室心肌的灌注完全来自右冠状系统发出的侧支循环。患者的初始症状和心肌缺血程度依赖于动脉导管关闭的早晚、肺动脉高压的维持以及是否及时建立冠状动脉间侧支循环,从而使右冠状动脉提供的血流逆行灌注到起源于肺动脉的左冠状动脉。另外,决定婴儿能否存活的因素,除丰富侧支循环的建立为主要因素外,右冠状动脉是否为优势支也是一个重要的因素,因为左冠状动脉分布区域越小,缺血的影响越小。

右冠状动脉异常起源于肺动脉的患者,左冠状动脉粗大,其血流经侧支循环血管、右冠状动脉到肺动脉的左向右分流,虽然右冠状动脉起源于肺动脉,但由于右心室壁张力低,早期来自肺动脉氧合不良的血液仍可使右心室心肌获得一定的血液供应,少数病例出现心肌缺血和猝死。

【临床表现】

（一）症状

患儿出生时情况尚好,这是由于肺动脉压力高,阻止到肺动脉的分流和冠状动脉窃血。心肌梗死是逐渐形成而不是突然发生的,最早在 2~3 周后,但多数在 2~4 个月出现心动过速、咳嗽、喘鸣、气急等心力衰竭症状。在这些症状出现前数周或数日,患儿常于喂奶时或活动后发生阵发性烦躁不安,继气急之后可伴有面色苍白、盗汗,如同心绞痛样,甚至可有短暂昏厥,即所谓婴儿心绞痛综合征。每次发作历时 5~10 分钟,吸气后终止或缓解。此种心绞痛发作出现后逐渐频繁,但不久即为气急等心力衰竭症状所代替,常并发上呼吸道感染、支气管炎或肺炎。出现症状的患儿几乎没有自觉改善症状的可能,大多数患儿因进行性心力衰竭而在短期内死亡。少数患儿因侧支循环建立而有好转,但仍处于慢性心力衰竭情况,延迟至儿童期才夭折。另有少数患儿在婴儿时有严重症状,以后症状逐渐消失,正常发育生长。侧支循环丰富的病例可生长至儿童和成人,即所谓成人型,一般无症状或仅有轻度气急或胸闷,偶有胸痛或心绞痛史,典型的心肌梗死和心力衰竭症状少见。

（二）体征

左冠状动脉起源于肺动脉是极少数在婴儿期导致充血性心力衰竭但不产生杂音的畸形之一。体格检查的特征性表现包括呼吸频率快、心动过速和心脏增大,以左心室扩大为主。年幼时通常无杂音。随着时间的推移,在心前区可听到短促柔弱的收缩期杂音。伴有二尖瓣关闭不全及充血性心力衰竭的患者,心尖区可闻及全收缩期杂音和奔马律,并可扪及心前区抬举感。此外,患者肝通常会增大,少数患者脾可扪及。如左心衰竭和肺动脉压明显增高,可产生右心室增大和肺动脉瓣区第二心音亢进。儿童和成年人的心脏可不大,唯一的体征是胸骨左缘听到收缩期或连续性杂音,可能是动脉导管未闭或畸形冠状动脉到肺动脉的左向右分流引起。

【辅助检查】

（一）心电图

左冠状动脉异常起源于肺动脉的心电图具有特征性表现,典型的心电图表现为前外侧壁心肌缺血及心肌梗死,Ⅰ、aVL、V1~V6 等导联出现深宽 Q 波,ST 段压低,T 波倒置,电轴左偏,左心房扩大,左心室肥厚。年长的儿童和成年人可有陈旧性左心室前外侧壁心肌梗死的心电图表现,有 ST 段变化和 T 波倒置。

（二）X 线胸片

婴儿心影明显增大,以左心房和左心室增大为主,并有肺充血或肺水肿表现。年长的儿童和成年人,心影稍大,两肺野清晰。

（三）超声心动图

左冠状动脉异常起源于肺动脉的二维超声心动图可见右冠状动脉特别粗大,起源于升主动脉,左冠状动脉异常起源于肺动脉;左心室腔扩大和活动减弱,类似于扩张性心肌病;左心室舒张末期容积明显增加,可达正常值的 4 倍之多;左心室壁变薄,存在局限性或节段性反常运动或室壁瘤表现;左心室乳头肌和心内膜由于纤维化和弹力纤维增生而在超声显影增强;左心室收缩功能下降,射血分数及缩短分数降低。彩色多普勒超声检查可以探及左冠状动脉至肺动脉的血流,并可发现不同程度的二尖瓣反流。

随着超声心动图技术的发展,有经验的医师可以很容易地发现异常起源于肺动脉的左冠状动脉,因此超声心动图已逐渐替代心导管术和心血管造影,成为诊断此畸形的标准方法。

（四）心导管及选择性心血管造影

选择性造影可以提供冠状动脉起源位置和侧支循环发育状况的精确信息，还可评价左心室功能和二尖瓣反流程度。升主动脉造影显示仅有扩张、增粗、扭曲的右冠状动脉发自主动脉，如有丰富的侧支循环血管，右冠状动脉末梢显影后左冠状动脉显影，最后造影剂流入主、肺动脉。心血管造影显示左心室和左心房明显扩大，以及左心室前外侧游离壁活动减弱和二尖瓣关闭不全。左心室造影证明，左心室明显扩大和心尖部大的室壁瘤。心导管检查可以证实左向右分流，有大的侧支循环存在时，肺动脉内血氧含量明显升高。另外，左心室舒张末期压力及左心房压力通常升高。值得注意的是，左心室功能低下时心导管检查有一定危险。因此，只有在诊断不明时才是心导管检查的指征。如果超声心动图检查能够明确诊断，应避免心导管检查。

【治疗】

（一）手术指征

本病自然预后十分凶险，常在婴儿期危及生命。由于缺血性左心室功能障碍造成的充血性心力衰竭，出生后第 1 年死亡率可高达 90%。即使侧支循环丰富，部分患者可存活至成年，但未经治疗的成年人中 80%~90% 在平均年龄 35 岁时发生猝死，死亡原因多为恶性心律失常，提示即使无症状或症状轻微，心肌缺血性损伤也会进行性加重。因此，多数学者建议本病一经诊断即须手术，无论患者年龄及左、右冠状动脉间侧支循环建立程度，以尽可能多地保护存活心肌、恢复左心室功能。Sauer 等分析了一组 33 例左冠状动脉起源于肺动脉患者围手术期死亡的原因，提出 5 个危险因素：①手术年龄 <6 个月；②左冠状动脉优势型及平衡型冠状动态循环；③心电图显示急性心肌梗死，即至少两个导联出现 ST 段升高≥0.2mV；④心电轴左偏，但伴有极度右侧占优势的冠状动脉循环；⑤左心室后壁灌注不足。

（二）手术方法

左冠状动脉异常起源于肺动脉的外科治疗目的在于消除肺动脉从左冠状动脉窃血状况，为左冠状动脉及分支提供足够的血流，避免心肌进一步损伤，改善左心室功能，解除心力衰竭和猝死的威胁。为达到这一目的，在早年多采用间接手术方法以改善左心缺血状态。如应用肺动脉环扎或人造主-肺动脉窗术来提高冠状动脉内压力，从而增加冠状动脉血流，提高冠状动脉内血氧饱和度；在心包腔内撒滑石粉以促进心包与心肌黏连，增加左心室侧支循环，来缓解顽固性心绞痛；结扎异常起源的左冠状动脉以中断左冠状动脉内的逆向血流，减少冠状动脉窃血，同时提高冠状动脉内压力。直到 1966 年，Cooley 等第一次将大隐静脉移植到异常左冠状动脉，才开创了恢复双冠状动脉系统的生理学纠正的先河。以后又有不同学者分别报道了应用左锁骨下动脉、左颈总动脉或乳内动脉进行旁路移植术的方法。1974 年，Neches 等首次描述了重新将异常的左冠状动脉连同肺动脉壁移植到主动脉上，即左冠状动脉再植术，这样恢复了双冠状系统的解剖学特征，被认为是解剖学及生理学纠正手术。此后在 1979 年，Takeuchi 等又设计了肺动脉内隧道方法来纠正左冠状动脉起源于肺动脉。近 10 年来，随着大动脉调转术的经验积累，主动脉植入术或延长异常开口的管道与主动脉连接以及改良植入术和 Sese 手术的开展，目前主动脉再植术已成为此畸形的首选和常规手术，适用于左冠状动脉异常起源于肺动脉的任何部位和所有病例。

1. **左冠状动脉结扎术**　结扎异常起源的左冠状动脉可在非体外循环下进行。经左前外侧第 4 肋间进胸，在左侧膈神经前方切开心包，结扎并向上牵拉左心耳，显露起源于肺动脉的左冠状动脉，游离其近端。在试行阻断后，观察心脏反应及心电图。若无明显异常，单纯或双重结扎左冠状动脉近端。然后缝合心包，置胸腔引流管，关胸。如冠状动脉异常起源于肺动脉后方，也可在体外循环下手术，采用单根静脉插管和升主动脉插管转流，常温下心脏不停搏，经肺动脉横切口，在肺动脉内直接缝合左冠状动脉开口。早年施行此术时死亡率极高，可达 27%~50%，主要是因为左、右冠状动脉间没有足够的侧支循环血管形成。因此，施行异常起源的左冠状动脉结扎术的患者必须具有足够的冠状动脉侧支循环和较大的左向右分流，这样在消除了冠状动脉窃血后，心肌灌注才能得以改善。但单纯结扎手术存活的患者，因其最终保留单冠系统，从理论上讲不符合生理循环，术后左心供血完全依赖右冠状动脉。而且单根冠状动脉发生硬化的危险大大增加，术后仍潜在很大猝死可能。据报道，此方法远期死亡率可高达 33%。目前，单纯结扎左冠状动脉已较少应用。

2. **左锁骨下动脉-左冠状动脉吻合术**　经胸骨正中切口应用体外循环,亦可经左胸后外侧切口非体外循环下完成。经胸骨正中切口,完全游离左锁骨下动脉,尽量在其远侧结扎和切断。将左冠状动脉从肺动脉上切下并带有一部分肺动脉壁,与左锁骨下动脉行端-端吻合。直接缝合或用自体心包片修补肺动脉壁上的切口。在非体外循环下施术时,结扎左冠状动脉根部后,将向下翻转的左锁骨下动脉与左冠状动脉行端-侧吻合。这一术式最早在1957年由Apley等提出,但直到1968年才由Meyer等成功地施行,此后被称为Meyer手术。与其他手术相比,该手术的优势在于避免了因主动脉阻断所致的心肌缺氧性损伤的进一步加重以及对肺动脉行直接的外科操作可能造成的远期狭窄。但对婴儿来说,移植血管的阻塞是主要问题,其阻塞率可高达50%。另外,左锁骨下动脉在主动脉发出的部位易于扭曲是造成移植血管远期阻塞的重要因素。

3. **冠状动脉旁路移植术**　1966年,Cooley首先报道用涤纶人造血管行主动脉-冠状动脉旁路移植手术治疗左冠状动脉起源于肺动脉。类似于Meyer手术,可以在结扎左冠状动脉后,将涤纶血管与左冠状动脉主干或前降支近端做端-侧吻合,也可以切下左冠状动脉与涤纶血管行端-端吻合。此后,血管移植物逐渐为生物材料所替代,包括自体或同种异体的大隐静脉,或是游离的一段左锁骨下动脉、桡动脉或髂动脉。此方法的缺点是血管桥容易阻塞,特别是人工血管桥和静脉桥。目前,该术式仅用于异常左冠状动脉结扎后再次需用双冠状动脉系统的重建术或在成年人期施行乳内动脉的冠状动脉旁路移植术。

4. **肺动脉内通道术**　此方法由Takeuchi于1979年首次报道,通过人造一个主-肺动脉窗,再利用肺动脉前壁组织或自体心包缝制成一个位于肺动脉内的、连接人造主-肺动脉窗及异常左冠状动脉开口的通道,使主动脉血流得以灌注左冠状动脉。以后Arciniegas采用游离的锁骨下动脉作为肺动脉内通道材料。以往这种手术方法被认为最适用于左冠状动脉起源于肺动脉左侧壁或左后壁的患者,因其开口远离肺动脉根部,直接吻合易形成张力导致管腔紧张或扭曲造成狭窄。该手术远期并发症较多,如肺动脉瓣上狭窄、肺动脉内通道瘘及主动脉瓣关闭不全等,近年来已很少应用,仅用于某些特殊解剖情况。

5. **冠状动脉主动脉植入术**　以往认为此术式最适于左冠状动脉开口于肺动脉右侧壁或后壁者,因其距离升主动脉较近,移植相对容易。对于开口于肺动脉左侧壁的患者,移植可能较困难。但近年随着大动脉转位Switch手术的开展,人们从中获得了大量的冠状动脉移植经验,应用此方法也可以对左冠状动脉异常起源于肺动脉的任何部位进行治疗。此术式目前被广泛认为是最好的方法并被普遍采用,其最符合解剖生理,死亡率低,并发症少,远期通畅率高。

(1) 左冠状动脉起源于肺动脉的主动脉植入术:胸骨正中切口,升主动脉高位插管及经右心房单根静脉插管建立体外循环。转机后立即收紧主、肺动脉或左、右肺动脉的套带,这一点至关重要。首先,两冠状动脉之间常有一些侧支,如果转流过程中血液进入肺动脉会造成冠脉窃血并导致左、右冠脉灌注不足。其次,若血流经左冠状动脉到肺动脉,然后经肺静脉回流至左心房、左心室,功能低下的左心室不能适应过多的血液回流将导致左心室膨胀及肺水肿。手术过程中避免左心室膨胀非常关键。因此,一定预先经右上肺静脉置入左心引流管,也可直接经左心耳置入左心引流管。降温期间充分游离主、肺动脉及其分支,观察异常冠状动脉走行。温度降至28℃以下时减流量至50mL/(kg·min)并阻断升主动脉,经主动脉根部灌注心肌保护液。对于冠状动脉异常开口于肺动脉右侧壁或后壁者,因距离升主动脉较近,移植相对较容易。在冠状动脉开口水平先切开肺动脉前壁并找到左冠状动脉开口。横断主、肺动脉以利于显露,连同一圈肺动脉壁切下异常左冠状动脉开口并游离其近端。理想的移植部位是升主动脉后壁左侧,可以用2.5~4.0mm打孔器在主动脉壁上打孔。必要时纵行切开升主动脉右前方在直视下打孔,以免损伤主动脉瓣。然后将游离的左冠状动脉用6-0或7-0聚丙烯缝线连续缝合,无张力地重新移植于升主动脉。缝合升主动脉切口,排气后开放升主动脉。检查左冠状动脉位置及吻合口,严密止血。

直接吻合主、肺动脉可能会压迫重新移植后的左冠状动脉,可游离远端肺动脉并切断动脉导管韧带,整个复温过程中应始终保持左心引流。当心搏正常后,小心停止左心引流,监测左心房压力。如果左心房压力明显升高,说明左心室不能负担回心血量,应重新恢复左心引流。

(2) 右冠状动脉起源于肺动脉的主动脉植入术:右冠状动脉往往异常起源于瓣上的肺动脉干前面,在心脏停搏后，分离右冠状动脉近段约 3cm，于右冠状动脉开口四周切下肺动脉壁呈纽扣片与升主动脉适当部位切口吻合，缝合肺动脉切口。

（3）左前降冠状动脉起源于肺动脉的主动脉植入术：在窦管连接处上方 5mm 横断肺动脉干，切除全部非面向窦，用 7-0 单丝线缝成一长管，并与主动脉左侧切口吻合。

（三）术中注意事项

1. 在两冠状动脉系统重建术的体外循环转流中，一定要勒紧两侧肺动脉套带并经右肺上静脉插管进行充分左心减压，防止冠状动脉窃血现象以及经肺静脉回流至左心而致功能差的左心室和左心房扩大膨胀。

2. 分别阻断主动脉和肺动脉，并从上述两动脉根部灌注停搏液，防止外溢，保证危重婴儿心肌良好灌注状态。

3. 在主动脉植入术中，切下冠状动脉开口四周肺动脉的杯状片要够大，肺动脉壁的延长管匀称，防止狭窄。如肺动脉延长管长度不够，可加用一段大隐静脉或 6mm Goretex 人造血管。主动脉切口应在窦管连接部上方，避免吻合时扭曲和损伤动脉瓣。

4. 轻到中度二尖瓣关闭不全不做处理，在主动脉植入术后可以减轻或自行消失。遇有巨大室壁瘤和重度二尖瓣关闭不全时，应同时做室壁瘤切除和二尖瓣修复，改善术后心功能。

5. 经肺动脉隧道手术中，应用适应大小的补片与肺动脉后壁严密缝合形成肺动脉内隧道，使主动脉血流顺利通过主-肺动脉窗到左冠状动脉开口，防止阻塞和补片部分脱落产生分流。肺动脉纵切口需加用心包片扩大，避免瓣上肺动脉狭窄。由于术后可能存在肺动脉狭窄，目前此方法已很少应用。

【并发症及防治】

（一）低心排血量综合征

低心排血量综合征是冠状动脉异常起源于肺动脉患者两冠脉系统重建术后最常见的并发症，多数患者需用血管活性药物支持心肌收缩功能并改善冠状动脉和末梢循环，少数危重患者在术后需要使用左心室机械辅助。

（二）二尖瓣关闭不全

虽然重建双冠系统治疗左冠状动脉起源肺动脉的外科手术方法已被公认，但对于本病继发病变，尤其是二尖瓣的处理仍有争议。特别是对于婴儿存在严重心力衰竭时，如何处理二尖瓣反流存在很大分歧。多数学者认为，手术同时不须处理二尖瓣，即使中度甚至重度反流。因为在严重心功能不良时，增加心肌缺血时间处理二尖瓣弊大于利。而且根据成年人心脏外科经验，对于缺血性二尖瓣反流，通过二尖瓣成形很难有明显改善。术后早期存在轻、中度二尖瓣关闭不全是可以接受的。Guido 对一组 31 例患者 15 年随访发现，90.4% 的患者术后 1 年二尖瓣功能明显改善。Anthony 对一组 67 例患者研究显示，术后平均 7.5 个月二尖瓣反流可改善至轻度或更少。少数临床上持续存在明显二尖瓣反流的患者可能因为左冠状动脉仍有狭窄，乳头肌供血不足未得以充分改善所致，须晚期手术。另有部分学者认为，只有在严重二尖瓣反流时，手术同时行二尖瓣环缩或换瓣。Cochrane 等认为，对于较大儿童或青少年，如果产生严重二尖瓣反流的机制是由于不可逆的心肌损伤或乳头肌梗死，则手术同时需做二尖瓣修复。日本东京女子医科大学的经验是，无论二尖瓣反流是何种程度，手术时一律行二尖瓣前交界环缩。也有学者认为，手术同时可不处理二尖瓣，因本病二尖瓣反流的病因学机制为左心室扩张，二尖瓣环扩大以及乳头肌缺血或梗死造成乳头肌功能不良，上述一种或多种机制共同作用产生继发性二尖瓣关闭不全。随双冠系统的建立，术后心肌缺血、心室扩张以及乳头肌功能不良得以改善，相应的二尖瓣反流也会改善。但对于巨大室壁瘤，多数学者认为应在手术同时一并处理，否则会影响手术预后。

（三）肺动脉狭窄

Takeuchi 手术后往往产生不同程度瓣上肺动脉狭窄，应用改良 Bkeuchi 手术后明显减少。但少数病例合并严重肺动脉狭窄，应再次进行肺动脉干补片扩大术。Takeuchi 手术及其改良方法均可合并隧道补片部分撕裂或阻塞，应适时进行超声心动图检查和心血管造影，择期施行经肺动脉内隧道补片的修复或加用乳内动脉的冠状动脉旁路移植手术。

（四）心肌缺血和梗死

冠状动脉结扎术的近期和远期效果不佳，往往合并心肌缺血和梗死，应适时施行冠状动脉旁路移植手术。应用大隐静脉冠状动脉旁路移植手术后晚期阻塞的发生率高，择期改做乳内动脉冠状动脉旁路移植手术。

二、冠状动脉异常起源于主动脉

正常情况下，左冠状动脉起源于主动脉左窦，右冠状动脉起源于主动脉右窦。两支或单支冠状动脉的左或右冠状动脉不起源于相应的主动脉窦，即为主动脉异常起源。冠状动脉主动脉异常起源中，常见冠状动脉主动脉窦异常起源，也就是左冠状动脉起源于主动脉右窦，右冠状动脉起源于主动脉左窦，其中1/2~1/3病例在其近段与主动脉壁形成切线或锐角，并行走于主动脉与肺动脉间，可产生心肌缺血症状，导致患者猝死，需外科治疗。

【流行病学】

左或右冠状动脉起源于主动脉但不正常起源于相应的主动脉窦，临床较为少见，在冠状动脉畸形中仅占 1%~3%。

【胚胎学】

冠状动脉主动脉异常起源的发病机制尚不清楚，很可能由于左、右冠状动脉丛与不相应的主动脉窦连接所致。左侧冠状动脉丛与右主动脉窦芽连接产生左冠状动脉异常起源于主动脉右窦，右侧冠状动脉丛与左主动脉窦芽连接则形成右冠状动脉起源主动脉左窦。

【病理解剖】

左或右冠状动脉不起源于正常起源的冠状动脉窦分为左冠状动脉异常起源于主动脉右窦和右冠状动脉异常起源于主动脉左窦，异常起源的冠状动脉其近端行经主动脉和肺动脉间，有潜在心肌缺血和猝死的危险。异常冠状动脉近心端与主动脉壁呈切线或锐角，或有较长一段潜行于主动脉壁内，称为主动脉壁内冠状动脉，与正常冠状动脉起源及其近心端垂直于主动脉壁的结构迥然不同。

左冠状动脉异常起源于主动脉右窦者，一般将左冠状动脉走行径路分为四类：①右心室流出道前面，以后分为左前降冠状动脉和回旋冠状动脉；②于两大动脉之间；③行经室上嵴肌肉内；④绕经主动脉后方而分支。

右冠状动脉异常起源于主动脉左窦者，根据右冠状动脉开口位置将其分为四类：①开口于左窦后面；②开口于左窦；③位于左侧交界上方；④右冠状动脉与左冠状动脉共同开口并骑跨在左窦和左、右瓣交界上。

【病理生理】

此畸形可产生心肌缺血、心肌梗死，并可能导致患者猝死，目前认为是多因素起作用的。首先，大多数患者异常左和右冠状动脉的近端与主动脉壁呈切线、锐角或扭曲以及裂缝样开口，在行径中弯曲，妨碍血流通过。其次，异常左或右冠状动脉近段埋入主动脉壁内，无血管外膜，在剧烈运动时动脉压（特别是舒张压）升高时，富有弹力纤维的升主动脉向外扩张和拉长，导致冠状动脉在主动脉壁内的部分压扁和阻塞。再者，在剧烈运动时主动脉扩张，可能使左冠状动脉裂缝样开口形成活瓣而阻塞。

【临床表现】

部分患者（特别是大的儿童和青年）有心绞痛、晕厥和昏迷的症状，但临床有不少患者无症状，在剧烈运动后猝死。一般无异常体征。

【辅助检查】

少数患者经超声心动图或冠状动脉 CT 检查获得诊断。最可靠的诊断方法为选择性冠状动脉造影，可显示冠状动脉异常起源于主动脉的位置和异常冠状动脉的走行路径是否经行于两大动脉之间。

【治疗】

（一）手术指征

患者运动当时或以后有胸痛和心悸，或有晕厥和昏迷史者，经检查证明此畸形产生心肌缺血，一旦此畸形确诊,均具有手术指征。

（二）手术方法

1. **旁路手术**　采用大隐静脉或乳内动脉作为桥血管,其目的是改善心肌缺血,避免猝死的发生。旁路血管对无病变血管的长期作用尚不清楚,可能会出现血流竞争问题。

2. **解剖矫治手术**　更符合解剖特点,将冠状动脉开口移至正常的主动脉窦。有两种方法,第一种是切下冠状动脉开口,保留部分主动脉壁组织,移植入主动脉右窦,与完全性大动脉转位对冠状动脉的处理相似。这种方法已获得成功,但需要冠脉的长度、大小适合直接移植。另外,Mustafa 等首次报道了另外一种方法:体外循环下切开主动脉根部,切开左冠状动脉开口,沿其壁内部分去顶至左冠状动脉主干中点,联合处再附着到主动脉壁,这样就将左冠状动脉主干开口移至其正常的主动脉窦了。

（董念国）

第二十七节　体静脉起源异常

体静脉起源异常(abnormal origin of body veins)或称体静脉异位连接(anomalous systemic venous connection, ASVC),是指先天性体静脉回流入心脏的路径或终点的连接异常。正常的体静脉引流是指上腔静脉、下腔静脉和冠状窦血回流到形态学上的右心房,而不考虑右心房是位于常见的右侧(内脏正位)或不常见的左侧(内脏反位)位置。路径异常是指异常的体静脉回流沿着异常的途径但最终到右心房,在病理生理上对循环不产生影响,无任何临床意义,也不需要手术治疗,但合并需要手术治疗的其他心脏畸形时在临床上显得较为重要。回流终点的异常是指体静脉血直接或通过异常途径回流到左侧心房,在病理生理上对循环产生影响,一般需要手术矫正。由于体静脉血回流路径和回流终点的异常,体静脉血回流入左心房,导致右向左分流,出生后不同程度的发绀成为主要的临床表现。部分性体静脉血回流入左心房,临床上表现为轻度发绀为主,而完全性体静脉异位连接可出现严重的发绀。10%~15% 的年长儿可出现与其他右向左分流的发绀型先天性心脏病(如法洛四联症)相类似的脑栓塞和脑脓肿。体静脉异位连接包括部分性体静脉回流异常和完全性体静脉回流异常,根据胚胎来源,可将其分为右上腔静脉异位引流、左上腔静脉残留、下腔静脉(肝静脉)异位引流和冠状静脉窦畸形,最具有代表性的体静脉异常连接是左上腔静脉。

1954 年,Campbell 和 Deuchar 等描述了左上腔静脉,对其解剖学、胚胎学以及与主要体静脉、肺静脉的结构关系做了讨论,并提出左上腔静脉连接左心房的可能。同年,美国费城 Hahremann 医院的 Winter 等首次报道了永存左上腔静脉连接到左心房。1956 年 Friedlich 等通过心导管检查确诊了 4 例永存左上腔静脉连接到左心房。1965 年,Raghib 等在杂志上对左上腔静脉综合征的形态学做了正确的描述。体静脉异位连接临床上较少见。Mayo Clinic 在 1955—1974 年收治的 5127 例先天性心脏手术患者中,伴有体静脉异常连接者 100 例,临床发生率约 2%。浙江医科大学附属儿童医院在 1981—1996 年 2246 例先天性心脏病手术中共收治体静脉连接异常 48 例,其发生率为 2.14%。

体静脉异位连接的外科治疗可追溯到 1955 年 Hurwitt 等首次成功地结扎了左上腔静脉,矫治了左上腔静脉连接左心房的患者发绀症状,该患者左右上腔静脉之间有一交通静脉相连。1965 年 Rastelli 等首次在左心房后壁折叠缝合成内隧道,成功纠治了共同心房伴左上腔静脉异常连接到左心房,不久他们用心包片板障分隔心房矫治了 1 例上、下腔静脉均异常连接到左心房的患者。1974 年,Helseth 和 Perterson 等也对这种完全性体静脉异常连接的心内修补手术进行了描述。1995 年,国内阜外心血管病医院潘世伟和刘迎龙等报道了 326 例先天性心脏病合并永存左上腔静脉畸形术中处理的经验。

【**病理生理**】

随着心脏外科技术的发展,许多复杂的心血管畸形手术得以开展,逐渐加深了对体静脉异位连接的认识。体静脉异位连接变化较多,分类方法也各不相同。Frederick 等根据体静脉血流入心腔的部位,将体静脉异常连接分为三型:体静脉引流到右心房、体静脉引流到左心房、体静脉与肺静脉异位连接。Deleval 按其外科解剖和产生的功能紊乱分为四型:体静脉畸形回流至体静脉心房、体静脉畸形回流至肺静脉心房、体静脉畸形回流至双侧心房、混合型体肺静脉畸形引流。Henry 和 Walters 根据解剖构成将体静脉异位连接分为五型:左上腔静脉畸形、冠状窦连接到左心房、右上腔静脉畸形、下腔静脉畸形、肝静脉畸形连接。同时根据体静脉回流途径和终点的不同,分成两大类,即体静脉回流路径异常和体静脉回流终点连接异常。朱晓东根据胚胎来源,将体静脉异位连接分为六型:右上腔静脉畸形、左上腔静脉残留、右下腔静脉畸形、左下腔静脉畸形、肝静脉畸形连接、冠状静脉窦畸形。体静脉异位引流具体病理分型如下。

1. 上腔静脉异位连接

（1）右上腔静脉连接到左心房。

（2）左上腔静脉连接到冠状静脉窦:①连接到左心房;②连接到右心房;③右上腔静脉缺如。

（3）双上腔静脉:①左、右上腔静脉均连接到右心房;②左上腔静脉连接到左心房,右上腔静脉连接到右心房。

2. 下腔静脉异位连接

（1）下腔静脉缺如并异位连接至右心房:①远心端缺如;②近心端缺如;③完全缺如。

（2）下腔静脉缺如并异位连接至左心房:①下腔静脉直接异位引流至左心房;②下腔静脉间接异位引流至左心房。

3. 全部体静脉异位连接

（1）Ⅰ型全部体静脉异位连接。

（2）Ⅱ型全部体静脉异位连接。

4. 无顶冠状静脉窦

（1）完全型冠状静脉窦间隔缺损。

（2）中间部分型冠状静脉窦间隔缺损。

（3）终端部分型冠状静脉窦间隔缺损。

【临床表现】

体静脉异常连接由于回流入心脏的路径或终点连接部位的不同以及常伴发心内其他严重畸形,临床表现也各不相同。单独的体静脉回流途径异常(左上腔静脉永存回流到冠状静脉窦)可以是生理性的,临床无明显症状。当伴有心内其他畸形时,可出现症状和临床表现,其病理生理主要取决于心内的伴发畸形。体静脉回流终点的异常(体静脉回流到左心房)能导致右向左分流,出现不同程度的发绀和左心容量超负荷。渐进性发绀可导致红细胞增多症,血液黏滞度增高,易发生脑栓塞和脑脓肿。由于合并心内畸形产生的临床表现和渐进性发绀引起的红细胞增多症伴随的其他问题,患儿可能出现早期夭折。

由于体静脉回流异常的基础上常伴发心内其他严重畸形,使其病理生理、临床表现和自然演变趋于复杂化,合并畸形常见有房间隔缺损、室间隔缺损、完全性房室隔缺损、共同心房、法洛四联症、完全性肺静脉异位连接和完全性大动脉错位以及左心室发育不良等。心内畸形的左向右分流和体静脉异常连接的右向左分流同时存在或造成双重右向左分流,使体、肺循环负荷过重,出现右心室扩大、左心功能不全等并发症。

体静脉异位连接常合并其他心脏畸形,施行心内直视手术时,若事先未发现体静脉异位连接存在,一旦漏诊,即使是一般不引起血流动力学障碍的左上腔静脉,也会给术者造成困惑,给患者带来危险。在临床工作中须注意以下问题。

1. 经上肢静脉安置起搏器 永存左上腔静脉有其特殊的走行路线,因此在行右心导管检查或经左上肢静脉安置心内导管起搏时,导管难于进入右心室并且导管电极易移位脱落,需选择合适的插管途径,否则使心导管检查及导管起搏无法完成。

2. 影响手术视野及操作 术中阻断上、下腔静脉后右心房胀,切开右心房有大量静脉血从冠状窦口涌出,又未能及时处理,则会影响手术野的显露,妨碍心内操作及畸形的良好纠正。

3. 影响心脏血液循环 静脉热血回心增多,影响心肌保护。心内吸引血量过多,使血液破坏加重,失血多,影响全身灌注等,均会给患者带来不利的影响。

4. 影响左上半身血液循环 术中若将永存左上腔静脉盲目阻断,如两侧上腔静脉间缺乏有效的侧支交通,时间过久会因左侧上半身静脉血淤滞产生不同程度的颅脑并发症。

5. 直接插管引流 术中若一律采用永存左上腔静脉插管引流的方法,虽然不会再发生心内回血多或左上半身引流不畅所带来的问题,但也有不利的一面,如永存左上腔静脉插管困难或操作不便,造成左上腔静脉损伤大出血,增加了传导束损伤及术后心律失常的可能性,插管横于右心房切口也会影响心内操作。

6. 影响某些手术操作或心内畸形的矫治 双上腔静脉患者如行腔静脉肺动脉吻合 Glenn 手术、改良 Fontan 手术或上腔型房间隔缺损合并部分性肺静脉异位引流至上腔静脉矫治手术时,都会因右上腔静脉口径较细而增加困难。在施行单向 Glenn 手术(即右上腔静脉与右肺动脉吻合术)时,若漏诊左上腔静脉,则术后头、颈部及上肢的大量静脉血经左上腔静脉回流入右心房和右心室,而单侧的左肺动脉难以完全接受和排空右心搏出的血流,右心负荷逐渐加重,严重者可致死,因此必须结扎左上腔静脉;若右上腔静脉缺如,则应行左上腔静脉与肺动脉吻合;完全性大动脉转位施行 Mustard 等心房内内血流改道手术时,必须注意将左上腔静脉回流至冠状静脉窦的开口隔入左心房,以恢复正常的血液循环途径。左上腔静脉的存在也可能影响心内合并畸形的纠治,如法洛四联症右心室流出道至左肺动脉跨瓣环扩大补片术。

【治疗】

(一) 手术适应证

体静脉异位连接中单纯回流途径异常,静脉血最终回流入右心房,不产生血流动力学的改变,也无明显的病理生理影响,一般不需要手术治疗。若伴有其他心脏畸形需手术治疗时,左上腔静脉的存在可能具有重要的外科临床意义,甚至影响手术效果。体静脉异常连接中静脉回流终点异常,由于引起右向左分流,患者存在发绀症状,因此一旦确诊,均需手术矫治。

(二) 手术种类

1. 左上腔静脉结扎术 适用于右上腔静脉发育正常,左无名静脉与右上腔静脉之间有充分的交通支者。结扎前应行左上腔静脉阻闭试验,观察头面部有无肿胀、发绀和淤血,上肢血压是否升高,若无此征象,则可结扎。

2. 心外管道重建术 适用于右上腔静脉发育不良或缺如,左、右上腔静脉之间缺乏交通支者,或左上腔静脉合并完全性肺静脉异位引流时。手术中必须将左上腔静脉与左心房分离,然后移植到右心耳或行心外管道手术。因左上腔静脉到右心耳的吻合长度常常不够,虽可行延长技术但易扭曲,目前该方法较少采用,而采用心外管道手术。右上腔静脉异常连接左心房者,可采用非体外循环下心外修补技术将右上腔静脉与右心耳做端-端吻合。

3. 心内管道或板障分隔、房间隔重建术 适用于共同心房、完全性房室隔缺损合并左上腔静脉异常连接左心房、完全性无顶冠状窦综合征、右上腔静脉异常连接左心房、下腔静脉中断异常连接左心房以及全部体静脉异常连接的患者。

4. 双向格林术或全腔肺动脉吻合术 现广泛应用于各种形式的复杂心脏畸形中,如复杂型功能性单心室的矫治等。这些患者中心房异构内脏异位综合征较为常见,在 6 个月至 2 岁行两侧的双向腔静脉-肺动脉吻合术效果更佳,一般在 2 岁以后,才可行心内或心外的全腔静脉-肺动脉连接术。

【并发症及防治】

(一) 心律失常

心律失常,尤其是三度房室传导阻滞,主要与经冠状静脉窦插管以及在房室传导系统附近的手术操作(如心房内冠状窦造顶)有关。应以预防为主,对症处理。关闭房室通道型或冠状窦型房间隔缺损时,均以心包补片修补为宜,缺损前下缘缝合时尤其要注意,紧贴房缺边缘缝合,缝线不能过深。留置心脏起搏导线,随时可以起搏治疗。如心脏复跳即为三度房室传导阻滞,则须拆除补片,重做心内板障。

(二) 神经损伤

左膈神经常沿左上腔静脉走行,因此在游离左上腔静脉时应注意避免损伤左膈神经。

(三) 心内隧道或管道梗阻

左上腔静脉行心外管道连接右心耳、行心内隧道或管道技术将上腔静脉开口隔入或连接到右心房者,应防止隧道或管道扭曲,心内补片分隔时应注意左心房容积的大小,术后应予抗凝血治疗,以免管道发生梗阻或栓塞。

（四）心内板障狭窄

由心房内冠状窦造顶、补片修补冠状窦顶等引起,为了防止冠状静脉回流梗阻,须重新造顶。

（五）肺静脉梗阻肺水肿

与心内隧道分隔手术有关,使新形成的左心房太小或肺静脉开口受阻。术中须注意新形成的左心房腔不能太小,否则会妨碍肺静脉回流,术后可能出现肺水肿。为避免该并发症,可将补片下部的后缘缝到右心房侧壁扩大左心房,右心房切口加缝一补片以扩大右心房腔。

（六）左上腔静脉梗阻

近期左上腔静脉移植至右心房,运用心外技术将左上腔静脉与右心房行管道连接,术后血管腔内血栓栓塞,管道扭曲,可引起左上腔静脉梗阻。术中新建管道及吻合口内径应尽可能大。如血栓严重需手术取栓,一般术后应用抗凝血药防止血栓形成。中远期左上腔静脉梗阻狭窄多由心房内冠状窦造顶累及左上腔静脉左心房入口或心房内板障通道缺乏生长性等引起,可重做冠状窦造顶或将左上腔静脉转置右心房。

【手术疗效及评价】

单纯的体静脉异常连接（如永存左上腔静脉）合并简单的心脏畸形患者的手术死亡率较低,其生存率的高低主要取决于患者术前的条件和合并心脏畸形的严重性。因为体静脉异常连接常合并许多不同的心脏畸形,所以患病率和死亡率很难直接归因于左上腔静脉或其他体静脉异常连接。浙江医科大学附属儿童医院 1981—1996 年收治先天性心脏病伴发体静脉连接异常 48 例,其中左上腔静脉 40 例,下腔静脉连接异常 6 例,肝静脉连接异常 2 例。术中 5 例左上腔静脉插管引流,35 例套带临时阻断。其余 8 例下腔静脉及肝静脉异常连接术中采用上腔静脉、肝静脉分别插管引流或深低温停循环技术修补心内畸形,无手术死亡。除 1 例复杂畸形行 Fontan 术后一度低心排外,其余无围手术期并发症。第四军医大学西京医院 1958—1995 年在 3168 例先天性心脏病手术中,发现永存左上腔静脉 67 例,发生率 2.11%。术中临时阻闭 52 例,结扎左上腔静脉 5 例。切开右心房插管引流 10 例,其中单纯引流左上腔静脉 7 例,完全无顶冠状窦综合征心房内隧道矫治 2 例,终末型无顶冠状窦综合征原发孔房间缺损修补 1 例。2 例患者因术前漏诊和术中处理失误于术后 24 小时内死亡,死亡率 3%。单独的无顶冠状窦综合征或合并简单心内畸形的死亡率是较低的,Quaegebeur 等报道 18 例无顶冠综合征,无死亡。但在合并共同心房、心房异构和其他一些严重的心脏畸形的婴幼儿,其手术死亡率可高达 50%。

一、右上腔静脉异位连接

【流行病学】

右上腔静脉异位引流到左心房作为一种单独存在的心脏畸形临床甚为罕见。1961 年 Kirsch 首先报道 1 例单存性右上腔静脉异位连接到左心房,并行手术将右上腔静脉与右心耳吻合,从而恢复了正常的血液循环,术后患者动脉血氧饱和度从术前的 76% 恢复到术后 96%。1993 年 Nazem 收集世界文献仅有 11 例文献报道。Mukhopadhyay 等在 2004 年收集世界文献仅有 16 例报道。

【胚胎学】

右上腔静脉连接到左心房胚胎发生机制尚不清楚。Baudo 等提出假说认为,在胚胎发育过程中,右上腔静脉的右向瓣未发生退化,使上腔静脉入右心房孔被堵塞,促使右上腔静脉异位连接到左心房。Kirsch 认为,窦静脉的右角异常扭转及过早地结合,促使上腔静脉向左向后异位,导致未来上腔静脉向左和头侧运动开口于左心房的上方,常伴有右上肺静脉汇入右上腔静脉。

【病理生理】

右上腔静脉异位连接至左心房,使左心回心血量增加,形成右向左分流,动脉血氧饱和度下降,临床上出现发绀。但由于 1/3 的体静脉血经上腔静脉而 2/3 的体静脉血经下腔静脉,因此右向左的分流量通常能被很好耐受。大部分患儿生长发育正常,仅伴有轻度发绀。右心回心血量减少,肺循环血量也随之减少。这种先天畸形在临床上往往被漏诊。但由于静脉系统和体循环直接交通,患儿发生脑栓塞和脓肿的危险增加。

【临床表现】

右上腔静脉异位连接多见于女性。所有患者出生时即有发绀,哭闹时发绀加重。喂奶时可有气促,严重时可出现充血性心力衰竭,但较少见。有部分患儿幼时除发绀外无明显症状,在青少年时期可出现活动后气短、心悸等症状。体格检查可见唇、指、趾发绀,杵状指、趾,胸骨左缘上、中部可听到收缩期吹风样杂音。大多数患儿发育可正常。本病易并发脑脓肿,尤其见于年龄较大的患者,有些成年期患者甚至经历多次脑脓肿开颅手术,最后才被确诊本病。

【辅助检查】

1. **心电图** 无特异性诊断价值。可出现电轴左偏,左心室肥厚。

2. **胸部 X 线片** 心影大小可正常,左心室可轻度增大,肺纹理正常或减少。

3. **心脏超声** 心脏超声检查声学造影于上肢静脉注入生理盐水立刻出现在左心房,下肢静脉注射仅出现在右侧心腔。

4. **心导管检查** 右心导管检查可确诊本病,临床上有发绀,但右心腔及肺动脉压正常。无左向右分流。经上肢静脉行心血管造影可明确诊断。下肢径路导管难以进入右上腔静脉,但有时导管经卵圆孔入左心房至右上腔静脉。

【治疗】

本病是一种较独特的体静脉连接畸形,目前常用两种手术方案。

(一) 非体外循环上腔静脉与右心房吻合术

胸骨正中切口进胸,仔细行心外探查,观察上腔静脉的位置,一般无左上腔静脉而右上肺静脉直接连接至右上腔静脉。在右心耳做一荷包缝合,伸入左手示指心内探查房间隔是否完整。于上腔静脉无名静脉交汇平面和下腔静脉汇入右心房处分别做 2 个荷包缝合,在上述 2 个荷包缝线处插腔静脉管行心外腔静脉心房自体转流,结扎切断奇静脉。在右上肺静脉水平上方 1~2cm 处钳闭并切断右上腔静脉,缝闭其近心端。右上腔静脉远心端开口利用奇静脉汇入上腔静脉处组织扩大上腔静脉口径后与右心耳做端-端吻合。吻合完毕后即可拔出临时外转流管,结扎荷包缝线。外转流管的口径要够大,以免钳闭上腔静脉时,因头臂静脉血液回流不畅,而致头部淤血。同时应监测阻闭远端的上腔静脉压。吻合完毕,开放阻闭钳后,亦应测量上腔静脉压,以判断上腔静脉回心血流是否通畅;同时测定动脉血氧饱和度,以确定有无右-左或左-右分流。该方法的优点:免于体外循环,操作简便;保持了较低的颅内静脉压;若伴有肺静脉异常连接入右上腔静脉亦易于处理。

(二) 体外循环下心内隧道术

建立体外循环,在处理心内畸形的同时,在心房内切除部分房间隔组织形成房间隔缺损,用心包补片将上腔静脉在左心房内的开口隔入右心房。该方法的缺点:须应用体外循环;可并发心房内补片漏;有可能损伤窦房结而导致房性心律失常;若伴有右上肺静脉异常引流入右上腔静脉,则带来手术困难。

体外循环下心内隧道法在房间隔的上缘做切口,用补片或管道将上腔静脉在左心房的开口隔入右心房,须注意有无合并右上肺静脉异位引流入右上腔静脉,否则术后有形成右侧部分性肺静脉异位引流入右心房的后果。若合并右上肺静脉异位连接右上腔静脉,可改行上腔静脉与右心房吻合术纠治。上腔静脉与右心耳的吻合口要够大,可利用奇静脉汇入上腔静脉处组织,以扩大吻合口直径。

二、左上腔静脉异位引流

【流行病学】

左上腔静脉异位引流在正常人群中发生率为 0.3%~0.5%,在先天性心脏病患儿中占 3%~10%。通常可根据其连接的部位而分为连接到冠状静脉窦、连接到左心房、连接到右心房。左上腔静脉连接至冠状静脉窦在永存左上腔静脉患者中较常见,占 80%~90%,占先天性心脏病的 2%~4%,伴有心脏转位者其发生率可高达 30%~40%。左上腔静脉异常连接到左心房的患者较为少见,其发生率仅占腔静脉异常连接的 10%。永存左上腔静脉通常与右上腔静脉并存,在极少数情况下右上腔静脉可缺如。

【胚胎发育】

在胚胎第 3 周末,原始心管形成并开始血液循环,原始心管尾端连接原始静脉窦的 3 对静脉,发育形成冠状静脉窦及体静脉。静脉窦位于原始心房尾端的背面,分为左、右两个角,各与左、右总主静脉连通。其内侧为一对卵黄静脉,中间为一对脐静脉。左、右前主静脉之间形成交通支逐渐发育成为左头臂静脉。胚胎第 4 周,原始的心脏开始跳动,在静脉窦的左角与原始左心房间出现了切凹,此凹逐渐将静脉窦的左角与原始左心房完全分隔,这样就将左心房和体静脉完全断离开来,使所有体静脉血都引流到右心房,将所有头臂静脉血都汇合到右前主静脉,而左侧的前主静脉则完全废弃消失。至胚胎第 6 周,左前主静脉近心端萎缩闭合。静脉窦左角和左主静脉近心端残余发育成冠状窦。右前主静脉的近侧段和右总主静脉成为上腔静脉。当静脉的右角异常扭转及过早结合,促使上腔静脉向左、向后移位,在心房分隔前进入左心房,则形成上腔静脉异常连接到左心房。胚胎发育过程中出现下列情况常使左上腔静脉持续存在:①左无名静脉发育不全;②左无名静脉在右侧连接到右心前静脉的部位高于左侧端,使血流从右向左分流;③上矢状窦血流向左侧回流,使左侧血流量增加;④肺静脉异位连接到左上腔静脉;⑤左前主静脉存在,并位于左无名静脉与 Cuvier 管之间。

【病理解剖】

虽然大多数患儿存在右上腔静脉,但直径比左上腔静脉要小,约 24% 病例右上腔静脉发育不良甚至闭锁。当右上腔静脉缺如时,右侧头臂静脉经无名静脉一起汇入左上腔静脉。左上腔静脉常常作为代偿性侧支与右上腔静脉并存,当适当大小的左无名静脉存在时,为左上腔静脉到右心房和左上腔静脉到冠状静脉窦的血流提供了一条重要的替换路径。但左头臂静脉中断或发育不良者亦很常见,据报道约有 75% 左无名静脉缺如或严重发育不良。

(一)左上腔静脉异位引流到冠状静脉窦

左上腔静脉起源于左颈内静脉和左锁骨下静脉的连接部,向下在主动脉弓和左肺门前方延伸,进入心包后在房室沟左后面与心脏冠状静脉窦相连接,并延伸进入右心房。右心房内的冠状静脉窦孔常扩大,以适应左上腔静脉回流的血。左上腔静脉血引流入冠状静脉窦是永存左上腔静脉病理解剖的最常见类型。

1. **冠状窦口开放** 左上腔静脉血经冠状静脉窦开口于右心房内,占左上腔静脉连接异常的 85%~90%。王谦等报道了 180 例由心血管造影诊断并经手术证实的左上腔静脉异常连接,有 171 例经冠状窦入右心房,占 88%。此类型虽较多见,但在血流动力学上无明显改变,也无明显的临床症状,不须治疗。阜外心血管病医院潘世伟等报道永存左上腔静脉异常连接到冠状静脉窦占同期左上腔静脉异常连接的 88.95%,合并畸形多见于室间隔缺损、房间隔缺损、法洛四联症、右心室双出口等复杂畸形,但其中共同心房、完全性房室隔缺损的发病率最高。

2. **冠状窦口闭锁** 较为罕见,50% 以上见于尸检报告。解剖学上主要为冠状窦口的膜状闭锁,左上腔静脉血不能直接经冠状静脉窦回流到右心房。异常的左上腔静脉经无名静脉连接到右上腔静脉,冠状静脉窦静脉血经该路径逆流到右上腔静脉是冠状静脉窦闭锁回流的主要途径,其他路径如左上腔静脉通过半奇静脉-奇静脉回流到右上腔静脉以及右心房和冠状静脉窦间存在的小静脉交通。

(二)左上腔静脉异位引流到左心房

左上腔静脉异位引流到左心房较为少见,占左上腔静脉异常连接的 7.5%~10%。潘世伟等总结了阜外心血管病医院 326 例左上腔静脉中,回流入左心房的有 36 例,占 11.04%。左上腔静脉一般多在左心房顶部,相当于左上肺静脉和左心耳之间连接至左心房。其开口位置常在左心房的左上角,左心耳基部和左上肺静脉开口之间或直接开口于左上肺静脉。通常情况下,右上腔静脉同时存在,正常回流至右心房。左、右上腔静脉间无名静脉常常缺如或完全闭锁,也可有无名静脉的桥联交通相连,但这种桥联血管往往细小,偶尔完全开放。冠状静脉窦可正常存在,也可能缺如并伴有冠状静脉窦型房间隔缺损。左上腔静脉也可能与半奇静脉连接。罕见病例可以右上腔静脉缺如,仅存左上腔静脉,上半身的体静脉血全部回流至左心房。由于体静脉血进入左心房，导致右向左分流，临床上可有发绀，应手术治疗。永存左上腔静脉连接至左心房几乎都伴有其他心脏畸形，常见有房室隔缺损、共同心房、大血管转位、肺静脉异位连接、房间隔缺损、永存动脉干、主动脉缩窄、法洛四联症、肺动脉狭窄、动脉导管未闭及下腔静脉连接异常等心内、外畸形。

（三）左上腔静脉异位连接至右心房

右上腔静脉正常连接至右心房，左上腔静脉直接连接于右心房顶部，此情况临床罕见，梁继河等报道了 67 例左上腔静脉中发现 1 例，占 1.49%。左上腔静脉异位连接至右心房因其回流终点至右心房，对血流动力学无明显改变，无病理生理影响，患者无明显症状，无须治疗。注意在体外循环转流时，另行插管引流即可。

（四）右上腔静脉缺如

此情况极其罕见，发生率为 0.103%~0.146%，包括以下几种类型。

1. 奇静脉与无名静脉之间的一段缺如　右侧头臂静脉血流经过无名静脉入左侧上腔静脉，最后经冠状静脉窦入右心房，或偶尔经左上腔静脉回流入左心房。前者临床上无任何症状，不需手术处理；后者因有右向左分流出现发绀，须将左上腔静脉血流改道入右心房。右上腔静脉的近心段则与奇静脉相连。奇静脉常扩大接受肝静脉以外的下腔静脉血。

2. 右上腔静脉近心段缺如　指右上腔静脉自奇静脉至右心房入口的一段缺如。右侧头臂静脉及奇静脉血流均经无名静脉汇入左上腔静脉，再经冠状静脉窦引流至右心房。下腔静脉也可能有畸形，经奇静脉引流到无名静脉再汇入左上腔静脉。

3. 右上腔静脉完全缺如　指右上腔静脉的近心段和远心段全部缺如。右头臂静脉血经无名静脉引流入左上腔静脉，奇静脉则与半奇静脉形成侧支后，在第 7、8 胸椎平面引流入左上腔静脉，最后经冠状静脉窦流入右心房。

【临床表现】

（一）左上腔静脉异位引流到冠状静脉窦

如系单独存在不引起血流动力学异常，患儿也无任何自觉症状。体格检查对发现体静脉异常连接既没有敏感性也没有特异性。心脏听诊常无杂音闻及，左颈静脉搏动常能提示左上腔静脉的存在。冠状静脉窦型房间隔缺损可表现为口唇及指（趾）端发绀，动脉血氧饱和度略低。因经冠状静脉窦回心血流量增加，冠状静脉窦可扩张，有时可使房室结、希氏束承受更大的张力而引起房性期前收缩、一度房室传导阻滞等心律失常。若右上腔静脉缺如，常伴有窦房结异位或发育不全，从而可以引起窦性心动过缓、交界性逸搏，甚至病态窦房结综合征等。

（二）左上腔静脉异位引流到左心房

其基本血流动力学异常是产生右向左分流，经左心房、左心室的血流量增加，经右心系统的血流量减少。临床特点：①发绀程度与体力活动的耐受性不成比例，出生时可出现发绀，哭闹时发绀加重。体力活动耐受性差，说明有相当一部分未氧化的血液进入体循环。②因经二尖瓣口血流量增加，在心尖区可听到类似二尖瓣狭窄的舒张期杂音。③因肺动脉血流量减少，可致肺动脉瓣第二心音减弱。④若右上腔静脉缺如或左、右上腔静脉之间缺乏足够的交通支，则可产生明显的右向左分流，临床上出现发绀，杵状指（趾），活动后气短、心悸，严重时可出现充血性心力衰竭。⑤易并发脑栓塞和脑脓肿。

随着心外科的发展，并存永存左上腔静脉的许多特殊问题和外科临床意义逐步被人们了解和重视。因此，在术前检查时应对合并此畸形有所重视。特别是心脏超声和心导管检查时，在明确心内畸形的同时，应常规对左上腔静脉有诊断意义的最佳部位和入路进行检查。

【辅助检查】

（一）左上腔静脉异位引流到冠状静脉窦

心电图检查常有窦性心律和左心负荷加重的表现，如显示冠状静脉窦性心律亦有助诊断。心电图检查可出现一度房室传导阻滞等心律失常。若右上腔静脉缺如，常伴有窦房结异位或发育不全，从而可以引起窦性心动过缓、交界性逸搏，甚至病态窦房结综合征等。胸部 X 线片无特异性诊断价值，后前位胸部

X线片可见纵隔影增宽,左上纵隔外侧有一浅淡的垂直血管影。计算机X线断层摄影加增强扫描术、磁共振技术也能提供较为可靠的诊断依据。超声心动图检查可见冠状静脉窦扩张,由左肘静脉注入过氧化氢或生理盐水行声学造影,可见对比剂从椎体左侧进入冠状静脉窦入右心房或进入左心房。右心导管检查和造影检查经左肘静脉插入心导管时,导管沿左上纵隔只能进入左上腔静脉或冠状静脉窦,而不能经右上腔静脉到右心房;经股静脉或右肘静脉插入导管时,可在右心房经冠状静脉窦进入左上腔静脉,出现在左上纵隔旁,若同时进行造影,则可显示出左上腔静脉。

(二) 左上腔静脉异位引流到左心房

由于其右向左分流的血流动力学原因,心电图上可出现左心室肥厚或左心扩大,电轴左偏。胸部X线片上肺纹理正常或减少,心影大小正常或左心轻度增大。超声心动图只有助于心内合并畸形的诊断。心血管造影用W铸和射入有标记的微球蛋白到左、右臂后,可显示不同的右向左分流,该技术可以是诊断左上腔静脉回流到左心房的精确方法。经左上肢静脉行右心导管检查,导管可进入左心房至左心室,结合选择性心血管造影可明确诊断。

【治疗】

在开胸行体外循环术之前,应常规检查左心耳后方的心包腔底部,查明是否有永存左上腔静脉的存在及其引流部位。如右上腔静脉较正常为细,亦提示有永存左上腔静脉存在的可能。体外循环开始,当上、下腔静脉阻断后,心脏不见缩小或切开右心房后有较多的暗红色静脉血液从右心房切口喷出,均说明有永存左上腔静脉存在的可能。左上腔静脉暂时阻断:开胸后套带和试阻左上腔静脉,行双上腔静脉间通畅交通的判定,也即通常所述临时阻断试验。观察左侧面颈部有无淤血、肿胀和发绀,若为阴性,对左上腔静脉引流入右心房者仍行阻闭,心内畸形纠正和开放循环后予以松开。有学者发现,永存左上腔静脉75%的患者左无名静脉发育不良或缺如,这与左上腔静脉是否可阻断并无关系。因为两上腔静脉间除无名静脉外还有逆入颅底静脉及甲状腺静脉,经半奇静脉等胸部静脉系统回流。刚阻断左上腔静脉时约有1/2的患者,两上腔静脉间压力阶差>10mmHg,但此压力随时间延长而下降。因此,不能仅仅依据压力升高来决定是否阻断左上腔静脉,而要全面考虑。比压力升高和侧支循环更重要的是右上腔静脉的口径,若其口径>2/3左上腔静脉口径,则说明右上腔静脉无明显的发育不良,阻断左上腔静脉当无问题。术中尽早或间断开放左上腔静脉,减少阻断时间,可防止颅脑并发症的发生。

永存左上腔静脉插管引流术:施行心内直视手术时,若右上腔静脉细小而左上腔静脉粗大者,两上腔静脉之间无交通静脉,左上腔静脉临时阻闭试验左侧面颈部有淤血、肿胀和发绀,以及右上腔静脉缺如的情况下,应经冠状静脉窦插管引流左上腔静脉。操作步骤如下:一般在体外循环灌注下,心外探查确定左上腔静脉存在后,将心脏轻轻向右牵拉,显露左下腔静脉,用血管钳钝性分离左上腔静脉,套带阻闭。冠状静脉窦插管有闭式和直视下插管两种。①闭式插管适用于右上腔静脉缺如的患者。术者经右心耳插入左手示指,在右心房壁缝荷包,内做一小切口,插入腔静脉导管,在示指引导下将腔静脉导管经冠状静脉窦口送入左上腔静脉至阻闭带远端。由于该法易损伤Koch三角区的传导束,目前已较少用。②直视下插管是在阻断右上腔静脉和下腔静脉后,临时阻断左上腔静脉,切开右心房,在直视下经冠状窦口将插管送至左上腔静脉阻闭带远端。必须注意的是,插管型号应根据双上腔静脉的口径和引流需要来选择,以柔软稍细些为好。经冠状静脉窦插入时,动作要轻柔,并以手指在心后引导方向,尽量减少操作损伤,避免冠状静脉窦和左上腔静脉的大出血或心律失常等并发症。另外,亦有学者主张在心外用直角管直接左上腔静脉插管,可使心内视野清楚,比较理想。但事先必须准备好特殊的直角插管,术时注意左上腔静脉插管处的缝合止血以避免出现狭窄。

右心吸引器直接吸引冠状静脉窦口回血:适用于左上腔静脉细小,回流入右心房血量不多者。但必须注意对冠状静脉窦口的保护,长时间负压吸引易对冠状静脉窦附近传导系统造成损伤,术后易出现房性心律失常。

(一) 左上腔静脉异位引流到左心房

左上腔静脉血回流入左心房临床上较为少见。由于心内存在右向左分流,患儿表现有发绀和低氧血症。此类患儿在手术时若左右上腔静脉之间有足够的静脉交通支,则可行左上腔静脉结扎术;若无交通静脉,则不能结扎左上腔静脉,应先行左上腔静脉插管引流并选用血流转换至右心房的手术方法。目前多主张将心房间隔部分切除后应用心包片在打通的左、右心房内做成板障,将左、右上腔静脉和下腔静脉血隔入右心房。术中应注意左、右心房的容积是否够大,若右心房容积小,则应予补片扩大,使其足以容纳经上腔静脉回流的大量血液;同时房间隔重建时要考虑足够的左心房容积,以保证肺静脉血的回流通畅。对伴有复杂先天性心脏病的患者,在 Glenn 或 Fontan 手术前更须详细了解左、右上腔静脉回流及连接的情况,以确定手术方案。

1. 左上腔静脉结扎术　施行该手术首先要仔细检查双上腔静脉情况,确定有无交通支存在。胸骨正中切口进入心包腔,如右上腔静脉较粗而左上腔静脉略细,可游离该血管套带试行阻闭试验。观察左侧颈静脉压及左侧颈面部静脉回流情况。若左颈静脉压持续升高超过 18mmHg,并出现颈静脉怒张和皮肤发绀者,提示两上腔静脉间无有效交通,随即松开,不能结扎。反之若阻闭 30 分钟,左颈静脉压无明显升高且无静脉回流障碍,则提示两侧上腔静脉之间存在着经左无名静脉或其他侧支静脉的有效交通,可以在无名静脉下方行结扎术。凡不适合做结扎术者,为避免脑部并发症的发生,应选用将血流转换至右心房的手术方法。

2. 左上腔静脉与右心耳吻合术　开胸常规建立体外循环后,在左上腔静脉进入左心房处,切断左上腔静脉,缝合近心端左心房切口。左上腔静脉远心段插入导管,引流血液入体外循环系统。将左上腔静脉在主动脉前方与右心耳做端-端吻合。Shumacher 报道左上腔静脉游离后测定其长度,若不够与右心耳吻合时,则利用左、右心房壁瓣缝合成管状,延长左上腔静脉和右心耳,以利吻合。具体方法:在左上腔静脉入口处下方的左心房壁上做 U 形切开,切下心房壁蒂瓣与腔静脉相连对合缝成管形。如长度仍不够,右心房壁做同样延长处理,对端吻合。左上腔静脉延长的技术同样也适用于延长左上腔静脉到右上腔静脉,但不如与右心耳吻合方便。该技术的主要缺陷是新做成的左上腔静脉有发生狭窄和梗阻的可能,目前较少采用。另外,膨体聚四氟乙烯管道也可延长左上腔静脉连接到右心房。另一方法是将左上腔静脉移植到左心房顶部接近原来心房间隔的平面,原来的心房间隔切除,用自体心包片或人造心脏补片重建房间隔,将左上腔静脉血隔入右心房内。

3. 左心房后壁内通道术

(1) 左心房上途径补片内隧道术:该方法过去较为常用,在体外循环常规插管后,通过房间隔缺损另插入一静脉引流管到左上腔静脉开口内。切除卵圆窝,必要时可将房间隔大部切除,仅保留前下部,以保证内隧道完成后其血流通畅。于左心房后壁采用自体心包或人造血管或其他心脏补片材料,以导管作支撑,从左上腔静脉入口和肺静脉开口之间沿着左心房顶延伸缝合成心内隧道至房间隔水平,将左上腔静脉在左心房内的开口隔入右心房。或选用与左上腔静脉开口相应大小(一般为 1~1.6mm)的人工血管,一端裁剪成斜面与左上腔静脉在左心房内的开口相吻合,另一端缝合于房间隔缺损的镰状缘上。该手术方式简便易行,对伴有大的房间隔缺损或共同心房者手术更为方便。

(2) 左心房下途径冠状静脉窦造顶术:在左心房的后下部以左上腔静脉插管为支架,用自体心包片或附近心房壁的皱襞缝合成冠状静脉窦的顶部形成内隧道,取另一心包补片修补房间隔缺损。这个造顶过程从左上腔静脉在左心房内的开口开始,延续到房间隔下部水平,通常是冠状静脉窦开口在右心房内的正常位置。这种技术一般很少用,因为这种方法易造成左肺静脉和房室瓣的梗阻,损伤传导系统,而且会发生近期或远期左上腔静脉回流管道的狭窄。

(二) 右上腔静脉缺如

右上腔静脉近心段缺如或右上腔静脉完全缺如,头臂静脉均汇入左上腔静脉,若经冠状静脉窦入右心房者,不需手术矫治,仅须在处理心内畸形时,选择合适插管经冠状静脉窦口插入到左上腔静脉或经左上腔静脉直接插管引流。在心内直视手术插管时,若静脉插管有困难时,可先行右心房插管转流降温,达深低温时短暂停循环,切开右心房直视下插管引流。右上腔静脉远心段缺如右侧头臂静脉血流经过左头臂静脉入左上腔静脉最后回流经冠状静脉窦入左心房者,需通过心外管道或心内隧道方法将左上腔静脉血流改道入右心房。

三、下腔静脉异位连接

【流行病学】

下腔静脉引流异常包括下腔静脉缺如和下腔静脉异位连接至左心房两类。前者占先天性心脏病的0.6%；后者极为罕见，且常合并有房间隔缺损，由于大量未氧合的血进入左心房，诊断明确后应尽早进行手术治疗。

【胚胎发育】

下腔静脉由4个静脉段融合而成。胚胎早期，原始左、右后主静脉之间出现2支下主静脉，相互吻合贯通形成下腔静脉的中段（肾段和肾前段）。右卵黄静脉头段则形成下腔静脉上段（肝段）。左下主静脉又分出左、右两上主静脉，右上主静脉远端扩大形成下腔静脉下段（肾后段），其近段发育成奇静脉，左上主静脉则成为半奇静脉。从胚胎发育过程可以看出左、右体静脉系是对称的，当一侧发育障碍时，对侧可能起代偿作用，构成侧支循环。所以，右侧腔静脉中断，经常伴有左侧腔静脉残留。

下腔静脉近心端缺如是由于胚胎在发育过程中，右侧卵黄静脉发育成下腔静脉近心端，左、右下主静脉则形成下腔静脉远心端，左上主静脉形成半奇静脉。下腔静脉远心端若不能与肝静脉连接，则形成下腔静脉近心端缺如，下半身的静脉血经奇静脉进入上腔静脉而最终汇入右心房，或经半奇静脉而最终汇入冠状静脉窦或左心房。

【病理解剖】

下腔静脉异常引流包括下腔静脉异位引流到右心房和下腔静脉异位引流到左心房。前者主要是下腔静脉缺如，大多合并较复杂的先天性心内畸形，后者多伴有下腔型房间隔缺损。临床中亦较上腔静脉异常连接少见得多，发病率约占先天性心脏病的0.6%。浙江大学医学院附属儿童医院报道17年间在同期收治的先天性心脏病患儿中发现17例，其患病率为0.74%。根据下腔静脉回流途径和终点的异常分为三型：①下腔静脉经奇静脉或半奇静脉异常连接到右上腔静脉；②下腔静脉经半奇静脉、左上腔静脉连接右心房或左心房；③下腔静脉直接异常连接到左心房。朱晓东根据胚胎解剖将其分为两大类四型：右下腔静脉缺如和右下腔静脉直接连接于左心房或冠状静脉窦两类，前者包括右下腔静脉近心段缺如、右下腔静脉远心段缺如和右下腔静脉全部缺如。

（一）下腔静脉异位引流到右心房

主要是下腔静脉缺如，下腔静脉非直接连接到右心房，与奇静脉或半奇静脉异常连接。以奇静脉或半奇静脉作为下腔静脉延续的患者中，有85%具有左心耳异构。单纯下腔静脉异常连接入右心房，其本身不须外科处理，但常伴有其他复杂心内畸形，如房室间隔缺损、共同心房、心房异构、完全性大动脉转位、右位心、单心室、右心室双出口和肺动脉狭窄等，而须外科治疗。下腔静脉异位引流到右心房包括以下类型。

1. 右下腔静脉近心段缺如　是下腔静脉畸形中最常见的类型。由于下腔静脉近心段（膈上段或胸段）缺如，整个右下腔静脉的血流通过扩大的奇静脉，引流入右上腔静脉，肝静脉经正常的右下腔静脉入口流入右心房。

2. 右下腔静脉远心段缺如　此型畸形相对少见，胚胎发育中左下主静脉分支、右上主静脉发育障碍时，即可造成下腔静脉下段（腹腔段）及奇静脉的缺如，下半身血液经过左侧下腔静脉和半奇静脉，流入左上腔静脉经冠状静脉窦进入右心房，或在第12胸椎平面经过右上腔静脉的近心段流入右心房。

3. 右下腔静脉全部缺如　此型临床上极为少见。由于右下腔静脉的全段缺如而代之以左侧下腔静脉，通常在第7、8胸椎水平转向右侧经奇静脉流入右上腔静脉，肝静脉则直接入右心房。

4. 右下腔静脉直接连接入冠状静脉窦　临床上罕见。下腔静脉未从正常位置连接右心房，而是向左后异位连接冠状静脉窦，最后使下腔静脉血流入右心房，肝静脉则汇入下腔静脉。

（二）下腔静脉异位引流到左心房

下腔静脉异位引流到左心房包括单纯下腔静脉直接入左心房和下腔静脉间接异常连接入左心房，可引起大量右向左分流，临床表现为发绀，须手术矫正。

1. 单纯下腔静脉直接入左心房　下腔静脉向左后异位直接连接左心房,这种情况下,必须区分下腔静脉直接入左心房伴房间隔完整和低位房间隔缺损使下腔静脉血汇入左心房两种情况。前者临床上极为罕见,后者此类患儿常可合并下腔型房间隔缺损伴右肺静脉异位引流或共同心房。1963年,Gollaher 首先报道 3 例手术治疗成功病例。房间隔缺损下缘无房间隔组织,与下腔静脉没有明显的分界。下腔静脉可向左后移位,在冠状静脉窦开口后方使下腔静脉与左心房后壁在同一平面相延续或不同程度骑跨在左、右心房下部。下半身静脉血可回流至左、右心房内,形成不同程度的右向左分流。

2. 下腔静脉间接异常连接入左心房　此型畸形胚胎发育机制同右下腔静脉远心段缺如,临床上罕见。由于下腔静脉腹腔段及奇静脉的缺如,下半身血液经过左侧下腔静脉和半奇静脉,流入左上腔静脉,可因连接左心房而产生右向左分流,出现发绀常合并心房异构、房室隔缺损、共同心房、完全性大动脉转位、右位心、单心室等复杂心内畸形。

【临床表现】

下腔静脉近心段缺如与奇静脉或半奇静脉异位连接经上腔静脉汇入右心房,或经左上腔静脉汇入。右心房本身无血流动力学改变者,患者无临床症状。单纯下腔静脉直接回流左心房者极为罕见,可引起大量右向左分流,临床上可见发绀,出现杵状指、活动体力受限,活动后心悸、气急等症状。若合并房间隔缺损,常以继发孔房间隔缺损就诊,但轻度发绀,外周经皮 SaO_2 下降为其特点,是怀疑本病的唯一线索。部分学龄期儿童以冬、春季节面颊部出现淡紫晕色为特征性面容。诊断有赖于右心导管检查和造影,心导管检查可见右心房水平左向右分流、无严重肺动脉高压但伴体循环动脉血氧饱和度降低为其特点。下腔静脉造影可见左、右心房同时显影,提示有下腔静脉异位引流入左心房可能。常合并心房异构和多脾或无脾综合征,下腔静脉与奇静脉或半奇静脉异常连接入上腔静脉。若回流入左心房,临床上可伴有口唇发绀、杵状指(趾)等表现。因常伴有其他复杂心内畸形而有相应的临床表现。

【辅助检查】

心电图检查常见冠状窦性心律、房室分离等变化。胸部 X 线片可见右上纵隔有一圆形阴影,系奇静脉扩大所致。侧位胸部 X 线片示膈肌上方下腔静脉影消失。诊断主要依靠心导管检查和造影,但多在其他心内畸形就诊行右心导管检查时偶然发现。如果下肢径路检查时导管前进受阻或入异常途径,予以下腔静脉造影(特别是侧位像)可显示本病特有的异常走行呈糖果手杖样(candycane)即可确诊。胸部 CT 片上奇静脉异常粗大亦可提示本病。

【治疗】

(一) 下腔静脉异位连接入右心房

下腔静脉异常连接入右心房主要是下腔静脉缺如。下腔静脉近心段缺如与奇静脉或半奇静脉异位连接经上腔静脉汇入右心房,或经左上腔静脉汇入右心房者。本身无血流动力学改变,患者无临床症状,其本身无须治疗,但当合并其他心内畸形时,根据其心脏畸形病变进行相应的手术。在体外循环下实施心内直视手术时,如未发现,则可引起腔静脉引流不畅。上腔静脉插管引流时,应选择口径大或适宜的导管,并须位置适当,避免过深而阻挡奇静脉血回流;若下腔静脉经半奇静脉、左上腔静脉进入右心房者,术中可经右心房行冠状静脉窦插管引流;肝静脉也应置小口径细管引流,如有困难切忌盲目插管,可在上腔静脉阻断、右心房切开后明视下插入;小婴儿必要时深低温停循环处理心内畸形;复杂心内畸形姑息性手术(如 Glenn 术),切忌贸然结扎奇静脉,以免造成阻断下半身血液回流的危险。

(二) 单纯下腔静脉直接入左心房

往往在修补下腔型房间隔缺损时意外发现,若术中发觉下腔静脉粗大且套带困难,应怀疑本病。下腔静脉异常连接到左心房可行心房内分隔术,气管内插管,全身麻醉。取平卧位,胸部正中切口。纵行切开心包行心外探查,上腔静脉在正常位置连接到右心房。右心房、右心室常较小。下腔静脉行经膈肌后在心脏后壁的房间沟部位。术者示指经右心耳行心内探查,可扪及上腔静脉及冠状静脉窦开口均在正常位置,并可探及房间隔缺损确定其部位和大小。经房缺进入左心房后,可扪及下腔静脉开口大小。经右心耳插入上腔静脉导管,在右心房壁做一荷包缝线,切开房壁,插入下腔静脉导管,并在示指引导下,将下腔静脉导管经房间隔缺损插入开口于左心房的下腔静脉。建立体外循环后转直降温,达深低温时短暂停循环。切开右心房,拔出下腔静脉插管,局部术野可充分显露,应用补片将下腔静脉开口分隔入右心房,并用此补片修补房间隔缺损。重新插入下腔静脉导管并继续转流复温,缝合右心房壁切口。术中在看清局部解剖的前提下须注意以下几点。①宽大的心内补片:房间隔缺损须用补片修补,下缘应宽大,妥善分隔下腔静脉和左心房的同时,分隔右中、下肺静脉异常连接口。补片将下腔静脉隔入右心房的同时,应注意保持下腔静脉有足够的口径,以保证下腔静脉血液回流通畅。②深低温短暂停循环技术:停循环时间控制在15分钟以内,拔出下腔静脉插管,局部术野可充分显露,补片分隔下腔静脉入右心房后,重新插入下腔静脉管继续转流。③采用新鲜自体心包补片修补房间隔缺损,心包柔软性好,可塑性强,缝合服帖,术后心律失常发生率低。

四、全部体静脉异位引流

【流行病学】

全部体静脉异位引流是指上、下腔静脉及冠状静脉窦均异常引流到左心房,临床上实属罕见。Mayo Clinic在1955—1974年先天性心脏病心内直视手术中仅发现3例全部体静脉异常连接。1965年Miller首先成功地施行了手术治疗。Robeds等在1972年报道了1例在深低温停循环下用补片行心房内分隔手术矫治了完全性体静脉异常连接。1977年,Viadp等报道了1例Ⅱ型全部体静脉异常连接的矫治。

【胚胎发育】

在心脏胚胎发育过程中,由于残余静脉窦瓣和终嵴的病理性生长,将上、下腔静脉及冠状静脉窦开口隔入左心房,形成全部体静脉异位引流。

【病理解剖】

全部体静脉异位引流入左心房通常可分为两型。

Ⅰ型:右上腔静脉异常连接至冠状静脉窦,冠状静脉窦开口于左心房,左上腔静脉与左心房顶部异常连接,下腔静脉近心段缺如,下半身静脉血液经奇静脉或半奇静脉汇入左上腔静脉,左、右肝静脉直接开口于左心房。

Ⅱ型:正常位置的右上腔静脉缺如,左上腔静脉开口于左心房顶部,下腔静脉在左心房后壁近房间沟处进入左心房,冠状静脉窦开口于左心房内。

【病理生理】

上述两型全部体静脉异常连接均合并有房间隔缺损,使腔静脉血经缺损处从左心房进入右心房再经右心室到肺循环氧合,患儿可得以生存。但由于右心房不直接接受体静脉回血,所以右心房及右心室较小,甚至可致右心室发育不良。体静脉血全部回流到左侧心房,产生严重的右向左分流,出现发绀症状,左心负荷加重。

【临床表现】

患儿出生后即有发绀,较早出现杵状指、趾,活动后心悸、气短,左心功能不全。心前区常听不到明显的病理性杂音,有时在肺动脉瓣区可听到柔和的收缩期杂音。患儿生长发育仍可正常。合并畸形除房间隔缺损外,可伴有共同心房、右心室双出口、法洛四联症、左心发育不全综合征、部分性肺静脉异常连接及房室隔缺损等心内畸形。

【辅助检查】

心电图无特殊诊断价值,可出现电轴左偏、房性心律失常。胸部X线片示心影可稍扩大,心胸比例轻度增大,左心耳影可凸出。心导管检查中导管行走异常途径,有助于明确诊断。经下腔静脉行心导管检查,导管可经半奇静脉和左上腔静脉进入左心房,心房水平呈双向分流,左心房、左心室血氧饱和度低。心血管造影可明确诊断。

【治疗】

本病一旦明确诊断,均应手术治疗。手术在气管内插管和全身麻醉下进行。患者取仰卧位,胸部正中切口,纵行切开心包,行心外探查确定体静脉异常连接的类型。经右心房行心内探查,在右心房内扪不到正常的上、下腔静脉开口。经房间隔缺损探查左心房,可确定异常连接的体静脉在左心房内的开口。

（一）Ⅰ型全部体静脉异常连接

Ⅰ型全部体静脉异常连接可在右心房及升主动脉插管后,即开始体外循环,经血流降温至18~20℃,停循环行心房内分隔手术。切开右心房,切除房间隔组织,裁剪大小合适的椭圆形自体心包片,在深低温停循环下将冠状静脉窦与左心房壁之间的间隔剪开,使冠状静脉窦口开入右心房,再用心包片将左上腔静脉开口及肝静脉开口隔入右心房,并重建房间隔。

（二）Ⅱ型全部体静脉异常连接

Ⅱ型全部体静脉异常连接可将上腔静脉导管插入右心房,下腔静脉导管经右心房在手指引导下经房间隔缺损插入下腔静脉,体外循环后切开右心房,迅速将上腔静脉导管送入上腔静脉,切除房间隔组织,裁剪大小适宜的椭圆形自体心包片,将上、下腔静脉开口及冠状静脉窦口隔入右心房,重建房间隔。

五、无顶冠状静脉窦

【流行病学】

该病在先天性心脏病中罕见。患病率占先天性心脏病的0.2%~0.3%,国内、外报道少。本畸形中约75%合并永存左上腔静脉,30%合并内脏转位,另常合并有房室管畸形、三房心、三尖瓣闭锁、部分肺静脉异位引流等。

【胚胎发育】

胚胎正常发育过程中,两侧总主静脉经静脉窦角会流入静脉窦和原始心房。在房间隔形成并分隔心房的同时,左侧心房静脉皱襞逐渐形成,成为左侧静脉窦角的顶,并逐渐将心房与静脉窦分隔开。同时,在两侧前主静脉之间形成1条新的静脉通道——头臂静脉吻合支。心房分隔最终完成时,左侧心房静脉皱襞融合形成左心房与冠状静脉窦之间的间隔,成为冠状静脉窦顶。若胚胎发育时期左侧心房内静脉皱襞形成不完全则形成无顶冠状静脉窦。

右总主静脉和右前主静脉的尾段形成右上腔静脉,右后主静脉形成奇静脉,左前主静脉的头段和头臂静脉吻合支形成左无名静脉。若胚胎发育过程中,左前主静脉和左总主静脉持续存在,形成1条大血管连接于静脉窦左角,最后形成左上腔静脉经冠状静脉窦引流入右心房。若左侧心房静脉皱襞形成不完全,则形成冠状静脉窦间隔的局部缺损;若左侧心房静脉皱襞完全未发育,则形成冠状静脉窦间隔的完全缺损,即缺乏冠状静脉窦。冠状静脉窦间隔的缺损通常合并有左上腔静脉。

【病理解剖】

无顶冠状静脉窦尚缺乏统一的病理分型。Mantim等将冠状静脉窦的畸形分为四型。Ⅰ型:冠状静脉窦扩大;Ⅱ型:冠状静脉窦缺如;Ⅲ型:右心房内的冠状静脉窦开口闭锁;Ⅳ型:冠状静脉窦发育不良。Quaegebeur等将本畸形分为单纯型、合并简单心脏畸形和合并复杂心脏畸形三大类。目前多数学者倾向于根据冠状静脉窦间隔（顶）缺损的部位和程度将无顶冠状静脉窦综合征分为三型,即完全型、中间部分型和终端部分型,分别称之为Ⅰ型、Ⅱ型和Ⅲ型。其中又根据是否伴有左上腔静脉再分为a、b两个亚型,即共计三型6个亚型。

（一）完全型冠状静脉窦间隔缺损

完全型冠状静脉窦间隔缺损表现为冠状静脉窦顶完全缺如,冠状静脉窦开口直接会流入左心房或右心房,在房间隔的后下部位（即通常称为冠状静脉窦开口的部位）有一房间隔缺损,称为冠状静脉窦型房间隔缺损,房间隔缺损的下缘为心房壁并毗连下腔静脉。冠状静脉窦型房间隔缺损也可与原发孔型房间隔缺损相互融合成一个大的房间隔缺损,甚至形成单心房。此时二尖瓣前叶常有裂缺。根据有无伴有左上腔静脉将其分为以下两型。

1. 完全型无顶冠状静脉窦伴有永存左上腔静脉　Raghib等首次对该病症中的基本解剖特征做出经典描述,提出这些畸形属于一种特殊的复合畸形,而被称为Raghib综合征。约占完全型无顶冠状静脉窦的 3/4。此类完全无顶冠状静脉窦综合征的患儿,因为冠状静脉窦与左心房之间的共同壁缺失,冠状静脉窦缺如,通常延伸到冠状窦的永存左心腔静脉,连接到左心房的左上角。左上腔静脉在左心房的连接部位相对恒定,位于前上方的左心耳和后下方的左心肺静脉之间。左、右肺静脉可能较正常位置偏上进入左心房,这易导致肺静脉在进入左心房处与左上腔静脉、左心耳和二尖瓣附着的左心房交汇处空间相对狭窄。冠状静脉窦型房间隔缺损存在于在房间隔的后下方原本应该是冠状静脉窦开口在右心房的位置。当心房内交通只表现为冠状静脉窦缺损,可经前方的房间隔残留组织与房室瓣环分开,以此与原发孔房间隔缺损形成对照。缺损的上界和下界均为房间隔组织,后界是连接下腔静脉的心房后游离壁。冠状静脉窦型房间隔缺损可同时伴有卵圆窝形房间隔缺损,其间有房间隔组织相隔。另外,也可合并有一个原发孔和继发孔融合而成的大型房间隔缺损,形成共同心房或单心房。

完全无顶冠静脉状窦伴左上腔静脉永存的患者,有 80%~90% 左无名静脉缺如。右上腔静脉常常较左心腔静脉小或缺如,右颈内静脉和锁骨下静脉经右无名静脉回流至左上腔静脉。有时下腔静脉越过左侧膈下进入左半奇静脉与左上腔静脉连接。在这种情况下,肝静脉独自进入右心房下部,偶尔肝静脉在房间隔后方进入左心房。当上述体静脉均与左心房相连接时,导致完全性体静脉异常连接。

2. 完全无顶冠状静脉窦无永存左上腔静脉　在这类患儿中,冠状静脉窦与左心房之间的共同隔膜全部缺失,伴有冠状静脉窦型房间隔缺损和冠状静脉窦的完全缺如,以不伴永存左上腔静脉为特征。

（二）中间部分型冠状静脉窦间隔缺损

部分缺损发生在冠状静脉窦和左心房的中间部位为其特征。此型表现为在冠状静脉窦与左心房之间共同壁的中间部分有一个孔通道使二者相互交通,又称冠状静脉窦双心房开口、冠状静脉窦左心房窗或穿孔。通过缺损口,根据左心房或右心房血流出口是否存在梗阻,可产生左向右或右向左的分流。

1. 中间部分型无顶冠状窦伴永存左上腔静脉　此型冠状静脉窦仍开口于右心房,但在冠状静脉窦的中间部位有一缺损与左心房交通。左上腔静脉血通过缺损由右向左分流进入左心房,也可称为冠状静脉窦双心房开口或冠状静脉窦左心房窗或冠状静脉窦左心房穿孔。

2. 中间部分型无顶冠状静脉窦无永存左上腔静脉　当中间位无顶冠状静脉窦作为一种孤立的心脏畸形发生时,不伴有永存左上腔静脉,可以有大量的左向右分流经冠状静脉窦口入右心房。

（三）终端部分型冠状静脉窦间隔缺损

部分缺损发生在冠状静脉窦远端部位,伴或不伴有永存左上腔静脉,终末端（远侧型）无顶冠状静脉窦多发生在房室隔缺损畸形中,远侧冠状静脉窦包括其在右心房内开口可以无顶,结果是远侧冠状静脉窦与左心房相交通。如远侧冠状静脉窦正好在进入冠状静脉窦口前无顶,这样就造成了带有冠状静脉窦的冠状静脉窦型房间隔缺损。部分性或完全性房室隔缺损、共同心房是伴随永存左上腔静脉最常见的合并畸形。其他可能合并的畸形有部分性或完全性肺静脉异位连接、三房心、三尖瓣闭锁、法洛四联症、右心室双出口和肺动脉狭窄等。

【病理生理】

无顶冠状静脉窦综合征的病理生理改变取决于:①是否合并永存左上腔静脉;②冠状静脉窦开口是扩大、缩窄还是闭锁;③有无心房间隔交通;④有无合并心脏畸形,是简单还是复杂畸形;⑤有无左心或右心系统内的房室瓣闭锁或血流梗阻等情况。

【临床表现】

由于无顶冠状动脉窦合并畸形的复杂多变,从而出现多种不同的血流动力学改变,无顶冠状静脉窦患者的临床表现缺乏特异性。大多数病例合并有永存左心腔静脉直接或间接经冠状静脉窦间隔缺损流入左心房,产生右向左分流和动脉低氧血症,常有发绀,少数发绀可不明显。但若同时合并冠状静脉窦开口闭锁而无心房间隔交通,左心房内的血流可经左上腔静脉反向回流,经无名静脉和右上流入右心房,形成左向右分流。

【辅助检查】

心电图、胸部 X 线片可以正常且缺乏特异性,有时仅有合并畸形的典型特征。若在正位 X 线胸片上发现左上纵隔阴影外侧有一浅淡的垂直血管影,或心电图表现为冠状静脉窦性心律或 P 波电轴左偏,均可视为永存左上腔的诊断线索。心脏超声检查(经胸或食管)具有一定的特殊性和敏感性。在发现冠状静脉窦扩大征象后进一步可发现左上腔静脉残存,有左上腔静脉残存时,必须仔细检查有无桥静脉与左、右上腔静脉连接及其大小。当发现有左上腔静脉汇入左心房并伴有房间隔缺损而未能显示扩大的冠状静脉窦时,应警惕有无顶冠状静脉窦的存在。可在剑突下及心尖四腔切面后下压探头显示或在剑突下短轴横向扫描显示冠状静脉窦隔缺损。造影增强磁共振成像视野大,对体静脉异常连接诊断效果好,最大密度投影重建可显示体静脉连接的直接征象。螺旋 CT 和多层螺旋 CT 也能很好地显示和诊断无顶冠状静脉窦综合征,但其扫描范围大,患儿接受射线多,相比而言,前者更为理想。右心导管检查和造影是诊断无顶冠状静脉窦综合征的精确方法,需做左上腔静脉或左无名静脉造影,观察左上腔静脉回流情况,了解其与右上腔静脉间有无桥静脉相连及大小,左上腔静脉血回流入冠状静脉窦还是直接进入左心房。

由于该病术前诊断困难,几种检查均难以避免漏诊,因此,外科医师增强对本病的病理解剖和病理生理特征的认识,提高对其诊断的警觉性,重视术中心内、心外探查。若心外探查发现右上腔静脉细小,常意味着合并左上腔静脉。若发现左上腔静脉不是汇入冠状静脉窦而是直接汇入左心房,就应想到此种疾病。若切开右心房后发现冠状静脉窦开口增大,或从中流出红色血流,或找不到冠状静脉窦开口,更应想到此种罕见畸形的可能。

【治疗】

无顶冠状静脉综合征的手术方法取决于其类型,同时是否合并左上腔静脉及其与右上腔静脉之间有无通畅的左无名静脉相通也对手术方式的选择起着决定性作用。对于不合并左上腔静脉(b 亚型)或者合并的左上腔静脉能够结扎的病例,只需修补冠状静脉窦型房间隔缺损,或者修补原发孔型房间隔缺损时将冠状静脉窦开口留于左心房内,因其引起的右向左分流量极小,无重要生理影响,该方法可简化手术操作,明显降低外科三度房室传导阻滞的发生率。若本畸形合并左上腔静脉(a 亚型)80% 以上与右上腔静脉之间缺乏无名静脉交通,则需对不同类型的畸形采用不同的手术方法。

(一)完全型无顶冠状静脉窦合并左上腔静脉(Ⅰa 型)

目前多主张采用房间隔重建术。将心房间隔部分切除后应用心包片在打通的左、右心房内做成板障,将左、右上腔静脉和下腔静脉血隔入右心房。从冠状静脉窦型房间隔缺损右 E 角开始,沿卵圆窝右缘向上纵行剪开房间隔,再从此切口上端向左上腔静脉开口的左上缘横行剪开房间隔,将一适当大小的补片横向斜置于左心房腔上部,用 4-0 缝线从房间隔横切口左端和左上腔开口下缘、左心房壁至右上腔静脉开口下方的房间隔横切口的右缘,连续缝合于补片的后缘,继之将补片的前缘与房间隔垂片的心缘连续缝合,最后连续缝合房间隔纵行切口或补片修补房间隔缺损。术中应注意左、右心房的容积是否够大,若右心房容积小,则应予补片扩大,使足以容纳经上腔静脉回流的大量血液;同时房间隔重建时要考虑足够的左心房容积,以保证肺静脉血的回流通畅。

(二)中间部分型无顶冠状静脉窦合并左上腔静脉(Ⅱa 型)

如果术前没有发现合并该畸形,手术中很容易忽略。诊断的方法是通过一根探条穿过冠状静脉窦口,经冠状静脉窦无顶部分到达左心房。冠状静脉窦顶的缺损与左心房相交通可通过切开房间隔看到缺损得以证实。缺损显露后,用 5-0 缝线直接缝合。若冠状静脉窦开口未扩大,则常常合并中央型房间隔缺损,可扩大房间隔缺损后经左心房探查和直接缝合,或补片修补冠状静脉窦间隔缺损,或补片关闭冠状静脉窦缺损。如果存在冠状静脉窦型房间隔缺损,通过该缺损插入一直静脉管入左心房,远端向上直达左上腔静脉,近端推向心房切口的下角平行于右心房的后下壁并作为支架,窦顶的修补可以是在支架上直接缝合左心房后壁或是应用补片修补。

(三)终端部分型无顶冠状静脉窦并左上腔静脉(Ⅲa 型)

此型的特点是冠状静脉窦型房间隔缺损合并房室管畸形以及冠状静脉窦开口于左心房,修复手术基本按房室管畸形的修复方法进行。在修复原发孔型房间隔缺损时,补片的下缘至超过冠状静脉窦开口水平转移到左心房后壁和房间隔上,补片的其余部分与房间隔缺损边缘往返连续缝合,这样在房间隔缺损修补以后就将原开口于左心房的冠状静脉窦开口折流引入右心房。

(董念国)

参 考 文 献

[1] Guidelines for the Management of Congenital Heart Diseases in Childhood and Adolescence. Cardiol Young,2017,27(S3): s1-s105.

[2] Ruckdeschel E,Kim YY. Pulmonary valve stenosis in the adult patient:pathophysiology,diagnosis and management. Heart, 2019,105(5):414-422.

[3] Liu Y,Chen S,Zuhlke L,et al. Global birth prevalence of congenital heart defects 1970-2017:updated systematic review and meta-analysis of 260 studies. Int J Epidemiol,2019,48(2):455-463.

[4] Zhao QM,Liu F,Wu L,et al. Prevalence of Congenital Heart Disease at Live Birth in China. J Pediatr,2019,204:53-58.

[5] Kwiatkowski DM,Hanley FL,Krawczeski CD. Right Ventricular Outflow Tract Obstruction:Pulmonary Atresia With Intact Ventricular Septum,Pulmonary Stenosis,and Ebstein's Malformation. Pediatr Crit Care Med,2016,17(8 Suppl 1):S323-329.

[6] Aggarwal V,Mulukutla V,Maskatia S,et al. Outcomes after Balloon Pulmonary Valvuloplasty for Critical Pulmonary Stenosis and Incidence of Coronary Artery Fistulas. Am J Cardiol,2018,121(12):1617-1623.

[7] Nielsen EA,Hjortdal VE. Surgically treated pulmonary stenosis:over 50 years of follow-up. Cardiol Young,2016,26(5): 860-866.

[8] Hong D,Qian MY,Zhang ZW,et al. Immediate Therapeutic Outcomes and Medium-term Follow-up of Percutaneous Balloon Pulmonary Valvuloplasty in Infants with Pulmonary Valve Stenosis:A Single-center Retrospective Study. Chin Med J(Engl), 2017,130(23):2785-2792.

[9] Loureiro P,Cardoso B,Gomes IB,et al. Long-term results of percutaneous balloon valvuloplasty in neonatal critical pulmonary valve stenosis:a 20-year,single-centre experience. Cardiol Young,2017,27(7):1314-1322.

[10] Cuypers JA,Menting ME,Opić P,et al. The unnatural history of pulmonary stenosis up to 40 years after surgical repair. Heart, 2017,103(4):273-279.

[11] Devanagondi R,Peck D,Sagi J,et al. Long-Term Outcomes of Balloon Valvuloplasty for Isolated Pulmonary Valve Stenosis. Pediatr Cardiol,2017,38(2):247-254.

[12] Shi JZ,Chow PC,Li W,et al. Fifty-Five Years Follow-Up of 111 Adult Survivors After Biventricular Repair of PAIVS and PS. Pediatr Cardiol,2019,40(2):374-383.

[13] Di Leo G,D'Angelo ID,Al ì M,et al. Intra-and inter-reader reproducibility of blood flow measurements on the ascending aorta and pulmonary artery using cardiac magnetic resonance. Radiol Med,2017,122(3):179-185.

[14] Balegadde AV,Vijan V,Thachathodiyl R,et al. A case of asymptomatic large aortopulmonary window in an adult:Role of cardiac CT,CMRI,and 3D printing technology. Anatol J Cardiol,2018,19(1):72-74.

[15] Xu HX,Zheng DD,Pan M,Li XF. Transcatheter Treatment of Aortopulmonary Window with a Symmetrical Membranous Ventricular Septal Occluder. Cardiology,2017,138(2):76-79.

[16] Uçar T,Karagözlü S,Ramoğlu MG,et al. Transcatheter closure of aortopulmonary window with Amplatzer duct occluder Ⅱ: additional size. Cardiol Young,2020,30(3):424-426.

[17] Ganigara M,Doshi A,Naimi I,et al. Preoperative Physiology,Imaging,and Management of Coarctation of Aorta in Children. Semin Cardiothorac Vasc Anesth,2019,23(4):379-386.

[18] Doshi AR,Chikkabyrappa S. Coarctation of Aorta in Children. Cureus,2018,10(12):e3690.

[19] Agasthi P,Pujari SH,Tseng A,et al. Management of adults with coarctation of aorta. World J Cardiol,2020,12(5):167-191.

[20] Beckmann E,Jassar AS. Coarctation repair-redo challenges in the adults:what to do? J Vis Surg,2018,4:76.

[21] Wu Y,Jin X,Kuang H,et al. Is balloon angioplasty superior to surgery in the treatment of paediatric native coarctation of the aorta:a systematic review and meta-analysis. Interact Cardiovasc Thorac Surg,2019,28(2):291-300.

[22] Alkashkari W,Albugami S,Hijazi ZM. Management of Coarctation of The Aorta in Adult Patients:State of The Art. Korean Circ J,2019,49:298-313.

[23] Stout KK,Daniels CJ,Aboulhosn JA,et al. 2018 AHA/ACC Guideline for the Management of Adults With Congenital Heart Disease:A Report of the American College of Cardiology/American Heart Association Task Force on Clinical Practice Guidelines[published correction appears in J Am Coll Cardiol. 2019 May 14;73(18):2361-2362]. J Am Coll Cardiol. 2019; 73(12):e81-e192.

[24] Jeremy L Herrmann,Aaron J Clark,Cameron Colgate,et al. Surgical Valvuloplasty Versus Balloon Dilation for Congenital

Aortic Stenosis in Pediatric Patients. World J Pediatr Congenit Heart Surg,2020,11(4):444-451.

[25] Anita Nguyen,Hartzell V Schaff.Surgical Myectomy:Subaortic,Midventricular and Apical. Cardiol Clin,2019,37(1):95-104.

[26] Roemers R,Kluin J,de Heer F,et al. Surgical Correction of Supravalvar Aortic Stenosis:52 Years' Experience. World J Pediatr Congenit Heart Surg,2018,9(2):131-138.

[27] Yabrodi M,Mastropietro CW. Hypoplastic left heart syndrome:from comfort care to long-term survival. Pediatr Res,2017,81 (1-2):142-149.

[28] Si MS,Bove EL,Romano JC,et al. How I Teach the Norwood Procedure. Ann Thorac Surg,2016,101(6):2045-2048.

第九章 瓣膜疾病

第一节 风湿性瓣膜病

一、二尖瓣狭窄

【流行病学】

风湿性心脏病是二尖瓣狭窄(mitral stenosis)的最常见病因,只有 50%~60% 的患者有明确的风湿热病史,其中女性比男性更易患病,占患者群的 2/3~3/4。一般认为患病年龄常在 20 岁之前,10~30 年之后出现临床症状。风湿热的病因为 A 组溶血性链球菌,可能此类链球菌与人体组织存在交叉反应,但具体致病机制尚不清楚。据报道约 40% 的风湿性心脏病患者为单纯性二尖瓣狭窄。

【病理生理】

正常二尖瓣瓣叶质地柔软,瓣口面积为 4~6cm^2。当瓣口面积≤1.5cm^2 时为重度狭窄,瓣口面积≤1.0cm^2 时为极重度狭窄。主要病理生理特点为左心室舒张期由左心房流入左心室的血流受限,导致左心房压力异常增高、左心房与左心室之间的压力阶差增加。一方面,这种压力阶差利于维持正常的心排血量;另外一方面,左心房压力升高引起肺静脉和肺毛细血管压力升高,导致左心房、肺静脉扩张,继而导致肺淤血。此时患者休息时可无明显症状,但在体力活动时,因循环血流速度增快,肺静脉和肺毛细血管压力进一步升高,从而出现呼吸困难、咳嗽、发绀,严重者可导致急性肺水肿。因肺循环血容量长期超负荷,导致肺动脉压力上升,肺小动脉出现痉挛、硬化。由于右心室后负荷增加,右心室代偿性出现肥厚、扩张,继而可发生功能衰竭。此时肺动脉压力有所降低,肺循环血流量有所减少,肺淤血可得以缓解,但是右心衰竭相关的症状也相继出现,如肝脾淤血肿大、浆膜腔积液、下肢水肿等。

按病变程度分为隔膜型和漏斗型。隔膜型主瓣体无病变或病变较轻,活动尚可;漏斗型瓣叶明显增厚和纤维化,腱索和乳头肌明显粘连和缩短,整个瓣膜变硬呈漏斗状,活动明显受限,常伴有不同程度的关闭不全。瓣叶钙化进一步加重狭窄,并可引起血栓形成和栓塞。二尖瓣狭窄代偿期左心室舒张末期压力和容积保持正常,左房压出现升高。静息状态下,二尖瓣严重狭窄的患者,其左房平均压为15~20mmHg,平均跨瓣压差为 10~15mmHg。由于前负荷减小,随着疾病进展,二尖瓣严重狭窄者可出现左心室功能障碍,表现为射血分数等反应收缩功能的指标降低。多数二尖瓣狭窄患者的静息心排血量在正常范围,运动时心排血量的增加低于正常;因左、右心室功能均已受损,少数严重狭窄者静息心排血量低于正常,运动时心排血量不增加反而降低。此外,由于左心房扩大,常继发心房颤动。心室率快的心房颤动可使肺毛细血管压力上升,从而加重肺淤血、诱发肺水肿。

【临床表现】

(一)症状

由于二尖瓣狭窄进展缓慢,患者在很长时间可以没有临床症状,但是随着病情的进展最终出现与肺淤血和低心排血量相关的典型症状。最早出现的症状为夜间阵发性呼吸困难,严重时端坐呼吸。呼吸困难可因左心房压升高而引起,诱发因素有上呼吸道感染、活动、紧张或心房颤动等。轻度二尖瓣狭窄患者在重体力活动时才出现呼吸困难,随着瓣膜病变加重,轻度活动即可出现呼吸困难。如果合并严重肺动脉高压、右心衰竭,患者可出现三尖瓣关闭不全、下肢水肿和胸、腹水等相关症状。

左心房压升高和肺血容量增多可以引起支气管动脉(或黏膜下曲张静脉)破裂发生咯血,随后由于肺血管阻力升高,咯血症状消失。疾病后期,急性肺水肿可出现粉红色泡沫痰。

左心房压力增高导致左心房重塑,从而继发心房颤动。心房颤动引起左心房内血流紊乱,促进血栓形成。20% 的患者二尖瓣狭窄的首发症状是体循环栓塞,单纯二尖瓣狭窄或者伴有关闭不全患者的血栓发生率大于单纯二尖瓣关闭不全的患者,其中脑血栓占 40%。左心房血栓形成的危险因素包括低心排血量、左心房扩大、心房颤动以及心脏超声检查发现左心房内"烟雾"现象。

(二) 体征

二尖瓣面容,口唇轻度发绀。心尖部可触及舒张期细震颤,心界于第 3 肋间向左扩大。心尖部第一心音亢进,呈拍击性,在胸骨左缘第 3~4 肋间至心尖内上方可闻及开瓣音,若瓣叶失去弹性则亢进的第一心音及开瓣音可消失;心尖部可闻及舒张中、晚期隆隆样杂音,呈递增性,以左侧卧位、呼吸末及活动后杂音更明显;肺动脉瓣第二心音亢进伴分裂;在肺动脉瓣区胸骨左缘第 2~3 肋间可闻及短促的舒张早期泼水样杂音,深吸气时 Graham-Steel 杂音增强。

【辅助检查】

X 线检查示肺动脉干突出,左心房大,右心室大,左主支气管上抬,食管可见左心房压迹。肺上部血管影增多、增粗,肋膈角可见 Kerley B 线。ECG 示:P 波增宽 >0.11 秒,有切迹,右心室肥大;后期可有心房颤动。超声心动图是诊断二尖瓣病变和评价病理生理改变的首选无创检查方法,胸骨旁长轴切面是最佳的诊断切面,可以观察到舒张期瓣叶运动受限以及瓣膜和瓣下结构增厚或者钙化;二维超声心动图可以准确测量二尖瓣瓣口面积和房室腔的大小。M 型超声可以发现瓣叶增厚、活动受限和舒张期瓣口开放时前后瓣叶呈同向运动;多普勒超声示二尖瓣下舒张期湍流频谱。

【并发症】

1. **心律失常**　以房性心律失常最多见。一般先出现房性期前收缩,继而发生房性心动过速、心房扑动、阵发性心房颤动直至持久性心房颤动。左心房压力增高导致的左心房扩大和风湿炎症引起的左心房壁纤维化是心房颤动持续存在的病理基础。心房颤动降低心排血量,可诱发或加重心力衰竭。快速心房颤动时心尖区舒张期隆隆样杂音可减轻或消失,心率减慢时又明显或出现。

2. **充血性心力衰竭和急性肺水肿**　充血性心力衰竭为二尖瓣狭窄的主要死亡原因。呼吸道感染是心力衰竭的常见诱因,在女性患者中妊娠和分娩亦常诱发心力衰竭。急性肺水肿是重度二尖瓣狭窄的急重并发症,多发生于剧烈体力活动、情绪激动、感染、突发心动过速或快速心房颤动时,在妊娠和分娩时更易诱发。上述情况下心室率明显加快,左心室舒张充盈时间缩短,左心房压力明显升高,肺循环淤血、血容量增加,进一步导致肺毛细血管压力增高,血浆渗出至组织间隙或肺泡内,从而引起急性肺水肿。

3. **栓塞**　以脑栓塞最常见,亦可发生于四肢、肠、肾和脾等脏器,栓子多来自心房颤动者扩大的左心耳。右心房来源的栓子可造成肺栓塞或肺梗死。

4. **肺部感染**　本病患者常有肺静脉压力增高及肺淤血,易合并肺部感染。出现肺部感染后往往加重或诱发心力衰竭。

5. **亚急性感染性心内膜炎**　较少见。

【诊断及鉴别诊断】

发现心尖区隆隆样舒张期杂音并有左心房扩大,即可考虑二尖瓣狭窄。超声心动图检查可明确诊断。临床上二尖瓣狭窄应与下列情况的心尖区舒张期杂音相鉴别。

1. **急性风湿性心脏炎**　心尖区有高调、柔和的舒张早期杂音,每日变化较大,风湿活动控制后杂音可消失。这种杂音是因为心室扩大、二尖瓣相对狭窄所致,即 Carey-Coombs 杂音。

2. **功能性二尖瓣狭窄**　见于各种原因所致的左心室扩大,二尖瓣口流量增大,或二尖瓣在心室舒张期受主动脉反流血液的冲击等情况,如大量左至右分流的动脉导管未闭、心室间隔缺损、主动脉瓣关闭不全等,此杂音历时较短,无开瓣音,性质较柔和。

3. **左心房黏液瘤** 为心脏原发性肿瘤中最常见者。临床症状和体征与二尖瓣狭窄相似,但呈间歇性且随体位而变化,一般无开瓣音而听到肿瘤扑落音,心房颤动少见而易有反复的周围动脉栓塞现象。超声心动图表现为二尖瓣开口附近收缩期和舒张期均可见一团云雾状回声波。心导管检查显示左心房压力明显升高,选择性造影示左心房内充盈缺损。因有促使瘤栓脱落的可能,导管检查及造影目前已少用。

4. **三尖瓣狭窄** 胸骨左缘下端闻及低调的隆隆样舒张期杂音,吸气时因回心血量增加可使杂音增强,呼气时减弱。窦性节律时颈静脉 a 波增大。二尖瓣狭窄舒张期杂音位于心尖区,吸气时无变化或减弱。超声心动图可明确诊断。

5. **原发性肺动脉高压** 多发生于女性患者,无心尖区舒张期杂音和开瓣音,左心房不扩大,肺动脉楔压和左心房压力正常。

【治疗】

(一)代偿期治疗

适当避免过度的体力劳动及剧烈运动,控制心脏负荷,保护心功能;积极预防风湿活动以及感染性心内膜炎的发生。

(二)失代偿期治疗

出现临床症状者,宜口服利尿药并限制钠盐摄入。右心衰竭明显或出现快速心房颤动时,用洋地黄类制剂、β 受体拮抗药可控制心室率、缓解症状。对于持续性心房颤动应考虑药物或电复律治疗;对长期心力衰竭伴心房颤动者应该采用抗凝治疗,以预防血栓形成和动脉栓塞的发生。

(三)手术方法

治疗的关键是解除二尖瓣狭窄,降低跨瓣压力阶差。常采用的手术方法如下。

1. **经皮穿刺二尖瓣球囊分离术** 作为一种介入性心导管治疗技术,优势为创伤小、康复快,近期疗效较为肯定。其适应证为隔膜型单纯二尖瓣狭窄。此方法能明显降低二尖瓣跨瓣压力阶差和左心房压力,提高心脏指数,有效地改善临床症状。经皮穿刺二尖瓣球囊分离术不损害瓣下结构,对于操作熟练者,亦可避免并发症的发生。

2. **二尖瓣分离术** 分为闭式和直视式两种。闭式分离术采用经左心室心尖部植入扩张器的方法,扩张狭窄的二尖瓣,对隔膜型疗效最好。手术适应证为患者年龄不超过 55 岁,心功能在 I~II 级,近半年内无风湿活动或感染性心内膜炎,术前检查心房内无血栓,不伴有或仅有轻度二尖瓣关闭不全,不伴有主动脉瓣病变且左心室不大。合并妊娠者,宜在孕期 6 个月以内进行。对中度或重度二尖瓣关闭不全、疑有心房内血栓形成、瓣膜重度钙化或腱索明显融合缩短的患者,应行直视式分离术。

3. **二尖瓣置换术** 指征为对于有症状的心功能在 II~IV 级的患者。常用机械瓣或生物瓣,其中机械瓣经久耐用,不致钙化或感染,但须终身抗凝治疗,伴有溃疡病或出血性疾病者忌用;生物瓣不需终生抗凝治疗,但可因感染性心内膜炎或瓣膜钙化或机械性损伤而出现功能障碍。

4. **二尖瓣成形术** 对于二尖瓣瓣叶、腱索病变不严重的患者,术者可以结合个人经验适当选用此技术。近年来,部分术者尝试应用此技术,近中期结果较为满意,但是远期效果尚需考证。

二、二尖瓣关闭不全

二尖瓣包括四个部分:瓣环、瓣叶、腱索和乳头肌。其中任何一个结构出现功能失调,均可导致二尖瓣关闭不全(mitral insufficiency)。风湿性二尖瓣病变患者可出现瓣叶、腱索的挛缩、硬化,导致瓣叶运动障碍,从而出现关闭不全,属于 carpentier 分型的 IIIa 型。

【病理生理】

二尖瓣关闭不全的主要病理生理改变是二尖瓣反流使得左心房负荷和左心室舒张期负荷加重。左心室收缩时,血流由左心室注入主动脉和压力较低的左心房,流入左心房的血流量可达左心室排血量的 50% 以上。左心房除接受肺静脉回流的血液外,还接受左心室反流的血液,因此左心房压力升高,进一步引起肺静脉和肺毛细血管压力升高,继而导致肺淤血、肺水肿。由于左心室舒张期容量负荷增加,出现扩大,慢性者早期通过代偿性每搏量和射血分数增加,左心室舒张末期容量和压力可不增加,此时可无临床症状;失代偿时,每搏量和射血分数下降,左心室舒张期末容量和压力明显增加,临床上出现肺淤血和体循环灌注低下等左心衰竭的表现。晚期可出现肺动脉高压和全心衰竭。

慢性发病者中,由于风湿热造成的瓣叶损害所引起者最多见,占全部二尖瓣关闭不全患者的1/3。病理变化主要是炎症和纤维化使瓣叶变硬、缩短、变形、粘连融合,腱索融合、缩短。约有50%患者合并二尖瓣狭窄。二尖瓣关闭不全还可见于以下几种情况。①冠状动脉粥样硬化性心脏病(冠心病):心肌梗死后以及慢性心肌缺血累及乳头肌及其邻近室壁心肌,引起乳头肌纤维化伴功能障碍。②先天性畸形:二尖瓣裂缺,最常见于心内膜垫缺损或纠正型心脏转位、心内膜弹力纤维增生症、降落伞型二尖瓣畸形。③二尖瓣环钙化:为特发性退行性病变,多见于老年女性患者。此外,高血压病、马方综合征、慢性肾衰竭和继发性甲状腺功能亢进患者,亦易发生二尖瓣环钙化。④左心室扩大:任何病因引起的明显左心室扩大,均可使二尖瓣环扩张和乳头肌侧移,影响瓣叶的闭合,从而导致二尖瓣关闭不全。⑤二尖瓣脱垂综合征。⑥其他少见病因:结缔组织病,如系统性红斑狼疮、类风湿关节炎等,还有梗阻性肥厚型心肌病、强直性脊椎炎。

急性二尖瓣关闭不全多因外伤后腱索断裂、瓣膜毁损或破裂、乳头肌坏死或断裂以及人工瓣膜替换术后开裂而引起,可见于感染性心内膜炎、急性心肌梗死、穿通性或闭合性胸外伤及自发性腱索断裂。急性二尖瓣关闭不全时,左心房突然增加大量反流的血液,可使左心房和肺静脉压力急剧上升,引起急性肺水肿。

【临床表现】

(一)症状

通常情况下,从初次风湿性心炎到出现明显二尖瓣关闭不全的症状可长达20年,一旦发生心力衰竭,则进展迅速。轻度二尖瓣关闭不全者可无明显症状或仅有轻度不适感。严重二尖瓣关闭不全的常见症状如劳力性呼吸困难、疲乏、端坐呼吸等,活动耐力显著下降。咯血和栓塞较少见。晚期右心衰竭时可出现肝淤血、增大、触痛,踝部水肿,胸腔积液或腹水。急性者可很快发生左心衰竭、肺水肿。

(二)体征

1. 心脏听诊 心尖区会听到收缩期吹风样杂音,响度在3/6级及以上,多向左腋下传播,吸气时减弱,反流量小时音调高,瓣膜增厚者杂音粗糙。前叶损害为主时,杂音向左腋下或左肩胛下传导;后叶损害为主者,杂音向心底部传导。可伴有收缩期震颤。心尖区第一心音减弱,或被杂音掩盖。由于左心室射血期缩短,主动脉瓣关闭提前,可导致第二心音分裂。严重二尖瓣关闭不全者可出现低调的第三心音,闻及二尖瓣开瓣音提示合并二尖瓣狭窄。严重的二尖瓣关闭不全患者,由于舒张期大量血液通过,导致相对性二尖瓣狭窄,故心尖区可闻及低调、短促的舒张中期杂音。肺动脉高压时,肺动脉瓣区第二心音亢进。

2. 其他体征 动脉血压正常而脉搏较细小。如在心尖区触及局限性收缩期抬举样搏动,说明左心室肥厚和扩大。肺动脉高压和右心衰竭时,可有颈静脉怒张、肝大、下肢水肿。

【辅助检查】

1. X线检查 轻度二尖瓣关闭不全者,可无明显异常发现。严重者左心房和左心室明显增大,明显增大的左心房可推移和压迫食管。肺动脉高压或右心衰竭时,右心室增大,可见肺静脉淤血,肺间质水肿和Kerley B线。常有因二尖瓣叶和瓣环钙化引起的密度增高影。

2. 心电图检查 轻度二尖瓣关闭不全者,心电图可正常。严重者可有左心室肥大和劳损;肺动脉高压时可出现左、右心室肥大的表现。慢性二尖瓣关闭不全伴左心房增大者多继发心房颤动。窦性心律者P波增宽且呈双峰形,提示左心房增大。

3. 超声心动图检查 是检测和定量二尖瓣反流的最准确的无创性诊断方法。二维超声心动图上可见二尖瓣前后叶反射增强、变厚,瓣口在收缩期关闭对合不佳;腱索断裂时,二尖瓣可呈连枷样改变,在左心室长轴面上可见瓣叶在收缩期呈鹅颈样钩向左心房,舒张期呈挥鞭样漂向左心室。瓣叶活动幅度减小、关闭障碍;左心房扩大,收缩期过度扩张;左心房扩大及室间隔活动过度。

4. **放射性核素检查** 放射性核素血池显像示左心房和左心室扩大,左心室舒张末期容积增加。肺动脉高压时,可见肺动脉主干和右心室扩大。

5. **右心导管检查** 右心室、肺动脉及肺毛细血管压力增高,肺循环阻力增大,左心导管检查左心房压力增高,压力曲线 V 波显著,而心排血量减低。

【诊断及鉴别诊断】

临床诊断主要根据心尖区典型的吹风样收缩期杂音并有左心房和左心室扩大,超声心动图检查可明确诊断。

二尖瓣关闭不全的杂音应与下列情况的心尖区收缩期杂音鉴别。

1. **相对性二尖瓣关闭不全** 可发生于高血压心脏病、各种原因引起的主动脉瓣关闭不全或心肌炎、扩张型心肌病、贫血性心脏病等。由于左心室或二尖瓣环明显扩大,造成二尖瓣相对关闭不全而出现心尖区收缩期杂音。

2. **功能性心尖区收缩期杂音** 50% 左右的正常儿童和青少年可听到心前区收缩期杂音,响度在 1~2 级(6 级分级法)、短促、性质柔和、不掩盖第一心音,无心房和心室的扩大。亦可见于发热、贫血、甲状腺功能亢进等高动力循环状态,原因消除后杂音即消失。

3. **室间隔缺损** 可在胸骨左缘第 3~4 肋间闻及粗糙的全收缩期杂音,常伴有收缩期震颤,杂音向心尖区传导,心尖搏动呈抬举样。心电图及 X 线检查表现为左、右心室增大。超声心动图显示心室间隔连续中断,声学造影可证实存在心室水平的左向右分流。

4. **三尖瓣关闭不全** 胸骨左缘下端闻及局限性吹风样的全收缩杂音,吸气时因回心血量增加可使杂音增强,呼气时减弱。肺动脉高压时,肺动脉瓣第二心音亢进,颈静脉 V 波增大。可有肝搏动、肿大。心电图和 X 线检查可见右心室肥大。超声心动图可明确诊断。

5. **主动脉瓣狭窄** 心底部主动脉瓣区或心尖区可听到响亮粗糙的收缩期杂音,向颈部传导,伴有收缩期震颤。可有收缩早期喀喇音,心尖搏动呈抬举样。心电图和 X 线检查可见左心室肥厚和扩大。超声心动图可明确诊断。

【治疗】

(一)内科治疗

适当避免过度的体力劳动及剧烈运动,限制钠盐摄入,保护心功能;对风湿性心脏病积极预防链球菌感染与风湿活动以及感染性心内膜炎;适当使用利尿药、血管扩张药(特别是减轻后负荷的血管扩张药),通过降低左心室射血阻力,可减少反流量、增加心排血量,从而产生有益的血流动力学作用。慢性患者可用血管紧张素转化酶抑制药,急性患者可用硝普钠、硝酸甘油或酚妥拉明静脉滴注。洋地黄类药物宜用于出现心力衰竭的患者,对伴有心房颤动者更有效。晚期的心力衰竭患者,可用抗凝血药物防止血栓栓塞。

(二)手术治疗

长期随访研究表明,手术治疗后二尖瓣关闭不全患者心功能的改善程度明显优于药物治疗;即使在合并心力衰竭或心房颤动的患者中,手术治疗的疗效亦明显优于药物治疗。瓣膜修复术比人工瓣膜置换术的死亡率低,长期存活率较高,血栓栓塞发生率较小。

1. **术前准备** 手术治疗前,应完善超声心动图等必要的检查,必要时行左、右心导管检查和左心室造影。这些检查对确诊二尖瓣反流,明确原发性、继发性二尖瓣关闭不全均有很大的帮助;血流动力学检查有助于评估受累瓣叶的病变严重程度;冠状动脉造影可确定患者是否需要同时行冠状动脉旁路移植术。

2. **手术指征** ①急性二尖瓣关闭不全;②心功能 3~4 级,经内科积极治疗后;③无明显临床症状或心功能在 2 级或 2 级以下,辅助检查表明心脏进行性增大,左心室射血分数下降。超声心动图检查示左心室收缩期末内径达 50mm 或舒张期末内径达 70mm,射血分数≤50% 时即应尽早手术治疗。

3. **手术种类** ①瓣膜修复术:能最大限度地保存天然瓣膜。适用于瓣叶脱垂、腱索过长或断裂的患者;风湿性二尖瓣病变局限,前叶柔软无皱缩且腱索虽有纤维化或钙化但无挛缩;感染性心内膜炎二尖瓣赘生物或穿孔病变局限,前叶无或仅轻微损害者。②人工瓣膜置换术:置换的瓣膜有机械瓣和生物瓣。目前最常用的机械瓣为双叶机械瓣膜,其优点为耐磨损性强,但血栓栓塞事件的发生率较高,须终身抗凝血治疗。常用的生物瓣包括猪主动脉瓣和牛心包瓣,其优点为血栓栓塞发生率较低,不需终身抗凝血和具有与天然瓣相仿的中心血流,但不如机械瓣耐用。

年轻患者以及患有心房颤动或血栓栓塞风险较高而需抗凝血治疗者,宜选用机械瓣;若瓣环小,则需选用血流动力学效果较好的人工瓣;如有出血倾向或抗凝血禁忌者,以及年轻女性换瓣术后拟妊娠生育者,宜用生物瓣。

【并发症】

慢性病变患者的并发症与二尖瓣狭窄相似,但出现较晚。感染性心内膜炎较多见,栓塞少见。急性患者和慢性患者发生腱索断裂时,短期内发生急性左心衰竭甚至急性肺水肿,预后较差。

三、主动脉瓣狭窄

【流行病学】

单纯的主动脉瓣狭窄多见于男性患者。常见的病因包括退行性变、先天性畸形,风湿性病变较少见。风湿性主动脉瓣狭窄很少单独发生,常伴有二尖瓣狭窄。主动脉瓣的风湿性病理损害可引起瓣膜增厚、运动障碍,导致瓣膜开放不全;瓣叶交界的融合使开口面积缩小,从而引起主动脉瓣狭窄。

【临床表现】

(一) 症状

主动脉瓣狭窄患者存在左心室后负荷增加、射血受阻,但是代偿期较长,患者可在很长时间内无临床症状。左心室长期的后负荷增加引起代偿性肥厚、体循环供血相对不足,可出现下列典型的临床症状:①晕厥;②胸闷、心绞痛;③充血性心力衰竭。

眩晕或晕厥是由于心脏压力感受器反应失常导致的低血压和脑部供血减少,也可能与心律失常有关,如室性心动过速、短暂性室颤等。约有 2/3 严重主动脉瓣狭窄患者出现活动性心绞痛,其中 1/2 本身存在潜在的冠状动脉病变,无冠状动脉病变的患者出现心绞痛不仅与心肌氧供需失衡有关,还与其他多个因素有关,如心室质量增加使心肌氧耗增加、收缩期延长使心肌内冠状动脉血管受压、心动过速使舒张期冠状动脉供血减少。

早期心力衰竭表现为活动耐量下降,随着时间的推移,出现胸闷,到晚期可能出现左心室收缩功能下降,表现出低心排血量的症状。

(二) 体征

体格检查是评价主动脉瓣狭窄程度较有价值的方法。在心底部可以闻及收缩期粗糙有力的喷射样杂音,但其响度与瓣膜狭窄的程度无关。

【辅助检查】

1. **心电图**　主动脉瓣狭窄患者心电图表现与其左心室肥厚程度有关,但无特异性,通常表现为电压增高,伴有 ST 段抬高,提示存在心内膜下缺血。需要强调的是,当心电图无左心室肥厚表现,并不能排除主动脉瓣狭窄。

2. **X 线检查**　大多数主动脉瓣狭窄患者 X 线检查表现均正常,但有一些非特异性改变。左心室肥厚的 X 线征象为左心室变钝,在严重的主动脉瓣狭窄的成年人患者胸片上,有时可看到严重钙化的主动脉瓣。

3. **超声心动图**　是评价主动脉瓣狭窄程度的最常用的无创方法。多普勒超声通过测定流经瓣膜的血流速度评估瓣膜的狭窄程度。多普勒测定出的压力阶差与导管的测定值基本相同。

【治疗】

正常成年人平均主动脉瓣瓣口面积为 $3.0\sim4.0\text{cm}^2$,只有当瓣口面积小于正常的 1/4 时才会出现明显的症状,目前常用的主动脉瓣狭窄分级标准如下。

1. **主动脉瓣轻度狭窄**　面积 $>1.5\text{cm}^2$。

2. **主动脉瓣中度狭窄**　面积 $1\sim1.5\text{cm}^2$。

3. **主动脉瓣重度狭窄**　面积 $<1\text{cm}^2$。

决定是否施行主动脉瓣置换手术常根据有无临床症状，有些严重的主动脉瓣狭窄患者可以在很长时间内无症状，而部分中度狭窄的患者在早期就出现临床症状。最终患者出现晕厥、心力衰竭、胸痛等症状。一旦出现上述症状，如不及时接受瓣膜置换手术，患者的生存期通常为2~3年，出现心力衰竭的患者预后最差，其生存期常在2年内。猝死是主动脉瓣狭窄患者最严重的后果，发生前患者常无先兆症状，大多数患者既往有临床症状，重度狭窄患者每年猝死发生率<1%。

主动脉瓣置换手术是治疗成年人主动脉瓣狭窄唯一有效方法。凡出现临床症状同时无明显手术禁忌的主动脉瓣狭窄患者，都适于手术治疗，瓣膜替换手术治疗可以改善症状和延长生存时间。如果是由于心脏后负荷增大而导致的心功能减退，尽管射血分数低，但手术效果良好，而因为心肌收缩力降低的患者手术效果欠佳。随着血流动力学的改善，射血分数和室壁张力低下的患者可逐渐恢复。对于外科开胸手术中高危的高龄患者，经导管主动脉瓣置入术（transcatheter aortic valve implantation，TAVI），是另外一种非常有意义的选择。此种治疗方式无须开胸，因而创伤小、术后恢复快。

对于无症状的主动脉瓣狭窄，因为存在猝死风险，多数学者建议：主动脉瓣瓣口面积<0.6cm^2，活动后出现异常低血压、左心室功能下降、室性心动过速和左心室肥厚明显的患者应该手术。

合并有冠状动脉病变须行冠状动脉旁路移植术，或须行其他瓣膜手术（如二尖瓣）和主动脉根部手术治疗的主动脉瓣中度狭窄患者，需同期行主动脉瓣替换术。

四、主动脉瓣关闭不全

主动脉瓣关闭不全是指左心室舒张期主动脉瓣叶不能对合或关闭不充分，由于瓣叶关闭不全，射出的血液又流回左心室，血液反流造成有效搏血量减少。与主动脉瓣狭窄不同，其左心室处于压力和容量双负荷，急性超负荷可能使左心室失代偿，出现心力衰竭。风湿性病变可能引起主动脉瓣关闭不全。其他常见的病因还有退行性变、钙化性主动脉瓣病变，急性或慢性感染性心内膜炎等。

【临床表现】

主动脉瓣关闭不全的患者有很长的代偿期，处于代偿期的患者可以很长时间无临床症状。左心室失代偿后可出现心悸、气促、心尖部抬举样搏动和不典型胸痛综合征。与主动脉瓣狭窄不同，主动脉瓣关闭不全的患者很少出现胸痛症状。主动脉瓣关闭不全导致的左心室代偿性肥厚的程度不如主动脉瓣狭窄重，但主动脉瓣区涡流和舒张压的下降在某种程度上可能导致冠状动脉血流减少和心肌灌注不良。当左心室代偿时，主动脉瓣关闭不全的主要症状是心力衰竭和肺淤血。

主动脉瓣关闭不全在不同时期的体征各不相同。由于总排血量增大，搏出的血流使外周血管扩张，但随着血液反流使血管床又迅速回缩，从而导致脉压增大。临床上出现许多典型体征，如水冲脉、毛细血管搏动征等周围血管征，病程后期可表现为充血性心力衰竭。

【辅助检查】

（一）心电图检查

慢性关闭不全的心电图电轴左偏，左心室传导阻滞者常伴有左心功能不全。QRS波的宽度与左心室质量呈线性相关，如QRS波平坦且宽度较小表明射血分数和心肌收缩力严重下降。但心电图不能准确反映主动脉瓣关闭不全的严重程度。

（二）超声心动图

超声心动图检查是诊断主动脉瓣关闭不全和监测疾病进程最有效的方法。它可以检查主动脉瓣的病变部位、反流的严重程度，同时可以测量左心室舒张末和收缩末的容积及心室壁厚度，以确定左心室有无不可逆损伤。同时需要注意有没有合并其他瓣膜病变。

【诊断】

一般情况下，根据体征和临床症状可诊断主动脉瓣关闭不全。心电图、超声心动图有助于明确诊断和判断疾病严重程度。

【治疗】

急性主动脉瓣关闭不全应尽早进行手术治疗，因为左心室不能在短时间内代偿，会很快出现进行性充血性心力衰竭、心动过速和心排血量下降。

慢性主动脉瓣关闭不全患者可以很好地耐受，但一旦出现心功能下降，就需要行瓣膜成形术或者替换术。主动脉瓣关闭不全手术的理想时机是心肌发生不可逆损伤前，尽管心功能受损患者围手术期风险较大，但与药物治疗相比，手术可以延长生存时间。严重主动脉瓣关闭不全合并心功能低下的患者采用非手术治疗，其1年内病死率为50%。对于外科手术高风险的患者，可以采用经导管瓣膜置换的方式进行治疗。

五、联合瓣膜病

联合瓣膜病为需要外科矫治的心脏多瓣膜病变，其瓣膜的病理性变化可能是风湿性改变、退行性变、感染性及其他原因引起的病变。瓣膜的功能障碍可以是原发性的（如病因直接作用于瓣膜的后果），或继发性的（心脏扩大或肺动脉高压）。外科治疗既要考虑瓣膜原发病变的影响，又要考虑成形或置换术后，继发受累瓣膜的反应，即是否可以不处理而自愈。

瓣膜反流可能是瓣膜本身病理改变直接引起，也可能是继发于其他病变所致的心室形态的改变。这种继发性或功能性反流最常见于房室瓣。对一些患者，继发性瓣膜反流可通过对原发病变瓣膜的修复或置换得到改善，而另一些患者可能需要同期外科治疗。

据文献报道，67%的严重主动脉瓣狭窄患者伴有二尖瓣反流。如二尖瓣功能轻度异常，解除左心室流出道梗阻将使二尖瓣反流得到改善；如二尖瓣反流严重，主动脉瓣置换术后仍有一定程度的反流存在，此时需同期行二尖瓣瓣环成形术。如果主动脉瓣狭窄合并二尖瓣结构异常的二尖瓣反流，则需同期行二尖瓣成形术或二尖瓣置换术。

继发性三尖瓣反流常常与风湿性二尖瓣狭窄有关，具体原因尚未明确。目前多认为可能是继发于肺动脉高压和右心室扩张。三尖瓣瓣环的扩张是非对称性的，多数扩张发生在右心室游离壁对应的瓣环，三尖瓣隔瓣处的瓣环较少发生扩张性改变。二尖瓣术中应同期处理明显反流的三尖瓣，可行De Vega成形或Key's成形，使用成形环的瓣环成形术也是常用的手术方案。

（孙寒松）

第二节　创伤性心脏瓣膜病

创伤性心脏瓣膜病为创伤外科的一种危急重症，大体可分为开放性和闭合性两大类。在上至锁骨、下至肋弓、两侧至锁骨中线的"心脏损伤危险区"内的穿透性损伤均可伤及心脏瓣膜。当遭受车祸等闭合性损伤时，胸内压及心腔内压力骤升，从而导致房室瓣、半月瓣损伤，其中最易受伤的瓣膜为二尖瓣，其次为主动脉瓣。当瓣膜受伤发生关闭不全后，后继病理生理改变、诊断都与风湿性瓣膜关闭不全类似，此处不再赘述。下面主要介绍创伤性心脏瓣膜病的手术方法。

除了可以实施二尖瓣置换术，如果条件允许应该实施二尖瓣成形术，包括矩形切除术、瓣叶移位成形术、前瓣叶脱垂处理技术、瓣环成形和双孔技术等。

1. **矩形切除术**　后瓣叶脱垂用矩形切除术处理。首先确定过长或断裂腱索附着在后瓣叶的位置，并标记。切除相应病变腱索附着的后瓣叶。瓣叶上的缺口用5-0线缝闭。该方法是瓣膜成形术中最重要的步骤。

2. **瓣叶移位成形术**　是后瓣叶矩形切除术后的另一修补形式，由Carpentier设计，是为了防止二尖瓣收缩期前向运动（SAM）引起的左心室流出道梗阻。

3. **前瓣叶脱垂的处理**　包括腱索转移、腱索置换、腱索缩短、人工腱索等。

4. **瓣环成形**　可以有效地纠正瓣环扩张、改善瓣叶的对合、加固缝合线和防止瓣环的进一步扩大。成形环有多种类型，需要术者根据个人经验及病变特点而进行选择。

5. **双孔技术**　又称缘对缘技术。适用于前瓣叶脱垂为主，同时存在后瓣叶钙化严重等导致腱索转移困难的患者。

（孙寒松）

第三节 缺血性瓣膜病和退行性瓣膜病

随着人民生活水平的提高、就医条件的改善,我国人口的平均寿命也逐渐延长,相伴而来的是高龄瓣膜病患者人数日益增加。缺血性瓣膜病、退行性瓣膜病已成为 60 岁以上老年人中常见的心血管疾病,据统计约占老龄心血管外科手术的 10%~20%。近些年来,由于心脏麻醉水平的进步、心外科各种手术技术的发展及心脏手术围手术期管理水平的提高,心脏瓣膜外科也取得了显著的进步与发展。但是,缺血性瓣膜病、退行性瓣膜病患者常合并高血压病、心肌梗死及脑血管疾病,这些合并症和心脏瓣膜病也可互为因果并存,增加了这类患者外科手术的复杂性并且会影响手术效果。

缺血性瓣膜病与退行性瓣膜病是特定的病因学范畴,没有特殊的分类。综合国际上近年来文献资料及欧美心血管外科数据库的相关定义,将本节所讲述的内容分类为缺血性二尖瓣关闭不全与乳头肌功能紊乱(ischemia mitral regurgitation and papillary muscle dysfunction)、老年退行性心脏瓣膜病变(senile degenerative valvular heart disease)以及老年迟发性瓣膜病变。

一、二尖瓣缺血性病变与退行性病变

老年性二尖瓣病变的发病原因较多。GroSSi 等报道纽约大学医学中心连续 278 例 70 岁以上行二尖瓣成形或置换术的患者,其中退行性病变 146 例(52.5%),缺血性病变 90 例(32.4%),风湿性病变 19 例(6.8%),感染性病变 15 例(5.4%),其他 8 例(2.9%)。瓣膜退行性与缺血性病变占老年二尖瓣病变的绝大多数。

(一)二尖瓣病变与瓣环钙化症

儿童时期,二尖瓣前叶与后叶呈半透明状,20 岁以后由于纤维组织增生而变厚;50 岁时伴有较多的脂质沉着;70 岁左右,二尖瓣的前叶与后叶闭合缘处增厚呈小结节状,瓣环常出现局限性钙化。随着二尖瓣组织的退行性变,瓣叶、瓣环和腱索组织中的胶原纤维被黏多糖酸所代替,进而表现为瓣叶厚度变薄、面积扩大,腱索延长变细,并可发生断裂。二尖瓣环钙化是一种退行性病变,主要发生于 60 岁以上的老年患者中,钙化的发生机制目前尚不清楚,可能是血流应力引起的一种表现。主动脉瓣钙化性狭窄的患者中有 50% 合并严重的二尖瓣瓣环的钙化。钙化最初发生在二尖瓣后瓣环的中部,随着钙化的进展,逐渐出现瓣叶向上突起及腱索延长。钙化初始一般呈条状,范围逐渐扩大,严重者可侵犯全部瓣环,并可累及心肌和传导系统,引起传导系统功能障碍。

退行性二尖瓣病变的临床表现、手术方法等内容可参考有关章节。本部分将重点介绍缺血性二尖瓣病变。

(二)缺血性二尖瓣关闭不全与乳头肌功能紊乱

由缺血性心脏病引起的继发性二尖瓣关闭不全,称为缺血性二尖瓣关闭不全。此病通常是心肌缺血和心肌梗死发生后的继发性表现,必须把缺血性二尖瓣关闭不全与其他病因引起的二尖瓣关闭不全且合并缺血性心脏病区别开来,因为两者有时并无因果联系。所有缺血性二尖瓣关闭不全,均有急性或陈旧性的心肌梗死或有心肌缺血发作。缺血性二尖瓣关闭不全不包括退行性、黏液性及结缔组织病变,以及腱索自发性断裂、感染、创伤、心肌炎、瓣环钙化症或创伤等原因引起的二尖瓣关闭不全,同时也应与先天性畸形区别开来。

缺血性二尖瓣关闭不全可发生于急、慢性心肌梗死后,也可发生于可逆转性心绞痛的患者中。急性和慢性缺血性二尖瓣关闭不全的临床表现,都主要决定于左心功能不全的严重程度。左心室功能不全和心肌缺血两种病理生理机制相互交织、互为因果使缺血性二尖瓣关闭不全患者的病理生理过程和临床表现也更加复杂。

继发于缺血性心脏病的慢性重度二尖瓣关闭不全预后不良。其发病机制为乳头肌功能紊乱或二尖瓣环扩张,或两者同时并存,常见的病理改变是 1 个或 2 个乳头肌存在愈合后梗死病灶;急性心肌梗死合并乳头肌梗死或断裂,可引起严重的急性二尖瓣关闭不全。后乳头肌由冠状动脉的后降支单支供血,血管堵塞时容易引起梗死;而前乳头肌则由前降支的对角支和回旋支的纯缘支动脉双重供血,因此发生梗死的机会较少。冠心病累及右冠状动脉和左冠状动脉回旋支,也可引起后乳头肌功能紊乱。二尖瓣关闭不全的严重程度一般与左心室心肌运动障碍或失去运动的区域是一致的。慢性缺血性心脏病可引起乳头肌纤维化和左心室扩大,左心室内出现乳头肌排列紊乱后也可引起二尖瓣关闭不全。心肌梗死引起乳头肌坏死,出现乳头肌断裂者少见。乳头肌完全断裂可引起严重的急性二尖瓣关闭不全和左心衰竭,常引起致命的后果,如仅有部分乳头肌断裂,则二尖瓣反流相对较轻;乳头肌完全断裂一般发生在心肌梗死后 2~7 天内,如不施行紧急手术,50%~75% 的患者于 24 小时内死亡。

【发病率】

在急性心肌梗死后,17%~55% 的患者有二尖瓣收缩期杂音、超声心动图检查显示有缺血性二尖瓣关闭不全,60% 的后下壁心肌梗死患者和46% 的前壁心肌梗死患者,在心肌梗死发生 48 小时后,彩色多普勒血流频谱可显示缺血性二尖瓣关闭不全。心肌梗死患者在就诊时立即行超声检查,发现35% 的患者出现缺血性二尖瓣关闭不全,约 24% 为轻度关闭不全,10% 为中度关闭不全,2% 的患者为重度关闭不全。心肌梗死患者行 PCI 治疗后,关闭不全的程度可减轻,但大部分患者在 PCI 治疗后缺血性二尖瓣关闭不全仍持续存在。有症状的冠心病患者缺血性二尖瓣关闭不全的发生率约为 10%。急性心肌梗死所导致的急性缺血性二尖瓣关闭不全也随着心肌梗死后心肌血运重建过程及纤维瘢痕形成过程,逐渐发展为慢性缺血性二尖瓣关闭不全。

【病理学】

缺血性二尖瓣关闭不全多于急性心肌梗死时突然出现,也可作为心肌梗死后的慢性晚期表现,或是心肌区域性缺血发作时的短暂表现。慢性二尖瓣关闭不全合并冠心病的患者,施行冠状动脉与左心室造影时,常常难以明确缺血性二尖瓣关闭不全程度与冠状动脉阻塞程度之间的对应关系。单纯回旋支严重阻塞、左前降支加回旋支阻塞、左前降支加右冠状动脉阻塞、右冠状动脉加回旋支阻塞或 3 支冠状动脉阻塞,其中 19%~28% 的患者发生中度或重度的缺血性二尖瓣关闭不全。

二尖瓣两个乳头肌的血供有多个来源,后乳头肌由右冠状动脉或回旋支终末的边缘支供血。右冠状动脉优势者中有 68% 的人,后乳头肌由右冠状动脉供血;左冠状动脉优势者中,后乳头肌由左回旋支的终末支供血。前乳头肌主要由回旋支动脉系统供血,但也常有由前降支或侧支,以及对角支动脉系统供血者,前乳头肌的侧部常由回旋支动脉供血。

缺血性二尖瓣关闭不全常继发于后壁心肌梗死,并且关闭不全的程度较重。心肌梗死后乳头肌断裂引起的急性缺血性二尖瓣关闭不全病情危急,后乳头肌断裂的发生率是前乳头肌的 3~6 倍。断裂可发生在乳头肌的主干或其与腱索连接处,部分断裂较为常见。乳头肌完全断裂多发生在急性心肌梗死后 1 周内。部分断裂的发生则可延迟至心肌梗死后 3 个月。急性心肌梗死也可突然发生严重的二尖瓣关闭不全但没有乳头肌断裂,这些患者即通常所称的乳头肌功能紊乱(papillary muscle dysfunction),其主要表现为乳头肌收缩功能不良。即在左心室基底部出现乳头肌梗死、出血及收缩力丧失。

【临床表现、分型与治疗】

1. 急性心肌梗死后二尖瓣关闭不全　急性心肌梗死后二尖瓣关闭不全相当常见,大部分患者仅表现为轻度或中度的收缩期杂音,短期内不出现心力衰竭的症状和体征。少数患者随着病情进展,发生严重的关闭不全后可出现心力衰竭的症状,这些患者常因心肌梗死而引起乳头肌的移位或断裂,进而导致二尖瓣关闭不全的程度逐渐加重,出现急性肺水肿和心源性休克的相关症状,需要紧急处理。乳头肌尖端断裂,患者尚可生存较长的时间。如为乳头肌体部断裂,则需要进行急症手术。

重度二尖瓣关闭不全患者的临床表现一般为突然出现的急性发作性胸痛和呼吸困难,特别常见于 60 岁左右的患者中,常合并高血压病。由于急性心力衰竭,短期内患者即可发生心源性休克。典型的体征是在心尖部听到全收缩期高音调的杂音。心电图检查虽然表现异常,但往往缺乏特征性的图像,常出现传导阻滞、ST 段和 T 波的缺血性特征的改变。乳头肌断裂的患者往往表现为下壁心肌梗死,超声心动图检查提示二尖瓣叶呈现连枷样活动、乳头肌移位,多普勒血流图显示二尖瓣大量反流。经食管超声心动图检查可较为详细地显示二尖瓣结构的异常改变、心肌节段性活动异常及二尖瓣反流的程度,为手术提供更为详细的依据。虽然缺血性二尖瓣关闭不全发生后,患者的血流动力学不稳定,但仍应尽量施行诊断性心导管介入检查,以确定冠状动脉的狭窄/阻塞部位及程度。

(1) 内科治疗:对于心源性休克和充血性心力衰竭的患者,应尽早积极地进行抗心力衰竭治疗,为手术争取时机;并应充分进行应对严重心律失常或心搏骤停的准备工作。单纯用药无效时,可应用主动脉内囊反搏辅助循环。对于没有出现低血压的患者,应给予减轻后负荷的药物,如硝酸甘油、腺苷类药物或硝普钠以增加心排血量。液体的输入量应严格根据中心静脉压与肺毛细血管楔压调整。

对于大部分急性心肌梗死后缺血性二尖瓣关闭不全的患者,积极的外科治疗可明显提高患者的生存率;部分没有乳头肌断裂的患者,经病情评估后可施行 PCI 和/或溶栓治疗。

(2) 外科治疗:急性(30 天内)严重心肌梗死后二尖瓣关闭不全的手术方法为二尖瓣成形或置换术,同期施行或不施行冠状动脉旁路移植术。但目前均主张施行同期冠状动脉旁路移植术,其有利于心肌供血的重建。

急性心肌梗死后二尖瓣关闭不全,根据患者的情况,应限期手术,如病情危急可行急症手术。缺血性二尖瓣关闭不全,不论病理改变如何,一般均主张做瓣膜置换术,尽力保留瓣下结构。术中体外循环结束后,经食管超声估测左心室功能,尽早应用正性肌力与冠状动脉扩张药物。如左心排血量不能维持,则应立即建立机械辅助循环,若应用主动脉内球囊反搏无效,则应改用左心房至主动脉或股动脉灌注进行左心转流,或应用其他暂时性左心室辅助装置,减轻左心室容量与压力负荷,改善冠状动脉供血。

2. 发作性缺血性二尖瓣关闭不全　这类患者有时出现发作性呼吸困难或突发性肺水肿,但不一定合并心绞痛;有些患者在有症状时出现二尖瓣收缩期杂音,而在没有症状时杂音消失或变弱。这类患者均有冠心病史。

发作性缺血性二尖瓣反流的机制,是由于左室壁心肌因缺血而引起暂时性节段运动障碍。这种运动障碍可在冠心病患者中自行发生,也可在 PCI 术中因球囊阻塞冠状动脉而引起。发作性二尖瓣反流在冠心病患者中常见。节段性运动障碍可增加左心室收缩末期和舒张末期容量,导致二尖瓣关闭线移位进而发生关闭不全,在这种状态下二尖瓣环并不扩大,也没有瓣叶脱垂。二尖瓣反流可导致左心房压升高,发生肺静脉淤血,进而引起呼吸困难等症状,甚或发生肺水肿。但随着心肌缺血情况的改善,室壁运动逐渐恢复正常后,二尖瓣反流可减少,甚至消失。因此,应用动态心电图检查与彩色多普勒血流频谱检查,有助于了解缺血性二尖瓣关闭不全发作时心室壁的运动情况。此类二尖瓣关闭不全是可以恢复的,因此只需进行冠状动脉血运重建治疗,无须处理二尖瓣。

3. 慢性缺血性二尖瓣关闭不全　冠状动脉旁路移植手术的患者有 3.5%~7% 合并缺血性二尖瓣关闭不全,其中大部分为慢性轻度的反流,没有出现心力衰竭的症状,一般不需要外科手术矫正。严重的二尖瓣关闭不全,合并心力衰竭的症状时,不论冠状动脉缺血是否需要行旁路移植术,都必须考虑外科矫正二尖瓣关闭不全。在缺血性二尖瓣关闭不全患者中左心功能不全的程度难以评估,因为左心功能障碍可能由二尖瓣关闭不全引起,也可能由冠心病引起,或两者兼而有之。

慢性缺血性二尖瓣关闭不全可因左心功能代偿而耐受多年,如左心收缩末期室壁应力降低,可增加心排血量而心肌的耗氧量维持正常,而且由于心肌的张力降低,左心室的顺应性也随之增加。但是随着左心室扩张的进展,由于缺乏心肌的进一步代偿性肥厚以及肌原纤维逐渐丧失,心肌收缩力也逐渐降低。在心肌缺血的病理生理基础上,缺血性二尖瓣关闭不全所导致的左心室收缩功能降低可进一步促进左心室发生进行性扩张和重构,进而加速心力衰竭的进展。

【临床表现与诊断】

因为缺血性二尖瓣关闭不全常为轻度或中度反流,一般没有心力衰竭。因此,这类患者主要表现为心肌缺血的相关症状。此类疾病诊断的主要目的是评估冠状动脉病变的严重程度与解剖位置、二尖瓣关闭不全的严重程度、左心室功能损害程度,以及评估冠状动脉旁路移植术后左心室功能改善的潜在可能性,同时,应力求明确二尖瓣关闭不全的病因。部分冠心病患者也可合并二尖瓣退行性或其他原因导致的二尖瓣关闭不全,而缺血性二尖瓣关闭不全也只占其中的一部分。此外,对于这类老年患者也必须详细检查其他重要脏器是否有合并病变。

经胸超声心动图检查可帮助明确二尖瓣关闭不全的病因;二维超声心动图检查可显示腱索断裂、瓣环钙化或黏液性退行性变。冠状动脉造影检查可明确冠状动脉狭窄程度及范围。

【手术适应证与禁忌证】

冠心病患者合并缺血性二尖瓣关闭不全和/或严重左心功能障碍会增加手术风险。如果术中经食管超声和多普勒血流频谱检查,二尖瓣关闭不全为轻度,一般不予施行二尖瓣手术。

严重的缺血性二尖瓣关闭不全(3级或4级)和/或中度或重度的左心室功能障碍,需同时行二瓣手术与冠状动脉旁路移植术,在改善冠状动脉缺血症状的同时矫正二尖瓣关闭不全。但这类患者有时手术后二尖瓣关闭不全不能改善,可能是区域性心肌冬眠或慢性顿抑(stunned myocardium)的结果。左心室室壁瘤或舒张末期容积接近 200mL/m^2 的患者,手术效果不良。心脏指数低于 1.8L/(min·m^2),射血分数 <30%合并严重二尖瓣关闭不全,左心室舒张末期压力 >35mmHg,左心室收缩末期容量指数 >80mL/m^2,肺动脉高压(平均压 >60mmHg),合并三尖瓣关闭不全与右心衰竭的患者,手术效果不良。老年患者若合并慢性肾衰竭、慢性阻塞性肺部疾病及卒中遗留症状等,手术疗效亦差。

【手术方法】

一般选择择期手术治疗,但心肌缺血症状难以控制的患者,为了预防心肌梗死,须行急症或限期手术。术中二尖瓣的处理选择成形还是置换常常难以抉择。当老年患者合并较严重的左心室功能不全时,一般主张行瓣膜置换,避免患者因行二尖瓣成形术而经历较长时间的体外循环和心脏停搏。缩短这类患者的手术时间,恢复瓣膜功能,可增加手术成功率。但是,缺血性二尖瓣关闭不全与二尖瓣原发性病变不同,一般这类患者瓣膜无特殊的病变,通常修复手术可以恢复瓣膜的关闭功能。

随着二尖瓣成形技术的进步与发展,常见的瓣膜结构异常(如腱索延长或断裂、瓣叶缺损及瓣环扩大等)病变均可进行修复手术。但是心肌梗死后二尖瓣关闭不全的患者,由于心肌缺血性病变的原因,二尖瓣修复手术后梗死区仍然存在心肌节段性运动异常等改变,修复成形的失败率较高,因此在选择手术术式时,应做全面的考虑。体外循环停止后,应用食管超声彩色多普勒检查,一方面观察二尖瓣的启闭功能,另一方面必须仔细观察左心室功能及室壁运动情况,并且预先应用药物维持左心室的正常收缩功能。如心室扩张或心室活动恶化,血压难以维持,而且应用药物支持无效时,应重新开始体外循环,必要时采用主动脉内囊反搏或改用左心室辅助循环。

【小结】

缺血性二尖瓣关闭不全是心肌梗死常见的并发症,其可明显地降低患者短期与长期生存率。该疾病继发于由冠状动脉狭窄或阻塞导致的心肌运动功能障碍,二者协同作用促进左心室功能障碍的发生并加剧其进展。因此,缺血性二尖瓣关闭不全不同于非缺血性二尖瓣关闭不全合并冠心病。临床诊断中应区别缺血性与其他原因所致的二尖瓣关闭不全,以及缺血性关闭不全是否合并二尖瓣脱垂,明确的诊断可以帮助预测缺血所导致的左心功能异常恢复的可能性。急性或慢性缺血性二尖瓣关闭不全的发病原因较为清楚,应该特别注意乳头肌移位与二尖瓣关闭不全的关系,以便选择正确的手术方法。

冠心病患者即使出现轻度的缺血性二尖瓣关闭不全,亦可明显降低长期生存率。非缺血性慢性二尖瓣关闭不全患者,在关闭不全矫正后心肌的收缩力一般可以恢复。但是缺血性二尖瓣关闭不全患者由于心肌缺血进一步使左心室舒张期室壁应力升高,促使左心室的扩张和收缩力的降低,因此,对于这类患者,仅行冠状动脉旁路移植术虽然可改善心肌的收缩功能,部分患者的二尖瓣关闭不全可以减轻,但大部分患者无法改善二尖瓣关闭不全的程度。左心室重构的变化使左心室逐渐扩大,心肌收缩力降低,进一步加重二尖瓣关闭不全的程度。虽然目前诊断技术、麻醉方法、手术技术、心肌保护方法、术中与术后处理观念均有很大进步,缺血性二尖瓣关闭不全患者长期治疗效果有了明显的提高,但是修复手术仍不能完全矫正急性或慢性缺血性二尖瓣关闭不全的病理生理改变,难以改善心肌的重构。因此,必须继续研究和发展新的手术方法及治疗措施。

二、主动脉瓣膜退行性病变

主动脉瓣狭窄是一种常见的心脏瓣膜病,随着人群寿命的增加,老年退行性主动脉瓣狭窄的发生率显著升高。Acar等报道了20年间(1970—1989年)2598例主动脉瓣手术中直视观察瓣膜病变类型的结果。随着时间的推移,主动脉瓣退行性钙化狭窄的发生率逐渐升高,但风湿性主动脉瓣狭窄的发生率逐渐下降。在发达国家70岁以上的患者中主动脉瓣钙化性狭窄约占50%,而且在老年性主动脉瓣钙化性狭窄的患者中,50%的患者合并二尖瓣环钙化。

【病因与病理】

引起主动脉瓣狭窄的疾病可分为先天性病变(如单叶瓣或二叶主动脉瓣)、炎症后瘢痕形成(典型为风湿性)及退行性改变(如老年主动脉瓣钙化性狭窄)三种。临床症状的出现时机一般与其病理学损害的严重程度有关。继发于先天性二叶主动脉瓣狭窄的患者,常在50~60岁以后才出现症状。在年龄<70岁的成年人瓣膜置换术患者中,二叶主动脉瓣的比例约为50%。而70岁以上的瓣膜置换术患者中,三叶退行性主动脉瓣狭窄患者的比例明显升高,约占50%。

三叶主动脉瓣退行性钙化这种病理改变是单纯主动脉瓣置换术最常见的病因,钙化常位于瓣叶的基底部,逐渐向瓣叶中部延伸,但一般不累及瓣叶的游离缘,并且这类患者常合并冠状动脉狭窄。

【临床表现与诊断】

年龄超过60岁的主动脉瓣疾病患者中,老年钙化性主动脉瓣狭窄约占90%。老年性主动脉瓣钙化的病理进程是渐进性的。瓣膜退行性钙化始发于瓣叶基底部,逐渐向瓣叶中部延伸,早期很少引起联合部的粘连与融合,其逐渐降低瓣叶的活动度,使瓣膜的开口面积逐渐缩小,左心室能够随着主动脉瓣钙化的进展发生适应性的重构。这类患者血流动力学改变的过程非常缓慢,可长达数年甚至十几年,因此患者虽然出现主动脉瓣狭窄,但可长期没有临床症状。Roberts等报道尽管主动脉瓣叶钙化增厚,却不出现明显的流出道狭窄。老年性钙化性主动脉瓣狭窄,由于其进展缓慢,左心室功能适应性较好,左心室逐渐肥大使左心排血量维持正常。因此,在此期间虽然心肌压力负荷逐渐加重,但患者可长期代偿而没有症状。

正常的主动脉瓣口面积为2.5~3.5cm^2。根据主动脉瓣膜开口面积的大小,将主动脉瓣狭窄的严重程度分为三级:轻度狭窄的瓣口面积>1.5cm^2,中度为1.0~1.5cm^2,重度为<1.0cm^2。当主动脉瓣平均跨瓣压力阶差超过50mmHg,主动脉瓣口<0.8~1.0cm^{2}时,可引起明显的左心室舒张末期压力升高,但患者仍可没有明显症状。患者年龄超过60岁后常发生左心功能不全的症状,即心绞痛、晕厥或活动后胸闷、胸痛等。因严重主动脉瓣狭窄的心排血量可维持正常或接近正常,患者的自觉症状一般并不明显。但也可出现左心衰竭的症状,如疲劳乏力、咳嗽以及劳力性呼吸困难。老年钙化性主动脉瓣狭窄的患者中,合并冠心病的比例明显较高,因此患者也常有心绞痛的表现。

主动脉瓣狭窄的患者,在第2肋间胸骨旁或胸骨切迹处可触及收缩期震颤,并向颈动脉传导。在心底部可闻及收缩期杂音,并向颈部或心尖部传导。血流通过钙化主动脉瓣产生的杂音较为粗糙,狭窄愈严重,杂音的持续时间愈长。

超声心动图可以观察瓣叶病变的性质,并可估计病变的严重程度,狭窄的三叶主动脉瓣常表现为瓣叶增厚钙化等病变,表现为多条致密的回声和瓣叶间距狭窄。二维超声心动图可明确瓣膜的钙化并评估狭窄的严重程度,同时可以结合应用彩色多普勒探测心内血流的方向与速度,推算压力阶差和瓣口面积,从而做出准确的诊断,为治疗策略的制定提供影像学依据。

【治疗】

轻度主动脉瓣钙化性狭窄的患者,平均跨瓣阶差不超过30mmHg,心功能没有明显改变。此类患者一般没有临床症状,不需要治疗,定期随访观察即可。跨瓣阶差处于30~50mmHg的患者,有轻度症状时应限制剧烈的体力活动,需预防感染性心内膜炎。因老年退行性瓣膜钙化呈逐渐加重的趋势,应每年复查1次超声心动图,以了解狭窄病变的程度和跨瓣压力阶差的改变。老年退行性钙化性病变的进展比其他病因导致的瓣膜狭窄病变快,有些轻度或中度主动脉瓣钙化性狭窄的患者,随着年龄增加,在2~5年可进展为重度狭窄。如果出现新的症状,经超声多普勒心动图检查,发现主动脉瓣压力阶差增大,应及时行外科治疗。

1. **手术适应证**　近些年来随着经皮介入主动脉瓣植入技术、相关手术器械及介入瓣膜的发展,经导管介入主动脉瓣置换术(transcatheter aortic valve implantation,TAVI)已经成为高危、高龄主动脉瓣疾病患者的首选治疗方式。TAVI 手术创伤小、术中对患者血流动力学状态干扰少、术后恢复快,并且手术远期效果确切,在高危、高龄主动脉瓣疾病患者中其远期效果与外科主动脉瓣置换术无明显差别。外科手术高危风险及高龄患者与低危、低龄患者相比,围手术期死亡率明显增高,这类患者是外科开胸主动脉瓣置换术的相对禁忌证。TAVI 手术的出现弥补了这一缺憾。因此,对于退行性主动脉瓣狭窄患者,绝大多数患者均可接受 TAVI 或者外科手术治疗。仅有少部分预期手术收益小的患者不建议行手术治疗,包括:①虽然手术操作难度低但预期寿命 <1 年的患者;②2 年生存获益 <25% 的患者(生存获益是指至少提高 1 个 NYHA 心功能分级,或者提高 1 个加拿大心血管协会的心力衰竭分级,提高了生活质量,提高了预期寿命)。

对于有症状的退行性主动脉瓣钙化性狭窄患者,经血流动力学检查证实有严重的瓣膜梗阻(主动脉瓣口面积 $<0.8cm^2/m^2$ 或 $<0.5cm^2/m^2$),须行主动脉瓣置换术。有症状的主动脉瓣狭窄患者预后不良,3 年全因死亡率约为 50%,10 年全因死亡率约为 90%,如果同时合并充血性心力衰竭、昏厥或心绞痛,更是预后不良的预兆。

对于无症状的患者,如有进行性左心功能不全、运动时血流动力学异常或平均跨瓣压力阶差超过 50mmHg,并且主动脉瓣口面积 $<0.7cm^2$,应及时进行外科治疗。严重主动脉瓣钙化性狭窄合并左心功能不全的无症状患者,手术治疗后的长期死亡率低于内科治疗的患者,因此,严重主动脉瓣钙化性狭窄的患者应尽早手术治疗。

2. 术前特殊准备　老年性主动脉瓣钙化性病变患者术前除按常规准备外,特别应注意以下几点。

(1) 完善检查,充分了解钙化瓣膜病变的程度;对于合并冠状动脉粥样硬化性心脏病的患者,应行冠状动脉造影明确冠状动脉狭窄程度及范围;明确主动脉瓣环及其周围的钙化范围以制定详细的手术方案及评估手术的困难程度。

(2) 积极治疗合并症,如患者合并高血压,在术前须降至正常范围;糖尿病患者血糖应调整至正常范围;肾衰竭患者则应行透析治疗,使肌酐与尿素氮水平维持在正常范围。

(3) 主动脉内囊反搏是心功能较差患者术前常使用的辅助装置。对于术前血流动力学不稳定及低心排血量应用药物治疗无效,而又必须施行手术纠正瓣膜病变的患者,应用主动脉内囊反搏后可降低左心室的后负荷,增加冠状动脉的灌注,改善心室重构后肥厚心肌的心内膜下区域供血,为手术提供较为安全的条件。

3. 手术技术　高龄主动脉瓣钙化性狭窄患者,随着年龄的增长,各器官的功能均有退化,对手术应激的反应性降低。外科主动脉瓣置换术中使用体外循环后,血流状态的改变及低温对身体各脏器均造成较大的损害,特别是合并左心衰竭的患者,对此难以耐受,预后不良。因此,高龄患者的外科主动脉瓣置换术必须从多学科综合权衡利弊,确定手术治疗方案。

老年性钙化性主动脉瓣狭窄的手术方法,因病变程度及合并病变的不同而异,一般包括以下几种:①常规外科手术,主要包括外科主动脉瓣置换术、细小主动脉根部扩大成形手术、升主动脉与主动脉瓣同期置换术、主动脉瓣置换与同期冠状动脉旁路移植术。②外科手术高危风险的患者应选择 TAVI 手术。

4. 人造瓣膜的选择　高龄患者的瓣膜置换术在国际上已广泛应用生物瓣膜,以避免华法林终身抗凝血治疗所引起的出血性并发症,并且高龄患者应用生物瓣膜后,生物瓣膜毁损的发生时间显著延迟。老年退行性钙化性瓣膜狭窄的患者使用生物瓣膜效果良好。

5. 术后处理　退行性主动脉瓣疾病患者的主要临床特点:心功能差,74% 的患者心功能为Ⅲ或Ⅳ级,左心室收缩功能障碍,主要表现为左心室舒张末期压升高及射血分数降低,前者提示患者出现心脏舒张功能不全,后者提示心肌收缩力减弱。此外,患者通常年龄较大,常合并老年人群中常见的慢性疾病,如高血压、冠心病、糖尿病、肾功能不全和慢性呼吸道疾病等,增加了围手术期(特别是术后早期处理)的难度。根据退行性主动脉瓣疾病患者的上述临床特点,重点强调下述处理方法。

(1) 心功能支持:对于老年退行性主动脉瓣疾病患者,如果合并高血压及冠状动脉旁路移植术,术后应注意维持心功能,控制血压在正常范围并预防严重心律失常的出现。常规应用正性收缩能药物,针对不同的心功能改变,应用儿茶酚胺类与非儿茶酚胺类药物以及钙剂。一旦循环功能稳定后,可应用慢性增加心肌收缩力的药物(如地高辛),以增强心肌的收缩力,较为新型的药物如依诺昔酮(enoximone),以及其他类型的磷酸二酯Ⅲ抑制药如维司力农(vesnarinone)也可用于慢性心力衰竭,但作为术后早期的用药尚待进一步论证。

老年主动脉瓣置换术后,特别是合并冠状动脉旁路移植术的患者,术后早期发生低心排血量综合征且由于容量负荷过重而药物治疗难以奏效的患者,可及早应用主动脉内囊反搏作为辅助循环支持,效果较好,可以明显降低围手术期死亡率。

(2) 呼吸支持:老年心脏手术患者常伴有不同程度的肺功能损害。术后早期调节呼吸机达到充分的氧气交换(PO$_2$ 为 80~100mmHg),二氧化碳降低(PCO$_2$ 为 35~45mmHg)和 pH 正常 7.35~7.45。适当提高潮气量和降低呼吸频率,可减少肺不张和过度换气。

以前对于行瓣膜置换术的高龄患者,曾主张术后延长辅助呼吸时间。现在普遍主张患者离开手术室回心脏重症监护室后,应尽可能早地停止机械通气与拔除气管插管。根据患者年龄、术前肺功能的状态、主要脏器的合并病变、术中选择的麻醉方法、体外循环的时间及复温程度、术后血流动力学改善情况以及手术复杂程度,综合考虑辅助呼吸的使用时间。早期停用机械通气及拔除气管插管可增加心脏的前负荷,改善肺功能,减少肺部并发症的发生,有利于老年患者的术后恢复。

(3) 肾功能的维持:老年心脏瓣膜手术患者术前合并肾功能不全时,术后应更加详细地监测尿量、尿素氮和肌酐水平。心脏术后发生肾功能不全的含义较广,其中轻者只有轻度的氮质血症而无严重的后果;重者为少尿性肾衰竭,需要肾脏替代治疗。心脏术后患者如果发生低心排血量综合征可加重肾功能不全的程度。术后急性肾功能不全常发生在手术结束后 48 小时内。虽然心脏手术后常有高血压,并且其一般是由于血管紧张素系统被触发所导致的,但与术后急性肾功能不全无明显相关性。术后早期的急性肾功能不全,在术后 24 小时即可检出尿素氮和肌酐升高。高钾血症是肾功能不全的重要并发症,必须尽快纠正,避免发生严重的心律失常。患者常有进行性的少尿与氮质血症,接着发生明显的肾衰竭,其中多数需要暂时的肾功能支持。

心脏术后肾功能不全的主要原因是围手术期心排血量降低,肾血流量减少引起肾小球滤过率下降,同时由于肾小管阻塞和上皮损害不能滤过所致。肾小管阻塞的程度决定无尿肾衰竭的发展,即使仅有少部分肾小管开放,也能维持适当的尿量。随着肾功能的逐渐恢复,肾小管阻塞逐渐消除,体内液体的滤过将会逐渐增多,肾浓缩能力也逐渐恢复。

高龄且术前合并肾功能不全的瓣膜手术患者,手术后肾衰竭的发生率较高。体外循环可短时影响肾功能,但是充分的瓣膜病变矫治和恰当的围手术期管理,可以在一定程度上避免术后肾功能不全的发生。使用搏动性体外循环,提高灌注压,以及应用超滤排出体外循环过程中潴留在体内的水分,减轻肾脏负担,同时由于术后心功能的恢复,也可促进肾功能恢复。心脏手术患者,术后一旦发生肾功能不全,早期积极地应用肾替代治疗可以有效地降低围手术期死亡率。根据病情与心功能情况,选择血液透析、腹膜透析或持续动静脉血液过滤。透析的目的是排出体内过多的水分,降低血浆钾的浓度,排出毒性代谢产物,以纠正代谢性酸中毒。

(4) 预防神经系统并发症:老年退行性心脏瓣膜病的患者中 50% 合并高血压与神经系统血管病变,因此术后神经系统并发症尤为多见。这种并发症可以分为三类。

1) 中枢神经系统并发症:脑血管意外(cerebrovascular accident) 的发生率为 2%~5%。麻醉患者常于恢复清醒后,突然卒中发作,CT 扫描检查发现有脑梗死。如果血流动力学稳定,没有特殊的脑损害,一般不需特殊治疗。如发生昏迷,应寻找其他原因,进行针对性治疗。合并颈动脉病变者,如果术前没有神经系统症状,难以确定卒中是由颈动脉斑块脱落所致。对于老年患者,最好术前行颈动脉 CT,如果两侧狭窄超过 75%,应同期或提前行颈动脉内膜剥离术,预防心脏术后卒中的发生。

术后卒中的发生可由多种因素引起,心内直视手术气栓,心内遗留组织碎屑、钙斑或异物均可引起脑栓塞。最常见的原因是从升主动脉或主动脉弓部分支血管脱落的粥样斑块。老龄患者主动脉粥样硬化发生率高,因此这类患者心脏术后卒中的发生率与年龄较低的患者相比明显增高。高龄患者主动脉瓣手术中若发现有脱落风险的粥样硬化斑块应予切除,预防术后因斑块脱落而导致卒中的发生。

2) 神经精神并发症:神经精神异常是高龄心脏直视手术患者术后的常见并发症,包括情绪、行为、定向或智力异常。通常中度及以下的抑制症状不需特殊治疗可以自行恢复。术后早期神志清楚后约40%患者出现谵妄、妄想、幻觉等精神错乱症状,应用安定类药物如氟哌啶醇等治疗,一般1周内即可消失,1年后几乎全部正常。智力功能缺损(如记忆力与识别能力障碍)在老年患者心脏手术后早期也较为多见。8周后约50%的患者可自行恢复,1年后几乎全部可恢复正常。

3) 周围神经并发症。

(王　巍)

第四节　感染性瓣膜病

感染性瓣膜病是指各种病原微生物(如细菌、真菌、病毒、螺旋体等)侵及心脏瓣膜(包括自体心脏瓣膜和人工心脏瓣膜),从而引起心脏瓣膜的炎症和病变,常常是感染性心内膜炎病变的主要部位。因此,临床上所说的感染性心内膜炎往往特指感染性瓣膜病。临床上按照病程常将感染性心内膜炎分为急性(病程在6周以内)、亚急性(病程在6周至3个月)和慢性(病程在3个月以上)三种。急性感染性心内膜炎多发生在正常的心脏瓣膜上,起病突然,伴高热、寒战、全身毒血症明显,血培养常阳性。亚急性感染性心内膜炎起病缓慢,慢性感染性心内膜炎临床症状反复出现、病程较长。在临床中以感染情况分为感染活动型、感染静止型和感染隐匿型三种类型。感染活动型是指临床出现感染的表现,血培养呈阳性者;感染静止型是指曾经有感染临床表现,经有效抗生素治疗后感染已经控制,血培养已经阴性者;感染隐匿型是指患者始终无发热等感染症状,表现为瓣膜损害导致的心功能不全或以周围动脉栓塞为首发临床表现。感染性心内膜炎发生在自身瓣膜者称为原发性感染性心内膜炎,而发生在人工瓣膜置换术后者称为人工瓣膜心内膜炎。目前由于各种强有力抗生素的临床应用,使感染性心内膜炎的内科治愈率显著上升,只有部分感染严重且已造成心内结构器质性损伤者,需要进行外科治疗。

一、原发性感染性心内膜炎

【流行病学】

感染性心内膜炎发病率在欧美国家每年为3/10万~10/10万,随年龄增长而增加,70~80岁每年可达14.5/10万,男:女 >2:1。

1. **感染源** 现今发现的致病微生物均可导致感染性心内膜炎,但在国内大宗病例回顾性研究资料中,血培养阳性致病菌以草绿色链球菌和金黄色葡萄球菌最常见,分别占43.3%和24.6%。其他有肠球菌、革兰氏阴性菌、真菌及立克次体、衣原体等。真菌类感染主要发生于长期使用抗生素者以及长期服用免疫抑制药者,以念珠菌、曲霉菌和组织胞浆菌多见。

2. **感染途径及易感因素** 人体正常的防御体系可以抵御绝大多数致病菌的侵害,只有当人体抵抗力下降、有创的操作或心脏有原发病基础的人群,致病菌容易入侵并种植暴发。

(1) 全身因素:长期重病、长期服用免疫抑制药或激素类药物等患者因身体抵抗力下降容易引起致病菌入侵并种植,发生感染性心内膜炎。

(2) 心脏因素:心内结构或瓣膜功能的异常是感染性心内膜炎的高发人群。在先天性心脏病基础上发生的感染性心内膜炎占27.3%,其中主动脉瓣二叶瓣畸形、动脉导管未闭、室间隔缺损亦是高发人群;在风湿性心脏瓣膜病基础上发生的感染性心内膜炎占23.4%;在人工瓣膜基础上发生的感染性心内膜炎占5.3%;在瓣膜退行性病变基础上发生的感染性心内膜炎占2.5%;无心脏基础疾病的感染性心内膜炎占41.5%。

(3) 医源性因素:牙科治疗操作是导致菌血症最为常见的感染途径之一。2014年美国心脏病学会指南已将牙科治疗患者列为一级易患人群,与牙科治疗有关的菌血症发生率可高达80%以上。其致病菌绝大多数为链球菌类。长时间动、静脉置管,静脉使用毒品者,内镜检查,心导管检查及治疗,血液透析、心血管移植物和手术器械的污染以及长时间手术等,也易导致病原菌侵入人体。另外,气管插管时间较长的患者,会导致口腔常驻细菌的大量繁殖,并通过破损部位入血导致菌血症,呼吸道感染由于置管部位切口感染导致菌血症等,也是瓣膜心内膜炎的高发人群。

【病理生理】

赘生物形成是原发性感染性瓣膜病最重要的病理改变,赘生物多呈菜花样,以瓣膜闭合缘和瓣叶处多见,由病原体、血小板、纤维蛋白和坏死瓣膜组织所组成。病原体埋藏于赘生物中不断繁殖,对瓣膜组织进行破坏,可造成瓣膜坏死、穿孔,瓣下结构的破坏,如腱索断裂等,致急性瓣膜关闭不全,导致不同程度心功能不全。过大的赘生物还可致瓣口阻塞,早期赘生物松脆,易脱落形成栓子,造成其他脏器或肢体细菌性栓塞或脓肿,以脑、肾、脾多见,亦可引起四肢动脉及黏膜、皮肤等处的小栓塞。晚期赘生物结构致密结实,不易脱落。赘生物一旦形成,感染病原菌即可能避开机体免疫系统和抗生素的作用,赘生物中的感染病原菌可以不断释放入血,从而形成持续感染的基础。

感染性心内膜炎多侵及左心瓣膜,依次为主动脉瓣、二尖瓣、主动脉瓣和二尖瓣、三尖瓣、肺动脉瓣。吸毒者中,50% 的病例右心瓣膜受累。主动脉瓣感染可形成主动脉根部脓肿,造成心脏支架的破坏和重度房室传导阻滞。主动脉瓣感染扩散还可侵及主动脉窦主动脉壁和邻近心肌,侵及主动脉壁可形成真性或假性主动脉瘤,并可破入邻近心腔,侵及心肌可形成心肌脓肿。

【临床表现】

1. **发热及全身感染症状** 反复发热或持续发热是感染性瓣膜病最常见的症状,更多见于急性期。热型不规则,呈弛张热型。在急性期,发热可超过 39℃,并可伴寒战;在亚急性期,发热常为低度弛张热。但一部分患者可无发热症状,如患有尿毒症、充血性心力衰竭、消耗性疾病患者,由于机体免疫力低下,常不出现发热症状或仅为轻度发热。患者常有全身酸痛、乏力、食欲下降、体重减轻、面色苍白、贫血等感染中毒症状和体征。

2. **心脏杂音** 新出现的心脏杂音是感染性心内膜炎的典型体征,尤其以左心系统心内膜炎为著,其病理基础是心脏瓣膜由于致病菌的侵蚀导致瓣膜反流引起。

3. **栓塞** 栓塞症状由赘生物脱落所致。体循环、肺循环都可发生,以体循环多见,且可反复出现。可发生于疾病的任何阶段,甚至有的病例以栓塞起病。脑、脾、肾为三大常见部位,另外,还可导致周围动脉、冠状动脉、眼动脉、肠系膜动脉和肺动脉栓塞等,栓塞也可涉及多个器官。栓塞可以导致相应器官和组织坏死、功能损害和衰竭。因受累的器官不同而出现临床表现各异。中枢性栓塞在脑栓塞基础上可导致脑梗死和继发性脑出血,出现急性中枢神经系统症状,如偏瘫、共济失调、感觉缺失等。约有 60% 的左心感染性瓣膜病变可因肾动脉的栓塞发生肾梗死,常为无菌性、潜袭性,有时可引起疼痛和血尿,通常不引起肾衰竭。冠状动脉栓塞可致胸痛,视网膜动脉栓塞可突然出现单侧视盲,外周血管栓塞可引起肢体疼痛和功能障碍。最主要的危险因素是赘生物大小及其活动度,体积较小的赘生物可反复脱落,产生肢体栓塞症状及一过性肺栓塞发生。

4. **皮肤表现** 感染性瓣膜病的少部分患者可出现典型的皮肤表现,如瘀点、甲下出血、皮肤小结(Osler 结节)、手掌及足底出血点等。其原因可能是毛细血管脆性增加,破裂出血或微小栓塞。

5. **心力衰竭** 感染性心内膜炎患者并发急性充血性心力衰竭的发生率极高,往往为瓣膜损坏较重,尤以左心瓣膜心内膜炎为著,导致瓣膜损害,如腱索断裂、瓣膜基部脓肿侵蚀瓣环、瓣叶穿孔或脱垂可致急性瓣膜或瓣周反流,引起充血性心力衰竭,患者表现为心悸、气促、咳嗽、咯血、不能平卧、尿少、下肢水肿及双肺底湿啰音等心功能不全的症状和体征。常规的抗心力衰竭治疗难以纠正。心力衰竭是本病的首要致死原因,往往起病急骤,当心内膜炎累及多个瓣膜,造成急性血流动力学紊乱,其病死率可达 90%以上,往往需要急诊外科手术。

6. **肾功能不全** 感染性瓣膜病由于持续性菌血症可导致肾小球基底膜的免疫反应,其产生的免疫复合物可引起局限性或弥漫性肾小球性肾炎。局限性肾小球性肾炎较常见,可致蛋白尿、血尿,但很少导致肾衰竭;而弥漫性肾小球肾炎所致的肾功能不全经过对感染的适当治疗后常可恢复。

【辅助检查】

1. **血培养**　血培养阳性是诊断感染性瓣膜病最直接的证据。但因抗生素的广泛应用,血培养的阳性率并不高。抽血时间、次数及是否已经应用抗生素治疗是影响血培养结果的重要因素。急性感染性心内膜炎患者应在抗生素应用前1~2小时内抽取2~3个血标本送检,亚急性者应在抗生素应用前24小时采集3~4个血标本送检,培养阳性者应做药物敏感试验,以指导临床用药。抽血时机以患者出现寒战时最佳,必要时抽取动脉血或骨髓培养。菌血症并不一定伴有寒战和高热,故需多次血培养以明确诊断。对于多次血培养阴性,且长期应用大量广谱抗生素者,应警惕真菌感染,必要时可做真菌培养。

2. **超声心动图**　在诊断感染性瓣膜病中十分重要,诊断率可达80%~90%。如果高度怀疑本病,经胸心脏超声阴性,则应行经食管超声检查,可以提高发现赘生物的敏感性和特异性。如果食管超声仍为阴性,则应反复多次检查。超声心动图可了解赘生物、瓣膜损伤程度、有无心肌脓肿形成和基础疾病及血流动力学改变,对明确诊断、判断预后和指导临床治疗均有重要意义。

3. **实验室检查**　常见有血红蛋白浓度低和白细胞计数升高,绝大多数患者血沉增快,C反应蛋白升高。镜下血尿和蛋白尿较常见。

4. **其他**　心电图可能无特异性改变。当出现瓣周脓肿、心脏脓肿或心肌炎时,心电图可出现ST-T缺血性改变及各种传导阻滞或室性期前收缩。胸部X线检查或胸部CT检查时,可见心影增大,如两侧肺野或单侧肺野出现散在浸润性病变时,应警惕可能是肺栓塞所致。

【诊断及鉴别诊断】

任何年龄段的患者,如有发热和/或心脏杂音、神经系统症状和体征,均应怀疑有感染性瓣膜病。如同时出现体循环或肺循环栓塞或新的心脏瓣膜反流杂音,即可做出临床诊断。当血培养阳性和/或心脏超声发现瓣膜穿孔或赘生物时,则可明确诊断。美国心脏协会(AHA)和美国心脏病学院(ACC)指南采用的改良Duke诊断标准(表)可供临床参考。

1. **确定性诊断**

(1)病理学诊断标准:①致病微生物,赘生物、栓子或心内脓肿培养阳性;②病理性损害,组织学检查发现活动性心内膜炎,确认心内脓肿或微生物存在。

(2)临床诊断标准:①符合2个主要标准;②符合1个主要标准和3个次要标准;③符合5个次要标准。

2. **可能性诊断**　①符合1个主要标准和1个次要标准;②符合3个次要标准。

3. **否定性诊断**　①已明确其他诊断;②心内膜炎的表现在应用抗生素治疗4天内完全缓解;③在应用抗生素治疗4天内进行手术或尸检未发现病理学证据;④所有可能性诊断标准均未达到。

4. **临床诊断标准**

(1)主要标准

1)血培养阳性:①2次血培养均为典型的感染性心内膜炎的致病微生物(草绿色链球菌、牛链球菌、HACEK组),或持续血培养阳性的如下情况;②至少2次间隔时间>12小时血培养阳性;③所有3次培养或4次及4次以上的血培养中,大部分均发现心内膜炎的致病微生物,第一次和最后一次的抽血至少相隔1小时;④单次血培养伯纳特立克次体属阳性或血清IgG抗体滴度>1:800。

2)心内膜累及证据:①超声心动图检查阳性,发现心内摆动团块,解剖学无法合理解释,或发现心内脓肿,或新发现的人工瓣膜部分裂开;②新出现的瓣膜反流(先前没有过的心脏杂音或已有杂音出现变化的)。

(2)次要标准:①基础心脏疾病,或滥用静脉注射药品;②体温≥38℃;③血管性征象,大动脉栓塞、化脓性肺梗死、真菌性血管瘤、颅内出血、结膜出血、Janeway损害;④免疫学征象,肾小球肾炎、Osler结节、Roth斑点、类风湿因子;⑤微生物学证据,血培养阳性但未达到主要标准,或相关的致病微生物活动性感染的血清学证据。

若患者以发热为主要表现、心脏体征不明显,常多与肿瘤相混淆。以心力衰竭为主要表现,偶有低热或无自觉发热者,有时容易只考虑到单纯、器质性心脏病合并心力衰竭的诊断,而遗漏了感染性瓣膜病的诊断。

感染性瓣膜病与活动性风湿病的鉴别诊断很重要,有时也比较困难。风湿病患者多为年轻人,其贫血不如感染性瓣膜病那样显著及进行性发展,心电图变化(特别是P-R间期的延长)较为多见;而瘀点、血尿、脾大、栓塞现象及血培养阳性等则见于感染性瓣膜病。感染性瓣膜病有时也可与风湿病同时存在。有时由于栓塞现象,使身体某一局部症状特别明显,则可能误诊为该器官的独立疾病。例如起病突然,以中枢神经系统症状为突出表现,患者无自觉发热或入院之初不发热者,常诊断为脑血管意外;伴有高热或脑脊液有炎性变化者,则可误诊为脑膜炎。有时因继发弥漫性肾炎而有全身水肿及血氮质潴留,可误诊为原发性肾小球肾炎。以显著贫血、出血性特征及脾大为突出表现者,可误诊为再生障碍性贫血、血小板减少性紫癜和脾功能亢进等。特别是在显著贫血中,心脏部位的杂音有时会被误认为由贫血所引起,忽略了感染性瓣膜病的诊断。

【治疗】

感染性瓣膜病治疗应以抗感染和心内感染病灶的清创、修复为目的,在感染的初期,心内结构没有遭到破坏之前应用有效抗生素治疗可能达到消灭致病菌、保护心脏等重要脏器结构免受侵蚀的目的,但是当心内结构已经遭到破坏,在抗感染和纠正心力衰竭的同时,必须外科手术清除感染灶,修复受损的心内结构。

(一)抗感染治疗

抗感染治疗是感染性瓣膜病基本和主要的治疗措施。一般应遵循以下原则。①用药早:对临床疑为感染性瓣膜病者,应在抽血做血培养后即开始抗生素治疗,不能等待血培养结果;②剂量足:维持血清抗生素浓度在杀菌水平的6~8倍,甚至更高;③疗程长:体温正常后,抗生素继续使用4~6周;④选择杀菌性抗生素:早期应选用能杀菌、穿透力强、无严重不良反应的抗生素。绝大多数自体瓣膜心内膜炎是由草绿色链球菌和金黄色葡萄球菌感染所致,在没有确定致病菌种类之前,可以经验用药,主要应用对链球菌和葡萄球菌敏感的广谱抗生素,以后则应根据血培养结果调整应用敏感抗生素。

(二)手术治疗

1. 手术目的　清除感染灶,去除赘生物,修复瓣膜和心内结构破坏或以人工心脏瓣膜置换病变的瓣膜,恢复瓣膜正常功能和纠正心力衰竭,防止并发症发生。

2. 手术适应证　根据AHA/ACC心脏瓣膜病指南,外科手术指征主要包括以下几个方面。

(1)Ⅰ类手术指征(须尽早外科治疗):①心内膜炎引发急性充血性心力衰竭;②重症菌血症,敏感抗生素治疗无效(金黄色葡萄球菌、真菌等);③心脏传导阻滞或心肌脓肿;④感染持续存在;⑤原发性心脏瓣膜心内膜炎复发;⑥起搏器或导线感染。

(2)Ⅱ类手术指征(可择期外科治疗):①耐青霉素酶的金黄色葡萄球菌感染;②赘生物体积较大(>10mm),有随时脱落危险(Ⅱb级);③再次发生栓塞症状或明确赘生物存在,经抗感染治疗后发热症状反复出现(尽早外科治疗,Ⅱa级);④起搏器放置术后无导线及起搏器感染的持续存在的菌血症。

3. 手术时机

(1)如果血流动力学稳定,代偿功能好,可以使用抗生素治疗4~6周,其术后生存率可达90%以上。其手术时机取决于受感染的瓣膜病变程度以及心功能不全的程度。

(2)一般来说,就感染瓣膜的位置而言,合并二尖瓣反流的预后要好一些,由于左心房的顺应性好于左心室,早期对血流动力学的影响较轻,患者可以耐受一段时间,因此可内科治疗数周后再考虑手术,其术后生存率可达到80%以上。而主动脉瓣反流的自然预后差,外科手术效果好,应更积极采用手术治疗,当出现急性心力衰竭时,应急诊行主动脉瓣置换术。

(3)病原菌的种类:金黄色葡萄球菌毒力强,破坏性大,可以导致严重的组织坏死和瓣周脓肿,如果不及时手术,死亡率明显上升,因此这类病原菌引起的瓣膜病变应更加积极地手术治疗。而对多数链球菌感染的瓣膜来说,药物治疗效果较好,因此手术时机的选择应保守一些。

(4)局部并发症:当感染引起各种局部并发症,如高度房室传导阻滞、瓣周脓肿、间隔穿孔、主动脉窦瘤破裂、假性主动脉瘤等,这些并发症在临床上并不多见,但一旦发生,如不尽快手术,则预后不良。

(5)赘生物:最容易导致外周血管栓塞的是感染瓣膜上的赘生物。对一个既往无栓塞史的患者,证实有赘生物的存在,或经过适当抗生素治疗后,临床栓塞症状没有发生,都不是急诊手术的绝对指征,通常也不影响手术时机的决定。一般而言,无症状的主动脉瓣赘生物或小的赘生物用药物就可取得满意疗效,对大的、活动度强的或经足量抗生素治疗后,赘生物持续增大或治疗期间反复发生栓塞,则不论赘生物的位置和大小,都应及时进行手术。

(6) 脑栓塞:一般来说,单纯的脑栓塞,如没有并发大的、可活动的赘生物,在感染控制之前不适合进行瓣膜手术,否则体外循环可使赘生物进一步脱落造成再次栓塞,并且由于血液肝素化后可导致原有的脑栓塞部位出血,从而使脑栓塞演变为出血性脑梗死。据统计,在新出现脑部并发症后 24 小时内行外科治疗,50% 的患者出现脑部并发症恶化,2 周后手术治疗脑部并发症恶化率小于 10%,4 周后手术恶化率降至 2%。这类患者应该等待 2~3 周血流动力学稳定后再考虑手术。出血性脑梗死患者,手术应尽可能拖延,要等到抗生素治疗完全结束和患者的神经系统症状改善之后,或至少延迟 1 个月再考虑手术。

(7) 进行性肾功能不全:肾功能不全代表器官对感染的一个终末反应,可由进行性心力衰竭、低心排出量、免疫复合物型肾小球肾炎或肾栓塞引起。适当抗生素治疗后出现肾功能不全,意味着没有彻底消除致病菌,应不管任何原因尽早手术。

4. 手术原则

(1) 彻底清除感染组织:这是手术成功的关键所在,但感染性心内膜炎的外科治疗中,要达到这样的目的有时却十分困难,因为广泛地切除心内感染组织往往会导致心脏不可逆的损伤。手术中应尽可能减少坏死组织、赘生物等的残留。

(2) 关闭瘘管和异常空腔、纠正原发畸形:手术中应仔细探查有无瘘管、瓣周脓肿等严重损伤,可在彻底清除感染坏死组织后,利用自体心包片、牛心包片及直接缝合等技术关闭异常空腔。

(3) 重建瓣膜功能:一般来说,瓣膜功能的重建包括瓣膜置换术和瓣膜修补术。严重的瓣膜病变常需要进行瓣膜置换手术,无论使用机械瓣膜还是生物瓣膜,均是安全有效的治疗手段,均能降低病死率和并发症的发生率,尤其是对合并有瓣周脓肿的患者。大多数学者认为,由于同种瓣来源及保存困难且大小不易匹配、生物瓣使用期短、机械瓣方便易得等原因,机械瓣是感染性心内膜炎患者的理想选择。仅在 60 岁以上患者及 PVE 预期寿命有限的患者使用生物瓣。近年来,早期瓣膜修补术具有潜在优势,特别针对二尖瓣前瓣病变的患者,因为这一操作有 3 个可能的好处:①感染性心内膜炎发病 10~15 年中,约有 50% 以上的患者需要进行瓣膜置换术,而瓣膜修补术是避免瓣膜置换的早期干预措施;②瓣膜修补术可能会避免远期的瓣膜置换,从而避免了瓣膜置换术后须长期抗凝血的危险;③能更好地保持左心室功能。

5. 手术方式　包括病灶清除术 + 瓣膜成形术和病灶清除术 + 瓣膜置换术。应根据不同瓣膜及瓣膜的具体情况选择相应的术式。

(1) 感染性二尖瓣病变的手术:手术中行赘生物切除和感染病灶彻底清除后,根据瓣膜缺损的位置和大小,可以选择不同的修复方法,包括用自体心包或者牛心包片修补瓣叶、前瓣叶楔形切除、后瓣的矩形切除和瓣环成形术等。但尽可能避免植入人工材料,以避免增加术后再次感染机会。对于瓣膜组织破坏严重者,施行瓣膜置换术,特别当患者病情危重,血流动力学不稳定时,多数主张进行瓣膜置换,对大多数患者,瓣膜置换快速、简便、有效。置换瓣膜种类与常规手术标准一致。

(2) 感染性主动脉瓣的手术:感染性主动脉瓣外科治疗的基础是完全清除感染和坏死组织及赘生物,当根部或瓣下形成脓肿时,应彻底清创并以自体心包片或者牛心包片修补缺损,小的缺损可直接折叠缝合,最后植入人工瓣膜。当主动脉瓣环毁损超过 50% 或引起主动脉与心室分离的缺损直径超过 5cm 时,需应用同种带瓣管道或人工带瓣管道行主动脉根部替换,并行冠状动脉开口的移植。感染累及右冠瓣、无冠瓣瓣周时,往往侵及其下方右纤维三角区,清创时须避免损伤房室束,以免造成术后房室传导阻滞。

(3) 二尖瓣主动脉瓣双瓣膜置换:当主动脉瓣和二尖瓣同时受累,病变局限于瓣叶而无法修复时,则应行二尖瓣和主动脉瓣置换术。当感染范围超出瓣膜时,如形成瓣周脓肿、根部脓肿或主动脉二尖瓣帘的缺损时,则应先进行脓肿清创,可将心包剪裁成长条状光面朝上,重建二尖瓣环,膜周部清创后形成的缺损经右心室面进行修补。当脓肿侵蚀主动脉瓣环,使升主动脉根部与心室分离时,应用同种带瓣管道或人工带瓣管道行主动脉根部替换,再按常规方法行二尖瓣置换。

（4）感染性三尖瓣病变的手术：三尖瓣心内膜炎多无既往的心脏病基础，常见于长期静脉置管、静脉滥用药物者。患者年龄多较轻，绝大多数可经抗感染治疗痊愈，从而避免外科手术。只有当菌血症迁延不愈，赘生物体积较大，或有瓣膜结构破坏，造成大量瓣膜反流时，手术治疗成为首选。外科手术方法包括赘生物切除和感染病灶彻底清除后，施行自体心包修补、后瓣矩形或楔形切除对端缝合、瓣环成形等以瓣膜修复为主的手术，术中应尽可能保留瓣膜正常组织和避免行人工瓣膜置换术，从而降低再感染的危险性。如瓣膜修复失败，行人工瓣膜置换。

6. 术后处理

（1）抗感染治疗：术中清除感染病灶时，切除的组织和赘生物应常规进行革兰氏染色、培养和药物敏感试验及病理学检查，术后根据微生物培养及药物敏感试验结果，采用敏感抗生素治疗 4~6 周。

（2）心功能支持治疗：患者术前绝大多数处于容量负荷过重和心脏功能不全状态，术后心功能支持尤为重要，主要以正性肌力药物治疗为主，同时应严格控制容量进入。

【并发症】

感染性瓣膜病术后并发症与一般的瓣膜修复和瓣膜置换术后的并发症相似。

1. 人工瓣膜性心内膜炎　　与非感染性瓣膜手术相比，感染性瓣膜手术后发生人工瓣膜性心内膜炎的概率增加。

2. 瓣周漏　　主要见于术前瓣周感染重，致病菌毒力强，术中手术方式不当及术后感染未能很好控制所致。如感染控制，未影响血流动力学，心功能稳定和心脏无继发性改变，可暂不处理、密切随访观察，否则应再次手术。

3. 急性败血综合征　　偶尔发生，主要表现为周围灌注压降低而心排血量正常或增加，即高排低阻型休克。此时应使用各种缩血管药物来增加周围灌注压。

【预后】

由于手术技术的不断进步、更加有效的抗生素的应用，自体瓣膜心内膜炎手术治疗的死亡率明显下降，由以往的 12% 降至 5% 左右。当有充血性心力衰竭时，早期外科治疗效果较好；当重度心力衰竭时，手术治疗死亡率为 24%。瓣周脓肿形成后外科治疗的死亡率远高于无瓣周脓肿患者，可达 19%~43%，另外，高龄或年轻患者、主动脉瓣心内膜炎、术前有栓塞病史及心内膜炎活动期手术等，也是影响预后的重要因素，感染活动期行瓣膜置换手术，死亡率高达 17% 左右。

有学者发现，有瓣周脓肿时，术后瓣周漏的发生可高达 43%，再次手术率为 19%。David 报道急性发病期手术 62 例，手术死亡率 4.8%，提出对于合并有瓣周脓肿患者，应广泛切除病变组织，并以补片重建缺损区，与未行补片修补患者相比，术后出现瓣周漏及人工瓣膜心内膜炎的发生率明显下降。

手术中瓣膜细菌培养或革兰染色结果阳性也是影响晚期生存率的不利因素，在报道的 108 例患者中，手术时细菌培养阴性者，1 年生存率 >90%，而培养阳性者，1 年生存率 <70%。

国内报道大宗的 381 例感染性心内膜炎中，死亡 53 例，总住院病死率 13.9%。其中，内科治疗 197 例病死率 21.8%，外科治疗 184 例病死率 5.4%，外科治疗病死率显著低于内科治疗。从单因数比较分析可见术前心力衰竭、术前发热、急性期手术和较大赘生物是影响手术预后的危险因素。通过 Logistic 多元回归分析，发现术前Ⅳ级心功能和急性期手术是影响手术预后的最强因素。

原发性心内膜炎患者的主动脉瓣与二尖瓣置换相比，平均手术死亡率无明显差异，主动脉瓣和二尖瓣置换术后长期生存率相近，二尖瓣置换术后 5 年、10 年生存率分别为 81% 和 63%。

二、人工瓣膜心内膜炎

人工瓣膜心内膜炎是指人工瓣膜置换术后发生的感染性心内膜炎，是人工瓣膜置换术后的最严重并发症之一。其病情往往危重，临床表现复杂，药物治疗和手术治疗均很棘手，死亡率很高。

【流行病学】

人工瓣膜性心内膜炎的发生率文献报道不一，术后一年的发病率为 1%~3%。其中术后 2 个月发生概率最高，为 0.7%~1.4%，术后 12 个月以后的发病率以一个较低而稳定的速度逐年升高，每年增加

0.8%~1%。二尖瓣和主动脉瓣置换术后的发病无明显差异,而两个或多个瓣膜置换术后人工瓣膜性感染性心内膜炎的发病危险性高于单独瓣膜置换术后患者。人工瓣膜心内膜炎一般分为早期人工瓣膜心内膜炎和晚期人工瓣膜心内膜炎。早期是指发生于手术后1年之内的,晚期是指术后1年以上发生的。Oikawa 等报道早期人工瓣膜心内膜炎死亡率极高,可达 68%~87%,晚期患者也可达到 36%~66%。即使人工瓣膜心内膜炎行二次手术后,仍然有 5% 患者再次出现心内膜炎,由于反复感染,心内结构破坏严重,需要切除的病变组织逐渐扩大并难以修复,此类患者术后生存率更低。

【病因】

早期人工瓣膜心内膜炎的感染来源决定于诸多因素,包括患者的全身情况、术中消毒和无菌操作、体外循环时间、抗生素的预防应用、患者术前潜在的慢性感染灶等。术后早期许多有创侵入措施,如动、静脉置管,呼吸机、气管导管、主动脉球囊反搏、床旁透析管路等,都可成为感染途径,引起心内膜炎。

晚期人工瓣膜心内膜炎的感染多数与体内感染灶和心脏以外的各种手术及诊治操作相关。如牙科手术,泌尿生殖系统及消化系统、心血管系统的介入治疗和器械检查等。滥用抗生素也是不可忽视的原因,毒力低的细菌在围手术期可能侵入人工瓣膜,当患者免疫力低下时则出现感染症状,静脉药瘾也是感染的来源之一。

【病理生理】

瓣下脓肿、瓣周脓肿及瓣周漏是人造瓣膜心内膜炎的常见病理改变,人工瓣膜感染常累及人工瓣膜周围的心内膜,致瓣环糜烂、缝线脱落,引起瓣周漏、瓣下和瓣周脓肿。瓣下或瓣周脓肿常见于主动脉瓣,当脓肿侵犯传导系统时,可导致恶性心律失常,侵犯到主动脉壁则可引起细菌性动脉瘤。赘生物可以脱落致栓塞,大的赘生物可以阻塞瓣膜。人工生物瓣膜病理改变与机械瓣膜不同,瓣周漏和瓣周脓肿少见,瓣叶发生破坏和穿孔多见。部分患者的心内膜炎改变可以只局限于生物瓣的生物组织部分,而瓣架与瓣环可能无明显感染现象。赘生物多数发生于瓣膜的心室侧。还有一些患者血培养阴性,无赘生物,仅仅表现为严重的人工瓣缝合圈脱落。人工瓣膜心内膜炎引起瓣叶穿孔或毁损,造成瓣膜急性关闭不全,导致充血性心力衰竭。

【临床表现】

早期和晚期人工瓣膜心内膜炎的临床表现相似,所有患者均有发热,部分患者可听及瓣周漏反流性杂音。如瓣周漏较大时,患者可出现心力衰竭的表现,而且心力衰竭难以纠治。全身栓塞现象较常见,以脑部多见,也可发生于冠状动脉、肾、脾或四肢动脉,并产生相应部位的临床表现。若栓塞与发热同时存在,常提示心内膜炎的可能。少部分患者可出现皮肤瘀点、Osler 结节、Janeway 病灶或 Roth 斑。

【辅助检查】

心电图有时可显示心肌梗死和传导阻滞,发生肺梗死时,胸部 X 线检查可显示肺梗死阴影。血细胞数可以增加或正常,一般有贫血、血沉增快和 C 反应蛋白升高。血培养可以阳性,但阳性率不高。

超声心动图(经胸、经食管)在人工瓣膜心内膜炎的诊断中有非常重要的作用,可以反复多次地进行,以发现人工瓣膜上的赘生物、瓣周脓肿、瓣周漏以及评价人工瓣膜的活动情况。

【诊断及鉴别诊断】

人工瓣膜心内膜炎的早期诊断较为困难,常与患者术后的反应或其他并发症相混淆,应根据患者的临床表现与辅助检查的结果进行综合分析。瓣膜置换术后患者如持续发热、食欲差,特别是心脏增大、出现反流杂音或发生了脑卒中,均应疑为心内膜炎。心电图和胸部 X 线检查对诊断能提供部分间接证据。血培养阳性和超声心动图检查发现瓣周漏、赘生物等即可明确人工瓣膜心内膜炎的诊断。

早期人工瓣膜心内膜炎应与心包积液、胸腔积液、肺炎、胸骨或纵隔感染、心包切开综合征等疾病鉴别。晚期心内膜炎则应详细询问病史,如皮肤疖肿、牙周炎、外科小手术及各种侵入性检查和治疗,结合临床表现和辅助检查结果综合分析,明确诊断。

【治疗】

1. 药物治疗　人工瓣膜性心内膜炎是瓣膜置换术后最严重的并发症之一,常常威胁患者生命。因此,一旦确诊或高度可疑病例应在正规采血送培养和药物敏感试验后,即按早期和晚期人工瓣膜性心内膜炎常见的病原体给予广谱大剂量抗生素治疗,然后再根据药物敏感试验结果选用有效抗生素。抗生素治疗的原则是剂量要足,疗程要长,一般至少4~6周;维持长时间高浓度才能使抗生素渗透入人工瓣膜赘生物内,达到杀菌的目的。大剂量抗生素治疗后菌血症症状仍然持续存在,应考虑有真菌感染的可能,加用抗真菌药物。如果抗生素与抗真菌药物治疗无效、出现新的心脏杂音或充血性心力衰竭,需要再次行手术治疗。

2. **手术治疗**　人工瓣膜性心内膜炎单纯抗生素治疗的死亡率较高,为50%~60%,即使对抗生素敏感的感染预后也欠佳,而且复发率较高。局部清创、切除感染灶及再次瓣膜置换术加有效正规的抗生素治疗,可以改善人工瓣膜性心内膜炎的临床效果。

(1) 手术目的:①切除感染性组织,去除感染源;②再次瓣膜置换,恢复瓣膜功能;③纠正因感染造成的组织病变,如室间隔穿孔、主动脉瘤等。

(2) 手术指征与时机:出现下列病情变化时,应是绝对的手术适应证。①瓣周漏、瓣周脓肿、瓣周赘生物形成、充血性心力衰竭。②真菌性感染性人造瓣膜心内膜炎、抗生素治疗无效的金黄色葡萄球菌心内膜炎。③反复出现外周血管栓塞症状者。

【并发症及预后】

再次换瓣术后死亡的主要原因是心力衰竭,其次为感染。所以,对有手术指征的患者应该重视选择合适的手术时机,如果等到明显心力衰竭时再手术,则手术风险极大,术后的死亡率也很高,术后要加强抗心力衰竭治疗。术后人工瓣再感染是术后主要死亡原因之一,人工瓣膜心内膜炎术后的抗生素治疗应更加严格。一般来说,无论术中培养结果如何,或术前抗生素治疗时间长短,术后抗生素治疗都必须达到4~6周,以减少感染和复发的概率。另外,此类患者术前往往机体的损害严重,全身情况不佳,营养状况较差,术后须加强全身支持治疗,同时监测肝肾功能,并适时补充血浆、白蛋白及氨基酸等。

外科治疗人工瓣膜性心内膜炎的手术死亡率约为30%,晚期死亡率较高也是一个严重的问题。其5年生存率为54%~70%。人工瓣膜心内膜炎二次手术后约有5%的患者感染复发,甚至需多次手术,不但增加手术的复杂性,还增加手术的死亡率。晚期死亡率大多与心力衰竭或感染有关。

(易定华)

参 考 文 献

[1] 汪曾伟 刘维永 张宝仁 . 心脏外科学 . 2 版 . 北京:人民军医出版社,2016:563-575.

[2] Deeb GM, Reardon MJ, Chetcuti S, et al. 3-year outcomes in high-risk patients who underwent surgical or transcatheter aortic valve replacement. J Am Coll Cardiol, 2016, 67:2565-2574.

[3] Nishino S, Watanabe N, Kimura T, et al. The course of ischemic mitral regurgitation in acute myocardial infarction after primary percutaneous coronary intervention: from emergency room to long-term follow-up. Circ Cardiovasc Imaging, 2016, 9:e004841.

[4] Varma PK, Krishna N, Jose RL, et al. Ischemic mitral regurgitation. Ann Card Anaesth, 2017, 20:432-439.

第十章 冠状动脉粥样硬化性疾病

第一节 冠状动脉狭窄

冠状动脉狭窄的最常见病因是冠状动脉粥样硬化。另外,冠状动脉肌桥也是导致冠状动脉狭窄较为常见的原因。

【流行病学】

冠状动脉粥样硬化性心脏病(coronary atherosclerotic heart disease)指冠状动脉粥样硬化使血管腔狭窄或阻塞,和/或因冠状动脉功能性改变(痉挛)导致心肌缺血缺氧或坏死而引起的心脏病,统称冠状动脉性心脏病(coronary heart disease),简称冠心病,亦称缺血性心脏病(ischemic heart disease)。

冠状动脉粥样硬化性心脏病是动脉粥样硬化导致器官病变的最常见类型,也是严重危害人类健康的常见病。本病出现症状或致残、致死后果多发生在 40 岁以后,男性发病早于女性。

在欧美发达国家本病常见,美国约有 700 万人患本病,每年约 50 余万人死于本病,占人口死亡数的 1/3~1/2,占心脏病死亡数的 50%~75%。在我国,本病不如欧美多见,但随着我国生活水平的提高及人口老龄化,其患病率呈逐年增长趋势。

心肌桥是一种先天性异常。正常情况下,冠状动脉及其分支走行于心外膜下心肌表面,冠状动脉心肌桥是指覆盖在冠状动脉上的心肌纤维,在心脏收缩时使冠状动脉出现暂时性管腔狭窄甚至闭塞,检出率为 5%~19%。心肌桥可单个或多个出现,大多发生于前降支中段,偶见于回旋支、后降支等。近年来,不少研究认为心肌桥不单是一种良性解剖变异,也可导致心肌缺血、心绞痛、心律失常,甚至恶性心血管事件。

【病因及发病机制】

(一)动脉粥样硬化

动脉粥样硬化是导致冠状动脉狭窄的最常见原因。动脉粥样硬化的发生发展机制目前仍不能全面解释,但经过多年的研究和探索主要形成了以下几种学说,脂代谢紊乱学说、内皮损伤学说、炎症反应学说、壁面切应力以及肠道微生物菌群失调等。这些学说从不同角度阐述了动脉粥样硬化的发生过程。内皮细胞的损伤,血液内脂质胆固醇等进入内皮下,血管中层的平滑肌细胞和血液内单核巨噬细胞也迁移到内皮下,吞噬脂质和胆固醇,形成泡沫细胞。泡沫细胞进一步坏死崩解,连同脂质和胆固醇形成粥样物质。长时间钙质沉积会使粥样物质进一步发生钙化。粥样硬化可以发生于冠状动脉的任何分支血管,但最为常见的病变血管为前降支。粥样斑块使冠状动脉狭窄的同时还使血管管壁弹性下降而失去正常的舒缩功能。因此,当患者由于活动、饱食等原因出现心率增快或心脏收缩增强等心肌耗氧量增加的因素时,心肌供血不足,缺血、缺氧情况下的代谢产物在局部蓄积,从而出现心绞痛症状。这种情况导致的临床表现与心肌耗氧量有明显的量效关系,临床上称为稳定型心绞痛。发生粥样硬化的冠状动脉容易在体液因素的作用下发生痉挛收缩,从而使管腔进一步狭窄而无法满足心肌供血需求,这也会导致心绞痛症状。冠状动脉有一定的储备能力,即轻度狭窄并不会导致心肌缺血。通常认为,当管腔横截面积损失

50%~75% 或以上,或者管腔内径狭窄超过 50%,才会出现临床症状。慢性的血管狭窄会导致侧支血管的生成,即在无明显狭窄的冠状动脉血管与有明显狭窄的冠状动脉血管之间形成新的血管通路供应,所以在临床上有部分患者出现冠状动脉某分支血管完全堵塞,但其供血部位并无心肌梗死。

多种因素能够促进动脉粥样硬化的发生发展。脂质在动脉粥样硬化发生过程中发挥重要作用,因此,高血脂患者发生动脉粥样硬化的可能性明显高于无高血脂者;高血压本身导致血流对血管内的剪切力增加从而容易导致内皮损伤,长期的高血压导致动脉血管中层平滑肌细胞增生,动脉血管管壁增厚,弹性降低,管腔狭窄;高血糖可导致血管内皮细胞的损伤,同时高血糖还可以促进脂质代谢异常。上述三个方面是动脉粥样硬化发生发展的主要机制。肥胖者容易出现高血压、高血脂和高血糖,遗传因素在冠心病发病中也扮演着重要角色。父母患有冠心病者其子女患冠心病的可能性要比其他人大。其他如吸烟、酗酒、生活及社会压力大、过度劳累、A 型性格等也会促进冠状动脉粥样硬化的发生。

粥样斑块的稳定性是另一个影响冠心病临床症状的重要因素。粥样斑块可能在某些因素作用下突然发生破裂,破裂的斑块成为激发凝血的诱因,局部急性血栓形成导致管腔明显狭窄甚至堵塞。上述病理对应的临床表现是急性冠脉综合征和心肌梗死。

按照时间变化的顺序,心肌梗死表现为心肌细胞的充血、水肿,炎性细胞浸润,坏死心肌的溶解、吸收、肉芽组织形成和纤维化。心肌梗死局部组织变薄,早期可发生室壁瘤,甚至心脏破裂,梗死部位内壁可形成附壁血栓。心肌梗死可分为透壁性心肌梗死和非透壁性心肌梗死,前者累及心室肌全层,后者仅累及心内膜及心肌中层而未累及心外膜。

当冠状动脉的供血与心肌的需血之间发生矛盾,冠状动脉血流量不能满足心肌代谢的需要,引起心肌急剧的、暂时的缺血缺氧时,即可发生心绞痛。

心肌氧耗的多少主要由心肌张力、心肌收缩强度和心率所决定,故常用"心率 × 收缩压"(即二重乘积)作为估计心肌氧耗的指标。心肌能量的产生要求大量的氧供,心肌细胞摄取血液氧含量的65%~75%,而身体其他组织则仅摄取 10%~25%。因此,心肌平时对血液中氧的吸取已接近于最大量,氧供需再增加时已难从血液中更多地摄取氧,只能依靠增加冠状动脉的血流量来提供。在正常情况下,冠状循环有很大的储备力量,其血流量可随身体的生理情况而有显著的变化;在剧烈体力活动时,冠状动脉适当地扩张,血流量可增加到休息时的 6~7 倍。缺氧时,冠状动脉也扩张,能使血流量增加 4~5 倍。动脉粥样硬化而致冠状动脉狭窄或部分分支闭塞时,其扩张性减弱,血流量减少,且对心肌的供血量相对地比较固定。心肌的血液供应如减低到尚能应付心脏平时的需要,则休息时可无症状。一旦心脏负荷突然增加,如劳累、激动、左心衰竭等,使心肌张力增加、心肌收缩力增加和心率增快等而致心肌氧耗量增加时,心肌对血液的需求增加,而冠状动脉的供血已不能相应增加,即可引起心绞痛。在多数情况下,劳力诱发的心绞痛常在同一"心率 × 收缩压"的水平上发生。

产生疼痛感觉的直接因素,可能是在缺血缺氧的情况下,心肌内积聚过多的代谢产物,如乳酸、丙酮酸、磷酸等酸性物质,或类似激肽的多肽类物质,刺激心脏内自主神经的传入纤维末梢,经 1~5 胸交感神经节和相应的脊髓段,传至大脑,产生疼痛感觉。这种痛觉反映在与自主神经进入水平相同脊髓段的脊神经所分布的区域,即胸骨后及两臂的前内侧与小指,尤其是在左侧,而多不在心脏部位。有人认为,在缺血区内富有神经供应的冠状血管的异常牵拉或收缩,可以直接产生疼痛冲动。

急性冠脉综合征与稳定型劳力性心绞痛的差别主要在于冠状动脉内不稳定的粥样斑块继发病理改变,使局部心肌血流量明显下降,如斑块内出血、斑块纤维帽出现裂隙、表面上有血小板聚集和/或刺激冠状动脉痉挛,导致缺血加重。

(二) 冠状动脉心肌桥

冠状动脉某一段走行于肌肉中,当肌肉收缩时导致血管壁受压,管腔狭窄,从而出现心肌供血不足。这种情况通常出现于前降支中段,其次是钝缘支。由于心肌桥的存在,还导致心肌桥近端的收缩期前向血流逆转而使该处血管内膜损伤,易有动脉粥样硬化斑块形成。心肌桥内冠状动脉外部长期受压易发生斑块破裂、血栓形成及冠状动脉痉挛,从而导致心绞痛,甚至急性冠脉综合征。

症状性心肌桥首选药物治疗。对于药物治疗无效的顽固性症状性心肌桥患者,介入治疗近期效果良好,但文献报道支架内再狭窄发生率高。心肌桥的临床表现因人而异,部分心肌桥患者可长期无症状,仅在行冠状动脉 CTA 或冠状动脉造影术时发现,对工作生活无明显影响,部分则有心绞痛、心肌梗死、心律失常或晕厥病史,常需临床干预。

【分型】

由于病理解剖和病理生理变化的不同,本病有不同的临床表型。1979 年世界卫生组织曾将之分为五型。近年来,临床医学家趋于将本病分为急性冠脉综合征(acute coronary syndrome,ACS)和慢性冠脉病(chronic coronary artery disease,CAD,或称慢性缺血综合征 chronic ischemic syndrome,CIS)两大类。前者包括不稳定型心绞痛(unstable angina,UA)、非 ST 段抬高心肌梗死(non-ST-segment elevation myocardial infarction,NSTEMI)和 ST 段抬高心肌梗死(ST-segment elevation myocardial infarction,STEMI),也有将冠心病猝死包括在内;后者包括稳定型心绞痛、冠状动脉正常的心绞痛(如 X 综合征)、无症状性心肌缺血和缺血性心力衰竭(缺血性心肌病)。

【临床表现】

(一) 心绞痛

1. **稳定型心绞痛**(stable angina pectoris)　亦称稳定型劳力性心绞痛,是在冠状动脉固定性严重狭窄的基础上,由于心肌负荷增加引起心肌急剧的、暂时的缺血与缺氧的临床综合征。其特点为阵发性的前胸压榨性疼痛或憋闷感觉,主要位于胸骨后部或左前胸,范围常不局限,可放射至心前区及其他部位。常发生于劳力负荷增加时,持续数分钟,休息或用硝酸酯制剂后消失。

本症患者男性多于女性,多数患者年龄在 40 岁以上,劳累、情绪激动、饱食、受寒、急性循环衰竭等为常见的诱因。

疼痛的特点如下。

(1) 部位:主要在胸骨体中段或上段之后,可波及心前区,有手掌大小范围,甚至横贯前胸,界限不很清楚。常放射至左肩、左臂内侧达无名指和小指,或至颈、咽、下颌部。

(2) 性质:胸痛常为压迫、发闷或紧缩性,也可有烧灼感,但不像针刺或刀扎样锐性痛,偶伴濒死的恐惧感觉。有些患者仅觉胸闷不适,不认为有痛。发作时,患者往往被迫停止正在进行的活动,直至症状缓解。

(3) 诱因:发作常由体力劳动或情绪激动(如愤怒、焦急、过度兴奋等)所诱发,饱食、寒冷、吸烟、心动过速、休克等亦可诱发。疼痛多发生于劳力或激动的当时,而不是在一天劳累之后。典型的心绞痛常在相似的条件下重复发生,但有时同样的劳力只在早晨而不在下午引起心绞痛,提示与晨间交感神经兴奋性增高等昼夜节律变化有关。

(4) 持续时间:疼痛出现后逐渐加重,然后在 3~5 分钟内逐渐消失,可数天或数星期发作一次,亦可一天内多次发作。

(5) 缓解方式:一般在停止原来诱发症状的活动后即可缓解;用硝酸酯制剂也能在几分钟内使之缓解。

平时一般无异常体征。心绞痛发作时常见心率增快、血压升高、表情焦虑、皮肤冷或出汗,有时出现第四或第三心音奔马律。可有暂时性心尖部收缩期杂音,是乳头肌缺血以致功能失调引起二尖瓣关闭不全所致。

2. **不稳定型心绞痛**　冠心病中除上述典型的稳定型劳力性心绞痛之外,心肌缺血所引起的缺血性胸痛尚有各种不同的表现类型,有关心绞痛的分型命名不下十余种,但其中除变异型心绞痛(prinzmetal's variant angina)具有短暂 ST 段抬高的特异的心电图变化而仍为临床所保留外,其他如恶化型心绞痛、卧位型心绞痛、静息心绞痛、梗死后心绞痛、混合性心绞痛等目前已趋向于统称为不稳定型心绞痛(unstable angina,UA)。这不仅是基于对不稳定的粥样斑块的深入认识,也表明了这类心绞痛患者临床上的不稳定性,有进展至心肌梗死的高度危险性,必须予以足够的重视。

不稳定型心绞痛胸痛的部位、性质与稳定型心绞痛相似,但具有以下特点之一。

(1) 原为稳定型心绞痛,在 1 个月内疼痛发作的频率增加,程度加重、时限延长、诱发因素变化,硝酸类药物缓解作用减弱。

(2) 1个月之内新发生的心绞痛,并因较轻的负荷所诱发。

(3) 休息状态下发作心绞痛或较轻微活动即可诱发,发作时表现有ST段抬高的变异型心绞痛也属此列。

此外,由于贫血、感染、甲状腺功能亢进、心律失常等原因诱发的心绞痛,称之为继发性不稳定型心绞痛。

UA与NSTEMI同属非ST段抬高急性冠脉综合征(ACS)。两者的区别主要是根据血中心肌坏死标记物的测定,因此,对非ST段抬高ACS必须检测心肌坏死标记物并确定未超过正常范围时方能诊断UA。

由于UA患者的严重程度不同,其处理和预后也有很大的差别,临床中分为低危组、中危组和高危组。低危组指新发的或是原有劳力性心绞痛恶化加重,达CCS Ⅲ级或Ⅳ级,发作时ST段下移≤1mm,持续时间<20分钟,胸痛间期心电图正常或无变化;中危组就诊前1个月内(但48小时内未发)发作1次或数次,静息心绞痛及梗死后心绞痛,持续时间<20分钟,心电图可见T波倒置>0.2mV,或有病理性Q波;高危组就诊前48小时内反复发作,静息心绞痛伴一过性ST段改变(>0.05mV),新出现束支传导阻滞或持续性室性心动过速,持续时间>20分钟。

(二)心肌梗死

其临床表现与梗死的大小、部位、侧支循环情况密切相关。

1. 先兆　50%~81.2%的患者在发病前数日有乏力、胸部不适,活动时心悸、气急、烦躁、心绞痛等前驱症状,其中以新发生心绞痛(初发型心绞痛)或原有心绞痛加重(恶化型心绞痛)为最突出。心绞痛发作较以往频繁、程度较剧、持续较久、硝酸甘油疗效差、诱发因素不明显等。同时心电图显示ST段一时性明显抬高(变异型心绞痛)或压低,T波倒置或增高("假性正常化"),即前述不稳定型心绞痛情况,如及时住院处理,可使部分患者避免发生心肌梗死(MI)。

2. 症状

(1) 疼痛:是最先出现的症状,多发生于清晨。疼痛部位和性质与心绞痛相同,但诱因多不明显,且常发生于安静时,程度较重,持续时间较长,可达数小时或更长,休息和含用硝酸甘油片多不能缓解。患者常烦躁不安、出汗、恐惧、胸闷或有濒死感。少数患者无疼痛,一开始即表现为休克或急性心力衰竭。部分患者疼痛位于上腹部,被误认为胃穿孔、急性胰腺炎等急腹症;部分患者疼痛放射至下颌、颈部、背部上方,被误认为骨关节痛。

(2) 全身症状:有发热、心动过速、白细胞增高和红细胞沉降率增快等,由坏死物质被吸收所引起。一般在疼痛发生后24~48小时出现,程度与梗死范围常呈正相关,体温一般在38℃左右,很少达到39℃,持续约1周。

(3) 胃肠道症状:疼痛剧烈时常伴有频繁的恶心、呕吐和上腹胀痛,与迷走神经受坏死心肌刺激和心排血量降低导致组织灌注不足等有关。肠胀气亦不少见。重症者可发生呃逆。

(4) 心律失常:见于75%~95%的患者,多发生在起病1~2天,而以24小时内最多见。可伴乏力、头晕、晕厥等症状。各种心律失常中以室性心律失常最多,尤其是室性期前收缩,如室性期前收缩频发(每分钟5次以上),成对出现或呈短阵室性心动过速,多源性或落在前一心搏的易损期时(R在T波上),常为心室颤动的先兆。室颤是急性心肌梗死(AMI)早期,特别是入院前主要的死因。房室传导阻滞和束支传导阻滞也较多见,室上性心律失常则较少,多发生在心力衰竭患者中。前壁MI如发生房室传导阻滞,表明梗死范围广泛,情况严重。

(5) 低血压和休克:疼痛期中血压下降常见,未必是休克。如疼痛缓解而收缩压仍低于80mmHg,有烦躁不安、面色苍白、皮肤湿冷、脉细而快、大汗淋漓、尿量减少(<20mL/h)、神志迟钝,甚至晕厥者,则为休克表现。休克多在起病后数小时至数日内发生,见于约20%的患者,主要是心源性,为心肌广泛(40%以上)坏死,心排血量急剧下降所致,神经反射引起的周围血管扩张属次要,有些患者尚有血容量不足的因素参与。

(6) 心力衰竭:主要是急性左心衰竭,可在起病最初几天内发生,或在疼痛、休克好转阶段出现,为梗死后心脏舒缩力显著减弱或不协调所致,发生率为32%~48%。出现呼吸困难、咳嗽、发绀、烦躁等症状,严重者可发生肺水肿,随后可有颈静脉怒张、肝大、水肿等右心衰竭表现。右心室MI者可一开始即出现右心衰竭表现,伴血压下降。

3. 体征

(1) 心脏体征:心脏浊音界可正常也可轻度至中度增大;心率多增快,少数也可减慢;心尖区第一心音减弱;可出现第四心音(心房性)奔马律,少数有第三心音(心室性)奔马律;10%~20%患者在起病第2~3天出现心包摩擦音,为反应性纤维性心包炎所致;心尖区可出现粗糙的收缩期杂音或伴收缩中晚期喀喇音,为二尖瓣乳头肌功能失调或断裂所致;可有各种心律失常。

(2) 血压:除极早期血压可增高外,几乎所有患者都有血压降低。起病前有高血压者,血压可降至正常,且可能不再恢复到起病前的水平。

(3) 其他:可有与心律失常、休克或心力衰竭相关的其他体征。

冠状动脉心肌桥患者很多可没有或无明显临床症状。当有心肌缺血时可表现为稳定型心绞痛,个别也可以出现急性冠脉综合征、严重心律失常,甚至猝死。与冠心病的症状相区别的是冠状动脉肌桥胸痛时硝酸甘油疗效欠佳,甚至使症状加重。

【辅助检查】

1. 实验室检查　血常规、空腹血糖、糖化血红蛋白、血脂、红细胞沉降率、C反应蛋白(CRP)等检查。血心肌坏死标记物增高水平与心肌梗死范围及预后明显相关。①肌红蛋白起病后2小时内升高,12小时内达高峰;24~48小时内恢复正常。②肌钙蛋白I(cTnI)或T(cTnT)起病3~4小时后升高。cTnI于11~24小时达高峰,7~10天降至正常;cTnT于24~48小时达高峰,10~14天降至正常。这些心肌结构蛋白含量的增高是诊断心肌梗死的敏感指标。③肌酸激酶同工酶CK-MB升高。在起病后4小时内增高,16~24小时达高峰,3~4天恢复正常,其增高的程度能较准确地反映梗死的范围,其高峰出现时间是否提前有助于判断溶栓治疗是否成功。以往沿用多年的AMI心肌酶测定,包括肌酶激酶(CK)、天门冬酸氨基转移酶(AST)以及乳酸脱氢酶(LDH),其特异性及敏感性均远不如上述心肌坏死标记物,但仍有参考价值。三者在AMI发病后6~10小时开始升高;按序分别于12小时、24小时及2~3天内达高峰;又分别于3~4天、3~6天及1~2周内回降至正常。

2. 心电图及运动试验　是发现心肌缺血、诊断心绞痛最常用的检查方法。

(1) 静息时心电图:约半数患者在正常范围,也可能有陈旧性心肌梗死的改变或非特异性ST段和T波异常,有时出现房室或束支传导阻滞或室性、房性期前收缩等心律失常。

(2) 心绞痛发作时心电图:绝大多数患者可出现暂时性心肌缺血引起的ST段移位。因心内膜下心肌更容易缺血,故常见ST段压低($\geq$0.1mV)(反映心内膜下心肌缺血),发作缓解后恢复,有时出现T波倒置。平时有T波持续倒置的患者,发作时可变为直立("假性正常化")。T波改变虽然对反映心肌缺血的特异性不如ST段,但如与平时心电图比较有明显差别,也有助于诊断。

(3) 心电图负荷试验:最常用的是运动负荷试验。运动可增加心脏负荷以激发心肌缺血。运动中出现典型心绞痛,心电图改变主要以ST段水平型或下斜型压低$\geq$0.1mV(J点后60~80ms)持续2分钟为运动试验阳性标准。运动中出现心绞痛、步态不稳,出现室性心动过速(接连3个以上室性期前收缩)或血压下降时,应立即停止运动。

(4) 心电图连续动态监测:常用方法是让患者在正常活动状态下,携带慢速转动的记录装置,以双极胸导联(现已可同步12导联)连续记录并自动分析24小时心电图(又称Holter心电监测)。可从中发现心电图ST-T改变和各种心律失常,出现时间可与患者的活动和症状相对照。胸痛发作时相应时间的缺血性ST-T改变有助于确定心绞痛的诊断。

3. 超声心动图　二维和M型超声心动图也有助于了解心室壁的运动和左心室功能,诊断室壁瘤、瓣膜功能和乳头肌功能失调等。

4. 放射性核素检查

(1) 心肌显像及负荷试验:^{99m}Tc-MIBI随冠状血流很快被正常心肌细胞所摄取。静息时显像所示灌注缺损主要见于心肌梗死后瘢痕部位。在冠状动脉供血不足时,则明显的灌注缺损仅见于运动后心肌缺血区。

(2) 放射性核素心腔造影:应用 ^{99m}Tc 进行体内红细胞标记,可得到心腔内血池显影。通过对心动周期中不同时相的显影图像分析,可测定左心室射血分数及显示心肌缺血区室壁局部运动障碍。

(3) 正电子发射断层心肌显像(PET):利用发射正电子的核素示踪剂如 ^{18}F、^{11}C、^{13}N 等进行心肌显像。除可判断心肌的血流灌注情况外,尚可了解心肌的代谢情况。通过对心肌血流灌注和代谢显像匹配分析,可准确评估心肌的活力。

5. **CT 和 MRI** 冠状动脉 CT 可以提供冠状动脉血管的狭窄程度及狭窄部位的三维重建影像资料。其准确度及精确度仅次于冠状动脉造影。MRI 可以识别心肌形态,清楚地显示心肌梗死范围,显示心肌梗死所导致的并发症,确定心功能状态。

6. **冠状动脉造影** 可以明确冠状动脉病变的存在及严重程度,利于治疗的选择和预后的判断。冠状动脉心肌桥时可以发现心脏收缩时冠状动脉节段性狭窄而舒张期消失。可以同时行心室造影,了解瓣膜功能及心功能状态,也可以同时行颈动脉造影检查,以发现可能的颈动脉狭窄。

【诊断及鉴别诊断】

根据典型心绞痛的发作特点和体征,含用硝酸甘油后缓解,结合年龄和存在冠心病危险因素,除外其他原因所致的心绞痛,一般即可建立诊断。发作时心电图检查可见以 R 波为主的导联中,ST 段压低,T 波平坦或倒置,发作过后数分钟内逐渐恢复。心电图无改变的患者可考虑做心电图负荷试验。发作不典型者,诊断要依靠观察硝酸甘油的疗效和发作时心电图的改变,或做 24 小时的动态心电图连续监测。诊断有困难者可行放射性核素心肌显像、MDCT 或 MRI 冠脉造影,如确有必要可考虑行选择性冠状动脉造影。

其他疾病包括主动脉瓣狭窄或关闭不全、风湿性冠状动脉炎、梅毒性主动脉炎引起冠状动脉口狭窄或闭塞、肥厚型心肌病、X 综合征(Kemp,1973 年)、心肌桥等均可引起心绞痛,要根据其他临床表现来进行鉴别。其中 X 综合征多见于女性,心电图负荷试验常阳性,但冠状动脉造影则阴性且无冠状动脉痉挛,预后良好,被认为是冠状动脉系统毛细血管舒张功能不良所致。心肌桥则指通常行走于心外膜下结缔组织中的冠状动脉,如有一段行走于心肌内,其上的一束心肌纤维即称为心肌桥。当心脏收缩时,心肌桥可挤压该动脉段,足以引起远端血供减少而导致心肌缺血,加之近端血管常有粥样硬化斑块形成,遂可引起心绞痛。冠状动脉造影或冠状动脉内超声检查可确立诊断。

【治疗】

(一) 一般治疗

低盐、低脂饮食,忌烟酒,控制体重,适当锻炼,保持健康的生活习惯,防治高血压、高血糖、高血脂。

(二) 药物治疗

药物治疗使用作用持久的抗心绞痛药物,以防心绞痛发作,可单独选用、交替应用或联合应用下列被认为作用持久的药物。

(1) β 受体拮抗药:阻断拟交感胺类对心率和心肌收缩力受体的刺激作用,减慢心率、降低血压,减低心肌收缩力和氧耗量,从而减少心绞痛的发作。目前常用对心脏有选择性的制剂是美托洛尔、阿替洛尔(atenolol)、比索洛尔(bisoprolol),或用兼有 α 受体阻滞作用的卡维地洛(carvedilol)。

(2) 硝酸酯制剂

1) 硝酸异山梨酯:硝酸异山梨酯片剂或胶囊口服 3 次/日,每次 5~20mg,服后半小时起作用,持续 3~5 小时;缓释制剂药效可维持 12 小时,可用 20mg,2 次/日。

2) 5-单硝酸异山梨酯(isosorbide 5-mononitrate):是长效硝酸酯类药物。2 次/日,每次 20~40mg。

3) 长效硝酸甘油制剂:服用长效片剂,硝酸甘油持续而缓缓释放,口服后半小时起作用,持续可达 8~12 小时,可每 8 小时服 1 次,每次 2.5mg。用 2% 硝酸甘油油膏或橡皮膏贴片(含 5~10mg)涂或贴在胸前或上臂皮肤而缓慢吸收,适于预防夜间心绞痛发作。

(3) 钙通道阻滞药:本类药物抑制钙离子进入细胞内,也抑制心肌细胞兴奋-收缩耦联中钙离子的利用。因而抑制心肌收缩,减少心肌氧耗;扩张冠状动脉,解除冠状动脉痉挛,改善心内膜下心肌的供血;扩张周围血管,降低动脉压,减轻心脏负荷;还降低血黏度,抗血小板聚集,改善心肌的微循环。更适用于同时有高血压的患者。常用制剂有:①维拉帕米(verapamil)。②硝苯地平(nifedipine),控释剂(拜新同);氨氯地平(amlodipine)。③地尔硫䓬(diltiazem,硫氮草酮)。

(4) 抗血小板药物和抗凝血药物:如阿司匹林和硫酸氯吡格雷、倍林达等能够抑制血小板的聚集,防止急性血栓形成,稳定斑块,从而减少急性冠脉综合征的出现。抗凝血药物主要是指肝素,由于可以被迅速中和,因此主要用于围手术期,以避免术中难以止血。

(5) 曲美他嗪(trimetazidine):通过抑制脂肪酸氧化和增加葡萄糖代谢,改善心肌氧的供需平衡而治疗心肌缺血,20mg,3 次/日,饭后服。

(三) 介入治疗

通过外周血管送入带球囊导管,到达冠状动脉狭窄部位后扩张狭窄冠状动脉及放入支架支撑的一种治疗技术。急性心肌梗死的患者行急诊介入治疗使闭塞的冠状动脉再通,心肌得到再灌注,濒临坏死的心肌可能得以存活或使坏死范围缩小,减轻梗死后心肌重塑,预后改善,是一种积极的治疗措施。

(四) 外科治疗

主要是冠状动脉旁路移植术(CABG,或称冠状动脉搭桥术),包括体外循环下的冠状动脉旁路移植术、非体外循环下不停跳冠状动脉旁路移植术、小切口冠状动脉旁路移植术、胸腔镜辅助下冠状动脉旁路移植术及机器人辅助的冠状动脉旁路移植术。

1. **手术适应证**　CABG 手术的目标血管是冠状动脉造影显示狭窄 >50%,远端通畅,血管直径 >1mm 的主要冠状动脉血管。CABG 的适应证涵盖范围广泛。因此,对于手术适应证的选择是基于患者预期获益与其所面临风险之间的平衡而决定的。

(1) 左冠状动脉主干或类似左主干,即左前降支和回旋支起始端明显狭窄(>70%)以及易发生大面积心肌梗死的病变,无论有无症状均应手术治疗。

(2) 慢性稳定型心绞痛:充分药物治疗不能满意控制心绞痛或者造影显示病变经血管重建可改善预后,如三支血管病变伴有左前降支狭窄 >50%,左主干狭窄 >50%,左前降支近端(如第一间隔支之前)狭窄 >70%;与冠心病相关的心室功能中度以上受损患者。

(3) 急性 Q 波心肌梗死:这类患者病情多危重,部分患者伴心源性休克,多首选内科治疗,包括急诊 PTCA;如考虑急诊手术,应争取在胸痛发作 4~6 小时内重建心肌血液供应。

(4) 介入性治疗(PTCA 和支架)失败或 CABG 术后发生再狭窄的患者。

(5) 心肌梗死后心肌破裂、心脏压塞、室间隔穿孔、乳头肌断裂引起二尖瓣严重关闭不全的患者,应急诊手术或在全身情况稳定后再手术。

(6) 室壁瘤形成可行单纯切除或同时行搭桥术。陈旧性心肌梗死瘢痕引起室性心律失常的患者,在电生理检查后可考虑行心内膜切除术;由于陈旧性心肌梗死范围大,引起心脏扩大,心功能不全,即使未形成明确室壁瘤,也可在搭桥同时行左室成形术。

(7) 陈旧性较大面积心肌梗死但无心绞痛症状或左心功能不全、EF<40% 的患者,应行心肌核素和超声心动图检查,通过心肌存活试验判定是否需要手术。如有较多的存活心肌,手术后心功能有望得到改善,也应手术治疗。

(8) 不稳定型或变异型心绞痛,冠状动脉三支病变明确,经积极内科治疗症状不能缓解,伴心电图缺血改变或心肌酶学变化,提示心肌缺血未能改善或心内膜下心肌梗死的患者,应行急诊手术。

(9) 冠状动脉病变引起的致命性的室性心律失常。

(10) 溶栓或 PCI 失败并发急性冠状动脉闭塞或冠状动脉穿孔。心脏外伤伴重要冠状动脉断裂,需要急诊搭桥。

2. **手术禁忌证**　冠状动脉弥漫性病变,且以远端冠状动脉损伤为主,狭窄远端血管腔内径 <1mm;陈旧性大面积心肌梗死,核素及超声心动图检查无存活心肌,手术对改善心功能帮助不大;心脏扩大显著、心胸比 >0.75、射血分数 <20%、左室舒张末径 >70mm、重度肺动脉高压、右心衰竭或严重肝、肾功能不全的患者,应为手术禁忌。

3. 手术技术

（1）桥血管的选择

1）乳内动脉：乳内动脉的广泛应用使 CABG 远期效果明显改善。左乳内动脉吻合前降支，1 年通畅率达 95.7%，10~15 年通畅率为 85%~92%，明显优于大隐静脉。已被全世界所公认，成为金标准而广泛应用。左乳内动脉或右乳内动脉吻合在对角支或回旋支上的效果均略差。如用右乳内动脉，应有足够长度才可能吻合到后降支上，如与右冠状动脉主干吻合，则此血管偏细。用右乳内动脉时，应注意如从心脏表面吻合到左冠状动脉上，可能引起再手术损伤，因此作为游离血管桥（free graft）可能更好。

2）静脉：大隐静脉是最常用和易于取材的血管，口径较大，长度一般均够用。大隐静脉由于内膜损伤、过分牵拉和其他原因易出现内膜增厚和血管硬化，1 年内可能发生静脉吻合口近端狭窄、血栓形成，10 年通畅率在 50% 左右，长期效果不如乳内动脉。静脉桥最常用的是小腿的大隐静脉，其次为大腿的大隐静脉；另外，需要时，特别是二次手术，小隐静脉和上肢头静脉亦可使用。如将静脉桥吻合在前降支，其通畅率会高于吻合到小的冠状动脉和瘢痕区内的靶血管。小隐静脉的通畅率与大隐静脉相似，上肢静脉通畅率最低。

3）桡动脉：在 20 世纪 70 年代由 Carpentier 首先应用于临床，后来因为易痉挛等因素而逐渐被放弃。1989 年以来，有些医师认识到此种痉挛可用钙通道阻滞药等控制，且远期通畅率高，1 年通畅率为 90%，5 年通畅率为 84%，因此桡动脉又引起心外科医师的重视，越来越多地被用来代替大隐静脉。当患者年龄不高（<55 岁）时，常选用桡动脉行完全动脉化的 CABG。一般多用左侧桡动脉，并发症少。

4）胃网膜动脉及腹壁下动脉：由于其更易痉挛等原因，临床应用较少，中期和远期通畅率不明确。

（2）体外循环下的冠状动脉旁路移植术：常规体外循环下行 CABG，能满意暴露各部位的冠状动脉，术野清晰，操作精确，吻合口通畅率高，是大多数外科医生常用的手术技术，尤其适用于血管条件较差、病变广泛弥漫的患者。随着体外循环技术的改进，常规手术的短期和远期疗效均得到一致认可，特别是吻合口的远期通畅率，可能更优于非体外循环心脏跳动下的 CABG 手术。

1）冠状动脉的远端吻合：探查冠状动脉，标记病变位置或游离病变远端，决定吻合的冠状动脉分支及其位置十分重要。切开心外膜及脂肪，游离冠状动脉时注意避免损伤伴行静脉。应在冠状动脉病变远端进行吻合，管腔内径要 >1.5mm，一般不在 <1mm 内径处做吻合。

右冠状动脉分叉处常有病变，应吻合在后降支上，除非远端太细，一般不吻合到主干上。冠状动脉切口长 3~5mm，至少达动脉内径的 1 倍，和静脉直径一样长。如右冠状动脉主干有病变则应吻合在主干上，即右冠状动脉左室后支与后降支分叉前任何需要的位置。

根据冠状动脉造影结果，确定冠状动脉走行和狭窄部位，先用小圆刀划开冠状动脉表面的心外膜和脂肪，冠状动脉尖刀切开冠状动脉前壁，不要损伤后壁，沿表面中线部位用冠状动脉剪刀延长切口，避免向两侧偏移，切口边缘要尽量整齐，切口偏移易导致吻合口出血或扭曲成角。

将大隐静脉近端剪成相应大小斜形开口，用 7-0 Prolene 或 8-0 Prolene 线连续外翻缝合。缝合针距不可过稀，吻合口边缘吃针不宜过多，特别是脚跟（heel）和脚尖（toe）处的针距跨度应相对小一些，以免产生荷包线效应而使吻合口缩小。缝合一般可从脚跟（heel）开始，但在吻合右冠状动脉时可先从脚尖（toe）开始，以便吻合得更好。吻合要仔细、严密、针距均匀，吻合口要通畅。打结前应注意桥的排气，检查吻合口是否漏血，桥的长短及吻合口角度是否合适。如需行序贯吻合，应先吻合远端，再切开要吻合的冠状动脉前壁和静脉，根据不同的位置选择侧-侧吻合或对角吻合。

一般搭桥的顺序是先做其他冠状动脉，最后做前降支。如果先做前降支，再做其他吻合，可能会损伤前降支；但如果用非体外循环，则可能先解决左室缺血区域，即做完前降支，再做边缘支或右冠状动脉。

Y 形桥吻合：可选用自然形成的 Y 形静脉，或用两段静脉将其呈 Y 形吻合在一起，仅一个近端吻合口。在做 Y 形吻合时应先做远端，两条桥远端吻合后，再吻合近端。如用两条静脉，也应先吻合远端，再将其中一条静脉桥吻合在升主动脉上，另外一条静脉近端吻合在前一静脉桥上。Y 形桥与序贯桥通畅率可能相似。

2）乳内动脉的吻合：肝素化后将乳内动脉远端切断，检查流量和压力及分支是否出血，用哈巴狗钳阻断近端,游离远端乳内动脉至合适的位置,选准方向,纵行剪开。一般将左乳内动脉与前降支吻合。根据血管直径及吻合口大小,吻合选用 7-0 Prolene 线或 8-0 Prolene 线,先缝合吻合口的近端(heel),再缝远端(toe)。缝完最后 1 针,减低灌注流量和压力,开放哈巴狗钳,打结检查是否出血。如做序贯吻合,可先吻合对角支,再做前降支。小切口手术时也可做 T 形吻合。

3) 冠状动脉的近端吻合:上侧壁钳前要注意有无升主动脉钙化,选好近端吻合口的位置,切开外膜,先用尖刀切开适当的开口(3~4mm 长),再用 4.0~4.8mm 打孔器打孔。将静脉长度量好,用哈巴狗钳阻断静脉桥,以防回血影响术野。用 5-0 或 6-0 Prolene 线连续缝合,可先将静脉近端悬起,缝完吻合口对侧 4~5 针后,将静脉缝线提紧,使静脉植入吻合口上继续缝合。可先做右侧,再做左侧。完成后,减流量,升主动脉排气后再打结,去除侧壁钳。静脉针孔排气,松开远端桥血管阻断钳。

如果升主动脉已钙化,近端只能做一个吻合口,可将静脉桥近端吻合在另一静脉桥的根部,即桥上搭桥。如果根部钙化严重,无法吻合,可考虑吻合在无名动脉上。如无名动脉亦有病变,则应用人工血管更换升主动脉,并将静脉吻合在人工血管上。上述操作也可在完全阻断升主动脉下完成。也可使用无须阻断升主动脉的近端吻合装置。

(3) 非体外循环心脏跳动下的 CABG(OPCAB):目前认为对几乎所有单纯冠状动脉搭桥的患者均可采用 OPCAB 技术,尤其是高龄、合并肾功能不全或者肾衰竭、慢性阻塞性肺疾病、神经系统合并症、周围血管疾病、多脏器功能不全不能耐受体外循环而又需要 CABG 的患者。OPCAB 技术有固有的优势,对于升主动脉钙化严重的患者,OPCAB 不需要在主动脉上插管建立体外循环而有绝对的优势。现在可以通过双侧乳内动脉做全动脉化旁路移植,避免在主动脉上操作。OPCAB 对外科医师的手术技术要求更高一些,要掌握好手术适应证。对于那些心脏显著扩大、心律失常、冠状动脉管腔小、管壁硬化严重或同时要做其他心脏手术的患者,宜在体外循环下手术。

麻醉过程中要降低心率,减少氧耗,同时提高主动脉压力,提高冠状动脉灌注压力,使患者生命体征平稳以利于手术进行。通过缝置深部心包牵引线、不同的体位变化和冠状动脉稳定器的使用达到显露和稳定心脏的目的。通过分流栓的应用可以减少心肌在远端吻合过程中因暂时性缺血所造成的损伤。吹雾管的使用能提供良好的无血或少血术野,同时气雾又使靶血管切口张开方便了吻合。吻合顺序一般遵循两个原则:①心脏前方的血管,然后是下壁或侧壁,最后是心脏后方;②先吻合狭窄严重的血管,然后吻合狭窄较轻的血管或者提供侧支循环的血管。

(4) 小切口冠状动脉旁路移植术(MIDCAB):根据手术径路的不同分为左前外侧、右前外侧、左后外侧小切口、胸骨下段小切口和剑突下小切口等。此手术适应证主要用于左前降支或右冠状动脉主干的单支病变。尽管 MIDCAB 技术中采用不同的手术径路有各自的特点,但靶血管暴露、固定及无血手术野的获得等基本技术是一样的。因此,OPCAB 的熟练掌握和经验对顺利开展 MIDCAB 有一定帮助。

左前外侧和右前外侧切口:可选择在左前外侧胸骨第 3、第 4 肋间或第 5 肋间,或右前外侧第 4 肋间,也可选择胸骨旁第 3 或第 4 肋间,但以前外第 4 肋间最常用。切口位置选择不当,会给靶血管的暴露和手术操作带来困难。如远端吻合必须在左前降支第二对角支以远时,就不能选用第 3 肋间切口。

经左后外小切口:患者取右侧卧位,通常左后外侧胸壁上切口长 8~10cm,切口位置一般在第 4 肋间。于左膈神经下 1cm 处切开心包,需向上延长心包切口时需要充分游离膈神经,避免损伤。根据边缘支的解剖位置或原旁路血管及吻合部位来确定靶血管及吻合部位。近端吻合在胸主动脉。

胸骨下段小切口:胸骨角下 3cm 左右至剑突基部。正中锯开胸骨从剑突至第 2 肋间,并根据手术需要横断左或右侧胸骨。左侧横断胸骨便于左乳内动脉的游离和左冠状动脉上远端吻合口的吻合;而右侧横断胸骨便于右冠状动脉主干及后降支上吻合口的完成,尤其是便于升主动脉根部的显露和主动脉上近端吻合口的完成。

(5) 胸腔镜辅助下冠状动脉旁路移植术(VADCAB):VADCAB 定义为在胸腔镜的辅助下分离内乳动脉(IMA),通过胸腔小切口(5~8cm)在心脏不停跳的状态下将分离好的 IMA 跨过冠状动脉病变部分,将其连接到冠状动脉远端,使病变冠状动脉远端血流恢复。胸腔镜辅助下游离 IMA 其优点在于:①有良好的视野,可清楚地观察 IMA 及周围结构;②可完全游离 IMA 及离断所有分支,避免冠状动脉窃血现象;③获取足够长度的血管,避免血管扭转及张力;④不需切断肋骨;⑤不需为取 IMA 而延长胸壁切口,使得通过 6cm 左右的小切口即可完成手术,达到真正意义上的微创。患者行 VADCAB 因为创伤小,所以恢复快,结合控制麻醉深度可早期拔除气管插管,大大缩短患者的呼吸机使用时间,以及在监护室和住院的时间。

行 VADCAB 的主要原则是使患者获益最大化,其适应证同常规体外循环下冠状动脉移植术基本相同,但有三种类型冠状动脉病变目前普遍被认为是 VADCAB 的较佳适应证。第一类是单纯前降支或对角支病变,这类患者通常是经皮冠状动脉介入治疗术后再狭窄,或复杂病变而不适合经导管治疗;第二类是多支血管病变,不适合再行胸骨正中切口且已通过导管术处理好非前降支的其他病变冠状动脉的患者,即所谓的杂交手术;第三类是能耐受胸骨旁切口而不能耐受体外循环的高危患者,这类患者包括了近期或有高危脑卒中的人群、以前有冠状动脉搭桥术病史的患者,合并有糖尿病、肾功能不全、血流动力学异常、高龄、严重的呼吸系统疾病、升主动脉严重钙化或有严格限制输血疾病的患者。

VADCAB 的禁忌证同患者胸廓、心脏的解剖结构,术者经验及手术器械和患者疾病背景密切相关。目前普遍定义的微创冠状动脉移植术一般仅局限于开通前降支,因此多支冠状动脉病变被认为是 VADCAB 的相对禁忌证。如搬动心脏显露待吻合的血管时,造成不可逆的血压下降、严重的心律失常,需要合并进行其他心内操作时(如室壁瘤切除、二尖瓣替换等),不宜行微创冠状动脉搭桥术。同时患者胸部过厚或乳房过大可能限制胸腔镜及其他手术器械的操作,肺功能异常且不能耐受单侧肺机械通气,即使在有些患者术中可进行双侧肺通气,但在双侧肺通气下行微创冠状动脉搭桥会大大增加手术的难度以及耗费大量的时间,因此同样被认为是微创冠状动脉搭桥的相对禁忌证,值得注意的是在慢性阻塞性肺疾病(COPD)患者中,由于该类患者胸廓前后径往往出现轻度的增加,术中常可较为容易地获得 LIMA,历史上第 1 例微创冠状动脉移植术患者就患有中度的 COPD。未得到纠正的失代偿性心力衰竭、反复发作的心律失常,目前被认为是 VADCAB 的绝对禁忌证。

术式和选择策略:①单支左前降支或对角支病变:电视胸腔镜辅助下游离左胸廓内动脉,左胸前外小切口下完成旁路移植术。②单支右冠状动脉主干病变:电视胸腔镜辅助下游离右胸廓内动脉,右胸前外小切口下完成旁路移植术。③两支病变:左前降支或对角支病变和右冠状动脉病变,电视胸腔镜辅助下游离双侧胸廓内动脉,双侧胸壁分别做前外小切口完成旁路移植术;左前降支和对角支或高位钝缘支,左侧胸廓内动脉加大隐静脉或桡动脉的 T 形桥。④三支病变:联合 VADCAB 和 PCI 手术,或者并行体外循环下采用近端吻合器完成近端吻合的多支血管旁路移植术,或者闭式体外循环下心脏停搏,小切口或完全内镜下完成多支血管旁路移植术。

(6) 冠状动脉内膜剥脱术:目前通常作为冠状动脉旁路移植术的辅助手段来运用。冠状动脉内膜剥脱仅用于弥漫性和闭塞性冠状动脉来提供较大范围的血供,因为严重的弥漫性或者完全闭塞性冠状动脉病变不能行血管吻合达到完全血运重建。

冠状动脉内膜剥脱术与常规冠状动脉搭桥术相比,其围手术期死亡率及心肌梗死率较高,远期疗效欠佳。总的来说,远端管径大的血管内膜剥脱成功率较高。所以,这项技术通常用于右冠状动脉。大部分学者主张冠状动脉内径大于或等于 1.5mm 时,适于行冠状动脉内膜剥脱术。若冠状动脉内径小于 1.5mm 时完全摘除内膜斑块操作较为困难,血管内血流速度较慢,移植物早期闭塞的危险性明显增加,从而不主张行冠状动脉内膜剥脱术。这项技术的主要缺点是技术困难,在内膜剥脱区形成血栓,同时也因内膜片造成血管闭塞的危险。所以,严格掌握手术适应证,选择合适的冠状动脉行内膜剥脱术,对于减少围手术期死亡率及并发症,提高远期疗效至为重要。常用的手术方法有两种:闭式和开放式冠状动脉内膜剥脱术。

1) 闭式冠状动脉内膜剥脱术:通常应用于右冠状动脉,切口比标准动脉切口略长,右冠状动脉的切口常选择后降支起始部的近端,在增厚硬化的内膜和冠状动脉外弹力膜之间的平面用刮匙和冠状动脉内膜剥脱刀剥离抬起斑块并游离全周,牵拉斑块并在动脉上反向牵拉,最后拔出斑块。若完全闭塞的动脉未发生过溃疡斑块,栓芯周围较为疏松,稍加剥离,提拉栓芯即可完整剥离并拉出。近心端栓芯完整剥离后,可见血液自冠状动脉近段流出。冠状动脉近心端的栓芯不必刻意彻底完全剥离,栓芯常在病变严重的部位断裂,剥离的长度足够时,有时候常切断或用力拉断栓芯。冠状动脉远端剥离时若栓芯周围有粘连,可用剥离子轻轻剥离,避免用力牵拉栓芯而造成断裂。栓芯取出后应仔细观察是否完整,完整栓芯末端的外形呈鼠尾状。若在内膜剥脱过程中栓芯不慎被拉断或剥离不完全,应在冠状动脉远端的相应部位另做一个切口取出残留的栓芯,除非冠状动脉特别细小。冠状动脉内膜剥脱后,冠状动脉的管腔常是不平整的,应仔细探查远端血管的通畅情况,血管腔内残留的内膜片应仔细清除,以减少血栓形成的机会。冠状动脉上的两个切口,可以将近端切口闭合或用静脉片扩大补片,单独用远端切口与移植物吻合;也可以用两个切口行冠状动脉序贯吻合。左冠状动脉近心端内膜剥脱应用要慎重,很多学者不主张行左冠状动脉近心端的内膜剥脱,因为可以造成大的对角支及间隔支的闭塞,引起围手术期心肌梗死。冠状动脉内膜剥脱后,动脉切口往往较大且血管壁较薄,血管吻合时缝线宜稍密。

2) 开放式冠状动脉内膜剥脱术:通常应用于前降支,也适于其他冠状动脉。切口应包括需要行冠状动脉内膜剥脱的动脉段,若远端冠状动脉较细,血管直径小于 1.5mm,且病变延伸至远端,可同时采用闭式冠状动脉内膜剥脱方法行远端冠状动脉内膜剥脱。开始时沿斑块全长做动脉切开,沿斑块全长分离并移除斑块。由于可以将室间隔穿支斑块拔出,这项技术在前降支特别有用。完整取出的病变内膜应呈鼠尾状。在冠状动脉切口的上端横断栓芯,不应盲目向近端剥脱,尤其是冠状动脉前降支,近端盲目剥离有可能会影响回旋支、对角支及间隔支等较大分支的血流。冠状动脉切口的处理方法有三种:①切开的动脉先不闭合,而是用一种移植管道(如大隐静脉片)行冠状动脉扩大补片,行边对边吻合。若冠状动脉粗大也可直接缝合切口,随后在血管片上做一切口行移植物的吻合。②静脉或动脉移植物剖开,长度为冠状动脉切口的长度,将剖开的移植物与冠状动脉行端-侧吻合。直接应用一个长的吻合口将乳内动脉吻合于内膜剥脱后的前降支报道有限。③静脉或动脉移植物中间平均剖开,长度为冠状动脉切口的一半,制成两个血管补片,运用 T 形吻合方法与冠状动脉行端-侧吻合。

冠状动脉内膜剥脱术的两种方法各有优缺点。冠状动脉内膜剥脱术后移植物多运用大隐静脉,这是考虑内膜剥脱术后的冠状动脉切口较大,血管内血流速度较慢,运用乳内动脉有血管大小不太匹配以及术后出现低灌注的不利因素。近年来,很多学者运用乳内动脉与内膜剥脱术后的冠状动脉吻合,取得了较运用大隐静脉更为满意的近期和远期临床效果,明显降低了术后再干预的机会。

传统的冠状动脉内膜剥脱均在体外循环心脏停跳下进行,在非体外循环心脏跳动下行内膜剥脱难度大,对手术者的技术要求高。手术中的关键是要将病变的内膜完整剥离。切开冠状动脉后,首先找到合适的层面,进一步扩大冠状动脉的切口,通常先剥离近端的内膜,再剥离远侧的冠状动脉内膜,由于心脏在正常跳动,因此,在剥离内膜时用力要适当,防止内膜断裂而导致不完全剥离,特别是在远侧冠状动脉,将严重影响搭桥后的远侧血流。在冠状动脉前降支,要同时将冠状动脉室间隔分支的内膜一起完整剥脱,在右冠状动脉,通常在后三叉处将后降支和左室后支的冠状动脉内膜完整剥出,满意的内膜剥脱应该呈现由粗到细的鼠尾状,内膜剥脱后远侧有良好回血常常是内膜满意剥脱的标志。内膜剥脱后要彻底清除冠状动脉内的小内膜碎片,防止围手术期心肌梗死。由于内膜剥脱后,冠状动脉的切口常明显大于通常的冠状动脉切口,在进行血运重建时,需要进行一个大的冠状动脉吻合,而且在这种情况下常常无法放置内置分流栓,由于无体外循环的支持,因此要求在尽可能短的时间内完成冠状动脉吻合,在冠状动脉非完全性闭塞时尤为重要。由于内膜剥脱后冠状动脉只剩外膜,缝合时要格外小心,防止撕裂冠状动脉,同时应该尽可能保证内膜剥脱后冠状动脉内的一些小分支均能从新的搭桥内获得良好的血液供应,防止吻合时将这些小分支缝闭。

(7) 机器人辅助冠状动脉旁路移植术(TECAB):获取左乳内动脉及左乳内动脉与前降支的吻合都在机器人内镜下完成。Loulmet 团队在 1998 年采用第一代达芬奇机器人系统完成了世界上第 1 例 TECAB,目前能进行 TECAB 的达芬奇机器人包括达芬奇 S、达芬奇 Si 和达芬奇 Xi。TECAB 已经应用于单支前降支病变和多支病变,目前该手术适用于大多数低风险患者。TECAB 绝对禁忌证:心源性休克、血流动力学不稳定、严重的呼吸功能不全、冠状动脉心肌桥、升主动脉内径 >4cm 或需要主动脉球囊反搏术支持。TECAB 相对禁忌证:胸膜粘连、因肥胖或心脏扩大引起的手术空间狭小、胸廓畸形、再次心脏手术、股动脉狭窄、严重的外周动脉或升主动脉钙化和粥样斑块。在一项多中心研究中,98 例患者拟行 TECAB,其中

13 例患者在术中因股动脉插管失败或手术空间不足而中止手术,这说明患者的选择对于手术的成功非常重要。

(8) 杂交冠状动脉血运重建(HCR):是指 MIDCAB 吻合左乳内动脉和前降支与经皮冠状动脉介入术(PCI)联合治疗其他冠状动脉病变,此方法集合了两种治疗的优点,其理论基础是左乳内动脉-前降支CABG 优于 PCI,而且药物洗脱支架优于隐静脉-非前降支 CABG 的研究结果。美国心脏病学会和美国心脏协会推荐先行 CABG 再行 PCI,但临床中应用 HCR,需要治疗团队对患者进行个体化评估后再做决定。HCR 的选择性很强,手术指征比较有限。HCR 的手术指征主要包括:①前降支近端病变且能通过MIDCAB 或机器人 MIDCAB 进行治疗;②其他冠状动脉病变能通过 PCI 治疗,且 SYNTAX 评分一般为中度病变;③没有抗血小板治疗的禁忌证。

1) HCR 的优点:①不需要体外循环,手术输血少,减少了体外循环及输血相关的并发症(心律失常、卒中、肾功能不全、凝血功能障碍等);②在 MIDCAB 后、行 PCI 前,可通过冠状动脉造影评估吻合口通畅度,结合了 CABG 与 PCI 的优点;③在内镜或机器人技术辅助下手术更加精准,手术创伤小,患者术后恢复快,住院时间短。

2) HCR 的缺点:①虽然近中期随访预后较满意,但 5 年以上的远期随访研究较少;②手术指征范围狭窄,不适用于有抗血小板治疗禁忌证的患者;③手术及术中造影增加肾功能损害的风险。

(9) 冠状动脉肌桥的外科治疗:冠状动脉肌桥是指覆盖于较大冠状动脉及其主要分支上的心肌肌束。既往认为冠状动脉血供主要发生于舒张期,而冠状动脉肌桥主要在收缩期使冠状动脉受压,理论上很少影响心肌供血,临床意义较小。随着冠脉造影的普遍开展,发现冠状动脉肌桥会导致心肌缺血、心绞痛甚至心肌梗死,并有可能导致致命的心律失常、猝死,认为其与冠状动脉粥样硬化关系密切。对于有症状者可首选药物治疗,药物治疗症状不能控制的患者,可选择介入治疗或手术治疗。冠状动脉肌桥的治疗目前主要有以下方式。①药物治疗:β 受体拮抗药、钙通道阻滞药和抗血小板药物治疗有一定效果。②介入治疗:已有报道肌桥部位使用冠状动脉内支架植入术,肌桥支架术尚有争议。③手术治疗:可采用冠状动脉肌桥松解术或冠状动脉旁路移植术。肌桥松解术的适应证主要为表浅型冠状动脉肌桥,找到心肌桥予以切除,彻底解除对冠状动脉的压迫,恢复其远端血流。冠状动脉旁路移植术的适应证主要为纵深型或合并动脉硬化性狭窄者。

(陈　鑫)

第二节　心肌梗死及其并发症

心肌梗死(myocardial infarction,MI)是心肌缺血性坏死。为在冠状动脉病变的基础上,发生冠状动脉血供急剧减少或中断,使相应的心肌严重而持久地急性缺血导致心肌坏死。急性心肌梗死(AMI)临床表现有持久的胸骨后剧烈疼痛、发热、白细胞计数和血清心肌坏死标记物增高以及心电图进行性改变;可发生心律失常、休克或心力衰竭,属急性冠脉综合征(ACS)的严重类型。由于 AMI 多以急性胸痛或心力衰竭为初发表现,易与其他疾病混淆,而且病情进展迅速,后果严重,因此早期诊断与治疗对于该病的转归及预后极为重要。全面系统地掌握 AMI 及其并发症的病因、病理、临床特点、转归及治疗原则并在临床工作中熟练运用,是衡量当代心血管内、外科高级医师专业技术水平的重要依据和考核标准。本章节在系统论述心肌梗死及其并发症的基本理论与临床表现基础上,重点从外科诊断、手术指征、手术技术、围手术期处理及手术疗效等方面进行讲解,以提高心血管外科高级医师对该类疾病的诊治水平和能力。需要指出的是,目前临床上一般认为,心肌梗死分为 ST 段抬高心肌梗死(STEMI)与非 ST 段抬高心肌梗死(NSTEMI),由于 NSTEMI 在病理基础、临床表现、治疗策略及预后等方面与不稳定型心绞痛极为相似,通常不会导致严重的机械并发症或心源性休克,因此不作为本章节重点讨论的内容,本章所指的心肌梗死为 ST 段抬高心肌梗死。

【流行病学】

冠状动脉粥样硬化性心脏病(冠心病)是当今世界威胁人类健康的主要疾病之一。美国 2001 年的统计资料显示,冠心病占心血管疾病死亡人数的54%,是美国男性及女性最主要的死亡原因,占美国总死亡人数的1/5以上。据估计美国有1320万人患有冠心病,其中630万人有心绞痛,780万人曾患有心肌梗死。1994年美国AMI的患病率约为244/10万,2000年日本工人(35~64岁)的AMI患病率为40.2/10万,我国1997年16省市心血管疾病患者群检查(Sino-MONICA)显示中国人AMI的患病率为47/10万。近年来,随着我国经济水平的提高和国人生活习惯的改变,我国冠心病及AMI发病率逐年增高,但欧美国家通过对冠心病危险因素的控制及提倡转变生活方式,其冠心病及AMI发病率呈现逐年下降的趋势。病死率方面,随着医疗技术与经验的提高,AMI的病死率近年来在欧美国家也呈现下降趋势,1995年美国AMI住院病死率为11.7%,目前已降至6.5%~7%,国内大样本资料AMI的住院病死率为8%左右。

【病因及发病机制】

心肌梗死的基本病因是冠状动脉粥样硬化(偶为冠状动脉栓塞、炎症、先天性畸形、痉挛和冠状动脉口阻塞所致),造成一支或多支血管管腔狭窄和心肌血供不足,而侧支循环未充分建立。在此基础上,一旦血供急剧减少或中断,使心肌严重而持久地急性缺血达20~30分钟以上,即可发生AMI。

大量的研究已证明,绝大多数的AMI是由于不稳定的粥样斑块溃破,继而出血和管腔内血栓形成,而使管腔闭塞。少数情况下,粥样斑块内或其下发生出血或血管持续痉挛,也可使冠状动脉完全闭塞。

促使斑块破裂出血及血栓形成的诱因有以下几方面。

1. 晨起6时至12时交感神经活动增加,机体应激反应性增强,心肌收缩力、心率、血压增高,冠状动脉张力增高。

2. 在饱餐特别是进食多量脂肪后,血脂增高,血液黏滞度增高。

3. 重体力活动、情绪过分激动、血压剧升或用力大便时,致左心室负荷明显加重。

4. 休克、脱水、出血、外科手术或严重心律失常,致心排血量骤降,冠状动脉灌流量锐减。

AMI可发生在频发心绞痛的患者,也可发生在原来从无症状者中。AMI后发生的严重心律失常、休克或心力衰竭,均可使冠状动脉灌流量进一步降低,心肌坏死范围扩大。

【病理】

(一)冠状动脉病变

绝大多数AMI患者冠状动脉内可见在粥样斑块的基础上有血栓形成使管腔闭塞,但是由冠状动脉痉挛引起管腔闭塞者中,个别可无严重粥样硬化病变。此外,梗死的发生与原来冠状动脉受粥样硬化病变累及的支数及其所造成管腔狭窄程度之间未必呈平行关系。

1. 左冠状动脉前降支闭塞,引起左心室前壁、心尖部、下侧壁、前间隔和二尖瓣前乳头肌梗死。

2. 右冠状动脉闭塞,引起左心室膈面(右冠状动脉占优势时)、后间隔和右心室梗死,并可累及窦房结和房室结。

3. 左冠状动脉回旋支闭塞,引起左心室高侧壁、膈面(左冠状动脉占优势时)和左心房梗死,可能累及房室结。

4. 左冠状动脉主干闭塞,引起左心室广泛梗死。

右心室和左、右心房梗死较少见。

(二)心肌病变

冠状动脉闭塞后20~30分钟,受其供血的心肌即有少数坏死,开始了AMI的病理过程。1~2小时绝大部分心肌呈凝固性坏死,心肌间质充血、水肿,伴多量炎症细胞浸润。以后,坏死的心肌纤维逐渐溶解,形成肌溶灶,随后渐有肉芽组织形成。大块的梗死累及心室壁的全层或大部分者常见,心电图上相继出现ST段抬高和T波倒置、Q波,称为Q波性MI,或称为透壁性心肌梗死,是临床上常见的典型AMI。它可波及心包引起心包炎症;波及心内膜诱致心室腔内附壁血栓形成。当冠状动脉闭塞不完全或自行再通形成小范围心肌梗死呈灶性分布,急性期心电图上仍有ST段抬高,但不出现Q波的,称为非Q波性MI,较少见。坏死仅累及心室壁的内层,不到心室壁厚度的一半,伴有ST段压低或T波变化,心肌坏死标记物增高者,过去称为心内膜下心肌梗死,现已归类为NSTEMI。

如上所述,过去将AMI分为Q波性MI和非Q波性MI是一种回顾性分类,已不适合临床工作的需要,目前强调以 ST 段是否抬高进行分类。因心电图上 Q 波形成已是心肌坏死的表现。而从心肌急性缺血到坏死有一个发展过程。实际上当心肌缺血心电图上出现相应区域 ST 段抬高时,除变异性心绞痛外,表明此时相应的冠状动脉已经闭塞而导致心肌全层损伤,伴有心肌坏死标记物升高,临床上诊断为 ST 段抬高 MI(STEMI)。此类患者绝大多数进展为较大面积 Q 波性 MI。如果处理非常及时,在心肌坏死以前充分开通闭塞血管,可使 Q 波不致出现。胸痛如不伴有 ST 段抬高,常提示相应的冠状动脉尚未完全闭塞,心肌缺血损伤尚未波及心肌全层,心电图可表现为 ST 段下移和/或 T 波倒置等。此类患者如同时有血中心肌标记物或心肌酶升高,说明有尚未波及心肌全层的小范围坏死,临床上列为非 ST 段抬高 MI(NSTEMI)。此类 MI 如果处置不当,也可进展为 STEMI。为了使透壁性 MI 的干预性再灌注治疗得以尽早实施,以争取更多的心肌存活,也为了防止非透壁性 MI 进一步恶化,目前在临床上一般视 ST 段抬高 MI 等同于 Q 波性 MI,而无 ST 段抬高者因处理方案上不同于 Q 波性 MI,而类似于不稳定型心绞痛并专列为 NSTEMI。目前国内、外相关指南均将 UA 及 NSTEMI 的诊断治疗合并进行讨论。

继发性病理变化:在心腔内压力的作用下,坏死心壁向外膨出,可产生心脏破裂(心室游离壁破裂、心室间隔穿孔或乳头肌断裂)或逐渐形成心室壁瘤。坏死组织 1~2 周后开始吸收,并逐渐纤维化,在 6~8 周形成瘢痕愈合,称为陈旧性或愈合性心肌梗死(OMI 或 HMI)。

(三) 组织学改变

MI 的形态变化是一个动态演变过程。心肌缺血后不久,电镜下表现为心肌纤维肌浆水肿,轻度的线粒体肿胀和糖原减少,是可逆性损伤。心肌缺血 1/2~2 小时后,心肌纤维发生不可逆性损伤,表现为线粒体明显肿胀,嵴不规则和不定形基质致密物的出现等。梗死后 4~12 小时内,基本无肉眼可见的变化,在四唑氮蓝(triphenyltetrazolium chloride,TTC)染色时,梗死心肌因氧化酶的缺乏呈无色,而未梗死心肌呈蓝色。光镜下,心肌纤维出现凝固性坏死变化,水肿伴有出血,中性粒细胞开始浸润,染色质凝集在核膜下。18~24 小时,梗死灶呈苍白色。光镜下,梗死边缘的心肌纤维变长呈波浪状和肌浆凝集,梗死的心肌肌浆明显红染。24~72 小时,梗死灶呈伴有污点的苍白色,有时充血明显。光镜下,整个心肌纤维凝固性坏死,核消失,横纹消失,肌浆变成不规则粗颗粒状,肌纤维呈条索状,梗死区炎症反应明显,中性粒细胞浸润达高峰,3~7 天时,梗死灶变软,呈淡黄色或黄褐色,梗死灶外周出现充血出血带。光镜下,心肌纤维肿胀、空泡变,胞浆内出现颗粒及不规则横带(收缩带),在梗死灶周边带开始肉芽组织增生,梗死区开始机化。间质水肿,常见出血。10 天时,梗死灶凹陷,呈黄色或红褐色,软化明显并可见血管化的边缘,周围充血带更明显。光镜下,吞噬细胞吞噬作用明显,在梗死灶边缘可见有显著的肉芽组织。几周到几个月后,胶原蛋白进行性沉积在梗死灶内,肉芽组织增生并机化形成地图形白色瘢痕。

(四) 心肌梗死与冠状动脉解剖及斑块结构的关系

几乎所有心肌梗死都是由冠状动脉粥样硬化引起,但冠状动脉狭窄程度及粥样硬化斑块的性质可导致不同的心肌梗死的结局。心肌梗死相关冠状动脉闭塞前病变较重者以及慢性闭塞者,由于侧支循环的建立以及心肌代谢水平等其他因素的影响,往往不发生透壁性心肌梗死,而是以心内膜下心肌梗死多见。相反,相当一部分在数月或数年前造影检查显示冠状动脉狭窄程度小于 50% 的患者却发生严重的透壁性心肌梗死,其原因可能是冠状动脉内富含脂质的粥样硬化斑块突然破裂,其上血栓形成导致血管的急性闭塞。尸检发现粥样硬化斑块主要包含不同密度的纤维组织和细胞,其上覆盖血栓,血栓大多 1cm 长,附着于管腔表面,由血小板、纤维蛋白、红细胞和白细胞组成,斑块糜烂和破裂处可见激活的巨噬细胞和肥大细胞聚集。斑块破裂往往发生在其纤维帽与邻近的无斑块的冠状动脉血管壁边缘处。

(五) 右心室心肌梗死

右心室心肌梗死大多数合并于左心室心肌梗死,或由左心室心肌梗死扩展而来,单独的右心室心肌梗死少见。右心室心肌梗死的病理形态与左心室心肌梗死基本相同,但发生心室破裂和室壁瘤的极为少见。因右心室壁薄,单纯的心内膜下心肌梗死也极为少见。

(六) 陈旧性心肌梗死

急性心肌梗死组织经过炎症反应,坏死心肌逐渐被清除,同时梗死组织被结缔组织替代,形成以瘢痕组织为主的陈旧性心肌梗死。其瘢痕组织质地致密,灰白色,较不规则,周围与心肌间常无清晰的界限,两者间的组织成分常有相互交织。瘢痕组织对心肌正常的电活动及电传导均有影响,因此,陈旧性心肌梗死常伴有不同程度的心律失常,严重者可致死亡。

(七) 常见并发症

1. 室壁瘤 较大范围的急性心肌梗死后,梗死组织不但失去收缩能力,而且心室收缩时在腔内压力的作用下还会使心室壁被动地形成囊袋或者半球状,向外膨出,心室壁变薄,成为室壁瘤。室壁瘤占心肌梗死并发症的 15%~20%,80% 好发于左心室前壁、侧壁、心尖部和正后壁。病理上室壁瘤可分为真性室壁瘤与假性室壁瘤。前者是心室全层厚度轮廓清楚地外凸囊袋,其壁菲薄纤维化,且常有钙化,通常有大的开口或基底,大约 50% 有附壁血栓。真性室壁瘤很少发生破裂,但与此相反,假性室壁瘤是由于心肌梗死后心室破裂所致,心室穿破处局部因心包炎而形成了致密局限的心包粘连(Dressler 综合征)。假性室壁瘤通常有一个狭窄的基底,随着再内膜化而与心室腔自由通连。随着时间延长,假性室壁瘤继续长大并会向粘连的瘢痕内发生致死性的破裂。

2. 心脏破裂 多发生于透壁性心肌梗死,发生率为 5%~10%。心脏破裂好发于左心室前壁和侧壁的近心尖处,少数在室间隔形成穿孔。破裂口大多在梗死区的中部,少数在梗死区与正常区的交界处。破裂口一般纵行,内、外口间以迂曲的窦道相连接,周围心肌常有出血。

3. 乳头肌梗死 多发生在左心室乳头肌,单独的乳头肌梗死少见,多数伴有乳头肌基底部相应部位的心肌梗死。梗死可累及整个乳头肌甚至两组乳头肌。急性或慢性乳头肌梗死可导致乳头肌功能不全,急性乳头肌梗死还可以发生断裂,多见于乳头肌尖端近腱索处,常可导致二尖瓣急性关闭不全、急性左心衰竭和急性肺水肿。

4. 室间隔穿孔 心肌梗死后室间隔穿孔通常位于室间隔前壁或心尖部(60%),是由于室间隔穿支支配的心肌梗死所致。另有 20%~40% 的患者因下壁心肌梗死出现室间隔后部穿孔。伴有室间隔穿孔的心肌梗死通常是大面积透壁性心肌梗死。室间隔穿孔的大小从数毫米到数厘米,从形态学上分为单纯型和复合型。单纯型指室间隔上出现一个直接通道,穿孔两侧处于室间隔同一水平,多发于前壁心肌梗死患者;复合型指室间隔上有不规则的通道,多见于下壁心肌梗死患者。

【病理生理】

(一) 左心室功能

1. 收缩功能损害 急性心肌梗死因心肌严重缺血坏死,常导致左心室功能不全,心肌功能下降与左心室肌损伤程度直接相关。局部心肌血液灌注受阻,可出现四种异常形式的心肌收缩运动:①非同步收缩运动:即缺血或坏死心肌与其附近的正常心肌收缩的时间不一致;②运动功能减退:即心肌纤维缩短程度降低;③不能运动:即心肌纤维缩短停滞;④反常运动:即坏死心肌完全丧失收缩功能,于心肌收缩相呈收缩期外突状态,故又称矛盾性膨胀运动。非梗死区心肌运动则通过 Frank-Starling 机制和血循环中儿茶酚胺类物质的增加而代偿性增强,即呈高动力性收缩状态。

2. 舒张功能损害 急性心肌梗死不仅使左心室收缩功能下降,同样亦造成左心室舒张功能下降。最初可出现左心室舒张期顺应性增加,而后因左心室舒张末期压力的过度升高而下降。急性心肌梗死的恢复期,由于左心室纤维性瘢痕的存在,左心室顺应性仍表现为低下。

3. 血流动力学的改变 冠状动脉器质性或功能性梗阻,导致区域性心肌缺血,缺血持久存在,则可造成心肌梗死。梗死面积达一定程度,则左心室功能受到抑制,每搏量降低,充盈压升高。若同时有房室传导阻滞、二尖瓣关闭不全或室间隔破裂,血流动力学更趋恶化。左心室每搏量明显下降,使主动脉压降低致冠状动脉血液灌注减少,加重心肌缺血,进而引起恶性循环。左室排空障碍亦导致前负荷增加,左心室容积和压力增加,心室壁张力增大,心室后负荷也增加。心室后负荷增加,不仅阻碍左心室射血排空,亦可使心肌耗氧量增加,更加重心肌缺血。如果心肌缺血或坏死不严重,正常心肌可以代偿以维持左心室功能。一旦左心室肌出现大面积坏死,则出现泵衰竭——心源性休克或急性肺水肿。右心室梗死在 MI 患者中少见,其主要病理生理改变是急性右心衰竭的血流动力学变化,右心房压力增高,高于左心室舒张末期压,心排血量减低,血压下降。

AMI 引起的心力衰竭称为泵衰竭,按 Killip 分级法可进行如下分级。

Ⅰ级　尚无明显心力衰竭。

Ⅱ级　有左心衰竭,肺部啰音 <50% 肺野。

Ⅲ级　有急性肺水肿,全肺大、小、干、湿啰音。

Ⅳ级　有心源性休克等不同程度或阶段的血流动力学变化。

心源性休克是泵衰竭的严重阶段,但如兼有肺水肿和心源性休克则情况最严重。

心室重塑(remodeling)作为 MI 的后续改变,左心室体积增大、形状改变及梗死节段心肌变薄和非梗死节段心肌增厚,对心室的收缩效应及电活动均有持续不断的影响,在 MI 急性期后的治疗中要注意对心室重塑的干预。

(二)病理性心室结构改变

梗死节段扩大称为梗死膨展。以室壁变薄和显著的心室腔扩大为特征,这由于增加局部长度和曲率半径所致。梗死膨展的程度似乎与梗死前壁的厚度有关,肥厚者可能不会出现梗死区变薄。明显的梗死膨展可伴发梗死节段破裂。

在急性心肌梗死早期正常收缩的心室壁也有心内膜周边的节段性延长,称为心室扩张。有些患者,此过程可持续几个月。非梗死节段的延长似乎不伴区域性的壁变薄,因此非梗死节段可增大。心肌块增大而无不成比例的室壁增厚,Grossman 称为容量负荷肥大。但大面积心肌梗死,心脏进行性扩大,则出现心力衰竭。

梗死范围大小及梗死区瘢痕形成是影响左心室重构的重要因素,因此,针对这两个因素采取的治疗措施能够有效改变心室重构的进程。研究显示,即使在冠状动脉闭塞后较晚时间使血管开通,仍然能够有效抑制心肌梗死的范围和左心室增大的程度。此外,心肌梗死后早期应用非甾体类抗炎药物和糖皮质激素能够引起瘢痕变薄和梗死区膨出,而 ACEI 类药物能减轻心室扩大。

(三)其他组织器官的功能变化

肺功能改变:急性心肌梗死可引起肺通气、换气功能障碍和气体交换异常。此外,低氧血症亦可造成一氧化碳的弥散能力下降。某些心肌梗死患者尤其是剧烈胸痛伴有烦躁不安、焦虑者,可出现过度通气,引起低碳酸血症和呼吸性碱中毒。

内分泌功能改变如下。

1. **胰腺**　急性心肌梗死时,可出现内脏血管收缩,胰腺血流量减少,胰岛素分泌功能障碍而产生高血糖和葡萄糖耐量降低。此外,交感神经系统活性增加,儿茶酚胺类物质分泌增加,抑制胰岛素的分泌和促进糖原降解,亦使血糖增高。

2. **肾上腺髓质**　分泌儿茶酚胺过多导致许多急性心肌梗死的特征性症状和体征。在胸痛发作初 24 小时,血浆和尿的儿茶酚胺水平最高。血浆儿茶酚胺分泌在梗死后 1 小时上升最快。在急性心肌梗死患者中,高儿茶酚胺血症可引起严重的心律失常,增加心肌耗氧量和血液中游离脂肪酸浓度,导致心肌广泛性损害、心源性休克,引起早期和晚期死亡率增高。

3. **肾上腺皮质**　急性心肌梗死时,血浆与尿液中 17-羟类固醇、17-酮类固醇/醛固酮亦明显增加,其浓度与血浆谷草转氨酶和血清肌酸激酶的峰值水平直接相关,说明心肌梗死可促进肾上腺糖皮质激素的分泌。

4. **甲状腺**　急性心肌梗死时,血清 T3 可呈明显的短暂性降低,并伴有反 T3 水平的升高,T4 和 TSH 水平无变化。

5. **血液系统功能改变**

(1)血小板:急性心肌梗死患者,血小板均有高度聚集现象,且大约 1/3 的患者其血小板存活时间缩短。此外,血小板的功能亦发生异常,其血栓素 A2 的含量明显增加。

(2)凝血功能:血小板被激活后,血栓的终末产物(如纤维蛋白原降解产物)增加,血小板因子Ⅳ和 β 凝血酶球蛋白释放,凝血功能增强。

(3)白细胞:急性心肌梗死常伴有白细胞增加,增加程度与心肌坏死的程度有关。目前认为白细胞参与了血栓形成过程。中性粒细胞可产生白三烯 B4 和氧自由基等中介物,对微循环功能产生重要影响。

（4）血液黏度：急性心肌梗死患者的血液黏度均有不同程度的增加，可能与血清 α 球蛋白和纤维蛋白原浓度的增高致红细胞聚集有关。

6. 肾功能损害　急性心肌梗死并发心源性休克，心输出量降低，均可导致氮质血症和肾功能不全。

（四）机械并发症

1. 室壁瘤　室壁瘤形成后主要的病理生理改变与其病理特点紧密相关。第一，由于有收缩力的心肌组织被薄层坏死肌肉和纤维组织代替，收缩期的反常运动降低了左心室的每搏量，因而使心排血量降低，同时室壁张力增加导致心脏进一步扩大，最后引起充血性心力衰竭。第二，透壁或心内膜下心肌梗死使光滑有活力的心内膜表面变得粗糙不平，有利于血栓形成。内膜损伤还可以促使血栓生成素的释放，诱导血小板聚集。第三，室壁瘤瘤壁及其相邻的受损边缘部分由纤维组织、坏死的肌肉和有生命力的心肌混合物所构成，心电信号在这些完全不同的组织中传导极易形成折返，从而易出现各种室性快速心律失常。

2. 乳头肌梗死后二尖瓣关闭不全　急性心肌梗死乳头肌断裂常造成急性重度二尖瓣关闭不全，引起左心室容量负荷急剧增加，由于急性期左心室顺应性小，不能产生相应的扩张，因而造成左心室舒张末压增加，同时左心房容量负荷的压力也明显增加，导致肺静脉压力增高，肺血管阻力增加，出现急性肺水肿和左心室功能衰竭。由于肺血管阻力急剧增加，常常引起右心衰竭。急性二尖瓣关闭不全早期，由于每搏量代偿性增加，心排血量可无明显改变，当反流量明显增加或伴左心室收缩功能降低时，心排血量则降低。

AMI 后慢性二尖瓣反流主要是由于腱索、乳头肌的延长和纤维化，二尖瓣环扩大，局部室壁运动异常等造成的。在此过程中，左心房容量负荷明显增加，左心室发生代偿性肥厚和扩大，以维持足够的心排血量而不引起症状。当病变逐渐发展至左心室功能失代偿时，即会产生左、右心功能不全的病理生理改变。

3. 室间隔穿孔　AMI 后室间隔穿孔早期可能很快发生充血性心力衰竭和心源性休克，其发展速度取决于穿孔的大小和左向右分流的量。由于左、右心室的明显压力阶差，使血液从左心室向右心室分流，从而加重了右心室的容量负荷，使肺内血流量增加，进而加重了左心室容量负荷，引起肺淤血。左向右分流量大小取决于破口大小、左右心室的功能以及肺循环血管阻力和体循环血管阻力的大小及两者之间的比值。但当发生心力衰竭时，由于收缩压的下降，可使左向右分流的速度下降，分流量也相应减少。一些后室间隔穿孔伴右心功能不全的患者，可能会因右心室舒张末压高于左心室舒张末压而出现右向左分流。室间隔穿孔引起的持续低心排血量最终可导致外周器官的功能衰竭。

【临床表现】

与梗死的大小、部位、侧支循环情况密切相关。

（一）诱因及发病规律

50%~81.2% 患者在发病前数日有乏力，胸部不适，活动时心悸、气急、烦躁、心绞痛等前驱症状，其中以新发生心绞痛（初发型心绞痛）或原有心绞痛加重（恶化型心绞痛）为最突出。心绞痛发作较以往频繁、程度较剧、持续较久、硝酸甘油疗效差、诱发因素不明显。同时心电图示 ST 段一时性明显抬高（变异型心绞痛）或压低，T 波倒置或增高（"假性正常化"），即前述不稳定型心绞痛情况，如及时住院处理，可使部分患者避免发生 MI。

最常见的诱因包括超过日常负荷的重体力劳动、非心脏手术、各种原因引起的低血压或心肌耗氧量增加，如失血性休克、发热、心动过速以及情绪激动等，其他诱发因素包括呼吸道感染、各种原因的低氧血症、低血糖、应用麦角制剂或服用可卡因等。

多项临床研究及观察发现 STEMI 起病有明显的昼夜周期性，事件发生率的高峰在上午 9 时到中午 12 时，这可能与很多生理性和生化性参数受昼夜节律的影响有关，清晨时血浆儿茶酚胺和氢化可的松浓度升高，血小板聚集性增加。与此相反，长期服用 β 受体拮抗药或阿司匹林的患者，其 STEMI 发作则没有特征性的昼夜节律性。

（二）症状

1. 疼痛　是最先出现的症状，多发生于清晨，疼痛部位和性质与心绞痛相同，但诱因多不明显，且常发生于安静时，程度较重，持续时间较长，可达数小时或更长，休息和含用硝酸甘油片多不能缓解。患者常烦躁不安、出汗、恐惧,胸闷或有濒死感。少数患者无疼痛,一开始即表现为休克或急性心力衰竭。部分患者疼痛位于上腹部,被误认为胃穿孔、急性胰腺炎等急腹症;部分患者疼痛放射至下颌、颈部、背部上方,被误认为骨关节痛。

2. **全身症状**　有发热、心动过速、白细胞增高和红细胞沉降率增快等,由坏死物质被吸收所引起。一般在疼痛发生后 24~48 小时出现,程度与梗死范围常呈正相关,体温一般在 38℃左右,很少达到 39℃,持续约 1 周。

3. **胃肠道症状**　疼痛剧烈时常伴有频繁的恶心、呕吐和上腹胀痛,与迷走神经受坏死心肌刺激和心排血量降低致组织灌注不足等有关。肠胀气亦不少见。重症者可发生呃逆。

4. **心律失常**　见于 75%~95% 的患者。多发生在起病 1~2 天,而以 24 小时内最多见。可伴乏力、头晕、晕厥等症状。各种心律失常中以室性心律失常最多,尤其是室性期前收缩,如室性期前收缩频发(每分钟 5 次以上),成对出现或呈短阵室性心动过速,多源性或落在前一心搏的易损期时(R 在 T 波上),常为心室颤动的先兆。心室颤动是 AMI 早期,特别是入院前主要的死因。房室传导阻滞和束支传导阻滞也较多见,室上性心律失常则较少,多发生于心力衰竭患者。前壁 MI 如发生房室传导阻滞,表明梗死范围广泛,情况严重。

5. **低血压和休克**　疼痛期中血压下降常见,未必是休克。如疼痛缓解而收缩压仍低于 80mmHg,有烦躁不安、面色苍白、皮肤湿冷、脉细而快、大汗淋漓、尿量减少(<20mL/h),神志迟钝,甚至晕厥者,则为休克表现。休克多在起病后数小时至数日内发生,见于约 20% 的患者,主要是心源性,为心肌广泛(40% 以上)坏死,心排血量急剧下降所致,神经反射引起的周围血管扩张属次要,有些患者尚有血容量不足的因素参与。

6. **心力衰竭**　主要是急性左心衰竭,可在起病最初几天内发生,或在疼痛、休克好转阶段出现,为梗死后心脏舒缩力显著减弱或不协调所致,发生率为 32%~48%。出现呼吸困难、咳嗽、发绀、烦躁等症状,严重者可发生肺水肿,随后可有颈静脉怒张、肝大、水肿等右心衰竭表现。右心室 MI 者可一开始即出现右心衰竭表现,伴血压下降。

(三) **体征**

1. **全身情况**　STEMI 患者常显得焦虑和痛苦,表现为坐立不安,来回走动,试图找到一个舒适的体位。患者常按摩或抓紧胸部,用紧握的拳头放在胸骨前来描述疼痛(Levine 征)。并发左心衰竭和交感神经兴奋的患者常有冷汗和皮肤苍白,患者常取坐位或支撑在床上,同时气喘,诉胸部不适和窒息感,咳嗽伴粉红色泡沫痰常见。如已出现心源性休克,则患者表情淡漠,卧床不能活动,皮肤湿冷,脸色苍白,口唇和甲床重度紫绀。

2. **心脏体征**　心脏浊音界可正常,也可轻度至中度增大;心率多增快,少数也可减慢;心尖区第一心音减弱;可出现第四心音(心房性)奔马律,少数有第三心音(心室性)奔马律;10%~20% 患者在起病第 2~3 天出现心包摩擦音,为反应性纤维性心包炎所致;心尖区可出现粗糙的收缩期杂音或伴收缩中、晚期喀喇音,为二尖瓣乳头肌功能失调或断裂所致;可有各种心律失常。

3. **血压**　无机械并发症的 STEMI 患者大多数保持其正常血压,发病前无高血压的患者在发病早期可能因交感神经系统兴奋出现短暂的高血压,但随着疼痛、焦虑等因素的消失血压很快恢复正常。发病前有高血压的患者在 STEMI 后 3~6 个月血压可不经治疗变为正常,尽管最后仍恢复高血压。大面积心肌梗死的患者由于左心衰竭以及治疗药物(如硝酸甘油等)的影响,动脉压可急剧下降,待病情稳定后血压可恢复至梗死前水平。值得注意的是,下壁心肌梗死的患者随不同的自主神经过度激活可表现出不同的血压和脉搏变化,将近一半的下壁心肌梗死患者在初期表现为副交感神经系统的过度激活,由于 Bezold-Jarisch 反射,患者出现低血压和心动过缓,而另一半患者表现为交感神经过度激活,临床上出现高血压和心动过速。

4. **发热**　大面积 STEMI 患者中,多数会在梗死后 24~48 小时出现发热,这是对组织坏死的非特异性反应。梗死后 4~5 小时体温开始升高,肛温常为 38.3~38.9℃,梗死后 4~5 天发热常消退。呼吸频率在 STEMI 早期因交感神经兴奋常轻度增加,此后随焦虑和疼痛解除而趋于正常,但合并左心功能不全或肺水肿的患者,呼吸频率可超过 40/min。

5. 肺部情况　出现左心衰竭和/或左心室顺应性减低的患者,胸部检查可闻及湿啰音,弥漫性哮鸣音可发生于重度心功能不全的患者。1967 年 Killip 根据 STEMI 患者肺部啰音及严重程度提出预后分类。Ⅰ级为肺部无啰音和第三心音;Ⅱ级有轻、中度湿啰音(<50% 肺野),可有或无第三心音;Ⅲ级为两肺啰音各占 50% 以上肺野,常有肺水肿;Ⅳ级有心源性休克。

【辅助检查】

(一) 血清学检查

世界卫生组织(WHO)制订的经典的心肌梗死诊断依据要求有下列 3 项条件中至少 2 项:缺血性胸部不适的病史、系列心电图的演变和血清标志物的升降。在因胸痛而可疑心肌梗死到急诊室就诊的患者中,将近 50% 的患者其心电图没有 ST 段抬高和 Q 波这两个高度提示心肌梗死的指标,因此,临床医生必须给大多数患者进行连续血清标志物检测以确定心肌梗死的诊断,现有的血清学心脏标志物能将心肌梗死的诊断率提高 1/3 左右。

需要强调的是,无论采用 CK-MB 或是肌钙蛋白,临床医师都不能仅依靠某一时刻的单次测量结果进行诊断,而应该评估系列测定结果的升降情况,而且系列测定(每 6~8 小时)可以增加诊断灵敏度。目前普遍认为肌钙蛋白是最可靠的诊断心肌梗死的血清生物标志物,原因在于 CK-MB 同时存在于骨骼肌和心肌中,在某些特殊情况下,如合并骨骼肌损伤或者慢性骨骼肌疾病时,该项检查难以区别损伤来自心肌还是骨骼肌,降低了诊断敏感度。而肌钙蛋白虽然也同时存在于骨骼肌与心肌,但由于两者肌钙蛋白的基因编码不同,因此可利用针对心脏肌钙蛋白的特异性抗体进行检测来明确心肌梗死的诊断。

其他非特异性血清学变化包括血脂水平、白细胞计数及分类、红细胞沉降率及 C 反应蛋白等。

(二) 心电图

心电图常有进行性的改变。对 MI 的诊断、定位、定范围、估计病情演变和预后都有帮助。

1. 特征性改变　ST 段抬高 MI 者心电图表现特点如下。

(1) ST 段抬高呈弓背向上型,在面向坏死区周围心肌损伤区的导联上出现。

(2) 宽而深的 Q 波(病理性 Q 波),在面向透壁心肌坏死区的导联上出现。

(3) T 波倒置,在面向损伤区周围心肌缺血区的导联上出现。

在背向 MI 区的导联则出现相反的改变,即 R 波增高、ST 段压低和 T 波直立并增高。非 ST 段抬高 MI 者心电图有两种类型:①无病理性 Q 波,有普遍性 ST 段压低≥0.1mV,但 aVR 导联(有时还有 V1 导联)ST 段抬高,或有对称性 T 波倒置为心内膜下 MI 所致;②无病理性 Q 波,也无 ST 段变化,仅有 T 波倒置改变。

2. 动态性改变　ST 段抬高 MI 者表现如下。

(1) 起病数小时内,可尚无异常或出现异常高大两肢不对称的 T 波,为超急性期改变。

(2) 数小时后,ST 段明显抬高,弓背向上,与直立的 T 波连接,形成单相曲线。数小时~2 日内出现病理性 Q 波,同时 R 波减低,是为急性期改变。Q 波在 3~4 天内稳定不变,以后 70%~80% 永久存在。

(3) 在早期如不进行治疗干预,ST 段抬高持续数日至两周左右,逐渐回到基线水平,T 波则变为平坦或倒置,是为亚急性期改变。

(4) 数周至数月后,T 波呈 V 形倒置,两肢对称,波谷尖锐,是为慢性期改变。T 波倒置可永久存在,也可在数月至数年内逐渐恢复。

非 ST 段抬高 MI:上述的类型①先是 ST 段普遍压低(除 aVR,有时 V1 导联外),继而 T 波倒置加深呈对称型,ST 段和 T 波的改变持续数日或数周后恢复;类型②T 波改变在 1~6 个月内恢复。

3. 定位和定范围　ST 段抬高 MI 的定位和定范围可根据出现特征性改变的导联数来判断。

(三) 放射性核素检查

利用坏死心肌细胞中的钙离子能结合放射性锝焦磷酸盐或坏死心肌细胞的肌凝蛋白可与其特异抗体结合的特点,静脉注射 ^{99m}Tc-焦磷酸盐或 ^{111}In-抗肌凝蛋白单克隆抗体,进行"热点"扫描或照相;利用坏死心肌血供断绝和瘢痕组织中无血管以致 ^{201}Tl 或 ^{99m}Tc-MIBI 不能进入细胞的特点,静脉注射这种放射性核素进行"冷点"扫描或照相,均可显示 MI 的部位和范围。前者主要用于急性期,后者用于慢性期或陈旧性 MI。目前临床上已很少应用。用门电路 γ 闪烁照相法进行放射性核素心腔造影(常用 ^{99m}Tc-标记的红细胞或白蛋白),可观察心室壁的运动和左心室的射血分数,有助于判断心室功能、诊断梗死后造成的室壁运动失调和心室壁瘤。目前多用单光子发射计算机化体层显像(SPECT)来检查,新的方法正电子发射体层显像(PET)可观察心肌的代谢变化,判断心肌的死活可能效果更好。

(四) 超声心动图

超声心动图对于急性心肌梗死的诊断和鉴别诊断有着重要的作用。对心肌梗死患者超声心动图检查可提供如下信息:室壁活动异常的范围和程度,有存活但顿抑的心肌以及可激活的缺血心肌,左、右心室整体功能,心内结构是否异常(合并急性二尖瓣关闭不全或室间隔穿孔),通过多普勒技术可以判断二尖瓣、三尖瓣反流程度以及室间隔穿孔部位及分流量大小,是否存在急性心脏压塞等。此外,对于部分因剧烈胸痛就诊的患者,有助于鉴别可疑主动脉夹层撕裂的患者。超声可以发现漂浮的主动脉内膜碎片,主动脉夹层是溶栓治疗的禁忌证。

【诊断及鉴别诊断】

根据典型的临床表现、特征性的心电图改变以及实验室检查发现,诊断本病并不困难。对老年患者,突然发生严重心律失常、休克、心力衰竭而原因未明,或突然发生较重而持久的胸闷或胸痛者,都应考虑本病的可能。宜先按 AMI 来处理,并短期内进行心电图、血清心肌酶测定和肌钙蛋白测定等动态观察以确定诊断。对非 ST 段抬高 MI,血清肌钙蛋白测定的诊断价值更大。鉴别诊断要考虑以下一些疾病。

1. **心绞痛**　胸骨后压榨感、烧灼感、胸闷感,可向颈部、下颌、上腹部、双肩及左臂放射。

2. **主动脉夹层**　胸痛一开始即达高峰,常放射到背、肋、腹、腰和下肢,两上肢的血压和脉搏可有明显差别,可有主动脉瓣关闭不全的表现,偶有意识模糊和偏瘫等神经系统受损症状,但无血清心肌坏死标记物升高等可资鉴别。二维超声心动图检查、X 线或磁共振体层显像有助于诊断。

3. **急性肺动脉栓塞**　可发生胸痛、咯血、呼吸困难和休克,但有右心负荷急剧增加的表现,如发绀、肺动脉瓣区第二心音亢进、颈静脉充盈、肝大、下肢水肿等。心电图示 II 导联 S 波加深,III 导联 Q 波显著 T 波倒置,胸导联过渡区左移,右胸导联 T 波倒置等改变,可资鉴别。

4. **急腹症**　急性胰腺炎、消化性溃疡穿孔、急性胆囊炎、胆石症等,均有上腹部疼痛,可能伴休克。仔细询问病史,做体格检查、心电图检查、血清心肌酶和肌钙蛋白测定可协助鉴别。

5. **急性心包炎**　尤其是急性非特异性心包炎可有较剧烈而持久的心前区疼痛。但心包炎的疼痛与发热同时出现,呼吸和咳嗽时加重,早期即有心包摩擦音,后者和疼痛在心包腔出现渗液时均消失;全身症状一般不如 MI 严重;心电图除 aVR 外,其余导联均有 ST 段弓背向下的抬高,T 波倒置,无异常 Q 波出现。

【并发症】

1. **乳头肌功能失调或断裂(dysfunction or rupture of papillary muscle)**　总发生率可高达 50%。二尖瓣乳头肌因缺血、坏死等使收缩功能发生障碍,造成不同程度的二尖瓣脱垂并关闭不全,心尖区出现收缩中晚期喀喇音和吹风样收缩期杂音,第一心音可不减弱,可引起心力衰竭。轻症者,可以恢复,其杂音可消失。乳头肌整体断裂极少见,多发生在二尖瓣后乳头肌,见于下壁 MI,心力衰竭明显,可迅速发生肺水肿,在数日内死亡。

2. **心脏破裂(rupture of the heart)**　少见。常在起病 1 周内出现,多为心室游离壁破裂,造成心包积血引起急性心脏压塞而猝死。偶为心室间隔破裂造成穿孔,在胸骨左缘第 3~4 肋间出现响亮的收缩期杂音,常伴有震颤,可引起心力衰竭和休克而在数日内死亡。心脏破裂也可为亚急性,患者能存活数月。

3. **栓塞(embolism)**　发生率 1%~6%,见于起病后 1~2 周。可为左心室附壁血栓脱落所致,引起脑、肾、脾或四肢等动脉栓塞。也可因下肢静脉血栓形成部分脱落所致,造成肺动脉栓塞。

4. **心室壁瘤(cardiac aneurysm)**　或称室壁瘤。主要见于左心室,发生率 5%~20%。体格检查可见左侧心界扩大,心脏搏动范围较广,可有收缩期杂音。瘤内发生附壁血栓时,心音减弱。心电图 ST 段持续抬高。X 线透视、摄影,超声心动图、放射性核素心脏血池显像以及左心室造影可见局部心缘突出,搏动减弱或有反常搏动。

5. **心肌梗死后综合征**(postinfarction syndrome)　发生率约 10%。于 MI 后数周至数月内出现，可反复发生，表现为心包炎、胸膜炎或肺炎，有发热、胸痛等症状，可能为机体对坏死物质的过敏反应。

【治疗】

对 ST 段抬高的 AMI，强调及早发现、及早住院，并加强住院前的就地处理。治疗原则是尽快恢复心肌的血液灌注（到达医院后 30 分钟内开始溶栓或 90 分钟内开始介入治疗）以挽救濒死的心肌、防止梗死扩大或缩小心肌缺血范围，保护和维持心脏功能，及时处理严重心律失常、泵衰竭和各种并发症，防止猝死，使患者不但能度过急性期，且康复后还能保持尽可能多的有功能的心肌。

（一）监护和一般治疗

1. **休息**　急性期卧床休息，保持环境安静。减少探视，防止不良刺激，解除焦虑。

2. **监测**　在冠心病监护室进行心电图、血压和呼吸的监测，除颤仪应随时处于备用状态。对于严重泵衰竭者还需监测肺毛细血管压和静脉压。密切观察心律、心率、血压和心功能的变化，为适时采取治疗措施、避免猝死提供客观资料。监测人员必须极端负责，既不放过任何有意义的变化，又保证患者的安静和休息。

3. **吸氧**　对有呼吸困难和血氧饱和度降低者，最初几日间断或持续通过鼻管面罩吸氧。

4. **护理**　急性期 12 小时卧床休息，若无并发症，24 小时内应鼓励患者在床上行肢体活动，若无低血压，第 3 天就可在病房内走动；梗死后第 4~5 天，逐步增加活动直至每天 3 次步行 100~150 米。

5. **建立静脉通道**　保持给药途径畅通。

6. **阿司匹林**　无禁忌证者即服水溶性阿司匹林或嚼服肠溶阿司匹林 150~300mg，然后每日 1 次，3 日后改为 75~150mg 每日 1 次长期服用。

（二）解除疼痛

选用下列药物尽快解除疼痛：①哌替啶 50~100mg 肌内注射或吗啡 5~10mg 皮下注射，必要时 1~2 小时后再注射 1 次，以后每 4~6 小时可重复应用，注意防止对呼吸功能的抑制。②疼痛较轻者，可用可待因或罂粟碱 0.03~0.06g，肌内注射或口服。③或再试用硝酸甘油 0.3mg 或硝酸异山梨酯 5~10mg，舌下含用或静脉滴注，要注意心率增快和血压降低。

心肌再灌注疗法可极有效地解除疼痛。

（三）再灌注心肌

起病 3~6 小时，最多在 12 小时内，使闭塞的冠状动脉再通，心肌得到再灌注，濒临坏死的心肌可能得以存活或使坏死范围缩小，减轻梗死后心肌重塑，预后改善，是一种积极的治疗措施。

1. **介入治疗**(percutaneous coronary intervention，PCI)　具备施行介入治疗条件的医院（①能在患者住院 90 分钟内施行 PCI；②心导管室每年施行 PCI>100 例，并有心外科待命的条件；③施术者每年独立施行 PCI>30 例；④AMI 直接 PT'CA 成功率在 90% 以上；⑤在所有送到心导管室的患者中，能完成 PCI 者达 85% 以上）在患者抵达急诊室明确诊断之后，对需施行直接 PCI 者边给予常规治疗和做术前准备，边将患者送到心导管室。

（1）直接 PCI：适应证如下。①ST 段抬高和新出现左束支传导阻滞（影响 ST 段的分析）的 MI；②ST 段抬高 MI 并发心源性休克；③适合再灌注治疗而有溶栓治疗禁忌证者；④非 ST 段抬高 MI，但梗死相关动脉严重狭窄，血流≤TIMI Ⅱ级。应注意：①发病 12 小时以上不宜施行 PCI；②不宜对非梗死相关的动脉施行 PCI；③要由有经验者施术，以避免延误时机。有心源性休克者宜先行主动脉内球囊反搏术，待血压稳定后再施术。

（2）补救性 PCI：溶栓治疗后仍有明显胸痛，抬高的 ST 段无明显降低者，应尽快进行冠状动脉造影，如显示 TIMI 0~Ⅱ级血流，说明相关动脉未再通，宜立即施行补救性 PCI。

（3）溶栓治疗再通者的 PCI：溶栓治疗成功的患者，如无缺血复发表现，可在 7~10 天后行冠状动脉造影，如残留的狭窄病变适宜于 PCI，可行 PCI 治疗。

2. **溶栓疗法**　无条件施行介入治疗或因患者就诊延误、转送患者到可施行介入治疗的单位将会错过再灌注时机，如无禁忌证应立即（接诊患者后 30 分钟内）行本法治疗。

(1) 适应证:①两个或两个以上相邻导联 ST 段抬高(胸导联≥0.2mV,肢导联≥0.1mV),或病史提示 AMI 伴左束支传导阻滞,起病时间 <12 小时,患者年龄 <75 岁。②ST 段显著抬高的 MI 患者年龄 >75 岁,经慎重权衡利弊仍可考虑。③ST 段抬高 MI,发病时间已达 12~24 小时,但如仍有进行性缺血性胸痛,广泛 ST 段抬高者也可考虑。

(2) 禁忌证:①既往发生过出血性脑卒中,1 年内发生过缺血性脑卒中或脑血管事件;②颅内肿瘤;③近期(2~4 周)有活动性内脏出血;④未排除主动脉夹层;⑤入院时严重且未控制的高血压(>180/110mmHg)或慢性严重高血压病史;⑥目前正在使用治疗剂量的抗凝药或已知有出血倾向;⑦近期(2~4 周)创伤史,包括头部外伤、创伤性心肺复苏或较长时间(>10 分钟)的心肺复苏;⑧近期(<3 周)外科大手术;⑨近期(<2 周)曾有在不能压迫部位的大血管行穿刺术。

(3) 溶栓药物的应用:以纤维蛋白溶酶原激活剂激活血栓中纤维蛋白溶酶原,使其转变为纤维蛋白溶酶而溶解冠状动脉内的血栓。国内常用如下几种。

1) 尿激酶(urokinase,UK):30 分钟内静脉滴注 150 万~200 万 U。

2) 链激酶(streptokinase,SK)或重组链激酶(rSK):以 150 万 U 静脉滴注,在 60 分钟内滴完。

3) 重组组织型纤维蛋白溶酶原激活剂(recombinant tissue-type plasminogen activator,rt-PA)100mg 在 90 分钟内静脉给予:先静脉注入 15mg,继而 30 分钟内静脉滴注 50mg,其后 60 分钟内再滴注 35mg(国内有报道用上述剂量的一半也能奏效)。用 rt-PA 前先用肝素 5000U 静脉注射,用药后继续以肝素每小时 700~1000U 持续静脉滴注共 48 小时,以后改为皮下注射 7500U,每 12 小时 1 次,连用 3~5 天(也可用低分子量肝素)。用链激酶时,应注意寒战、发热等过敏反应。根据冠状动脉造影直接判断,或根据以下因素间接判断血栓是否溶解:①心电图抬高的 ST 段于 2 小时内回降 >50%;②胸痛 2 小时内基本消失;③2 小时内出现再灌注性心律失常;④血清 CK-MB 酶峰值提前出现(14 小时内)等。

3. 紧急主动脉-冠状动脉旁路移植术　介入治疗失败或溶栓治疗无效有手术指征者,宜争取 6~8 小时内施行主动脉-冠状动脉旁路移植术。

再灌注损伤:急性缺血心肌再灌注时,可出现再灌注损伤,常表现为再灌注性心律失常。各种快速、缓慢性心律失常均可出现,应做好相应的抢救准备。但出现严重心律失常的情况少见,最常见的为一过性非阵发性室性心动过速,对此不必行特殊处理。

(四) 消除心律失常

心律失常必须及时消除,以免演变为严重心律失常甚至猝死。

1. 发生心室颤动或持续多形性室性心动过速时,尽快采用非同步直流电除颤或同步直流电复律。单形性室性心动过速药物疗效不满意时,也应及早用同步直流电复律。

2. 一旦发现室性期前收缩或室性心动过速,立即用利多卡因 50~100mg 静脉注射,每 5~10 分钟重复 1 次,至期前收缩消失或总量已达 300mg,继以 1~3mg/min 的速度静脉滴注维持(100mg 加入 5% 葡萄糖液 100mL,滴注 1~3mL/min)。如室性心律失常反复可用胺碘酮治疗。

3. 对缓慢性心律失常可用阿托品 0.5~1mg,肌内或静脉注射。

4. 房室传导阻滞发展到第二度或第三度,伴有血流动力学障碍者宜用人工心脏起搏器进行临时的经静脉心内膜右心室起搏治疗,待传导阻滞消失后撤除。

5. 室上性快速心律失常选用维拉帕米、地尔硫䓬、美托洛尔、洋地黄制剂或胺碘酮等药物治疗不能控制时,可考虑用同步直流电复律治疗。

(五) 控制休克

根据休克纯属心源性,抑或尚有周围血管舒缩障碍或血容量不足等因素存在,而分别处理。

1. **补充血容量**　估计有血容量不足,或中心静脉压和肺动脉楔压低者,用右旋糖酐 40 或 5%~10% 葡萄糖液静脉滴注,输液后如中心静脉压上升 >18cmH_2O,肺小动脉楔压 >15~18mmHg,则应停止。右心室梗死时,中心静脉压的升高则未必是补充血容量的禁忌。

2. **应用升压药**　补充血容量后血压仍不升,而肺小动脉楔压和心排血量正常时,提示周围血管张力不足,可用多巴胺[起始剂量 3~5μg/(kg·min)],或去甲肾上腺素 2~8μg/min,亦可选用多巴酚丁胺[起始剂量 3~10μg/(kg·min)]静脉滴注。

3. 应用血管扩张药 经上述处理血压仍不升,而肺动脉楔压(PCWP)增高,心排血量低或周围血管显著收缩以致四肢厥冷并有发绀时,硝普钠 15μg/min 开始静脉滴注,每 5 分钟逐渐增量至 PCWP 降至 15~18mmHg;硝酸甘油 10~20μg/min 开始静脉滴注,每 5~10分钟增加 5~10μg/min,直至左室充盈压下降。

4. 其他 治疗休克的其他措施包括纠正酸中毒、避免脑缺血、保护肾功能,必要时应用洋地黄制剂等。为了降低心源性休克的病死率,有条件的医院考虑用主动脉内球囊反搏术进行辅助循环,然后做选择性冠状动脉造影,随即施行介入治疗或主动脉冠状动脉旁路移植术,可挽救一些患者的生命。

（六）治疗心力衰竭

主要是治疗急性左心衰竭,以应用吗啡(或哌替啶)和利尿药为主,亦可选用血管扩张药减轻左心室的负荷,或用多巴酚丁胺 10μg/(kg·min)静脉滴注或用短效血管紧张素转换酶抑制剂从小剂量开始治疗等。洋地黄制剂可能引起室性心律失常,宜慎用。由于最早期出现的心力衰竭主要是坏死心肌间质充血、水肿引起顺应性下降所致,而左心室舒张末期容量尚不增大,因此,在心肌梗死发生后 24 小时内宜尽量避免使用洋地黄制剂。有右心室梗死的患者应慎用利尿药。

（七）并发症的处理

1. 左心室室壁瘤(LVA) 心绞痛是 LVA 患者的最常见的症状。在冠状动脉三支病变的患者中占 60% 或更多。胸闷也是较常见的症状之一,胸闷产生的原因是患者左心室室壁的梗死超过 20% 时或左心室收缩和舒张功能的下降。超过 1/3 的患者可有房性或室性心律失常,可导致心悸、气短,甚至猝死,栓塞的发生率较低,产生脑卒中及周围血管的栓塞表现。

左心室室壁瘤的诊断主要依据辅助检查。心电图可表现前壁导联的 Q 波和 ST 段改变。X 线胸片可显示非特异性的心脏左心室增大。确切的诊断要根据左心室造影,显示在前间隔和心尖处巨大的无收缩功能区域,伴有反向搏动,有时根据云雾状充盈还可以诊断左心室附壁血栓。二维超声心动图对 LVA 的诊断也具有一定的敏感性及特异性,对附壁血栓和合并的二尖瓣关闭不全具有良好的检出性;此外,对区分真性和假性室壁瘤有一定帮助。门控心血池核素显像和磁共振(MRI)也是诊断 LVA 的辅助检查,药物激发和代谢的心肌灌注核素扫描(PET)可以判断 LVA 中是否存在"冬眠"心肌。

研究表明,LVA 伴有左心室增大、射血分数减低严重的冠状动脉病变患者,其预后不佳。尽管现代药物包括 ACE 抑制剂在症状控制方面是有效的,但几年后就出现心功能失代偿。一旦出现失代偿,患者病情会很快恶化和死亡,5 年生存率为 47%,10 年生存率仅 18%,因此,许多学者建议,心肌梗死后可疑 LVA 的患者应密切随访,一旦症状明显,应考虑手术。这些症状包括:出现心绞痛、充血性心力衰竭、室性心律失常或反复的栓塞症状,出现心室破裂和假性室壁瘤征象,手术指征更加明确。此外,伴有严重冠状动脉病变和有迹象表明左心室功能渐渐恶化(左心室舒张末期容积增大、射血分数下降,二尖瓣反流增加)的无症状患者,目前主张手术治疗;否则,会发展到心脏移植成为唯一的选择。

下列患者可在随访下用药物治疗:①无附壁血栓、左心室舒张末压(LVEDP)不高的小 LVA(<5cm)患者,无症状可密切随访。②没有严重冠状动脉疾病 EF>0.55 的无症状患者。一般来说,LVA 患者常有一定程度的二尖瓣关闭不全(MI)。术前多普勒超声显示 2+ 的 MI,而左心室造影往往反映不出来,原因是扩大的左心室使造影剂稀释,造成反流束难以看到。这些患者在施行 LVA 切除时,一般不需行二尖瓣手术。LVA 切除左心室重建 +CABG 可明显改善瓣膜功能,因为:①左心室重建后使扩大的环也能缩小;②左心室重建后,乳头肌重新排列会改善瓣膜结构的功能;③CABG 后,会使缺血的乳头肌功能改善。EF<25%,伴有 3+ 以上的 MI 或右心室功能不全,靶血管条件差的患者,应考虑心脏移植。

切除范围:切除的界线由三方面来考虑,异常运动的室壁和瘢痕组织及其分布,心室腔的几何结构,以及重建后左心室腔的大小。一般来说,术者用手指触摸心肌的收缩性来判断,明显变薄的穿壁瘢痕组织要切除,不能收缩的部分即使是 4~5mm 厚也要切除,而明显收缩或增厚的部分不要切除,而要行再血管化。

（1）闭式折叠技术:1955 年,Bailey 使用侧壁钳从 LVA 外面水平折叠完成首例闭式 LVA 切除术。该技术仅用于患者无严重心功能不全和 LVEDP 升高,而且较小的室壁瘤,有可能会造成附壁血栓脱落引起栓塞。目前该技术应用甚少。

(2) 标准线性修补术：在体外循环下，1958年，Cooley采用了线性缝合技术，成功地完成了首例LVA切除术。该技术沿用至今，谓之标准线性修补术，即"三明治"缝闭技术。该技术的优点是术式简单，避免在心腔内使用人工材料。这种传统技术缺点是将LVA的侧壁和内壁(间隔)缝在一起(正常是相距几厘米的)，这样明显减小了功能性LV腔和造成LV几何结构扭曲，而且不能消除室间隔的反常运动。

(3) LV的几何重建技术：1980年，Hutchin和Brawley应用改良Laplace定律对人体左心室功能腔进行了研究，他们应用曲度厚度指数和心脏应用产生的活动相关性研究心脏几何结构对手术结果的影响。研究表明，心室重建时，室壁曲度减少的患者其曲度从"标准线性修补"技术改为几何重建时，左心室功能能够改善。Hutchins和Brawley认为，Stoney的修补技术较"标准线性修补"技术更合理，因为其增加了心室段的曲度。

1985年，在临床上，Jatene首先提出了LVA切除后几何重建的新概念。他认为，由于LVA的形成，使左心室壁横向及纵向的肌束扭曲，造成正常的螺旋肌束方向改变。手术就是要尽可能将这些被扭曲的正常肌束再恢复其原始的位置和方向，以便减小心室腔的直径和收缩时心室腔的缩短，使左心室恢复到心肌梗死后但梗死区尚未扩大时的状态。手术首先要折叠远端室间隔以消除其反常运动，同时恢复远端室间隔的正常锥体形；然后是环缩LVA的基底。术者要设想将其环缩至梗死后LVA尚未发生时的左心室的大小和形状。为了较准确判断LVA的基底，采取心脏跳动或颤动下，用手指触摸LVA与正常心肌的边界。在缝闭左心室时，若环缩后切口小于2.5cm，外加毡片直接线性对缝切口。若切口大于2.5cm时，用Dacron补片缝补缺口。

1984年，Dor等采用类似技术谓之心内环缩补片成形术(endoventricular circular patch plasty)施行左心室重建术。使用Dacron内衬心包的补片，在心室内将不运动的室间隔及室壁瘤部分旷置于外面。补片的周边(在瘢痕组织和正常组织的交界处)全部用2-0 Prolene线连续缝合止血。该技术与Jatene技术的不同之处：①功能失调的远端室间隔的处理不同，Jatene通过三排后向前的缝线折叠室间隔，以消除其反常运动和恢复远端室间隔的锥体形状，使稳定的室间隔成为左心室壁的一部分；而Dor则通过于室间隔瘢痕和正常组织交界缝合Dacron补片，将功能失调的远端室间隔旷置到外面，以消除其反常运动。②Jatene的荷包线在室间隔更远，在游离壁更近；而Dor的荷包线在室间隔更近，在游离壁更远。因此，就室间隔而言，在左心室重建后，Jatene技术没有改变心室尖的位置；而Dor技术将左心室尖移到外侧。

1989年，Cooley经过30年的临床实践，应用多种外科术式完成了3500例的室壁瘤切除术后，对巨大LVA设计了新的术式谓之心内补片室壁瘤成形术(ventricular endoareurysmorrhaphy)。将适当大小的卵圆形Dacron补片用2-0或3-0 Prolene线缝到心室瘢痕组织和正常组织的交界处，再将旷置在外面的室壁瘤组织对缝起来，这样避免了人造材料直接与心包腔接触的缺点。

Cooley认为，一些LVA太大了以致不能切除的观点是错误的，只要造影或超声证实存在强有力活动的心肌，那么切除LVA，消除了反常的收缩力，心功能是能够改善的。当室壁瘤存在时，剩余的存活心肌不能够最大限度地发挥作用，这一概念是来源于心肌收缩的Starling定律。目前几组报道比较了线性修补和几何重建的远期生存率，但差异无统计学意义。病例数量限制了该项研究的实用性。

(4) 同期冠状动脉再血管化(CABG)：LVA患者的冠状动脉再血管化与标准的冠状动脉搭桥技术一致，一般在LVA切除并左心室成形后，根据冠状动脉的病变情况选择目标血管。目前，多数学者认为，对手术指征明确的患者采用室壁瘤切除，左心室几何重建技术同时实行CABG术，远期疗效是满意的。

南京市第一医院自1992年来，共收治LVA患者200余例。早年多采用线性缝合、心外补片及经典Dor技术。在实践中发现，补片法主动脉阻断时间和体外循环时间均较长，而且技术要求高。恢复左心室几何结构的关键在于恰当的补片，补片过大反而会影响心室收缩功能，导致低心排血量的发生。近年多采用Cooley的心内补片室壁瘤成形术。在1993—2006年收治的116例巨大室壁瘤患者中，采用该技术，手术死亡率1.72%，手术效果良好。

2. 心肌梗死后室间隔穿孔(postinfarction ventricular septal defect) 是指由于心肌缺血坏死、破裂导致的发生在急性心肌梗死部位的继发性室间隔缺损。为区别于先天性室间隔缺损，也称为室间隔穿孔。

在急性心肌梗死的患者中,并发室间隔穿孔者占 1%~2%。心肌梗死后室间隔穿孔通常发生在急性心肌梗死后 2~4 天,且大多数发生于初次心肌梗死后,男性较为常见。由于突发性心内左向右分流,造成血流动力学的急骤改变,病情恶化,导致心力衰竭及心源性休克,穿孔后 1 个月内自然死亡率可高达 80%,为急性心肌梗死后严重并发症之一。手术治疗可以得到较满意的疗效。

心肌梗死室间隔穿孔的自然预后极差。Kirklin 等报道的病例在没有手术治疗的情况下,25% 的心肌梗死后室间隔穿孔患者会死于 24 小时内,50% 的患者死于 1 周内,65% 的患者死于 2 周内,80% 的患者死于 1 个月内,仅有 7% 的患者可存活 1 年以上。所以,对大多数心肌梗死后室间隔穿孔患者来说,一旦诊断明确,手术治疗是唯一有效的治疗手段。手术治疗可以阻止病程的自然恶化,防止演变成多脏器衰竭而致命。

由于室间隔穿孔后,周围组织脆弱,早期手术修补困难,而坏死组织需 12 天左右发生纤维化,所以早年一些作者提出,手术修补应延期至室间隔穿孔后 2~4 周完成较为适宜,但这样会有相当一部分患者于穿孔后 2 周死亡。近些年,随着心外科技术、麻醉及围手术期处理水平的提高,多数学者认为室间隔穿孔后,若肺、体循环血流量之比大于 2∶1,无论有无心源性休克,应急症手术,因为早期手术是抢救恶化患者的唯一方法,但 48 小时以内对有心源性休克患者实施手术的死亡率极高,而 48 小时后死亡率明显下降(26%)。因此,手术时机的选择可以参考如下原则:患者在发生室间隔穿孔后,如尚未出现心源性休克,应在具备术前造影等条件后实施急诊手术,若已伴严重休克者,应先行内科治疗,包括药物治疗及 IABP 和其他左心辅助等,使患者的循环能维持到 48 小时以后,再积极手术。对室间隔穿孔后,分流量小,不伴有血流动力学障碍者,手术应延到 3~6 周更为安全。此外,对于已出现多脏器衰竭和败血症的患者,IABP 和其他左心辅助等也是帮助患者恢复周围脏器功能和控制感染以争取手术机会的必要手段。

近年,有学者尝试采用经皮的导管技术暂时性地封堵室间隔穿孔,可以减少因分流引起的心功能恶化,可对个别尚不具备手术条件的患者作为过渡使用。

最初 Cooley 等报道的室间隔穿孔的修补是采用类似先天性室间隔缺损修补术的右心室切口,但由于右心室肌小梁多,穿孔显露不清,修补困难,且会因心脏切口增加对右心功能的损害,现已不主张从右心室进路。目前通常采取左心室梗死区切口进路,有室壁瘤者可破瘤而入,能获得较满意的显露。修补穿孔时,应依其大小和部位而异。

(1) 心尖部穿孔:切口选择在左心室梗死的心尖处,切除部分梗死心肌,包括穿孔的远端,使得左心室、右心室及心尖部室间隔形成三处游离的边缘,用垫 Teflon 毡片的方法,依次把左心室游离缘、室间隔游离缘及右心室游离缘进行贯穿线性缝合,间断法和连续法均可。

(2) 前间隔穿孔:采取前降支左侧 1~2cm 平行切开左心室心尖部梗死区。破裂口较小,且周围有纤维化者可直接缝合,注意缝合应贯穿室间隔和左心室壁,双侧加涤纶片或毡片加固。对急性期或较大的穿孔则需要补片闭合。而因室间隔穿孔的形态不规则,若呈裂隙样,可先直接缝闭裂隙口,恢复左心室心内膜的完整,再加固一大涤纶片修补。补片的缝合缘应缝在正常心肌与坏死心肌交界区。采用较大的心内补片应尽可能超越穿孔及坏死组织范围,并缝补均匀,减少张力,达到分散穿孔区室间隔承受的单位面积压力的作用,以减少穿孔复发及穿孔残余分流的发生。

(3) 后间隔穿孔:因下壁心肌梗死导致的穿孔周围柔软、易碎,直接修补容易出现穿孔的复发,因此不主张类似前间隔穿孔的直接缝合,可采取左心室下壁距后降支 1~2cm 切口,但有学者强调要完全切除梗死心肌,以充分显露穿孔。缝合穿孔时,进针应贯穿后间隔和隔面的右心室游离壁,双侧加涤纶或毡片加固。穿孔较大需要补片时,可参考后间隔穿孔补片方法。近年,有许多学者建议对明确的梗死心肌完全切除,采用心内补片进行左心室塑形,方法参考 Dor 等提出的室壁瘤补片成形法,以恢复左心室的几何形状,保护左心室的功能,提高远期疗效。此法更适合于穿孔本身合并巨大室壁瘤者。还有学者主张用单片闭合穿孔同时左心室塑形。但室间隔穿孔部位距室壁瘤边界较远者,仍以穿孔补片修补和室壁瘤切除缝合或补片分别进行为好。

(4) 同期冠状动脉旁路移植术:关于再血管化程度也是有争论的因素之一,多数学者认为其对术后早期存活无影响,但近年的随诊结果表明,对多支冠状动脉病变的再血管化可以改善患者的远期存活率。

我们认为,冠状动脉病变常是多发的,仅仅修补室间隔穿孔是不够的,还应对其他有严重冠状动脉狭窄或狭窄超过 50% 者行冠状动脉搭桥术。故在有条件情况下,术前应行冠状动脉造影明确梗死与其他分支狭窄部位,以便术中充分再血管化。

3. 缺血性二尖瓣反流(IMR)　是由于 1 根或多根冠状动脉部分或全部堵塞造成心肌梗死后乳头肌断裂或延长,或是继发于心肌缺血或梗死后的左心功能不全,左心室扩大、左心室反常运动,致使乳头肌移位和/或功能异常、瓣环扩大、瓣叶脱垂,最终造成二尖瓣关闭不全。文献报道,急性心肌梗死后早期有13%~26% 的患者合并二尖瓣反流,其中大多数为轻到中度二尖瓣反流,仅有 3.4% 的患者合并重度二尖瓣反流。急性心肌梗死后早期没有二尖瓣反流的患者,约有 15% 在心肌梗死后数月内产生不同程度的二尖瓣反流。

二尖瓣的功能结构包括 6 个部分:左心房后壁、左心室后壁、瓣叶、瓣环、腱索和乳头肌。如上述一个或几个部分存在病变,则会引起这些成分之间的协调失常,造成二尖瓣关闭不全。缺血性心脏病可以影响二尖瓣功能结构的任何部分,但以乳头肌、二尖瓣环或左心室后壁最为常见。由于供应乳头肌的血管是冠状动脉的终末支,常易受到缺血的损害,其中后内乳头肌主要来源于右冠状动脉后降支一支供血,而前外乳头肌由前降支分支对角支供血,但常得到回旋支边缘支的血供,因此,虽然前壁心肌梗死较后壁心肌梗死常见,且面积大,但合并 IMR 并不常见,IMR 却经常发生在后壁心肌梗死后。

(1) IMR 分型:IMR 的绝大多数患者,根据其病程和临床表现可分为三种类型。

1) 急性 IMR:通常表现为急性胸前区疼痛和呼吸困难,然后出现急性肺水肿伴外周血压下降,其中许多患者迅速出现心排血量下降和充血性心力衰竭,甚至出现心源性休克及心搏骤停等症状。许多患者在心尖区可闻及响亮的全收缩期杂音,或是中晚期杂音,但仍有一些患者听不到或难以听到杂音,这是因为心功能极度减低和肺部啰音所致。在这些患者中,有过心肌梗死史的或心电图证实有过心肌梗死的只占极少数。

2) 慢性 IMR:由于大多数慢性 IMR 患者为轻到中度二尖瓣关闭不全而不伴有心力衰竭,通常并不表现出临床症状。但因此类患者多数有冠状动脉多支病变,故这些患者最初表现为冠心病心肌缺血的症状,在心肌梗死后数月或更长时间才出现其他症状。心尖区可闻及收缩期杂音。心脏射血分数在正常范围内或稍有降低,而肺动脉楔压则常高于正常。慢性 IMR 的病程后期,随着心脏功能失代偿,会产生心功能不全的临床表现。

3) 短暂的 IMR:是指冠心病患者在心肌缺血发作时,在心尖区可闻及收缩期的心脏杂音,而当缺血症状减弱或消失时,该杂音随之减弱或消失。该疾病可能是由于短暂的心肌缺血发作引起乳头肌起始部的心室壁功能障碍或乳头肌移位,导致瓣膜对合不良而引起的,不伴有瓣环扩大和瓣叶脱垂。该疾病在冠心病患者中的发病率有明显的差异。这些患者可有中到重度的二尖瓣关闭不全和反复发作的呼吸困难及肺水肿。心脏杂音可于症状出现时出现,而在症状消失时减弱或消失。少数患者有心肌梗死病史,但所有患者均有冠状动脉疾病。

(2) 手术方法

1) 急性 IMR:绝大多数是由于乳头肌断裂而引起的,病情进展迅速而有较高的死亡率。少数患者的部分断裂经内科治疗后病情可趋于平稳,但大多数患者均需手术治疗,虽然手术的最佳时机仍有争议,但一般认为在心功能恶化前和血流动力学尚平稳时进行,这样有利于提高早期和晚期的生存率。

在急性 IMR 中,采用换瓣还是成形手术仍有许多争议。由于急性心肌梗死后周围组织松软,成形手术时间长且成功率低,而换瓣手术心肌阻断时间短,因此能减少死亡率,有人建议毫不迟疑地采用换瓣手术。换瓣手术中应至少保留后瓣结构,如有可能最好保留全瓣结构,并同时行冠状动脉搭桥术,这样可保持瓣膜与左心室的连续性,有效地维持左心室功能。但是有学者认为,成形手术能更好地保存左心室功能,降低与换瓣有关的并发症,无须使用抗凝药,提高早期及晚期的生存率。同时 Fasol 介绍了一种新的手术方法,即将断裂的乳头肌调整长度和高度后,采用双头针带垫片褥式缝合将其缝于相应的乳头肌上。在成形术完成后,必须应用经食管超声来检测成形效果,如不满意立即行换瓣手术。

2) 慢性 IMR:对于慢性 IMR 所致的微量至轻度二尖瓣反流(1~2 级),一般认为无须手术治疗或仅单独行冠状动脉搭桥术即可,微量至轻度二尖瓣反流不会对以后的心功能及远期的生存率产生明显影响,而中至重度(3~4级)的二尖瓣反流则必须行手术治疗。对于轻至中度(2~3级)的二尖瓣反流是单独行冠状动脉搭桥术治疗,还是搭桥术合并二尖瓣手术尚有争议。有报道认为,单独行冠状动脉搭桥术治疗该疾病具有较低的手术死亡率和早期生存率,远期结果与采用搭桥术合并二尖瓣手术的方法基本相同。近年,有人建议术前放置经食管超声,通过增加左心室前负荷的方法将左心房压提高到15~18mmHg后,若见二尖瓣反流增加者,则需行瓣膜手术。Scrofani采用该方法对31例患者进行鉴别,效果优良。

慢性IMR的手术治疗,包括二尖瓣成形术和二尖瓣置换术,若不伴有瓣叶和腱索异常,则瓣环成形术是一个好的方法,而如果瓣叶和腱索需要手术治疗,特别是前叶需要处理,则最好采用二尖瓣置换术。近年的报道认为,如果采用保留瓣下结构的二尖瓣置换术,手术风险和术后效果与成形术基本相同。二尖瓣成形方法很多,包括交界环缩、Carpentier环环缩、软质环环缩以及后叶矩形切除等。大多数临床报告认为,术后早期及晚期生存率与术前的反流程度、左心室射血分数大小、NYHA分级以及外科医生经验有关,而与采用何种成形方法无关。二尖瓣成形完成后,术中立即用经食管超声观察成形效果,发现有残余反流在轻到中度以上,应考虑补充修补或行瓣膜置换。换瓣手术的要求同急性IMR,应尽可能保留后瓣甚至全瓣,以利于术后左心室功能恢复。瓣膜手术如与冠状动脉搭桥术同时进行,则应在远端吻合完成后进行。手术切口一般采用经右心房房间隔或房间沟入路,如有室壁瘤需切除,瓣膜成形手术经室壁瘤切口亦可完成。

3) 短暂的IMR:是由于心室壁缺血引起左心室壁运动异常,造成乳头肌移位而致二尖瓣关闭不全,没有二尖瓣瓣叶脱垂和瓣环扩大,因此当缺血情况改善后,二尖瓣关闭不全将减弱或消失。对于这种患者,采用PTCA或冠状动脉搭桥术就能获得良好效果,一般不需要进行瓣膜手术。在PTCA或冠状动脉搭桥术中,应放置食管超声以监测瓣膜状况,如术后仍有明显的二尖瓣关闭不全,则需进行二尖瓣成形术或二尖瓣置换术予以矫治。

4. 心肌梗死后左心室游离壁破裂

(1) 临床病理类型:左心室游离壁破裂可以被分为三个临床病理类型,即急性、亚急性和慢性。

1) 急性破裂或称为暴发型破裂。其特点是急性心肌梗死后突然再发胸痛、电机械分离、重度休克,在几分钟内由于大量血液从心室涌入到心包腔内,导致急性心脏压塞死亡。这一类型的心室破裂大多数患者可能没有时间行外科治疗而猝死。

2) 亚急性心室破裂特点为破裂口较小,破口被血块或心包粘连的纤维丝暂时封住,通常会出现心脏压塞的症状和体征,最终导致心源性休克。亚急性心室破裂可能是小面积急性心肌梗死后的并发症,常伴发心肌梗死面积扩大和右心衰竭,但可能发展速度比较缓慢,在几个小时、几天或更长时间内危及生命。

3) 慢性心室破裂伴假性室壁瘤形成的患者,由于在心外膜与心包间形成粘连,发生心室破裂后,心包粘连周围形成高压,发生的破口出血比较慢,加之大量的血栓形成,堵住破口,故出血容易被控制。

(2) 临床表现:充血性心力衰竭是左心室假性室壁瘤患者的最常见临床表现。假性室壁瘤也能从急性心肌梗死恢复后没有症状的患者中被发现,心绞痛、昏厥、心律失常和血栓栓塞并发症发生率不高。假性室壁瘤与真性室壁瘤相比有4个主要的特点:①假性室壁瘤壁不含心肌细胞;②假性室壁瘤更常发生在后壁;③假性室壁瘤常有一个比较细小的颈;④假性室壁瘤有更大的破裂倾向。左心室游离壁的破裂可能单独发生,也可能伴发室间隔穿孔、乳头肌破裂及右心室破裂等。

(3) 手术方法

1) 亚急性心室游离壁破裂:只要超声诊断为左心室游离壁破裂,患者应尽快送进手术室。如患者有心脏压塞,在麻醉诱导时可能导致严重低血压。建议在麻醉前做股动脉插管,建立体外循环。经胸骨正中开胸,心包腔减压,血压常常很快回升。高血压应很好地控制,因为可能造成出血增加和使心室裂口扩大。大多数病例,心室裂口是被血块阻塞的,没有活动性出血。

心肌梗死后左心室游离壁破裂的传统手术方式是在体外循环下做左心室修补。可是最近一些外科医生除了在后壁破裂、严重二尖瓣关闭不全、室间隔穿孔或有可能做冠状动脉旁路移植术时用体外循环外,一般情况下不用体外循环做左心室修补。也可在体外循环下不阻断升主动脉,在心脏跳动、左心减压下行左心室后壁裂口修补。

修补心室破裂有4种主要方法:①在大裂口两侧采用水平的条形毡片(teflon felt)平行褥式缝合,一般适用于边缘有坏死心肌,心肌比较脆和易撕裂的情况;②切除坏死组织,用带垫或用涤纶片间断缝合修补,一般需采用体外循环,最适宜在伴有室间隔穿孔情况下应用;③Nūnez方法,先用两条毡片水平褥式缝合关闭缺口,然后用Teflon片覆盖周围坏死的心肌和缝合口,利用Propylene线缝合到正常的心外膜组织上,这种方法能较好地控制活动性出血;④用Teflon或牛心包片加生物胶粘贴在没有活动性出血的破口及周围的心包外膜上,这种方法可以不用体外循环。

2)左心室假性室壁瘤修补:假性室壁瘤的修补最好使用补片像真性室壁瘤一样修补。慢性前壁假性室壁瘤在颈部纤维组织比较结实时,采用直接缝合,如果假性室壁瘤位于后壁,缝合后可能造成二尖瓣关闭不全,所以一般采用涤纶片或牛心包片修补。

(陈 鑫)

参 考 文 献

[1] 朱晓东. 心脏外科学. 北京:人民卫生出版社,2007.

[2] 张宝仁. 心脏瓣膜外科学. 北京:人民卫生出版社,2007.

[3] Lawrence H,Cohn.Cardiac Surgery in the Adult.3rd Edition. New York:The McGraw-Hill Companies,2008:753-803.

[4] Braunwald. 心脏病学.7版. 陈灏珠,译. 北京:人民卫生出版社,2007:1068-1087.

[5] 陈鑫,徐明,蒋英硕,等. 左室内补片心室成形治疗心脏室壁瘤. 江苏医药杂志,2004,30(9):658-660.

[6] 胡盛寿,吴洪斌,朱晓东,等. 心肌梗死后室间隔穿孔的手术治疗. 中华胸心血管外科杂志,1998,14:269.

[7] Byrne JG,Aranki SE,Cohn LH. Repair verses replacement of mitral valve for treating severe ischemic mitral regurgitation. Coronary Artery Dis,2000,11:31-33.

[8] Scrofani R,Antona C.Moderate mitral insufficiency in coronary disease:When should it be correct? Ann Thorac Surg,2000,69:1649.

[9] Oppell UO,Stemmet F,Brink J et al. Ischemic mitral valve repair surgery.J Heart Valve Dis,2000,9:64-74.

[10] 蒋英硕,陈鑫,徐明,等. 心肌梗死后左心室室壁瘤外科治疗254例临床分析. 中华外科杂志,2020,58(5):369-374.

第十一章 主动脉疾病

第一节 主动脉假性动脉瘤

主动脉假性动脉瘤是由于创伤、感染或医源性因素等导致主动脉血管壁破裂或穿破,血液外溢并被周围纤维组织包裹而形成搏动性的肿块。它与真性动脉瘤的区别在于瘤壁不具有内膜、中层弹力纤维和外膜三层完整结构,是主动脉损伤后的常见慢性并发症。

【病因】

胸主动脉假性动脉瘤最常见的病因,包括外伤、食管异物感染及医源性因素。其中不同部位的常见病因有所差异,升主动脉假性动脉瘤多为医源性或外伤性,主动脉弓降部假性动脉瘤多为车祸或坠落等钝性创伤所致,降主动脉假性动脉瘤往往由食管异物或手术医源性因素引起。

1. **创伤因素** 包括减速伤、火器伤及胸部钝性伤等。创伤性假性胸主动脉动脉瘤主要发生于主动脉峡部(90%)和升主动脉根部,其他部位亦有报道,主要是因为这两处比较固定,受血流冲击较为集中,因而血流造成的截切力较大。在创伤1~3个月后包裹组织及血栓逐渐形成纤维瘤壁。

2. **医源性因素** 多发生于主动脉手术或心脏手术后人工血管吻合处愈合不良、主动脉根部插管处或切口缝合部位愈合不良、纵隔感染累及主动脉造成主动脉腔内血液逐渐溢出形成假性动脉瘤。

3. **感染性因素** 除心血管术后感染造成医源性假性动脉瘤,临床上多见食管异物(鱼刺、鸡骨等)穿透食管壁,另一端穿入或不穿入胸主动脉,合并感染,但食管创伤部位愈合封闭,邻近主动脉部位逐渐溃烂,与主动脉相通。可见主动脉弓或降主动脉紧邻食管部位。此外,有晚期梅毒性感染、白塞综合征引起的假性动脉瘤(图11-1)。

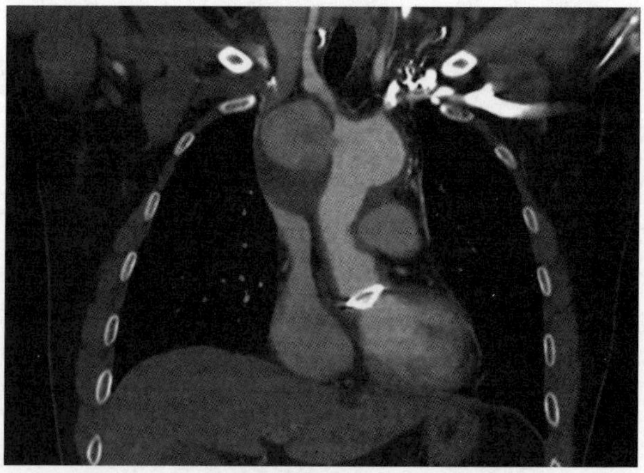

图 11-1 白塞病术后吻合口假性动脉瘤

【临床表现】

(一) 症状

患者多有明确的车祸外伤、心脏大血管手术或者食管异物史追溯。胸主动脉假性动脉瘤患者早期可无症状,临床上多见持续性的胸痛、发热、呕血或咯血等症状。感染因素导致的假性动脉瘤多有发热,表现为持续高热,迁延难以控制。疼痛:与主动脉夹层不同,胸主动脉假性动脉瘤的疼痛性质多为持续性钝痛,可随呼吸运动而加剧,这主要是由于瘤体增大后动脉壁内神经受牵拉或者压迫周围脏器而产生。

压迫症状:压迫气管可产生咳嗽、呼吸困难,甚或导致节段性肺不张、肺部感染等。压迫、牵拉左侧喉返神经可导致声嘶或失声。压迫食管可产生不同程度的吞咽困难。瘤体侵犯食管、气管亦可造成气管瘘、食管瘘而发生呕血、大咯血等。其他症状还有瘤体血栓脱落造成脏器栓塞等。

（二）体征

早期胸主动脉假性动脉瘤多无特殊体征。随瘤体增大，少数可有阳性体征，如胸前区叩诊浊音界增大。胸主动脉假性动脉瘤因胸廓阻挡，较少能扪及波动性肿块，少数可在胸骨上窝处扪及，或仅在巨大瘤体累及胸壁时扪及，甚或胸廓表面可见波动性隆起。胸主动脉假性动脉瘤可在胸背区闻及因湍流而产生的血管杂音。压迫上腔静脉时可出现面部及上肢水肿、颈静脉怒张等。

【辅助检查】

CT 或 MRI：随着三维重建技术发展，CT 及 MRI 不仅可以精确提供假性主动脉瘤的具体形态学信息，更可以直观立体提供影像，与血管造影相比较更具有无创和低风险的优势，对于血流不稳定的患者实用价值更大。同时，CT 及 MRI 还能提供瘤体周围组织、器官的信息，为假性动脉瘤的早期诊断以及复合伤的鉴别诊断提供依据，是目前最常用、最有效的诊断手段。

超声心动图是诊断胸主动脉疾病的常用方法之一，可判定主动脉破口位置，发现瘤内收缩期或双期湍流。由于其无创、易操作的特点，更兼能反映心脏各瓣膜及血流动力学优势，是诊断胸主动脉假性动脉瘤，尤其是升主动脉及根部假性动脉瘤的可靠方法之一。

血管造影：可以清晰地显示假性动脉瘤的位置及与胸主动脉的关系。但对于肿瘤大小的评估具有一定的局限性，尤其当瘤囊内完全充满血栓或已经机化无血流进入时，血管造影的诊断价值减小，同时血管造影不能提供假性动脉瘤瘤壁与周围组织器官的关系，对于术前评估的价值较小。

X 线检查：假性动脉瘤患者常规 X 线胸片检查可见纵隔内阴影增宽或局限性肿块影，边界清晰，与主动脉关系密切，有时可见瘤壁钙化。透视检查可见搏动性肿块影，但不能明确肿瘤的大小和具体位置，因此并非诊断最有效的手段。

【诊断及鉴别诊断】

早期胸主动脉假性动脉瘤往往是在体检时意外发现的。典型病例，尤其是外伤性假性动脉瘤的诊断，需要结合病史及影像学检查。随着影像学技术的不断发展，假性动脉瘤的诊断变得简单，需要外科医师在临床工作中提高警惕，避免漏诊。

【治疗】

假性动脉瘤治愈者很少，首选的治疗方法是手术治疗，包括假性动脉瘤切除人工血管置换术、主动脉壁修补术、主动脉腔内修复术（腔内支架植入术）等。

假性动脉瘤位于升主动脉，需要开胸手术，行主动脉置换或修补。如假性动脉瘤位于降主动脉并不伴感染，可采用主动脉腔内修复术，相比开胸手术，创伤更小；若位于降主动脉并伴感染或食管瘘，需要开胸行主动脉置换或修补。如果假性动脉瘤位于主动脉弓，有两种方法：一种为开胸手术，行主动脉弓部置换或修补，创伤较大；一种先行升主动脉至头臂血管的转流术，再行腔内修复术。升主动脉、主动脉弓及复杂降主动脉假性动脉瘤开放手术，由于在开胸分离粘连游离瘤体的过程中极易引起破裂大出血，因此在手术开始即需要经股动脉、股静脉及右腋动脉、股静脉插管建立体外循环，并做好深低温停循环准备。

【并发症】

术后并发症的发生率为 11% 左右，包括出血、声音嘶哑、肾衰竭、心肌缺血、膈神经麻痹、脑血管意外和切口感染，其中截瘫的患病率是 1.4%。

【预后】

手术及介入治疗是胸主动脉假性动脉瘤的有效手段，尤其对于创伤性假性动脉瘤效果较好。但手术风险较大，目前报道的手术死亡率多在 5% 以下。在医源性因素合并感染所致的假性动脉瘤患者中，死亡率可能更高。手术死亡的主要原因是出血、心肌缺血及肾衰竭。

（王春生）

第二节　主动脉真性动脉瘤

胸主动脉瘤（thoracic aortic aneurysm）是指胸主动脉因动脉壁结构的异常或腔内血流的异常而致主动

脉呈永久性异常扩大变形。一般认为，胸主动脉直径至少为正常值的 1.5 倍时，才可诊断为胸主动脉瘤。胸主动脉瘤占主动脉瘤的 1/4。男性和女性相等地受累及。约 40% 胸主动脉瘤发生在升主动脉（主动脉瓣和头臂动脉或无名动脉之间），10% 发生在主动脉弓（包括头臂动脉、颈动脉和锁骨下动脉），35% 发生在胸降主动脉（左锁骨下动脉以远），15% 发生在上腹部（如胸、腹主动脉瘤）。胸主动脉瘤可能有夹层分离，压迫或侵蚀邻近的结构，导致血栓栓塞、渗漏或破裂。升主动脉动脉瘤有时会影响主动脉根部，引起主动脉瓣关闭不全或冠状动脉窦口动脉闭塞，导致心绞痛、心肌梗死或晕厥。

【病因】

绝大部分胸主动脉瘤是由于主动脉退行性病变导致主动脉进行性扩张形成。大多数是由动脉粥样硬化所引起，危险因素包括长期高血压、异常高脂血症和吸烟。一些具有遗传背景的综合征具有罹患胸主动脉瘤倾向，如马方综合征、Loeys-Dietz 综合征、血管型（Ⅳ型）Ehlers-Danlos 综合征、Turner 综合征等。一些先天性心血管畸形者常合并胸主动脉瘤，如先天性二叶式主动脉瓣畸形，迷走右锁骨下动脉、主动脉缩窄，右位主动脉弓等。一些炎症性疾病亦常常合并胸主动脉瘤的发生，如 Takayasu 动脉炎、巨细胞动脉炎、白塞综合征、强直性脊柱炎、感染性胸主动脉瘤（细菌、真菌、病毒、螺旋体或结核）等。非遗传综合征的家族性胸主动脉瘤常常由一些基因突变导致，如 FBN1、TGFBR1、TGFBR2、COL3A1、ACTA2、MYH11 等。尚有一些没有明确病因的胸主动脉瘤归为特发性胸主动脉瘤。

【自然史】

家族性胸主动脉瘤扩张速度很快，平均可以达到 2.1mm/年。具有遗传背景的综合征胸主动脉瘤变异度很大，马方综合征患者扩张速度为 0.5~1mm/年，Loeys-Dietz 综合征扩张速度可以超过 10mm/年，从而导致患者平均寿命在 26 岁。通常来讲，胸主动脉瘤患者降主动脉扩张速度（3mm/年）要快于升主动脉（1mm/年）。当升主动脉直径超过 60mm，降主动脉直径超过 70mm，胸主动脉瘤发生夹层与破裂的风险会大大增加。

【临床表现及诊断】

1. **症状和体征**　胸主动脉瘤的临床表现与主动脉瘤的部位、大小、性质等有关。病程早期多无任何症状。动脉瘤破裂出血发生休克危及生命是其最凶险的症状。有时病变处血管壁未完全破裂但有血液向外渗漏，发生胸腔、纵隔甚或心包腔积血。动脉瘤压迫、侵袭邻近器官或组织，依其部位的不同，产生的症状和体征亦各异：如气管受压会产生气促、排痰困难或咯血；上腔静脉或无名静脉受压则出现颈静脉怒张及头颈和双上肢肿胀；胸交感神经节受压产生 Horner 综合征；喉返神经受压出现声音嘶哑；食管受压造成吞咽困难等。胸痛亦是常见的症状之一，如胸痛急剧进展，常预示动脉瘤趋于破裂。升主动脉瘤合并主动脉瓣关闭不全者，有相应的心功能受损表现，可发现舒张期杂音和脉压增宽。弓部动脉瘤可有两上肢血压和脉搏强度不一致。

2. **辅助检查**　由于大部分胸主动脉瘤患者没有明显的临床症状和体征，一般很难通过临床体检发现。一旦怀疑患者有胸主动脉瘤可能，通常需要借助心脏超声、胸部 X 线片、CT 或 MRI 检查（平扫或增强）进一步确诊。

(1) 胸部 X 线片：可见纵隔阴影增宽或见动脉瘤阴影，有时可见动脉瘤壁钙化影。

(2) 超声心动图：包括经食管超声心动图，常是初步发现和确诊胸主动脉瘤的简便、无创和有效的检测方法，并可发现并存的主动脉瓣关闭不全等。超声心动图操作简单，便于实施，可重复性强，是危重患者的首选。

(3) CT 检查：包括快速 CT、CTA，速度快，扫描范围广，诊断夹层敏感度大于 90%，评价主动脉及其分支受累范围和程度方面优于超声心动图，目前最为常用。

(4) MRI 检查：对诊断胸主动脉瘤优于 CT，对瘤体的大体和内部结构显示更为清楚，但不适用于危重抢救期患者。

【治疗】

1. **手术适应证**

(1) 动脉瘤已破裂，或已有明确渗漏者。

（2）升主动脉瘤：马方综合征患者，直径大于 5cm，有危险因素如主动脉夹层家族史，主动脉直径增加大于 3mm/年，准备怀孕，主动脉瓣重度反流等，直径大于 4.5cm；Loyes-Dietz 综合征患者，直径大于 4.2cm；二叶式主动脉瓣的患者合并家族史，高血压，主动脉缩窄或主动脉直径增加大于 3mm/年，直径大于 5cm；需行主动脉瓣膜手术者，低限是直径大于 4.5cm；所有患者，主动脉直径超过 5.5cm，均应手术。

弓部动脉瘤直径超过 5.5cm，或相邻的升主动脉或降主动脉有病变的，应考虑手术治疗。

降主动脉瘤直径超过 5.5cm 应考虑行 TEVAR 术；直径超过 6cm 且不能行 TEVAR 术的可考虑开放手术；但马方综合征等遗传性疾病患者应选择开放手术。当胸主动脉瘤向下延伸至腹部时，形成胸腹主动脉瘤。对直径为 5~5.5cm 的动脉瘤［此时破裂的危险性增加到大于 (5%~10%)/年］，推荐择期做手术修补，除非共存有手术禁忌的内科状况。择期手术的附加指征包括不管其原来大小如何，动脉瘤大小在 6 个月内增加 >0.5cm；慢性腹痛、血栓栓塞并发症或引起下肢缺血的髂或股动脉动脉瘤。择期修补前，注意临床识别患者动脉硬化情况，因为许多胸腹主动脉瘤病例有全身动脉粥样硬化，手术修补存在较大心血管事件的危险性。积极的药物治疗及危险因素控制是必须的。

（3）动脉瘤腔内有血栓形成。特别是阻碍重要血管分支灌流或已有血栓栓塞史者，动脉瘤周边的器官或重要组织严重受压、受侵者。

2. 手术前准备　依据影像学资料制订明确的手术方案，备妥手术所需材料，备足库血、血小板和促凝血制品、止血药等。

3. 手术方法和技术要点　不同部位或类型的主动脉瘤，手术方法既有其共同性，又各有其特点，分别叙述如下。

（1）升主动脉瘤手术

1）主动脉瘤切线切除缝合术或补片修复术：适用于囊性动脉瘤，现已很少使用。此类疾病一般采用升主动脉人造血管替换术，近年有血管腔内修复成功的报道。

2）升主动脉人工血管替换术：适用于冠状动脉开口远侧的升主动脉瘤，主动脉根部血管质地良好者。但不宜用于囊性中层坏死和马方综合征患者，因日后可能发生根部主动脉瘤，再次手术风险大。

3）Wheat 手术：适用于升主动脉瘤合并主动脉瓣关闭不全或狭窄，但主动脉窦和窦管界无明显扩大者。手术保留主动脉窦部，先行主动脉瓣替换术，然后用人造血管行升主动脉移植。

4）Bentall 手术：适用于升主动脉瘤同时有主动脉瓣病变，而且主动脉窦和窦管界明显扩大，或升主动脉夹层累及左、右冠状动脉开口，并造成瓣膜关闭不全者。Bentall 手术即用带瓣人工血管行主动脉瓣置换、升主动脉移植及左、右冠状动脉移植术。

（2）降主动脉瘤手术：现多采用血管腔内成形术（TEVAR 术）。

1）手术方法

简单阻断法：如预计主动脉阻断 30 分钟之内可完成手术，常温下可在动脉瘤的上、下端阻断降主动脉，切除或切开动脉瘤，移植人造血管。

转流方法：如果预计阻断主动脉时间可能超过 30 分钟，应考虑采用某种近、远段转流的手段，以防主动脉阻断期间出现脊髓和肾缺血性损伤，较单纯主动脉阻断法安全，可避免简单阻断法引起近端高血压、远端缺血的缺点。转流方法包括以下几种。Gott 分流法：以内径不小于 9mm 的内壁附有肝素复合物的特制聚乙烯导管，两端分别插入升主动脉（或主动脉弓）和降主动脉（或股动脉）；左心转流：部分肝素化（肝素 1.0~1.5mg/kg）后左心房插管引血至贮血器，再经血泵注入股动脉或降主动脉；股动、静脉转流：全身肝素化后，股动脉和股静脉分别插管，两者之间经一氧合器。远端灌注时应保持股动脉平均压不低于 6.6kPa（50mmHg）。

低温保护：一般低温麻醉，温度不宜低于 32℃，以防发生心室颤动；深低温法可保护脊髓和肾脏，但需全身体外循环。

2）操作中可能发生的意外和错误及其预防

术中应辨认并防止损伤左侧迷走神经和喉返神经。

防止损伤肺和食管：仔细分离肺与动脉瘤之间的粘连，游离胸下端动脉瘤，应注意防止损伤食管。

预防脊髓缺血性损伤及术后截瘫:脊髓的血供来自椎动脉的脊髓前动脉,并辅以来自胸降主动脉的众多肋间动脉和来自腹主动脉的血供。此外,自 T_5~L_3 水平有一发自降主动脉的分支(Adamkiewicz 动脉),其口径明显粗于各肋间动脉,对脊髓的血供至关重要。为减少截瘫发生率可采取以下措施:尽可能缩短主动脉阻断时间,一般在 30 分钟之内较安全;保留左锁骨下动脉不被阻断,以确保椎动脉血供和其侧支循环通路;阻断的范围宜尽可能缩小;较大的肋间血管开口和/或 Adamkiewicz 动脉开口移植至人工血管上,可减少截瘫发生率,术前应用 CTA 检查这类血管对保证其血运重建有一定帮助;远端灌注宜充分。

对动脉瘤段内的肋间动脉开口的处理原则:如动脉瘤近、远端附近肋间动脉开口处主动脉壁质地尚好,可将涤纶人工血管吻合端剪成斜面,吻合后可保留数个肋间动脉开口在管腔内。缝闭口径较小和通畅度较差的肋间动脉开口,将口径较大的肋间动脉开口与人工血管相应处侧壁上的造口行吻合。

防止动脉栓塞:动脉硬化或伴有附壁血栓的动脉瘤,斑块或血栓容易脱落,故放置阻断钳的位置应在动脉壁组织较正常的部位。

(3) 弓部主动脉瘤手术:仅累及远段主动脉弓的动脉瘤可行 TEVAR 术,累及近段主动脉弓的动脉瘤可用"去分支"杂交手术。年轻患者行开放手术远期疗效好。

由于弓部动脉瘤的范围各异,因此血管替换的形式亦不尽一致。

1) 半弓置换术:适用于升主动脉瘤累及弓部近端,或年龄较大、病情危重不宜行全弓置换者。采用单纯深低温停循环或深低温停循环单侧顺行脑灌注,降温期间可先完成近端的 Bentall 术或近端吻合。保留弓部的大弯侧,即三个分支血管的主动脉壁,由右上向左下做斜切口,小弯侧剪至降部,用 3-0 或 4-0 聚丙烯线连续内反缝合后壁,再连续缝合前壁。

2) 全弓置换术:适用于升主动脉和弓部真性动脉瘤及单纯的弓部瘤。采用深低温停循环及顺行选择性脑灌注。如果头臂干三分支本身及其基部主动脉壁质地尚好,则可将其"岛状"整体吻合于人工血管弓的开口上,否则应分别处理。纵行切开动脉瘤,先缝合人工血管和降主动脉口,而后缝合弓部包含 3 个分支血管开口的后壁,最后缝合前壁。充分排气后钳夹人造血管,将人造血管与升主动脉近心端吻合。先多采用带分支人工血管做全弓置换,先吻合远端,即恢复下半身灌注,完成左颈总动脉吻合后即可恢复流量升温。

4. 手术后处理

(1) 严密监测心律、血压、中心静脉压、血气、血钾及尿量等,并及时做相应处理。动脉收缩压控制在 100~120mmHg,防止血压骤升引起吻合口出血或撕裂。

(2) 维持机械呼吸,视情况停用和拔除气管插管。必要时应延长辅助通气时间,注意呼吸道护理。

(3) 根据引流血量及时补充血容量,仔细记录和观察手术后最初 3 小时内引流量。如每小时超过 300mL 且无减少趋势,应考虑再次剖胸止血。

(4) 注意观察神志和肢体活动情况,如有脑、脊髓神经功能受损征象,应请神经科协同处理。

(5) 注意肝、肾功能情况,并做相应处理。

5. 手术治疗结果　综合近年来各家报道,手术死亡率逐步下降,升主动脉瘤手术死亡率最低,一般小于 3%。弓部动脉瘤者略高,早期死亡率为 7%~10%,术后早期脑卒中或脑并发症发生率为 5%~10%。降主动脉瘤的主要危险性是截瘫和肾衰竭,手术死亡率虽在 10% 以下,但另有 5% 左右的术后截瘫发生率。

(王春生)

第三节　主动脉夹层

主动脉夹层(aortic dissection,AD)是一种病情凶险、进展快、死亡率高的急性主动脉疾病。主动脉夹层始发于主动脉壁内膜和中膜撕裂形成内膜撕裂口,使中层直接暴露于管腔,主动脉腔内血液在脉压的驱动下,经内膜撕裂口直接穿透病变中层,将中层分离形成夹层。急性主动脉夹层常常迅速导致患者死亡,能存活的患者会继续发展为具有多种临床表现的慢性主动脉夹层。

一、概述

【流行病学】

主动脉夹层是主动脉疾病导致死亡最常见的疾病。据统计,主动脉夹层全世界的发病率是 0.5~2.95/（100 万人·年）,男性发病率高于女性。但这些数据仅仅是估计值,有一组尸检报告显示,只有 15% 的病例有生前诊断,说明许多因主动脉夹层的突发死亡并未在生前诊断。临床上,主动脉 A 型夹层的发病率相对高一些。

我国主动脉夹层患者发病有如下特点。

1. 我国青壮年病例居多,这是因为青壮年高血压的人群比例较大,对疾病的知晓率和高血压的有效控制率很低。

2. 动脉瘤基础之上的夹层发生率很高。在我国,马方综合征患者在主动脉根部瘤基础上形成 Stanford A 型夹层和并发 Stanford B 型夹层的比例较发达国家高,无症状的单纯主动脉根部瘤患者的确诊率很低,许多患者是在出现了症状或者有了并发症后才就诊。

3. 在我国,主动脉夹层的病因多为高血压和动脉中层发育异常,因此主动脉夹层患者的平均年龄较发达国家年轻 15~20 岁,这些患者如果能得到及时、有效的治疗,总体预期寿命较发达国家患者要长。

4. 我国主动脉夹层的诊断和治疗技术水平暂时较发达国家低,急性主动脉夹层往往得不到及时、有效的治疗,多数有并发症的患者往往死于医院外或者是住院早期,临床上见到的慢性主动脉夹层或合并有巨大广泛动脉瘤形成的病例,明显高于西方发达国家。随着螺旋 CT 在基层医院的普及和近 20 余年外科技术的进步、体外循环技术的改良、麻醉及重症监护水平的提高,国内主动脉夹层治疗效果有了较大的提高与改善。

【病因】

各种原因导致的主动脉壁退变或中层弹力纤维和平滑肌病变是主动脉夹层形成的内因,而主动脉腔内血流动力学变化（如高血压）是夹层形成的外因。

主动脉夹层没有确定的单一的病因,主动脉夹层患者多数合并有高血压,其他致病因素包括结缔组织病、马方综合征、主动脉瓣二瓣化畸形、主动脉瓣狭窄、主动脉缩窄、Ehler-Danlos 综合征、动脉粥样硬化、主动脉炎、医源性因素、吸毒或可卡因药物、妊娠等。

1. 主动脉壁中层胶原及弹力纤维蛋白退行性变,即所谓的囊性中层坏死,被认为是首要易患因素。文献报道约 20% 急性主动脉夹层患者有囊性中层退行性变。罕见的有主动脉的动脉炎,特别是巨细胞动脉炎,常并发主动脉夹层。

2. 马方综合征是急性主动脉夹层形成的一个重要因素,20%~40% 的马方综合征患者发展为急性主动脉夹层,而马方综合征占主动脉夹层的 6%~9%。马方综合征患者原纤维蛋白合成障碍,胶原纤维蛋白是构成主动脉中层内弹力组织的最重要成分。这种异常是由于基因缺陷所致。例如 Ehler-Danlos 综合征、Turner 综合征和 Noonan 综合征是典型基因紊乱性疾病,常常发生主动脉夹层。

3. 主动脉瓣二瓣化畸形常伴发急性主动脉夹层。有研究证实,二瓣化畸形患者急性主动脉夹层的发病率是三瓣叶患者的 9 倍。这样高的发病率可能是二瓣化畸形患者主动脉先天发育异常所致。

4. 主动脉缩窄常伴发急性主动脉夹层,体循环动脉压增高可能是引起主动脉夹层最危险的因素。

5. 妊娠后期主动脉夹层的发病率增高,原因尚不明确。可能与妊娠后期血容量、心排血量增加及血压增高有关。

6. 主动脉直接创伤也可引起主动脉夹层。医源性创伤也是导致主动脉夹层的原因之一,如动脉插管、各种动脉造影、介入治疗和主动脉球囊反搏等。

7. 有报道称主动脉夹层与年轻人吸毒或可卡因药物使用有关。

8. 主动脉壁内血肿可能是主动脉夹层的先兆病变或特殊类型,主动脉壁内滋养血管自发破裂形成主动脉壁内血肿,从而导致主动脉壁强度减弱,最终内膜撕裂发展成典型的主动脉夹层。

9. 对粥样硬化是否为主动脉夹层的诱发因素仍有争议。

【病理解剖】

主动脉夹层患者的血液通过内膜撕裂口进入主动脉壁内,导致血管壁分层形成由内膜片分隔的真假"双腔"主动脉。原发内膜撕裂口在升主动脉多位于主动脉窦管交界远端 1~2cm 处升主动脉前壁,在降主动脉多位于左锁骨下动脉开口远端。仅有少数主动脉夹层为单一破口(原发破口),夹层呈盲袋状,其中大量附壁血栓及少量流动血液随心动周期在破口出入。绝大多数主动脉夹层有一个或多个继发破口,血液自原发破口进入假腔经继发破口重入真腔,继发破口可位于主动脉弓、胸主动脉、肾动脉开口附近或髂动脉。主动脉夹层在急性期少有血栓,而在慢性期因假腔大,血流速度慢,可有大量附壁血栓。

主动脉夹层沿血管走向顺行及逆行剥离,可累及升弓部、主动脉全段。原发破口位于升主动脉逆行剥离累及主动脉窦者为 90%~95%;累及主动脉瓣交界引起主动脉瓣关闭不全者为 60%~70%;累及冠状动脉开口者为 60%。顺行剥离仅累及升主动脉或部分主动脉弓者占 10%~15%,大多数累及主动脉全长。原发破口位于左锁骨下动脉开口以远的主动脉夹层,绝大多数为顺行剥离,累及胸主动脉及腹主动脉。

夹层在升主动脉位于右前侧;在弓部约 2/3 位于头侧,同时累及头臂血管,约 1/3 累及主动脉弓前壁;在降主动脉均位于左侧及前壁。所以,头臂血管、腹腔动脉、左肾动脉以及肠系膜上动脉受夹层累及。

肉眼观察,急性夹层的外膜菲薄呈紫蓝色,水肿,并有充血及出血,少数可从表面观察到搏动血流,80% 以上有血液渗出甚至血凝块,渗出量不等。除发生在主动脉瘤基础上的急性夹层外,急性夹层的主动脉直径略粗或正常;慢性夹层的外膜增厚、瘢痕化,主动脉直径增粗,且与周围组织多有粘连,假腔较大,其内多有附壁血栓,真腔受压变细。

镜下观察,可见主动脉壁中层原有的基本病理改变。如长期高血压引起的中层弹力纤维变性,血管平滑肌退变、减少;马方综合征患者主动脉壁中层退变所表现的弹力纤维退变、黏液样变、平滑肌细胞排列紊乱等。此外在急性期,主动脉壁可见灶性出血及大量炎细胞浸润,局灶性坏死。慢性期主动脉壁可见纤维瘢痕组织增生,夹层腔内血栓机化,新生血管内皮覆盖。

【病理生理】

主动脉夹层始于内膜撕裂口,内膜撕裂口存在是诊断的先决条件。主动脉腔内血液经内膜撕裂口将中层分离,形成夹层,主动脉壁中层分离后被血液充盈形成一个假腔,即所谓的双腔主动脉。假腔持续扩张和真腔受压变窄或塌陷是主动脉夹层最重要、最基本的病理生理改变。主动脉夹层可引起主动脉破裂、主动脉瓣关闭不全以及重要脏器供血障碍三方面病理生理改变。

(一) 主动脉破裂

主动脉破裂是主动脉夹层致死的首要原因。有报道,约 80% 的急性夹层患者死于主动脉破裂,且多发生于起病的 48 小时以内。慢行主动脉夹层有 40%~50% 死于主动脉破裂。

主动脉夹层破裂的部位多位于内膜原发破口处,即血流剪切力最大部位。升主动脉破裂时造成急性心脏压塞,常引起患者猝死。主动脉弓部夹层破裂时可引起纵隔血肿,胸主动脉夹层破裂则引起大量胸腔积血,腹主动脉破裂时造成腹膜后血肿。

(二) 主动脉瓣关闭不全

主动脉夹层可累及主动脉瓣结构,引起主动脉瓣关闭不全。造成主动脉瓣关闭不全的原因有两种:夹层累及主动脉瓣交界,使原有位置剥离引起主动脉瓣脱垂;夹层逆行剥离,累及无冠状动脉窦及右冠状动脉窦形成盲袋并产生附壁血栓,压迫推挤瓣环及窦管交界,造成主动脉瓣关闭不全。严重者可引起急性左心衰竭。

(三) 重要脏器供血障碍

主动脉夹层假腔可能由于血液的充盈扩张,引起内膜片突入真腔,使主动脉真腔受压变窄或塌陷,并累及主动脉各血管分支,甚至导致脏器缺血或梗死。若真腔明显受压变窄引起分支血管缺血,称为动力性缺血;如果受累分支血管完全被血栓闭塞,或完全由假腔供血或真假腔同时供血,则称为静力学缺血。主动脉夹层可累及主动脉分支血管开口造成相应脏器的供血障碍,如冠状动脉、头臂干、肋间动脉、肾动脉、腹腔动脉、肠系膜动脉、髂动脉等。严重者可引起脏器缺血坏死,造成脏器功能衰竭。

【临床分期】

目前多认可并临床采用的分期标准:发病14天之内称为急性期,14~60天内为亚急性期,60天以后为慢性期。这种分期方法对临床上决定治疗方案和确定手术或介入治疗的时机有一定的指导作用。也有学者提出发病72小时内夹层没有稳定,病情极易突然变化,并发症发生率和病死率极高,应定为急性期;72小时至14天为亚急性期,此间多数患者病情趋于稳定,但组织水肿严重,少数急性期有并发症但还幸存的患者有可能在此期间死亡;将14天以后定为慢性期,此期间病情基本稳定,无论手术治疗还是介入治疗,均是比较安全的时期。

【临床表现】

急性主动脉夹层发病非常突然。在急性期,主动脉夹层死亡率或猝死率极高,约有40%患者于发病即刻死亡。胸背部剧烈疼痛是急性主动脉夹层最常见的临床症状,占74%~90%。无心电图ST-T改变的胸部和/或背部等处剧烈不缓解的疼痛是急性主动脉夹层最常见的首发症状,疼痛一般位于胸部的正前后方,呈刺痛、撕裂痛、刀割样痛,疼痛程度极强而且持久,吗啡类药物亦常难以制止疼痛,患者可有濒死感。病变起始于升主动脉时,症状类似心绞痛。当血流在高压下由中层剥离时,刀割样疼痛能自胸部传至腹部。部分患者可表现为不同程度的低血压,其主要原因:①假腔破裂出血导致失血性休克或假腔内血液不同程度渗漏到主动脉周围或胸腔;②假腔破裂出血进入心包导致心包积液或急性心包压塞;③夹层累及冠状动脉导致急性心肌梗死或急性心室纤颤;④夹层累及冠状动脉或主动脉瓣重度关闭不全,导致急性充血性左心衰竭。心脏听诊有舒张期杂音提示伴有主动脉瓣反流,第三心音出现提示左心室容量超负荷。单侧呼吸音消失,通常为左侧,提示主动脉渗出或主动脉破裂引起的血胸。部分患者还会出现主要分支血管受累导致脏器缺血的症状。夹层累及冠状动脉开口可导致急性心肌梗死或左心衰竭,患者可表现为典型的冠状动脉综合征,如胸痛、胸闷和呼吸困难;心电图ST段抬高和T波改变;累及头臂血管影响脑灌注会出现短暂的晕厥或脑卒中;肋间动脉和腰动脉受累失去灌注时,会引起脊髓缺血、下肢轻瘫和截瘫;夹层累及一侧或双侧肾动脉时可有血尿、无尿和严重高血压;夹层累及腹腔动脉、肠系膜上动脉及肠系膜下动脉时,可表现为急腹症及肠坏死。

【辅助检查】

常规的诊断检查包括血液检查、胸部X线片、ECG等,但这些不足以对急性主动脉夹层确诊。临床上一旦疑诊主动脉夹层,需尽快通过影像学检查确诊夹层的存在及获得下列重要的资料:夹层累及的范围、破口位置、重要分支血管及主动脉瓣累及情况,是否有心包积液以及假腔是否血栓化,在此基础上决定此患者的治疗措施。随着影像学技术的发展,诸多影像学检查手段可用来诊断主动脉夹层,每一种技术在准确性、特异性、诊断速度、获取方便性、安全性及价格方面都有自身的优点和不足,能够为手术计划和后续治疗提供特殊针对性数据的影像检查方式,应根据患者具体情况加以优选。

1. **X线胸片** 诊断主动脉夹层为非特异性,主要表现为纵隔或主动脉影增宽。结合病史和临床表现,对诊断有一定帮助。有研究表明,突发胸痛呈撕裂样或刀割样,脉搏或血压不对称以及X线胸片纵隔或主动脉影增宽,三者结合起来可以诊断约96%的急性主动脉夹层。因此,X线胸片可以作为主动脉夹层筛选、初步诊断的手段。

2. **多排螺旋CT血管成像** 由于螺旋CT的普及,使其已经成为诊断急性主动脉夹层首选及最常用的检查。其敏感性为83%~94%,特异性为97%~100%。主要不足是需要应用造影剂,不能提供主动脉瓣是否存在反流的信息。近年来,随着螺旋CT和电子束CT的应用,不仅诊断主动脉夹层敏感性和特异性有了很大提高,而获得的三维图像重建能够较全面显示内膜片和真、假腔的形态学特点,有助于评价动脉分支血管受累情况及其真、假腔。因此,CT快速、简便、无创、准确率高等优点成为主动脉夹层的诊断首选和治疗后随访评价的检查技术。

3. **MRI** MRI逐渐成为诊断主动脉夹层成熟而有效的无创技术,Nienber等系列研究认为,其敏感性和特异性均为98%,被认为是诊断主动脉夹层的金标准。MRI利用大视野、多体位、多平面、无须对比增强成像,可以准确提供夹层主动脉形态结构变化、破口的位置、受累血管分支和血流动态等方面资料,主要应用于慢性夹层或病情稳定的患者以及随访中并发症的估计。虽然MRI技术的发展进一步缩短了检查时间,但对于不能耐受较长时间检查的急性期病例,检查速度仍然限制了 MRI 的使用;MRI 仍未广泛普及而且体内金属体的情况也限制了其应用;MRI 的另一缺点,是高达 64% 的检查有伪像;另外,效价比也是其不足之处。

4. **经胸超声心动图(TTE)** TTE 诊断夹层的敏感性与特异性主要取决于夹层的位置,对近端夹层的诊断率较高,但对降主动脉的探查明显受限,而且诊断效果容易受肺气肿、肋间隙狭窄、肥胖、机械通气等方面影响。

5. **经食管超声心动图(TEE)** TEE 已经得到广泛使用,TEE 要求操作者有丰富的经验,以保证检查安全和获得需要的图像。最安全的 TEE 检查状态是在手术室全身麻醉下,此外,TEE 检查也可在局部麻醉及轻度镇静并且有监护的状态下进行,其简便、安全、快速的特点可用于诊断大部分的主动脉夹层,敏感性为98%~99%,特异性为77%~97%。TEE 可以显示内膜撕裂口、假腔内血栓、异常血流、冠状动脉与主动脉弓分支是否受累。TEE 还可以提供主动脉瓣和心包腔的高质量图像,彩色多普勒可以准确定量评估主动脉瓣反流,可以用于评定合并的瓣膜异常。TEE 的主要不足是具有一定的假阳性率,曾有过超声检查困难的情况下发生夹层破裂的报道,诊断依赖于检查者的经验,在术后随访中难以客观地进行评估。

6. **血管内超声(IVUS)** IVUS 实时显示主动脉及血管的形态结构变化,对内膜片和内膜撕裂口的显示、假腔扩张的程度、夹层累及的范围以及分支血管与真、假腔的关系等方面具有优良价值。由于主动脉夹层腔内治疗的开展,IVUS 对支架的精确定位及释放起着重要的辅助作用。

7. **主动脉造影** 属于有创性检查,具有潜在危险性,且准备和操作费时,随着无创影像诊断技术的发展,已很少作为主动脉夹层的初始检查。然而主动脉造影与 DSA 是应用于覆膜血管内支架植入治疗的重要技术。

综上所述的影像学检查方法,尚无某一种技术能够高效地提供所有的诊断信息,因此,在选择检查方法时要兼顾诊断作用与实用性的统一,以满足各种治疗方法的需要。

【诊断及鉴别诊断】

根据主动脉夹层的解剖学形态结构,临床上有 Debakey 分型和 Stanford 分型等分型方法。

(一) Debakey 分型

根据原发破口起源与夹层累及范围分类:Debakey Ⅰ型内膜破口位于升主动脉近端,夹层累及升主动脉和主动脉弓,范围广泛者可同时累及胸降主动脉和腹主动脉;Debakey Ⅱ型内膜破口位于升主动脉,夹层范围局限于升主动脉;Debakey Ⅲ型内膜破口位于左锁骨下动脉开口以远,升主动脉和主动脉弓未受累,夹层范围局限于胸降主动脉者为Ⅲa,夹层广泛者同时累及腹主动脉为Ⅲb。

(二) Stanford 分型

凡累及升主动脉者均为 Stanford A 型,包括 Debakey Ⅰ型和 Debakey Ⅱ型;仅累及胸降主动脉者为 Stanford B 型,即 Debakey Ⅲ型。根据主动脉根部病变情况,可将 Stanford A 型主动脉夹层细分为 A1、A2型和 A3 型。

A1 型:窦部正常型。窦管交界和其近端正常,无或仅有一个主动脉瓣交界撕脱,无主动脉瓣关闭不全。

A2 型:主动脉根部轻度受累型。主动脉窦部管径小于 3.5cm,夹层累及右冠状动脉导致其开口处内膜部分或全部撕脱,有 1 个或 2 个主动脉瓣交界撕脱,轻度或中度主动脉瓣关闭不全。

A3 型:主动脉根部重度受累型。窦部管径 3.5~5cm,或者大于 5cm,窦管交界结构因内膜撕脱破坏,重度主动脉瓣关闭不全。

(三) 阜外分型

近年来中国医学科学院阜外医院于存涛教授等以常规影像学手段为依据,根据主动脉夹层累及的部位及范围为标准进行的分型,提出了主动脉夹层的阜外分型:共分为 A、B、C、D 四型。A 型:主动脉夹层仅局限于升主动脉,夹层中止于无名动脉近端。B 型:夹层局限于胸降主动脉或延伸到腹主动脉,甚至进入髂动脉,但升主动脉及主动脉弓均未受累及。C 型:夹层累及主动脉弓,无论升主动脉和胸降主动脉是否受到累及。其中包含三个特殊亚型:Cp 型,夹层仅累及主动脉弓近心侧的无名动脉和/或左颈总动脉,远心端未受累及;Ct 型,夹层累及全部主动脉弓;Cd 型,夹层仅累及主动脉弓远心侧的左锁骨下动脉和/或左颈总动脉,近心端未累及。D 型:夹层局限于膈肌水平以下的腹主动脉和/或髂动脉。

(四) Crawford 分型

主要为远端慢性主动脉夹层的分型,共分五型。

Ⅰ型:夹层累及整个胸降主动脉和肾动脉上腹主动脉。

Ⅱ型:夹层累及整个胸降主动脉和腹主动脉。

Ⅲ型:夹层累及胸降主动脉远段和整个腹主动脉。

Ⅳ型:夹层累及整个腹主动脉,包括肾动脉上腹主动脉,但胸降主动脉正常。

Ⅴ型:夹层累经胸降主动脉远段和肾动脉上腹主动脉。

(五) 不典型夹层

不典型夹层包括:①无内膜破口与真腔不相交通的主动脉壁间血肿;②无血肿的内膜撕裂,形成膨出的局限性夹层;③穿壁粥样硬化性溃疡,溃疡通常侵入外膜形成局限性的血肿;④医源性或创伤后夹层。

(六) 主动脉夹层的鉴别诊断

急性主动脉夹层发病时多存在剧烈胸痛,须与急性冠脉综合征相鉴别。心电图及心肌酶学有助于鉴别诊断,必要时可考虑进一步行冠状动脉 CTA 或根据病情选择冠状动脉造影检查。

依据病理形态,扩张性主动脉疾病可分为三大类:第 1 类是主动脉瘤,指各个部位的真性动脉瘤;第 2 类是假性动脉瘤,指感染、外伤、手术、溃疡破裂等导致的主动脉周围血肿;第 3 类是主动脉夹层,包括 Stanford A 型夹层和 Stanford B 型夹层。因此,主动脉夹层,尤其是慢性夹层,须与其他扩张性主动脉疾病相鉴别。

【治疗】

(一) 治疗原则

急性主动脉夹层的治疗目的应以挽救生命为原则,控制临床症状并积极预防和治疗并发症,尽最大可能消灭主动脉夹层,处理好主动脉根部和弓部,努力减少再次手术的可能性。慢性期夹层的治疗应针对形成的动脉瘤、主动脉瓣关闭不全和重要脏器缺血的处理。

(二) 内科治疗

主动脉夹层的内科治疗是基础,目的是降低血压,减少对主动脉壁的压力;其次是减少左心室搏动性张力。因此,需要联合应用降压、扩血管和抑制心肌收缩力的药物。血压升高的患者可静脉应用降压药并联合静脉应用 β 受体拮抗药,直到口服药物开始平稳起效。血压正常的患者可静脉应用 β 受体拮抗药或口服 β 受体拮抗药治疗。

对症治疗包括镇静、镇痛、镇咳,控制左心衰竭等。

一般支持治疗包括卧床,保持大便通畅,纠正水、电解质失衡及调整营养。

治疗中须对患者进行持续监护,包括神志、四肢动脉压和脉搏、中心静脉压、尿量、心电图及胸、腹部体征等。

(三) 外科治疗

外科治疗适用于近端夹层(除了伴有严重并发症,不耐受手术的患者),以及远端夹层合并夹层动脉明显扩张,或合并主动脉破裂、心脏压塞、重要系统受累缺血、主动脉迅速扩张或局部隆起等并发症,目的是应用人工血管部分或完全置换被切除的主动脉(包含内膜破口部分),阻断真、假腔之间的血流交通。随着麻醉、体外循环、术后监护和外科技术的进展,外科治疗主动脉夹层的效果有了很大的提高。

对患者进行分型后选择不同方案的外科治疗。

1. **Stanford A 型主动脉夹层**　病变范围广泛,牵扯多脏器的供血。一旦确诊,原则上应按急诊手术治疗,尤其是对有并发症的患者应行紧急手术。受地域、技术和经济条件的制约,手术时机偏晚的现象普遍存在,应努力尽早手术,减少术前死亡率。手术方式应根据不同的病理类型来确定,主动脉窦部正常型主动脉夹层不需要替换主动脉窦部,手术比较简单,预后比较好;主动脉窦部轻度受累型手术比较复杂,须进行主动脉窦部成形、夹层近端加固、保留自身主动脉瓣的根部替换或冠状动脉开口的移植,围手术期风险比较大,但术后生活质量较主动脉窦部重度受累型高;主动脉窦部重度受累型手术比较简单,行主动脉根部替换术,术后需要抗凝治疗,易出现抗凝方面的并发症,A2 型和 A3 型夹层易出现急性左心衰竭和冠状动脉受累导致的急性心肌供血障碍等并发症,更应急诊手术治疗。

(1) 主动脉夹层近端的处理方法

1) 主动脉窦部正常型:在主动脉窦管交界上方约 1.0cm 处横行切断主动脉,直接与相应直径的人工血管吻合(必要时行主动脉瓣交界悬吊成形),远端在深低温停循环下开放吻合,手术方式根据主动脉弓部情况选择。

2) 主动脉窦部轻度受累型:此型的处理难度最大,技术操作复杂。根据病变程度的不同,手术方式应根据主动脉窦部、主动脉瓣和冠状动脉受累情况以及外科医生的经验个体化选择。如果窦部病变较轻,主动脉瓣少量反流,可以行窦部成形 + 主动脉瓣交界悬吊术。近年来,中国医学科学院阜外医院于存涛教授等采用外膜内翻的方式处理主动脉夹层近端,取得不错的疗效。此技术的要点在于心脏停搏后,仔细探查主动脉根部,彻底清理假腔内血栓,剪除部分主动脉内膜及外膜,使外膜高于内膜 0.5~1cm,将外膜翻转于主动脉腔内,5-0 prolene 双头针带垫片于右心交界由内而外穿出,打结固定后,根据夹层近端撕脱范围,单纯连续缝合将高出内膜的主动脉外膜部分压向主动脉腔内,加固主动脉根部,闭合夹层分离的真、假腔部分。此技术的优势在于:①彻底消除了主动脉根部近端的残留夹层,由于外膜具有良好的坚固性,加固了主动脉根部;②自体外膜具有良好的组织相容性,且可作为自体垫片,在四分支人工血管近端吻合时,可减少针眼的渗血;③相比内、外毛毡片"三明治"加固主动脉根部,外膜内翻具有更好的形态,再次手术游离解剖时,其粘连更轻,更利于操作。此技术操作简便,易于掌握,可作为主动脉根部处理的良好选择。如果窦部病变偏重,主动脉瓣有少到中量反流,外科医生具有丰富的手术经验,可行部分主动脉窦部替换 + 主动脉瓣成形术或保留主动脉瓣的根部替换术(David 手术)。如果主动脉瓣有中到大量反流,医生的经验有限,手术应采用 Bentall 手术。可能因冠状动脉受累,同期须行冠状动脉旁路移植术。合并马方综合征的急性 A2 型夹层病例行 David 手术的指征尚存争议。有学者认为,马方综合征的病例应行Bentall 手术。有学者认为,马方综合征行 David 手术后的早、中期死亡率和再手术率与 Bentall 手术比较无显著性差异,且可以获得与其他方法近似的近期效果,还可以减少二次手术的可能,避免抗凝血和瓣膜置换相关并发症的发生。

3) 主动脉窦部重度受累型:此型病理改变较为严重,无法行主动脉瓣成形,应行传统的带瓣人工管道的主动脉根部替换术(Bentall 手术)。

(2) 主动脉弓部的处理方法

1) 主动脉弓部病变复杂型主动脉夹层,可能包括:①原发内膜破口在弓部或其远端,夹层逆行剥离至升主动脉或近端主动脉弓部;②弓部或其远端有动脉瘤形成(直径 >5.0cm);③头臂动脉有夹层剥离;④病因为马方综合征。

此型主动脉夹层病变复杂,如果单纯行升主动脉或部分弓部的人工血管替换术,假腔闭合率低,有可能出现夹层剥离导致的脑供血障碍,或再次手术的可能性。对于此类患者常规采用全主动脉弓部替换术 +象鼻支架植入术的术式,全主动脉弓部替换术可以完全切除病变的升主动脉和主动脉弓部,二次手术的可能性降低,但是手术操作复杂、手术时间较长、手术并发症发生率和病死率较高。马方综合征患者在主动脉根部替换术后再出现夹层和瘤样扩张的可能性远远高于其他疾病,是主动脉夹层二次手术的主要危险因素。所以,争取在首次手术时行全主动脉弓部替换术,这样可以降低再手术率,也可以降低二次手术的难度,减少因再次正中开胸导致的并发症。象鼻支架植入术可以避免远端吻合口针眼的漏血,提高远端假腔闭合率,降低再手术率。

2) 主动脉弓部病变非复杂型主动脉夹层,可考虑行升主动脉及部分主动脉弓部替换,升主动脉 + 部分主动脉弓部替换术操作相对简单,手术时间短,术后并发症发生率和病死率相对较低,体外循环下鼻咽温度降低到 26~28℃时,全身停循环 + 选择性脑灌注,人工血管在开放下与无名动脉近端的主动脉相吻合。手术要点:尽量切除病变和被钳夹损伤的主动脉壁。也有学者主张选择"全主动脉弓部替换术 + 象鼻支架植入术"的术式。

2. Stanford B 型主动脉夹层　在治疗上争议比较大。在急性期,多主张非手术治疗。随着主动脉夹层介入治疗的广泛开展和外科手术技术的提高,无论介入治疗还是手术治疗均取得了良好的效果,但是在急性期主动脉夹层还不稳定,介入治疗和手术治疗的并发症发生率很高,建议对没有并发症的病例应尽量在72小时以后进行介入或手术治疗。积极的干预可以促进假腔的闭合,预防动脉瘤的形成,减轻或者预防夹层造成的脏器缺血,尤其是肾性高血压、肾萎缩和肾衰竭。

(1) 无论是在急性期还是慢性期,只有夹层内膜撕裂未累及左锁骨下动脉、远端主动脉弓部及胸降主动脉和腹主动脉扩张不明显的病例,才适合介入行覆膜支架主动脉腔内修复术治疗。详见介入治疗部分。

(2) Stanford B 型主动脉夹层根据分型也可能需要选择手术治疗。我国的 B 型夹层患者青壮年居多,预期寿命长,诊断明确后应积极治疗。早期手术可避免降主动脉的广泛扩张,缩小手术的范围。脊髓的缺血损伤和术后截瘫是降主动脉手术后的灾难性并发症。文献报道在高危病例中神经系统并发症发生率高达 30%~40%。深低温停循环(DHCA)被认为是可以有效降低神经系统和内脏缺血损伤的方法。在深低温停循环下行降主动脉的手术,不仅可以避免游离主动脉的近心端和在正常主动脉上阻断,还可以在无血的视野中辨认和切除主动脉真、假腔间的内膜,适用于主动脉近端无法阻断,或广泛的胸降主动脉、胸腹主动脉病变,或术后可能发生脊髓缺血损伤的病例。虽然深低温停循环可以降低术后各器官缺血损伤的可能,但是需要延长体外循环时间,术后肺部和凝血相关的并发症发生率明显升高。夹层内膜撕裂累及左锁骨下动脉、远端主动脉弓部以及胸降主动脉和腹主动脉扩张明显的病例,需在深低温停循环下手术治疗。①夹层累及降主动脉近端,主动脉无扩张或仅有降主动脉近端扩张,中、远段直径接近正常的 B 型夹层:体外技术可采用常温自体动脉转流分段阻断 + 血泵法血液回收股动脉或股静脉输入技术,也可采用股动脉-股静脉转流和左心转流降低循环血的温度。必要时采用深低温停循环,经股动静脉建立体外循环,股静脉插入二阶梯静脉引流管,使其尖端达右心房水平,鼻咽温度降低至 18~20℃时,停循环下完成降主动脉近心端的吻合,之后在人工血管上插管恢复循环并开始复温,再进行远心端的吻合。手术方式可选择部分胸主动脉替换术或部分胸主动脉替换术 + 远端支架象鼻植入术。②夹层累及全胸降主动脉,整个胸降主动脉均扩张,腹主动脉直径接近正常的 B 型夹层:体外技术可采用常温阻断 + 血泵法血液回收股动脉或股静脉输入技术,也可采用股-股转流。必要时采用深低温停循环。手术方式可选择部分胸主动脉替换术 + 主动脉成形术、全胸降主动脉替换术。③夹层累及全胸降主动脉、腹主动脉,胸降主动脉和腹主动脉均扩张的 B 型夹层:胸腹联合切口,目前阜外医院多在常温自体动脉转流分段阻断下行全胸腹主动脉替换术。患者全身麻醉后,鼻温 >35℃,并加用变温毯保持体温。患者右侧卧位,下半身轻度左倾,显露左侧腹股沟,行左胸后外沿左腹直肌旁至耻骨联合的胸腹联合切口,经第 4、7 肋间进胸,断开肋骨,腹膜后入路,患者全量肝素化,用心肺转流机右心回收术野失血,动脉插管连接左髂动脉回输或补充血液。左锁骨下动脉开口处远端 2 把阻断钳阻断胸主动脉,阻断钳之间离断胸主动脉,用四分支人工血管的主血管近端与左锁骨下动脉远端吻合,分别阻断人工血管主血管远端及四个分支,开放左锁骨下动脉吻合处阻断钳。再将原胸主动脉处阻断钳下移至腹腔干开口近端阻断腹主动脉,纵行剪开胸主动脉显露真腔,将胸 $_{6~12}$ 肋间动脉开口的降主动脉及腰 $_{1~2}$ 动脉开口的腹主动脉重新吻合成一管道,再与四分支血管分支吻合,排气,恢复脊髓供血。开放腹主动脉阻断钳,修建腹腔干开口、肠系膜上动脉开口以及右肾动脉开口处主动脉壁与四分支血管远端进行吻合。用四分支人工血管一分支与左肾动脉吻合开口并恢复血供。最后剩下的两个分支血管分别端-侧吻合双侧髂总动脉,也可在深低温停循环下行全胸降主动脉及腹主动脉人工血管替换术。

(四) 介入治疗

近年来,国际上针对主动脉夹层的复杂临床治疗问题,陆续将一系列介入治疗技术引进到主动脉夹层的治疗领域,希望借助介入治疗创伤小、恢复快等特点给主动脉夹层在治疗方面的棘手问题带来新的希望。介入治疗的方法包括:主动脉内覆膜支架植入,介入内膜开窗和/或主动脉分支血管植入裸支架改善器官灌注。目前,主动脉内覆膜支架植入术是治疗主动脉 B 型夹层的一线方法,其近中期结果令人满意,取得了较好的临床效果。其原理是封闭内膜撕裂口,主动脉内膜片贴服于主动脉壁,阻断真、假腔之间血流的交通,从而使假腔血栓化,压缩假腔,扩张真腔,主动脉分支的灌注得到恢复。

介入治疗的时机和适应证的掌握非常重要。发病早期进行介入治疗的严重并发症发生率很高,主要是夹层逆行剥离所引起的主动脉急性破裂。夹层逆行剥离可能发生在介入手术当时,也可能发生在介入手术之后。

1. 介入治疗的适应证

(1) Stanford B 型夹层,主动脉破裂或接近破裂,植入覆膜支架急诊抢救。

(2) 急性发作期型主动脉最大直径 >4cm 或者慢性期胸主动脉最大直径 >5cm。

(3) Stanford B 型夹层合并重要脏器缺血,顽固性高血压药物不能控制及持续性疼痛,药物无法缓解等。

(4) Stanford A 型夹层中的逆行夹层破口位于降主动脉者。

(5) 主动脉穿透性溃疡。

2. 介入治疗的相对禁忌证

(1) 髂-股动脉严重狭窄或扭曲不适合导载系统的进入。

(2) 并发心脏压塞、升主动脉和主动脉弓部分支血管受累、严重的主动脉瓣反流。

(3) 锚定区严重粥样硬化病变或者锚定区直径 >4cm。

(4) 主动脉弓与降主动脉的夹层呈锐角。

关于 B 型夹层介入治疗近端锚定区的问题,主动脉原发内膜破口的位置和大小以及与左锁骨下动脉开口的距离是决定治疗效果的关键因素,内膜破口位于小弯侧的相对较小,但封闭比较困难,容易形成内漏,治疗效果较差;内膜破口位于大弯侧的往往较大,假腔扩展速度快,容易形成动脉瘤,但是介入治疗时内膜破口容易被封闭,治疗效果相对较好。如果破口与左锁骨下动脉的距离过近(<1.5cm),使近端锚定区太小,覆膜之际主动脉腔内修复术后出现椎动脉缺血的可能性增加,严重的可能威胁生命,需要进行附加的转流手术,增加了手术风险、难度和医疗费用,近端内漏的发生率也会随之增高。

(五) 杂交技术

随着螺旋 CT 在基层医院的普及以及国内外民众寿命的延长,越来越多的高龄、高体外循环风险的主动脉夹层患者出现,此类患者的手术治疗风险也相应增加,主动脉腔内治疗是近些年主动脉夹层治疗的一个亮点和趋势,结合腔内治疗以及外科手术治疗而出现的杂交全弓修复术成为了主动脉夹层治疗的新选择。

杂交技术治疗主动脉病变主要涵盖以下两方面内容:①利用传统外科技术,为覆膜支架提供合适的入路以及适宜的锚定区;②利用主动脉腔内修复介入技术的优势,减少传统外科手术围手术期死亡率与并发症发生率,两种技术相辅相成,在增加处理病灶范围的同时,也为对体外循环高危甚至禁忌的患者提供了一种新的行之有效的选择。

目前学界对于杂交主动脉弓修复术的分类尚无统一标准。结合国内专家实践经验和国际主流方向,可根据夹层累及范围、锚定区的不同,将杂交全弓修复术分为四型。

1. I 型杂交全主动脉弓修复术　可在非体外循环下进行,侧壁钳钳夹升主动脉,人工血管主干与升主动脉用 4-0 Prolene 线行端-侧吻合。弓上 3 根动脉游离阻断后,与人工血管各分支行端-端吻合。弓上动脉近主动脉弓侧的残端进行结扎或缝扎,吻合完毕后再行主动脉腔内覆膜支架植入术,将支架近端锚定于 0 区。

2. II 型杂交全主动脉弓修复术　近年来阜外医院多采用此型杂交技术。患者手术均在杂交手术室一期完成。常规全身麻醉后气管插管,手术切口为胸骨正中。体外循环(cardiopulmonary bypass,CPB)策略多选择鼻咽温度降至 28℃,对于术前主动脉 CTA 提示脊髓缺血的患者放置脑脊液引流。常规游离双侧股动脉,依次游离无名动脉、左颈总动脉、左锁骨下动脉,体外循环开始前静脉给予常规全身肝素化,体外循环动脉插管采用单泵双管主动脉插管,一根经右侧股动脉或腋动脉插管,另一根动脉插管经无名动脉或四分支人工血管灌注分支插管,全程行脑氧饱和度监测。根据具体情况选取单根右心房静脉插管或上、下腔静脉插管,左心引流一般通过右上肺静脉荷包插入。降温完成后在升主动脉远端阻断,倒 T 形切开升主动脉,直视下用导管将心脏停搏液直接灌入每个冠状动脉开口中进行心肌保护。清除假腔内血栓,切除夹层累及的升主动脉以及受累中膜、内膜。根据主动脉根部扩张情况以及主动脉瓣关闭不全程度选择合适的处理方式。轻度主动脉根部扩张,可选择单纯主动脉瓣成形、主动脉窦成形、保留主动脉根部的主动脉瓣成形(David 手术)。主动脉瓣叶存在严重病变不适宜做主动脉成形的患者,应选择 Bentall 手术或者生物瓣、机械瓣膜置换术。仔细观察左、右冠状动脉开口情况,并结合术前冠状动脉 CTA 情况考虑行冠状动脉旁路移植术。

Ⅱ型杂交全主动脉弓修复术不同于其他杂交全弓修复之处在于覆膜支架锚定区位于 0 区(升主动脉至无名动脉起始部),同时主动脉弓上三分支血管分别与四分支人工血管的相应分支呈端-端吻合。在短暂降低体外循环流量的情况下,调整主动脉阻断钳的位置,使其位于无名动脉和左颈总动脉之间,同时用Y 形主动脉插管另一根导入无名动脉行顺行性脑灌注,横断主动脉弓,切除病变的主动脉弓组织,人工血管主干远端主动脉阻断钳前方的主动脉弓进行吻合;然后弓上分支血管依次吻合左颈总动脉及左锁骨下动脉;完成这两个分支的吻合后,将无名动脉的插管植入人工血管灌注分支行顺行灌注,并对人工血管分支与无名动脉进行吻合,在复温同时一并完成人工血管主干近端吻合。仔细检查各吻合口,确定无明显出血后,撤除体外循环,鱼精蛋白中和肝素。一般选取左侧股动脉植入造影导丝,确定主动脉腔内情况后由右侧股动脉植入覆膜支架,麻醉医师给予患者静脉注射肝素(1mg/kg),经左侧股动脉导管造影确定覆膜支架位于主动脉夹层真腔内合适位置,释放覆膜支架,然后术中再次导管造影,观察覆膜支架位置、破口覆盖情况、是否存在内瘘以及有无对弓上分支的影响。

3. **Ⅲ型杂交全主动脉弓修复术**　可分期或一期进行。主要适用范围是病变累及升主动脉、主动脉弓及降主动脉远端的患者。术中需要深低温停循环首先完成全主动脉弓置换及植入支架象鼻血管,此时覆膜支架的锚定区为人工血管和象鼻支架,再进行腔内修复治疗。该型修复多为分期进行,锚定区为 3 区或 4 区。

4. **Ⅳ型杂交全主动脉弓修复术**　手术可分为Ⅳa 型和Ⅳb 型两种。Ⅳa 型的手术方式为不需要体外循环,正中开胸,升主动脉端-侧吻合分支血管主干,对弓上左颈总动脉和左锁骨下动脉进行一支或两支的端-端吻合以达到去分支的目的,覆膜支架锚定区多位于 2 区(左颈总动脉起始部至左锁骨下动脉)。Ⅳb 型手术为胸骨上切口,通过人工血管旁路移植转流,使得无名动脉同时向左颈总动脉及左锁骨下动脉供血,锚定区也位于 2 区。

【并发症】

近年来,随着对主动脉夹层在认识上的不断深入,外科技术的提高和临床经验的积累,神经系统保护技术的应用,主动脉夹层术后并发症的发生率不断降低。

(一) 出血

大出血是主动脉外科最常见而且最危险的并发症,也是手术死亡的主要原因。因此,出血的防治是主动脉手术,特别是主动脉夹层手术成功的关键。应注意以下几点:选择适宜的体外循环方法及脑保护方法,以便有良好的术野及充足的操作时机;手术操作轻柔精确,吻合口平顺,对位准确,避免夹层动脉壁撕裂、扭曲造成出血;出血时不应依赖人造止血材料填塞止血,因为动脉出血填塞效果不佳,且易感染或在局部形成假性动脉瘤。近端吻合口出血时,可用残余瘤壁包裹并与右心房分流,止血效果满意。出血量较小时,分流逐渐闭合,不至影响循环状态。

(二) 神经系统并发症

神经系统并发症包括昏迷、苏醒延迟、定向力障碍、抽搐、偏瘫、双下肢肌力障碍等。发生上述情况与以下因素有关。①术前原因:夹层累及头臂血管,高龄患者伴有颈动脉或脑血管病变;②术中因素:气栓、血栓和动脉硬化斑块脱落引起栓塞,神经系统保护措施不当,术中灌注压过低、过高;③术后原因:术后血压因各种原因过高过低,头臂血管吻合口狭窄或血栓形成,夹层术后剥离累及头臂血管或加重头臂血管病变。在诸多因素中,神经系统保护措施不当和气栓造成神经系统并发症者最为常见。高龄和血压不稳是重要的危险因素。因此,选择适当的神经系统保护措施十分重要,如条件允许,尽量采用选择性脑灌注技术。术中注意排气和清除血栓,远端吻合时采用开放吻合技术,防止并阻断远端血栓或斑块脱落。围手术期注意控制血压,避免较大范围波动。胸主动脉人造血管替换时要注意重建肋间动脉血供。神经系统并发症的治疗目前主要为脱水,提高胶体渗透压,维持血压平稳,应用神经细胞营养药物。如果患者情况允许,可行高压氧治疗。

（三）急性肾衰竭

急性肾衰竭的主要原因:围手术期血压过低造成肾供血障碍;术中肾缺血时间过长;体外循环时间过长、血红蛋白尿对肾脏的影响;术前长期高血压,夹层累及肾动脉造成的肾功能不全。预防措施主要是选择适当的方法,在行升弓部手术或"象鼻子"手术时,在右锁骨下和股动脉插动脉灌注管;必要时上、下半身分别灌注;胸主动脉人造血管替换术时采用血泵法全血回收动脉输入技术或股动脉-股静脉转流以缩短肾缺血时间;围手术期防止血压过低;尽量缩短体外循环时间;术后应用利尿药,碱化尿液,使游离血红蛋白尽快排出等。急性肾衰竭预后较差,处理原则是维持良好血流动力学状况;纠正水、电解质失衡,特别是高钾血症;采用血液滤过或血液透析;因夹层累及双肾动脉造成肾供血障碍,导致急性肾衰竭者,如果患者一般情况允许,可行"自体"肾移植,将肾动、静脉与未被夹层累及的髂内动、静脉吻合。

（四）急性呼吸衰竭

急性呼吸衰竭多为Ⅱ型急性呼吸衰竭。深低温停循环和体外时间过长是引起肺损伤的最常见原因。此外,输注大量库存血引起肺毛细血管微栓;左心引流不畅造成肺循环压力增高导致的肺水肿;左侧开胸、肝素化后,手术过程中翻动肺组织、造成机械损伤等,都是引起急性呼吸衰竭的重要因素。术前伴有慢性阻塞性肺疾病也是诱因。针对以上原因,采用相应的处理是预防急性呼吸衰竭的关键。主动脉夹层术后急性呼吸衰竭的处理原则与一般急性呼吸衰竭的处理原则相同。

（五）远期并发症

1. 吻合口假性动脉瘤形成　多与感染及局部血肿有关。临床表现不明显,偶有压迫症状,多在术后复查 CT、MRI 时发现。术中注意无菌操作及术后合理应用抗生素,可减少感染的发生。吻合口出血时尽量避免使用人造止血材料充填压迫止血,以减少局部血肿的产生。假性动脉瘤应采用手术治疗,行破口修补或人造血管替换术。有学者报道采用经皮腔内覆膜支架治疗吻合口假性动脉瘤,效果较好。

2. 吻合口狭窄　多发生于头臂血管吻合口,由吻合技术不当、血栓形成以及头臂血管夹层内血栓压迫造成。如症状明显,应考虑手术治疗。

（六）内漏

内漏是杂交技术与外科传统手术相比独特的并发症。欧洲心脏病学会 2014 年指南将其分为五型。

Ⅰ型:移植物与血管无法紧密贴合而形成,包括近端及远端内漏,近端发生的内漏称为Ⅰa型,远端发生的内漏称为Ⅰb型。

Ⅱ型:来自分支血管血液的反流,包括腰动脉、肠系膜下动脉、髂内动脉等。

Ⅲ型:与移植物损毁或连接有关的内漏,包括支架损毁等。

Ⅳ型:经支架内膜编织缝隙渗漏。

Ⅴ型:不明原因的内漏。

主动脉弓杂交修复术后Ⅰ型内漏可以发生于手术中,术中造影即可发现。通常处理方法:球囊扩张,改善腔内支架与锚定区的贴壁程度,或近端增加短段覆膜支架覆盖内漏区。术后复查发现的内漏,如果合并主动脉进一步扩张或引发症状,还应再次干预。主动脉弓Ⅰ型杂交修复术后出现内漏的原因:①锚定区长度不充分,锚定区长度 <2cm 是出现内漏的危险因素;②升主动脉或主动脉弓锚定区的横断面并不规则,与腔内支架横断面形态不匹配。主动脉弓Ⅱ型及Ⅲ型杂交修复术后出现内漏的原因:人工血管与主动脉在远端吻合口处可能存在角度折曲,腔内修复支架跨越升主动脉人工血管的远端吻合口时,贴壁程度受到吻合口折曲的影响。主动脉弓部杂交修复术中,如果左锁骨下动脉近端旷置,未进行结扎或者封堵,也会增加内漏的风险。

（七）其他

其他并发症如喉返神经损伤、乳糜胸、心包积液、胸腔积液和肺不张等。

Stanford A 型夹层手术治疗并发症发生率为 14.5%。急诊手术并发症发生率为 21.7%。Stanford B 型主动脉夹层介入治疗并发症发生率为 2.9%,外科手术并发症发生率为 18.8%,神经系统并发症发生率为 10.9%,其中脊髓并发症发生率为 7.8%,永久瘫痪发生率为 1.6%。由于杂交技术应用于主动脉病变的治疗时间较短,既往文献多为单中心回顾性分析,缺乏长期随访数据。宾夕法尼亚大学 Bavaria 等报道 104 例患者 I 型杂交修复术后结果,其早期死亡率为 8%,其中逆剥形成 A 型主动脉夹层的发生率为 3%。国外 Antoniou 等一项荟萃分析报道,通过综合 11 篇主动脉杂交修复术的文献分析得出,其病死率为 0~25%,平均早期死亡率为 9%;脑卒中发生率为 0~25%,平均发生率为 7%。海德堡大学的 Geisbüsch 等通过总结 1997—2009 年 47 例杂交手术治疗主动脉弓病变患者,发现其在院死亡率为 19%,脑卒中发生率为 6.3%,截瘫发生率为 6%,同时逆剥形成 A 型主动脉夹层的发生率为 6.3%。欧洲主动脉腔内修复术并发症注册的多中心大数据研究报道的主动脉腔内修复术后出现逆剥形成 A 型主动脉夹层的发生率为 1.3%。国内中国医学科学院阜外医院张良等通过回顾性分析 2010—2016 年 122 例 II 型杂交全弓修复术治疗 A 型主动脉夹层患者临床数据发现,其在院死亡率为 9.2%,并发症发生率为 15.6%,与国外相关文献报道相一致。

【预后】

急性主动脉夹层发生后,未经治疗的 A 型主动脉夹层患者死亡率以每小时 1%~2% 逐渐递增,未经治疗的患者超过 90% 于 30 天内死亡。其中急性 A 型主动脉夹层患者 24 小时死亡率大于 35%,有超过一半患者于发病后 48 小时内死亡。即使在院内治疗平均死亡率也超过 20%,夹层若累及重要血管分支引起脏器缺血,死亡率会更高。

早期主动脉夹层的外科治疗效果并不理想,并发症多,死亡率高。随着 CT、MRI 等检查在临床的普遍应用,诊断水平不断提高。外科技术在近来也有很大的进展。特别是神经系统保护技术和新型人造外科手术材料,如人造血管、缝线等在临床上的应用,使手术死亡率不断降低。

大组资料表明,急性 Stanford A 型主动脉夹层的早期手术死亡率为 10%~20%,慢性 Stanford A 型主动脉夹层早期手术死亡率为 10%~15%,主动脉窦部正常的 A 型夹层近期病死率和并发症发生率低,长期预后较好,术后无须服用抗凝血药物。主动脉窦部受累的 A 型夹层的治疗较复杂,操作难度大,对外科医生的技术要求高,绝大多数病例可以保留自身主动脉瓣,术后无须服用抗凝血药,无抗凝血相关并发症的发生,患者的生活质量明显提高。如果病例选择不合理,有因主动脉根部和瓣膜的病变而二次手术的可能。Bentall 手术需长期抗凝血,生存质量相对较差,但可以避免针对近端主动脉病变的二次手术。

Stanford B 型主动脉夹层内科非手术治疗无并发症的 B 型夹层的早期并发症为 10%,发病后第 1 年的病死率为 20%,长期随访因主动脉扩张形成动脉瘤需要外科手术干预的比例达 20%。急性 Stanford B 型主动脉夹层的手术死亡率为 20%~35%,慢性 Stanford B 型主动脉夹层的手术死亡率为 15%。

死亡原因:Stanford A 型主动脉夹层的致死原因主要是神经系统并发症、急性肾衰竭和出血,而 Stanford B 型主动脉夹层的致死原因为出血、急性肾衰竭和夹层破裂。主动脉夹层外科治疗的远期效果受诸多因素影响,难以评价,如手术时患者的状况能够耐受何种手术、就诊医院的综合技术能力、术后药物治疗的效果、术后复查的诊断水平、患者的经济条件等。

(于存涛)

第四节　主动脉炎性疾病

主动脉炎性疾病是多种原因引起的主动脉壁炎性病变,如巨细胞动脉炎、大动脉炎(TA)、主动脉感染等,其中以大动脉炎最为常见。本文将主要对大动脉炎进行阐述。大动脉炎是主动脉及其主要分支慢性非特异性、肉芽肿性血管炎性疾病,可同时或分别引起不同部位的动脉管腔狭窄或闭塞,少数病例因动脉壁中层遭破坏而引起动脉扩张或动脉瘤。日本学者在早年就提出高安氏病(takayasu's disease),当时是指眼底血管病变,直到 20 世纪 60 年代后期才被认识到这是全身性的血管疾病,并命名为大动脉炎(takayasu arteritis,TA)。大动脉炎在全世界均有发病,但主要见于年轻的东方女性。女性与男性之比为 4：1,发病年龄多为 5~45 岁(平均 22 岁),30 岁以下发病率约占 90%。亚洲国家年发病率为 1~2 例/100 万人,日本基于医院数据估测年患病率为 12.9~40 例/100 万人。病因迄今尚不明确,可能与感染(螺旋体、链球菌、结核菌、病毒等),遗传和自身免疫损伤等因素有关。

【病理及分型】

大动脉炎早期血管壁为淋巴细胞、浆细胞浸润,偶见多形核中性粒细胞及多核巨细胞,病理变化以动脉中层受累为主。后期可引起血管内、外膜纤维性增生,形成全层性动脉炎。全层动脉广泛不规则性增厚,弥漫性纤维结缔组织增生致管腔狭窄,呈节段性,伴有狭窄后扩张,外形表现为串珠样。少数患者因炎症破坏动脉壁中层,纤维及平滑肌纤维坏死,而致动脉扩张、假性动脉瘤或夹层动脉瘤。组织学检查可见心肌和大血管中有非特异性炎细胞浸润和纤维化。另外,由于动脉管腔狭窄可出现相应组织器官的缺血性改变,继而产生广泛性的侧支循环。病变多见于主动脉弓及其分支,其次为降主动脉、腹主动脉、肾动脉、肺动脉和冠状动脉等。大动脉炎的分类方法较多,根据临床发生部位不同,中华医学会风湿病学分会发布的《大动脉炎诊断及治疗指南(2011年)》中分为四种类型。

Ⅰ型:头臂动脉型,即主动脉弓综合征。主要引起颈动脉和椎动脉等头臂血管狭窄和闭塞,约占50%。

Ⅱ型:胸、腹主动脉型,又称主肾动脉型,即中主动脉综合征,或称胸、腹主动脉综合征。主要侵犯降主动脉,又以发生位置不同,分为:①膈上型中主动脉综合征,主要发生于胸主动脉;②膈下型中主动脉综合征,主要侵犯腹主动脉及其分支。

Ⅲ型:广泛型,病变范围广泛,多个部位动脉受累,波及两型以上。

Ⅳ型:肺动脉型,多为上述3种类型合并肺动脉受累,单纯肺动脉受累者罕见。

对Ⅰ、Ⅱ、Ⅲ型的分类最早是1967年由日本学者Ueno提出的,并得到共识。1977年Lupi-Herrera提出肺动脉受累为第Ⅳ型(肺动脉型)。另外,1997年Svensson提出病变累及升主动脉并形成升主动脉瘤者列为第Ⅴ型(升主动脉瘤型)。

1996年日本Numano等根据血管造影结果分为六型。①Ⅰ型:病变只累及主动脉的分支;②Ⅱa型:病变只累及升主动脉和/或主动脉弓,主动脉弓分支可同时受累,主动脉的其余部分没有受累;③Ⅱb型:病变累及降主动脉,升主动脉、主动脉弓及主动脉分支可同时受累,但腹主动脉没有受累;④Ⅲ型:病变累及降主动脉、腹主动脉和/或肾动脉,但升主动脉、主动脉弓及主动脉分支没有受累;⑤Ⅳ型:病变只累及腹主动脉和/或肾动脉;⑥Ⅴ型:混合型,具有上述两种或多种病变特征。根据Numano分型标准,中国大动脉炎患者最常见为Ⅴ型(30.4%~60.8%),其次为Ⅰ型(20.4%~40.0%)、Ⅳ型(6.3%~20.8%)、Ⅱ型(6.4%~8.6%,Ⅱa3.9%~4.8%、Ⅱb1.6%~3.9%)和Ⅲ型(2.4%~3.9%)。

Yongquan等根据临床表现分为五型。①Ⅰ型:脑缺血型;②Ⅱ型:高血压型;③Ⅲ型:肢体缺血型;④Ⅳ型:动脉瘤型;⑤Ⅴ型:心肺血管和内脏血管受累型。

【临床表现】

大动脉炎多见于青年女性,因病变部位的不同,临床表现差别较大。临床表现一般分为早期和晚期两个阶段,早期主要表现为非特异性全身症状,晚期主要为局部症状或体征。

(一)全身症状

全身不适、易疲劳、发热、食欲缺乏、恶心、出汗、体质下降、肌痛、关节炎和结节红斑等症状,可急性发作,也可隐匿起病,由于缺乏特异性的表现,所以早期诊断较为困难。

(二)局部症状与体征

按受累血管不同,出现相应器官缺血的症状与体征。

1. 头臂动脉型(Ⅰ型) 患者常表现有头晕、头痛、眩晕,记忆力减退,视觉障碍,面肌萎缩等症状,严重者可出现反复晕厥、抽搐、偏瘫、失语,甚至昏迷。个别病例由于颈动脉窦应激性增高及颈动脉体周围组织粘连,头部位置突然改变时,常可引起反应性晕厥。体检时可发现颈动脉、桡动脉和肱动脉搏动减弱甚至消失(无脉症),双上肢收缩压差大于10mmHg。部分患者在血管狭窄的部位可闻及收缩期杂音,少数伴有震颤,但杂音的强度与狭窄的严重程度并不完全成正比。如有侧支循环形成,在病变部位可以闻及血管的连续性杂音。

2. 胸、腹主动脉型(Ⅱ型) 若胸主动脉狭窄严重时,心排出的大部分血液流向头颈部和上肢,导致节段性高血压。或因肾缺血可激活肾素-血管紧张素-醛固酮系统引起顽固性高血压。因此,该型有61%~75%患者伴有高血压,且为持续性,以上肢高血压和下肢低血压为特征。长期高血压使心脏负荷增加,引起左心室肥厚、扩大,甚至发生左心衰竭,患者可有头痛、头晕和心悸。下肢缺血可出现无力、麻木、易疲劳、四肢末梢发凉和间歇性跛行等症状。可于背部、腹部听到血管杂音,甚至可触及细震颤。

3. 混合型(Ⅲ型)　病变涉及两型以上,波及范围广泛而多发,又称复杂性大动脉炎,具有上述两型的临床特征。少数患者病变累及升主动脉致使升主动脉呈瘤样扩张及瓣环增生纤维化而导致主动脉瓣关闭不全,临床上也可呈现相应表现。

4. 肺动脉型(Ⅳ型)　45%~50%的大动脉炎患者合并有肺动脉病变,患者表现心慌、气短,肺动脉瓣区可闻及收缩期吹风性杂音,第二心音增强。

5. 非特异性主动脉炎病变累及心脏时,临床表现有窦性心动过速,心脏扩大,心脏功能下降,也可引起冠状动脉狭窄,造成心肌缺血症状。

【辅助检查】

(一) 实验室检查

1. 红细胞沉降率(ESR)　是反映本病疾病活动的一项重要指标。疾病活动时 ESR 可增快,病情稳定后 ESR 恢复正常。

2. C 反应蛋白　其临床意义与 ESR 相同,为本病活动的重要指标之一。

3. 抗结核菌素试验　如发现活动性结核灶应抗结核治疗。对结核菌素强阳性反应的患者,在经过仔细检查后,仍不能除外结核感染者,可试验性抗结核治疗。

4. 其他　少数患者在疾病活动期白细胞增多或血小板增多,免疫球蛋白 IgG 和 IgM 可先后呈不同程度增高,部分患者可出现类风湿因子阳性。

(二) 影像学检查

1. 彩色多普勒超声检查　可探查主动脉及其主要分支狭窄或闭塞(颈动脉、锁骨下动脉、肾动脉等),但对其远端分支探查较困难。

2. 造影检查　常规动脉造影和数字减影血管造影(DSA)是诊断大动脉炎的重要方法,也是金标准。①动脉造影:可直接显示受累血管管腔变化、管径大小、管壁是否光滑、受累血管的范围和长度,但不能观察血管壁厚度的改变。②数字减影血管造影:操作简便易行,检查时间短,对头颅部动脉、颈动脉、胸腹主动脉、肾动脉、四肢动脉、肺动脉及心腔等均可进行此项检查。缺点是对脏器内小动脉(如肾内小动脉分支)显示不清。

3. CT 血管造影(CTA)和磁共振成像(MRI)　可较好地显示大部分受累血管的病变。发现管壁强化和环状低密度影提示为病变活动期,MRI 可显示出受累血管壁的水肿情况,有助于判断疾病是否活动,目前可以逐步代替有创动脉造影和数字减影血管造影。

(三) 其他检查

约 10% 的多发性大动脉炎患者眼底检查出现特异性改变,结核菌素试验可以帮助初步了解患者是否合并有结核,对强阳性患者应仔细寻找结核病灶。

【诊断】

青年人,尤其青少年女性患者,有下列 1 种以上表现者,应怀疑或诊断本病。①单侧或双侧肢体出现缺血症状,并伴有脉搏减弱或消失;②单侧或双侧颈动脉搏动减弱或消失,伴有脑动脉缺血症状;③近期发生持续性高血压且四肢血压相差悬殊;④不明原因发热,四肢脉搏异常;⑤有无脉症和眼底改变者。二维超声心动图、磁共振、CT 和心血管造影检查,可做出比较明确的定性和定位诊断,可显示出狭窄部位、范围及累及血管分支情况。

1990 年美国风湿病协会制定了大动脉炎的诊断标准,符合以下 3 项者可做出诊断:①发病年龄 40 岁以下;②患肢间歇性运动乏力;③上臂动脉搏动减弱;④两上肢收缩压差 >10mmHg;⑤锁骨下动脉或主动脉区有血管杂音;⑥动脉造影显示主动脉及一级分支或上、下肢近端的大动脉狭窄或闭塞,病变常为局灶或节段性,且不是由动脉粥样硬化、纤维肌性发育不良或其他原因引起。

【鉴别诊断】

1. 先天性主动脉缩窄　多见于男性。血管杂音位置较高,限于心前区及背部,全身无炎症活动表现,胸主动脉造影见特定部位狭窄。

2. **动脉粥样硬化**　常在50岁后发病,伴动脉硬化的其他临床表现,血管造影有助于鉴别。

3. **肾动脉纤维肌发育不良**　多见于女性。肾动脉造影显示其远端2/3及分支狭窄,无大动脉炎的表现。病理检查显示血管壁中层发育不良。

4. **血栓闭塞性脉管炎(Buerger病)**　好发于有吸烟史的年轻男性,为周围慢性血管闭塞性炎症。主要累及四肢中、小动脉和静脉,下肢较常见。表现为肢体缺血、剧痛、间歇性跛行,足背动脉搏动减弱或消失,游走性浅表静脉炎。重症者可有肢端溃疡或坏死等,与大动脉炎鉴别一般并不难。

5. **白塞综合征**　可出现主动脉瓣及其他大血管的病变,但白塞综合征常有口腔溃疡、外阴溃疡、葡萄膜炎、结节红斑等,针刺反应阳性。且常有主动脉瓣和主动脉瓣环病变及其他大血管病变,也常有静脉病变,如血栓性静脉炎等。

6. **结节性多动脉炎**　主要累及内脏中、小动脉,与大动脉炎表现不同。

7. **强直性脊柱炎**　年轻男性多见,常有腰背痛、足跟痛等表现。骶髂关节影像学检查有助于鉴别。

【治疗】

(一)药物治疗

1. **糖皮质激素**　激素是本病主要的治疗药物,及时用药可有效改善症状,缓解病情。

2. **免疫抑制药**　免疫抑制药联合糖皮质激素能增强疗效。常用的免疫抑制药为环磷酰胺、氨甲蝶呤和硫唑嘌呤等。

3. **生物制剂**　近年来有报道使用抗肿瘤坏死因子(TNF)拮抗药可使大动脉炎患者症状改善、炎症指标好转,但缺乏大样本的临床验证资料。

4. **抗凝血、扩血管,改善血液循环**　使用抗凝血以及扩血管药物治疗能部分改善因严重血管狭窄所致的一些临床症状。对高血压患者应积极控制血压。

(二)经皮腔内血管成形术

血管成形术为大动脉炎的治疗开辟了一条新的途径,目前已应用治疗肾动脉狭窄及腹主动脉、锁骨下动脉狭窄等获得较好的疗效。

(三)手术治疗

1. **治疗原则和适应证**　因本病是炎症性的,血管愈合能力较先天性主动脉病变差,故应严格掌握手术治疗指征,管腔严重狭窄或闭塞导致脑、肾、心和肢体等部位明显缺血并影响功能,以及有严重顽固性高血压的患者,药物或介入治疗无效者,应考虑手术治疗。手术前应以系统的激素等药物治疗,一般在病变稳定6个月后手术为宜,除病变严重危及患者生命,应避免在活动期手术,因血管壁有炎症、水肿,可导致吻合口出血、假性动脉瘤和再狭窄。病变稳定的标志为体温、红细胞沉降率、C反应蛋白和白细胞等指标正常。手术目的是重建狭窄远端血供,改善症状。

2. **手术禁忌证**

(1)在不危及患者生命的情况下,病变活动期不宜手术治疗。

(2)合并严重心、肝、肾等脏器功能衰竭,不能耐受手术者。

3. **手术方法**　以狭窄段血管补片成形、人工血管移植和旁路移植术为主,依发生部位不同,而有多种手术方法,传统的血栓内膜切除术应用已越来越少。

(1)头臂动脉狭窄:锁骨下动脉颈总动脉转流术适用于一侧锁骨下动脉或颈总动脉起始部狭窄或闭塞;腋动脉-腋动脉转流术适用于一侧锁骨下动脉起始部狭窄或闭塞,特别是合并椎动脉窃血综合征者;股动脉-腋动脉转流适用于头臂血管均有病变,且股动脉与腋动脉有明显压差。以上三种术式均在胸外科实施。主动脉颈总、锁骨下或腋动脉转流术适用于头臂血管均有病变,特别是同期需经胸实施其他手术者,无名动脉选直径10mm、锁骨下或颈总动脉选用8mm的人工血管,视主动脉弓分支病变情况可采用单支人工血管或分支人工血管移植。

(2)胸、腹主动脉狭窄:局部切除人工血管置换适于病变局限者。胸主动脉-腹主动脉转流术适用于胸、腹主动脉病变虽广泛,但在弓降部主动脉仍有足够正常管壁用于旁路血管吻合者,须采用左侧胸腹联合切口。升主动脉-腹主动脉转流术适用于胸腹段主动脉长段狭窄,在胸主动脉段无正常管壁可供吻合,特别是合并升主动脉、冠状动脉病变需同期处理者,采用正中胸腹联合切口。

(3) 肾动脉狭窄:可施行介入治疗或应用 8mm 人工血管做主动脉-肾动脉转流术,严重者施行自体肾移植术。

(4) 冠状动脉狭窄:行冠状动脉旁路移植术或支架植入术。

(5) 累及主动脉根部:对升主动脉扩张并主动脉瓣关闭不全者首选人工血管带瓣管道或同种带瓣管道行主动脉根部置换术。对升主动脉扩张不明显或无扩张的主动脉瓣关闭不全,是否同期行升主动脉人工血管置换尚存争议。

(6) 肺动脉型大动脉炎:本病少见。以右上肺受累居多,其次见于左肺中下野。由于受累肺血管也为多发性,常累及远端,致外科手术难以进行。有关外科手术治疗鲜见报道,可选择导管介入进行支架血管植入术。

4. 注意事项　在重建器官血供时,临时阻闭狭窄血管远端时,充分考虑是否要建立临时外转流,确保器官供血。多发性大动脉炎周围往往有组织粘连,术中分离时勿损伤周围组织和器官。

5. 主要并发症

(1) 人工血管对周围组织的压迫,手术中应注意避免,一旦出现应再手术纠正。

(2) 吻合口假性动脉瘤,多与炎症活动、感染、吻合不结实等因素有关,一旦出现须再次手术治疗。

(3) 移植血管或吻合口再狭窄,与病变持续进展,吻合口部位、大小不当等因素有关。

(4) 主动脉及其分支出现新狭窄,原因为病变持续进展,应尽量不在炎症活动期手术,术前、术后使用激素等药物治疗。

【疗效】

多发性大动脉炎手术后效果基本良好,有少数病例可出现血管再狭窄及假性动脉瘤形成。有报道手术后 10 年通畅率分别为:颈动脉为 88%,锁骨下动脉为 64%,主动脉为 100%,肾动脉为 68%,20 年吻合口动脉瘤发生率为 13.8%。腔内支架介入技术的应用取得了良好的近期效果,远期效果与外科手术尚有一定差距。

(易定华)

参 考 文 献

[1] 汪曾伟 刘维永 张宝仁心脏外科学 . 2 版 . 北京:人民军医出版社,2016:786-798.

[2] 大动脉炎性肾动脉炎诊治多学科共识中国专家组 . 中国大动脉炎性肾动脉炎诊治多学科专家共识 . 复旦学报(医学版),2019,46(6):711-725

[3] Hellmich B, Agueda AF, Monti S, Luqmani R. Treatment of Giant Cell Arteritis and Takayasu Arteritis-Current and Future. Curr Rheumatol Rep, 2020, 22(12):84.

[4] Kwon OC, Park JH, Park YB, Park MC. Disease-specific factors associated with cardiovascular events in patients with Takayasu arteritis. Arthritis Res Ther, 2020, 22(1):180.

第十二章　体静脉疾病

第一节　上腔静脉梗阻

一、概论

上腔静脉梗阻(SVCS)是指因各种原因所引起的上腔静脉阻塞或狭窄,导致上腔静脉系统血液回流障碍的一系列临床综合征。其特点为上腔静脉系统的静脉压升高和颈胸部代偿性的侧支循环形成。此外,对于继发性上腔静脉梗阻尚有引起上腔静脉阻塞的原发疾病的多种表现。由于病因不同,预后也各有差异。

【流行病学】

早在1757年William Hunter首次报道由梅毒性升主动脉瘤压迫所致的SVCS。经历了200多年的发展,尤其是21世纪以来,人们对此综合征的研究进展很快。1949年McIntire报道了502例SVCS。1981年Schrauf-angel报道了107例小儿病例。随着人们对此病认识的深入,在治疗方法上也在进行不断地探讨。1917年Skillen首先应用上腔静脉旁路分流术治疗SVCS,以后各种旁路分流术得到广泛的应用。1961年Shramel等开始利用大隐静脉转流术治疗SVCS获得成功。在我国此病也不少见,而且治疗方法不断改进。1962年、1964年陆林及尹良培等先后应用人造血管治疗SVCS均获得成功。1962年张振湘等开始应用大隐静脉治疗4例SVCS,获得了满意的疗效;1981年顾恺时等报道了28例SVCS,并对其中4例由慢性静脉炎所致SVCS行手术治疗,用带不锈钢环人造血管替代上腔静脉,术后随访10年以上,发现远期疗效满意。1988年孙金星等报道了应用大隐静脉、人造血管与经戊二醛处理后的新生儿脐带静脉,分别为5例SVCS进行6次转流或上腔静脉重建术,疗效满意。1992年汪忠镐等报道了37例SVCS患者,并对其中23例施行了手术治疗,首创用大网膜静脉与颈部静脉转流术,使淤滞血液经大网膜静脉、门静脉回流至右心房,行2例手术均获成功,并结合自己的经验,提出了较完整的手术原则。随着医学不断发展,诊断技术的不断提高,对本类疾病的治疗手段也将更加完善。

【解剖与生理特点】

上腔静脉管壁较薄,且压力较低,它位于胸骨与脊柱之间,垂直于胸部正中线的右侧,其长度不定,在4~6.5cm范围内变动,可分为心包外部(上段)和 心包内部(下段):在第1胸肋关节后方由左、右无名静脉汇合而成,至第3肋软骨后方注入右心房;上腔静脉位于升主动脉的右侧稍后方,与其紧邻;气管与支气管紧靠上腔静脉的后方,上腔静脉在奇静脉汇入处的下面与右肺门相邻。左无名静脉的前面为胸腺所遮盖,胸腺的大小与患者的年龄有关,且接触面有显著的差异;后面与无名动脉相接触,同时部分与颈总动脉相接触,其下面直接贴邻于心包。右无名静脉的后方紧贴于自无名动脉发出的颈总动脉和锁骨下动脉的分叉部,同时也与迷走神经干相贴邻;纵隔胸膜以及位于该处的心包膈血管及右膈神经直接贴邻于无名静脉及上腔静脉干的外侧面。奇静脉位于脊柱的右侧,沿脊柱的右前方上行,绕过肺门上方,进入上腔静脉再汇入右心房。

纵隔淋巴结与上腔静脉及无名静脉关系较密切且很重要,上纵隔有两条重要的淋巴结链:右前纵隔及右气管侧链,围绕在上腔静脉及无名静脉的周围;在奇静脉的周围也有淋巴结包绕,其中最重要的一个淋巴结称为奇静脉淋巴结,位于奇静脉弓的上方。

上腔静脉主要收集膈以上静脉系统的血液回流,因此,当上腔静脉阻塞时,会引起上半身血液回流障碍,导致一系列临床症候群。围绕上腔静脉及其主要属支的纵隔淋巴结主要收集右肺、气管下段及近侧支气管、食管胸段和左肺下部淋巴液及横膈、纵隔胸膜、心脏(包括心包)及胸腺的淋巴液,故这些部位的肿瘤或炎性疾病常可波及这些淋巴结,肿大的淋巴结会压迫或侵袭上腔静脉及其主要分支,导致上腔静脉系统的狭窄或阻塞。

【病因病理】

(一) 病因

从上腔静脉的解剖及生理特点我们知道,当上腔静脉及其主要属支的周围有肿瘤生长或周围淋巴结肿大时,均可挤压上腔静脉造成静脉血液回流受阻。不同原因所致的上腔静脉管腔阻塞同样引起此种病变。人们习惯于将SVCS病因分为良性、恶性两大类,但又因年龄及地区的不同而有差异。就成年人来说,恶性肿瘤是最常见的原因,所占比例各家报道不一致,为30%~97%。其中,肺癌占65%~75%,淋巴瘤占15%,实体瘤的纵隔淋巴结转移占7%。良性病变占3%~70%,主要为前上纵隔的病变,包括各种急、慢性纵隔炎、梅毒、结核、胸内甲状腺肿、胸腺瘤、畸胎瘤、囊状淋巴瘤、皮样囊肿、升主动脉瘤等。心脏疾病,如心脏黏液瘤、缩窄性心包炎及心脏外科手术后;肺部疾病及外伤。产褥感染并发盆腔静脉血栓,可通过椎静脉丛到达上腔静脉,所形成的栓塞也可导致上腔静脉阻塞。在儿童及青少年中,先天性心脏病、心血管疾病术后粘连是主要原因。在西方发达国家,由于心导管的广泛使用,使上腔静脉血栓形成的并发症明显增多;在我国此种原因近年来也有增加的趋势。

此外,我们在临床上发现有些患者既没有恶性肿瘤及纵隔炎症,也没有上述其他原因,而是不明原因造成上腔静脉系统管壁纤维性增生,患者伴有或不伴有血栓形成,因而我们称之为原发性上腔静脉梗阻;而将由其他各种原因压迫上腔静脉,或由其他原因损伤上腔静脉壁致血栓形成,或各种原因造成上腔静脉梗阻所致的上腔静脉梗阻或狭窄,称为继发性上腔静脉梗阻。前者系由上腔静脉系统管壁本身病变,造成管腔闭塞或狭窄。由于原发性上腔静脉梗阻与继发性上腔静脉梗阻在治疗原则上和预后均有差异,因而有必要将其区别对待。

(二) 病理

无论何种原因引起的上腔静脉阻塞,均可造成上半身静脉性充血而出现一系列病理生理变化,而且静脉性充血的结局因影响视淤血持续时间的长短、发生快慢以及侧支循环能否及时建立而不同。短暂的淤血在引起淤血的原因除去后,淤血可以消退,水肿可被吸收,淤血组织可以恢复正常。若淤血时间持续过长,则局部组织的结构和功能可有不同程度的损害,如实质性器官的主要细胞可以发生萎缩、变形,甚至坏死消失,并逐渐为纤维组织所代替,淤血器官因而变硬、变小。所以,对上腔静脉梗阻的治疗要认真对待,积极处理。

侧支循环的建立对静脉性充血的结局和预后有密切关系,而侧支循环是否充分要根据静脉梗阻发生的缓急来决定。原发性上腔静脉梗阻由于起病隐匿,病程长,阻塞速度慢,因而侧支建立较充分,症状也相对轻些,故在临床上经常发现,当患者出现经胸壁静脉曲张时,头颈部及上肢肿胀有减轻的感觉;继发性上腔静脉梗阻病程短、起病急,侧支建立不充分,有的患者在未完全建立侧支循环之前即因呼吸困难或脏器功能衰竭而死亡。因此,这也为我们手术治疗的必要性提供了依据。

当上腔静脉阻塞后,腔静脉系统血液回流主要通过以下4条途径进入心脏。

1. 胸廓内静脉通路　由胸廓内静脉与腹壁上、下静脉,膈肌静脉、肋间静脉、胸腔前后静脉等沟通,向奇静脉和髂外静脉回流,从而沟通上、下腔静脉。

2. 椎静脉通路　椎静脉丛与肋间静脉及腰、骶静脉沟通,部分血流引入胸廓内静脉通路,另一部分则引入奇静脉通路。当奇静脉阻塞时,此通路显得特别重要。

3. 奇静脉通路　奇静脉、半奇静脉、副半奇静脉、腰升静脉和腰静脉等,沟通上、下腔静脉;部分血液来自胸廓内静脉,另一部分来自椎静脉部分。当阻塞平面位于奇静脉开口以上的上腔静脉时,则表浅侧支循环血流方向正常,可经此回流至右心房,此时奇静脉扩张,成为上腔静脉血液回流的重要途径。当阻塞平面位于奇静脉开口处或以下时,血液方向倒流,通过侧支循环,经腰静脉回流至下腔静脉;此时奇静脉变细,成为一条相对不重要的侧支通路。

4. 胸腹壁静脉通路 由胸外侧静脉、胸腹壁静脉、腹壁浅静脉及旋髂浅静脉组成,血液经大隐静脉流入股静脉。此通路的静脉大多是浅表的,当其曲张时易被发现,故具有重要的临床意义。

尽管 SVCS 存在着上述的侧支循环,使上腔静脉系统的血液可部分地回到心脏,但是这些通路远远达不到上半身静脉回流的要求,因而就出现了静脉性充血,引起颜面部及上肢水肿。颈部变粗,静脉压上升,并代偿性地出现颈胸部浅静脉曲张,即使这样,仍不能缓解头颈部静脉的压力,造成脑血管淤血,脑压升高,轻者可仅有头晕,重者则会出现昏迷;患者无法平卧,更不能低头弯腰,并可出现呼吸困难,端坐呼吸;有时可伴有球结膜水肿等一系列上腔静脉系统病理变化。如伴有下腔静脉病变者,则症状更加严重,且伴有下腔静脉系统的病理变化,如双下肢静脉血液回流受限,静脉压升高、水肿,严重者可出现肝门静脉压高的症状,如腹水、肝脾大等。

【临床分期】

根据病情的严重程度,Soler 将 SVCS 分为三度。Ⅰ度:颜面部和/或上肢轻度水肿;Ⅱ度:颜面部和/或上肢水肿,活动时有呼吸困难,无神经系统症状;Ⅲ度:明显的颜面部和/或上肢水肿,休息时也有呼吸困难和/或神经系统症状。

根据静脉梗阻的程度,结合 Standford 的分型和临床资料将 SVCS 分为五型。Ⅰ型:上腔静脉部分梗阻(<90%),伴有奇静脉与右心房通路开放;Ⅱ型:上腔静脉几乎完全梗阻(>90%),伴有奇静脉顺行向右心房分流;Ⅲ型:上腔静脉几乎完全梗阻,伴奇静脉逆流;Ⅳ型:上腔静脉完全梗阻,伴有一个或多个大的上腔静脉分支及奇静脉系统阻塞;Ⅴ型:上、下腔静脉均有阻塞。

二、继发性上腔静脉综合征

凡因各种原因压迫上腔静脉及其主要分支,或使其闭塞、血栓形成所致的狭窄或阻塞,使上半身静脉血液回流受阻所出现的临床症候群,即为继发性 SVCS。此病特点:起病急,病程短,可见于任何年龄,与性别关系不大,以中老年男性多见;且多伴有其他相应的症状和体征,也就是说,SVCS 的症状系因其他病变而继发出现。

【临床表现】

本病临床表现分为两大组。

(一)上腔静脉受压的表现(共有特点)

1. 早期 患者可出现头面、颈部潮红,颜面部和/或上肢轻度肿胀、胸闷、头晕;上肢静脉压升高(通常可高达 30~50cmH$_2$O),而下肢静脉压多正常;随之可出现颈静脉怒张、颈胸部浅静脉曲张,严重者可出现胸腔积液。

2. 晚期 患者不能平卧或睡眠困难、呼吸困难、端坐呼吸、球结膜水肿,甚至昏迷死亡。

3. 静脉压试验阳性 患者握拳 1 分钟后放松,测其前后静脉压的变化,正常人无变化,而此类患者握拳时肘正中静脉压可上升 10cmH$_2$O 以上;若阻塞部位在奇静脉入口以下时,多数患者出现吸气时静脉压升高,呼气时下降的现象。

(二)原发病的临床表现

1. 恶性肿瘤如肺癌(主要为右侧)或纵隔恶性肿瘤晚期常伴有膈肌麻痹(肿瘤侵及膈神经),声音嘶哑(累及喉返神经),眼裂变窄、上睑下垂、一侧瞳孔缩小等 Horner 综合征(侵及胸颈交感神经),上肢疼痛(压迫臂丛神经);并可出现肺不张、肺部感染等症状与体征。恶性淋巴瘤多伴有颈部淋巴结肿大;霍奇金淋巴瘤常有间歇发热;胸腺瘤除合并重症肌无力外,还可伴有红细胞发育不全;库欣综合征。嗜铬细胞瘤及神经节瘤则可有高血压及腹泻症状。

2. 良性病变也往往表现出自身的特点,如畸胎瘤与肺、支气管相通时会咳出毛发和皮脂分泌物;甲状腺肿瘤可合并甲状腺功能亢进症;先天性心脏病也有相关的症状与体征。

【诊断及鉴别诊断】

根据上述的症状及体征,多考虑本病的存在。为明确诊断,确定上腔静脉阻塞的部位、程度、范围、侧支循环建立的情况以及病因学诊断,则需要进行辅助检查。

(一)胸部 X 线检查

1. **X 线胸片** 可提示肺部有无肿块,右上纵隔影是否增宽,对肺癌、纵隔肿瘤及某些心脏病的诊断有一定意义。对于肺癌可见肺上叶浓密块影或肺不张,如发现合并有气管旁纵隔淋巴结肿大,更支持支气管肺癌的诊断,必要时可行断层检查,有助于病因诊断。恶性淋巴瘤在胸部可见上纵隔呈现双侧边缘光滑的分叶状或结节状致密圆形包块,也可仅见纵隔孤立性包块。胸腺癌可发现上纵隔增宽,有均质且边缘清楚、形态不规则的阴影向左或向右浸润。主动脉瘤可发现在升主动脉部位有局限性边缘清楚的梭状或囊状块影,具有膨胀性搏动。纵隔炎症可显示右上纵隔上腔静脉影增宽,有时可见奇静脉淋巴结肿大而未见其包块。缩窄性心包炎可显示上纵隔阴影增宽,有时可见心包钙化影。

2. **CT 和 MRI 检查** 可以清楚地显示 SVC 管腔,详细了解上腔静脉系受压部位、程度、范围和腔内有无血栓形成、侧支循环情况以及可能病因等。同静脉造影相比,CT 和 MRI 既能观察上腔静脉内情况,又能明确上腔静脉阻塞为外部或内部原因。近年来,CT 血管造影三维成像技术(CTA)、磁共振三维成像技术(MRA)已广泛应用于临床,可以更加精确和直观地显示上腔静脉、无名静脉和颈静脉,甚至颅内静脉的情况,对确定治疗方案具有指导意义。

3. **食管钡剂造影** 能了解纵隔内有无肿块,且能清楚地看到食管下端的静脉有无曲张及其程度,从而间接了解有无肝门静脉压力增高。

(二)彩色多普勒血管检查仪

彩色多普勒血管检查仪是一种无创检查方法。它主要是用多普勒超声探头从上肢正中静脉开始向上沿肱静脉、腋静脉、锁骨下静脉、无名静脉直到上腔静脉或从颈内静脉向下经无名静脉到上腔静脉,通过出现的波形可分析出血管的通畅情况、侧支情况。对身体无创伤、安全、简单,但有时受检查者技术因素影响较大。

(三)放射性核素静脉造影

此法安全而简单,也是一种无创检查方法。通常用 2~5mL ^{99m}Tc 注入肘静脉,可以了解上腔静脉阻塞部位、程度和侧支循环情况。此方法诊断上腔静脉阻塞的准确率很高。

(四)静脉造影及数字减影(DSA)

为有创检查,是诊断 SVCS 的最有效方法。常用单侧或双侧上肢肘正中静脉穿刺插管向上腔静脉方向前进至梗阻部位,应用高压注射器注入 76% 复方泛影葡胺或 60% 优维显(ultravist)或 60% 康瑞(conray)20~40mL,以一定的程序连续摄片,可清楚显示阻塞部位和侧支循环情况;对于第 V 型伴有下腔静脉梗阻患者,可同时行股静脉穿刺插管下腔静脉造影,或采用经皮经肝穿刺肝静脉插管造影,可了解上腔静脉阻塞部位、程度及侧支情况。而 DSA 检查可动态观察上腔静脉及分支的阻塞以及侧支循环的情况,准确率较高;但此两种方法对于有新鲜血栓者要谨慎使用。

(五)活组织细胞学检查

应用痰细胞检查、骨髓涂片、支气管镜、纵隔镜、食管镜、淋巴结活检、胸腔穿刺活检以及开胸探查或甲状腺、胸腺活检,可以进一步明确原因。

(六)实验室检查

对于结核、梅毒或纵隔炎症的诊断有一定意义,如炎症者血象增高,红细胞沉降率增快;结核者可出现 OT 试验阳性,其分泌物直接涂片,染色镜下可查找到结核杆菌,活动期红细胞沉降率增快;梅毒患者其分泌物镜检可查到梅毒螺旋体,血清学检查——康氏或华氏试验阳性。

【治疗】

继发性 SVCS 是一种急性或亚急性的临床综合征,治疗手段有一般辅助治疗、放射治疗、化学治疗、介入治疗以及手术治疗。现分别介绍如下。

（一）一般辅助治疗

1. 溶栓治疗 适用于上腔静脉有新鲜血栓形成的患者。往往因中心静脉导管插管后引起的 SVCS，此型疾病多由于插管留置时间过长，或插管过程中未及时应用肝素盐水冲洗管腔，造成血栓形成；因此，对于血栓形成少于 7 天者可用尿激酶 10 万~16 万 U+ 低分子右旋糖酐 500mL，静脉滴注，每天 1 次，从患肢输入，连续 1 周，一般可以缓解症状；如果效果欠佳，可改行大剂量突击疗法，即 20 万~30 万 U/d，再连用 3 天，如果血栓形成 >7 天且 <1 个月，也可试行大剂量突击疗法；或者从上肢静脉插管直接到血栓处以微滴泵持续灌注尿激酶，20 万~30 万 U/次，连用 3 天。

2. 抗凝血治疗 抗凝血药物（如肝素）可与溶栓药物一起使用，以加强溶栓效果。

3. 中药治疗 中药作为一种辅助治疗手段，具有其固有的特性，主要是通过"祛邪扶正"治疗肿瘤；而用活血化瘀的方法达到溶解上腔静脉内血栓，解除其梗阻的治疗目的。

4. 其他 如低盐饮食、利尿药以及皮质类固醇的使用可减轻水肿和炎症，缓解症状。结核患者要抗结核治疗；梅毒患者可应用青霉素治疗。

（二）放射治疗

由于引起继发性 SVCS 的原因多为恶性肿瘤，故对于恶性肿瘤，如不能切除的肿瘤，或患者不能耐受手术时，应以放射治疗（简称放疗）为主。临床上常用两种治疗方式，即慢速小剂量疗法和快速大剂量疗法。

1. 慢速小剂量疗法 由 50~100rad/d 开始，50rad/次，根据病情的改善及患者的耐受情况逐渐加量，2~3 周使剂量达 150~200rad/d，总量为 4000~6000rad/6~7 周。

2. 快速大剂量疗法 400rad/d，连续 3~4 天，然后改用 150~200rad/d，随着肿瘤的缩小而缩小照射野，以减少放疗反应，总剂量为 4000~6000rad/5~7 周，一般放射治疗后 72 小时症状开始缓解，第 7 天时症状、体征可能基本消失，缓解率可达 90%。

照射范围包括原发肿瘤及周围 5~10mm 的正常组织、同侧肺门、隆突及肿瘤附近的纵隔区；对于淋巴瘤，应包括颈部、纵隔及腋窝等淋巴引流区；对于肺上叶及上纵隔的病变，应照射双侧锁骨上区。一般剂量：淋巴瘤 4000rad/3~4 周，肺的鳞状细胞癌或腺癌应给予 5000~6000rad/5~6 周。

注意事项如下。

1. 严格控制照射范围，过大会损伤其他组织，过小则达不到应有的治疗目的。

2. 若治疗后临床症状无改善，应考虑上腔静脉内有血栓形成，因而必要时可试用少量尿激酶（10 万~25 万 U/d+ 低分子右旋糖酐 500mL，静脉滴注）。

3. 个别患者可出现放射性水肿，可停用数天或减少剂量。

（三）化学治疗

化学治疗（简称化疗）作为综合治疗因恶性肿瘤引起的 SVCS 手段之一，有一定疗效。尤其对小细胞肺癌，化疗可为首选。对此，临床上常用环磷酰胺、MTX、CCNU 进行联合化疗。而对非小细胞肺癌治疗可用博来霉素、MTX、长春新碱、5-FU、顺铂联合化疗。化疗方案和剂量的选择根据恶性肿瘤类型不同而有差异。具体应用可参阅肿瘤治疗学。

（四）介入治疗

随着介入放射学的发展，球囊扩张和腔内支架植入是近年来迅速兴起的姑息治疗 SVCS 的方法，目前已成为治疗上腔静脉梗阻的首选方法。适用于无新鲜血栓形成而管腔未完全闭塞的病例。此法具有操作简单易行，手术创伤小，不会破坏侧支循环，能迅速、有效地改善上腔静脉血液回流，术后恢复快、并发症少等优点，但治疗仍可能发生并发症。可经肘正中静脉或股静脉穿刺置管到病变部位，前提是能通过阻塞节段，然后进行球囊扩张，将静脉扩张到满意的直径后，再视具体情况决定是否放置内支架。目前临床上常用的支架主要有 Gianturco、Wallstent 和 Palamz 等。症状复发的主要原因是早期支架内血栓形成及肿瘤进展引起的管腔阻塞。前者可以通过溶栓而改善，后者往往需要再植入支架使之再通。支架植入后一般需要抗凝血和抑制血小板聚集治疗，防止继发血栓形成。

目前恶性 SVCS 的治疗包括放疗、化疗、外科手术进行上腔静脉狭窄段的血管置换及血管内支架的植入。放疗在国内、外通常是用于治疗恶性上腔静脉阻塞综合征的重要治疗方法，但在放疗间期由于细胞组织坏死会加重静脉回流的梗阻,从而加重患者上肢与头颈部水肿情况。另外,放疗复发率较高,同时会引起恶心、呕吐、皮肤坏死及食管炎、放射性肺炎等并发症。外科手术重建上腔静脉虽然可以减轻症状,但由于 SVCS 通常发生于肿瘤晚期的患者,患者的耐受力差,通常无法承受外科手术进行血管置换或重建。近年来,随着介入放射学的兴起,使用血管内支架植入解除血管阻塞已成为一项成熟的技术。血管内支架植入能迅速缓解患者因上腔静脉回流受阻所引起的一系列临床症状,比上述所提到的治疗方法更有效。因此,血管内支架植入治疗恶性 SVCS 已成为临床上首选的治疗方法,同时还可为患者下一步治疗原发病灶肿瘤提供更多的时间。有关介入治疗的方法,经股静脉入路为常规的首选通路。在局部麻醉下采用改良 Seldinger 法穿刺右侧股静脉成功后,植入 8F 导管鞘,送入超滑导丝及 4F 单弯导管,配合使用探查并通过 SVC 狭窄梗阻段,于梗阻部位的远心端造影检查(碘佛醇注射液,4mL/s,500PSI,8mL),明确病变的狭窄程度、范围及侧支循环形成情况,测量梗阻段远、近端静脉压力;交换超滑加硬导丝,送入球囊导管预扩张狭窄段;同法穿刺左侧股静脉,植入 6F 导管鞘,送入 6F 导引导管至 SVC 狭窄段上方并保留;经右侧股静脉交换导丝植入并于 SVC 插入直径 12mm×90mm 或 14mm×90mm 支架到狭窄段,并释放血管内支架(Wallstent,Boston)。

值得注意的是,在进行血管内支架植入前的球囊预扩张时,球囊大小的选择"宜小不宜大",因国内曾有使用 12mm 球囊扩张时发生心搏骤停的案例,主要依靠血管内支架植入后缓慢扩张上腔静脉狭窄血管。

虽然上腔静脉梗阻行血管内支架能快速缓解症状,但血管内支架本身对肿瘤没有治疗作用,肿瘤病灶的继续生长、血管内皮、内膜的增生,会导致血管内支架再阻塞,因此在解决上腔静脉狭窄的基础上对原发肿瘤病灶进一步治疗同样是提高疗效的主要措施。国内、外有学者采用血管内支架植入后联合 [125]I 粒子植入续贯治疗恶性 SVCS 的报道。

[125]I 放射性粒子具有照射时间长、范围局限的物理学特性及放射学生物效应强的优点。放射性粒子除了可以应用于实体瘤外,目前对管腔肿瘤,如食管 [125]I 粒子支架、胆道 [125]I 粒子支架、气管 [125]I 粒子支架、门静脉和下腔静脉 [125]I 粒子血管内支架及 [125]I 粒子条的辅助植入等,已经越来越多地应用于治疗相应的恶性肿瘤性梗阻,并且取得了显著疗效。[125]I 粒子可以连续均匀地放置在病变狭窄位置,对压迫和侵蚀上腔静脉段的肿瘤组织进行持续内照射治疗,杀死周围肿瘤细胞并控制肿瘤生长,从而延长血管内支架通畅时间。在 [125]I 粒子条的植入路径上,有学者采用颈静脉入路,由于患者头面部和颈部的肿胀,甚至可能出现平卧困难,增加了颈静脉穿刺难度,容易出现一系列穿刺并发症,而采用双侧股静脉入路,即经一侧股静脉植入上腔静脉血管内支架,经另一侧股静脉植入 [125]I 粒子条,不仅降低了穿刺难度,而且增大了操作空间,有利于调整 [125]I 粒子条及血管支架的具体释放位置。

关于 [125]I 粒子条的制作,根据术中造影测量上腔静脉梗阻长度,使连成直线的粒子条两端分别长于梗阻段 10mm,计算相应的粒子数量,并封装于 4F 无菌导管中,导管两端通过高温加热封装。上腔静脉内血管内支架植入时尺寸的选择应充分考虑到扩张狭窄段血管腔,包括 [125]I 粒子条对周围病灶进行内照射时会使狭窄段管径发生变化,应该选择合适的血管内支架。血管内支架口径较小,植入当时可能较稳定,不会发生血管过度扩张的风险,但随着 [125]I 粒子近距离治疗,上腔静脉狭窄段增宽,管壁受到的压力减小,血管内支架发生移位的概率变大,甚至随着血流进入右心房,造成更大的危险。为了避免这种情况,在选择血管内支架直径时应考虑患者正常腔静脉直径的大小,不能把肿瘤压迫导致的狭窄段直径作为参考,但血管内支架直径过大可能推动肿块导致气管受压加重。通常以大于正常上腔静脉直径 10% 作为最佳选择,即使肿瘤病灶缩小,狭窄段压力缓解,血管内支架仍能紧贴血管壁而不至于发生移位。考虑将以 [125]I 粒子条放置于 SVC 外侧壁狭窄段,避免纵隔内重要器官(气管等)受到 [125]I 粒子条近距离放射损伤,但如果纵隔周围肿瘤过大引起气管受压或者有压迫气管征象,可以考虑将 [125]I 粒子条放置于内侧壁,可以有效使纵隔肿瘤受到的 [125]I 粒子辐射范围增大、肿瘤体积缩小,进一步预防患者气管受压,改善患者通气状况。

(五) 手术治疗

手术治疗的优点是能迅速解除 SVCS 的梗阻,还可获得可靠的病理诊断,缺点是创伤较大,部分患者不能耐受,继发性上腔静脉梗阻患者大多数由于恶性肿瘤压迫引起,由于原发病大多为晚期,无法根治性切除,此类患者多数一般状况差,因而无法耐受手术治疗,因此手术治疗已被介入治疗逐步替代,但手术治疗仍然为一个传统的治疗手段,必须加以重视。

1. 手术适应证

(1) 胸部良性肿瘤病变所致的 SVCS,原则上要求手术治疗,彻底切除肿瘤,解除梗阻,若肿块难以切除,可考虑行腔静脉血流重建术。

(2) 非肿瘤疾病导致的 SVCS,经严格的内科非手术治疗无效者。

(3) 由恶性肿瘤引起的 SVCS,1 且可能切除原发病灶,保存和重建上腔静脉者。

(4) 由恶性肿瘤引起的 SVCS,虽无法切除原发病灶,但患者体质尚好,能耐受手术者。

(5) 无法切除恶性肿瘤,患者有Ⅲ度 SVCS 表现,但尚可耐受不开胸手术,且估计患者能存活半年以上者。

2. 手术禁忌证

(1) 恶性肿瘤所致的 SVCS 有恶病质,且不能耐受手术者。

(2) 全身其他重要脏器,如心、肺、肝、脑、肾等功能不良,而不能耐受手术者。

(3) 伴有其他出血倾向的血液性疾病,不适于手术者。

3. 术前准备

(1) 一般准备:主要了解患者身体状况及有无手术禁忌证。

1) 化验检查:血液方面包括血常规、血型、出凝血时间、血小板计数、凝血酶原时间及活动度、红细胞沉降率、血气、血生化、肝肾功能、HBsAg、血糖及血液流变学检查等。尿、粪常规检查,包括尿量、蛋白、管型、尿糖、尿胆红素、尿胆原及尿胆素等。

2) 辅助检查:①心电图检查,必要时行动态心电图观察,以了解心脏的功能。②胸部 X 线检查,以了解肺功能,必要时行肺功能测定,尤其是老年患者均要行此检查。③必要时行头颅 CT,以了解脑组织受损情况。④必要时可行视力、听力功能的检查,以了解其受损情况。

(2) 手术准备:①术前组织有关医师进行讨论,确定手术方案、术中及术后注意事项。②做好患者、家属或组织单位的解释工作,包括疾病性质、手术意图、手术可能发生的并发症和危险性,应向家属和组织加以说明,使他们理解和配合。③恶性肿瘤患者多有营养差、贫血、水及电解质紊乱,故应给予纠正,使其正常或基本正常。④肺癌患者多有肺部感染,故应行抗感染治疗。⑤伴发病的处理,有急性心肌梗死者半年内不能进行手术;心律失常和心力衰竭者先内科治疗;高血压患者要术前服用降压药,使其尽可能接近正常;糖尿病患者应用饮食控制和药物治疗,使病情基本被控制,血糖 <200mg/dL(11.1mmol/L)。⑥手术区域备皮。⑦术前备血,数量要合理;术前 1 天行青霉素皮试,需用人造血管者,术前 1 天开始使用抗生素;术晨禁食、禁水,并留置胃管和尿管。

4. 手术方式　应根据病因、病变程度和范围加以考虑。①根据手术入径的不同可分为经胸手术和不经胸手术两种。其中经胸手术创伤大,破坏侧支循环较多,难度大,技术要求高,适用于年轻体质好,能耐受开胸手术且经济条件较好者,此类手术由于人工血管管径粗,距离相对短,故手术后通畅率较高;不经胸手术创伤小,对胸部侧支破坏少,适用于胸腔内有严重感染者,或开胸手术失败,或难以承受开胸手术的患者,但由于人工血管或大隐静脉走行距离长,故术后远期通畅率较低。②根据手术的形式不同可分为上腔静脉外肿瘤切除术、上腔静脉血栓摘除术、肿瘤切除 + 上腔静脉重建术、各种血管移植术四种类型。现分别介绍如下。

(1) 上腔静脉外肿瘤切除术:适用于单纯由肿瘤压迫引起的 SVCS,上腔静脉内尚无血栓形成,且肿瘤能够切除者。方法为:患者平卧位,经胸正中切口,在直视下仔细辨认肿瘤与上腔静脉之间的关系,用电刀或剪刀小心在两者之间切除肿瘤,切除肿瘤后再仔细检查上腔静脉是否畅通,彻底止血后逐层关胸。

(2) 腔静脉血栓摘除术:适用于由心血管导管插管所形成的陈旧性血栓,或新鲜血栓经溶栓 无效,且血栓仅限于上腔静脉内的患者。方法如下:

患者仰卧,后背部垫高,行胸正中切口,进入纵隔,打开心包并找到病变部位,用无创血管阻断钳阻断上腔静脉病变的两侧,纵行切开上腔静脉,仔细剥离和摘除血栓,慎防损伤静脉壁,取净后用肝素盐水冲洗管腔,用 4-0 无创缝线连续缝合静脉切口,打结前须排气;如发现狭窄可用大隐静脉或心包片修补。

(3) 肿瘤切除 + 上腔静脉重建术:适用于良性肿瘤或恶性肿瘤较小,与周围组织粘连严重,且患者体质好,能耐受开胸手术者;而对恶性肿瘤较大的晚期患者,且体质差者,一般不用此术。步骤同上,开胸后探查肺及纵隔内肿瘤,能切除可先行肿瘤切除,切除前可先游离上腔静脉,并用布带子缠绕;然后将上腔静脉阻塞病变切除,切除后用心包补片或大隐静脉或人工血管补片重建上腔静脉。

(4) 各种血管移植术:由于病变压迫上腔静脉或无名静脉,肿瘤大且与周围组织粘连严重而无法切除,因而可用血管旁路移植术。临床上常用人工血管、大隐静脉、股浅静脉、大网膜静脉以及经戊二醛处理过的脐静脉等,以前两种最常用。

1) 无名静脉-右心房人工血管移植术:适用于上腔静脉受压造成长段阻塞,且肿瘤无法切除者。其步骤如下(以右侧为例)。

显露右无名静脉和右心房:患者仰卧,肩背部垫高,头向后仰,胸部正中切口,劈开胸骨进入纵隔,止血后,打开心包,找到右心房,在其上方外侧找到上腔静脉及右无名静脉并游离探查之,在正常的无名静脉上绕以阻断带备用。

旁路移植:用无创血管钳阻断右无名静脉两端,在其间做一小纵形切口,长约 2.0cm。用 14mm 或 16mm 人工血管,一段剪成斜面与其吻合,用 5-0 无损伤不吸收聚丙烯线,做连续外翻缝合,吻合完成后松开远心端阻断钳,用血管钳夹在人工血管上阻断血流,向阻断血管内注入稀释肝素液;人工血管下端与右心房吻合,方法是用心耳钳夹住右心房前外侧壁,在钳夹的心房壁上用剪刀做一小口,长约 2cm,与人工血管下端吻合,方法同上,但缝合的最后一针不打结,此时松开人工血管上的阻断钳,待人工血管内气体排净。必要时用 7 号或 8 号注射针头插入人工血管内,帮助排气,再结扎缝合线、放开心耳钳,血管移植完成。仔细检查人工血管吻合及胸腔内其他部位有无出血,止血彻底后可逐层关胸。

也可用 Y 形人造血管行双侧无名静脉-右心房搭桥术,方法同上。

2) 颈内静脉-右心房人工血管移植术:此术适用于上腔静脉、双侧无名静脉均已有长段阻塞,与周围粘连严重无法分离的患者。此术的理论依据是,当无名静脉、上腔静脉被肿瘤侵犯或纤维组织包裹时,其内血栓严重,无名静脉无法利用时,双侧颈内静脉形成侧支交通,故一侧颈内静脉通畅,可使头部大量血液回流,以减轻静脉性充血所引起的症状,并通过降低侧支循环的压力来缓解上腔静脉系统的淤血。以右侧为例操作步骤如下。

显露颈内静脉与右心房:患者仰卧,头向后仰,且偏向左侧。行右颈部横行切口,长约 5cm,及胸部正中切口,长约 15cm。先在颈动脉鞘内颈总动脉外侧,找到颈内静脉,注意勿损伤鞘内的迷走神经,游离出颈内静脉并用套带缠绕备用;然后用胸骨锯锯开胸骨,止血后进入纵隔,打开心包,显露右心房。

旁路移植术:用两把无创钳阻断颈内静脉,在其中间做一小纵切口,长 1~2cm,用 10mm/12mm/14mm 人工血管与颈内静脉吻合,用 5-0 聚丙烯线(无损伤不吸收)缝合,松开远侧阻断钳,以两个针头排气后,最后松开近心侧阻断钳,完成近端吻合。用心耳钳夹住右心房壁,切一小口与人工血管下端吻合,方法同上。

3) 颈内静脉-上腔静脉人工血管移植术:此术适用于上腔静脉上段和无名静脉阻塞者。以右侧为例,操作步骤如下。

显露颈内静脉及上腔静脉:先在颈部行一横行切口长约 5cm,在颈动脉鞘内颈总动脉外侧游离出颈内静脉备用;再在胸部正中劈开胸骨,进入纵隔,切开心包,游离出上腔静脉备用。

旁路移植:用两把无创钳阻断颈内静脉,在其中间做一小纵切口,长 1~2cm,用 13~16mm 的人工血管与颈内静脉吻合,用 5-0 聚丙烯线缝合,人工血管的另一端与上腔静脉吻合,方法同上。

4) 无名静脉-右心耳人工血管移植术:此术适用于心房与周围组织有严重的粘连,不易显露,可将人工血管下端吻合在右心耳上,方法与第一种术式相似。

5) 颈内静脉-右心耳人工血管移植术:此术适用于右心房不易显露,而且上腔静脉与无名静脉均已阻塞的患者。方法与第二种术式相似。

6) 上腔静脉-右心房人工血管移植术:此术适用于上腔静脉近心端阻塞,而远心端通畅的患者。由于人工血管距离短,故术后通畅率较高。其方法如下。

显露上腔静脉及右心房:患者仰卧,行胸部正中切口,进入纵隔,切开心包,即可显露上腔静脉下段及右心房,向上探查上腔静脉上段,并用套带缠绕备用。

旁路移植:用人工血管上段与上腔静脉的远心端吻合,下端与右心房吻合。方法同上。

7) 大隐静脉颈内静脉旁路移植术:此术适用于:a. 年老体弱不能耐受开胸大手术者;b. 开胸手术失败者;c. 恶性肿瘤晚期,肿瘤侵入纵隔,上腔静脉粘连严重者;d. 胸腔有严重感染者。以右侧为例,其操作方法如下。

显露颈内静脉和剥离大隐静脉:先在颈部游离出颈内静脉备用;从踝部至腹股沟区沿大隐静脉行径做多个小切口,分离大隐静脉;仔细结扎其分支,但需保留旋髂浅静脉、腹壁浅静脉和阴部外静脉;切断大隐静脉远心端后,将大隐静脉从腹股沟部拉出。在右侧胸、腹壁上做一个皮下隧道备用。

旁路移植:将大隐静脉沿隧道向颈部与颈内静脉吻合。若大隐静脉不能用,又不能承受开胸手术者,可用人工血管代替,术中皮下隧道止血彻底,防止人工血管或大隐静脉扭曲、成角;术后屈曲术侧下肢,以减少吻合口的张力,否则导致手术失败。

8) 颈内静脉-下腔静脉人工血管转流术:此术适用于上腔静脉全程阻塞,心房粘连严重,或开胸手术失败者。可用人工血管行颈内静脉与下腔静脉移植;此术开腹,但不开胸,损伤相对小,对手术技术要求较低。但合并下腔静脉上段阻塞者不适宜。以右侧为例,其操作方法如下。

显露颈内静脉及下腔静脉:在右颈部行横切口及腹部行正中切口;分别游离出右颈内静脉及在腹主动脉右侧的下腔静脉备用;并在胸骨后做一隧道备用。

人工血管上段在颈部与颈内静脉吻合,通过胸骨后隧道进入腹腔与下腔静脉吻合,方法是:用无创钳夹住下腔静脉,在下腔静脉切一小口与人工血管下端吻合,用 5-0 无损伤聚丙烯缝线做全层外翻缝合。并注意排尽人工血管内气体。

【并发症及防治】

1. **上腔静脉血栓形成**　术后再次出现上肢水肿、颜面部水肿等,应考虑到上腔静脉血栓形成的可能,通过超声、大血管 CTA 等检查可以明确诊断。由于术后腔静脉系统压力变低,移植的血管和修补后的静脉壁均易激发血栓,故术后必须预防其血栓的形成,除在术中移植的血管两端均做端-端吻合,且手术操作要仔细,以降低血栓的发生率外,术后常用方法有三种。

(1) 抗凝血疗法:术后必要的抗凝血至关重要。临床上常用抗凝血疗法有两种,第一种对于轻型患者,由于移植血管两端压力差较小,故手术中要肝素化(1mg/kg),但根据笔者的经验,1mg/kg 量偏大,出血较多,故常减量至 0.8mg/kg 左右,即可达到预期的目的;术后应用同剂量肝素,每 8 小时一次,皮下注射,3 天后改为口服抗凝血药(如阿司匹林 100~300mg/d 或隔天,或华法林 1.5mg/d),一般需服用半年。第二种对于重度患者,由于移植血管两端的压力差较大,如使用低分子右旋糖酐则可明显减少出血并发症。可考虑术后不用肝素而用低分子右旋糖酐 1 周,继以口服或抗血小板抗凝血疗法 3 个月。

(2) 增加上腔静脉系统血流量及血流速度。过去有人曾用暂时性颈外动脉和颈内静脉瘘,以增加上腔静脉的血流量,一般在术后 2~3 周后再次手术关闭瘘口;由于暂时性动静脉瘘需要二次手术,较为复杂,目前罕见应用。在临床上应用上肢血液循环驱动器,取得了较为满意疗效。其主要机制是增加了上腔静脉系统的血流速度。

(3) 适当应用肾上腺皮质激素,可能促进静脉内膜的修复,防止血栓形成,尤其是对行上腔静脉切开血栓摘除术的患者,可酌情应用。

2. **心力衰竭**　手术后由于上半身血液回流心脏,造成回心血流量增多,增加了心脏负荷,导致患者出现心悸、气促、咳泡沫样痰等,应考虑心力衰竭的可能。可用利尿药使体内一部分水分排出,减轻心脏负荷;同时应用洋地黄(如毛花苷 C 1 次 0.2~0.4mg,1~2 次/d。待患者能口服时,改服地高辛,且与毛花苷 C 交叉一天,并及时检测其血中的浓度,防止洋地黄中毒),以增加心肌收缩力。此类患者术后要严格限制液体入量。

3. **感染**　术后出现发热、寒战等表现,可能是感染所致。由于人工血管一旦感染,可导致手术失败,处理非常棘手,甚至可造成患者死亡,因而除在术中严格无菌操作外,术后加强抗感染治疗是至关重要的。

【预后】

本病的预后与病因病理类型和病情轻重有直接的关系,其中良性肿瘤压迫引起的预后最好,恶性肿瘤侵犯导致的预后不良。

三、原发性上腔静脉综合征

我们在临床中发现,SVCS 中有不少患者发病原因不明确,在上腔静脉及其主要分支的大静脉外未发现肿瘤或炎症压迫,而且既无心脏病、肺部疾病,也无外伤或静脉插管,因而我们将此类病变称为原发性 SVCS。原发性 SVCS 是指由于不明原因的血管本身病变,造成上腔静脉和/或其主要属支阻塞或狭窄,而出现的一系列临床症候群。

【病因】

原发性 SVCS 的病因目前尚不十分清楚,可能与静脉慢性炎症有关系。1981 年,上海胸科医院顾恺时等报道了 4 例慢性静脉炎所致的 SVCS。而此种慢性静脉炎与血栓性静脉炎不同,它主要由慢性感染等全身因素引起,多数具有免疫因素可能,但未发现这方面的明确证据。此种静脉炎主要发生在大静脉,有明显静脉回流障碍等,且有可能并发肺栓塞。慢性静脉炎与深静脉血栓形成全然不同,前者首先是炎症,破坏光滑的内膜,才可能并发血栓,而后者是因其他原因使血栓在局部形成,随之并发静脉炎,而且不是必须发生。

【病理】

慢性静脉炎的静脉壁全层均有病理改变,内膜上可见淋巴细胞、单核细胞浸润,还有少量嗜酸性粒细胞,整个内膜有纤维性增生、变厚;中膜平滑肌变薄,被结缔组织取代;外膜纤维组织增生,有时也会出现慢性炎症的表现,有淋巴细胞、单核细胞、嗜酸性粒细胞浸润,外膜增厚。整个管壁增厚,管腔变窄,管腔内有机化的血栓,而且血栓有再通现象。

【临床表现】

原发性 SVCS 的临床特点:起病隐匿,病程长,多发于青壮年,老年人少见;且多见于男性,女性少见。临床表现主要是上腔静脉和/或其主要属支梗阻,上半身静脉回流不畅所造成的症状、体征。患者常出现下列症状和体征。

1. 颜面部、颈部及上肢轻重不等的水肿,部分患者开始时感觉衣领紧迫,即颈部肿胀,继之胸壁、颜面及上肢出现进行性水肿,而且每日起床时最重,活动后减轻;以后可出现颈部、胸壁浅静脉曲张,且一旦出现此现象,患者有颈部肿胀减轻之感觉。

2. 胸闷、气短,严重者可出现呼吸困难,端坐呼吸,甚至不能平卧入睡。

3. 由于静脉压力增高,颈静脉怒张,伴发头晕、头痛,眼易疲劳、视物模糊,嗜睡,随着病情的发展,还会出现晕厥,球结膜水肿,甚至昏迷死亡。

4. 有的患者可有听力减退,还有的出现面瘫(颈静脉孔处压力升高,压迫面神经所致)。

5. 常伴有下腔静脉阻塞,出现一系列下腔静脉高压的表现,有的伴有肝门静脉高压的表现。

6. 静脉压试验阳性。

7. Horner 征,较少见。

【诊断】

(一)胸部 X 线检查

胸部 X 线片、CT 及食管钡剂造影等可以进一步排除继发性 SVCS;食管钡剂造影可以了解肝门静脉是否受累。

(二)血管的无创检查

1. **超声心动图** 彩色多普勒血管检查特别适用于有新鲜血栓者。①超声:可了解上腔静脉、无名静脉、锁骨下静脉、颈内静脉管壁有无增厚,有无纤维性增生,管腔狭窄或阻塞的部位、程度,管腔内有无血栓形成。②声学造影:多从肘正中静脉注入一种特殊造影剂,可通过造影剂到达心脏时间了解阻塞情况,还可了解静脉腔内血栓形态、新旧、有无机化等,左右对照血流量可了解病变情况。

2. 连续波多普勒血管检查仪　此项检查虽然无创伤,但有时可出现假阳性或假阴性,要注意鉴别。

3. 放射性核素静脉造影　此方法对 SVCS 的诊断率较高,属微创检查方法,是一种比较有前途的方法。

（三）有创检查

有创检查主要为上腔静脉造影及数字减影(DSA),是最重要的检查,其准确性最高。

（四）磁共振血流成像

磁共振血流成像(MRA)是近年来兴起的一种诊断血管疾病的方法,是一种无损伤检查技术。它主要通过选择血流信号来获得血管图像,无须插管或注入造影剂,无 X 线,安全可靠,是一种很有前途的检查方法。

（五）实验室检查

实验室检查无特异性。患者血象不一定升高,红细胞沉降率也可正常,而免疫方面尚待进一步探讨。但目前考虑多数与风湿免疫有相关性,可检查红细胞沉降率、抗链球菌溶血素 O、C 反应蛋白等。

【治疗】

原发性 SVCS 的治疗,与继发性 SVCS 有所不同。继发性 SVCS,其腔静脉管壁本身在早期并无病变,而是受外来因素的压迫,或外来的刺激激发上腔静脉阻塞,只要这些因素得到及时解除,上腔静脉就有可能恢复通畅,因而有的患者只行腔静脉外肿块切除即可解除阻塞;而且,有的继发性 SVCS 大多是可以预防的,如在静脉插管过程中注意抗凝血就能避免继发性血栓形成。原发性 SVCS 则是血管本身有病变,必须行病变血管的切除和人工血管的转流术,或单纯人工血管旁路移植术,或者应用血管内成形术,而且目前本病无法预防。所以,目前对原发性 SVCS 的治疗,除活动期要抗感染治疗外,手术是一种有效的方法。近年来,随着介入技术的兴起与成熟,介入治疗越来越成为原发性上腔静脉梗阻的重要手段。①一般治疗:针对感染或者有风湿活动者,予抗感染及抗免疫治疗。②血管介入治疗:1982 年 Rocchini 及1985 年 Bensen 先后应用带球囊导管行血管成形术治疗大血管转位术后的 SVCS 获得成功,标志着血管介入技术开始应用于上腔静脉梗阻。随后人们应用腔内血管技术,有关介入治疗的方法,经股静脉入路为常规的首选通路。治疗方法详见本节二、继发性上腔静脉综合征介入治疗部分。③手术治疗:由于原发性上腔静脉梗阻往往血管本身病变严重,范围较广,需要手术切除病变血管并进行血管重建治疗或者血管旁路手术。

（一）手术适应证

适用于所有能耐受手术的原发性 SVCS 患者。

（二）手术禁忌证

1. 慢性静脉炎的活动期。

2. 伴有其他重要脏器,如心、肺、肝、脑、肾等功能不全,不能耐受手术者。

3. 伴有其他出血倾向的血液病,不适合手术者。

（三）术前准备

原发性 SVCS 术前准备,基本同继发性 SVCS,但要注意以下几点。

1. 在其活动期,红细胞沉降率增快,可先消炎、降红细胞沉降率治疗,待其正常或基本正常后方可手术。

2. 为提高远期血管通畅率,可应用带外支持环的人工血管(如 PTFE),以减少因人工血管受压而导致手术失败的可能。

3. 为防止人工血管血栓形成,除术中、术后抗凝血,或行暂时性动静脉瘘,或术后应用四肢循环驱动器以提高血流速度外,还可应用经内皮细胞种植的人工血管,因而术前要做好制作内皮细胞的准备。

（四）麻醉

主要采用全身麻醉或硬膜外麻醉,也可用静脉复合麻醉。血管介入治疗则可应用局部麻醉。

（五）手术方式

由于此类患者的上腔静脉和/或无名静脉大多都受炎症的影响,甚至颈内静脉也会受累,管腔多已闭塞或狭窄,已无法继续使用,因而手术转流的远心端一般在颈内静脉或无名静脉上,有的患者只能找到扩张的颈前浅静脉,这同继发性 SVCS 的手术不同。其手术方式也可分为经胸手术和不经胸手术两种,其中经胸手术中的无名静脉-右心房人工血管转流术、颈内静脉-右心房人工血管转流术和不经胸手术中的大隐静脉-颈内静脉转流术、颈内静脉-下腔静脉人工血管转流术的操作步骤与继发性 SVCS 手术相同,现将其他手术的方式分别介绍如下。

1. **经胸手术方式**　常用颈前浅静脉-右心房人工血管转流术。此术主要适用于上腔静脉、双侧无名静脉及双侧颈内静脉均已闭锁的患者。一般是在术前已发现双侧无名静脉闭塞,而术中探查双侧颈内静脉也已闭塞时才行此手术,其操作步骤如下(以右侧为例)。

（1）显露颈前浅静脉及右心房:患者平卧,头稍向后仰,先行颈部切口,游离出颈前浅静脉,用套带缠绕备用;后行胸部正中切口,进入纵隔,切开心包,游离出右心房备用。

（2）旁路移植:测量颈前浅静脉的压力后,用无创血管钳阻断其两端,在其中间做一长 1.0~1.2cm 的切口,用 5-0 Prolene 缝线与人工血管的一端做连续外翻缝合,人工血管的另一端与右心房吻合,吻合完成后先放开静脉上的阻断钳,待排尽人工血管内的气体后再松开右心房的阻断钳,吻合完毕;检查胸腔内有无出血,彻底止血后,逐层关胸。

如果颈外静脉扩张明显,压力高,也可应用,其手术方法同上。但上述手术难以远期通畅,不提倡使用。

2. **不经胸手术方式**　常用颈内静脉-股静脉人工血管转流术。此术适用于体弱不能接受开胸手术,且伴有大隐静脉血栓性静脉炎,或大隐静脉有曲张,或大隐静脉过细无法应用的患者。操作步骤如下(以右侧为例)。

（1）显露颈内静脉及股静脉:患者平卧,右侧稍垫高,行右颈部横切口及右腹股沟区纵切口,并在右侧胸、腹壁上做一皮下隧道。在颈动脉鞘内颈总动脉的外侧找到颈内静脉,游离后用套带缠绕备用;在右腹股沟切口内,找到并游离出股静脉,用套带缠绕备用。

（2）用 10/20mm 直径的人工血管,上端与颈内静脉吻合,用 5-0 Prolene 缝线连续缝合,下端经皮下隧道到右腹股沟区,与右股静脉吻合,注意要排尽人工血管内的气体。

如果颈内静脉闭塞,可应用颈外静脉或颈前浅静脉与股静脉行人工血管转流,方法同上。

颈静脉-大网膜静脉流转术:对于第 V 型患者,即合并下腔静脉阻塞时,上述手术方式不起作用,1992年,汪忠镐院士首先报道采用颈静脉与大网膜静脉流转术,其方法是在进入腹腔后,将大网膜裁剪成条状,在腹、胸壁外正中做一皮下隧道至颈部,使大网膜经其隧道至颈部,用大网膜静脉与颈内静脉或其属支、或颈外静脉、或颈前浅静脉吻合,使淤滞的血液经大网膜静脉回流到肝门静脉,最终回到心脏。但不适合下腔静脉阻塞平面位于肝静脉开口以上者。

【并发症及防治】

原发性 SVCS 的并发症基本同继发性 SVCS,但要注意,此类患者有复发的可能,因而长期口服小剂量抗凝血药可能会有好处。

由于此类患者的静脉有慢性炎症性改变,因而术后在加强抗生素应用的前提下,要使用肾上腺皮质激素治疗一个时期,一般为 3~6 个月。

【预后】

本病预后较继发性 SVCS 更差,原因为血管本身出现病变,治疗效果较一般。

（翁国星）

第二节　下腔静脉梗阻

下腔静脉梗阻性病变,是由肝静脉和/或其开口上段下腔静脉阻塞性病变引起的一种肝后性门脉高压症;下腔静脉血栓形成(inferior vena cava thrombosis,IVCT)是指各种原因引起的下腔静脉内血液异常凝结的一种少见疾病。临床上多在下腔静脉狭窄或闭塞基础上发生,或由下肢深静脉血栓(deep venous thrombosis,DVT)向上蔓延而形成,造成双下肢、盆腔、甚至肾、肝静脉血液回流受阻,出现相应区域组织器官淤血水肿、侧支循环代偿增粗等表现,一旦血栓脱落,可造成致命性肺栓塞。由于处理方式有一定的区别,本章节分别给予阐述。

一、巴德-吉亚利综合征

巴德-吉亚利综合征(Budd-Chiari syndrome,BCS)指在没有右心衰竭或缩窄性心包炎的情况下,肝小静脉到下腔静脉不同程度的肝静脉流出道阻塞,导致门静脉和/或下腔静脉高压的临床症候群。依据解剖学基础,BCS 可分为肝静脉阻塞型、下腔静脉阻塞型和混合型。其临床表现从无症状到暴发性肝功能衰竭,无症状的 BCS 占 15%~20%,最常见的为亚急性起病,表现为腹水、双下肢水肿、上消化道出血等门静脉高压的体征。BCS 的诊断以超声检查为首选方法,其次是计算机断层扫描或磁共振成像,拟采取介入治疗时应进行血管造影。对于 BCS 患者的初始治疗,包括抗凝和门脉高压并发症的治疗。对于保守治疗无效的肝静脉狭窄或闭塞,应尝试血管再通以缓解肝静脉流出道阻塞,如经皮腔内血管成形术(percutaneous transluminal angioplasly,PTA)、血管内支架植入术(endovascular stent implantation,ESI)。然而,使用这些方法,许多 BCS 患者病情继续恶化。此时,建议积极采取三线治疗,如外科分流、经颈静脉肝内门体分流术(transjugular intrahepatic portosystemic shunt,TIPS)或原位肝移植(orthotopic liver transplantation,OLT)。据报道,该治疗策略的 5 年生存率接近 85%。随着介入技术日新月异的发展,目前,介入已成为 BCS 的优选治疗策略。

【流行病学】
1845 年和 1899 年 Budd 和 Chiari 分别描述了本病,故称 Budd-Chiari 综合征(也称为布加综合征)。在西方国家,巴德-吉亚利综合征多因血流高凝血状态导致肝静脉血栓形成而致,常不涉及下腔静脉,或由明显增大的肝压迫下腔静脉而继发下腔静脉高压。而在东方国家,如我国、印度、日本和韩国,则以下腔静脉病变或发育异常为多见。在胚胎发育过程中,下腔静脉上段由心、肝、肾诸段相连接和再通而成。若发育到一定阶段而停止,即可导致下腔静脉发育异常,多为膈膜型,可呈蹼状或筛状或膜状。部分患者有肝静脉内血栓形成,血栓也可延伸至肝后下腔静脉,形成肝静脉-下腔静脉阻塞。其他原因如真性红细胞增多症、阵发性夜间血红蛋白尿、口服避孕药、白塞综合征、非特异性血管炎、血液高凝血状态等引起的下腔静脉血栓形成,腔外压迫,如肿瘤、肥大的肝尾叶或妊娠等,均可导致本病的发生。

【解剖与生理特点】
肝静脉开口以上的下腔静脉及肝静脉本身在本病的发病中起到重要作用。当肝静脉流出道受阻,肝静脉压力便明显升高,导致肝中央静脉和肝窦明显扩张、淤血,进而导致肝门静脉高压。如果累及下腔静脉则导致下腔静脉高压。血流不断通过肝动脉和肝门静脉进入肝,而肝静脉血又难以回流入右心,必然引起肝门静脉压力不断升高,在肝静脉血无出路、侧支循环又明显不足的情况下,血浆流入肝淋巴间隙,超负荷的肝淋巴液不仅在肝表面形成无数淋巴小泡,同时还通过肝纤维囊漏入腹腔,形成顽固的、难以消退的腹水。术中常可见到淋巴液自肝面渗出。由于肝充血,压力增高,导致肝脾大、食管和胃底静脉曲张。同时,小肠静脉淤血,引起消化不良。此时如肝静脉回流得以解决,病变尚可回逆。若此种病理状态未予解决,日久后纤维组织不断增生,最终也可继发肝硬化,少数甚至形成肝癌。下腔静脉阻塞大多引起明显的双下肢、会阴部肿胀和胸、腰背部静脉曲张,但"水母头"形成的现象罕见。这是与一般肝门静脉高压的明显不同点。此外,尚可致肾静脉回流受阻和不同程度的肾功能不全。由于血液淤滞在下半躯体,回心血量明显减少,心脏缩小,故称这类患者的心脏为"鼠心"。因心排血量减少,患者常有心悸,甚至轻微活动即可引起心慌、气短等心功能不全症状。

【病因与病理】
(一)病因
1. 先天性因素   主要的是下腔静脉隔膜,其可能原因包括下腔静脉内下腔静脉瓣的发育异常、下腔静脉发育异常以及连接异常。

2. 高凝血和高黏滞状态　除先天性病例外,本病患者与高凝血和高黏滞度状态有明显关系,包括口服避孕药、血小板增多症、妊娠、产后、骨髓增生性疾病、阵发性夜间血红蛋白尿、抗凝血因子减少、异型的凝血酶原遗传因子突变等。高凝血与高黏滞为何作用于肝静脉及其以上段下腔静脉则值得探讨。

3. 毒素　内源性疾病包括溃疡性结肠炎、局限性回/结肠炎、盆腔脓肿、克罗恩病、伤寒、猩红热、丹毒等,均曾被认为与本病有一定关系。

4. 腔内非血栓性阻塞。

5. 外源性压迫　如肝内病变、腹膜后肿物、胰腺肿物、肿大的肝以及胃癌、肾癌、肾上腺肿瘤的压迫,均可引起本病。

6. 血管壁病变。

7. 横膈因素　横膈抬高可导致肝静脉梗阻。

8. 腹部创伤。

9. 其他病因不明的下腔静脉梗阻。

(二) 病理

下腔静脉梗阻的主要病理生理变化为肝静脉回流障碍,压力明显升高,致肝中央静脉和肝静脉窦扩张、淤血。在肝静脉回流受阻而侧支代偿不足的情况下,血浆渗入肝淋巴间隙,淋巴液通过肝包膜漏入腹腔,形成顽固性腹水。由于肝充血,压力增高,导致肝大、脾大、食管和胃底静脉曲张等门脉高压的表现。同时,胃肠道淤血肿胀,遂引起腹胀、消化不良、贫血和低蛋白血症。本病特点:患者的肝功能常相对较好,与其由充血肿胀而非肝实质受损有关,因而如在早期恢复肝静脉回流可使病变回逆。但若不予解决,日久后肝内纤维组织不断增生,最终也可继发严重的肝硬化,少数可形成肝癌。下腔静脉阻塞引起双下肢、会阴部肿胀和胸、腰背部静脉曲张,这种静脉曲张既明显又范围广泛。此外,尚可致肾静脉回流受阻,导致肾功能不全。由于血液淤滞在下半躯体,回心血量明显减少,心脏缩小,有的可冠以"鼠心"两字。患者常有心悸,稍活动即可引起心慌、气短等心功能不全症状。

本病分为三种类型。①Ⅰ型:以下腔静脉隔膜为主的局限性狭窄或阻塞;②Ⅱ型:弥漫性狭窄或阻塞;③Ⅲ型:肝静脉阻塞。Ⅰ型约占57%;Ⅱ型约占38%;Ⅲ型仅占5%。

【临床表现】

本病以男性多见,男女比例约为2∶1。国内所见,90%以上为农民。发病年龄则视病因而异,因先天性发育异常者,发病较早。发病的早晚与参加重体力劳动及其劳动程度和时间长短有关。因后天原因引起者,则发病年龄较晚。单纯的肝静脉阻塞者,以肝门静脉高压症状为主,合并下腔静脉阻塞者,则有下腔静脉高压的临床表现,包括双下肢静脉曲张,色素沉着,甚至形成经久不愈的溃疡。胸、腹壁及腰背部静脉曲张、扭曲。腰背部曲张静脉和脐下曲张静脉血流方向自下向上,是本病的特征之一。晚期患者由于腹水严重,蛋白质不断丢失,更兼消化吸收功能低下,形成消耗状态。患者常死于严重消化不良、上消化道出血或肝、肾衰竭。

【诊断及鉴别诊断】

有肝门静脉高压表现并伴有胸、腹壁,特别背部、腰部及双侧下肢静脉曲张者,应高度怀疑为巴德-吉亚利综合征。B型超声是简单、可靠且方便的无创性筛选手段。诊断准确率达90%以上。B型超声也可在健康检查时发现早期巴德-吉亚利综合征。诊断本病的最好方法为下腔静脉造影。造影时,采用Seidinger技术经股静脉插管,将导管经导丝导入下腔静脉,在高压注射器注射造影剂的同时施行连续摄片,也可同时经颈静脉或贵要静脉途径,插入另一导管经上腔静脉和右心房导入下腔静脉上端,两根导管同时注入造影剂,以便清楚地显示病变的部位、梗阻的程度、类型及范围,对治疗具有指导意义。经皮肝穿刺行肝静脉造影,可显示肝静脉有无阻塞,除具有上述方法同样的意义外,在适当病例,可做扩张和支架治疗,还可帮助预测手术效果及预后。CT及MRI也可采用,但不如上述方法准确。

下腔静脉梗阻为一症候群,只要是由肝静脉流出道障碍而引起肝后性门脉高压症者,均可诊断。因而鉴别诊断不是问题,主要问题在于明确本病的病因,是否属于在东方国家最常见的下腔静脉隔膜型病变,或是患者存在由各种原因引起的高凝状态,或是存在自身免疫性疾病,或是由于摄入特殊食物,或是由 C 蛋白、S 蛋白、抗凝血酶Ⅲ缺乏,或是由于高磷脂综合征等所引起,必须给予澄清,以争取得到全面的治疗。

【治疗】

巴德-吉亚利综合征的治疗方法分为非手术治疗和手术治疗两种。目前微创治疗成为治疗局限性或早期病变的主流。

非手术治疗对急性血栓形成病例及对某些病因所致者有效,包括溶栓、类固醇、针对病因的治疗、中医中药及对症治疗(如保肝、利尿)。经股静脉插管行下腔静脉造影后保留导管,由此行溶栓疗法 5~7 天,在急性期常能达到溶化下腔静脉或肝静脉血栓的目的。

手术治疗分为传统的手术治疗和微创的介入治疗,根据不同病型采用不同的方法。目前首选介入法或介入与手术联合法。根治性治疗后实现了肝静脉的向心性血流显然为最佳治疗方法,否则应同时缓解门静脉和下腔静脉高压,当不能兼顾两者时,则首先治疗针对威胁生命的门静脉高压及由其引起的并发症。

手术方法大致分为六类:①根治性矫治术;②间接减压术;③断流术(包括经食管镜硬化剂治疗食管静脉曲张及出血);④各种促进侧支循环的手术;⑤直接减压术,包括各型肠系膜上静脉和/或下腔静脉与右心房或颈内或无名静脉之间的转流术;⑥肝移植术。

(一)局限性下腔静脉阻塞的治疗

1. 经皮下腔静脉球囊成形与支架术(PTA 术和 ESI 术)

(1) 适应证:①局限性即 I 型病变,肝静脉通畅者更好;②局限性下腔静脉狭窄,肝静脉通畅者更好;③下腔静脉阻塞性病变,肝静脉开口阻塞,应与患者交代很可能要做二期腔房转流术,如此可避免开胸;④选择性的下腔静脉中段以至长段狭窄病例,术前应说明不成功的可能性较大。

(2) 禁忌证:①病变远侧继发新鲜血栓形成者忌立即行直接破膜扩张;②长段下腔静脉阻塞和涉及双髂静脉阻塞者。

(3) 术前准备:腹股沟区备皮,造影剂过敏试验,酌情应用镇静药。

(4) 麻醉和体位:局部麻醉。仰卧于 X 线机操作台上或以超声替代 X 线监测。

(5) 步骤:按 Seidinger 方法在腹股沟韧带下方股动脉搏动内侧皮肤上戳一小口,以针穿刺股静脉成功后,插入导丝,退出穿刺针,经导丝插入带阀鞘管,从侧管注入稀释肝素液(10U/mL)。从阀内插入猪尾式导管进行下腔静脉造影和测压。如发现为完全性阻塞,对其实现穿破为第一步,须在正侧位下同时进行观察,有时带金属芯的球囊扩张导管本身就能将其穿破,否则可用塑料制成的硬质导管或 Bronkenbrough 房间隔穿刺针(此针太锐利,能穿破任何软组织,须谨慎使用)或以质硬而头端圆钝的下腔静脉破膜器或激光光导纤维进行穿破。如为狭窄性病变,则可直接施行扩张。将球囊导管(囊径 20~30mm)的球囊段置于病变部,以 20mL 塑料注射器抽吸约 15mL 稀释造影剂,以压力控制器在 4 个大气压下,球囊缓缓隆起,两端先被扩大,腰部为狭窄最明显部。维持扩张约半分钟,然后吸出囊内液体,反复数次。待造影证实扩张效果稳定,测量下腔静脉压力明显下降和复查造影后,可撤出导管,局部加压 10 分钟后完成操作。扩张欠理想者以支架加强,采用内径 25mm×30mm 的联体 Z 形支架及导送器为首选,到位后将支架送入其头端保持推动器不动,将外鞘徐徐退出,支架便被固定在病变的部位。如在扩张到一定程度后不放支架而发生复发,届时可重复扩张。注意将支架连接处置于最狭窄处,重复造影,测压。撤出导送器,局部加压 10 分钟,证明穿刺点无出血后加压包扎。

(6) 操作中可能发生的危险、错误及其预防。①造影剂过敏。事前应做过敏试验,阳性者改用非碘离子型造影剂,如优维显、碘海醇等。②一旦支架逸出管鞘后便难以改变其位置,因而释放支架前的定位至关重要。③对于很局限而牢固的狭窄性病变,虽经良好的扩张,置支架后仍可发生回缩,使支架不是滑向前就是退向后,追加支架后可依旧发生回缩。故应选联体支架,并使交界处恰恰被置于病变所在,以免支架移位。④释放支架动作要缓而稳,支架弹入右心房将导致严重并发症。⑤穿破心包时可致急性心脏压塞,患者立即大汗淋漓、呼吸困难和休克,应立即将患者转送至手术室,打开心包,修补下腔静脉损伤,同时治愈原发病变。无此可能时,应立即行心包穿刺减压。要牢记:锐利的 Bronkenbrough 房间隔穿刺针可以穿透任何软组织,另外,扩张过程应缓慢,可反复逐渐使其扩张,强力操作可致下腔静脉破裂和患者死亡。⑥肺栓塞:膈下的静脉血总是处于淤滞状态,因而容易形成血栓。在决定施行扩张术时,必须明确病变远侧并无新鲜血栓,否则扩张疗效越好越容易发生致命性肺栓塞。⑦强力扩张:可能撕裂腔静脉,严重时导致患者死亡。⑧心功能不全:成功的扩张导致下半躯体的大量淤滞血液回流,心脏前负荷骤增,患者突然感到心慌、气短,以致发生急性心力衰竭。强心、利尿、半坐位,以橡皮带暂时阻止双下肢静脉回流和应用镇静药为紧急之举。⑨穿刺部股动脉假性动脉瘤瘘的预防,在于撤管后确切而有效地对穿刺点施压,也可在血管超声下观察到瘘口的血流情况。

(7) 术后处理:主要如下。一般处理:①穿刺部加压包扎,卧床休息 24 小时;②术后静脉输液 500mL;③给予强心、利尿药;④观察肝脾大、腹水、腹围和胸腹壁浅静脉曲张以及双下肢肿胀消退情况;⑤抗血小板治疗 3 个月;⑥定期进行 B 超或复查造影检查。

2. 经皮经肝肝静脉穿刺、扩张与支架术　除入径(右第 10、第 11 肋间,透视下明确在膈下)与前法不同、所用装置较小外,余者与前法相似。观察有无出血的发生。

3. 经颈静脉肝内门体分流术(TIPS)　是一种通过肝实质形成非选择性门静脉分流的经皮介入放射学手术。TIPS 对 BCS 患者的疗效已被广泛认可,可有效降低门静脉压力,治疗因长期肝静脉阻塞引起的门静脉高压并发症。目前国内、外对何时行 TIPS 治疗尚无统一明确的标准。当内科保守治疗和经皮血管再通失败时,将 TIPS 用于 BCS 治疗是安全可行的。在 TIPS 治疗 BCS 之前,这些治疗失败的患者通常有两种选择:手术分流或 OLT。然而,手术分流并不能改善 BCS 患者的生存状况,这与分流管内狭窄或血栓形成的高发生率以及围手术期高死亡率有关,尤其是肝硬化失代偿期患者。而 OLT 需要合适的供体肝,并带有免疫抑制的风险。因此,TIPS 成为 BCS 患者更合适的治疗选择。

一项欧洲多中心研究对接受 TIPS 治疗的 124 例肝功能严重障碍的 BCS 患者进行长期随访,其中 93% 的患者无明显禁忌证并且手术成功,这表明 TIPS 对于治疗或再通失败的重症 BCS 患者是一种非常有效的方法。使用 TTPS 可以获得良好的长期生存率,高风险患者 5 年的无 OLT 存活率与 Rotterdam 评分比预测的提高了 30%。此外,研究人员还提出了采用 TIPS 术治疗 BCS 的预后指标(prognostic index,PI;BCS-TIPS PI),该指标基于年龄、胆红素和国际标准化比值(INR),对 TIPS 术后生存情况具有良好的鉴别能力。当 BCS 患者的症状不能通过 PTA 或 ESI 得到控制时,应积极行 TIPS 治疗。He 等报道 21 例接受 TIPS 治疗的肝小静脉闭塞的急性 BCS 继发重症黄疸患者,技术成功率 100%,未出现重大手术相关并发症,门静脉压梯度和血清胆红素明显降低,取得了良好的治疗效果。

此外,研究发现,与裸支架相比,在 TIPS 术中使用聚四氟乙烯(PTFE)覆膜支架后功能障碍的发生率明显降低。上述欧洲多中心研究中使用裸支架的比例为 38.7%,Fitsiori 等研究中使用裸支架患者的比例为 14.3%,前者 TIPS 术后功能障碍的发生率高于后者(41% vs 28.6%)。原因可能是使用 PTFE 覆膜支架治疗的患者需要较少的放射治疗以维持通畅。因此,建议 BCS 患者行 TIPS 术时,首选 PTFE 覆膜支架。

4. 经右心房手指破膜术　当阻塞不能被穿破时不应强行突破,而可择期采用本法。一般经右第 4 肋间前外侧切口(女性病例皮肤切口应在乳腺下缘)开胸,推开右肺,切断下肺韧带。在右膈神经前方纵切心包,显露右心房。以血管带绕过下腔静脉。在右心房侧壁置荷包缝合,2 根线尾通过一段细橡胶管,以备收紧时用。在适当侧壁钳阻断下切开荷包内的心房,左、右各置牵引线 1 根,在左手示指或戴球囊的示指逐渐伸入右心房的同时逐渐放开阻断钳,手指通过下腔静脉套带便能确切地到达阻塞病变所在,经其中心部使之穿破,并以手指或同时充起球囊施行环状扩张,继续伸入手指,多可摸到肝静脉开口,有膜状阻塞时可同时将其穿破与扩张,当不能对阻塞部施行穿破时,可用特制的血管扩张器经置于股静脉的带阀导管鞘插至阻塞部,以施行“会师”式穿破;也可自右心房另做荷包,插入血管探条自上方增加穿破力。穿破后以手指或自股静脉插入的球囊做进一步扩张以增加疗效。最后在逐渐退出示指的同时缓缓收紧右心房荷包,并打结。充分止血,做胸腔引流后关胸。但此术 5 年通畅率仅约 60%。

5. 经右心房破膜与经股静脉会师式破膜、扩张和内支架术　即在上述“会师”性穿破、扩张术后,在伸入右心房的指尖定位下,将 20~30mm 直径的内支架置于合适的位置。此法不仅有继续扩张的作用,且可将残余病变压向管壁。

6. 下腔静脉-右心房人工血管转流术　当采用上述方法阻塞病变仍不能被穿破时,采用有外支持环的人工血管,4-0 聚丙烯或其他种类的非吸收线,取连续缝合法。人工血管另一端经结肠后、胃和肝前,通过膈戳孔至右侧胸腔,做恰当裁剪后施人工血管-右房端-侧吻合术。如未用全身肝素化,则此时自腹腔侧人工血管注入适量肝素盐水(10U/mL),在胸腔侧插入针头以排出人工血管内的气体。先后松开下腔静脉和右心房阻断钳,转流血管遂运行血流,逐个撤去针头,漏血点稍加钳夹便可止血。重复肝门静脉测压和肝、脾探查。部分缝合心包,置胸腔引流后关胸、腹切口。

7. 根治性矫正术　由于扩张和支架法的问世,适于此术者已明显减少。局限性阻塞,伴新鲜血栓形成,且纤溶药溶栓无效时,或阻塞段达 1~6cm 时(如为血栓病例,也适于长段病变),或在肝静脉开口阻塞必须解决的场合,或局部异物(如纤维激光头端折断),或小儿病例,均为手术指征。置患者于左侧卧位,取右第 6 肋间或肋床切口,推开右肺,切断下肺韧带,游离右膈神经,向后牵引。在相当膈神经位置纵切心包,游离并置带套过心包内段下腔静脉,沿其行径切开膈肌,在肝裸区显露下腔静脉 5~8cm 长,酌情而定。此时可用股-股或髂-髂部分性体外循环或用自身输血法或细胞回收器,使术中术野得到清晰地显露,在直视下将病变彻底切除,并将可能发生的大量失血得以回输。不用体外循环时可首先尽量高位地阻断下腔静脉的心房侧,在阻断和病变间纵切下腔静脉,以自制带囊内转流管的球囊侧(另一端先钳夹住)通过阻塞性病变插向远心侧下腔静脉,充起球囊,必要时可略向病变侧牵引,旨在阻断肝静脉和下腔静脉出血。自制带球囊管的另一端排气后经下腔静脉的近心侧插入右心房,松开转流管上的阻断钳,以实现阻塞远侧的减压,有助于减少术中出血和缓解肝的淤血状态,因而也利于显露和操作,但须注意发生空气栓塞。此时向远侧扩大下腔静脉切口,将腔内病变彻底切除。另一有效的止血方法为以自制的球囊导管自右房荷包缝合插至下腔静脉阻塞部,在彻底切除病变后并可容易地修复下腔静脉。

(二)下腔静脉长段阻塞或狭窄的治疗

此时尽管患者存在双下肢静脉回流障碍,但对于绝大多数患者,食管静脉曲张出血和顽固性腹水为患者致死的主要原因。此时以缓解肝门静脉高压的方法常可明显缓解病情和恢复轻体力劳动。至于由下腔静脉阻塞引起的下肢肿胀等表现,压力差型医用弹力袜可起到良好的作用。所用手术方法如下。

1. 肠系膜上静脉-右心房人工血管转流术　首先分离出肠系膜上静脉约 4cm 后,转流法则与上述下腔静脉-右心房转流相似,已述于前。转流成功后肝多立即发生皱缩。

2. 脾静脉-右心房人工血管转流术　当肠系膜上静脉因以往手术或其他原因不能施行时采用。

3. 肝门静脉-右心房人工血管转流术　除上述原因外,对曾做脾切除者只好应用此术。但对肝明显肿大者也难完成此术。

4. 肠系膜上静脉-颈内静脉经胸骨后人工血管转流术　对于严重顽固性腹水、胸腔积液、恶病质和高危患者,仅在颈部和腹部做切口,避免开胸手术,明显减少了手术的危险性。此术必须采用带外支持环及弹性好的人工血管,使之在胸骨和心脏之间的人工血管受到由心脏搏动引起的节律性唧筒样泵作用,有助于推进血流和提高通畅率。

5. 肝静脉流出道成形术　对下腔静脉长段或全程以至涉及双髂静脉的阻塞或狭窄性患者,虽不可能完全解决上述病变,但前述的根治性切除术也可以采用。患者取左侧卧位法,取右后外侧切口入胸腔,切开心包,分离出下腔静脉,如根治性切除法,显露肝后段下腔静脉,准备好自身输血对策后,阻断心房侧下腔静脉,纵切下腔静脉阻塞的上段,将其内的阻塞物、血栓及纤维化物一并切除,以至包括部分肝组织切除,达到肝静脉良好回血;远心段下腔静脉阻塞,则不予处理,此时可取直接缝合或补片或置内支架后缝合下腔静脉。此法的结果是以顺肝血流法缓解了肝门静脉高压症。

(三)下腔静脉通畅而肝静脉阻塞的治疗

急性患者应先试用纤溶疗法,取经皮经肝穿刺途径则更好。慢性病例应先做经皮经肝穿刺肝静脉造影,如属主肝静脉开口阻塞,可先试用扩张和内支架术。当以上方法无效时,可取肠-腔、脾-肾、门-腔静脉转流术中的一种方法进行治疗。

(四)其他

肝衰竭、肝性脑病发作或继发严重肝硬化病例,肝移植可能为唯一有效的治疗途径。

只有对那些全身情况异常衰弱、不能耐受手术的晚期患者或拒绝手术的患者才采取非手术治疗,主要包括对症治疗、急性期尿激酶溶栓及中药治疗。

【并发症及防治】

1. **心功能不全为本症术后常见的并发症** 主要是由于术前血液淤滞在身体的下半部,回心血量明显减少,心脏缩小。心排血量减少,甚至轻微活动即可引起心慌、气短等心功能不良症状。肝静脉和/或下腔静脉梗阻解除后,回心血量突然增加,加重了原本功能不良的心脏负担,发生心力衰竭。为防止心力衰竭,在梗阻解除后,立即给予强心、利尿处理,包括毛花苷 C 0.4mg,呋塞米 10~40mg,静脉注射,将有助于减少心力衰竭的发生。

2. **腹水或乳糜腹** 手术前因下腔静脉回流受阻,在肝静脉血无出路的情况下,血浆流入肝淋巴间隙,导致超负荷的肝淋巴液通过肝包膜漏出进入腹腔,成为顽固的、难以消退的腹水,少数患者因扩张高压淋巴管的破裂而形成乳糜腹。术中更易损伤扩张的淋巴管而致乳糜腹。若无乳糜池损伤,原有的腹水或乳糜腹术后多可逐渐自行消退。若有乳糜池损伤,通过静脉营养,经非手术治疗后可逐渐闭合。经手术缝合乳糜瘘者也有报道。

3. **血胸** 与开胸手术有直接关系,多为术中止血不彻底、吻合口瘘、胸腔闭式引流置放不当或术后抗凝血治疗所致。少量血胸可严密观察,若出血量较大,应及时开胸止血,行胸腔闭式引流。若因抗凝血治疗所致,应注意各有关的监测指标,及时调整抗凝血药物及剂量。

4. **肝性脑病** 为门静脉-右心房或肠系膜上静脉-右心房转流或肠腔分流术后,未经肝处理的门静脉血直接入体循环后所致。巴德-吉亚利综合征病例的肝功能常较肝硬化病例为好,致肠房转流后发生肝性脑病的比例并不高(<15%),且在注意饮食后多可防止发作。

5. **其他** 包括纵隔积水、肺脓肿、乳糜胸等,均较少见。发生后经对症处理,多能治愈。

【预后】

本病的预后与病理类型及病情轻重有直接关系,其中隔膜型效果最好,肝内型效果最差。1989 年统计,Ⅰ、Ⅱ期患者预后较好,可无手术死亡;Ⅲ期患者手术死亡率 9%;Ⅳ期患者的预后较差,术后死亡率可达 21%。若就诊较晚,非手术治疗者,半年内的死亡率可高达 87%。

二、下腔静脉血栓后下腔静脉梗阻

下腔静脉血栓形成(inferior vena cava thrombosis,IVCT)是指各种原因引起的下腔静脉内血液异常凝结的一种少见疾病。临床上多在下腔静脉狭窄或闭塞基础上发生,或由下肢深静脉血栓(deep venous thrombosis,DVT)向上蔓延而形成,造成双下肢、盆腔,甚至肾、肝静脉血液回流受阻,出现相应区域组织器官淤血水肿、侧支循环代偿增粗等表现。一旦血栓脱落可造成致命性肺栓塞。IVCT 是目前公认的具有显著的短期和长期发病率及死亡率的疾病之一。

下腔静脉先天性狭窄或发育畸形是 IVCT 发生的主要原因,如巴德-吉亚利综合征(Budd-Chiari syndrome,BCS)或双下腔静脉等。近年来,下腔静脉滤器植入增多,而滤器的回收率仍然过低,因而滤器相关的下腔静脉血栓形成反而渐渐成为历史的主流。随着介入技术的不断发展,IVCT 的治疗也成功地实现了由开放向腔内的历史转折。

(一)流行病学

从病因上讲,IVCT 分为原发性和继发性两大类。原发性指无明显诱因或尚未发现致病因素的特发性 IVCT;继发性则有明确的发病因素或诱因,又分为遗传性和获得性两种。其中遗传性因素包括蛋白 S、蛋白 C 和抗凝血酶Ⅲ缺乏,原发性高同型半胱氨酸血症、遗传性异常纤维蛋白原血症、原发性血小板增多症、真性红细胞增多症、镰状细胞贫血等,也包括 BCS 或双下腔静脉等下腔静脉先天性狭窄或发育畸形;获得性因素包括高龄、长期卧床、制动、下肢深静脉或下腔静脉血栓病史、下腔静脉外在性压迫、下腔静脉周围或全身其他部位恶性肿瘤、外科手术后、创伤、烧伤、产后、长期口服避孕药、下腔静脉腔内操作术后、系统性红斑狼疮、抗磷脂抗体综合征、肥胖、静脉曲张、心力衰竭等。静脉内血流速度缓慢、血管内膜损伤、各种原因所致的血液成分改变（如高凝状态）是静脉血栓发病的三大要素。

下腔静脉先天畸形可分为三个解剖类型：①肾下型：双下腔静脉，永久左侧下腔静脉，主动脉前下腔静脉，肾上段下腔静脉缺失；②肾型：左副肾静脉，环主动脉左肾静脉；③肾上型：肝段下腔静脉缺失，先天性下腔静脉狭窄或闭锁，下腔静脉隔膜。对于肾上型，BCS 是主要角色，是由肝静脉和/或其开口以上段下腔静脉阻塞性病变引起、伴有下腔静脉综合征的一种肝后性门静脉高压症。由于 BCS 肝上段 IVC 狭窄或闭塞，其内血流缓慢，形成湍流甚至反向血流，导致血管内膜结构异常，在闭塞段远端形成血栓，有 10.0%~12.0% 的 BCS 患者合并 IVCT。由于肝静脉和下腔静脉阻塞的部位在腹腔深部，传统体格检查对深静脉血管的阻塞很难做出准确诊断，因此误诊率较高，加之临床症状不典型，发现时病程均较长，下腔静脉长期阻塞致血液淤滞、血栓形成的时间往往已很长，因而几乎均为陈旧性血栓。因此，由 BCS 等下腔静脉异常所致的 IVCT 发病率较高，如果患者本身属于血液高凝人群，那么发病率会相应增加。

近 10 年来，下腔静脉滤器可防治肺栓塞（pulmonary embolism，PE）的概念不断深入人心，滤器植入的数量不断增多，而滤器的回收率仍一直较低，滤器相关的 IVCT 呈逐年升高趋势。滤器相关 IVCT 的原因仍不明确。一方面，可能是患者易栓状态的表现，或者下肢深静脉血栓蔓延至滤器；另一方面，可能是由滤器本身所造成的，如滤器捕获了来自下肢深静脉脱落的血栓，也可能是滤器的锚定结构造成静脉内膜损伤，损伤后内膜增生致血流流速缓慢、滤器周围血液流变学改变等，进一步诱发血栓形成。IVCT 的发生率也可能与滤器种类有关。20 世纪末，老式伞状滤器 IVCT 发生率可高达 60%，鸟巢滤器相关 IVCT 发生率为 14.6%，远高于 Greenfield 滤器（3.6%）或 Vena Tech 滤器（4.0%）。近年来，滤器结构的设计更趋合理，IVCT 发生率已明显降低，可回收滤器的概念也逐渐被广大介入医生所接受，减少了永久性滤器长期放置引发的 IVCT，特别是双层结构的滤器。对于已放置永久性滤器的患者，需密切随访滤器内血流通畅程度，警惕血栓的形成，一旦发生完全性阻塞滤器的血栓形成，必须积极治疗，否则其预后极差，甚至致命。

（二）IVCT 治疗

BCS 的治疗从传统的开放手术向微创介入转变，但如果合并 IVCT，特别是较为新鲜的血栓，仍是治疗的重点与难点，治疗则较为棘手。合并血栓的 BCS 曾经是介入治疗的禁忌证，因介入开通腔静脉后，如果血栓脱落可能会导致致死性肺栓塞。

1. 急性期下腔静脉血栓的治疗

（1）直视下行下腔静脉根治手术：采用体外循环辅助技术，经右房切口手指破膜，在直视的条件下清除经下腔静脉冲出的血栓。虽然，开放术直视下手术也清晰，医师操作更为从容，血栓清除比较彻底且迅速，但大手术创面出血、渗血仍难以控制，对手术医师有一定技术要求，麻醉要求高，术后恢复慢，存在一定的围术期死亡率。

（2）支架压迫法、搅拌溶栓法和置管溶栓法（CDT）等技术：支架压迫法存在可能把血栓压向肝静脉或肾静脉的危险性，而搅拌溶栓或置管溶栓法对陈旧性血栓可能溶栓效果不佳，有学者报道采用大鞘吸栓，可以尽快把血栓排出体外，尽量减轻机体的血栓负荷，取得较好效果。但大鞘吸栓不可避免地要吸出血液，对于下腔静脉广泛血栓形成者，特别是蔓延至肾静脉内或肾静脉开口以远者，长时间吸栓可导致血液大量丢失，操作复杂性和风险性大大增加，使得本法适用性不高，对于部分膜中央有小孔者仍存在血栓脱落的可能性。

（3）药物联合机械性吸栓技术（pharmacome-chanical catheter-directed thrombolysis，PMCT）包括 EKOS（Bothell，Washington）、Trellis-8（Bacchus Vascalar，Santa Clara，California）、以及 Angiojet（Possis Medical，Minneapolis，Minnesota）、Angio Vac（Vortex Medical，Nonwell，Massachusetts），大大增加了 IVCT 清除的有效性和安全性。吸溶栓之后，进行球囊扩张、支架植入已成为常规治疗手段。对于下腔静脉长段闭塞，加之血栓的存在，给穿刺破膜增加了难度，下腔静脉入右心房时向前向左成角，易出现误穿心包等并发症，经右颈内静脉双向定位穿刺破膜易于成功。开通下腔静脉后，植入支架的直径应比病变段血管直径大 15%~30%，释放在病变区中心，保证将病变扩开和对血栓的压迫，并可减少支架的移位。

溶栓治疗的并发症主要是出血，发生率约 20%，其中脑出血占 2%~3%。一旦出现严重的出血，必须立即停用溶栓和抗凝药物。运用 PMCT 为溶栓易出血患者带来福音,可提高血栓消融速度、减少溶栓药物的并发症。但对于滤器支杆周围的血栓无法消除,可能会增加肺动脉栓塞的风险。

2. **慢性期 IVCT** 临床上更多见的是慢性期 IVCT,其单纯 CDT 效果欠佳。陈旧性血栓需要 CDT 结合球囊成形、支架植入等技术。对于滤器内狭窄程度 >50%,可行 CDT 结合球囊成形术。在阻塞的下腔静脉内打开一条通道,有利于溶栓药物在病变的腔静脉内弥散,球囊扩张促进血栓裂解后,增大溶栓药物与血栓的接触面面积,有助于增加 CDT 疗效,如球囊成形后出现血管壁弹性回缩,则有必要行滤器内支架植入术。对于滤器内血栓形成,不排除是在滤器内血管内膜增生基础上的血栓,弹性回缩大都非常明显,单纯球囊扩张没有作用。

3. **滤器相关 IVCT** 采用 Angiojet 机械性吸栓联合支架植入术治疗滤器相关的下腔静脉血栓形成患者。治疗方法是经单侧或双侧腘静脉或股静脉植入鞘管,采用导丝及导管技术开通闭塞的下腔静脉及闭塞滤器,先行 AnjioJet 机械性吸栓,对于吸栓后髂股静脉仍闭塞或遗留 80% 以上残余血栓者,行支架植入术。①滤器内血栓与 PTS 类似,超过 4~6 个月多为陈旧性机化血栓,部分滤器内为内膜增生改变;②PMCT 有助于吸除急性或亚急性血栓,有助于缩短支架的铺设长度;③对吻球囊预扩是必须的,可减少弹性回缩对支架的影响;④支架以 Wallstent 等编织型为主,部分可选用自膨式开环支架,建立支架径向支撑力与滤器弹性回缩的力量平衡;⑤植入方式以双侧对吻为主,通畅率高,技术难度不高;⑥对吻支架一般直径在 14~16mm,符合髂静脉管径,在下腔静脉也可成对吻形态;⑦植入时机是一期为主,部分可分期植入;⑧后扩张也是必需的,有助于支架的充分展开与贴附;⑨支架与滤器可并行,也可穿过滤器,与滤器类型有关;⑩滤器的存在反而是给支架非常良好的近心端锚定区;⑪支架远期影响或并发症少见,未见有下腔静脉撕裂、后腹膜血肿、腹部不适症状、滤器断裂移位以及 PE 发生的相关报道;⑫支架远期通畅率高,在 80% 以上;⑬陈旧性机化血栓为主,术中 PE 发生率极低,不需要二次滤器保护;⑭不足之处:对吻支架中,一侧支架易受压塌陷,但可予内置球扩支架解决。

(三) 结论与展望

IVCT 可由多种病因所致,以往下腔静脉先天畸形的主流地位已逐步为下腔静脉滤器所取代。随着下腔静脉滤器植入增加,滤器引发的 IVCT 明显增多。腔内介入是目前治疗 IVCT 安全、有效、微创、简便的方法,急性期以 PMT 联合 CDT 为主,慢性期下腔及髂静脉支架的植入,可有效改善下肢的血液回流障碍,但支架的远期通畅率有待进一步大样本观察。下腔静脉双层结构永久型滤器的植入要慎重,可回收或临时滤器应及时取出。新型开窗型支架(开口于对侧髂总静脉)的应用,可能减少支架的植入数量,简化操作过程。

(翁国星)

参 考 文 献

[1] Lepper PM,On SR,Hoppe H,et al.Superior vena cava Syndrome in thoracic malignancies.Respir Care,2011,56:653-666.

[2] 罗洁,陈斌,江森,等.肺癌合并上腔静脉综合征的介入治疗.中华肿瘤杂志,2013,352,627-631.

[3] 张伟.上腔静脉综合征外科治疗进展.局解手术学杂志,2011,20(6):593-594.

[4] 张伟,张曦彤.经皮腔内支架形成信治疗头臂上腔静脉梗阻.介入放射学杂志,2009,18(12):949-952.

[5] 郭金和,腾皋军,何仕诚,等.食管内照射支架的研制及临床应用的初步结果.中华放射学杂志,2004,38(9):916-920.

[6] 王奇奇,刘源,马群龙,等.血管支架联合 ^{125}I 粒子条植入治疗恶性上腔静脉阻塞一例.中华放射学杂志,2015,49(12):961-962.

[7] 中华医学会放射分会介入学组,布-加氏综合征介入诊疗规范的专家共识,中华放射学杂志,2010,44(4):345-349.

[8] 李晓强,张福先,王深明,深静脉血栓形成的诊断和治疗指南(第三版).中国血管外科杂志(电子版),2017,9(4):250-257.

[9] 印于,于泳海,樊宝瑞,等.机械性血栓清除术联合同期髂静脉支架植入治疗合并左髂静脉受压综合征的急性下肢深静脉血栓形成.中华介入放射学电子杂志,2018,6(1):46-50.

[10] 崔超毅,殷敏毅,黄新天,等.滤器相关下腔静脉血栓形成腔内治疗的临床分析.中国血管外科杂志(电子版),2018,10(1):16-19.

[11] 张岩,王秀平,李晨,等.下腔静脉梗阻型布加氏综合征的介入治疗.临床放射学杂志,2019.38(6):1113-1117.

第十三章　心血管外科其他疾病

第一节　心脏肿瘤

心脏肿瘤是起源于心肌组织,生长于心脏腔室内或心肌组织内的肿瘤,分为良性肿瘤和恶性肿瘤。转移至心脏的肿瘤不包括在其中。约70%的心脏肿瘤为良性肿瘤,约30%的心脏肿瘤为具有潜在性生长和转移能力的恶性肿瘤。最新的资料显示,外科切除的心脏肿瘤中,恶性肿瘤约占10%。心脏良性肿瘤最多见的是心脏黏液瘤;心脏恶性肿瘤中最多见的是心脏肉瘤。

一、心脏黏液瘤

【流行病学】

国外大型尸检数据显示,原发性心脏肿瘤的患病率约为0.02%(即每百万尸检中有200例肿瘤)。约75%的原发性肿瘤为良性,50%的良性肿瘤为黏液瘤,即每百万尸检中有75例黏液瘤。

由心脏黏液瘤所致的猝死可在15%的患者中发生。死亡是冠状动脉或全身性栓塞及二尖瓣或三尖瓣血流障碍所致的典型结果。

患病率与肿瘤表现的症状有关,如栓塞、心力衰竭、瓣膜机械性障碍以及各式的原发性症状。

约75%的散发黏液瘤发生于女性。老年女性发病率是男性的2~3倍,而女性性别因素在家族遗传性黏液瘤中就不显著了。儿童发病少见,未见婴儿发病。

已报道的黏液瘤患者年龄为3~83岁。散发病例的平均年龄为56岁。在印度,一项针对171例患者的回顾性研究中,平均年龄为37.1岁。这类患者大部分是有症状的,呼吸困难是其最常见的症状。家族患者的平均年龄为25岁。

【病因病理】

(一)病因

绝大多数心脏黏液瘤病例为散发的,并且其确切病因学不明。家族遗传性心脏黏液瘤为常染色体显性遗传。

Carney综合征是一种较罕见的遗传性疾病,它是由一个以上的基因缺陷造成的。其2号染色体(Carney)短臂和12号染色体(*Ki-ras*癌基因)上的变异导致该病。在一份新近报道的案例中,一种编码突变在Carney综合征*causative*基因的2号外显子中被找到,即蛋白激酶A调控的α1亚基(PRKAR1A)。

几乎所有的孤立性黏液瘤患者具有正常倍体的DNA,是非家族性的发病,一般中年女性发病较多见。心脏肿瘤通常单发(94%),其中主要发生于左心房(75%)。心脏肿瘤复发少见。

大约5%的患者显示家族性发病,其规律符合孟德尔显性遗传,发病多见于年轻男性。左心房发病相对少(62%),肿瘤多部位发病率较高(33%),家族性黏液瘤与非家族性黏液瘤有着共同的组织学表现,然而家族性黏液瘤更容易复发。

（二）病理生理学

黏液瘤占原发性心脏肿瘤的 40%~50%。约 90% 为单发有蒂的,75%~85% 存在于左心房腔内。有多达 25% 的病例在右心房被找到。大多数病例是散发的。大概有 10% 的病例有家族史,并为常染色体显性遗传。在多发性肿瘤中发现约 50% 的病例存在遗传史并且更常位于心室内。黏液瘤为息肉样,圆形或椭圆形。其表面为光滑或分叶凝胶状,通常为白色、淡黄色或褐色。虽然黏液瘤也能起源于心房壁后部、心房壁前面或心房附属物,但最常见的附着位置为左心房卵圆窝边缘。双侧心房肿瘤约 75% 发生于对侧相同部位房间隔处。心室的黏液瘤罕见,无论左心室还是右心室的黏液瘤,都可能造成心室流出道梗阻。

肿瘤的移动度取决于其在房间隔上的附着程度和蒂的长度。

虽然心脏黏液瘤是以良性为代表的,但是局限性复发取决于不完全性切除或有报道为恶性病变。偶尔,心房黏液瘤在远位复发是由于血管内肿瘤栓塞造成的。在家族遗传性黏液瘤综合征中复发率是较高的。

症状的产生源于心脏功能机械性干扰或栓塞。黏液瘤存在于血管内并且易碎,它占肿瘤栓塞病例的很大部分。栓塞出现在 30%~40% 的患者中。栓塞位置取决于肿瘤位置(左心房还是右心房)和心脏内分流情况。

Jong-Won Ha 及其同事报道的息肉样与圆形肿瘤相比较发生全身性栓塞更多见(58% 比 0%)。并且,息肉样肿瘤脱垂入心室更常见。肿瘤脱垂穿过二尖瓣或三尖瓣可以导致瓣环或瓣叶的损坏。在一项研究中,19% 的患者有心房颤动,并与巨大的心脏黏液瘤有关。当左心房黏液瘤达到 70g 时,就会产生症状。右心房黏液瘤在产生症状前要生长到约 2 倍这样的大小。肿瘤大小变化广泛,直径可在 1~15cm 延伸,通常大小为 5~6cm。其生长速度更是未知的。在一个案报道中,右心房黏液瘤每月以 1.36cm × 0.03cm 的速度生长。

黏液瘤被证明是由多种生长因子和细胞刺激造成的,包括血管内皮生长因子、白介素-6、肿瘤生长因子以及炎症细胞因子表达增强的结果。有观点认为,黏液瘤来源于可分化为各种细胞的多潜能间充质细胞。

病理学检查:肿瘤组织以脂质细胞和毛细血管嵌入黏液基质现象为特征。肿瘤细胞外形为多边形或呈星状的细胞,细胞质内缺乏嗜酸颗粒。约 8% 的患者存在肿瘤坏死;存在钙化的为 10%~20%。

可能存在不同程度的出血,有丝分裂不存在是典型的表现。

在 37 例系列样本研究中,74% 的肿瘤显示白介素-6 的免疫组化表达,同时 17% 有异常的 DNA 含量。

【临床表现】

临床表现从无体质上的特异表现到心源性猝死。在 20% 的病例中,黏液瘤可能是无症状的或偶然检查发现的。心房黏液瘤的症状和体征与二尖瓣狭窄、心内膜炎、二尖瓣反流和胶原血管病等相似。黏液瘤的临床表现主要为血液动力学紊乱、与栓塞部位相关的表现,以及全身体质表现等。

（一）左心衰竭症状（肿物位于左侧心腔者多见）

1. 劳力性呼吸困难(75%)能被观察到,可以进展为端坐呼吸、阵发性夜间呼吸困难及肺水肿。

2. 症状　可由二尖瓣口梗阻造成,也可因瓣膜损坏造成二尖瓣反流而引起。

（二）右心衰竭症状（肿物位于右侧心腔者多见）

患者有疲劳和外周水肿的表现。由腹水造成的腹部膨隆是罕见的。然而,缓慢生长在心脏右侧肿瘤中较常见,主要是静脉回流受阻造成的。

（三）严重的头晕或晕厥

1. 约 20% 的患者有头晕或晕厥的经历。

2. 最常见的原因为左心房黏液瘤阻塞二尖瓣。

3. 这些症状可随着体位的改变而变化。

（四）与栓塞形成有关的症状

全身的或肺部的栓塞可以发生于左侧或右侧的肿瘤。栓塞可因肿瘤碎裂或整体脱落造成。生长于心脏左侧的肿瘤主要造成脏器的梗死或出血。左心房黏液瘤中,30%~45% 的患者可能发生系统性栓塞。

1. 中枢神经系统的梗死可造成短暂缺血性发作、脑卒中或癫痫发作。在一项 113 例神经病学心房黏液瘤病例分析中显示,83% 的患者出现了缺血性脑卒中,最常见于多位置的缺血(43%)。12% 的患者呈现癫痫发作。在一份 74 例心房黏液瘤患者的回顾性研究中,12% 的患者有中枢系统的症状。其他的并发症包括黏液瘤诱导的脑动脉瘤和黏液瘤转移病变及类血管炎或心内膜炎。

2. 累及视网膜动脉可导致视力丧失。

3. 全身性栓塞可引起任何动脉的阻塞,包括冠状动脉、主动脉、肾动脉和内脏的或外周的动脉阻塞,可造成相应器官的梗死或缺血。

4. 心脏右侧肿瘤的栓塞导致肺栓塞和梗死。

5. 多处栓塞,反复发作的小栓子引起肺动脉高压和肺源性心脏病。

6. 存在心内分流(房间隔缺损或卵圆孔未闭) 可造成交叉性栓塞。全身症状可在 50% 的患者中观察到,尤其是大的左房黏液瘤患者中,包括发热、体重减轻、关节痛和雷诺现象。这些症状可能与过度产生的白介素-6 有关。

由于肺水肿或肺梗死引起的咯血可在多达 15% 的患者中见到。胸痛是不常见的,如果出现,可能是由冠状动脉栓塞引起的。

【辅助检查】

(一) 实验室检查

实验室检查是非特异性的和非明确诊断性的。如果存在异常,可能包括如下结果。

红细胞沉降率(ESR)升高,C 反应蛋白和血清丙种球蛋白升高,白细胞增多。贫血可能是正色素的或血红蛋白低的。溶血性贫血可能是因为肿瘤对红细胞的机械性破坏造成的。

血清白介素-6 水平升高,也被视为肿瘤复发的标记物。

(二) 影像学检查

1. X 线胸片

(1) 异常心脏影像,类似二尖瓣狭窄。

(2) 异常的心内肿瘤钙化。

(3) 肺水肿。

2. 超声心动图　虽然经食管的超声心动图更敏感,但二维超声心动图常常能胜任诊断。这项技术能对肿瘤的位置、大小、附着情况和移动性进行评估,是目前最为恰当的影像学诊断手段。因肿瘤可能位置多发,所以心脏四腔都应该被观察到。心房黏液瘤必须与左心房血栓区别开来。血栓常位于心房的后部,并且呈层样外观。蒂和移动性的存在支持心房黏液瘤。

多普勒超声心动检查能显示心房黏液瘤的血流动力学改变。结果与二尖瓣狭窄或反流一致。

3. 经食管超声心动图　与经胸廓的超声心动图相比,有更好的特异性和 100% 的敏感性,对心房和房间隔都有好的分辨率,对肿瘤及其蒂在解剖细节上更形象化,能发现较小(直径在 1~3mm)的赘生物和肿瘤。对心耳能很好地观察,可察觉心内分流。

4. 磁共振成像(MRI)　可在 T_1 加权像上提供大小、形状和表面特征的有用信息。磁共振电影梯度回波(GRE)图像能展示肿瘤的移动性。MRI 能更直观地呈现附着点且术后相关系数达到 83%。在小样本研究中显示,MRI 优于 CT 扫描,CT 附着点的位置显示与术后相关系数仅有 30%。

组织构成信息能用来区分肿瘤和血栓。

5. CT 扫描　能用来将特殊的黏液瘤从心内血栓中区分出来。黏液瘤要比血栓更大,并且有典型的起始点、形态、移动性和脱垂现象。

衰减程度或钙化的存在使心脏黏液瘤不能用 CT 检查将其与心房血栓区分开来。

6. 其他检查　如果患者出现瘀斑,皮肤活组织检查可以显示有圆形或椭圆形胞核和显著核仁的细长或梭状细胞、黏液瘤样细胞、内皮样细胞的存在。心电图无特异性表现,可以显示左心房扩大、心房颤动、心房扑动及传导障碍。

【诊断及鉴别诊断】

(一) 诊断

影像学提示心腔内占位,多数患者首先考虑心脏黏液瘤,做出诊断并不困难。

(二) 鉴别诊断

1. **二尖瓣狭窄和/或二尖瓣反流**　心脏黏液瘤应与二尖瓣狭窄和/或二尖瓣反流等二尖瓣病变的疾病相鉴别。两者临床表现都可能有气短、呼吸困难、疲劳和外周水肿;查体:心脏黏液瘤可有或无心脏杂音,二尖瓣病变的患者多数可听到心脏杂音,还有患者可有二尖瓣面容等体征;影像学检查(超声心动图、CT、MRI 等):心脏黏液瘤患者可在其心腔发现明确的占位,而单纯二尖瓣病变的患者则无心腔内占位表现。

2. **心房血栓**　部分二尖瓣狭窄的患者可同时存在心房血栓,有时需要与心房黏液瘤相鉴别。有经验的超声心动检查师,从患者的声学信号可以做出较明确的判断。另外,心脏黏液瘤瘤体组织多松软,可随血流摆动,肿瘤组织多数通过长蒂与心房相连;而血栓组织多致密,位置固定不随血流运动,血栓组织基底部直接与心房相连,位置多位于左心耳,同时患者多伴发二尖瓣狭窄。

3. **肺栓塞**　心脏黏液瘤与肺栓塞相鉴别有时稍困难,特别是当肺栓塞的栓子是来自右心房的黏液瘤组织时。当肺栓塞为慢性肺栓塞时,特别是由肺动脉血栓造成的肺栓塞时,其发病表现可以与心房黏液瘤相类似,出现逐渐加重的呼吸困难,有心脏黏液瘤的患者(多数是右心房黏液瘤),可同时有心力衰竭的表现。影像学检查同样对两者的鉴别有决定意义:心房黏液瘤的患者,超声心动图、CT、MRI 等影像学检查存在心房内占位;肺栓塞患者 CT、MRI 等影像学检查肺内可有栓塞灶,当有肺动脉血栓存在时,可出现肺动脉内充盈缺损,提示血栓的存在。当肺栓塞由外周血栓脱落造成时,患者往往有下肢静脉曲张等疾病存在。

4. **原发性肺动脉高压**　心脏黏液瘤患者如果表现为逐渐加重的呼吸困难,有时临床表现与原发性肺动脉高压相似,但当进行了必要的辅助检查,如超声心动图、CT、MRI 等相关检查后,结果提示心腔内占位,多数可以与原发性肺动脉高压明确鉴别开来。

【治疗】

(一) 药物治疗

一般患者在门诊可以得出诊断。栓塞卒中的患者需要住院治疗。对心房黏液瘤有治疗作用的药物目前尚没有。药物治疗仅用于对并发症(如充血性心力衰竭或心律失常)的治疗。

(二) 外科手术治疗

手术切除是黏液瘤的首选治疗方法。手术是安全的,术后患者早期死亡率为 2.2%。一些权威人士认为,切除术应该在做出诊断后立即实施。因为有肿瘤破裂和栓塞的风险,术中扪诊和操作应该在心脏停搏后进行。

对肿瘤蒂部附着点心内膜的广泛切除可减少、消除瘤前体细胞,减少复发。肿瘤切除时尽量完整切除,以避免栓塞事件的发生。取出肿瘤后应以大量的生理盐水反复冲洗心腔,以清除肿瘤残片。可用心包补片或自体心包关闭手术缺损。

位于蒂周的瘤前体细胞应该用激光凝固术破坏掉。瘤前体细胞的消除需要广泛的手术切除术。如果条件允许,应同时切除瘤蒂周围 5mm 范围的正常组织。如果肿瘤附着部位是心房壁而非房间隔,理想的情况是将附着部位的心房壁全层切除;如果全层切除不能做到,要切除肿瘤附着部位的心内膜以及部分内膜下的肌肉组织。心室的肿瘤不需要完整切除心室壁,因为这样会增加手术风险,而且没有见到位于心室的肿瘤不完全透壁切除心室壁而复发的文献报道。

为了达到心脏两侧的完全暴露,一些外科医师推荐双房入路。受损的瓣膜需要行瓣环成形术或瓣膜替换术。1 年 2 次的超声心动图检查对早期发现复发的肿瘤是有用的。

(三) 内镜心脏肿瘤切除术

该手术方式有美容方面的优势,Deshpande 等报道了 27 例(23 例为黏液瘤)内镜心脏肿瘤切除术的病例。随访没有发现任何的残余或复发的肿瘤。

【并发症】

自然情况下,心脏黏液瘤所出现的并发症,主要是肿瘤本身组织脱落造成体循环栓塞或肺栓塞,以及肿瘤堵塞二尖瓣或三尖瓣口,致使患者出现心力衰竭,甚至猝死。

心脏黏液瘤术后最常见的并发症为:①心律失常和房室传导阻滞。一般来说,均为短暂性,可通过利多卡因静脉滴注治疗室性期前收缩。②体循环栓塞。常为瘤体碎片脱落所致,脑部主要血管栓塞可引起脑组织缺氧、水肿和坏死,患者昏迷不醒甚至死亡。身体其他重要脏器血管栓塞在扩张血管药和抗凝血治疗无效情况下,应采取切开血管取栓手术。③部分患者术后出现肿瘤复发。

其他手术并发症同体外循环手术。

【预后】

心脏黏液瘤患者中有 15% 发生猝死。死亡是由于冠状动脉或体循环栓塞以及肿瘤阻塞二尖瓣或三尖瓣血流所致的典型结果。

手术对于散发的心脏黏液瘤常是有效的。手术切除的院内死亡率低于 5%。实际的全因死亡多数不是因为肿瘤本身,而是因为高龄或者同时存在其他疾病。其远期预后良好。在 1 项 112 例患者的系列研究中,在超过 3 年的中位随访中,只发生了 4 例死亡病例。其复发率为 1%~5%。4 年后的复发是罕见的。在家族遗传性患者中的复发率为 30%~75%。复发通常与不完全的肿瘤切除、第二点生长或来自原发肿瘤的心内种植有关。

二、其他良性心脏肿瘤

【流行病学】

通常,原发心脏肿瘤是罕见的。在尸解研究中,总体患病率波动于 0.002%~0.25%。

良性心脏肿瘤在总体人群中非常罕见。在所有的心脏肿瘤中,75% 为组织学良性。黏液瘤代表约 75% 的良性肿瘤,而骨骼肌瘤(5%~10%)和纤维瘤(4%~6%)的发生较少见。

全身栓塞是最常见的并发症。其在 25%~50% 的病例中呈现典型症状。栓塞可以由缺血和可能的梗死形成,可发生于任何远端器官,包括大脑、下肢、肾和心脏(冠状动脉)。当查找任何可能产生栓塞的原因时,心脏肿瘤应包含在其鉴别诊断中。骨骼肌瘤常在其早期表现出流入/流出道梗阻(即心力衰竭)或心律失常,并且是手术切除术的典型指征。

黏液瘤好发于女性,由于患病率低,无男女比例的精确报道。

黏液瘤是成年人中最常见的心脏肿瘤,骨骼肌瘤在儿童中最常见(其次是总体最常见的良性心脏肿瘤),纤维瘤罕见并且易发生于儿童中。

【病因病理】

心脏肿瘤的病因目前尚不明确,有些与临床上一些综合征相关或相伴发。这些综合征包括 Gorlin 综合征、Carney 综合征等。

Gorlin 综合征由以下情况组成。

1. 多发性痣样基底细胞癌、下颌部囊肿和纤维肉瘤及骨骼畸形。

2. 各种皮肤异常,包括粟粒疹、表皮样囊肿、睑板腺囊肿(霰粒肿)及粉刺。

3. 与髓母细胞瘤、脑脊髓膜瘤、卵巢纤维瘤/纤维腺瘤、心脏纤维瘤、胎儿骨骼肌瘤及肠系膜淋巴管或乳糜囊肿有关。

当患者被怀疑诊断 Gorlin 综合征时,应警惕该患者可能伴发心脏肿瘤。

Carney 综合征:是由心脏黏液瘤、内分泌功能亢进和局部皮肤色素沉着组成的综合征。与 Carney 综合征有关的黏液瘤在切除术后存在高复发风险。

【临床表现】

任何患者以栓塞并发症,或者以流入或输出道梗阻(即左心衰竭或右心衰竭)的症状、体征就诊,应该考虑有心脏肿瘤的存在。

以下为常见症状及相关产生的机制。

1. **心力衰竭症状** ①由肿瘤累及或异常心肌功能所致,也可因肿物生长于心腔室致使心腔相对闭塞,心排血量减少所致;②亦可因肿瘤生长造成左心室流出道梗阻导致心力衰竭;③舒张期杂音可能表示由于肿瘤压迫或生长所致的瓣膜功能损害。

2. **心悸** 肿瘤累及传导系统可造成心悸或晕厥发作。

3. **猝死** 这一症状可在多达 33% 的患者中发生。

4. **晕厥** 晕厥发作可能与心律失常有关。

5. **其他相关表现** 黏液瘤的发生常来自心内膜,并且其大小在 1~20cm 波动。绝大多数发生于左心房(86%),其余生长于右心房。它们趋向生长于卵圆窝,但是发现其可以出现在心房的任何位置。心室或瓣膜的位置罕见。

骨骼肌瘤是壁内肿瘤,其代表性特征为体积较小,最常牵涉左心室(80%)或右心室(15%)。

纤维瘤最常累及室间隔或左心室游离壁,只有 <10% 的病例报道有心房或大血管牵连。不同于黏液瘤,肿瘤栓塞不常见。肿瘤生长能取代或直接累及二尖瓣和主动脉瓣,并导致血流动力学上显著的瓣膜狭窄或关闭不全。

症状与肿瘤对左心室几何形态、灌注和射血方面的影响直接相关。此外,心律失常,特别是猝死和房室传导异常是常见的症状,这是由于肿瘤对房室结和传导系统的破坏造成的。良性肿瘤的存在可以没有症状,在偶尔的查体时被发现。

【辅助检查】

(一) 实验室检查

血培养可以确诊或除外心内膜炎的诊断。

(二) 影像学检查

1. **X 线胸片放射线检查** 结果常是无异常的。可能存在心脏轮廓扩大或纵隔增宽。常提示心脏局灶性钙化和纤维瘤的典型特征,尤其在儿童中。

2. **超声心动图检查** 在对有栓塞并发症、无法解释的心脏杂音,以及心力衰竭体征和症状患者的评价中扮演着主要的角色。

心脏超声心动图检查:对病史和/或体格检查提示瓣膜功能不全或有心内膜团块的患者是最好的诊断性检查。具有鉴别组织特性、位置、形态学和移动性的能力,以及其非侵入的、快捷的、没有电离辐射作用的特点,使超声心动图检查成为标准的诊断性方法。

经胸超声心动图检查:结果模棱两可时,经食管超声心动图检查是需要的,因其在对心房和大血管观察时可得到较好的图像。

3. **MRI** 患者心脏团块一旦明确,MRI 在确定肿瘤累及程度和细胞特征上是非常有用的。T_1 和 T_2 加权像可提供有关组织学特性的有价值的线索。自旋回声相强度有助于辨别心脏肿瘤。MRI 不能明确用来辨别良性和恶性肿瘤。鉴别肿瘤的良性和恶性需要组织学诊断。

某些小型研究表明,MRI 对原发性心脏肿瘤比超声心动图更具敏感性和特异性,但是没有大型研究证明 MRI 的收益高于超声心动图。

对于含糊的超声心动图结果,MRI 可用来鉴别腔内肿瘤是来自于血栓还是肥大的乳头肌。

4. **CT 扫描** 常应用在评价可能存在的胸廓恶性肿瘤中,但其结果可能提示为原发性心脏肿瘤。CT扫描结果可提供有关组织学特性的线索,对于中心钙化提示心脏纤维瘤。即使在心电门控技术上的发展,对心脏肿瘤的诊断,CT 扫描的价值也不会高于超声心动图的检查价值。

5. **心导管心血管造影** 对于已知心腔内肿物的患者,由于存在显著的导管诱发的肿瘤栓塞风险,心室造影术是相对禁忌的。对于可能存在冠状动脉疾病高危风险又要接受外科手术治疗的患者,单纯的冠状动脉造影是必要的。如果在心血管造影期间偶然发现肿物,操作时要特别小心,将导管致使肿块破裂的情况降到最低,以防止产生全身栓塞的并发症。心室造影术显示灌注不足时提示心腔内肿块。

6. **心电图检查** 没有特异性改变和/或存在电轴左偏。复极异常与心肌梗死或缺血患者的结果相似。

【诊断及鉴别诊断】

（一）诊断

通常患者有典型的症状，如心力衰竭表现、头晕或晕厥、栓塞表现等；体征：肿物位于左心房者可有类似二尖瓣狭窄的舒张期杂音，位于左心室者可有收缩期杂音或者收缩期喀喇音，肿物位于右侧心腔者三尖瓣听诊区可出现杂音。上述症状、体征结合影像学检查，如超声心动图、CTA、MRI 等，多能够做出心脏肿瘤的诊断。但是有关良性与恶性肿瘤的诊断，则需要等待病理的最终诊断。

（二）鉴别诊断

1. **心房血栓**　参见心脏黏液瘤。

2. **肥厚型梗阻性心肌病**　肿瘤生长于左心室流出道的患者需要与肥厚型梗阻性心肌病相鉴别。患者同样可出现呼吸困难、心悸等症状，查体心前区可发现杂音、心率加快等表现。超声心动图检查对于心脏肿瘤的患者可发现心腔内占位；而肥厚型梗阻性心肌病的患者则提示左心室流出道有梗阻的表现，如可见增厚的室间隔突入左心室流出道，同时左心室流出道血流速度加快。对于肥厚型梗阻性心肌病的患者，心导管检查见左心室与左心室流出道之间出现压力阶差，左心室舒张末期压力增高，压力阶差与左心室流出道梗阻程度呈正相关。对于心脏有占位的患者，则不宜进行心导管检查。

3. **感染性心内膜炎**　部分心内膜炎患者，特别是心脏检查有明确赘生物的患者，在患者体温正常时如发现心内有占位，需要与心脏肿瘤相鉴别。心内膜炎患者的赘生物多位于主动脉瓣或二尖瓣等瓣膜组织，造成不同程度的瓣膜功能异常，甚至腱索断裂，超声心动图检查出现相关瓣膜关闭不全的表现；查体时出现心前区杂音；赘生物组织的体积多数小于被发现时的肿瘤组织；心内膜炎患者多数会有较长时间的高热病史，血液培养（患者有发热时）有时会找到致病细菌。而心脏肿瘤患者，多没有较长时间的高热病史，心脏查体出现杂音的患者也少于心内膜炎患者，超声心动图检查一般只存在心腔内占位，仅个别患者瓣膜组织变形后出现关闭不全等表现。

4. **原因不明的其他部位转移癌**　有时心脏内的占位可能是其他部位恶性肿瘤转移所致，需要与良性肿瘤鉴别。恶性肿瘤心脏转移瘤患者经过其他检查，如 X 线胸片、相关器官超声检查，可能会发现肿瘤的原发部位。从肿瘤的生长方式可有一定鉴别价值，如心内良性肿瘤多突入心腔，肿瘤附着的蒂较长，而恶性肿瘤多呈浸润生长，附着部位基底宽，不呈蒂状表现。心脏的 CT 检查以及超声心动图检查可提示肿瘤生长方式的不同。另外，心脏右侧房、室占位的患者，恶性肿瘤的可能大于左侧，应格外注意鉴别。

5. **肺栓塞**　参见心脏黏液瘤的鉴别诊断。

【治疗】

目前对心脏良性肿瘤，内科治疗无效。

对于典型良性肿瘤来说完全外科手术切除术是可治愈的。

由于黏液瘤有栓塞的高危风险，所以推荐尽快治疗。如果患者存在致命性的心律失常，则不能做出这样的决定。典型的切除术是在心脏停搏下的肿瘤切除。有对巨大的不能被切除的肿瘤患者进行心脏移植的报道。

如果可能的话，应该切除纤维瘤，因为其有造成心脏血流阻抗、心室异常收缩和异常传导的可能。在心脏纤维瘤中，致命性的心律失常也是一种风险。基于以上原因，即使在无症状的患者中，为保证心室功能、瓣膜功能及传导系统功能正常，心室肿瘤也应该切除。

【并发症】

并发症同心脏黏液瘤。

三、心脏肉瘤

【流行病学】

原发性心脏恶性肿瘤是罕见的，来自尸解的患病率为 0.001%~0.28%。最常见的心脏和心包的原发性恶性肿瘤为肉瘤。

原发性心脏肉瘤患者资料显示，其中位存活时间为确诊后 6 个月。有报道显示，90% 的患者在诊断后的 12 个月内死亡。

心脏肉瘤没有性别差异,可发生于任何年龄,然而,心脏骨骼肌肉瘤在儿童中有较高的比例。

【病因病理】

（一）病因

心脏肉瘤无特殊病因。细胞遗传学分析,其肿瘤细胞可有染色体数量和结构上的改变。免疫组织化学分析显示,就心脏血管肉瘤来说,为突变的 *p53* 基因高表达产物。

（二）病理生理学

心脏肉瘤的诊断在外科手术前,甚至临终前常常也做不出来。由于病变罕见及症状和体征非特异性的本质,常被忽视。肿瘤起源于心外膜或心包膜,并导致心脏包裹,可以引起胸痛、低血压、心动过速和身体不适。心音低钝并可闻及摩擦音。

心脏压塞（常见为持久的血性心包渗出）可最终导致难以控制的心力衰竭。累及心肌可能导致难治的心律失常、传导阻滞、心力衰竭、心绞痛或心肌梗死。心内膜心肌包块能造成瓣膜障碍或功能不全。罕有带蒂肿瘤的瘤体脱垂穿过瓣膜造成可闻及的扑落音。心脏右侧的肿瘤破裂,可以造成肺栓塞,引起呼吸困难或咯血。左侧的栓塞可导致脑血管意外、外周脏器的栓塞、癫痫和远位转移。肿瘤局部扩散可以引起相应的症状和体征,例如上腔静脉综合征、咯血和发声困难。

原发性心脏肉瘤存在几个亚型（即血管肉瘤、骨骼肌肉瘤、间皮瘤、纤维肉瘤、恶性神经鞘瘤）,在成年人中的发生率递减。

1. **血管肉瘤**　是最常见的一种,可累及心脏各个腔室。近 80% 的心脏血管肉瘤起源于右心房的壁部团块。有代表性的是其可完全替代心房壁并充满整个心腔。可以侵犯毗邻的结构,例如腔静脉、三尖瓣。

这些肿瘤都是有症状和迅速致命的,常出现广泛的心包蔓延和心脏包裹。心包的血管肉瘤（没有心肌累及的）发生罕见。

2. **骨骼肌肉瘤**　在心脏常见肉瘤中排第二位。它在所有年龄段都有描述。特别庆幸的是没有心腔侵犯。不常见弥漫性心包蔓延。几乎总是存在心肌成分,偶发瓣膜障碍。骨骼肌肉瘤是儿童中最常见的心脏肉瘤形式。

3. **间皮瘤**　这类肿瘤典型出现于内脏或壁层心包上,并且能蔓延压迫心脏。它们多不侵袭基底心肌。局部播散可导致胸膜、横膈或腹膜的受累。

大体上瘤体为质韧、白色,而且有结节样和片样两种生长方式。这类肿瘤中,没有特发年龄段。心包间皮瘤与存在石棉暴露没有病理学联系,与大多数典型的胸壁间皮瘤形成对照。

4. **纤维肉瘤和恶性纤维性组织细胞瘤**　多为白色病变,质地坚韧并显示浸润性生长。有记录的病变中,没有年龄或心腔偏好。然而,在多达 50% 的病例中,发现有心脏瓣膜受累。心包侵犯少见发生。

5. **恶性神经鞘瘤**　这类肿瘤来源于周围神经鞘组织,多存在于心脏与迷走神经相贴近的位置。

6. **转移性心脏肉瘤**　心脏和心包的转移瘤比原发性心脏肿瘤更常见,是其 40 倍。事实上,约 25% 有心脏转移瘤的患者死于转移性的软组织肉瘤。还没有详细的心肌扩散存在（即扩散的、结节性的）的大样本。在儿童中,骨骼肌肉瘤是最常见的肉瘤类型。在做出原发性肉瘤诊断前,应排除其他部位的肉瘤。

【临床表现】

心脏肉瘤没有特征性的临床表现,因为常见的症状和体征都是非特异性的。患者可能有发热、呼吸困难、胸痛和/或全身疲乏、体重减轻的主诉。

【辅助检查】

（一）影像学检查

随着诊断技术的进步,对心脏肉瘤可以进行精确的、非有创性的检查。

超声心动图是心脏肿瘤首要的非有创性成像诊断方法（经胸和经食管的超声心动图是互补的）。

CT 扫描在检查心脏病变上是实用的,可证明毗邻结构和肿瘤局限侵袭,明确肺和肝转移是否存在。

MRI 有明确肿瘤位置和其周围解剖关系,以及了解患者对化疗是否敏感的作用。

血管造影术能帮助评估冠状动脉管腔状态,并能通过充盈缺损证明心内和血管内肿瘤。

X 线胸片可以显示广泛的心脏扩大或右心扩大,纵隔变宽,肺门淋巴结增大,肺充血或胸膜腔渗出。

(二)其他检查

超过 75% 的心脏肿瘤患者在 ECG 上存在一般的非特异性的异常改变。心肌肿瘤能引起心律失常或各种程度的传导阻滞。可观察到非特异的 ST 段和 T 波改变。心包损害可造成心动过速和低电压。

【诊断及鉴别诊断】

(一)诊断

心脏恶性肿瘤的诊断,多数在最初诊断心脏肿瘤占位的基础上,依赖手术后对肿物标本病理分析做出确诊。仅个别患者可根据肿瘤呈浸润性生长、生长速度快等恶性肿瘤特点,术前高度怀疑为恶性肿瘤。最终确诊仍需要病理诊断。

(二)鉴别诊断

1. **限制型心肌病**　心脏恶性肿瘤患者出现胸闷气短、心力衰竭等症状,部分患者有心内肿物钙化的阴影,需要与限制型心肌病(部分该疾病患者心内膜心肌钙化)相鉴别。限制型心肌病患者以心脏舒张功能受损为主要表现,超声心动图检查可有心内膜钙化、心腔狭小、心尖部闭塞、心内膜增厚和心室舒张功能严重受损,但无心腔占位表现;其他影像学检查如 CT、MRI 等,都不会发现心脏内肿物,可将两病鉴别开来。

2. **缩窄性心包炎**　患者同样可有胸闷气短、呼吸困难等类似心脏肿瘤的症状,部分患者可有急性心包炎的病史,也可有低热等心脏肿瘤的表现,但发展到缩窄性心包炎者病史较心脏肿瘤患者更加长,患者出现肝大、腹水等右心衰竭表现较心脏肿瘤患者更加多见。影像学检查(超声心动图、CT、MRI 等)两者鉴别相对容易,心脏肿瘤患者表现为心腔内实质占位,而缩窄性心包炎患者仅表现为心包的增厚、钙化等,部分患者胸部 X 线片可有明显的钙化表现。

其他鉴别诊断参见心脏黏液瘤和心脏良性肿瘤。

【治疗】

心脏肉瘤是很少能被治愈的,但外科手术切除可能延长患者存活时间或显著缓解其痛苦。

正位心脏移植的作用对于恶性心脏肿瘤来说仍然是有争议的。

原发性或转移性心脏肉瘤的完整或部分切除能提供血流动力学的改善,并缓解充血性心力衰竭。

心包开窗或心包切开术可缓解症状,可以作为另一种选择。

术后辅助的放疗和化疗没有一致的证据证明有益。然而,辅助的放疗和化疗有利于改善症状和提高生活质量。

【预后】

手术对绝大多数心脏恶性肿瘤无效,未经处理的心脏恶性肿瘤预期寿命为数月。

来自原发性心脏肉瘤患者的数据显示,中位生存时间约为 6 个月。组织学类型不影响预后。然而,超过 10 个有丝分裂/高倍视野或肿瘤组织伴有坏死则预后较差。长期存活的患者,其肿瘤多位于左侧心脏。

(刘　苏)

第二节　心包疾病

心包的先天性异常包括心包囊肿和心包壁层缺如。心包囊肿多发生于心包与横膈胸膜的连接处,右侧多见。壁层心包缺如通常耐受良好,但 X 线胸片心影左移类似肺动脉段增大。少数情况下,心包的左侧壁层部分缺如,由于心脏经缺损处形成疝致使血液循环障碍。

心包的获得性异常大多导致心包炎(如感染、炎症、损伤、新生物)。

心包炎

心脏外面有脏层和壁层两层心包膜,如它们发生炎症改变即为心包炎,可使心脏受压而舒张受限制,导致心功能降低。心包炎可分为急性和慢性两类,两种心包炎均可导致心包渗出,慢性心包炎较严重的类型是缩窄性心包炎。

【流行病学】

尽管急性心包炎的临床表现在很多疾病中有体现,但是该疾病患病率的流行病学数据资料目前仍然很缺乏,这也可能是因为其临床表现通常是隐匿的。国外(Lorell)关于急性心包炎的诊断在约 1/1000 的住院患者中得到确诊。缩窄性心包炎的患病率在住院患者中的诊断低于 1/10 000。此外,包括 1% 急症观察室的急性心包炎患者表现为 ST 段抬高。实际上,有报道的急性心脏压塞中锐器伤所致的发病率约为 2%,然而,因胸部钝挫伤出现心脏压塞的患者在临床上是很少见的。

未接受过透析治疗的进行性肾衰竭患者中有 6%~10% 的患者可发生尿毒症性心包炎。当患者被检查出有大量渗出的时候,在系列病例中尿毒症患者会上升到 20%。而大量有效的透析治疗减少了尿毒症性心包炎的患病率。

因恶性肿瘤导致的心包渗出造成的心脏压塞在发达国家是最常见的,而结核病则被认为是特定地方的常见病因。

急性心包炎患病率在性别上没有差异。缩窄性心包炎倾向于男性好发,男女比例约 3:1。各年龄段均可发病,在成年人中的患病率要高于儿童,但青少年受累程度要高于青、壮年者。然而,有研究显示,中等和大量心包渗出患者中老年人和年轻人在病因学、临床病程和预后上没有明显差异。

【病理生理】

心包有三种主要的生理功能:①从力学上来说,心包有限制心脏急剧伸缩的功能,维持心肌在 Starling 曲线范围内的顺应性和静水压分布。心包同时也构成了一个低于大气压的闭合腔隙,它能协助心房充盈同时维持一个低度的心脏透壁压力。②从膜功能上来说,心包可以保护心脏,减少外部摩擦,也更像一个能阻止感染和恶性肿瘤扩散的屏障。③从韧带功能上来说,心包在结构上起着固定心脏的作用。

急性心包填塞的状况下,心包内压力可上升至 20~30mmHg,随之左心房压、右心房压、右心室舒张压以及左心室舒张压都会迅速上升,同时心排量急剧降低。如果心包内压力上升得不到缓解或解除,心脏会逐渐不能充盈,最终患者因心排血量降低而死亡。

在大多数情况下,急性心包炎的心包膜出现一种急性的炎症反应伴随着多核粒细胞(PMN)浸润和心包血管化。通常,心包表现为渗出和粘连的纤维素性的生理反应,亦可能进展为一种浆液性或血性的渗出反应。而肉芽肿性的心包炎多由结核病、真菌感染、风湿和结节病引起。尿毒症性心包炎也被认为是由于肾衰竭堆积在体内的毒素而造成脏层和壁层心包炎症。然而,另外一些机制可能是比较复杂的,心包炎亦可发生在某些曾接受过透析治疗的慢性肾衰竭患者中。

慢性心包炎可为浆液性、乳糜性、血性(渗出),或纤维性、粘连或钙化,可为缩窄性或不产生临床症状。心包纤维化可随感染、损伤或心包积血而产生,或伴结缔组织疾病,包括风湿热,但有时原因不明。纤维化可呈斑点状或广泛性,带有钙质沉着。心包纤维化可无血流动力学效应,亦可逐渐产生慢性缩窄性心包炎,使体循环静脉压和肝静脉压慢性增高,导致心源性肝硬化。

大量临床病例显示,心包炎患者的临床症状,来源于心脏舒张充盈功能的异常。正常心脏舒张早期,心室迅速舒张,使其得到快速充盈;当心室快速舒张得到限制后,心室的舒张能力下降,出现高的舒张压平台期,心室的舒张几乎可以在舒张最初的 50 毫秒内完成。心室舒张得不完全,直接导致了心排血量的降低以及心房压力的增高。

造成心包炎的病因多种多样,与心包炎的类型有一定关系。下面分别以急性心包炎、慢性心包炎及少数特殊类型心包炎进行论述。

(一) 急性心包炎

纤维素性和浆液纤维素性心包炎表现为相同的基本过程,同时它们又是最常见的两种心包炎类型。

急性心包炎可因感染、结缔组织异常、代谢异常、损伤、心肌梗死、恶性肿瘤或某些药物引起,或可为非特异性。感染可由细菌、寄生虫、原虫、病毒或真菌引起。细菌感染以链球菌、葡萄球菌和革兰氏阴性杆菌为多见。对于小儿,流感嗜血杆菌为常见原因。化脓性心包炎可发生于感染性心内膜炎、肺炎、败血症及贯穿性损伤、心脏手术后和免疫功能受损的患者。病毒感染以艾柯病毒、流感病毒和柯萨奇 B 病毒为常见。国外有报道通过超声心动图辨认艾滋病为心包积液的最常见原因。在发达国家结核性心包炎只占急性和亚急性心包炎的少数,但在某些欠发达地区则占大多数。

除去感染因素,常见病因还包括心肌梗死(MI)、梗死后综合征(包括 Dressier 综合征)、尿毒症、辐射、类风湿关节炎(RA)、系统性红斑狼疮(SLE)和外伤。某些传染性疾病也可以引起纤维素性反应,另外,常规的心脏外科手术也可以引发该疾病。

出血性心包炎包含纤维素性和化脓性血性渗出,多见于结核病或肿瘤直接种植,也可发生于某些细菌感染或患者的特殊出血体质。出血性心包炎亦常见于心脏外科手术后和可能因此造成的心脏压塞。其临床意义与化脓性心包炎相似。

另外,以下因素亦可引起急性心包炎:干燥综合征、混合型结缔组织病、莱特综合征、强直性脊柱炎、炎性肠病、韦格纳肉芽肿病、血管炎(如巨细胞动脉炎、多动脉炎)、多肌炎、白塞综合征、肠脂肪肉芽肿症(Whipple 病)、家族性地中海热、血清病等。

心脏压塞是急性心包炎的重症表现,多需要紧急处理,以下稍作特殊论述。

急性心包炎发展迅速的患者,多可出现心脏压塞。恶性肿瘤的渗出物有时进展很快(如肿瘤组织破裂),会出现心脏压塞,肿瘤性渗出物多为血性渗出物。血液淤积通常比渗出液或漏出液引起心脏压塞症状的速度要快。

(二) 慢性心包炎

慢性缩窄性心包炎通常为非特异性的,即原因尚不明了,能够明确病因的慢性心包炎占 27%~34%,但几乎任何急性心包炎均可成为其原因。由急性心包炎发展而来的患者仅占约 10%。常见的原因为结核或其他感染,新生物、射线的辐射、类风湿关节炎、创伤和心脏手术。风湿热之后极少有缩窄性心包炎。慢性渗出性心包炎通常为非特异性的,但也可因结核杆菌、真菌或新生物引起。住院患者中大量心包渗出的最常见原因为转移性肿瘤,如癌肿(特别是肺癌或乳腺癌)、肉瘤(特别是黑色素瘤)、白血病、淋巴瘤。胸腔肿瘤直接扩散亦可发生;心包的原发性间皮瘤少见。肿瘤侵犯心包时可有浆液性或血性渗出,可为局限性或广泛性,如为广泛性可发生心脏压塞而妨碍心脏功能。

缩窄性心包炎的病因多见于化脓性心包炎、干酪性心包炎以及出血性心包炎。结核原因造成的慢性缩窄性心包炎约占 17%。外科手术造成的缩窄性心包炎不常见,发生率低于 5%,从最初手术发展到心包缩窄的时间间隔变化很大,从术后 1 个月至 10 年不等,平均约 2 年。心脏被包裹在一个 0.5~1.0cm 厚度的由瘢痕或钙化(心包腔粘连)形成的壳里,就像一个石膏模型。

不断增厚的纤维素性心包组织最终导致缩窄性心包炎,但不论何种病因都会阻止正常的心脏舒张期充盈。虽然大多数情况包含壁层心包,但脏层心包也可以被累及(有或没有症状的)。急性和亚急性心包炎可出现纤维素沉积,反过来又会引起心包渗出。一系列的反应会导致心包机化、慢性纤维素瘢痕、钙化及心脏充盈受限。

(三) 特殊病因型的心包炎

感染性因素:例如病毒、细菌以及结核菌感染。

免疫性因素:例如 RA、SLE、硬皮病、风湿热。

代谢性因素:例如肾衰竭、甲状腺功能减退症、高胆固醇血症。

心血管因素:例如急性心肌梗死,Dressier 综合征、主动脉夹层动脉瘤。

其他因素:例如医源性、肿瘤性、药物性、放射性、心血管操作和外伤。

无明显临床症状的特发性病例多见于病毒性心包炎,大部分不能被明确诊断的特发性病例很可能是病毒感染。季节性的高发期出现在春、秋两季。

【临床表现】

(一) 症状

1. 胸痛　是急性心包炎的最主要症状,多见于急性特发性心包炎及感染性心包炎的纤维蛋白渗出阶段。疼痛的性质和部位是易变的,常位于胸骨后或心前区,可放射至颈部和背部,呈锐痛,偶可位于上腹部,类似急腹症;或与心肌梗死缺血性疼痛相似,呈钝痛或压榨性痛并放射至左上肢;或随每次心脏搏动而发生刺痛。疼痛可因心包和胸膜炎症受累两个因素引起,也可能与心包腔积液时心包牵张因素有关。疼痛多在卧位、咳嗽、深吸气时加重,前倾位时减轻。

2. 呼吸困难　是心包渗液出现心脏压塞时最突出的症状,多数患者出现端坐呼吸,为避免心包和胸膜疼痛而产生呼吸变浅、变速。

呼吸困难也可因发热、大量心包积液导致心脏压塞,邻近支气管、肺组织受压而加重,表现为面色苍白、烦躁不安、胸闷、大汗淋漓等。患者常采取坐位,身体前倾,使心包积液向下、向前移位以减轻其对心脏及邻近脏器的压迫,从而缓解症状。气管受压可产生咳嗽和声音嘶哑。食管受压可出现咽下困难症状。

3. 下肢水肿、腹部肿胀和不适　是其他常见症状。如果出现恶心、呕吐及右上腹疼痛,应该考虑到是由于肝淤血、肠道淤血或都存在。

4. 全身症状　可伴有潜在的全身疾病如结核、肿瘤,尿毒症所致的咳嗽、咳痰、贫血、体重减轻等症状。

5. 慢性心包炎的症状可由急性心包炎发展而来,可在急性心包炎的临床或者亚临床症状出现数年后,慢性心包炎的症状逐渐显现。最初症状可能仅是易疲劳,伴或不伴劳累后气短,之后可有外周水肿或伴有隐匿性腹水,伴随病情发展,患者可进一步出现夜间阵发性呼吸困难,严重病例可出现端坐呼吸。

（二）体征

常见体征包括低血压、颈静脉怒张和心音低钝（即典型的 Beck 三联征）。

其他共存体征还包括奇脉、颈静脉搏动、心动过速、呼吸急促、肝大、腹水、周围水肿、胸膜渗出、肾功能不全、肝功能不全和/或听诊心包摩擦音。

【辅助检查】

（一）实验室检查

心包炎没有特征性的实验室检查数据。然而,伴随长期不断增加的右心房压力和肝、肾及胃肠道的被动充血等现象,实验室检查的异常结果会逐渐表现出来,包括结合性和非结合性胆红素水平的上升,以及肝细胞功能异常检测结果。

随着心室壁的扩张,BNP 的水平开始升高,在缩窄性心包炎中也会出现轻度的上升（通常 <150ng/L）。BNP 在扩张型心肌病中的水平一般比较高（如果 >650ng/L 即可被诊断）,同时 BNP 水平在鉴别某些疾病时也很有价值。

在慢性缩窄性心包炎患者中,可有蛋白质丢失,同时有的患者伴有腹水,一些患者存在严重的低蛋白血症。低蛋白血症随患者上、下腔静脉压力逐渐增加,其血浆蛋白水平进行性降低。血清蛋白减少是蛋白丢失性胃肠病和能达到肾病水平的尿蛋白升高所造成的结果。

如果出现急性或慢性炎症,诸如不断升高的红细胞沉降率和正细胞正色素性贫血的非特异性症状就会表现出来。

如果伴有胶原血管病的出现,抗核抗体或风湿性因素也会存在。

PPT（结核菌素）试验阳性就可以明确地诊断为结核性心包炎（除非患者无细胞免疫反应）。

在细菌性心包炎病例中会出现白细胞计数增多并伴随核左移。

心包积液的细胞学检查能协助诊断恶性肿瘤（如果没有其他肿瘤征象表现）。

（二）影像学检查

1. 胸部 X 线检查　约有 1/3 的患者胸部 X 线检查有心影增大的表现,心包钙化在约 40% 的患者中有表现。在 60% 的患者中有不同程度的胸部 X 线表现。然而,没有特异性也不能证明是非心包缩窄。

如果不存在显著的心包渗出,心脏轮廓是正常的。上腔静脉和奇静脉可能都是扩张的。胸膜渗出是常见的,通常胸部两侧都存在。肺水肿少见,但它提示可能其他的心脏疾病或肺疾病同时存在。

2. 超声心动图检查　应用于缩窄性心包炎的辅助诊断已经有若干年了,尤其是用于鉴别扩张型心肌炎和其他类型的心肌炎。但尚无缩窄性心包炎的特征性超声心动图检查的研究结果报道。然而,当与临床结合的过程中将所有超声数据汇集在一起的时候,准确地对缩窄性心包炎进行评估变得很常见。

作为一项基础检查,超声心动图心包成像是不灵敏的,并且不能认定其是心包显影的可靠检查技术。必须承认的是,心包的回声致密不出现在所有病例中。CT扫描和MRI被认为是心包显影的更精确的手段。

经食管超声要比经胸廓超声在帮助发现增厚的心包方面更可靠(特别是出现致密的或强回声时),但它仍然与CT和MRI的精确度相差很远。

不同于正常的室间隔运动,缩窄性心包炎涉及可顺从的心室壁(被心包嵌入的)更少,听诊有相关的心包叩击音(亦能在M超声和二维超声上见到舒张早期的中隔切记,或称为"中隔反跳")。

二维超声能显示右侧压力超负荷的证据,如吸气时房间隔左移或上、下腔静脉和肝静脉扩张。这些都是不典型的体征,也可以发生在其他原因造成的右心衰竭时。

多普勒心脏超声可以提供重要的血流动力学资料。在快速舒张充盈的早期能准确地探及二尖瓣、三尖瓣水平的正向血流。把随之产生的波形称为E波(充盈早期)和A波(房充盈)。跨三尖瓣和跨二尖瓣流速表现出相反的图形(跨三尖瓣流速在吸气时增加,呼气时减少;跨二尖瓣流速在吸气时减少,呼气时增多)。出现在E峰流速初期的短暂降低,被认为是心脏舒张早期被限制而产生的血流动力学表现。肺静脉多普勒血流模型也存在呼吸变化,其在舒张期的流入量要大于收缩期的流入量。这些多普勒研究结果在其出现的时候是敏感的,但是与很多超声心动图的检查指标一样,它的缺乏并不能排除缩窄性心包炎的血流动力学障碍。

3. CT　常规的CT扫描不能充分显示壁层心包影像。然而,壁层心包能在高分辨率CT扫描中清晰显影。心包厚度、钙化程度及部位分别能容易地测量出来。

正常的心包为1~2mm厚。不正常的心包增厚认定为3~4mm或更厚。当心包增厚超过4mm时,有助于鉴别限制型心肌病中的缩窄性疾病;当增厚超过6mm时,更增加了缩窄的特异性。

研究结果表明,支持右心室充盈受损的症状包括腔静脉、肝静脉、右心房扩张及腹水或肝脾大。

可能会在一个存在时间很长而又出现隐性增厚的薄层心包瘢痕中出现假阴性结果。也就是说,即使是正常增厚的心包,也不能除外心包缩窄,并根据临床情况对其进行解释。因此,如果血流动力学和临床表现能共存,即使心包显影不明显也要做出诊断。

4. MRI　实时高分辨率并在50ms或更短时间捕捉图像的能力,使MRI成为心包显影的敏感检查方法。

像CT显影一样,MRI也能用来测量心包厚度、钙化程度和异常分布。

门控MRI有探测心包积液是否血性的优势。有学者研究显示,MRI诊断缩窄性心包炎的敏感性、特异性以及准确性的比例分别是88%、100%、93%。

获得性CT扫描影像与MRI相比更有优势,尤其是当心包钙化特别显著时。

5. **心电图**　慢性心包炎与传统的ECG检查是不相关的,而在急性心包炎中则能表现出来。

对急性心包炎的检查中,心电图包括弥漫性凹陷的ST段抬高,相比其他原因造成的伴随PR凹陷的ST段抬高更显著。在大多数的急性心包炎中,ST段抬高的高度要高于侧壁胸导联上T波高度的1/4。总之,如果这些结果存在于一个病例中,根据最新的进展应该考虑缩窄性心包炎。

反之,即使慢性心包炎出现进展,也不会出现特异性的ECG改变。T波倒置可以持续存在,但所有的ECG结果分析是正常的。

在年久的病例中,可以发生心房颤动,但它也是非特异性的。约30%的慢性缩窄性心包炎患者表现为各种房性心律。

如果心包渗出出现进展,肢体导联和胸导联上的QRS波表现出低电压。它要比其他原因造成的低电压(例如陈旧性心肌梗死、胸腔积液、术后状态或其他类型的心肌疾病)更显著。

当有电交替[存在P波和T波在QRS中轴线上出现的逐搏(beat-to-beat)的周期性漂移]出现时,必须考虑心脏压塞。

6. **右心导管植入术**　有时即使有病史、体格检查、实验室结果和非侵入性的检查,也并不能对缩窄性心包炎做出准确的诊断。此时侵入性操作,特别是右心导管植入术和/或心内膜心肌活检均能帮助做出或排除诊断。

传统的缩窄性心包炎的血流动力学标准为:①升高的左、右心室的舒张压≥5mmHg。②右心室收缩压低于 55mmHg。③平均右心房压高于 15mmHg。④右心室舒张末压高于 1/3 的右心室收缩压(脉压狭窄)。

这些标准的存在,对限制型心包炎的诊断是有利的。

同步的左心室压和右心室压描记显示,在缩窄性心包炎的患者中,左、右两个心室的舒张压力是均等的。另外,在右心房压力波形(W 波)中,缩窄性心包炎的患者中,会有一个明显的 X 波跟随着一个陡峭的 y 波。除此之外,在左心室和右心室的描记中会出现方根征(也称为 dip-and-plateau 图形),此图形可以与心脏压塞相鉴别。另一个血流动力学参数是可观察到 Kussmaul 征,即在吸气时右心房压力不下降,但在右心衰竭、重度三尖瓣反流和全身静脉淤血中也能见到。

在缩窄性心包炎的患者中,右心房压力描记出现显著的 y 形下降波。存在缩窄时胸廓内压呼吸变异不能传递到各心腔,导致吸气时心脏左侧灌注较右侧减少。在最新的研究中,充分利用这种方法观察在吸气相和呼气相之间左心室和右心室曲线下面积,研究发现,对应收缩期面积指数 >1.1 的缩窄者,阳性预计精度为 100%,灵敏度为 97%,特异性为 100%。但它不是随机对照临床研究,并且存在选择偏倚。无论如何,它可以在将来为其他标准性的诊断标准做证明。

虽然这些标准在实践中是实用的,但在尝试诊断缩窄性心包炎时其不确定因素总是存在的。Fluid-filled 导管提供的缺乏精确度的描记,能造成对血流动力学数据的误解。不规整节律,如心房颤动,能改变建立在 R-R 间期变化基础上的心室灌注压。呼吸模式的变化可以影响血流动力,所以,必须告诉患者在血流动力学描记期间要进行均匀规整的呼吸。患者的舒张期灌注压能影响血流动力学的测量结果,所以,有些研究者倡导当有患者的左心室舒张末压 <15mmHg 时,注入等渗氯化钠溶液用以暴露隐匿的缩窄性心包炎。相反,如果灌注压太高,会丢失压力中的微妙呼吸变化。

舒张压均化的重要病因还包括限制型心包炎、心脏压塞、COPD、气胸(肺过度通气)、扩张型心肌病(严重者灌注压可以升高)、房间隔缺损以及血容量不足(当灌注压低时),须鉴别。

7. 心包和心内膜心肌活组织检查　在诊断缩窄性心包炎时也可能会需要直接性检查和心包活组织检查。如果缩窄症状非常支持临床,尽管心包在影像学上表现很薄,在慎重考虑后,为了得到最可靠的诊断或除外诊断,仍需要直接外科手术探查、活组织检查和行心包切除术。

【鉴别诊断】

急性心包炎几乎总是以胸痛为主诉,胸痛的鉴别诊断很广。最易与之混淆的有肺炎或局限性肺炎伴胸膜炎、肺栓塞、肋软骨炎和反流性食管炎等。心肌缺血或心肌梗死是主要的鉴别诊断注意点。其他考虑主动脉夹层、腹腔内疾病和带状疱疹。需要指出的是,急性心包炎可为以往隐性心肌梗死的首发症状。

(一) 缩窄性心包炎的鉴别诊断

1. 限制型原发性心肌病　心肌病患者起病比较缓慢,早期可有发热,逐渐出现乏力、头晕、气急,病变以左心室为主者有左心衰竭和肺动脉高压的表现,如气急、咳嗽、咯血、肺基底部啰音,肺动脉瓣区第二心音亢进等;病变以右心室为主者有右心室回血受阻的表现,如颈静脉怒张、肝大、下肢水肿、腹水等,心脏搏动常减弱,浊音界轻度增大,心音轻,心率快,可有舒张期奔马律及心律失常,心包积液也可存在,有部分心肌病患者心腔扩大后,心腔内可有血栓形成,因此内脏栓塞不少见。

心包炎外科治疗常可得到良好的效果,而心肌病则预后不佳,因此,个别鉴别困难的病例应进行血流动力学和影像学(CT 或 MRI)检查,必要时做心内膜活检,如影像学显示心包增厚,除非 3 项血流动力学检查全部符合限制型心肌病,应考虑开胸探查;如心内膜活检显示心内膜心肌病变,则不必开胸探查。此外,如果患者伴有腹水,还需与肝硬化、结核性腹膜炎及其他心脏病变引起的心力衰竭相鉴别。

2. 心房黏液瘤与原发性心脏肿瘤　心房黏液瘤或原发性心脏肿瘤多数患者亦起病缓慢,同样可有胸闷、气短症状,部分患者有强制体位,在某一固定体位时症状会稍缓解,致使患者常保持某一固定体位。患者查体可同样有肺水肿的表现,如听诊两肺可闻及水泡音。另外,部分患者有心力衰竭表现,如双下肢水肿,甚至端坐呼吸等,行超声心动图检查可于心房或心室内显示占位病变(右侧心腔肿物多为原发性心脏肿瘤),从而诊断黏液瘤或原发性心脏肿瘤,而心包炎只存在心包增厚表现,超声心动图检查可以将上述疾病鉴别开来。另外,部分心脏肿瘤患者,可因为心腔内肿瘤组织脱落,出现栓塞症状,个别患者栓塞症状为首发症状,因此临床上出现栓塞表现的患者,不要忽略心脏肿瘤的诊断。

3. 上腔静脉综合征　临床上有部分患者因不同原因上腔静脉受压迫,患者出现急性或亚急性呼吸困难和面、颈肿胀等上腔静脉综合征的表现。此类患者要与缩窄性心包炎相鉴别。缩窄性心包炎的患者也可因上腔静脉汇入右心房入口处,心包缩窄造成患者面、颈肿胀等表现,但多数患者同时伴有全身肿胀的表现,如肝大、腹水、下肢水肿等,患者一般起病缓慢;而上腔静脉综合征的患者,多数起病较快,尤其是肿瘤患者,上腔静脉产生压迫进展较快,行胸部 CT 或 MRI 检查,多数可见到异常组织致使上腔静脉外部受压的影像,缩窄性心包炎的患者无该表现,仅存在心包增厚的表现,可将两种疾病鉴别开来。

4. 尿毒症　是肾功能严重受损的表现,患者因肾排水和电解质能力差,临床上可有水、钠潴留致水肿的表现;患者尿液检查提示肾浓缩机制受损,多有尿比重低、尿少、无尿等,同时伴有其他系统症状:消化系统症状,如厌食、恶心、呕吐或腹泻;血液系统症状,如贫血现象;心血管系统症状,如高血压、心力衰竭、水肿等;皮肤表现,如皮肤瘙痒、尿臊味等;神经系统症状,如头晕、头痛、乏力,理解力及记忆力减退等。尿毒症患者,多有肾功能受损的病因,或长期肾病史,影像学检查一般不存在心包增厚的表现。缩窄性心包炎的患者肾功能检查一般正常,尿液检查多没有肾浓缩机制受损,如尿比重低等表现。

(二)心脏压塞的鉴别诊断

1. 心源性休克　是由于心脏收缩功能受损,在短时间内心排血量急剧且明显降低,从而导致各器官严重灌注不足引起全身微循环功能障碍;心脏压塞同样是由于心包内压力过大,心脏不能充分舒张、心排血量下降所导致的全身循环功能障碍。心源性休克多因心肌梗死、心律失常、心脏肿瘤堵塞瓣膜口、手术后低心排血量等因素造成;心脏压塞往往因为外伤或心包内血管损伤所造成。两种疾病的超声心动图检查表现不同,前者提示心肌收缩功能下降,而后者提示心包内存在大量积液,通过分析病因以及超声心动图检查,多能够鉴别。

2. 肺栓塞　急性肺栓塞患者多数亦存在呼吸困难和胸痛,同样可有心动过速甚至休克表现,从临床表现难以与急性心脏压塞相鉴别,但心脏压塞多有外伤史或患者近期行导管检查等情况,及时的心脏超声检查是较快捷方便的、可明确将两者区分的检查手段。

3. 张力性气胸　张力性气胸与心脏压塞同样属外科急症,两者一般都有外伤病史,同样会有呼吸困难、循环不稳定、心率快等呼吸、循环衰竭表现。胸部 X 线检查,透视下张力性气胸可有纵隔摆动、肺被明显压缩等表现;而心脏压塞则无上述表现。超声心动图检查心脏压塞存在大量心包积液,而张力性气胸则不存在心包积液。但当外伤造成两者同时存在时,上述检查结果会同时存在。

【治疗】

(一)急性心包炎

急性心包炎的治疗包括对原发疾病的病因治疗、解除心脏压塞和对症治疗。患者宜卧床休息。胸痛时给予镇静药,必要时使用吗啡类药物或左侧星状神经节封闭。风湿性心包炎时应加强抗风湿治疗,肾上腺皮质激素较好;结核性心包炎时应尽早开始抗结核治疗,并给予足够的剂量和较长的疗程,直至结核活动停止后 1 年左右再停药。如出现心脏压塞症状,应进行心包穿刺放液;如渗液继续产生或有心包缩窄表现,应及时做心包切除,以防止发展为缩窄性心包炎;化脓性心包炎时,应选用足量对致病菌有效的抗生素,并反复心包穿刺抽脓和心包腔内注入抗生素,如疗效不明显,即应及早考虑心包切开引流,如引流发现心包增厚,则可做广泛心包切除;非特异性心包炎时肾上腺皮质激素可能有效,如反复发作亦可考虑心包切除。心包渗液引起心脏压塞时应做心包穿刺抽液,可先做超声波检查确定穿刺的部位和方向,并将穿刺针与绝缘可靠的心电图机的胸导联电极相连结进行监护,还应预防性地使用阿托品,避免迷走性低血压反应。

(二)慢性缩窄性心包炎

1. 药物治疗　缩窄性心包炎药物治疗在大多数病例中一般是无效的,除非在有明显感染因素存在的患者中。

非甾体类抗炎药物 COX-2 抑制药、秋水仙碱、皮质激素或联合治疗可使部分患者受益。然而,对急性心包炎进行相对理想的治疗后,随着时间的推移,患者仍有可能病情进展并发展为缩窄性心包炎。因此,部分患者在急性期过后,还需选择适当药物治疗。

甾体类药物作用在亚急性缩窄性心包炎的心包纤维化发生前期是有效的。

利尿药常常被用来缓解心室灌注压。然而,这也能降低心排血量,需密切地监护。

其他直接作用于病因的治疗方法能得到更好的疗效,例如抗结核治疗。

一般来说,β 受体拮抗药和钙通道阻滞药是禁忌的,因为窦性心动过速在缩窄性心包炎中是一种常见的自身代偿现象,多数患者心脏存在固定的每搏量(继发于固定的舒张期心室充盈量)。

2. 手术治疗　完全性心包切除术是最可靠的治疗手段,同时也是一种可能完全治愈的治疗方法。

在病情发展早期(即钙化程度不明显),心肌出现异常可能或心力衰竭前期实行心包剥脱术,预后一般是比较好的。

在无症状的(NYHA Ⅰ级)或有早期 NYHA Ⅱ级症状的患者,其病史一般较长,对他们进行诊断需要一定的判断力。

心包剥脱术应尽量做到广泛、彻底,特别是在膈肌-心室交界区。其手术操作可能时间长并且过程复杂。手术并发症,包括大出血、房性和室性心律失常及心室壁破裂。两种标准术式,即前外侧开胸术和正中胸骨切开术。另外,准分子激光能用来切除存在于心包和心外膜之间的严重粘连物。

有报道,其外科手术死亡率波动在 5%~15%,最新大宗研究显示,心包剥脱术后死亡率(30 天内)为 6.1%。造成死亡的原因,包括进行性心力衰竭、败血症、肾衰竭、呼吸衰竭和心律失常。大量研究表明,80%~90% 接受过心包切除术的患者心功能可恢复到术后 NYHA Ⅰ级或Ⅱ级。

虽然伴随症状在术后也同样得到了改善,但部分患者舒张期心室充盈异常(与临床症状是相关的)时有存在。仅有 60% 的患者能恢复完全正常的心脏血流动力学。虽然某些功能随着时间得到改善,但持续舒张期心室充盈异常在手术前病史长的患者中更易发生,此研究支持有症状的患者应尽早接受手术治疗。

在 58 例因为缩窄而接受过全心包切除术的患者中,有 30% 的患者在术后 4 年仍然存在某些显著的症状。这类患者通过超声多普勒检查显示,他们的二尖瓣和三尖瓣仍存在持续性的限制和缩窄现象。

手术的死亡率似乎与术前心肌萎缩或纤维化有关,心肌的这些改变可以通过 CT 检查而发现。少部分重症患者,术中可能需要借助体外循环完成心包剥脱,以保证患者术中安全。

术后低心排血量通过常规的方式治疗,多数可以治愈,这些方法包括血管升压药物和主动脉内球囊反搏术(IABP)。

(三) 心脏压塞

心脏压塞是一种医疗急症事件,患者应进入 ICU 监护,接受如下治疗。

1. 吸氧

2. 补充血容量　用全血、血浆、右旋糖酐-70 或等渗氯化钠溶液来扩充容量,同时维持足够的循环血量。Sagrista、Saauleda 等记录到,在血容量得到扩充后心排血量显著增加。取腿部抬高的卧床姿势,有助于增加静脉回流。

3. 变力性药物　如多巴酚丁胺,可及时给予,这些药物增加心脏排血时不增加全身血管阻力。

4. 心包穿刺术　心包积液的移除是最具决定性的治疗方法,可通过如下三种方法进行。

(1) 紧急情况剑突下经皮引流:这是一种床旁挽救生命的操作。剑突下入路是胸膜外的途径,因此是最安全的盲性心包穿刺术。用 16 号或 18 号穿刺针在左剑突左肋骨角处对准左肩方向与皮肤呈 30°~45° 刺入。当紧急情况下进行这一处理时,与这一操作有关的死亡率约为 4%,并发症发生率为 17%。

(2) 超声心动引导的心包穿刺术(常在心脏导管室内完成):在左肋间区域操作。首先,在最大积液区最靠近探头的位置标记进针位置。然后,测量皮肤到心包腔的距离。探头的焦点应是操作过程中的进针轨道。避开肋骨下缘,同时在进针的过程中防止神经、血管的损伤。放置 16 号导管用于持续引流。

(3) 经皮球囊心包切开引流术:能达到与超声介导的心包穿刺术相似的效果,而在此操作中球囊用来为心包开窗。

患者应该接受最根本的原发因素的治疗,以防止心脏压塞复发。

【预后】

(一) 急性心包炎的预后

急性心包炎的个体的预后既取决于发病病因,也受心包渗出情况以及有无心脏压塞的影响。原发性和病毒因素往往是一个自限性的过程,几乎没有发展成缩窄性心包炎的风险。虽然说大部分陈旧性心肌梗死病例的发展是一个温和的过程,但是心包炎与大面积心肌梗死相伴发的患者其远期死亡率是高的。

硬皮病患者或风湿热患儿同时并发心包炎者其预后不佳,化脓性、结核性及肿瘤性心包疾病多伴有更复杂的过程,预后较差。化脓性心包炎不治疗的病死率接近100%,而接受治疗的患者病死率为12%~40%。结核性心包炎的病死率可达到50%。

尿毒症性心包炎随病情的进展,其显著发病率逐渐增加,但患者死亡是偶发。尿毒症性心包炎患者中,有3%~5%的患者可发展为出血性心包炎。

贯穿伤所致的急性心包炎的预后取决于对心脏压塞症状的判断是否准确和迅速。在这些病例中有3%~5%的死亡率是因为心脏压塞或心律失常所导致的。较小的穿孔,位于右心室的创伤,收缩压在50mmHg以上者及存在心脏压塞症状,都是对患者预后的有利因素。

(二) 缩窄性心包炎的预后

疾病的起因往往决定着其预后。较差的预后与恶性病和心功能Ⅲ级或Ⅳ级(NYHA)有关。

心包切除术后的长期生存率取决于其根本病因。常见的病因,如原发性心包缩窄的预后最好(7年生存率为88%),其次是由于心脏外科手术导致的缩窄(7年生存率为66%)。放射性心包缩窄患者的预后最差(7年生存率为27%)。在接受过心包切除术的患者中,影响其预后的因素包括放射史、肾功能恶化史、肺动脉高压史、收缩性心力衰竭史、低钠血症史以及高龄。

未经手术治疗的缩窄性心包炎的自然病史,目前没有完整资料,患者从最初的病因事件开始,发展到缩窄发生的时间间隔,可几个月至很多年。促进缩窄发生,以及进展的具体原因尚不明了。有学者估计,慢性缩窄性心包炎从出现症状和体征,到患者处于半病残状态的间隔时间为5~15年。

(三) 心脏压塞的预后

心脏压塞属于紧急医疗事件。早期的诊断和治疗是降低死亡率和发病率至关重要的决定因素。如不及时处理,患者将迅速死亡。

(刘 苏)

第三节 心房颤动

心房颤动是一种常见的快速室上性心律失常,表现为心房不同步激动,导致无效的心房收缩。其心电图特征包括:R-R 间期不规则;没有明显的重复性 P 波;心房活动不规整。

心房颤动有几种不同的分类方式:根据心房颤动与心脏瓣膜疾病的关系,可分为瓣膜性心房颤动和非瓣膜性心房颤动,前者指二尖瓣病变后出现的心房颤动;根据是否继发于其他心脏病或非心脏疾病,分为继发性心房颤动和单纯性心房颤动。从心脏外科临床角度可将心房颤动分为两类,第一类为合并性心房颤动,即存在需外科干预的心脏疾病,同时存在心房颤动;第二类为不合并需外科干预心脏疾病的单纯性心房颤动。这两类心房颤动根据发作时间特点又分为四种。①阵发性心房颤动:自行终止或发作持续时间<7天;②持续性心房颤动:持续时间>7天或需药物复律或电复律;③长程持续性心房颤动:持续时间>1年;④永久性心房颤动:临床医生和患者共同决定不再寻求恢复窦律。

【病因及病理生理】

一些危险因素可以增加心房颤动的发生风险,包括高龄、肥胖、吸烟、饮酒、家族史、基因变异等,同时还可以继发于一些疾病,如瓣膜病、冠心病、高血压、心肌病、甲状腺功能亢进症和睡眠呼吸暂停综合征等。当心脏结构导致心房组织改变和/或心房肌细胞电生理异常,促进异常冲动形成和/或传播,可引起心房颤动。心房颤动的发生机制有多个理论假说,包括:①多发子波折返学说。心房内存在多个折返形成的子波,这些子波相互间不停地碰撞、湮灭、融合,新的子波不断形成。②局灶激动学说。电激动以局部驱动灶为中心向四周放射性传导,但周围组织因传导的不均一性和各向异性而不能产生与驱动灶1:1的传导,从而形成颤动样传导。肺静脉及其前庭、腔静脉、冠状静脉窦、Marshall韧带、心耳等心房组织,均可作为异位兴奋灶触发心房颤动。③转子学说。存在一个或数个主导折返环,以转子的形式在心房内传导,传导波可遇到处于不应期的组织而分裂,导致不规则或颤动传导。

心房重构(包括结构重构和电重构)在心房颤动的触发维持中发挥重要作用。心房细胞可因离子通道活性改变而出现心房有效不应期缩短、不应期离散度增加,利于心房颤动的发生和持续。心房组织纤维化可导致传导减慢、局部阻滞,增加传导的不均一性。目前认为,自主神经系统自律性的改变、肾素-血管紧张素-醛固酮系统表达异常、炎症因子和氧化应激可引起心房重构,参与心房颤动的发生和维持。

【临床表现】

心房颤动最常见的症状是疲劳,也可以表现为心悸、气短、头晕或晕厥。初次发作的心房颤动和阵发性心房颤动因心室率(律)异常往往表现为心悸,持续性心房颤动多表现为活动耐量减低。心房颤动引起心室停搏可导致脑供血不足而发生头晕或晕厥。如果心室率未得到有效控制,可发生心动过速诱导的心室功能障碍和心力衰竭。心房颤动还可以导致心房血栓(常见于左心耳)形成,引起脑卒中或外周血管血栓栓塞。

【诊断及鉴别诊断】

1. **诊断**　心电图或其他心电记录是确诊心房颤动的重要依据。心电表现为心房活动紊乱,无独立存在的P波,表现为基形线起伏或振幅不等、频率不等(350~600次/min)的心房波(f波)。QRS波节律绝对不规则,表现为R-R间期不匀,QRS波形态多正常,伴室内差异性传导时,QRS波可出现宽大畸。

2. **鉴别诊断**　心房扑动也是一种常见的快速性心律失常,心房活动呈规律的锯齿状扑动波(F波),典型心房扑动心房率一般为250~350次/min,心室率规则或不规则,取决于房室传导比率是否恒定,常呈2:1传导。

【外科治疗】

在迷宫手术诞生之前,心房隔离术和心房横断术曾应用于治疗心房颤动,这两种方式并不符合心脏生理。20世纪80年代,John Boineau和Richard Schuessler开展了心房颤动电生理标测工作,发现心房颤动患者心房内出现不断移动的大折返波,左房折返环直径为5~6cm,右房折返环直径更大。James Cox基于这个发现发明了迷宫手术,即将心房组织进行分割,使没有足够大小的心房组织块维持不断移动的折返环,同时使窦房结发放的电冲动沿着唯一路径传至房室结。经过不断的改进,COX-迷宫Ⅲ型手术被公认为是治疗心房颤动的"金标准"。传统COX-迷宫Ⅲ型手术需要正中开胸建立体外循环,并在心房进行多次切缝,手术复杂,损伤较大,未广泛开展用于单纯性心房颤动的治疗。而改良COX-迷宫Ⅲ型手术和COX-迷宫Ⅳ型手术是在COX-迷宫Ⅲ型手术基础上演变而来的,在两方面有较大突破,一是采用新的能量消融代替"切和缝",包括射频、冷冻、微波、激光等,使手术操作更简便;二是消融线路得到改良与简化。在介入导管消融通过肺静脉隔离治疗心房颤动的背景下,2005年Wolf RK等首先报道了胸腔镜辅助下应用特殊的器械完成心房颤动射频消融术,并取得了较好的治疗效果。早期的消融策略主要是进行单纯的肺静脉隔离和神经节消融,包括左心耳切除;后来出现了在肺静脉隔离的基础上增加左房消融线,包括盒状消融(肺静脉+左房顶部和底部消融线)、Dallas消融线路(盒状消融+左房顶部线至二尖瓣前瓣环消融线)。为了进一步提高疗效,2011年出现了将标测技术引入到胸腔镜下心房颤动外科消融术,后逐渐发展到内外科联合消融技术。

心房颤动外科治疗可采用切缝技术或能量消融技术损伤心房组织,从而阻断电信号折返传导,消除心房颤动心律,恢复窦性心律和心房收缩功能。迷宫手术基于心房颤动的电生理理论基础,并在临床应用中获得良好的近、远期疗效,是目前外科治疗心房颤动的经典治疗方法。为了操作的简便性,目前临床应用更多的是能量消融技术,尽管在 21 世纪初期,多种能量包括微波、激光、高能聚焦超声曾经应用于临床,但因为射频和冷冻消融疗效更确切,现已成为临床中主要使用的能量源。射频能量可以选择单极消融和双极消融。为了获得最确切的透壁损伤效果,从器械设计原理和文献报道更支持使用双极射频钳。消融可以采用心外膜或/和心内膜消融的方式。双极射频消融钳分为干式和冲洗式。左心耳处理包括切除、缝扎、夹闭或心内膜缝闭开口,是单纯性心房颤动外科治疗的重要组成部分。

【手术适应证】

1. 心脏其他外科疾病合并心房颤动

(1) 二尖瓣手术合并心房颤动。

(2) 冠状动脉搭桥术或主动脉瓣手术合并心房颤动。

(3) 先天性心血管病矫治术合并心房颤动。

2. 单纯性心房颤动

(1) 对不能服用或至少服用一种 I 类或Ⅲ类抗心律失常药物后仍有症状。

(2) 一次或多次介入导管或冷冻消融后复发。

(3) 在知晓外科治疗的疗效和风险后,更倾向于外科手术。

【术前评估】

1. 动态心电图　评估心房颤动的发作特点,心房颤动负荷,最长 R-R 间期,有无房室传导阻滞以及是否合并房扑。对于阵发性心房颤动患者,还可以了解是否存在窦房结功能障碍的心电图特征性表现。

2. 肺静脉　左房肺静脉 CT 评估肺静脉走行有无变异,肺静脉有无狭窄。

3. 左房血栓及大小　常规行经胸二维超声心动图,评估左心房有无血栓,同时测量心房室大小,经食管超声心动图检查可评估左心耳有无血栓。

4. 心包粘连　胸部 CT 检查评估有无心包增厚钙化,排除可能存在的心包粘连。

5. 胸腔粘连　胸腔镜下心房颤动消融还需行胸部 CT 检查评估有无胸腔积液或明显的胸膜增厚,排除可能存在胸膜粘连。

6. 其他　对于年龄大于 50 岁或有冠心病高危因素的患者应行冠状动脉造影检查。对于高龄或有肺部疾患的患者应行呼吸功能检查评估肺功能。

【手术方法和要点】

1. 正中开胸迷宫手术　手术在全身麻醉体外循环下进行,经典的迷宫Ⅲ手术采用切缝技术联合冷冻消融。适用于合并性心房颤动和单纯性心房颤动。

基本线路:双房线路。

左房:包括左心耳切除,房间隔纵跨卵圆窝至卵圆窝底部,双侧肺静脉和左房后壁隔离,左心耳切缘与左上、下肺静脉开口上缘切口间的夹角心房组织(冷冻消融),二尖瓣峡部(左房后壁底部切口中段向二尖瓣后瓣环)和冠状静脉窦(切缝 + 冷冻)

右房:包括右心耳切除,右心耳外侧游离壁,上、下腔静脉间右心房组织,腔静脉间线路至三尖瓣环(切缝 + 冷冻);右心耳内侧至三尖瓣环,腔静脉间连线至房间沟。

优点:通过切缝技术可以彻底隔离或阻断异常的电活动。

不足:创伤大,手术操作复杂。

2. 迷宫Ⅳ手术　适用于合并性心房颤动和单纯性心房颤动。

基本线路:双房线路。

特点:完全采用射频能量和/或冷冻能量消融完成。相比经典的迷宫Ⅲ手术,保留右心耳,去除了房间隔切口和房间沟至腔静脉间的切口。

在正中开胸迷宫Ⅳ手术的基础上,演变出右侧小切口迷宫Ⅳ手术,避免正中开胸,需建立外周体外循环。与正中开胸迷宫Ⅳ手术的主要区别是采用心内膜双层缝合闭合左心耳开口,在心内膜应用冷冻能量消融左侧上、下肺静脉间的组织以及左上肺静脉与左心耳间的组织。

优点:通过能量消融完全替代切缝技术,操作更简便,减少出血风险。

不足:能量消融导致的组织损伤受很多因素的影响,可能存在组织损伤不透壁的情况。需要建立体外循环。

3. 胸腔镜下心脏不停跳心外膜消融　适用于单纯性心房颤动。

基本线路:肺静脉隔离、左房后壁隔离、改良左房迷宫(Dallas 消融线路)、改良双房迷宫(中国医学科学院阜外医院)。

特点:不需正中开胸和建立体外循环,一般采用双侧胸腔路径,但也有采用单侧胸腔路径和剑突下途径行心外膜消融。

(1) 胸腔镜辅助下心脏不停跳心外膜消融:Wolf RK 最早采用双侧小切口胸腔镜辅助下心脏不停跳射频消融治疗单纯性心房颤动。Wolf RK 主要通过双极射频消融钳完成双侧肺静脉隔离,术中同时切除左心耳(切割吻合器),离断 Marshall 韧带,对肺静脉口周脂肪组织内的神经节进行消融。

(2) 全胸腔镜下心脏不停跳心外膜消融:相比胸腔镜辅助下不停跳心外膜消融,全胸腔镜手术切口更小,约 1.5cm。

相比 Wolf RK 医生提出的单纯肺静脉隔离,目前更多的中心行双侧肺静脉隔离和左房顶部、底部消融,完成左房后壁的完整隔离。为了消融二尖瓣峡部,完成心外膜消融的左房迷宫线路,EdgertonJR 医生将经典迷宫手术的二尖瓣峡部改良为从左上肺静脉至二尖瓣前瓣环(左无冠瓣交界)。与经典的迷宫手术线路相比,心外膜无法完整消融二尖瓣峡部。中国医学科学院阜外医院为了获得类似于迷宫手术的疗效,在全胸腔镜下心脏不停跳心外膜消融时采用改良的双房迷宫线路,将经典迷宫手术的二尖瓣峡部线分解为左下肺静脉至心大静脉消融线和左上肺静脉至二尖瓣前瓣环消融线,既破坏二尖瓣峡部区域的折返环,也可预防绕二尖瓣的左房房扑形成。

优点:避免正中开胸,切口更微创,避免建立体外循环。

不足:心外膜笔式射频消融导致的组织损伤受心外膜脂肪、心内血液循环热沉效应的影响,可能存在组织损伤不透壁。因为解剖原因,心外膜消融无法完成到二尖瓣后瓣环和三尖瓣环的消融线。双侧胸腔入路受严重胸膜粘连的影响。

4. 内外科联合消融技术　适用于单纯性心房颤动。

该技术在胸腔镜外科消融的基础上,融合了介入电生理标测和介入消融技术,旨在标测检验胸腔镜外科消融后的组织损伤,并对未透壁的心房组织进行修饰或强化消融。该技术充分发挥了胸腔镜外科消融和介入消融的各自优势。胸腔镜外科消融主要优势在于直视解剖消融、双极钳消融效果确切、切除左心耳、切断 Marshall 韧带。介入消融技术的主要优势在于标测检验组织损伤是否导致传入传出阻滞、二尖瓣峡部消融、三尖瓣峡部消融、冠状静脉窦消融。该技术常应用于治疗持续性心房颤动和长程持续性单纯性心房颤动患者。有同期和分期两种方式。同期指在复合手术室同时进行外科手术和介入标测消融;分期可分为单次住院和分次住院方式,前者在胸腔镜外科消融后 1 周内行介入标测和消融手术,后者在 3 个月内再次住院行介入标测和消融手术。理论上,分期消融电生理标测可以更客观地反映外科消融后组织损伤透壁性,因为同期消融时外科消融后即时的标测可能受组织水肿和炎症等影响,出现"假透壁"情况。但同期消融在便利性和经济性方面存在一定优势。最终两种方式的结果是否存在差别尚需验证。

一般而言,同期消融在心外膜消融结束后,进行心房三维建模,电生理电压标测后,根据标测结果对外科消融线上残留的低电压区进行介入导管修饰消融或强化消融,消融终点为肺静脉和左房后壁传入传出双向阻滞、二尖瓣峡部线和三尖瓣峡部线阻滞。除了强化心外膜消融的线路,导管消融额外加行二尖瓣峡部消融、三尖瓣峡部消融和冠状静脉窦消融。通过这种方式,可以完成经典迷宫手术的左房迷宫线路或双房迷宫线路。

优点:避免正中开胸,避免建立体外循环。在心外膜消融的同时,结合心内膜电标测技术,改善心外膜消融的组织损伤透壁性。

不足:需要心律失常内、外科团队协作,同时的复合消融需要杂交手术室。治疗费用更昂贵。

【术后并发症】

1. **永久起搏器植入**　发生率低,主要发生在窦房结功能障碍的持续性心房颤动患者,外科操作不当也可能损伤窦房结区域,成为原因之一。

2. **出血**　可见于经典迷宫Ⅲ手术和胸腔镜下心脏不停跳心外膜消融。前者手术创伤大,后者主要发生在组织游离时。左心耳是容易出血的部位,在心脏不停跳的情况下切除左心耳时,镊子钳夹左心耳动作要轻柔。

3. **肾功能不全**　多见于经典迷宫Ⅲ、迷宫Ⅳ等需要建立体外循环的手术操作。

4. **膈神经损伤**　主要发生于微创方式的外科消融,肥胖者心包被脂肪完全掩盖者可能发生。

5. **肺损伤**　主要发生于微创方式的外科消融,在无胸膜粘连和肺塌陷完全的情况下很少发生。

6. **其他不常见并发症**　包括感染、肺栓塞、脑卒中、心包炎等。

【术后注意事项】

1. 术后常规给予胺碘酮静脉泵入,拔除气管插管后或次日改为口服胺碘酮,每日 600mg,服用胺碘酮期间注意监测肝功能、甲状腺功能、心电图。也可选择口服索他洛尔,注意监测 QT 间期。如术后早期心率过慢,则暂不用盐酸胺碘酮片(可达龙)等可能减慢心率的药物。

2. 术后 3 个月为"空白期",在此期间心房颤动可能会反复出现,可给予药物复律,如 3 个月后仍为心房颤动,考虑为心房颤动复发。

3. 出院后一般口服抗心律失常药物和抗凝药 3 个月。同期复合消融的术后抗凝一般采用低分子肝素或普通肝素和华法林桥接抗凝的方案。如果患者选择新型口服抗凝药,建议在无出血风险后进行。术后心房颤动复发患者中 CHA2DS2-VASc 评分≥2 分建议继续服用抗凝药。对于"空白期"后的复发患者如果抗心律失常药物治疗不佳,可以选择行介入治疗,特别是房扑患者。

4. 术后严密随访对心房颤动治疗疗效评估至关重要。推荐术后 3 个月、6 个月、12 个月和之后的每年复查心电图。

【手术结果】

1. **心脏其他外科疾病合并心房颤动**

(1) 二尖瓣手术合并心房颤动:前瞻性随机对照研究发现,二尖瓣手术合并外科消融减少了超过 50% 的术后心房颤动的发生率。2015 年 Gillinov 团队在 *New England* 发表的前瞻性随机对照临床试验发现持续性心房颤动/长程持续性心房颤动患者(n=260)二尖瓣手术同期行外科消融术显著增加心房颤动免除率(63.2% vs 29.4%,P<0.001),心房颤动外科消融组永久起搏器植入风险增加 2~3 倍,并未增加其他手术风险。华盛顿大学 Saint 和 Damiano 等认为,二尖瓣手术同期行迷宫Ⅳ手术治疗心房颤动并没有增加手术死亡率和包括起搏器植入在内的并发症。

(2) 主动脉瓣手术或冠状动脉搭桥手术合并心房颤动:一项纳入 35 例阵发性心房颤动患者的前瞻性随机对照研究,对比冠状动脉搭桥手术同期行外科消融术和单独行冠状动脉搭桥手术的获益情况,随访 18 个月后结果表明,肺静脉隔离外科消融窦性心律维持率为 89%,而未行外科消融窦性心律维持率为 47%(P=0.007)。2014 年一项前瞻性随机对照研究(n=95)发现,对于持续性心房颤动患者,冠状动脉搭桥术同期行肺静脉隔离(n=31)、冠状动脉搭桥术同期行左房迷宫手术(n=30)及单独行冠状动脉搭桥术(n=34),三组患者均无院内死亡,平均随访 14 个月,冠状动脉搭桥术同期行肺静脉隔离或左房迷宫手术心房颤动免除率明显优于单独行冠状动脉搭桥的患者(心房颤动免除率分别为 80%、86.2% 和 44.1%)。一项单中心配对队列对照研究比较了 124 例主动脉瓣置换同期改良迷宫Ⅲ手术与单纯主动脉置换术的心房颤动患者(阵发性心房颤动 35 例),结果发现两组患者在死亡率和并发症方面没有统计学差异,而同期行迷宫手术的患者 4 年窦性心律维持率明显优于未行迷宫手术的患者(80.6% vs 3.6%,P<0.001)。

(3) 先天性心脏病矫治术合并心房颤动:一项回顾性研究纳入了 166 例伴有房性快速心律失常的先天性心血管病患者,进行迷宫手术(右房迷宫 63%、左房迷宫 4%、双房迷宫 33%),研究结果表明,围手术期无死亡及手术相关不良反应事件发生,术后 1 年、5 年的心律失常免除率分别为 82% 和 67%。先天性心血管病合并心房颤动治疗策略的相关证据仅限于有限的小样本回顾性研究,缺乏右房迷宫手术与双房迷宫手术的对比研究。

2. 单纯性心房颤动的外科消融和内外科复合消融 已经有不同中心报道了外科消融和内外科复合消融治疗单纯性心房颤动的结果。总体来看,开胸和小切口迷宫手术可获得良好的近、远期结果。荟萃分析显示,2001—2016 年 1171 例全胸腔镜心脏不停跳下心房颤动外科消融结果,阵发性、持续性和长程持续性心房颤动术后 1 年未服用抗心律失常药物,快速性房性心律失常免除率分别为 81%(95% 可信区间 73%~86%)、63%(95% 可信区间 57%~69%)、67%(95% 可信区间 52%~79%),总体院内并发症发生率 <3%。

内外科复合消融是一种有效且安全的治疗方法。一项纳入 16 个研究共 785 例心房颤动患者的荟萃分析显示,未服用抗心律失常药物,快速性房性心律失常免除率为 73%(95% 可信区间 64%~81%),术后短期严重并发症发生率为 4%(95% 可信区间 2%~7%);对于行同期复合消融手术的心房颤动患者,未服用抗心律失常药物,快速性房性心律失常免除率为 69%(95% 可信区间 53%~83%);对于分期复合消融手术的心房颤动患者,未服用抗心律失常药物,快速性房性心律失常免除率为 78%(95% 可信区间 67%~88%)。另有一项回顾性研究显示,尽管分期消融可以检测出更多的未完全隔离的肺静脉,但危险因素分析显示分期复合消融方式并未降低术后复发的风险,仅长程持续性心房颤动是术后复发的独立危险因素。

【术后心房颤动复发的危险因素】

1. 左房大小 相关临床研究发现,左房增大的心房颤动患者,外科消融更优于内科导管消融,并且左房大小是心房颤动或房性快速心律失常复发的独立危险因素。《2013 欧洲胸心外科协会房颤外科治疗指南》推荐:对于术前左房大小 >60mm 的心房颤动患者进行外科治疗应该谨慎,并且患者应该被告知他们手术治疗失败的风险增加(推荐级别:Ⅱa;证据等级:C)。《2017 STS 手术治疗房颤临床指南》推荐:对于左房大小 ≥45mm 的有症状心房颤动患者不推荐行外科单纯肺静脉隔离手术(推荐级别:Ⅲ;证据等级:C)。

2. 年龄 Kusumoto 等将 240 例心房颤动消融患者分为低龄组(<65 岁)、中间组(65~75 岁)、高龄组(>75 岁)。随访 12 个月,结果显示持续性心房颤动导管消融术后在较大年龄组更易复发,较小年龄更容易维持窦性心律。Chun 等共纳入 7243 例术后心房颤动患者,随访 1 年结果提示,年龄 <45 岁的患者心房颤动术后复发率显著低于年龄 >45 岁的患者($P=0.01$),年轻的心房颤动消融患者具有典型的阵发性心房颤动和较少的合并症。

3. 心房颤动病程 既往研究发现,术前心房颤动病程是迷宫Ⅳ手术后 5 年房性快速心律失常复发的危险因素,术前心房颤动病程超过 11 年的患者术后 5 年的手术成功率小于 50%。另一篇纳入 133 例非阵发性心房颤动的研究表明,小切口微创迷宫手术远期房性心律失常复发与更长的心房颤动病程也相关。

(郑　哲)

第四节　肥厚型心肌病

肥厚型心肌病(hypertrophic cardiomyopathy,HCM)是一种遗传性心肌病。指的是以左心室和/或右心室及室间隔不对称性肥厚、心室腔变小、心室顺应性降低为基本特征的原发性心肌病,是青少年和运动员心源性猝死的最常见原因。肥厚型心肌病分为梗阻性和非梗阻性两种类型。其中,约 2/3 伴有静息或负荷条件下,超声心动图检查左心室流出道峰值压差 ≥30mmHg,为肥厚型梗阻性心肌病(hypertrophic obstructive cardiomyopathy,HOCM)。左心室心肌非对称性肥厚和二尖瓣前叶收缩期前向运动(systolic anterior motion,SAM)是引起左心室流出道梗阻以及二尖瓣反流的重要原因。

一、概述

HCM 是一种常见的遗传性心血管疾病,在普通人群中发病率大约为 0.2%,在婴幼儿中发病率目前尚不清楚,但基于人口学的研究显示年发病率为 0.2~0.3/10 000。

19 世纪,法国病理学家 Hallopeau 及 Liouville 首先对该疾病进行了描述。1960 年,Cleland 报道了采用简单切开肥厚心肌的方法治疗本病;1961 年,Kirklin 开展了经左心室路径直接切除肥厚心肌的外科方法;此后曾出现经左房、心尖、右心室等途径切除肥厚心肌以及 Konno 手术;1973 年,Cooley 等采用二尖瓣置换治疗本病;1975 年,Morrow 等完善了经主动脉切口切除肥厚心肌的方法。此后,Messmer 及 Dearani 等对 Morrow 手术进行了改良,扩大了心肌切除的范围。2004 年 Dearani 发表文章,介绍了梅奥医学中心的手术技术以及术中发现的左室解剖异常。扩大室间隔心肌切除术(扩大 Morrow 手术)成为目前外科治疗 HOCM 的主要术式。

1984 年,阜外医院朱晓东成功在全身麻醉低温体外循环下行室间隔切开加二尖瓣替换术;1991 年朱晓东为 1 例 HCM 患者成功实施了室间隔心肌切除术;2005 年王水云为 1 例室间隔厚度 32mm、左室流出道峰值压差 80mmHg 的患者,成功实施了扩大室间隔心肌切除术,切除室间隔心肌宽度 16mm,厚度 12mm,长度 45mm。术后左室流出道峰值压差降至 4mmHg 以下,二尖瓣微量反流,SAM 征消失。2016 年胡盛寿院士经胸骨上段小切口成功实施扩大 Morrow 手术。

HCM 主要由心肌肌小节蛋白编码基因突变引起,目前已发现至少 27 个基因的相关突变可导致肥厚型心肌病,如 MYH7、MYBPC3、TnT2、TnI3 等。通常情况下,存在心肌肌小节突变的患者临床症状出现较早、家族史更显著并且猝死发生率较高。此外,5%~10% 的成年人患者由其他遗传性疾病引起,包括遗传性代谢疾病、神经肌肉疾病、染色体异常和遗传综合征等。

多种结构和功能的异常互相联系并导致了 HCM 复杂多样的病理生理状态,包括左心室流出道梗阻、心室舒张功能障碍、二尖瓣反流、心肌缺血和心律失常等。其病理改变范围广泛,可不同程度累及左心室、右心室、室间隔、二尖瓣以及冠状动脉等。

1. 对于梗阻性患者,通常情况下是峰值压差而不是平均压差影响其治疗决策。大约 1/3 的患者在静息状态下存在梗阻,即峰值压差≥30mmHg,另有约 1/3 的患者存在隐匿性梗阻,即静息状态下压差<30mmHg 而激发状态下压差≥30mmHg,最后约 1/3 的患者无论是在静息状态还是激发情况下压差均<30mmHg。通常情况下,压差≥50mmHg 并且症状无法用药物控制时应该考虑外科手术或者介入干预。左心室流出道梗阻导致了左心室收缩压增高,从而引起一系列复杂的相互作用,包括心室收缩时间延长、左心室收缩压升高、二尖瓣反流、心肌缺血和心脏前向血流减少。在 HCM 中,流出道梗阻主要是二尖瓣 SAM 现象引起的。

最初认为压差是由肥厚室间隔基部收缩挤压左心室流出道导致,但最近的研究发现在心脏收缩期,血流冲击二尖瓣装置,从而把二尖瓣瓣叶推向左心室流出道,使左心室射血阻力骤然增大甚至出现射血中断,在左心室腔与流出道之间形成了压力阶差。因此,HOCM 的动脉压力波形呈现双峰:收缩早期,左心室流出道梗阻较轻,血流产生一个上升波,到达顶峰;收缩中期,左心室流出道梗阻加重,血流减少,压力波骤然下降甚至停顿,波峰下落;收缩晚期,因二尖瓣闭合,梗阻缓解,流经左心室流出道血流增加,压力波再次上升。

2. 中国医学科学院阜外医院宋云虎等采用数值模拟技术对 HOCM 患者中的 SAM 现象进行了研究,其结果表明作用于二尖瓣瓣叶后表面的压力高于前表面,这一压力阶差可能是心脏收缩早期导致 SAM 现象的始动原因。此外,肌束梗阻也可能发生于心室腔的中部,此种情况通常是由肥厚乳头肌附着于室间隔或者是异常乳头肌直接插入二尖瓣前叶导致。左心室流出道的梗阻是动力性的,随着心室负荷和收缩力的改变而改变,心肌收缩力增加、心室容量降低或者是心室后负荷的降低均增加了主动脉瓣下梗阻的程度。部分患者在静息状态仅有少量梗阻或者没有梗阻,但是在运动、Valsalva 动作或者是药物诱导下可以产生较高的左心室流出道压差。日常活动、进食以及酒精摄入等均会对左心室流出道压差产生一定程度的影响。左室流出道梗阻可以加重心力衰竭相关症状,并且对预后也有显著影响。

3. 多种因素导致的舒张功能障碍是 HCM 的另一个重要的病理生理异常。这是心肌细胞内钙离子调控异常引起的心室收缩舒张不均一造成的。此外,心肌缺血可能进一步影响心室舒张和心腔僵化。

4. HCM 患者也可能出现心肌缺血甚至心肌梗死。心肌缺血通常是因为冠状动脉肌桥、冠状动脉微血管病变引起;此外,心肌肥厚导致的需氧/供氧不匹配也导致了心肌缺血。

5. 约25%的HCM患者也会出现自主神经功能障碍,即在运动中患者的收缩压升高低于20mmHg甚至是收缩压下降。这种情况是由动力性梗阻或者运动性的血管舒张导致的。

6. HOCM患者中二尖瓣反流比较常见,并且在呼吸困难症状等方面起着重要作用。二尖瓣反流通常是SAM现象中二尖瓣扭曲变形以及二尖瓣本身异常所引起。如果反流是二尖瓣瓣叶的SAM现象所致,流出道梗阻程度与二尖瓣反流程度呈正相关。左室负荷和收缩力的改变能够影响流出道梗阻程度及二尖瓣反流程度。此外,应当明确患者是否存在二尖瓣装置的结构性病变(如瓣叶脱垂等),这对于确定治疗方案非常重要。

二、临床表现及体征

HCM是一种具有多种临床表现和病程异质性的心脏疾病,从婴幼儿到老年的任何年龄均可能出现症状。大部分患者有正常的预期寿命,部分患者在心电图或者超声诊断左心室肥厚多年之后才出现症状。在婴幼儿中,心力衰竭的征兆和可能症状包括呼吸急促、喂养困难、大量出汗以及生长发育迟滞;年长儿童、青少年以及成年人主诉包括疲劳、胸痛、心悸和晕厥等。

(一) 症状

1. **胸痛**　许多患者主诉在休息或运动时出现胸痛,大量饮食或者摄入酒精时加重。胸痛的原因包括心肌缺血、左室壁肥厚和流出道梗阻,也可能是冠状动脉粥样硬化或冠状动脉肌桥导致的。

2. **胸闷、气短**　特别是在饭后、上楼或运动后明显。主要是左室流出道梗阻加重、二尖瓣反流增加、左房压升高所致。

3. **心悸**　许多患者主诉心悸,通常是室上性心律失常引起的。

4. **视矇、晕厥**　原因包括体位变化、低血容量、完全性房室传导阻滞、窦房结功能障碍、阵发性室性心动过速以及异常血管反应。此外,房性心律失常患者较快的心室率,尤其是具有较高心房充盈压的患者,更容易发生。

5. **心力衰竭**　慢性心力衰竭症状在此类患者比较常见,但晚期心力衰竭的临床表现在不同患者之间存在差别。心力衰竭主要与心肌纤维化、舒张功能障碍和左室腔减小有关。此外,无论是否存在二尖瓣关闭不全,左室收缩功能障碍以及流出道梗阻,对于心力衰竭也有重要影响,心房颤动往往使心力衰竭症状加重。

(二) 体征

在无流出道梗阻的患者中,心血管系统检查通常是正常的。大部分梗阻性患者存在一些典型的体征,包括动脉脉搏的快速上下冲程和胸骨左缘第3~4肋间收缩期喷射性杂音,杂音向右侧胸骨上缘、心尖区以及颈部传导,强度可以随着心室前负荷或者后负荷的降低而增加,例如蹲踞位起立以及Valsalva动作。大部分梗阻性患者伴有二尖瓣关闭不全的体征。

三、辅助检查

目前用于诊断此种疾病的措施主要包括以下10种。

1. **心电图**　约6%的患者标准12导联心电图表现正常,此外通常表现为一些不同变化的结合,包括左心室肥厚改变、ST段和T波异常以及病理性Q波、完全性左或右束支传导阻滞、心房颤动等。另外,动态心电图在监测室性快速型心律失常方面具有重要作用。研究发现,25%的患者中存在非持续性室性心动过速(心率为120~200次/min);38%的患者存在阵发性室上性心律失常。

2. **超声心动图**　在HCM的诊断和监测中占据重要地位,大部分情况下可以明确诊断。超声检查可以发现心肌肥厚主要发生在室间隔基底部,并且通常延伸至左心室侧壁、后室间隔以及左心室心尖部。对于怀疑左室流出道梗阻的患者,检查应该包括前间隔、后间隔从基底部到中部和心尖部的厚度,左室侧壁的厚度也应该明确。同时,超声检查也可以发现导致梗阻的解剖形态学特征,例如二尖瓣瓣叶的SAM运动、二尖瓣乳头肌畸形(肥厚、乳头肌移位以及直接插入二尖瓣前瓣叶)、二尖瓣瓣叶畸形(瓣叶脱垂或者延长)和二尖瓣瓣环钙化。此外,超声心动图在评价隐匿性梗阻、左房大小、左室收缩和舒张功能以及鉴别诊断等方面也具有重要意义。二尖瓣反流束的位置和方向也有重要的参考意义。SAM 征相关的二尖瓣反流方向多偏向左房后壁。

3. 心脏磁共振成像　心脏磁共振检查可以提供心脏形态学、心室功能以及心肌组织特征等方面较详细的信息。心脏磁共振延迟钆增强显像可以显示心肌纤维化的程度,研究发现其在预测心血管死亡事件方面有重要作用。

4. 计算机断层扫描心肌灌注成像(ECT)　ECT 在 HCM 患者表现出可逆性或者永久性的类似于心肌缺血或心肌梗死的灌注缺损,即使患者无冠心病。

5. 正电子放射断层显像(PET)　PET 用于检测心肌血流以及心肌代谢情况。心肌灌注 PET 研究显示在冠状动脉正常的患者中,尽管休息状态下心肌血流与正常对照组相似,但是在血管扩张后血流量增加存在明显的延迟。

6. 心脏 CT 检查　高分辨率 CT 能够提供精确的心室壁厚度、心室容积、射血分数以及估测左心室质量,并且这些结果与心脏磁共振、超声心动图以及 ECT 检查有很好的一致性。同时,心血管 CT 也能够同步检查冠状动脉和瓣膜。

7. 胸部 X 线检查　此检查主要作为拟行手术患者的常规检查,大部分患者表现正常,晚期心力衰竭患者可能表现为心影增大、肺淤血、肺纹理增粗等非特异性表现。

8. 冠状动脉造影是确定心外膜下冠状动脉狭窄存在与否、严重程度、病变血管情况以及是否存在冠状动脉肌桥的金标准。拟进行外科手术的患者应常规进行该项检查。

9. 实验室检查　常规的实验室检查能够帮助病情评估,包括肝肾功能、血常规、BNP、肌钙蛋白、凝血功能、乙型肝炎、丙型肝炎、艾滋病病毒、梅毒、甲状腺功能、血栓弹力图以及大、小便常规等,以排除引起心室功能障碍的心脏外疾病(如甲状腺疾病、肾功能不全以及糖尿病)和继发于心力衰竭的其他器官功能障碍,评估手术风险。

10. 基因检测　大多数 HCM 患者表现为常染色体显性遗传,因此有 50% 的可能性遗传给后代。目前已经确定至少 27 种基因的突变能够引起 HCM。确诊为该病的患者应该进行此项检查,其一级亲属也应进行基因筛查以明确该疾病的存在与否。

四、诊断及鉴别诊断

如果患者出现胸闷气短、活动后晕厥,听诊可见心前区收缩期杂音;心电图提示左心室肥厚、有异常 Q 波,室间隔厚度≥15mm 或 13~14mm,但有明确家族史,并且左心室腔无扩大,超声检查可以发现二尖瓣前叶的 SAM 运动等,基本可以确诊为本病患者。

五、治疗

(一)一般措施

所有梗阻性患者应避免脱水和过量酒精摄入,控制体重,避免剧烈活动。血管扩张药(如硝酸酯类、磷酸二酯酶 V 型抑制剂)能够加重梗阻,应避免应用;新发或心率控制不佳的心房颤动能够使病情加重,需要即刻复律或者控制心室率;地高辛因为其正性肌力效应,应避免应用。

(二)内科治疗

1. 目前认为,所有有症状患者均应给予最大耐受剂量的无血管舒张作用 β 受体拮抗药进行治疗,控制心率在 60~65 次/min。对于单独使用 β 受体拮抗药无效的患者,可考虑合并使用丙吡胺(400~600mg/d),其能够降低左心室流出道基础压差,并提升患者活动耐量。

2. 当使用 β 受体拮抗药存在禁忌或者无效时,维拉帕米(小剂量开始至最大剂量 480mg/d)或能改善患者症状。但对于压差≥100mmHg 或存在肺动脉高压的患者,其可能诱发肺水肿,在使用时应该密切观察。

3. 当患者术前突发急性低血压且对补充容量无反应时,可考虑静脉给予去甲肾上腺素。

4. 对于合并心房颤动及其他心律失常的患者,心房颤动是引起症状和死亡的重要原因,其患病率和年发生率分别为 22.5% 和 3.1%,所导致的血栓栓塞事件患病率和年发生率分别为 27.1% 和 3.8%。因此,所有合并心房颤动的患者均应口服华法林抗凝,控制 INR 比值在 2.0~3.0。拟进行手术治疗者应在术前更换为低分子肝素皮下注射抗凝治疗。此外,患者还应口服 β 受体拮抗药和非二氢吡啶类钙通道阻滞药控制心室率。

5. 选择性冠状动脉酒精消融:不能耐受或拒绝进行外科手术的患者可以考虑此种治疗。以 1~2mL 的无水乙醇注入左冠状动脉第一间隔支,使得一定范围内的室间隔心肌坏死,从而达到类似外科手术的效果而缓解流出道压差。其缺点是心肌坏死会导致心内膜下瘢痕形成或室间隔穿孔及三度房室传导阻滞;该方法对于室间隔基底部肥厚的患者效果较差。

6. 经皮心肌内室间隔射频消融术(丽文式):中国人民解放军空军军医大学第一附属医院(西京医院)刘丽文于 2018 年首次报道了这一微创室间隔消融手术方法;在超声引导下,用射频消融穿刺针经皮穿刺胸壁,进入心尖位置,再到达室间隔位置,用射频消融的能量消融肥厚室间隔心肌,术后 6 个月时左室流出道静息和激发状态的峰值压差都有明显降低,症状和运动耐量明显改善。远期结果有待进一步研究。

(三) 外科治疗

外科手术应该由有经验的外科医生进行,适用于症状严重且药物治疗无效的梗阻性患者。

1. 手术适应证

(1) 严重呼吸困难或胸痛(通常 NYHA 心功能分级Ⅲ级),或者最佳药物治疗方案无效的其他劳累性症状(比如晕厥或接近晕厥),并影响到患者的日常活动和生活质量。

(2) 静息或者激发状态下左心室流出道压差≥50mmHg 者,且与室间隔肥厚和二尖瓣 SAM 现象有关。

2. 经典经主动脉室间隔心肌切除术　即 Morrow 手术。

(1) 常规胸部正中切口进胸,建立体外循环,升主动脉插管应偏头侧,全身降温后经右上肺静脉插入左房减压管,待鼻温至 30~32℃时,阻断升主动脉,经升主动脉注入心肌保护液。由于心肌肥厚,心肌保护液剂量较常规应偏多,一般首剂应按 20mL/kg 计算,大约 1200~1500mL;保持心肌低温,心脏停搏后,必要时可经冠状静脉窦持续灌注心肌保护液。妥善的心肌保护,有利于术后心功能恢复、减少术后心律失常等并发症。

(2) 做升主动脉横行或斜形切口,斜切口下端向主动脉无冠瓣窦延伸,在主动脉切口边缘或主动脉瓣交界处放置牵引线。

(3) 此手术的显露非常重要,用静脉拉钩向左前方牵开右冠瓣,显露心室间隔,可见肥厚的室间隔肌肉凸向左心室。心尖部延伸部分常无法清晰显露,可以在右心室游离壁处用纱布块轻柔施压,并实时调整施压位置和方向,有助于肥厚室间隔推入视野,改善显露。术者可用左手示指深入左心室,拇指在外轻压右心室壁,探查室间隔厚度及心内膜纤维化增厚部位。另外,可用吸引器头伸入左心室腔,向右后方牵拉,拉开二尖瓣前叶和乳头肌,有助于进一步显露心室间隔和保护二尖瓣及乳头肌。

(4) 以右冠瓣下缘中点向心尖部的延长线为第一切口方向,用 15 号小圆刀或 12 号镰状刀片,从心内膜纤维化病变以下的室间隔中部或更远处开始,切入室间隔,向上做纵行切口,延伸至右冠瓣中点以下 5mm 处。切口的下极可能难以清楚显露,将二尖瓣前叶向左侧牵开后,有助于充分显露室间隔。但必须注意:切口不能超越至右冠瓣中点右侧 3mm,以免损伤心脏传导组织;切口上极应保持在右冠瓣环以下 3~5mm,以免造成右冠瓣心肌支持薄弱和瓣叶脱垂。第二个纵行切口在第一切口左侧并与之平行,二尖瓣前交界附近,同样从室间隔中部以下开始切入肥厚室间隔,从下向上至左、右冠瓣交界处。第二切口左侧即为左心室游离壁。

(5) 在两个切口上极之间做横切口,向下移动静脉拉钩位置,将其置于该切口处,保护右冠瓣环。继而将该切口向心尖部延伸,呈矩形切除肥厚室间隔部分肌肉,形成室间隔沟槽,使左心室流出道得以疏通。也可以在室间隔中部缝置牵引线,牵拉室间隔来帮助显露。心肌切除长度达二尖瓣乳头肌根部水平,深度约为室间隔厚度的 1/2。一般说来,切除完成后术者通过主动脉切口可以清楚看到前乳头肌根部和左室心尖。如存在前二尖瓣前叶的异常乳头肌连接或其他将前叶牵向室间隔的异常腱索，应予以剪断，注意保护连接至前叶游离缘的腱索结构。

（6）生理盐水反复冲洗心腔，吸引器吸走可能残存于心腔内的肌肉残屑，5-0 聚丙烯线缝合主动脉切口。心脏复律后应以经食管超声测量左心室流出道压差，若峰值超过 30mmHg，则提示梗阻解除不完全，需进一步手术解除梗阻。必要时也可直接穿刺测量左心室及升主动脉压力，测定压力阶差，评估手术效果。术中应常规放置心外膜起搏导线。

以上所述为经典 Morrow 手术方法，其疏通效果对于梗阻部位主要位于心室中部以上者效果较好，但对于梗阻部位在心室中部以下以及乳头肌水平者，则可能无法充分解除梗阻。

3. 扩大 Morrow 手术 1990 年以来，Messmer 和 Dearani 等学者对经典 Morrow 手术进行了改良，他们主张扩大肥厚心肌的切除范围，以取得更好的远期疗效。目前，中国医学科学院阜外医院主要采用此种手术方法，步骤如下。

（1）开胸及建立体外循环方法同经典 Morrow 手术。

（2）患者采取头高脚低、平卧位，建立体外循环后在右冠状动脉开口上方约 7mm 处做主动脉横切口，悬吊主动脉壁，然后在左-右冠窦交界和右-无冠窦交界处采用 5-0 缝线牵拉。

（3）良好的暴露对充分切除肥厚肌肉非常重要，术者应戴头灯和放大镜，助手用两个片钩充分牵拉左心室壁，以利于术者术野清晰。

（4）切除范围：上端起自主动脉瓣环下方约 5mm 处，向下延伸至左室心尖部，右侧至右冠窦最低点右侧 2~3mm，左侧至二尖瓣前交界。此外，膜部室间隔下方之异常肌束或肥厚室间隔亦需要切除。

（5）松解二尖瓣乳头肌非常必要。室间隔至前乳头肌体部、心尖部之间的粗大肌束需要切除；前乳头肌与游离壁之间的异常肌束及大多数的异常腱索应该一并切除。手术完成后，应该能够通过主动脉切口清楚看到前乳头肌根部和左室心尖。术毕用生理盐水冲洗左心室。

（6）余步骤基本同经典 Morrow 手术。

4. 合并中部梗阻 HOCM 的室间隔心肌切除术 除了扩大 Morrow 手术的技术要点之外，还有如下操作细节需要注意。

（1）相对较低的主动脉斜切口，并向右延伸至无冠窦中点。

（2）切除范围到达乳头肌水平时，为了更好地显露和调整切除深度和延伸方向，可以纵向切开已切除的部分心肌。

（3）必要时需同时采用心尖切口。

5. 在以下情况，采取经心尖室间隔心肌切除术 ①左室长轴较长，肥厚范围累及瓣下 7cm 以上；②心尖肥厚，收缩期心尖闭塞；③心尖变薄或室壁瘤形成。

对于某些中部梗阻的患者，采用经主动脉联合心尖切口，可能也是必要的。

6. 合并二尖瓣手术 对于大部分患者而言，与 SAM 相关的二尖瓣反流在切除足够心肌后均能够充分缓解，很少需要同期进行二尖瓣手术。但是对于二尖瓣自身病变（如二尖瓣腱索断裂、瓣叶脱垂等）导致的中量以上反流，应同期进行成形手术。如果左室流出道疏通满意，SAM 征消失，左室流出道收缩压差小于 15mmHg，由于二尖瓣瓣叶增厚、挛缩、明显纤维化或腱索增粗、缩短等原因引起的中量以上二尖瓣反流，部分情况下采用戊二醛处理过的自体心包或牛心包，加宽二尖瓣前叶，也会取得较好的效果。如果二尖瓣病变严重或修复失败，应及时实施二尖瓣替换。术中损伤二尖瓣装置引起的中量以上反流，修复困难或失败的患者，也应及时实施二尖瓣替换手术。

7. 合并冠状动脉旁路移植术或冠状动脉肌桥松解术 尸检结果和冠状动脉造影结果提示，冠状动脉肌桥在 HCM 中的发病率分别为 40% 和 15%。中国医学科学院阜外医院王水云等的一项最新荟萃分析提示，冠状动脉肌桥会增加不良心血管事件。对于冠状动脉造影提示有肌桥者，由于采用左乳内动脉至左冠状动脉前降支搭桥，长期结果显示左乳内动脉易闭塞，因此对于合并冠状动脉肌桥的患者应首选同期进行肌桥松解术；此外，冠状动脉造影结果提示有明确冠状动脉狭窄者，应常规进行冠状动脉搭桥手术。

8. 合并心房颤动的患者经胸心脏射频消融术　心房颤动是 HCM 最常见的心律失常,易发生心房颤动的主要因素为左房压和左房容积增加。相关研究表明心房颤动和左房大小与患者不良预后明显相关,显著增加心力衰竭、猝死和脑卒中的发生率,因此,拟行手术治疗合并心房颤动的患者,应该同期进行心房颤动射频消融术。

六、手术并发症

目前在有经验的心脏中心,HOCM 手术并发症发生率很低,但仍然存在以下并发症发生的可能性。

1. 医源性室间隔穿孔($<1\%$)　多发生于室间隔厚度 <18mm 的患者,可发生于术中或术后数日,一旦发生死亡率较高。术中发生的室间隔穿孔,应切开右室,用涤纶布进行修补,间断缝合更为安全。术中经 TEE 检查发现有室间隔左向右分流,在除外左室冠状动脉瘘后,应及时进行体外循环下手术修补。决断不及时、高血压等往往贻误病情,使破口扩大,修复困难。部分患者,心肌切除后残余室间隔 7mm 以下,也有可能在术后数天内发生室间隔穿孔。右室面分流束在 5mm 以下,血流动力学无明显影响情况下,可以密切观察。

2. 完全性房室传导阻滞(约 2%)　术后发生完全性左束支传导阻滞较常见,发生率为 50%~76%。术前若患者存在完全性右束支传导阻滞,因为外科手术导致较高的完全性左束支传导阻滞发生率,外科术后则更易发生完全性房室传导阻滞,需要植入永久性起搏器。资料表明,酒精、化学消融术后完全性右束支传导阻滞发生率为 37.3%,完全性传导阻滞发生率为 8.8%。如果此类患者因为严重的残余梗阻,需要外科手术,术后发生完全性房室传导阻滞的概率较高。2019 年,王水云等首次报道了中国医学科学院阜外医院 38 例 HOCM 患者酒精消融术后行扩大 Morrow 手术的手术结果。术后 4 例(10.5%)发生完全性房室传导阻滞植入永久性起搏器,仍然明显高于倾向性评分匹配的初次手术对照组(1.3%)。

3. 主动脉瓣损伤($<1\%$)　多发生于低龄患者以及主动脉瓣环较小的患者,以预防为主,一旦发生应积极给予干预。

4. 心房颤动(37%)　外科手术后心房颤动的发生主要与术前室间隔厚度、左心房直径等因素密切相关。对围手术期发生的心房颤动,应在寻找可能导致心房颤动的因素后,应用 β 受体拮抗药和胺碘酮等药物控制,必要时体外除颤。

5. 残存或复发梗阻(4%)　发生率较低。对于术中食管超声检查发现的残余梗阻,左室流出道峰值压差大于 30mmHg,应再次转机进行手术纠正。

6. 死亡($<1\%$)　目前随着手术方法的不断改进,有经验的心脏中心,手术死亡率在 0.5% 左右。

七、术后处理

HOCM 由于复杂的病理生理机制,术后管理有其特殊性。

1. 首先,保证充足的血容量是维持良好血流动力学的首要条件。由于左心室心肌较肥厚,左心室顺应性较差,因此需要维持一定的容量负荷,中心静脉压 6~12mmHg 为宜。

2. 术后应慎用正性肌力和加快心律的药物以及血管扩张类药物。大剂量的肾上腺素可使左心室收缩过强,心率增快,左心室充盈压降低、左心室容积减小,从而加重左心室流出道梗阻,不能有效维持体循环血压,应该慎用。对于血压偏低的患者主要是补充容量,维持合适的心率。必要时可适当给予收缩外周血管的药物,以提高体循环血压,增加心肌的血液灌注。

3. 预防心房颤动,维持心室率在 60~80 次/min。如果患者术后发生心房颤动,应给予口服 β 受体拮抗药或胺碘酮,必要时也可静脉泵入盐酸胺碘酮片(可达龙),对于血流动力学不稳定者也可考虑给予电复律。

4. 低心排血量和心律失常的监测、预防和处理。常规在术终停体外循环后,尽量维持生理状态下的心脏前、后负荷,心率 60~80 次/min,进行食管超声检查。注意有无流出道残余梗阻物,以及二尖瓣反流情况,处理好容量、血管张力、心率和心肌收缩力的关系,注意维持正常的血气分析指标和电解质平衡。

八、手术结果

20 世纪 90 年代中期，国际上室间隔心肌切除术围手术期死亡率高达 4%~6%，年龄超过 65 岁的患者死亡率更高。近些年来，随着手术水平的提高和经验的不断积累，在北美地区，以美国梅奥诊所、克利夫兰医学中心和加拿大多伦多总医院为代表的大的医学中心，室间隔心肌切除术后早期死亡率约为 0.7%。合并二尖瓣手术、冠状动脉旁路移植术以及同期进行的迷宫手术患者，手术死亡率可增加至 3.4%。术后左室流出的压差可降至 7mmHg。术后约 83% 的患者改善至 I 级。术后 1 年、5 年以及 10 年的生存率分别为 98%、96% 和 83%。此外，术后植入式心脏除颤器的放电率明显减少。在合并肺动脉高压患者中，术后右心室收缩压明显降低，其中术前右心室收缩压≥50mmHg 的患者改善尤其显著。一项纳入 16 组共 2791 例心肌切除术、平均随访 7.4 年的荟萃分析显示，术后压差下降 77%，年死亡率 1.5%，猝死年发生率 0.4%，需要植入永久起搏器和再次干预的发生率分别为 4.4% 和 1.6%。

中国医学科学院阜外医院最早由朱晓东于 1997 年报告了 16 例心肌切除术病例。2009—2019 年，阜外医院共完成 HOCM 外科手术 2264 例，其中男性 1352 例，占 59.7%。有 7 位医生完成了 20 例以上的手术。术后 30 天死亡率为 0.49%。其中，中国医学科学院阜外医院王水云等于 2019 年报道了 2009—2018 年中国医学科学院阜外医院 117 例青少年（<18 岁）HOCM 患者的临床特征及其外科手术的近中期结果，其中有 22 例（18.8%）同时合并右室梗阻，25 例（21.4%）伴有冠状动脉肌桥，61 例（52.1%）存在左室内解剖异常；围手术期死亡 1 例（0.9%）；左、右室流出道峰值压差分别由术前 76.7mmHg 和 54.1mmHg 降到术后 13.8mmHg 和 12.3mmHg；中位随访时间 3.2 年，随访期间死亡 3 例，全部为猝死，1 年及 3 年累积生存率分别为 100% 和 96.5%。

扩大 Morrow 术能够显著提高该类患者的远期预后，相比较介入及内科保守治疗，外科手术的疗效更为优越，长期随访资料显示出了其优良预后，术后长期生存率接近于正常人群。2011 年美国心脏协会和 2014 年欧洲心脏病学会均推荐外科手术作为压差大于 50mmHg 的 HOCM 的首选治疗方法。

（王水云）

第五节　肺动脉血栓栓塞

肺血栓栓塞症（pulmonary thromboembolism，PTE）是指来自静脉系统或右心的血栓阻塞肺动脉或其分支所致疾病，以肺循环和呼吸功能障碍为主要临床表现和病理生理特征，占肺栓塞的绝大多数，是最常见的肺栓塞类型。PTE 是一种相对常见的心血管疾病，当肺血管床发生严重阻塞时，可危及生命。由于没有特异性临床症状，PTE 易漏诊，因早期治疗可以明显改善预后，故须早期明确诊断。PTE 包括急性肺血栓栓塞症和慢性血栓栓塞性肺动脉高压（chronic thromboembolic pulmonary hypertension，CTEPH）。由于 CTEPH 病理生理有其特点，并主要通过手术治疗，即肺动脉内膜剥脱术（pulmonary thromboendarterectomy，PEA），本节将对 CTEPH 进行分述。

一、肺血栓栓塞症

在大多数情况下，深静脉血栓形成是引起 PTE 的主要血栓来源，近端深静脉血栓形成者，大约 50% 合并无症状的 PTE。70% 的 PTE 患者存在下肢深静脉血栓。美国估计每年 PTE 的发病率为 0.05%。法国 PTE 的年发病率为 0.06%。我国目前缺乏 PTE 准确的流行病学资料。由于缺乏特异的临床症状，PTE 实际发病率很难准确评估。

PTE 与深静脉血栓形成在发病机制上相互关联，是同一种疾病两个不同病程阶段的不同临床表现，统称为静脉血栓栓塞症。静脉血栓栓塞症危险因素包括易栓倾向和获得性危险因素（表 13-1）。

表 13-1 静脉血栓栓塞症危险因素

遗传性易栓倾向	获得性危险因素
家族史	高龄
莱登因子(factor V Leiden)导致蛋白 C 活化抵抗	动脉疾病(包括颈动脉和冠状动脉病变)
凝血酶原 20210A 基因突变	慢性心肺疾病
抗凝血酶缺乏症	肥胖
镰刀型贫血特质	真性红细胞增多症
蛋白 C 缺乏	管状石膏固定患肢
蛋白 S 缺乏	静脉血栓栓塞症病史
	近期手术史、创伤固定或活动受限(如卒中)
	急性感染
	抗磷脂抗体综合征
	长时间旅行
	肿瘤
	妊娠、口服避孕药或激素替代治疗
	起搏器植入、植入型心律转复除颤器植入和中心静脉置管

【病理生理】

(一)血流动力学

当 30%~50% 的肺血管床被血栓阻塞后,PTE 患者出现血流动力学异常。大面积的急性 PTE 可使肺血管阻力急剧增高,增加右心室后负荷,严重者可出现电机械分离引发猝死。部分患者由于右心功能障碍出现低血压、晕厥,甚至进一步发展为休克,引起死亡。急性期后,体循环感受器刺激交感神经系统,通过变时、变力作用及 Frank-Starling 机制导致肺动脉压力升高,一定程度上有助于恢复静息下肺血流和左心室充盈,改善心排血量,同时伴随体循环血管收缩,这些代偿机制可以帮助维持血压,从而保证心肌灌注,特别是右心室。在发病的 24~48 小时,可以发生继发性的血流动力学不稳定,原因包括再发栓塞、代偿机制不足以长期维持右心室功能、右心室心肌氧耗供需失衡。

(二)呼吸功能不全

呼吸功能不全往往是血流动力学不稳定造成的。低心排血量引起去饱和的混合静脉血进入肺循环,以及肺通气/灌注不匹配可导致低氧血症。当右心房压力明显高于左心房时,部分患者通过未闭卵圆孔产生右向左分流,可使患者出现严重的低氧血症,甚至发生卒中。

(三)肺梗死

当血栓栓塞部位位于远端肺血管时,可以发生肺梗死,导致咯血、胸膜炎、少量胸腔积液。

【临床分类】

目前主要分为三类。①重度肺栓塞:被定义为收缩压(SBP)低于 90mmHg 的持续低血压,持续时间超过 15 分钟,或需要正性肌力药支持、脉搏减弱或心动过缓少于每分钟 40 次。②亚重度肺栓塞:是一种无全身性低血压(SBP>90mmHg),但伴有右心室功能障碍的肺动脉栓塞。右心室功能障碍基于影像学[CT 肺血管造影(CTPA)或经胸超声心动图]或升高的生物标志物[脑钠肽(BNP),N 末端前 BPN(NT-proBNP),或升高的肌钙蛋白]进行诊断。③低风险肺栓塞:是一种急性肺栓塞。无血流动力学不稳定和右心室功能障碍。

【临床表现】

(一)症状

PTE 症状是非特异性的,典型的症状是胸痛(39%)和静止时呼吸困难(50%)。发生急性肺梗死时,咯血也是常见主诉。高达 20% 的肺栓塞患者会出现咯血。晕厥可能是严重肺栓塞的最初的血流动力学表现。急性 PTE 临床症状差异性大,可以完全没有症状,而严重时可出现低血压和休克。患者可表现为多个症状,也可仅表现为单一症状。远端血管栓塞往往表现为胸痛、咯血等肺梗死症状,中心肺动脉栓塞往往表现为血流动力学不稳定、呼吸困难、晕厥,可因为右心室缺血出现心绞痛。

（二）体征

主要包括呼吸系统和循环系统体征,如呼吸频率增加、心率加快、血压下降及发绀。心脏听诊肺动脉瓣听诊区可闻及第二心音亢进。肺梗死时肺部可闻及湿啰音。右心室功能障碍时可出现颈静脉压升高、肝大、肝颈静脉反流征和下肢水肿。

【辅助检查】

（一）血浆 D-二聚体

血浆 D-二聚体是交联纤维蛋白在纤溶系统作用下产生的可溶性降解产物。在血栓栓塞时,因血栓纤维蛋白溶解使其血中浓度升高。通过定量酶联免疫吸附试验测量 D-二聚体,诊断 PTE 敏感度 >95%,特异性在 40% 左右。由于特异性低,不能通过 D-二聚体测定直接诊断 PTE。但是通过高敏感度的方法测定 D-二聚体若为阴性,可排除临床可能性不大的急性 PTE。

（二）动脉血气分析

动脉血气分析应以患者就诊时卧位、未吸氧、首次动脉血气分析的测量值为准,急性 PTE 特点为低氧血症、低碳酸血症、肺泡动脉血氧分压差增大及呼吸性碱中毒。

（三）心电图

心电图早期常表现为胸导联 V1~V4 及肢体导联 II、III、aVF 的 ST 段压低和 T 波倒置,部分患者可出现具有一定特异性的 $S_IQ_{III}T_{III}$（即 I 导联 S 波加深,III 导联出现 Q/q 波及 T 波倒置）,这是由于急性肺动脉阻塞、肺动脉高压、右心负荷增加、右心扩张引起的。

（四）胸部 X 线检查

由于肺动脉压力升高,胸部 X 线片可见肺动脉高压征象:肺动脉段突出,肺门动脉扩张,外周动脉分支纤细,呈截断现象;当右心房、右心室增大,侧位片可见心前间隙消失。同时可见区域性肺血管纹理稀疏、纤细等 PTE 胸部 X 线征象。当胸腔积液、胸膜增厚时,预示发生肺梗死。

（五）超声心动图

超声心动图不能诊断 PTE,但有助于风险分层,对紧急状态下的治疗决策具有一定的指导意义。超声心动图在提示诊断、预后评估及除外其他心血管疾病方面有重要价值,对于低血压、休克症状严重的急性 PTE 患者,床旁超声可以为进一步处理提供信息。经食管超声可帮助发现肺动脉近端或右心腔血栓。经胸超声心动图可通过对三尖瓣反流进行多普勒分析估测肺动脉收缩压,评估是否存在肺动脉高压,可同时了解右心腔有无扩大、右心室收缩功能、室间隔运动状态,以及扩大的右心室对左心室充盈的影响。而且,心脏超声检查可以排除有无左心室功能障碍、心脏瓣膜疾病及其他一些可能导致肺动脉高压的心脏结构异常。

（六）CT 肺血管造影（computed tomography pulmonary angiography,CTPA）

CTPA 是诊断 PTE 重要的无创检查技术,敏感性为 83%,特异性为 96%。PTE 的 CTPA 直接征象为肺动脉内低密度充盈缺损,部分或完全包围在不透光血流内（轨道征）,或者呈完全充盈缺损,远端血管不显影;间接征象包括肺野楔形带状的高密度区或盘状肺不张,中心肺动脉扩张及远端血管分布减少或消失等。其局限性主要在于对亚段及以远端肺动脉内血栓的敏感性较差。须注意鉴别肺动脉原位肿瘤与 PTE 的 CT 表现。临床可能性不大的患者多排螺旋 CTPA 显示阴性基本可以排除 PTE。

（七）肺通气-灌注显像

肺通气显像是将放射性惰性气体或气溶胶吸入气道和肺泡内,用放射性显像装置体外探测双肺内放射性分布。由于放射性物质在肺内的分布与局部通气量成正比,因此,通过体外显像可以评估双肺的通气功能,了解气道的通畅性和肺泡气体的交换功能。肺灌注现象是静脉注射 ^{99m}Tc 标记的蛋白微粒,这种蛋白微粒可一过性嵌顿在肺毛细血管和肺小动脉内,而嵌顿的微粒数量与局部的肺血流量成正比,通过体外测定肺局部放射性分布,即可反映局部肺血流量。肺通气/灌注显像（V/Q 显像）可以用于评估急性肺栓塞,特别是对于存在 CTPA 禁忌证的患者。V/Q 显像具有高灵敏度和高特异性。在评估慢性血栓栓塞性肺动脉高压（CTEPH）时,V/Q 显像也是诊断慢性血栓栓塞症的首选成像方式。V/Q 显像在诊断慢性 PTE 方面比 CTPA 更敏感(97.4% vs 51%)。PTE 患者经常表现为一个或多个肺段出现灌注缺损或者更大范围的灌注缺损,而肺通气大致正常。该检查在诊断亚段以下 PTE 中具有特殊意义。肺灌注缺损并非 PTE 特异性表现,肺静脉闭塞性疾病、肺多发性毛细血管瘤、肺结节性脉管炎、肺动脉肉瘤也可有类似显像。

(八) 肺血管造影

肺血管造影是一种有创的检查,存在一定风险,死亡率为 0.2%。尽管肺血管造影是诊断肺栓塞的"金标准",但随着不断发展的 CT 技术能提供类似或者更好的信息,这一观念受到挑战,特别在诊断急性 PTE 时。急性 PTE 肺血管造影直接征象为肺动脉内造影剂充盈缺损,伴或不伴轨道征的血流阻断;间接征象有肺动脉造影剂充盈缓慢,局部低灌注,静脉回流延迟。

(九) 磁共振血管造影(magnetic resonance imaging angiography,MRA)

MRA 可以用来诊断 PTE,特别用来鉴别肺血管肿瘤性疾病。目前不作为常规检查。

【诊断】

急性 PTE 的诊断须结合临床症状、体征、辅助检查进行综合评估。欧洲心脏病协会首先根据危险分层(表 13-2)对患者进行分类,然后根据临床可疑性进一步评估确定诊断。临床评估评分系统包括 Wells 评分和 Geneva 评分(表 13-3),急性 PTE 诊断流程见图 13-1 和图 13-2。

表 13-2 急性 PTE 危险度分层

PTE 死亡危险	休克或低血压	右心室功能不全	心肌损伤	推荐治疗
高危(>15%)	+	+	+	溶栓或肺动脉血栓摘除术
中危(3%~15%)	—	+	—	住院治疗
低危(<1%)	—	—	—	早期出院或门诊治疗

表 13-3 临床诊断评价评分表

Geneva 评分		Wells 评分	
诱病因素		诱病因素	
年龄 >65 岁	+1	最近手术史和限制活动史	+1.5
深静脉血栓和 PTE 病史	+3	深静脉血栓形成或 PTE 病史	+1.5
1 个月内手术或骨折	+2	肿瘤	+1
恶性肿瘤活跃期	+2		
症状		症状	
单侧下肢疼痛	+3	咯血	+1
咯血	+2		
临床体征		临床体征	
心率		心率	
75~94/min	+3	>100/min	+1.5
≥95/min	+5	深静脉血栓临床体征	+3
下肢静脉触诊疼痛、单侧水肿	+4		
		临床判断	
		肺栓塞较其他诊断可能性大	+3
临床可能性	总分	临床可能性(三级水平)	总分
低	0~3	低	0~1
中度	4~10	中度	2~6
高	≥11	高	≥7
		临床可能性(二级水平)	总分
		不可能	0~4
		可能	>4

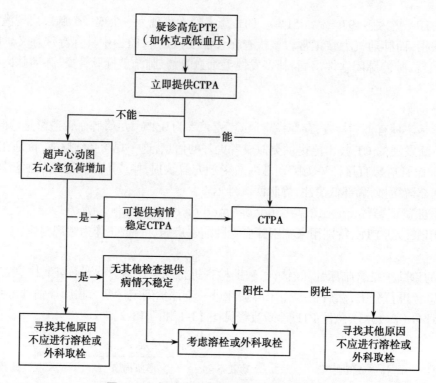

图 13-1　疑诊高危急性 PTE 患者诊断流程

注:如果患者临床状况差,不宜行 CTPA,床旁食管超声可以在部分患者肺动脉发现血栓,但确诊须得到 CTPA 证实。

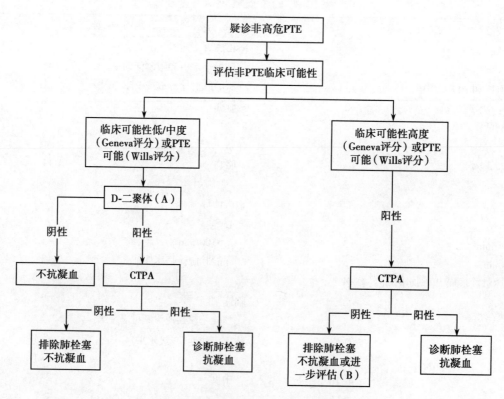

图 13-2　疑诊非高危 PTE 诊断流程

注:A. 当使用非高敏测定方法时,D-二聚体测定主要限于临床可能性低或者肺栓塞不可能的患者。当使用高敏测定方法时,D-二聚体测定可用于评估临床可能性低或者中度患者;B. 临床高度可疑者 CTPA 若正常,是否须要进一步检查,目前尚存争议。

【鉴别诊断】

(一) 急性心肌梗死或冠状动脉供血不足

大面积急性 PTE 常出现类似冠心病特别是心肌梗死的表现,须要仔细鉴别。鉴别要点见表 13-4。

表 13-4　急性 PTE 与急性心肌梗死鉴别

	急性 PTE	急性心肌梗死
危险因素	见表 13-2	高血压、高血脂、糖尿病、肥胖、吸烟、家族史、有心绞痛或心肌梗死病史
症状	胸痛与呼吸有关	胸痛部位主要位于心前区或胸骨后,呈压榨紧缩性、持久性
心脏听诊	肺动脉瓣听诊区第二心音亢进,部分可闻及三尖瓣关闭不全杂音	部分心尖部可闻及收缩期杂音
心电图	心动过速,非特异性 ST-T 改变,常位于 Ⅱ、Ⅲ、aVF 导联和 V_1~V_m 导联,可见 $S_IQ_{III}T_{III}$ 特异性改变,部分可出现电轴右偏,右束支传导阻滞	心动过速或过缓,室性心律失常较多见,特异性 ST-T 改变
实验室检查	氧分压下降多见,肌钙蛋白升高少见	氧分压下降少见,肌钙蛋白明显升高
胸部 X 线检查	肺动脉段突出,盘状肺不张	肺纹理增粗,室壁运动异常
超声心动图	右心室扩张,估测肺动脉收缩压升高,部分可发现肺动脉内血栓	室壁运动异常

如果仍无法鉴别,可行肺通气-灌注显像、TPA、冠状动脉 CT 帮助鉴别。当急性 PTE 症状不严重时,需要与心绞痛相鉴别,主要通过易患因素、症状特点、影像学检查帮助鉴别。

(二) 肺炎

当急性 PTE 表现为发热、轻度胸痛、胸闷,咳嗽、咳痰,并且血常规化验白细胞增多,胸部 X 线片示浸润阴影时,很容易误诊为肺炎。但 PTE 患者往往呼吸困难、胸闷程度与 X 线胸片病变程度不相称,症状较重。当 X 线胸片提示区域性肺纹理减少,并有 PTE 易患因素时,须进一步检查以明确诊断。

(三) 胸膜炎

部分 PTE 患者出现胸腔积液,易被误诊为胸膜炎。PTE 患者出现胸腔积液时可合并咯血,并且积液量不多,为血性。影像学和胸腔积液生化及细胞学检查可帮助鉴别。

(四) 夹层动脉瘤

当急性 PTE 患者出现剧烈胸痛、胸腔积液伴休克时,须与夹层动脉瘤鉴别。后者多有高血压病史,疼痛为撕裂样。超声心动图和主动脉 CT 可帮助鉴别。

【治疗】

(一) 呼吸循环支持治疗

急性右心衰竭导致低心排血量是高危 PTE 患者死亡的主要原因,对于此类患者,早期应积极进行呼吸循环支持治疗。

1. **扩容治疗**　大量地补充容量需谨慎,因为右心室前负荷明显增加,可导致右心室收缩功能反而下降,进一步使右心衰竭恶化。当 PTE 患者虽然低心排血量但血压正常时,少量给予 500mL 右旋糖酐可改善心排血量。

2. **血管活性药物**　异丙肾上腺素可增加心肌收缩力,扩张肺血管,但由于同时引起外周血管扩张,可能引起低血压,导致右心室心肌缺血。当 PTE 患者出现低血压时,去甲肾上腺素通过正性肌力作用可改善右心室功能,同时作用于外周血管 α 受体,使血压升高,改善右心室心肌灌注。对于血压正常而心排血量下降的患者,多巴酚丁胺和/或多巴胺可用来改善心排血量。但是,在正常的心排血量基础上再提高心脏射血量,可能导致血流在肺动脉阻塞区域和未阻塞区域间发生再分布,通气/灌注不匹配更严重。目前对于前列环素类似物、内皮素受体拮抗药和磷酸二酯酶Ⅴ型抑制剂降低 PTE 急性期的肺动脉压力,尚无大规模的随机对照研究结果支持。

3. 呼吸支持　对低氧血症患者,采用鼻导管或面罩吸氧,同时积极控制体温和稳定患者情绪,减少氧耗。当合并呼吸衰竭时,可使用经鼻面罩无创性机械通气或经气管内插管行机械通气,由于呼气末正压通气可减少回心血量,对于严重右心衰竭的 PTE 患者应谨慎使用。

(二) 抗凝血治疗

PTE 临床可能性为中高度或确诊急性 PTE 的患者应立即给予抗凝血治疗,最常用的药物包括普通肝素、低分子肝素和磺达肝素。除了严重的出血风险和肾功能障碍患者给予静脉用普通肝素外,其他患者首选低分子肝素皮下注射和磺达肝素。患者需要长期抗凝血应首选华法林。

(三) 溶栓治疗

溶栓治疗是心源性休克和/或持续性低血压高危 PTE 患者的一线治疗方法。对于非高危患者不推荐常规使用,但在充分评估出血风险后,对于部分中危患者可以溶栓,低危患者不应接受溶栓治疗。我国临床上常用的溶栓药物有尿激酶和重组组织型纤溶酶原激活物两种。

适应证:①两个肺叶以上的大块 PTE 者;②不论肺动脉血栓栓塞部位及面积大小,只要血流动力学有改变者;③并发休克和体动脉低灌注(如低血压、乳酸酸中毒或心排血量下降)者;④原有心肺疾病的次大块 PTE 引起循环衰竭者;⑤有呼吸窘迫症状(包括呼吸频率增加、动脉血氧饱和度下降等)的 PTE 患者;⑥PTE 出现窦性心动过速的患者。

禁忌证包括绝对禁忌证和相对禁忌证。绝对禁忌证:①活动性内出血;②近期自发性颅内出血。相对禁忌证:①2 周内的大手术、分娩、器官活检或不能压迫止血部位的血管穿刺;②2 个月内的缺血性卒中;③10 天内的胃肠道出血;④15 天内的严重创伤;⑤1 个月内的神经外科或眼科手术;⑥难以控制的重度高血压(收缩压 >180mmHg,舒张压 >110mmHg);⑦近期曾行心肺复苏;⑧血小板计数 $<100 \times 10^9$/L;⑨妊娠;⑩细菌性心内膜炎;⑪严重肝肾功能不全;⑫糖尿病出血性视网膜病变;⑬出血性疾病;⑭动脉瘤;⑮左心房血栓;⑯年龄 >75 岁。

(四) 介入治疗

介入治疗包括经静脉导管碎栓、溶栓、血栓切除。对血栓栓塞中心肺动脉的高危急性 PTE 患者,当有溶栓禁忌证或溶栓治疗及积极内科治疗无效时可应用。

(五) 腔静脉滤器

腔静脉滤器包括永久型滤器和可回收滤器。主要用于防止下肢深静脉血栓再次脱落引起 PTE,主要适应证包括:①下肢近端静脉血栓,但抗凝血治疗禁忌或抗凝血治疗出现并发症者;②下肢近端静脉大块血栓溶栓治疗前;③经充分抗凝血治疗后 PTE 复发者;④伴有血流动力学不稳定的大块 PTE;⑤行导管介入治疗或 PEA 者;⑥伴严重肺动脉高压或肺源性心脏病患者。

(六) 肺动脉血栓摘除术

在 PTE 溶栓治疗期间,患者症状可逐渐加重,甚至出现心脏停搏,此时,可以考虑外科手术治疗,即血栓摘除术。手术适应证包括以下几种。

1. 危及生命伴休克的急性大块 PTE,或肺动脉主干、主要分支完全堵塞,溶栓等内科治疗无效的患者。

2. 无休克患者出现如下情况可考虑手术治疗:①无低血压,但心动过速,并且药物治疗无效;②心力衰竭和呼吸衰竭快速进展,血栓位于主肺动脉或者左、右肺动脉;③有溶栓治疗禁忌证;④右心房和/或右心室存在游离血栓。

手术方法:手术在全身麻醉、常温、体外循环下进行,采用胸骨正中切口,经上、下腔静脉和升主动脉插管常规建立体外循环。如果心脏内无血栓、无卵圆孔未闭,可以在并行循环下进行取栓。一般切开主肺动脉和右肺动脉,术者可见柔软、杆状的新鲜血栓,用镊子或吸引器取出栓子。术中尽可能取尽栓子,有时远端血栓不易取出,此时可以降温、心脏停搏后取栓。当近端血栓取出后,远端血管的小血栓可通过术后溶栓消除,但须预防出血。对于严重右心室功能障碍者,术后可以适当延长心脏辅助时间,直到右心室功能有所恢复后再脱离体外循环机。

手术结果:据文献报道,1985—2006 年,1300 例急性肺栓塞患者接受外科治疗的手术死亡率为 20%,

但随着近年来外科取栓的手术适应证被适当放宽,目前手术死亡率已降至6%~8%。

二、慢性血栓栓塞性肺动脉高压

慢性血栓栓塞性肺动脉高压(chronic thromboembolic pulmonary hypertension,CTEPH)是继发于肺动脉血栓栓塞后血栓机化以及肺血管重构的肺动脉高压,在WHO肺动脉高压分类中定义为第Ⅳ类。CTEPH诊断标准是静息状态下肺动脉平均压≥25mmHg、PAWP≤15mmHg,同时在经过3个月的有效抗凝治疗后仍然存在持续性肺动脉阻塞,核素扫描至少一个肺段的灌注显像充盈缺损,肺动脉造影或肺动脉增强CT可以发现慢性栓塞证据。CTEPH具体发病率尚不明确,早年认为大约0.5%的急性肺栓塞会进展为慢性肺血栓栓塞,而实际情况要比该比例更高一些。其特点为肺血管病变导致肺血管阻力持续增高,若不经治疗本病最终因呼吸衰竭、右心衰竭而死亡。该病死亡率极高,3年内死亡率超过90%。

轻度CTEPH可以通过抗凝血等药物治疗防止病情进展,而重度CTEPH可能出现右心衰竭而预后不良。尽管如此,CTEPH是唯一一种可不进行肺移植而通过手术治愈的肺动脉高压。PEA是目前治疗CTEPH的首选治疗方法。

【流行病学】

由于部分患者没有急性PTE病史,而且缺乏特异症状,CTEPH漏诊率较高,其流行病学很难准确描述。部分急性PTE患者尽管经过合理治疗,但血栓并不能完全溶解,从而存在进展为CTEPH的风险。最近的前瞻性研究结果显示,没有静脉血栓栓塞的急性PTE患者,6个月后CTEPH发生率为1.0%,1年后CTEPH发生率为3.1%,2年后CTEPH发生率为3.8%,随后发生率无明显改变。从急性PTE发展到CTEPH存在"蜜月期",在此期间,尽管患者已经出现肺动脉高压,但患者并无明显症状。CTEPH的自然病史尚不明确。一些PTE相关因素、某些疾病、血栓形成因素等可增加CTEPH发生风险。

1. **肺栓塞因素**

(1) 再发PTE或无诱因PTE。

(2) 大面积灌注缺损PTE。

(3) 年轻或老年PTE患者。

(4) 早期肺动脉收缩压>50mmHg。

(5) 急性PTE后6个月超声显示持续性肺动脉高压。

2. **血栓形成因素**

(1) 狼疮抗凝物或抗磷脂抗体。

(2) 凝血因子Ⅷ高水平。

(3) 血纤维蛋白原异常。

3. **基因因素**

(1) 除了O型的其他ABO血型。

(2) 人类白细胞抗原多态性。

(3) 内源性纤维蛋白溶解异常。

4. **其他因素**

(1) 感染性心内分流、起搏器或体内除颤器电极。

(2) 脾切除术后。

(3) 慢性炎症。

(4) 甲状腺素替代治疗。

(5) 肿瘤

【病因】

CTEPH的病因目前尚不明确。传统理论认为,CTEPH主要由于静脉血栓形成导致PTE逐渐发展而成,即血栓栓塞假说。当引起PTE的静脉血栓未得到充分溶解时,肺血流出现分布异常,阻塞区域肺血流减少,未阻塞区域血流增多,血管壁剪切应力增加,肺小血管发生重构,出现进行性肺动脉高压。尽管如此,研究发现,静脉血栓栓塞存在的一些危险因素并未出现于 CTEPH 患者,并且大约 50% 以上的患者没有深静脉血栓形成或 PTE 病史,虽然深静脉血栓或 PTE 没有症状比较常见,但是,血栓栓塞假说还是受到了质疑。相对于传统的血栓栓塞假说,血栓形成假说认为,原发性肺血管病和内皮系统功能障碍导致肺动脉原位血栓形成,并且血栓未得到充分溶解。该假说认为,原发性肺血管病是 CTEPH 的起病因素,而血栓栓塞只是临床结果。目前的主要观念还是支持血栓栓塞假说,而原位血栓形成可能作为一个促进因素参与疾病的进展(图 13-3)。

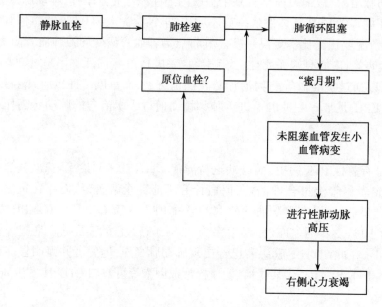

图 13-3　CTEPH 疾病进展

【病理】

CTEPH 病理特征主要包括血栓机化和肺小血管病变。血栓机化反应使其牢固地粘连在肺动脉壁上。机化的血栓呈偏心性纤维化斑块,或完全纤维化闭塞,或肺动脉内膜纤维化增厚。肺小血管病变包括阻塞或未阻塞肺弹性动脉远端的肌小动脉和小动脉出现中层肥厚、内膜增殖及丛状损害。文献报道,CTEPH 发生的内膜增厚和丛状损害与 Takayasu's 动脉炎类似,CTEPH 病变血管直径大小为 149.5μm ± 11.4μm,介于 Eisenmenger's 综合征(209μm ± 17.6μm)与原发性肺动脉高压(79μm ± 6.1μm)之间。

【临床表现】

(一)症状

在急性 PTE 发生后,CTEPH 出现临床症状之前往往存在一段"蜜月期",在此期间患者没有临床症状,"蜜月期"可能持续几个月到几年不等。尽管如此,大约 63% 的患者可能并没有明确的急性 PTE 史。由于肺通气/灌注不匹配,在临床症状中,劳力性呼吸困难、活动耐量下降最常见。当肺动脉压力、肺血管阻力明显升高时,随着右心衰竭及室间隔左移发生,患者可能出现乏力、心悸、水肿、胸部不适、晕厥、咯血等症状。

(二)体征

右心衰竭时,患者可以出现颈静脉怒张、肝大、腹水、下肢水肿。当右心室明显增大时可以出现胸骨旁抬举性搏动,由于三尖瓣关闭不全和肺动脉高压,心脏听诊胸骨左缘 3、4 肋间可闻及收缩期吹风样杂音,肺动脉瓣听诊区第二心音亢进。部分患者由于肺血管未完全阻塞,血流发生湍流,在肺下叶周边区域可能会闻及血管杂音。

【辅助检查】

CTEPH 与急性 PTE 部分辅助检查结果类似,在此仅叙述在急性 PTE 基础上的其他结果或与急性 PTE 表现不同的辅助检查结果。

（一）心电图

由于右心室肥厚，CTEPH 患者心电图可表现为电轴右偏、右束支传导阻滞。当右心房增大时，可见"肺型 P 波"。

（二）肺通气-灌注显像

CTEPH 由于血栓机化，近端的血栓栓塞可能发生再通或者仅仅使管腔变窄，这样核素标记的蛋白微粒可以通过，使肺灌注显像表现为"苍白区"或低灌注，相比血管造影可能低估实际的血管阻塞程度。肺通气-灌注显像正常，几乎可以排除 CTEPH。

（三）CTPA

CTEPH 患者 CTPA 可见机化血栓沿着较大的肺动脉呈同心型或偏心型排列，或者肺动脉突然中断、逐渐变细、网状狭窄、带状缺损以及其他内膜不规则表现，但是当血栓机化和内皮化后，可能 CTPA 表现不明显。CTPA 同时可见中心肺动脉扩张、右心房及右心室扩大、纵隔侧支循环。需要注意的是，当中心肺动脉未见附壁血栓时不能排除 CTEPH，由于其他类型肺动脉高压和终末期肺疾病中心肺动脉也可能出现血栓，所以在选择是否手术治疗时须综合评估。CT 可以了解有无合并肺气肿、限制性肺疾病以及导致肺门肺动脉受压的纵隔疾病。

（四）肺血管造影

对于手术治疗的 CTEPH 患者，由于肺血管造影能提供更直观的影像，绝大多数中心，肺血管造影仍是必行的检查。CTEPH 肺血管造影可表现为血管网状或带状狭窄、内膜不规则、带状缺损、主肺动脉突然成角狭窄以及肺血管近端阻塞。

【诊断】

由于 CTEPH 缺乏特异性症状，以及部分患者并没有静脉血栓和 PTE 病史，给诊断造成了困难，很多患者被漏诊或延误诊断。尽管 CTEPH 可以通过手术治疗取得良好的效果，但多数患者首诊医生是内科医生，所以需要内科医生对该病具备一定的警惕性。特别对于有深静脉血栓和急性 PTE 病史的患者应定期随访。鉴于劳力性呼吸困难、活动耐量下降是最常见的临床症状，首诊医生须通过详细了解病史、体检及相关辅助检查分析患者症状的根本原因。对于此类患者往往超声心动图和胸部 X 线检查可作为门诊常规检查，肺动脉高压不难诊断。若发现肺动脉高压，须要进一步明确肺动脉高压的病因。CTEPH 诊断流程见图 13-4。

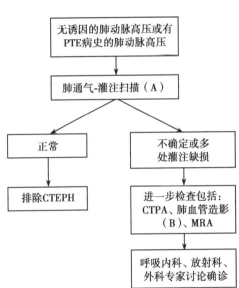

图 13-4　CTEPH 诊断流程

注：A. 极少 CTEPH 患者肺通气-灌注扫描显像可正常或接近正常，对于高度怀疑 CTEPH 者，尚需进一步检查；B. 肺血管造影主要用于可以进行 PEA 手术治疗的患者。

【鉴别诊断】

（一）特发性肺动脉高压

作为肺动脉高压的不同类型，症状与 CTEPH 有相似之处，如劳力性呼吸困难、乏力、咯血等，都可出现右心衰竭，须进行鉴别。特发性肺动脉高压好发于年轻患者，肺通气-灌注显像经常表现为正常灌注或亚段水平斑片样缺损。肺血管造影显示外周肺血管纤细，呈"残根"样改变。当 CTEPH 仅仅表现为远端血管血栓机化、内膜增厚及严重继发性肺血管病时，须仔细鉴别。

（二）慢性阻塞性肺疾病

慢性阻塞性肺疾病发展为肺源性心脏病时表现为右心衰竭、右心室肥厚、肺动脉高压，与 CTEPH 症状类似。特别合并 PTE 时需要与 CTEPH 鉴别。慢性阻塞性肺疾病往往有长期咳嗽、咳痰和进行性加重的呼吸困难病史。X 线胸片可有肺气肿表现。必要时须做 CTPA 帮助鉴别。

（三）肺动脉内肿瘤

当纵隔、肺部肿瘤侵及肺动脉或肺动脉肉瘤导致肺动脉狭窄或阻塞可引起肺动脉高压，肺通气-灌注显像表现为肺灌注缺损。但仔细分析临床症状、纵隔及肺部影像学检查，可与 CTEPH 相鉴别。

（四）肺血管炎

肺血管炎是坏死性血管炎累及肺血管一类疾病的总称。该病可导致肺血管广泛狭窄或闭塞,从而引起肺动脉高压。临床可表现为胸闷、气短等CTEPH症状。肺通气-灌注显像呈肺段灌注缺损,须与CTEPH相鉴别。肺血管炎往往有其他全身表现,如发热、厌食、体重减轻、乏力、关节痛或关节炎、肌痛及外周神经病变。实验室检查常出现红细胞沉降率增快、C反应蛋白增高、类风湿因子阳性。肺血管造影表现为肺血管多发狭窄,扩张与闭塞并存。

【治疗】

CTEPH的治疗方法主要包括PEA、药物治疗、球囊扩张、肺移植。PEA目前是CTEPH的首选治疗方法,治疗策略见图13-5。

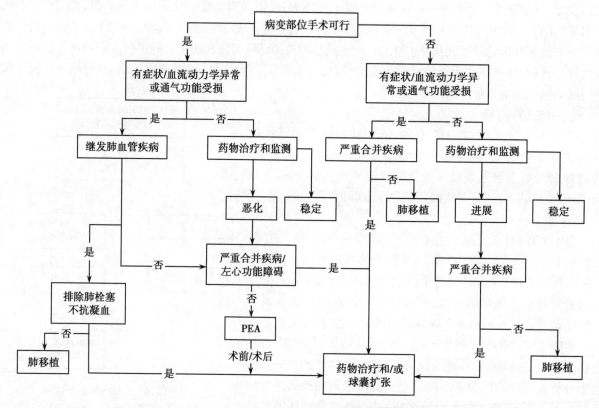

图13-5　CTEPH治疗策略

注:药物治疗包括前列环素类似物、内皮素受体拮抗药或磷酸二酯酶V型抑制剂;严重合并疾病指慢性肺部疾病。

（一）PEA

PEA作为一种真正的内膜剥脱术,目的是移除机化的血栓及内膜,恢复肺血流灌注,使通气/灌注恢复平衡,减轻右心室后负荷,以及避免发生继发性肺血管病。

1. **手术适应证**　①NYHA心功能分级Ⅲ~Ⅳ级;②术前肺血管阻力>300dyn/(s·cm⁻⁵);③血栓位于肺叶动脉主干或段动脉手术可及的部位;④没有严重的合并疾病。对于那些肺动脉高压不是很严重的患者,是否选择手术应根据患者的具体情况而定。对生活质量要求高者、运动员、高原居住者,可以考虑手术,手术目的是减少高残气量和分钟通气量导致的运动受限。对于正常血流动力学、静息时轻度肺动脉高压,运动时肺动脉压力进一步升高的患者也可采用手术,此类患者如果不进行手术,肺动脉压力会继续升高。对于轻度肺动脉高压、轻度临床损害、正常右心室功能的患者可以选择抗凝血治疗,同时进行定期的临床评估和心脏彩超监测。

2. **手术禁忌证**　严重左心衰竭和明显的阻塞限制性肺疾病是手术禁忌证,病态肥胖、年老、严重右心衰竭增加围手术期死亡率,另外一些因素(脾切除术后、脑室-右心房脑脊液分流手术、永久性中心静脉导线放置、肠炎性疾病、骨髓炎)的出现可增加手术风险和恶化远期效果。

3. 手术原则　双侧肺动脉都须探查,避免进入胸腔,进行体外循环,降温,间断停循环或低流量维持循环。

4. 手术方法　胸骨正中切口开胸,经升主动脉、上、下腔静脉插管建立体外循环,降温,充分游离上腔静脉,体温降至 21℃,阻断升主动脉,主动脉根部灌注心肌停跳液,开始心肌保护。暴露右肺动脉,并从升主动脉和上腔静脉间的右肺动脉做切口,切口位于右肺动脉中央,切口至右肺下叶动脉水平。此时,术中病变可分为 四种类型。Ⅰ型:大约占 20%,为大的血管内血凝块,易在动脉切口范围内看见,在进行 PEA 前这些血凝块必须被移除。Ⅱ型:大约占 70%,未见大的血栓,仅可见内膜增厚,此型内膜剥离范围涉及主肺动脉、叶动脉、段动脉。Ⅲ型:大约占 10%,是最具有手术挑战性的一种类型,病变位于远端,在段动脉和亚段动脉水平,起初看不见有血管阻塞,由于病变处血管壁薄,确定剥离层面及进行剥离时必须非常小心。Ⅳ型:很少见,未见血栓栓塞性病变,存在小血管疾病。此型 PEA 手术治疗预后差。当手术中寻找剥离层面时,如果手术视野布满血,影响手术操作,开始减流量,必要时停循环,每次停循环时间不超过 20分钟。正确的剥离层面特点是呈珍珠白、柔滑,紫红色表示层面过深,微红色、略带桃红色代表层面已达外膜,立即进行调整。剥离面确定后,进行剥离,直到剥离范围顺延至每个亚段分支,并且每个分支以尾巴形式自然地脱离。完成后恢复循环,缝合右肺动脉切口。左侧手术同右侧一样,完成后恢复循环并开始复温,其他手术(冠状动脉旁路移植术、心脏瓣膜置换)可在复温过程中进行,虽然患者都存在不同程度的三尖瓣关闭不全,但一般不需要特殊处理。

5. 术后处理　PTE 术后早期处理主要着眼于充分供氧,偿还深低温停循环组织缺氧,优化右室前负荷、控制适当的心排血量。术后应对患者的病情进行严密的监护。监护的基本目的是维护右心室功能,保证足够的氧合,维护肾功能,保证重要器官的灌注。术后早期处理的主要原则是充分机械通气、合理使用血管活性药物、充分利尿及早期使用抗凝血药。

6. 术后并发症　PEA 术后常见并发症包括术后残余肺动脉高压和再灌注肺水肿,其他包括出血、肺部感染等。术后肺动脉高压分为持续性或残留性肺动脉高压和反应性肺动脉高压。大部分 CTEPH 患者术后会发生不同程度的低氧血症,造成低氧血症的原因很多,如肺不张、膈肌抬高、术后疼痛、呼吸肌无力、通气/血流比例失调等。但 PEA 患者有两种独特的、可严重损害气体交换的并发症,即肺动脉窃血和再灌注性肺水肿。此两种严重并发症可同时发生。

(1) 持续性肺动脉高压:主要由于手术不彻底或者继发肺血管病导致。5% 的患者术后出现持续性肺动脉高压。1/3 以上的围手术期死亡和将近 50% 的后期死亡是因为术后持续性肺动脉高压。目前的治疗包括球囊扩张和/或药物治疗,但效果不理想。术前仔细评估、保持清晰的手术视野、选择正确的剥离层面、耐心细致的操作可以一定程度预防持续性肺动脉高压的发生。

(2) 反应性肺动脉高压:患者手术成功后,有时可能出现肺动脉压力和肺血管阻力暂时性的升高,甚至超过术前水平,但一般在 12~72 小时逐渐下降,它并不由继发性肺血管病变导致,而是术后肺血管暂时性地收缩。原因有:①手术中肺血管的刺激;②缺血再灌注损伤;③体外循环时血管收缩介质释放及暂时性的血管内皮细胞功能障碍。它可以引起右心衰竭、肺动脉切口裂开、灌注肺。术后早期吸入伊洛前列素可以减少反应性肺动脉高压的发生。

(3) 再灌注肺水肿:PEA 术后常见的并发症之一。一般在体外循环停机后至术后 72 小时内发生,发生部位在血栓内膜剥脱的远端区域。原因包括"窃血"现象、缺血再灌注损伤、体外循环、手术操作及其他因素。严重程度不等,轻者低氧血症,重者咯血、死亡。治疗上主要使用激素、低潮气量呼气末正压机械通气、反比呼吸、保持体液平衡,避免不必要的正性肌力药物使用,体外膜肺氧合。术后不使用正性肌力药物和血管扩张药,采用低潮气量机械通气,可能会减少灌注肺的发生。而术后吸入 NO 并不能降低灌注肺的发生率。

(4) 右心衰竭:是 PEA 术后最常见的死亡原因。由于大部分 PEA 术后会出现右室后负荷显著下降,因而术后发生右心功能急性失代偿的情况并不常见。通常超声心动图检查可以看到右房、右室较术前缩小,室间隔位置恢复正常,未行三尖瓣成形术的情况下三尖瓣反流减少或消失。少部分残余肺动脉高压严重的患者可发生急性右心衰竭,需要使用可降低 PVR/SVR 比值的血管舒张剂,如吸入性一氧化氮(iNO)

或使用可提供充分组织氧合的体外膜肺氧合(ECMO)治疗,直至肺血管阻力降低为止。

7. 手术结果　圣地亚哥中心报道 PEA 术后早期肺动脉压力和肺血管阻力一般可降至正常水平,同时肺血流量和心排血量得到改善,并且这种手术效果能继续维持。尽管如此,PEA 在世界范围内大多数中心仍有较高的死亡率。文献报道 PEA 围手术期死亡率为 4%~24%。值得提出的是,PEA 手术技术的掌握呈现明显的学习曲线,手术开展早期死亡率较高,随着经验的增加,手术死亡率逐渐下降。圣地亚哥中心手术死亡率接近 1%。中国医学科学院阜外医院目前完成了国内最大的一组病例,手术死亡率近 5 年接近 1%。

（二）药物治疗

尽管 PEA 具备良好的手术效果,但大部分 CTEPH 患者就诊时已处于中晚期,其中有 10%~50% 的患者因为肺远端血管存在血栓、继发性肺小血管病及其他严重疾病不适合手术。药物治疗可作为部分 CTEPH 患者的治疗选择。

药物治疗的主要适应证包括:①无法行手术治疗的患者;②为适当改善血流动力学而行术前准备治疗;③PEA 后症状性残余/复发的肺动脉高压。多个非对照临床试验结果证实,无论患者能否行手术治疗,前列环素类似物、内皮素受体拮抗药和磷酸二酯酶 V 型抑制剂治疗均可使 CTEPH 患者临床受益。到目前为止,BENEFIT 研究是唯一发表的关于内科治疗安全性和有效性的随机、安慰剂对照临床研究。该研究对不能手术的 CTEPH 患者给予为期 16 周波生坦治疗,结果显示波生坦组的肺血管阻力明显下降,但 6 分钟步行距离、心功能分级和对照组比较并无明显改变。目前,对于术前用药仍存在一定争论,药物治疗可能延误手术时机。但文献报道对于高风险和因为缺乏医疗资源而无法立即手术的中心型 CTEPH 患者可以从药物治疗中获得益处。

（三）其他治疗

经皮肺动脉内球囊扩张和支架植入术对于部分无法进行 PEA 的患者可作为一种治疗选择。目前的长期随访研究显示,其可改善患者的血流动力学指标、运动耐量和心功能状态。但目前尚未建立起标准的操作规范和技术方法,长期疗效需要在更大的患者人群中进行验证。对于不能接受 PEA 而没有严重合并症的患者,肺移植也是一种治疗选择。国际心肺移植学会数据显示:2008—2013 年移植病例,单肺移植 1 年、3 年、5 年生存率分别为 83.5%、78.4%、60.9%;双肺移植 1 年、3 年、5 年生存率分别为 86.1%、84.9%、74.1%。

【预后】

CTEPH 是一种自然预后极差的疾病,发病机制不够明确。PEA 手术治疗是目前的首选治疗方案。为了获得良好的预后,要尽量做到早诊断、早治疗。一旦患者确诊为 CTEPH,外科医生需要和内科医生、放射科医生一起对 CTEPH 患者进行仔细的术前评估,决定是否手术治疗。成功的手术治疗可以明显改善患者预后,但合并严重继发性肺血管病患者术后预后差。

（刘　盛）

第六节　心血管外伤及心脏压塞

一、心血管外伤

【流行病学】

创伤是 15~40 岁人群中最常见的死亡原因。其中有 25% 的患者直接由心脏创伤引起,25% 的患者因有心脏创伤的存在而促进了死亡。当前由于建筑业的繁荣及交通事故发生率的升高,使得心脏创伤的发生率显著增加。此外由于介入检查及治疗的广泛开展,医源性心脏创伤的发生率也逐年增多。对心脏创伤的治疗原则是尽早密切注意病情变化,早期诊断,早期处理。

【病理学】

（一）心脏损伤

心脏是一个空腔脏器,心肌张力在心动周期内处于动态变化过程。外力一方面可以从不同方向作用于心脏,另一方面还可以通过血液的压力传导作用于心脏的各个部位,造成心脏不同部位和程度的损伤或撕裂。一般分为穿透性心脏损伤和非穿透性心脏损伤两类(表13-5)。

表13-5 心脏损伤

部位	类型及特点
心包	心包撕裂伤:单纯破裂、心脏疝、心包内膈疝、外伤性缩窄性心包炎
心肌	挫伤、撕裂伤 心脏破裂 室壁瘤 室间隔穿孔 心脏介入检查治疗导致心房壁穿孔
心腔	腱索乳头肌断裂 瓣膜破裂 心脏介入治疗导致腱索断裂或瓣膜受压
冠状动脉	血栓形成 撕裂或断裂 动静脉瘘或心腔瘘

(二) 大血管损伤

胸内大血管损伤主要分为闭合伤与穿透伤两种。大血管闭合性损伤常为外力挤压、加速或减速伤引起,以主动脉峡部撕裂多见。主要见于交通肇事中驾驶员胸部受到方向盘急速撞击,胸内压急剧升高,因主动脉峡部位置固定,压力传导常导致此处血管壁损伤。穿透伤则可发生在主动脉任何部位。腔静脉损伤和肺门血管伤亦多发生在穿透伤中。

【临床表现】

(一) 心脏损伤

心脏贯穿伤或心房、心室壁破裂,常出现急性心脏压塞,表现为全身湿冷、面唇发绀、呼吸急促、颈部浅表静脉怒张、血压降低、脉搏细速,心前区浊音界扩大等。其他部位损伤表现为心前区疼痛,出现病理性杂音等。

(二) 大血管损伤

心包内大血管贯穿伤在急性期的主要表现是心脏压塞。若破裂口小,有血块堵塞,手术及时缝合或穿刺减压后,伤员可获救。若裂口大,持续大量出血,心脏舒张功能受阻,形成急性循环衰竭,可致伤员迅速死亡。较少情况下,在非手术治疗或心包穿刺减压后,伤情趋于稳定。一般于数小时至数日后,出现连续性震颤、水冲脉、连续性杂音等心脏、肺动脉或体静脉间动静脉瘘症状,部分患者在受伤后数天至数月出现充血性心力衰竭症状。

心包外大血管钝性伤主要症状为胸痛,血肿剥离后胸膜可引起后背肩胛部疼痛,其次是呼吸困难和不同程度的休克。较少见的症状有血肿压迫食管引起的吞咽困难以及因纵隔血肿压迫导致上肢、头部或脊髓供血障碍而出现的缺血症状。慢性期可因假性动脉瘤压迫左喉返神经、左总支气管或食管,而分别引起声音嘶哑、咳嗽、咯血或吞咽困难。

【诊断及鉴别诊断】

(一) 心脏损伤

心脏损伤通常表现为典型的Beck三联症:心音遥远、收缩压下降、静脉压升高,对急性心脏压塞的诊断有帮助。对于其他心脏部位的损伤,常需心脏多普勒超声、心血管造影、CT及MRI等辅助检查手段。

(二) 大血管损伤

诊断主动脉贯穿伤,须要参照受伤部位和枪弹径路,尤其是致伤物穿越纵隔者。当这类创伤伴持续性大量血胸或出现心脏压塞症状时,诊断常在紧急开胸止血时证实。

胸部钝性伤或减速损伤引起的主动脉破裂,因伤员常伴多发伤、复合伤,容易将胸痛、血胸、少尿或无尿归咎于肋骨骨折、休克、血容量不足、脊髓损伤等,早期诊断要有很高的警惕性。

胸部放射线纵隔影增宽是早期重要征象,也是主动脉破裂的主要诊断依据。常表现为上纵隔阴影增宽,主动脉圆锥轮廓不清,主动脉边缘模糊,左总支气管凹陷,气管向右移位等。此外,纵隔血肿亦可由纵隔小血管破裂出血、胸骨或胸椎骨折等引起。若连续多次摄片显示纵隔阴影继续扩大,宜尽快行 CT、MRI 或主动脉造影检查明确诊断。

此外,患者在受伤数天或数周后出现新的杂音或动脉瘤,应疑及主动脉损伤。如临床症状提示可能为主动脉-心腔、肺动脉或体静脉瘘时,需行 MRI 或心导管检查和主动脉造影。

【治疗】

(一)心脏损伤

除急性心脏压塞需紧急处理外,其他心脏结构损伤一般不会立即威胁生命,一般选择明确诊断后择期手术治疗或非手术治疗。

(二)大血管损伤

根据病情临床大致可分为三类:①严重出血性休克,濒死状态,需紧急手术止血和复苏;②急诊复苏抢救后,情况仍不稳定,大量出血不止,须送手术室急诊手术;③病情基本稳定,可进行一般检查,包括 MRI、CT、主动脉造影等,并可在有准备的情况下实施择期手术。

紧急措施包括迅速积极的复苏术,如气管内插管辅助呼吸,心脏压塞的迅速穿刺减压,及时地输血、补液、胸腔引流等。手术方法根据破口部位、大小等采取不同方案。一般小破裂口出血量小,常行直接缝合、补片修补。如果涉及主动脉弓部,破裂口较大,显露困难,常采用部分或全流量体外循环甚至深低温停循环,行主动脉修补或人工血管置换手术。

二、心脏压塞

【病因及病理】

心包内的心脏及大血管伤均可导致心脏压塞。正常心包是一层坚韧缺乏弹性的包膜,少量急性出血 150~200mL 在心包腔积聚(血心包),即可使心包内压力立即上升,从而阻碍心脏正常的舒张,产生急性心脏压塞征。最先受压的是腔静脉和心房,可引起中心静脉压和舒张末期压力升高,而使周围静脉逐渐上升。起初收缩压尚无影响,当心脏舒张容量严重受损时,每搏排血量下降,从而使动脉压异常下降。心排血量减少,继而影响冠状动脉的血液供应,导致心肌缺氧,心脏功能失代偿而发生衰竭。心包腔内压力升至 $17cmH_2O$ 时,足以使心排血受阻,除非迅速补液增高腔静脉压。静脉压升高至 $20cmH_2O$,为一危险临界水平。在此临界压力,心包内再有少量血液(30mL),即可产生血流动力学代偿功能失调。另一方面,心脏压塞在早期能延迟致死性大出血而使心脏、血管裂口暂停出血,提供进行抢救的一段极短暂的宝贵时间。如心包内急性出血不止,将危及生命。

【临床表现】

患者有心脏大血管损伤的可疑病史,同时出现全身湿冷、面唇发绀、呼吸急促、颈部浅表静脉怒张、血压降低、脉搏细速,心前区浊音界扩大和奇脉等,应高度怀疑合并急性心脏压塞。通常表现为典型的 Beck 三联征:心音遥远、收缩压下降、静脉压升高,对急性心脏压塞的诊断有帮助。血压常降低,甚至不能测得,而心音仍可响亮。奇脉也可在后期出现。

【诊断及鉴别诊断】

任何损伤前胸壁心脏危险区的贯穿伤,应高度警惕心脏大血管损伤的可能。已有明显心脏压塞或内、外出血症状的患者,较易做出临床诊断,及时给予紧急处理。但也有患者初期情况良好,在数分钟或数小时内,突然出现情况恶化,迅速陷入重度休克状态。故对任何胸部贯穿伤患者入院后均应仔细观察,严密注意病情变化,及时进行紧急处理。

任何胸腹部外伤患者,估计失血量与休克程度不符,或经足量输血而无迅速反应者,应高度怀疑有心脏压塞征。此外,临床上初期低血压经补充血容量后迅速改善,但不久再度出现,甚至发生心搏骤停者,亦应疑及心脏压塞所致,须立即救治。

【辅助检查】

1. **放射线检查**　对诊断急性心脏损伤的帮助不大。但 X 线胸片能显示有无血胸、气胸、金属异物或其他脏器的合并伤存在,如 X 线胸片示心包腔内有液体平面,则有诊断意义。

2. **心电图检查**　如有电压下降、ST 段改变,可协助诊断,但一般帮助不大。

3. **静脉测压**　如有升高,是心脏压塞特征之一。但在胸内大量出血,血容量未纠正前,静脉压升高、颈静脉怒张和奇脉都可不明显。迅速补充血容量后,中心静脉压可见异常升高,>15cmH$_2$O 时,有诊断价值。

4. **心脏多普勒超声及 CT**　均可明确诊断是否存在心包腔积液,并可对积液量进行估算,是诊断心脏压塞的重要手段。但部分急诊患者由于血流动力学不稳定,上述检查有时受到限制。

5. **心包穿刺**　对急性心脏压塞的诊断和治疗都有价值,但心包腔内血块凝结时,可出现假阴性,值得注意。

对于诊断明确的胸内大出血,怀疑心脏损伤者,应紧急剖胸探查,无须进行上述各项检查,以免错失良机。

【治疗】

(一) 抢救

1. 首先进行抗休克治疗。立即建立静脉输液通道。快速静脉输血和补液,补充血容量,支持血液循环。

2. 如伴有大量血胸或气胸,即做胸腔插管闭式引流,改善呼吸及氧供。如呼吸道欠通畅或神志昏迷,迅速行气管内插管人工呼吸。

3. **心包穿刺或开窗术**　解除急性心脏压塞。心包穿刺点一般选择左侧肋缘下近剑突处,患者取半坐位较为方便,如情况不允许可取平卧位。局部麻醉下剑突下心包开窗于剑突处做一小正中切口,切开白线,去除剑突,显露心包,在心包上开一小窗,放入减压引流管。

4. **术前准备**　以快速大量输血为主,给予血管活性药物维持血压。刺入心脏的致伤物进入手术室前不宜急于拔除。若发生心搏骤停,须紧急开胸解除心脏压塞,进行心脏按压,并以手指暂时控制出血。需要注意的是体外心脏按压有时不仅无效,而且有加重压塞之虞。

(二) 手术方法

1. **麻醉**　以气管内插管全身麻醉为宜。麻醉诱导期由于麻醉药的扩血管作用,易发生心搏骤停,要准备紧急进胸。

2. **切口**　根据贯穿伤的径路与伤情进行选择,并能良好地显露心脏伤口。常用切口为左胸前外侧切口,经第 4 肋间进胸,必要时可切断相邻肋骨增加显露。创伤位于右侧,则行右胸前外侧切口。如一侧显露不佳,可延长切口至对侧胸腔。

3. **心脏修补方法**　如裂口较小,手指按住裂口直接缝合。裂口较大,手指堵塞裂口暂时止血。裂口周围行荷包缝合或采用毛毡片褥式缝合,逐渐退出手指,收紧缝线,结扎打结。心肌裂口较大,难以直接缝合时,立刻建立体外循环进行修补。心房裂口采用无创伤血管钳钳夹后连续缝合。冠状动脉裂伤,用6-0 无创伤缝线直接修补,如损伤面积较大,须建立体外循环行主动脉冠状动脉旁路移植术。

(三) 术后处理

术后给予破伤风血清、抗生素等常规治疗,严密监护心、肺、中心静脉压及输血、补液,严密观察有无贯穿性心脏损伤后遗症或迟发并发症,如损伤性心包炎、室间隔缺损、瓣膜损伤、室壁瘤和延迟性心脏压塞等。

(王辉山)

参 考 文 献

[1] 李浩杰,宋云虎,朱晓东,等. 单中心室间隔心肌切除术治疗肥厚型梗阻性心肌病中远期结果分析. 中国循环杂志,2016,31(6):573-577.

[2] Calkins H,Hindricks G,Cappato R,et al. 2017 HRS/EHRA/ECAS/APHRS/SOLAECE expert consensus statement on

catheter and surgical ablation of atrial fibrillation:Executive summary. Europace:European pacing,arrhythmias,and cardiac electrophysiology:journal of the working groups on cardiac pacing,arrhythmias,and cardiac cellular electrophysiology of the European Society of Cardiology,2018,20:157-208.

[3] Gonzalez Corcia MC,Walsh EP and Emani S. Long-term results of atrial maze surgery in patients with congenital heart disease. Europace:European pacing,arrhythmias,and cardiac electrophysiology:journal of the working groups on cardiac pacing, arrhythmias,and cardiac cellular electrophysiology of the European Society of Cardiology,2019,21:1345-1352.

[4] van Laar C,Kelder J and van Putte BP. The totally thoracoscopic maze procedure for the treatment of atrial fibrillation. Interact Cardiovasc Thorac Surg,2017,24:102-111.

[5] Jiang YQ,Tian Y,Zeng LJ,et al. The safety and efficacy of hybrid ablation for the treatment of atrial fibrillation:A meta-analysis. PLoS One,2018,13:e0190170.

[6] Richardson TD,Shoemaker MB,Whalen SP,et al. Staged versus Simultaneous Thoracoscopic Hybrid Ablation for Persistent Atrial Fibrillation Does Not Affect Time to Recurrence of Atrial Arrhythmia. Journal of cardiovascular electrophysiology,2016, 27:428-434.

[7] Badhwar V,Rankin JS,Damiano RJ,et al. The Society of Thoracic Surgeons 2017 Clinical Practice Guidelines for the Surgical Treatment of Atrial Fibrillation. The Annals of thoracic surgery,2017,103:329-341.

[8] Ad N,Holmes SD,Friehling T. Minimally Invasive Stand-Alone Cox Maze Procedure for Persistent and Long-Standing Persistent Atrial Fibrillation:Perioperative Safety and 5-Year Outcomes. Circulation Arrhythmia and electrophysiology,2017, 10:e005352.

[9] Deng L,Huang X,Yang C,et al. Numerical simulation study on systolic anterior motion of the mitral valve in hypertrophic obstructive cardiomyopathy. International journal of cardiology,2018,266:167-173.

[10] Liu L,Li J,Zuo L,et al. Percutaneous Intramyocardial Septal Radiofrequency Ablation for Hypertrophic Obstructive Cardiomyopathy. J Am Coll Cardiol,2018,72:1898-1909.

[11] Wang S,Cui H,Yu Q,et al. Excision of anomalous muscle bundles as an important addition to extended septal myectomy for treatment of left ventricular outflow tract obstruction. J Thorac Cardiovasc Surg,2016,152:461-468.

[12] Tang Y,Song Y,Duan F,et al. Extended myectomy for hypertrophic obstructive cardiomyopathy patients with midventricular obstruction. 2018,54:875-883.

[13] Zhu C,Wang S,Cui H,et al. Associations of myocardial bridging with adverse cardiac events:a meta-analysis of published observational cohort studies involving 4556 individuals. Ann Transl Med,2020. doi:10.21037/atm.2020.02.24.

[14] Tang B,Song Y,Cui H,et al. Prediction of Mid-Term Outcomes in Adult Obstructive Hypertrophic Cardiomyopathy After Surgical Ventricular Septum Myectomy. J Am Coll Cardiol,2017,70:2092-2094.

[15] Liebregts M,Steggerda RC,Vriesendorp PA,et al. Long-Term Outcome of Alcohol Septal Ablation for Obstructive Hypertrophic Cardiomyopathy in the Young and the Elderly. JACC Cardiovascular interventions,2016,9:463-469.

[16] Zhu C,Tang B,Cui H,et al. Predictors of long-term outcome after septal myectomy in symptomatic hypertrophic obstructive cardiomyopathy patients with previous alcohol septal ablation and residual obstruction. J Card Surg,2019,34:533-540.

[17] Wang S,Cui H,Yu Q,et al. Prevalence and surgical result of intraventricular anomalies in hypertrophic obstructive cardiomyopathy:single operator's experience with 423 patients. Circulation,2016,134:A15701.

[18] Liu Y,Song Y,Gao G,et al. Outcomes of an extended Morrow procedure without a concomitant mitral valve procedure for hypertrophic obstructive cardiomyopathy. Sci Rep,2016,6:29031.

[19] Zhu C,Wang S,Ma Y,et al. Childhood Hypertrophic Obstructive cardiomyopathy and Its Relevant Surgical Outcome. Ann Thorac Surg,2020,110(1):207-213.

附录一 高级卫生专业技术资格考试大纲

（胸外科专业 副高级）

一、专业知识

（一）本专业知识

1. 熟练掌握 普胸外科的基础理论。

2. 熟练掌握 胸腔内脏器的解剖学、生理学、病理生理学、临床生化、诊断学、临床影像学等基本理论。

3. 掌握 普胸外科学、普胸外科手术学、普胸外科影像诊断学。

4. 掌握 胸外科各种内镜诊断及治疗技术的相关知识。

5. 掌握 心血管外科的基础及临床知识。

6. 掌握 小儿胸外科的基础及临床知识。

7. 掌握 大疱性肺病和肺气肿外科治疗。

8. 熟悉 肺移植技术。

9. 熟悉 肿瘤治疗学、临床检验学、药理学等专业技术知识。

（二）相关专业知识

1. 熟练掌握

2. 熟练掌握

3. 掌握 外科学（包括外科总论和外科各论）、临床药理学、外科手术学的相关知识。

4. 掌握 呼吸内科、消化内科相关的基础及临床知识。

5. 熟悉 分子生物学、细胞遗传学相关技术在胸外科临床中的应用。

二、学科新进展

1. 熟练掌握

2. 熟练掌握

3. 掌握 本专业国内外现状、动态及发展趋势。

4. 掌握 新理论、新知识、新技术在普胸外科的应用。

5. 熟悉 对相关学科的进展和交叉学科的新技术有所认识和运用，如肿瘤放、化疗，免疫治疗，中西医结合治疗，细胞分子生物学技术，临床遗传学诊断和治疗。

三、专业实践能力

1. 熟练掌握 普胸外科疾病的病因、发病机制、临床表现、诊断和鉴别诊断以及手术和非手术治疗方法。

2. 掌握 普胸外科危重患者的抢救，疑难病例的处理，并能够完成较高难度手术。如复合胸外伤、复杂胸外伤及危重胸外伤急救，急性大气道梗阻，胸壁肿物切除及胸壁重建，气管切除及重建，各种肺切除支气管和肺血管重建，纵隔肿物切除，各种形式的食管切除及消化道重建，胸部感染性疾病的外科处理。

3. 掌握 胸外科疾病手术适应证的选择，术前评估和术前准备，术后并发症的预防和处理。

4. 掌握 纤维支气管镜、硬质气管镜、电视胸腔镜、电视纵隔镜的检查和治疗技术，能够独立完成电视胸腔镜下的常规手术操作，能严格掌握胸外科腔镜治疗的适应证和禁忌证。

5. 掌握 对与本专业相关学科的疾病有全面的了解，并能对其诊断、鉴别诊断和治疗给出指导意见。

6. 掌握 呼吸机治疗学。

7. 掌握 呼吸系统、消化系统以及心血管系统常用药物的作用机理，药物治疗的适应证、不良反应和给药方式。

四、本专业病种

1. 创伤性气胸。
2. 创伤性血胸。
3. 肋骨骨折。
4. 急、慢性脓胸。
5. 肺挫裂伤。
6. 大血管损伤。
7. 心脏损伤及心包压塞。
8. 肺爆震伤。
9. 创伤性窒息。
10. 气道异物及大气道损伤。
11. 食管异物及外伤性食管破裂。
12. 自发性食管破裂。
13. 食管化学灼伤。
14. 纵隔炎。
15. 纵隔气肿。
16. 肺癌。
17. 肺结核。
18. 肺隔离症。
19. 肺脓肿。
20. 肺良性肿瘤及支气管腺瘤。
21. 肺栓塞。
22. 肺动静脉瘘。
23. 支气管扩张症。
24. 食管癌。
25. 食管憩室。
26. 食管平滑肌瘤。
27. 食管裂孔疝。
28. Barrett 食管。
29. 贲门失弛缓症。
30. 弥漫性食管痉挛。
31. 纵隔囊肿。
32. 胸腺瘤及重症肌无力。
33. 胸腺癌。
34. 纵隔神经源性肿瘤。
35. 淋巴瘤。
36. 纵隔干细胞肿瘤。
37. 纵隔间质性肿瘤。
38. 纵隔内分泌肿瘤。
39. 结节病及纵隔巨大淋巴结增生症。
40. 鸡胸。
41. 漏斗胸。
42. 胸壁肿瘤。
43. 胸壁结核。
44. 自发性气胸。
45. 自发性血胸。
46. 胸腔积液。
47. 支气管胸膜瘘。
48. 胸膜间皮瘤。
49. 胸膜转移瘤。
50. 乳糜胸。
51. 膈肌肿瘤。
52. 膈肌麻痹。
53. 膈疝。

附录二　高级卫生专业技术资格考试大纲

（胸外科专业　正高级）

一、专业知识

（一）本专业知识

1. 熟练掌握　普胸外科的基础理论。

2. 熟练掌握　胸腔内脏器的解剖学、生理学、病理生理学、临床生化、诊断学、临床影像学等基本理论。

3. 熟练掌握　普胸外科学、普胸外科手术学、普胸外科影像诊断学。

4. 熟练掌握　胸外科各种内镜诊断及治疗技术的相关知识。

5. 熟练掌握　肺大疱和肺气肿外科治疗。

6. 熟练掌握　小儿胸外科的基础及临床知识。

7. 掌握　心血管外科的基础及临床知识。

8. 掌握　肺移植技术。

9. 熟悉　肿瘤治疗学、临床检验学、药理学等专业技术知识。

（二）相关专业知识

1. 熟练掌握

2. 熟练掌握

3. 掌握　外科学（包括外科总论和外科各论）、临床药理学、外科手术学的相关知识。

4. 掌握　呼吸内科、消化内科相关的基础及临床知识。

5. 熟悉　分子生物学、细胞遗传学相关技术在胸外科临床中的应用。

二、学科新进展

1. 熟练掌握

2. 熟练掌握

3. 掌握　本专业国内外现状、动态及发展趋势。

4. 掌握　新理论、新知识、新技术在普胸外科的应用。

5. 熟悉　对相关学科的进展和交叉学科的新技术有所认识和运用，如肿瘤放、化疗，免疫治疗，中西医结合治疗，细胞分子生物学技术，临床遗传学诊断和治疗。

三、专业实践能力

1. 熟练掌握　普胸外科疾病的病因、发病机制、临床表现、诊断和鉴别诊断以及手术和非手术治疗方法。

2. 熟练掌握　普胸外科危重患者的抢救，疑难病例的处理，并能够完成较高难度手术。如复合胸外伤、复杂胸外伤及危重胸外伤的急救，急性大气道梗阻，胸壁肿物切除及胸壁重建，气管切除及重建，各种肺切除支气管和肺血管重建，纵隔肿物切除，各种形式的食管切除及消化道重建，胸部感染性疾病的外科处理。

3. 熟练掌握　胸外科疾病手术适应证的选择、术前评估和术前准备、术后并发症的预防和处理。

4. 熟练掌握　纤维支气管镜、硬质气管镜、电视胸腔镜、电视纵隔镜的检查和治疗技术，能够独立完成电视胸腔镜下的常规手术操作，能严格掌握胸外科腔镜治疗的适应证和禁忌证。

5. 熟练掌握　呼吸机治疗学。

6. 掌握　对与本专业相关学科的疾病有全面的了解，并能对其诊断、鉴别诊断和治疗给出指导意见。

7. 掌握　呼吸系统、消化系统以及心血管系统常用药物的作用机理,药物治疗的适应证,不良反应和给药方式。

四、本专业病种

1. 创伤性气胸。
2. 创伤性血胸。
3. 肋骨骨折。
4. 急、慢性脓胸。
5. 肺挫裂伤。
6. 大血管损伤。
7. 心脏损伤及心包压塞。
8. 肺爆震伤。
9. 创伤性窒息。
10. 气道异物及大气道损伤。
11. 食管异物及外伤性食管破裂。
12. 自发性食管破裂。
13. 食管化学灼伤。
14. 纵隔炎。
15. 纵隔气肿。
16. 肺癌。
17. 肺结核。
18. 肺隔离症。
19. 肺脓肿。
20. 肺良性肿瘤及支气管腺瘤。
21. 肺栓塞。
22. 肺动静脉瘘。
23. 支气管扩张症。
24. 食管癌。
25. 食管憩室。
26. 食管平滑肌瘤。
27. 食管裂孔疝。
28. Barrett 食管。
29. 贲门失弛缓症。
30. 弥漫性食管痉挛。
31. 纵隔囊肿。
32. 胸腺瘤及重症肌无力。
33. 胸腺癌。
34. 纵隔神经源性肿瘤。
35. 淋巴瘤。
36. 纵隔干细胞肿瘤。
37. 纵隔间质性肿瘤。
38. 纵隔内分泌肿瘤。
39. 结节病及纵隔巨大淋巴结增生症。
40. 鸡胸。
41. 漏斗胸。
42. 胸壁肿瘤。
43. 胸壁结核。
44. 自发性气胸。
45. 自发性血胸。
46. 胸腔积液。
47. 支气管胸膜瘘。
48. 胸膜间皮瘤。
49. 胸膜转移瘤。
50. 乳糜胸。
51. 膈肌肿瘤。
52. 膈肌麻痹。
53. 膈疝。

附录三 高级卫生专业技术资格考试大纲

（心血管外科专业 副高级）

一、专业知识

（一）本专业知识

1. 熟练掌握 心血管外科专业的基础理论，包括解剖学、生理学、病理学、病理生理学、诊断学、组织胚胎学等基本理论。

2. 掌握 本专业相关的影像诊断学（包括超声心动图、CT、MRI、核素检查、心血管造影），心电图，其他辅助检查知识，术后重症监护及治疗等专业技术知识。

（二）相关专业知识

1. 掌握 外科总论及其他外科专业的基本理论及相关知识。

2. 熟悉 心血管内科、胸外科、急救医学、儿科学、药理学等学科的相关知识。

3. 熟悉 心血管病介入诊疗技术知识；了解呼吸科学、神经科学、泌尿科学、血液科学及器官移植免疫学等学科的相关知识；了解与本专业密切相关学科的理论等。

二、学科新进展

熟悉本专业国内、外现状及发展趋势，不断汲取新理论、新知识、新技术。同时，熟悉与心血管疾病相关的辅助循环、人工器官、器官移植、再生医学、微创外科及介入治疗等领域的进展。

三、专业实践能力

1. 熟练掌握 心血管外科专业常见病、多发病的病因、发病机制、诊断、鉴别诊断及手术适应证、禁忌证和治疗方法；熟悉主动脉外科常见疾病、复杂先天性心脏病的诊断和处理。对本专业的

一些少见病和涉及其他学科的一些疾病应有一定了解，能对其进行诊断和鉴别诊断。

2. 熟练掌握 心血管外科手术的技术操作，包括常见先天性心脏病（如动脉导管未闭、房间隔缺损、室间隔缺损、肺动脉瓣狭窄、法洛四联症等）矫治及减状手术；瓣膜置换及修复术；冠状动脉旁路材料获取和移植术；常见心脏肿瘤切除。掌握本专业危急患者的处理。熟练掌握心肺复苏术、胸腔和心包引流术、周围血管的显露及插管技术、辅助循环应用技术。

3. 熟练掌握 心血管外科围手术期并发症的处理和其他系统（如中枢神经、呼吸、泌尿、血液等系统）常见并发症的诊断与治疗。

4. 熟练掌握 心血管疾病常用药物的作用、不良反应、药理及药代动力学。合理应用抗生素及血液制品。

5. 熟悉 心血管麻醉及体外循环相关知识与技术。

四、本专业病种

（一）先天性心脏病

1. 房间隔缺损。
2. 室间隔缺损。
3. 心内膜垫缺损。
4. 三尖瓣下移畸形。
5. 三尖瓣闭锁。
6. 右室流出道及肺动脉狭窄。
7. 法洛四联症。
8. 肺动脉闭锁。
9. 动脉导管未闭。
10. 主动脉肺动脉间隔缺损。

11. 主动脉缩窄。

12. 头臂血管畸形。

13. 肺静脉异位引流。

14. 三房心。

15. 二尖瓣瓣上狭窄。

16. 二尖瓣畸形。

17. 左室流出道狭窄。

18. 主动脉窦瘤。

19. 左心发育不良综合征。

20. 右心室双出口。

21. 左心室双出口。

22. 大动脉转位。

23. 单心室。

24. 永存动脉干。

25. 冠状动脉瘘。

26. 冠状动脉起源异常。

27. 体静脉异位引流。

（二）瓣膜疾病

1. 风湿性瓣膜病。

2. 缺血性瓣膜病。

3. 退行性瓣膜病。

4. 创伤性瓣膜病。

5. 感染性瓣膜病。

（三）冠状动脉粥样硬化性心脏病

1. 冠状动脉狭窄。

2. 心肌梗死及其并发症。

（四）主动脉疾病

1. 主动脉假性动脉瘤。

2. 主动脉真性动脉瘤。

3. 主动脉夹层瘤。

4. 主动脉炎性疾病。

5. 主动脉及其第一级分支狭窄和/或动脉瘤。

（五）体静脉疾病

1. 上腔静脉梗阻。

2. 下腔静脉梗阻。

（六）心脏外科其他疾病

1. 心脏肿瘤。

2. 心包疾病。

3. 心律失常。

4. 心肌病。

5. 肺动脉血栓栓塞。

6. 心血管外伤。

附录四 高级卫生专业技术资格考试大纲

（心血管外科专业 正高级）

一、专业知识

（一）本专业知识

1. 熟练掌握 心血管外科专业的基础理论，包括解剖学、生理学、病理学、病理生理学、诊断学、组织胚胎学等基本理论。

2. 掌握 本专业相关的影像诊断学（包括超声心动图、CT、MRI、核素检查、心血管造影），心电图，其他辅助检查知识，术后重症监护及治疗等专业技术知识。

（二）相关专业知识

1. 掌握 外科总论及其他外科专业的基本理论及相关知识。掌握心血管病介入诊疗技术知识，尤其适应证、禁忌证等。

2. 熟悉 心血管内科、胸外科、急救医学、儿科学、药理学等学科的相关知识。

3. 了解 呼吸科学、神经科学、泌尿科学、血液科学及器官移植免疫学等学科的相关知识；了解与本专业密切相关学科的理论，如生理学、遗传学、分子生物学等。

二、学科新进展

掌握本专业国内、外现状及发展趋势，不断汲取新理论、新知识、新技术。同时，熟悉与心血管疾病相关的辅助循环、人工器官、器官移植、再生医学、微创外科及介入治疗等领域的进展，并用于医疗实践和科学研究。

三、专业实践能力

1. 熟练掌握 心血管外科专业常见病、多发病的病因、发病机制、诊断、鉴别诊断及手术适应证、禁忌证；掌握主动脉外科常见疾病、复杂先天性心脏病的诊断和处理。掌握本专业的一些少见病和涉及其他学科的一些疾病，应能对其进行诊断、鉴别诊断和治疗。

2. 独立完成各种常规心血管外科手术的技术操作，包括先天性心脏病矫治及减状手术、各类瓣膜手术、冠心病手术、应用辅助循环。熟练掌握本专业危急患者的处理。

3. 准确掌握 心血管外科围手术期并发症的处理和其他系统（如中枢神经、呼吸、泌尿、血液等系统）常见并发症的诊断与治疗。

4. 熟练掌握 心血管疾病常用药物的作用、不良反应、药理及药代动力学。合理应用抗生素及血液制品。

5. 掌握 心血管麻醉及体外循环相关知识与技术。

四、本专业病种

（一）先天性心脏病

1. 房间隔缺损。
2. 室间隔缺损。
3. 心内膜垫缺损。
4. 三尖瓣下移畸形。
5. 三尖瓣闭锁。
6. 右室流出道及肺动脉狭窄。
7. 法洛四联症。
8. 肺动脉闭锁。
9. 动脉导管未闭。
10. 主动脉肺动脉间隔缺损。
11. 主动脉缩窄。
12. 头臂血管畸形。

13. 肺静脉异位引流。

14. 三房心。

15. 二尖瓣瓣上狭窄。

16. 二尖瓣畸形。

17. 左室流出道狭窄。

18. 主动脉窦瘤。

19. 左心发育不良综合征。

20. 右心室双出口。

21. 左心室双出口。

22. 大动脉转位。

23. 单心室。

24. 永存动脉干。

25. 冠状动脉瘘。

26. 冠状动脉起源异常。

27. 体静脉异位引流。

（二）瓣膜疾病

1. 风湿性瓣膜病。

2. 缺血性瓣膜病。

3. 退行性瓣膜病。

4. 创伤性瓣膜病。

5. 感染性瓣膜病。

（三）冠状动脉粥样硬化性心脏病

1. 冠状动脉狭窄。

2. 心肌梗死及其并发症。

（四）主动脉疾病

1. 主动脉假性动脉瘤。

2. 主动脉真性动脉瘤。

3. 主动脉夹层瘤。

4. 主动脉炎性疾病。

5. 主动脉及其第一级分支狭窄和/或动脉瘤。

（五）体静脉疾病

1. 上腔静脉梗阻。

2. 下腔静脉梗阻。

（六）心脏外科其他疾病

1. 心脏肿瘤。

2. 心包疾病。

3. 心律失常。

4. 心肌病。

5. 肺动脉血栓栓塞。

6. 心血管外伤。

中英文名词对照索引

CT 肺动脉造影 CT pulmonary angiography, CTPA 134

ST 段抬高心肌梗死 ST-segment elevation myocardial infarction, STEMI 430

α₁ 抗胰蛋白酶 alpha-1 antitrypsin, AAT 40

B

巴德-吉亚利综合征 Budd-Chiari syndrome, BCS 488

巴雷特食管 Barrett esophagus, BE 188

爆震伤 blast injury of lung, BLI 10

贲门失弛缓症 achalasia 193

闭合性气胸 closed pneumothorax 4

闭塞性细支气管炎 obliterative bronchiolitis, OB 150

变异型心绞痛 prinzmetal's variant angina 430

不典型类癌 atypical carcinoid, AC 77

不稳定型心绞痛 unstable angina, UA 430

部分型肺静脉异位连接 partial anomalous pulmonary venous connection, PAPVC 269

C

残气容积 residual volume, RV 41

超细支气管镜 ultrathin bronchoscope, UB 75

迟发性血胸 delayed hemothorax 6

创伤性窒息 traumatic asphyxia 15

纯磨玻璃结节 pure ground-glass nodule, pGGN 71

磁括约肌增强术 magnetic sphincter augmentation, MSA 187

D

大细胞癌 large cell carcinoma, LCC 66

大细胞神经内分泌癌 large cell neuroendocrine carcinoma, LCNEC 77

导航支气管镜 navigation bronchoscope, NB 75

导向鞘 guide sheath, GS 74

典型类癌 typical carcinoid, TC 77

电磁导航支气管镜 electromagnetic navigation bronchoscope, ENB 75

电子计算机 X 线体层摄影 computer tomography, CT 71

动脉导管未闭 patent ductus arteriosus, PDA 312

动脉调转术 arterial switch operation, ASO 368

多形性腺瘤 pleomorphic adenomas 116

E

恶性外周神经鞘瘤 malignant peripheral nerve sheath tumor, MPNST 238

恶性胸膜间皮瘤 malignant pleural mesothelioma, MPM 57

二代测序 next generation sequencing, NGS 78

二尖瓣关闭不全 mitral insufficiency 407

二尖瓣狭窄 mitral stenosis 405

F

法洛四联症 tetralogy of Fallot, TOF 301

房间隔缺损 atrial septal defect, ASD 269

非 ST 段抬高心肌梗死 non-ST-segment elevation myocardial infarction, NSTEMI 430

非霍奇金淋巴瘤 non-Hodgkin lymphoma, NHL 244

非小细胞癌-非特指型 non-small cell carcinoma-not otherwise specified, NSCLC-NOS 77

非小细胞肺癌 non-small cell lung cancer, NSCLC 66

肥厚型梗阻性心肌病 hypertrophic obstructive cardiomyopathy, HOCM 517

肥厚型心肌病 hypertrophic cardiomyopathy, HCM 517
肺癌 lung cancer 64
肺不张 atelectasis 26
肺错构瘤 pulmonary hamartoma 110
肺大疱 pulmonary bulla 40
肺动静脉畸形 pulmonary arteriovenous malformations, PAVMs 137
肺动静脉瘘 pulmonary arteriovenous fistula 137
肺动脉内膜剥脱术 pulmonary thromboendarterectomy, PEA 524
肺隔离症 pulmonary sequestration 129
肺功能测定 pulmonary function test, PFT 40
肺减容术 lung volume reduction surgery, LVRS 146
肺淋巴管平滑肌瘤病 pulmonary lymphangioleiomyomatosis, PLAM 34
肺内畸胎瘤 pulmonary teratoma 113
肺内磨玻璃结节 ground-glass nodule, GGN 71
肺脓肿 lung abscess 122
肺平滑肌瘤 pulmonary leiomyoma 112
肺神经纤维瘤 pulmonary neurofibroma 112
肺栓塞 pulmonary embolism, PE 132,494
肺纤维瘤 pulmonary fibroma 111
肺血栓栓塞症 pulmonary thromboembolism, PTE 524
肺硬化性血管瘤 sclerosing hemangioma of lung, SHL 114
肺脂肪瘤 pulmonary lipoma 111
肺转移癌 pulmonary metastatic tumor 104
肺总量 total lung capacity, TLC 41
分子靶向治疗 molecular target treatment 99
副神经节瘤 paraganglioma 238

G

感染性血胸 infective hemothorax 7
共聚焦显微内镜 confocal micro-endoscopy, CME 74
共同动脉干 truncus arteriosus 375
冠状动脉瘘 coronary artery fistulas, CAFs 378
冠状动脉性心脏病 coronary heart disease 428
冠状动脉粥样硬化性心脏病 coronary atherosclerotic heart disease 428
光学相干断层扫描 optical coherence tomography, OCT 73

H

呼气末正压通气 positive expiratory end pressure, PEEP 94

混合磨玻璃结节 mixed ground-glass nodule, mGGN 71
霍奇金淋巴瘤 Hodgkin lymphoma, HL 244

J

机器人辅助的 Heller 手术 robot-assistant Heller myotomy, RHM 199
鸡胸 pectus carinatum 23
畸胎癌 teratocarcinoma 241
急性冠脉综合征 acute coronary syndrome, ACS 430
急性排异反应 acute rejection, AR 150
继发性自发性气胸 secondary spontaneous pneumothrax, SSP 33,42
甲状腺转录因子 1 thyroid transcription factor-1, TTF-1 77
浆细胞型 plasma cell variant, PCV 253
结节病 sarcoidosis 248
进行性血胸 progressive hemothorax 6
经导管介入主动脉瓣置换术 transcatheter aortic valve implantation, TAVI 417
经导管主动脉瓣置入术 transcatheter aortic valve implantation, TAVI 411
经颈静脉肝内门体分流术 transjugular intrahepatic portosystemic shunt, TIPS 488
经皮腔内血管成形术 percutaneous transluminal angioplasly, PTA 488
经支气管镜肺减容术 bronchoscopic lung volume reduction, bLVR 146
径向探头气管内超声 radial probe EBUS, rp-EBUS 74
静脉血栓栓塞症 venous thromboembolism, VTE 132
聚四氟乙烯 polytetra-fluoro ethylene, PTFE 285

K

开放性气胸 open pneumothorax 4

L

老年退行性心脏瓣膜病变 senile degenerative valvular heart disease 413
肋骨骨折 rib fracture 1
连枷胸 flail chest 1
两次时间点成像 dual time point imaging, DTPI 72
临床靶区 clinical target volume, CTV 97
淋巴管平滑肌瘤病 lymphangioleiomyomatosis, LAM 145
淋巴瘤 malignant lymphoma, ML 244

鳞状细胞癌　squamous cell carcinoma,SCC　66,67

漏斗胸　pectus excavatum,PE　26

M

慢性冠脉病　chronic coronary artery disease,CAD 430

慢性缺血综合征　chronic ischemic syndrome,CIS　430

慢性血栓栓塞性肺动脉高压　chronic thromboembolic pulmonary hypertension,CTEPH　133,524,531

慢性阻塞性肺疾病　chronic obstructive pulmonary disease, COPD　144

慢性阻塞性肺疾病全球倡议　global initiative for chronic obstructive lung disease,GOLD　144

弥漫性恶性胸膜间皮瘤　diffuse malignant pleural mesothelioma　57

弥漫性食管痉挛　diffuse esophageal spasm,DES　200

N

耐甲氧西林金黄色葡萄球菌　methicillin-resistant Staphylococci,MRSA　42

内镜经黏膜下隧道憩室间脊切开术　submucosal tunneling endoscopic septum division,STESD　178

内镜黏膜下剥离术　endoscopic submucosal dissection, ESD　192

内镜下黏膜切除术　endoscopic mucosal resection,EMR 192

黏液表皮样癌　mucoepidermoid carcinomas　116

凝固性血胸　coagulating hemothorax　6

脓胸　empyema　45

P

皮下气肿　subcutaneous emphysema　5

Q

气道异物　airway foreign body　20

气管内超声引导经支气管针吸活检术　endobronchial ultrasound-guided transbronchial needle aspiration, EBUS-TBNA　74

气腔播散　spread through airs paces,STAS　67

气腔内播散　spread through air spaces,STAS　77

气胸　pneumothorax　3

缺血性心脏病　ischemic heart disease　428

R

人类白细胞抗原　human leukocyte antigen,HLA　194

人绒毛膜促性腺激素　human chorionic gonadotropin,hCG 224

乳糜胸　chylothorax　43

乳酸脱氢酶　lactate dehydrogenase,LDH　53

乳头肌功能失调或断裂　dysfunction or rupture of papillary muscle　447

乳头肌功能紊乱　papillary muscle dysfunction　414

S

三房心　cor triatrium　328

三尖瓣闭锁　tricuspid atresia　291

深静脉血栓　deep vein thrombosis,DVT　132

神经鞘瘤　neurilemmoma　238

神经纤维瘤　neurofibroma　238

食管穿孔及食管破裂　esophageal perforation and rupture 202

食管腐蚀伤　corrosive injury of the esophagus　179

食管化学灼伤　chemical burn of the esophagus　179

食管裂孔疝　hiatus hernia　183,263

食管平滑肌瘤　esophageal leiomyoma　171

食管憩室　esophageal diverticulum　174

食管压力分布图　esophageal pressure topography,EPT　196

食管异物　esophageal foreign body　207

收缩期前向运动　systolic anterior motion,SAM　517

手汗症　palmar hyperhidrosis　265

术后放疗　post-operative radiotherapy,PORT　225

双大动脉根部移位手术　double root translocation,DRT　368

T

特发性纵隔炎　idiopathic mediastinitis　215

体静脉起源异常　abnormal origin of body veins　388

体静脉异位连接　anomalous systemic venous connection, ASVC　388

体外循环　cardiopulmonary bypass,CPB　355,468

透明血管型　hyaline vascular variant,HVV　253

W

完全型大动脉转位　complete transposition of the great arteries,TGA　364

完全性肺静脉异位连接　total anomalous pulmonary venous

connection,TAPVC 326

微结节型胸腺瘤 micronodular thymoma with lymphoid stroma,MNT 221

微浸润腺癌 minimally invasive adenocarcinoma,MIA 67

微小胸腺瘤 microscopic thymoma 221

胃肠道间质瘤 gastrointestinal stromal tumor,GIST 171

稳定型心绞痛 stable angina pectoris 430

X

吸扰声 sucking wound 5

系统性纵隔淋巴结清扫术 systematic mediastinal lymphadenectomy,SML 87

下腔静脉血栓形成 inferior vena cava thrombosis, IVCT 488,493

下行性坏死性纵隔炎 descending necrotizing mediastinitis, DNM 213

先天性膈疝 congenital diaphragmatic hernia 261

纤维化纵隔炎 fibrosing mediastinitis,FM 215

腺癌 adenocarcinoma 66

腺样囊性癌 adenoid cystic carcinomas,ACC 116

消化道穿孔 digestive tract perforation,DTP 214

小细胞肺癌 small cell lung cancer,SCLC 66,68

心肌梗死 myocardial infarction,MI 439

心肌梗死后室间隔穿孔 postinfarction ventricular septal defect 451

心室内隧道修补术 intraventricular tunnel repair 360

心室重塑 remodeling 443

胸壁结核 tuberculosis of chest wall 30

胸壁肿瘤 neoplasm of chest wall 32

胸骨切口深部感染 deep sternal wound infection,DSWI 211

胸腔积液 pleural effusion,PE 51

胸主动脉瘤 thoracic aortic aneurysm 457

虚拟导航支气管镜 virtual navigation bronchoscope, VNB 75

血管内支架植入术 endovascular stent implantation, ESI 488

血浆循环肿瘤 DNA circulating tumor DNA,ctDNA 78

血气胸 hemopneumothorax 6

血胸 hemothorax 6

Y

咽囊 pharyngeal pouch 220

一氧化碳弥散量 diffusing capacity for carbon monoxide, DLCO 41

永存动脉干 persistent truncus arteriosus,PTA 375

右心室-肺动脉分流术重建肺循环血流 right ventricle-pulmonary artery conduit,RVPAC 353

右心室双出口 double-outlet right ventricle,DORV 357

原发性移植肺无功能 primary graft dysfunction,PGD 149

原发性自发性气胸 primary spontaneous pneumothorax, PSP 33

原始神经外胚层肿瘤 primitive neuroecto-dermal tumor, PNET 238

原位肝移植 orthotopic liver transplantation,OLT 488

Z

窄光谱成像技术 narrow band imaging,NBI 73

张力性气胸 tension pneumothorax 5

真空辅助闭合装置 Vacuum-assisted closure,VAC 213

正电子发射计算机断层扫描显像技术 positron emission tomography,PET 72

支气管肺癌 broncho-pulmonary carcinoma 64

支气管类癌 carcinoid of bronchus 116

支气管内超声 endobronchial ultrasound,EBUS 74

支气管黏液腺瘤 bronchial mucous gland adenomas 116

支气管胸膜瘘 bronchopleural fistula,BPF 140

肿瘤突变负荷 tumor mutation burden,TMB 79

重症肌无力 myasthenia gravis,MG 223

重症肌无力定量评分 quantitive MG score,QMG 227

主动脉窦瘤 sinus of Valsalva aneurysm,SOVA 348

主动脉肺动脉间隔缺损 aortopulmonary septal defect, APSD 315

主动脉夹层 aortic dissection,AD 460

主动脉缩窄 coarctation of aorta,CoA 318

主动脉移位术 aortic translocation procedure 368

主要病理缓解 major pathologic response,MPR 100

自发性气胸 spontaneous pneumothorax 33

自发性血胸 spontaneous hemothorax 38

自发荧光支气管镜 auto fluorescence bronchoscopy, AFB 73

综合组织学评估 comprehensive histologic assessment, CHA 77

纵隔 mediastinum 211

纵隔间质性肿瘤 mesenchymal tumors 242

纵隔巨大淋巴结增生症 mediastinal giant lymph node hyperplasia 252

纵隔淋巴结采样术 mediastinal lymph node sampling, LS 87

纵隔扑动　mediastinal flutter　5

纵隔气肿　mediastinal emphysema　5

左心发育不良综合征　hypoplastic left heart syndrome,
　　HLHS　353

左心室流出道梗阻　left ventricular outflow tract obstruction,
　　LVOTO　365

左心室双出口　double-outlet left ventricle,DOLV　363

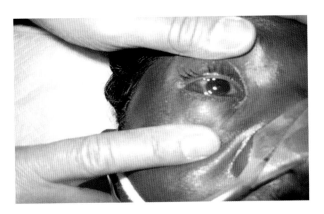

图 1-4　结膜下出血

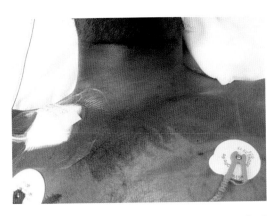

图 1-5　颈部及前胸部弥漫性瘀斑青紫,创伤受累区域与正常组织分界明显

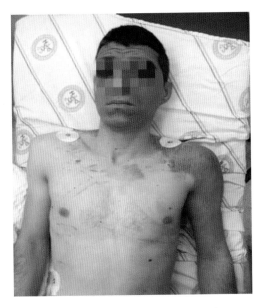

图 1-6　患者面部发绀,左肩及左上肢瘀斑

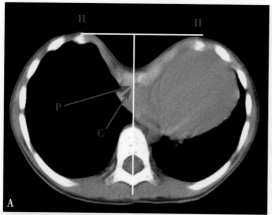

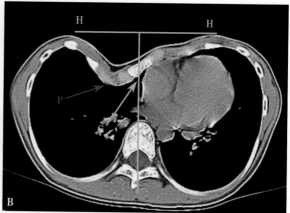

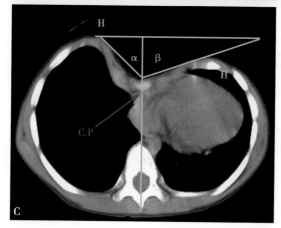

图 2-2　漏斗胸 Park 分型
注：A. 对称型；B. 偏心型；C. 不均衡型。

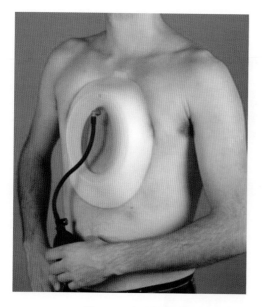

图 2-4　负压吸盘

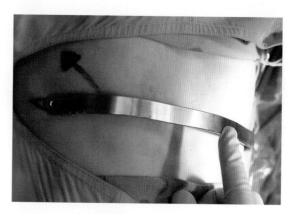

图 2-5　Nuss 手术图示，使用折弯钳塑形支撑架

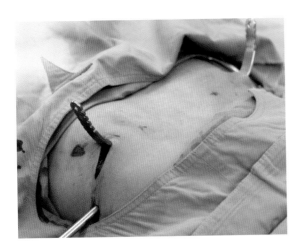

图 2-6　Nuss 手术图示

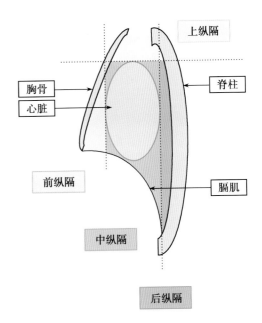

图 5-1　纵隔分区示意图

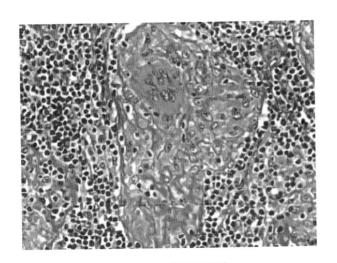

图 5-6　结节病肉芽肿

注:结节主要由类上皮细胞组成,中央无干酪样坏死,周围淋巴细胞少,边界清楚。

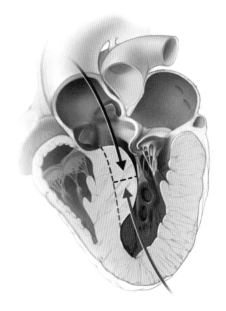

图 8-7　经主动脉 + 左心室心尖两切口或
单纯左心室心尖切口行室间隔肌肉切除术

注:合并主动脉(红色箭头和虚线)和心尖入路(蓝色箭头和虚线)是对同时累及主动脉下区和室间隔中部的长段间隔肥厚最好的治疗方法。